Mathias B. Bonk, Timo Ulrichs (Hrsg.)
Global Health

Mathias B. Bonk, Timo Ulrichs (Hrsg.)

Global Health

Das Konzept der Globalen Gesundheit

DE GRUYTER

Herausgeber

Dr. Mathias B. Bonk
Think Global Health
Ermschwerder Strasse 32
37213 Witzenhausen
E-Mail: mathias.bonk@thinkglobalhealth.de

Prof. Dr. Timo Ulrichs
Akkon-Hochschule für Humanwissenschaften
Am Köllnischen Park
10179 Berlin
E-Mail: timo.ulrichs@akkon-hochschule.de

ISBN: 978-3-11-044553-4
e-ISBN (PDF): 978-3-11-044847-4
e-ISBN (EPUB): 978-3-11-044849-8

Library of Congress Control Number: 2020944799

Bibliografische Information der Deutschen Nationalbibliothek
Die Deutsche Nationalbibliothek verzeichnet diese Publikation in der Deutschen Nationalbibliographie; detaillierte bibliografische Daten sind im Internet über http://dnb.d-nb.de abrufbar.

www.degruyter.com

Geleitwort

Liebe Leserinnen und Leser,

Sie haben sich vorgenommen, ein ganzes Buch zu dem in Wissenschaft und Politik bisher nicht weit verbreiteten Ansatz der Globalen Gesundheit zu lesen. Als Politiker, der sich in seiner Arbeit damit befasst, freue ich mich darüber.

Dass es wichtig ist, sich mit Globaler Gesundheit auseinander zu setzen, ist durch die Covid-19-Pandemie für jeden sichtbar geworden. In kurzer Zeit haben sich Menschen in der ganzen Welt mit dem Virus infiziert. Viele sind daran gestorben. Alle Menschen auf der Erde können von Versäumnissen in der Globalen Gesundheit betroffen sein. Und umgekehrt haben wir alle etwas von einer guten Globalen Gesundheit. Gesundheitsfragen dürfen daher nicht nur örtlich oder national betrachtet werden. Sonst drohen uns auch in Deutschland erhebliche gesundheitliche Gefahren.

Es griffe aber zu kurz, wenn man denken würde, bei der Globalen Gesundheit gehe es in erster Linie um die Frage, wie es möglichst vielen Menschen auf der Welt, also auch in den armen Ländern, gesundheitlich bald so gut geht wie uns in Mitteleuropa.

Darum geht es sicher auch. Eines der nachhaltigen Entwicklungsziele der Vereinten Nationen im Rahmen der Agenda 2030 aus dem Jahr 2015 sieht dies vor. Um das Ziel zu erreichen, muss man in den Entwicklungsländern tragfähige Gesundheitssysteme aufbauen, auch mittels der Entwicklungszusammenarbeit. Man muss gleichzeitig bei uns erreichte Fortschritte der modernen Medizin möglichst kostengünstig zur Verfügung stellen, ergänzt um die Weitergabe von Wissen, das erforderlich ist, um ganz verschiedene Erkrankungen, wie Infektionskrankheiten, nicht-übertragbare Krankheiten oder seelische Krankheiten erfolgreicher eindämmen und besser behandeln zu können.

Wie die Covid-19-Pandemie gezeigt hat, geht es bei der Globalen Gesundheit aber noch um deutlich mehr. Auch die Gesundheit ist von der Globalisierung betroffen, positiv wie negativ. Neuentwicklungen der Forschung bei Impfungen und Medikamenten oder anderen therapeutischen Maßnahmen können heute viel leichter als früher auch den Menschen in armen Ländern zur Verfügung gestellt werden. Gleichzeitig bringen der Warenhandel, die rasant wachsende Reisefreudigkeit der Menschen sowie der Klimawandel aber auch Risiken mit sich. Übertragbare Krankheiten sind nur eine Flugreise von Mitteleuropa entfernt. Lebensmittelimporte aus einem Land mit geringeren als den europäischen Sicherheitsstandards können Keime bei uns einschleppen. Ebenso kann die unsachgemäße Produktion von Antibiotika im Ausland selbst zu Resistenzen gegen Antibiotika und damit deren Wirkungslosigkeit beitragen, die dann für jeden von uns im Krankheitsfall zum ernsten Problem führen kann.

https://doi.org/10.1515/9783110448474-201

Um dieses und ähnliche Probleme bewältigen zu können, bedarf es einer engen Zusammenarbeit aller Länder der Welt. Bündnisse einiger weniger wichtiger Länder und Einrichtungen wie der Weltgesundheitsorganisation (WHO) mögen als „Feuerwehr" reichen, einen regional begrenzten Ausbruch einer übertragbaren Krankheit einzudämmen, wie zum Beispiel Ebola in Westafrika 2014/2015. Für eine langfristige Gesundheitssicherheit aller Bürger der Welt reichen sie aber nicht. Und Alleingänge von Regierungen reichen in einer offenen Welt schon gar nicht.

Um die internationale Zusammenarbeit zu fördern, hat Deutschland in den vergangenen Jahren eine Vorreiterrolle im Bereich der Globalen Gesundheit übernommen und diese im Rahmen der G7 und G20-Präsidentschaften auf die internationale Tagesordnung gesetzt. Zudem gehört Deutschland zu den größten Unterstützern und Geberländern in der globalen Gesundheitspolitik. Zugang zu Gesundheitsleistungen ist ein Menschenrecht für alle Menschen weltweit und die allgemeine Gesundheitsfürsorge ist ein Gebot der Menschlichkeit.

Der Ansatz der Globalen Gesundheit betrachtet diese ganzheitlich in der Breite, mit allen Wechselwirkungen, und sucht Lösungsansätze unter Einbeziehung von Wissenschaft, Politik und Gesellschaft. Der fachübergreifenden Zusammenarbeit kommt bei der Verbesserung der Globalen Gesundheit daher eine besondere Bedeutung bei.

Globale Gesundheit ist für unser aller Gesundheit wichtig. Wer sich dafür interessiert und einschlägig beruflich tätig wird, macht sich verdient. Das vorliegende, umfassende Lehrbuch ist daher eine sehr gute Grundlage zum Einstieg in das Themenfeld für Studierende, Lehrende und Vertreter aus Wissenschaft, Forschung, Praxis und natürlich auch der Politik. Nur durch ein gemeinsames Verständnis der vielschichtigen Zusammenhänge und eine partnerschaftliche Zusammenarbeit aller Bereiche ist das Ziel der Gesundheit für alle weltweit zu erreichen.

Ich wünsche Spaß und Gewinn beim Lesen dieses Buchs.

Hermann Gröhe
Bundesminister für Gesundheit a.D.,
Stellvertretender Vorsitzender der CDU/CSU-Fraktion im Deutschen Bundestag

Für alle Personen- und Funktionsbezeichnungen wird generell das generische (geschlechtsneutrale) Maskulinum verwendet, das die weibliche Form einschließt.

Inhalt

Teil I: Allgemeine Einführung

Teil II: Globalisierung und Nachhaltigkeit

Teil III: Gesundheit und Krankheit

Teil IV: **Führung und Steuerung**

Teil V: **Planung und Umsetzung**

Verzeichnis der Autoren

Prof. Dr. Dr. Till Bärnighausen
Heidelberger Institut für Global Health
Universität Heidelberg
Im Neuenheimer Feld 130.3
69120 Heidelberg
E-Mail: till.baernighausen@uni-heidelberg.de
Kapitel 19, 20

Thurid Bahr
Freie Universität Berlin
Fachbereich Politik- und Sozialwissenschaften
Ihnestr. 21
14195 Berlin
E-Mail: tbahr@zedat.fu-berlin.de
Kapitel 4

Dr. Wilfried Bommert
Institut für Welternährung e. V.
Sebastian Schöler Weg 11
51588 Nümbrecht
E-Mail: info@wilfried-bommert.de
Kapitel 9

Dr. Mathias B. Bonk
Think Global Health
Ermschwerder Strasse 32
37213 Witzenhausen
E-Mail: mathias.bonk@thinkglobalhealth.de
Kapitel 1, 2, 6, 7, 8, 9, 10, 14, 15

Prof. Dr. Reinhard Busse
Technische Universität Berlin
Fachgebiet Management im Gesundheits-
wesen/WHO Collaborating Centre for Health
Systems Research and Management
Straße des 17. Juni 135
10623 Berlin
E-Mail: rbusse@tu-berlin.de
Kapitel 18

Prof. Dr. Ole Döring
SIGENET-Health, Freie Universität Berlin
Holsteinische Straße 7
12163 Berlin
E-Mail: oledoering@googlemail.com
Kapitel 2, 5, 6

Dr. Julian Eckl
Universität St. Gallen / Universität Hamburg
SEPS-HSG
Müller-Friedberg-Str. 8
CH-9000 St. Gallen
E-Mail: julian.eckl@unisg.ch
Kapitel 16

Dr. Pascal Geldsetzer
Division of Primary Care and Population Health
Department of Medicine
Stanford University School of Medicine
Campus Drive 291
Stanford, CA 94035, USA
E-Mail: pgeldsetzer@stanford.edu
Kapitel 19, 20

Dr. Stefan Kohler
Heidelberger Institut für Global Health
Universität Heidelberg
Im Neuenheimer Feld 130.3
69120 Heidelberg
E-Mail: stefan.kohler@uni-heidelberg.de
Web: www.stefankohler.info
Kapitel 19, 20

Dr. Ellen Kuhlmann
Institut für Epidemiologie, Sozialmedizin und
Gesundheitssystemforschung
Medizinische Hochschule Hannover, OE 5410
Carl-Neuberg-Str. 1
30625 Hannover
E-Mail: kuhlmann.ellen@mh-hannover.de
Kapitel 21

Dr. Claudia B. Maier
Fachbereich Management
im Gesundheitswesen
Technisch Universität Berlin
Straße des 17. Juni 135
10623 Berlin
E-Mail: c.maier@tu-berlin.de
Kapitel 21

Dr. Luise Martin
Klinik für Pädiatrie m. S. Pneumologie,
Immunologie und Intensivmedizin
Otto-Heubner-Centrum für Kinder-
und Jugendmedizin
Charité – Universitätsmedizin Berlin
Augustenburger Platz 1
13353 Berlin
E-Mail: luisemartin@web.de
Kapitel 7

Prof. Dr. Adrian P. Mundt
Facultad de Medicina
Universidad Diego Portales und
Universidad de Chile
Av. Ejercito 233
Santiago, Chile
E-Mail: adrian.mundt@mail.udp.cl
Kapitel 13

Nicolas Paul
Heidelberger Institut für Global Health
Universität Heidelberg
Im Neuenheimer Feld 130.3
69120 Heidelberg
Kapitel 20

Dr. Wilm Quentin
Technische Universität Berlin
Fachgebiet Management im Gesundheits-
wesen/WHO Collaborating Centre for Health
Systems Research and Management
Straße des 17. Juni 135
10623 Berlin
E-Mail: wilm.quentin@tu-berlin.de
Kapitel 18

Michael Reese
Dresdener Str. 13
10999 Berlin
E-Mail: michael.reese@posteo.de
Kapitel 3

Dipl. des. Ines Reinisch
Universität Kassel
Fachbereich Ökologische Agrarwissenschaften
Ermschwerder Straße 32
37213 Witzenhausen
E-Mail: film@inesreinisch.de
Kapitel 8, 9

Dr. Max Roser
Oxford Martin School
University of Oxford
34 Broad Street
Oxford OX1 3BD, Vereinigtes Königreich
E-Mail: max.roser@oxfordmartin.ox.ac.uk
Kapitel 19

Prof. Dr. Timo Ulrichs
Akkon-Hochschule für Humanwissenschaften
Am Köllnischen Park
10179 Berlin
E-Mail: timo.ulrichs@akkon-hochschule.de
Kapitel 2, 11, 12, 17

Juliane Winkelmann
Technische Universität Berlin
Fachgebiet Management im Gesundheits-
wesen/WHO Collaborating Centre for Health
Systems Research and Management
Straße des 17. Juni 135
10623 Berlin
E-Mail: juliane.winkelmann@tu-berlin.de
Kapitel 18

Eine Einführung in die Globale Gesundheit

Einleitung

Was bedeutet Globale Gesundheit? Wie grenzt sich dieser relativ neue Bereich von den bereits etablierten Bereichen Public Health und International Health ab? Was ist das Besondere an dieser Disziplin? Die Globale Gesundheit ist keinesfalls als ein Teilgebiet der Medizin, des Public Health Bereichs oder der Entwicklungszusammenarbeit zu verstehen. Ein wesentliches Ziel dieses Buches ist, dieses grundlegende Missverständnis aufzuklären.

Die Globale Gesundheit ist ein multisektoraler und multidimensionaler Bereich, der sich insbesondere durch den Globalisierungsprozess und die Implementierung der Millennium-Entwicklungsziele der Vereinten Nationen herausgebildet hat. Es geht dabei um die Lösung von Problemen und Herausforderungen zur Verbesserung der Gesundheit der Menschen auf der globalen Ebene. Dieses ist nur durch eine verbesserte, globale Zusammenarbeit innerhalb und zwischen multiplen Sektoren möglich (u. a. Gesundheit, Umwelt, Ernährung, Bildung, Entwicklung, Wirtschaft usw.).

Unser Energieverbrauch, unser Konsumverhalten, die Nutzung natürlicher Ressourcen, politische Entscheidungen (wie Agrarsubventionen, Handelsabkommen etc.), und viele andere Faktoren führen häufig zu schlechteren Lebensbedingungen und der Verschlechterung der Gesundheit anderer Menschen, meist in den Entwicklungs- und Schwellenländern. Dieses verstärkt die bereits bestehenden Ungleichheiten und Ungerechtigkeiten. Neben der durch die Entwicklungsziele der Vereinten Nationen (*Sustainable Development Goals*, SDGs) geprägten nachhaltigen Entwicklungsagenda, bedarf es auch einer weitergehenden ethischen und Werte-orientierten Debatte, um die Grundlagen für eine gemeinsame Verbesserung und Sicherung der Gesundheit weltweit zu schaffen.

Das Ziel dieses Buches ist es, den Lesern einen einführenden Überblick über die Globale Gesundheit zu geben, besondere Teilbereiche hervorzuheben und die Zusammenhänge zwischen diesen deutlich zu machen. Der Leser soll sich als Akteur der Globalen Gesundheit angesprochen fühlen und zum Mitdenken und Mitgestalten angeregt werden.

Was bedeutet „Globale Gesundheit"?

Die Weltgesundheitsorganisation (WHO) beschreibt in Ihrer Verfassung die Gesundheit als „ein Zustand des vollständigen körperlichen, geistigen und sozialen Wohlergehens und nicht nur das Fehlen von Krankheit oder Gebrechen" [WHO, 1948].

Der Begriff der „Globalen Gesundheit" taucht in der akademischen Literatur erst seit Ende der 1990er Jahre vermehrt auf, eine allgemein akzeptierte Definition hat sich bis jetzt aber noch nicht herausgebildet. In ihrer ersten, nationalen Strategie für

https://doi.org/10.1515/9783110448474-001

diesen Bereich definiert die Regierung des Vereinigten Königreichs die globale Gesundheit folgendermaßen:

Die Globale Gesundheit bezieht sich auf die Gesundheitsfragen, deren Determinanten unabhängig sind von territorialen Grenzen der Staaten, daher liegt es auch nicht in der Kapazität nationaler Institutionen einzelner Staaten, diese zu adressieren. Die Globale Gesundheit fokussiert dabei auf Bevölkerungen weltweit und nicht nur auf die Interessen bestimmter Nationen. Die Gesundheit wird dabei durch Probleme, Themen und Anliegen bestimmt, die über nationale Grenzen hinaus von Bedeutung sind [UK-Government, 2008]. Während der Fokus hier mehr auf der geographischen Eingrenzung liegt, betonen andere Autoren die Ziele oder die Inter- und Multidisziplinarität der Globalen Gesundheit. Als Ziele der Globalen Gesundheit werden z.B. die weltweite Verbesserung der Gesundheit, die Reduzierung von Ungleichheiten und der Schutz gegen globale Gefährdungen, die über nationale Grenzen hinausgehen, genannt [Macfarlane et al., 2008].

Eine häufig genutzte Definition wurde 2009 von Koplan et al. erstellt:

> Die Globale Gesundheit ist ein Bereich für Studium, Forschung und Praxis, die vorrangig auf die Verbesserung der Gesundheit und die Erreichung von Gleichheit in Bezug auf die Gesundheit für alle Menschen weltweit zielt. Die Globale Gesundheit unterstreicht transnationale Gesundheitsprobleme, Determinanten und Lösungen; umfasst viele Disziplinen innerhalb und außerhalb der Gesundheitswissenschaften und fördert die interdisziplinäre Zusammenarbeit; und ist eine Synthese zwischen der bevölkerungsbasierten Prävention mit individueller klinischer Versorgung" [Koplan et al., 2009].

Der Begriff „global" beschreibt nicht nur die geographische Ausdehnung der Herausforderungen und die Notwendigkeit der weltweiten Kooperation zur Lösung dieser, er beschreibt auch den ganzheitlichen Ansatz zur Verbesserung der Gesundheit und deutet auch auf den Zusammenhang und die Auswirkungen der Handlungen des Einzelnen auf die Gesundheit anderer Menschen, nah wie fern, hin.

Globale Gesundheit
Das Konzept der Globalen Gesundheit entwickelt einen umfassenden, menschenrechtsbasierten, multidisziplinären und ganzheitlichen Ansatz. Dabei stehen die Ziele Gesundheit für alle Menschen weltweit und globale Gerechtigkeit im Mittelpunkt. Globale Gesundheit bearbeitet transnationale Gesundheitsprobleme, Determinanten und Lösungen an den Schnittstellen zwischen Politik, Wissenschaft und Gesellschaft und fördert die interdisziplinäre Zusammenarbeit. Dieser Ansatz der Globalen Gesundheit ergänzt und verstärkt die Aktivitäten zur Umsetzung der Agenda 2030 und der UN-Nachhaltigkeitsziele (SDGs).
Institut für Globale Gesundheit Berlin, 2017.

Vergleich der Disziplinen

Die Globale Gesundheit beschäftigt sich mit den gesundheitsrelevanten Problemen, die nationale Grenzen überschreiten oder einen globalen, politischen und wirtschaftlichen Einfluss haben. Hierbei stehen die transnationale und multidisziplinäre Zusammenarbeit im Vordergrund. Einige Autoren und Akteure nutzen Begriffe wie „internationale Gesundheit", „globale, öffentliche Gesundheit" oder sogar „Public Health" mehr oder weniger synonym mit dem Begriff der Globalen Gesundheit, obwohl hier deutliche Unterschiede bestehen. Zum Beispiel sehen Fried et al. keinerlei Unterschied zwischen der öffentlichen Gesundheit (Public Health) und der Globalen Gesundheit, da beide den Nutzen für die Bevölkerung als Ziel haben und hierfür die grundlegenden sozialen, ökonomischen, politischen und die Umwelt betreffenden Determinanten der Gesundheit zur Erreichung dieses Ziels einbeziehen müssen, unabhängig davon, ob der Fokus nun national oder global sei [Fried et al., 2010].

Als Public Health (oder öffentliche Gesundheit) wird die Wissenschaft und Praxis zur Vermeidung von Krankheiten, zur Verlängerung des Lebens und zur Förderung von physischer und psychischer Gesundheit unter Berücksichtigung einer gerechten Verteilung und einer effizienten Nutzung der vorhandenen Ressourcen, bezeichnet [DGPH, 2012]. Im Fokus stehen hier die Bürger aus einer bestimmten Gruppe bzw. eines bestimmten Landes. Die Maßnahmen und Aktivitäten in diesem Bereich sind überwiegend präventiv angelegt und werden fast ausschließlich durch nationale Akteure aus dem Gesundheits- und sozialwissenschaftlichen Bereich durchgeführt. Durch Gesetze und Regelungen wird hier auch die staatliche Fürsorgepflicht deutlich.

Als Internationale Gesundheit wird die Anwendung von Prinzipien der öffentlichen Gesundheit auf Probleme und Herausforderungen, die vorwiegend Länder mit niedrigem oder mittleren Einkommen betreffen, bezeichnet, welche durch eine komplexe Ansammlung von lokalen und globalen Kräften beeinflusst werden [Merson et al., 2006]. Hierbei stehen kurative Behandlungen, z.B. von selektiven Tropenerkrankungen wie der Malaria oder der Onchozerkose (Flussblindkrankheit) im Vordergrund, die durch die internationale Entwicklungszusammenarbeit oder internationale Organisationen durchgeführt werden.

Die folgende Tabelle macht die Unterschiede aber auch die Gemeinsamkeiten der beschriebenen Bereiche deutlich. Interessanterweise taucht der Begriff „Weltgesundheit" seit der Gründung der Weltgesundheitsorganisation (WHO) 1948 in vielen Zusammenhängen auf, ohne dass hierfür eine klare Definition besteht. Auf neuere Begriffe wie „Planetary Health" (Verbindung von Umwelt- und Gesundheitsthemen) oder „One Health" (Zusammenarbeit zwischen humanen und veterinären Gesundheitsfachleuten sowie Umweltexperten, insbesondere im Bereich der Antibiotika-Resistenzen) wird in späteren Kapiteln eingegangen.

Tabelle: Vergleich Globale/Internationale/Öffentliche Gesundheit (Quelle: adaptiert von Koplan et al.: Towards a common definition of global health [Koplan et al., 2009]).

	Globale Gesundheit	Internationale Gesundheit	Öffentliche Gesundheit (Public Health)
Geographischer Bereich	Fokussiert auf Themen, die Gesundheit direkt und indirekt beeinflussen und über nationale Grenzen hinaus gehen	Fokussiert auf Gesundheitsthemen, die primär andere Länder insbesondere Entwicklungs- und Schwellenländer betreffen	Fokussiert auf Gesundheitsthemen, die die Gesundheit einer bestimmten Gruppe/eines Landes betreffen
Ausmaß der Zusammenarbeit	Entwicklung und Umsetzung von Lösungen erfordert überwiegend eine globale Kooperation	Entwicklung und Umsetzung von Lösungen erfordert überwiegend eine bilaterale Kooperation	Entwicklung und Umsetzung von Lösungen erfolgt primär ohne globale Kooperation
Individueller oder gesellschaftlicher Bezug	Beinhaltet sowohl Präventionsmaßnahmen als auch die individuelle klinische Versorgung	Beinhaltet sowohl Präventionsmaßnahmen als auch die individuelle klinische Versorgung	Fokussiert auf Präventionsmaßnahmen, die die Gesundheit einer bestimmten Gruppe/eines Landes betreffen
Zugang zu Gesundheit	Ein wesentliches Ziel ist ein gleicher und gerechter Zugang zu Gesundheit für alle Individuen weltweit	Ziel ist die Unterstützung anderer Länder bei der Sicherstellung von Gesundheitsleistungen	Die Ziele gleicher Zugang zu Gesundheit und Versorgungsgerechtigkeit beziehen sich auf das eigene Land
Fächerspektrum	Starke Interdisziplinarität und Multidisziplinarität innerhalb und über die Gesundheitswissenschaften hinaus	Bezieht einige Disziplinen mit ein, aber keine bewusste Betonung der Multidisziplinarität	Fördert die Multidisziplinarität, insbesondere zwischen Gesundheits- und Sozialwissenschaften

Entwicklungsgeschichte der Globalen Gesundheit

Der Schutz einer Bevölkerung vor Krankheiten ist im Laufe der Jahrhunderte zu einer zentralen Aufgabe von nationalen, regionalen und lokalen Regierungen und Behörden geworden. Durch Fortschritte in der Medizin, der Mikrobiologie, der Epidemiologie und verwandter Fächer wurden nicht nur die Herausforderungen, sondern auch die Möglichkeiten zur öffentlichen Gesundheitsvorsorge deutlich. Hierbei stand der

Schutz vor und die Bekämpfung von Infektionskrankheiten im Vordergrund. Nationalstaaten bemühten sich durch Gesetze und Regelungen, die z.B. eine Grundversorgung mit sauberem Wasser und sanitären Anlagen gewährleisten sollten, eine gesundheitsfördernde Umgebung für die Bevölkerung zu schaffen.

Die Notwendigkeit dieses Vorgehens wurde insbesondere durch tragische Ereignisse deutlich gemacht wie z.B. die Pest-Pandemie in Europa im 14. Jahrhundert („Schwarzer Tod"), die Cholera-Epidemien in London (1854) und in Hamburg (1892), die „spanische Grippe", eine Influenza-Pandemie zwischen 1918 und 1920 mit bis zu 25 Millionen Toten, oder die Ebola-Epidemie in Westafrika zwischen 2014 und 2016. John Snow, ein britischer Mediziner (1813–1858), identifizierte durch Zählungen von Erkrankungs- und Todesfällen eine Wasserpumpe als Herd des Cholera-Ausbruchs in London 1854. Außerdem vermutete er, dass die Krankheit durch Mikroorganismen im Trinkwasser übertragen wurde (Keimtheorie), eine zum damaligen Zeitpunkt wenig akzeptierte Hypothese, die sich später aber als richtig herausstellen sollte [Vinten-Johansen, 2003]. Somit wurde John Snow posthum auch zu einem Mitbegründer der modernen Epidemiologie, der wissenschaftlichen Disziplin, die sich mit den Risikofaktoren, der Häufigkeit, Verteilung, den Ursachen und den Folgen von gesundheitsbezogenen Zuständen und Ereignissen in der Bevölkerung beschäftigt.

Die Epidemiologie ist auch ein wichtiger Teilbereich von Public Health, einem anwendungsorientierten Fachgebiet, das auch als öffentliche Gesundheit oder Bevölkerungsgesundheit bezeichnet wird. Die Deutsche Gesellschaft für Public Health definiert Public Health als *„die Wissenschaft und Praxis zur Vermeidung von Krankheiten, zur Verlängerung des Lebens und zur Förderung von physischer und psychischer Gesundheit unter Berücksichtigung einer gerechten Verteilung und einer effizienten Nutzung der vorhandenen Ressourcen"*. Während im Public Health Bereich die Prävention, also die Gesunderhaltung der Bevölkerung und einzelner Bevölkerungsgruppen, das primäre Ziel der Maßnahmen darstellt, fokussiert sich die klinische Medizin dagegen auf Individuen und Krankheiten [DGPH, 2012].

Die öffentliche Gesundheit (Public Health) und die Tropenmedizin sind wiederum die Grundlagen des Bereichs der internationalen Gesundheit, deren Ursprünge in der Kolonialzeit liegen. Noch unbekannte Krankheiten wurden in den bereisten Ländern entdeckt (z.B. Malaria, Syphilis oder die Schlafkrankheit) und teilweise mit zurück nach Europa und Nordamerika gebracht (z.B. Masern oder Pocken). Durch neue Technologien und internationale Abkommen wurden Reisen und Handel vereinfacht und die internationale Kooperation gefördert. Gleichzeitig wuchsen aber auch die Herausforderungen, insbesondere in Bezug auf die Gesundheit. Bereits 1851 wurde daher die erste *International Sanitary Conference* in Paris abgehalten, um die Quarantäne und andere Maßnahmen zur Eindämmung von Epidemien zu besprechen. In den folgenden Jahrzehnten folgten dann die Gründungen von internationalen Gesundheitsorganisationen, wie z.B. dem *International Sanitary Bureau* in Washington (1902), dem *Office international d'Hygiène publique* in Paris (1907) oder dem *League of Nations Health Office* in Genf (1920). Aus dem *International Sanitary Bureau* entstand später die *Pan American Sanitary Organization*, die mittlerweile als *Pan-American Health Organization* eines der Regionalbüros der Weltgesundheitsorganisation darstellt [WHO, 2017].

Nach dem Ende des 2. Weltkriegs kam es zur Gründung der Vereinten Nationen (*United Nations*, UN) und einiger ihr zugehörigen Sonderorganisationen wie der Weltbank (*World Bank*, WB; 1945) oder der Weltgesundheitsorganisation (WHO, 1948). Die Weltbank sollte primär durch Kredite den Wiederaufbau der durch den 2. Weltkrieg zerstörten Länder unterstützen. Seit den 1960er Jahren ist die Bank nun überwiegend in der internationalen Entwicklungszusammenarbeit, mit der Aufgabe den Lebensstandard zu steigern und die Armut zu bekämpfen, tätig. Sie vergibt dazu zinsgünstige und zinsfreie Darlehen an Regierungen vieler ärmerer Länder und engagiert sich insbesondere seit den 1980er Jahren auch vermehrt in den Bereichen Bildung und Gesundheit [BPB, 2010].

Die Weltgesundheitsorganisation (WHO) wurde 1948 als die führende und koordinierende Autorität im Bereich der internationalen Gesundheit innerhalb des UN-Systems mit Sitz in Genf, Schweiz, gegründet. Sie verfügt neben der Zentrale in Genf über sechs Regionalbüros für die unterschiedlichen Weltregionen und ca. 150 Länderbüros auf allen Kontinenten. Im Kapitel 15 wird näher auf die Struktur, die Rolle und das Mandat sowie die weitreichenden Funktionen der WHO eingegangen. Während der ersten 30 Jahre ihrer Existenz war die Arbeit der WHO weitestgehend in vertikalen, voneinander getrennten Programmen organisiert. Hierzu gehörten u. a. das umfangreiche Impfprogramm (*Expanded Programme on Immunization in childhood*, EPI), ein Programm zur Kontrolle der Onchozerkose (Flussblindkrankheit) oder das Programm zur Ausrottung der Pocken.

Im Anschluss an die *International Conference on Primary Health Care* in Alma-Ata (im heutigen Kasachstan) 1978, wurde unter dem Leitmotiv „Gesundheit für alle bis 2020" ein mehr horizontaler Ansatz für die Arbeit der WHO gewählt. Bereits ein Jahr zuvor wurde eine Liste der essenziellen Medikamente von der WHO erarbeitet und durch die einmal jährlich tagende Weltgesundheitsversammlung angenommen. Alle Mitgliedsländer der WHO versprachen damit, ihren Bevölkerungen mindestens die hier aufgeführten Medikamente kostengünstig zugängig zu machen. Sie wurde seitdem vielfach überarbeitet und dient weiterhin als wichtiger Leitfaden zur Erstellung nationaler Gesundheitspläne. Auch die Ottawa-Charter zur Gesundheitsförderung aus dem Jahr 1986 betonte neben dem universellen Ziel „Gesundheit für alle bis 2020" den notwendigen Ausbau der intersektoriellen, globalen Zusammenarbeit für die Gesundheit [WHO, 1986].

Durch die Entdeckung des Humanen Immundefizienz-Virus (HIV) 1983 und dessen sehr schnelle globale Ausbreitung, wurde die dringende Notwendigkeit der globalen Zusammenarbeit im Gesundheitssektor nochmals sehr deutlich. Zu diesem Zweck wurden in den folgenden Jahren eine Vielzahl von neuen Organisationen durch unterschiedliche Akteure (Nationalstaaten, Nichtregierungsorganisationen, Privatsektor usw.) gegründet. Hierzu zählen insbesondere das Gemeinsame Programm der Vereinten Nationen zur Reduzierung von HIV/AIDS (UNAIDS, 1996), die Globale Allianz für Impfstoffe und Immunisierung (GAVI, 2000) und der Globale Fonds zur Bekämpfung von AIDS, Tuberkulose und Malaria GFATM (2002).

Mit dem Ende des kalten Krieges änderte sich seit den 1990er Jahren auch die globale politische Situation. Die durch technologische Fortschritte angetriebene Globalisierung war maßgeblich an der Entwicklung des globalen Gesundheitsbereichs beteiligt. Dieses gilt auch für die von den Vereinten Nationen verabschiedeten Millennium-Entwicklungsziele (MDGs), die zum großen Teil auf die Verbesserung der Gesundheit fokussiert waren und zu großen Investitionen von öffentlichen und privaten Geldgebern für globale Gesundheitsprojekte und Initiativen geführt haben. Im Bereich der Entwicklungshilfe stiegen die Ausgaben für Gesundheit von ca. 5,6 Milliarden US$ (1990) auf ca. 31,3 Milliarden US$ (2013) an. Dieser Anstieg wurde insbesondere auch durch philanthropische Stiftungen wie der Bill und Melinda Gates Stiftung oder Rotary International ermöglicht, die auch beide einen großen Beitrag für die 1988 ins Leben gerufene Polio-Eradikations-Initiative geleistet haben.

In der ersten Dekade des 21. Jahrhunderts wurden zur Erreichung der Millennium-Entwicklungsziele viele neue Organisationen, Programme, Initiativen und Partnerschaften initiiert, auf die an verschiedenen Stellen im Buch ausführlicher eingegangen wird. Im selben Zeitraum vereinbarten die Mitgliedsstaaten der WHO die ersten beiden, weltweit rechtlich bindenden Abkommen im Gesundheitsbereich. 2003 wurde die Tabakrahmenkonvention (*Framework Convention on Tobacco Control*, FCTC) beschlossen, in der die Staaten sich verpflichten „heutige und künftige Generationen vor den verheerenden gesundheitlichen, gesellschaftlichen, umweltrelevanten und wirtschaftlichen Folgen des Tabakkonsums und des Passivrauchens zu schützen" [WHO, 2003]. In der Folge der sich 2003 rasant ausgebreiteten SARS-Epidemie (*Severe Acute Respiratory Syndrome)* wurden 2005 von den WHO Mitgliedsstaaten die Internationalen Gesundheitsvorschriften (*International Health Regulations*, IHR) verabschiedet. Diese stellen das völkerrechtliche Fundament der internationalen Bekämpfung von Infektionskrankheiten dar und werden als Meilenstein internationaler Abkommen zum Wohle der öffentlichen Gesundheit bezeichnet [WHO, 2005; RKI, 2017].

Um dem schnellen Wachstum des Bereichs der Globalen Gesundheit gerecht zu werden, begannen einige Länder hierfür nationale Strategien zu entwickeln. Die Schweiz veröffentlichte 2006 ihre „Gesundheitsaußenpolitik" [BAG, 2006], Großbritannien 2008 eine Strategie mit dem Titel „Health is Global" [UK-Government, 2008] und die deutsche Bundesregierung 2013 ein Konzept mit dem Titel „Globale Gesundheitspolitik gestalten – gemeinsam handeln – Verantwortung wahrnehmen" [GER-GOV, 2013]. Die wachsende Bedeutung der Gesundheit im Rahmen der globalen Politik zeigte sich auch durch die „Oslo Ministerielle Erklärung" von 2007, in der die Außenminister von sieben Ländern (Brasilien, Frankreich, Indonesien, Norwegen, Thailand, Senegal, Südafrika) die Gesundheit als „die wichtigste , weitgehend vernachlässigte Langzeitaufgabe der Außenpolitik unserer Zeit" bezeichnet wird [Pibulsonggram et al., 2007]. Auch im Rahmen der G7/G8 und G20-Treffen wurde die globale Gesundheit zunehmend thematisiert. So wurde 2010 im Rahmen des G8-Treffens in Muskoka, Kanada, eine Initiative zur Stärkung der Mütter-, Neugeborenen- und Kindergesundheit ins Leben gerufen. Von den für die Jahre 2010–2015 versprochenen 1,1 Milliarden CAN$ wurden letztendlich aber nur 368 Millionen CAN$ von den G8-Staaten zur Verfügung gestellt [UN, 2017].

Die globale Gesundheitsarchitektur befindet sich in einem ständigen Wandel und wird zunehmend komplexer. Vorschläge zur zukünftigen Aufgabenverteilung und Prioritätensetzung, z.B. durch eine Rahmenvereinbarung für Globale Gesundheit, werden regelmäßig diskutiert. Aber viele politische, historische, ökonomische und anderweitige Faktoren verhindern hier eine Lösung. Die nächsten Jahre werden durch Herausforderungen wie die Auswirkungen des Klimawandels, anhaltende Konflikte und die damit verbundene internationale Migration sowie die Entwicklungen im Bereich der globalen Gesundheitssicherung zum Schutz vor weiteren Epidemien oder Pandemien geprägt sein. Zudem wird der Bereich der Globalen Gesundheit durch die UN-Nachhaltigkeitsagenda 2030 mit ihren 17 Entwicklungszielen direkt und indirekt beeinflusst werden. Das primäre Gesundheitsziel (SDG 3) „Ein gesundes Leben für alle Menschen jeden Alters gewährleisten und ihr Wohlergehen fördern", welches eng mit dem von der WHO gewählten Ziel der universellen, allgemeinen Gesundheitsabsicherung (*Universal Health Coverage*, UHC) verknüpft ist, wird in den nächsten Jahren die Agenda der Globalen Gesundheit maßgeblich mitbestimmen.

Welche Bereiche der Globalen Gesundheit werden im Buch angesprochen?

Die Globale Gesundheit ist ein relativ neues, multidisziplinäres und sehr dynamisches Themenfeld. Für diese Einführung haben wir daher versucht, die wichtigsten Disziplinen und Themen zu identifizieren und diese durch Experten aus dem jeweiligen Feld darstellen zu lassen. Das Buch ist dadurch nicht nur für Studierende verschiedener Fachrichtungen, sondern auch für die interessierte Öffentlichkeit geschrieben. Der Leser soll Schritt für Schritt nicht nur Einblicke in die Globale Gesundheit erhalten, sondern zugleich auch die Zusammenhänge zum besseren Verständnis erkennen können. Dieses Ziel ist bei einem Mehrautorenbuch sicherlich nicht einfach zu erreichen, wir hoffen aber trotzdem einen breit gefächerten Überblick über das spannende Themenfeld der Globalen Gesundheit geben zu können.

Dieses Buch ist in fünf Teile eingeteilt. Im ersten Teil werden allgemeine Begriffe zum Verständnis aus den Bereichen der Epidemiologie und der global genutzten Gesundheitsindikatoren sowie Informationen zur globalen Krankheitslast und demographischen Entwicklung präsentiert. Kulturelle Faktoren und der Einfluss von Verhaltensmustern auf die Gesundheit werden ebenso in einem globalen Kontext beschrieben wie die sozialen Determinanten der Gesundheit (z.B. Bildung, Lebens- und

Arbeitsbedingungen, soziale Netzwerke). Des Weiteren wird im ersten Teil auf die politisch-historische Dimension und die rechtlichen Aspekte des Menschenrechts auf Gesundheit eingegangen. Zudem werden ethische Aspekte im Zusammenhang mit der Globalen Gesundheit diskutiert.

Im zweiten Teil werden verschiedene Themen besprochen, die grundlegenden Einfluss auf die Entwicklung der Globalen Gesundheit gehabt haben und auch in Zukunft noch haben werden. Hierbei spielen neben der Globalisierung und den damit verbundenen technologischen Fortschritten und ökonomischen Veränderungen, die Millenniumsentwicklungsziele der Vereinten Nationen (MDGs) und die Agenda 2030 mit Ihren 17 Zielen zur nachhaltigen Entwicklung (SDGs) eine große Rolle. Die hiermit eng verknüpften Themen Ernährung und Umwelt sind auch für die Globale Gesundheit von entscheidender Bedeutung und werden in diesem Kontext ausführlich dargestellt.

Im dritten Teil des Buches werden dann die – global gesehen – wichtigsten Krankheitsbereiche und die damit verbundenen Herausforderungen abgebildet. Hierzu geben wir in Anlehnung an das SDG 3 „Ein gesundes Leben für alle Menschen jeden Alters gewährleisten und ihr Wohlergehen fördern" einen kurzen Überblick über verschiedene, wichtige Themen, die wir aufgrund der limitierten Seitenzahl nicht noch ausführlicher darstellen können. Zudem werden verschiedene Aspekte aus den Bereichen Infektionskrankheiten, der Nichtübertragbaren Erkrankungen (*Non-Communicable Diseases*, NCDs) und der seelischen Gesundheit besprochen.

Der vierte Teil des Buches widmet sich den multiplen Akteuren und deren Zusammenwirken im Bereich der Globalen Gesundheit. Hier werden auch die politischen Dimensionen der Globalen Gesundheit auf nationaler wie auf internationaler Ebene dargestellt und verschiedene Aspekte, die über den klassischen Gesundheitskontext hinausgehen (z.B. die Tabakrahmenkonvention, Leihmutterschaft) besprochen. Darüber hinaus widmet sich ein Kapitel dem Zusammenhang zwischen der Globalen Gesundheit und der Sicherheit im Allgemeinen und im Rahmen von bewaffneten Konflikten im Besonderen. Dieser vierte Teil des Buches wird durch ein Kapitel zur Humanitären Hilfe und Entwicklungszusammenarbeit abgerundet.

Der fünfte Teil des Buches stellt verschiedene Gesundheitssysteme sowie ökonomische und weitere Aspekte zur Planung und Umsetzung von gesundheitsfördernden oder erhaltenden Maßnahmen vor. Ein Kapitel widmet sich dem Thema der Gesundheitsfachkräfte, das aufgrund der globalen Migrationsströme und des demographischen Wandels eine immer größere Bedeutung erhält.

Durch die Aufnahme vieler Beispiele möchten wir das Buch möglichst anschaulich gestalten. Als Herausgebern ist uns bewusst, dass auch weitere Themen, wie z. B. die Gesundheit von Müttern und Kindern, die sexuelle und reproduktive Gesundheit oder die Gesundheit der alternden Gesellschaft, eigene Kapitel verdient hätten. Es war uns aber wichtig, einen breit gefächerten Überblick über das komplexe, multidisziplinäre Themenfeld der Globalen Gesundheit zu geben und dem Leser zugleich Informationen und Quellen zum vertiefenden Studium anzubieten.

Literatur

BAG. Schweizerische Gesundheitsaußenpolitik. In: Bundesamt für Gesundheit (ed.). Bern, Switzerland: Eidgenössisches Departement für auswärtige Angelegenheiten EDA, Eidgenössisches Departement des Innern EDI, 2006.

BPB Zahlen und Fakten: The World Bank [Online]. Bonn, Germany: Bundeszentrale für Politische Bildung, 2010. Available: http://www.bpb.de/nachschlagen/zahlen-und-fakten/globalisierung/52799/the-world-bank [Accessed June 14 2017].

DGPH. Situation und Perspektiven von Public Health in Deutschland - Forschung und Lehre. In: Deutsche Gesellschaft für Public Health (ed.). Osnabrück, 2012.

Fried LP, Bentley ME, Buekens P, et al. Global health is public health. The Lancet. 2010;375:535-537.

GER-GOV. Globale Gesundheitspolitik gestalten – gemeinsam handeln – Verantwortung wahrnehmen. Berlin, Germany, 2013: Bundesregierung Deutschland.

Koplan JP, Bond TC, Merson MH, et al. Towards a common definition of global health. The Lancet. 2009;373:1993-1995.

MacFarlane SB, Jacobs M, Kaaya EE.. In the name of global health: trends in academic institutions. Journal of Public Health Policy. 2008;29:383-401.

Merson MH, Black RE, Mills A. International public health: diseases, programs, systems and policies, Jones & Bartlett Learning, 2006.

Pibulsonggram N, Amorim C, Douste-Blazy P, et al. Oslo Ministerial Declaration–global health: a pressing foreign policy issue of our time. Lancet. 2007;369:1373-8.

RKI. Die Internationalen Gesundheitsvorschiften der Weltgesundheitsorganisation [Online]. Berlin, Germany: Robert Koch Institut, 2017. Available: http://www.rki.de/DE/Content/Infekt/IGV/igv_node.html [Accessed June 15 2017].

UK-Government 2008. Health is global: a UK Government strategy 2008-2013. London: COI.

UN. Maternal, Newborn and Child Health Muskoka Initiative - Canada [Online]. New York, USA: United Nations, 2017. Available: http://iif.un.org/content/maternal-newborn-and-child-health-muskoka-initiative-canada [Accessed June 15 2017].

Vinten-Johansen P. About John Snow [Online]. East Lansing: Michican State University, 2003. Available: http://johnsnow.matrix.msu.edu/aboutjohn.php [Accessed 29. März 2017].

WHO 1948. Constitution of the World Health Organization. San Francisco, USA: United Nations.

WHO 1986. Ottawa-Charter zur Gesundheitsförderung. Ottawa, Canada: Weltgesundheitsorganisation.

WHO 2003. WHO Framework Convention on Tobacco Control. Geneva, Switzerland: World Health Organization.

WHO 2005. International Health Regulations. Geneva, Switzerland: World Health Organization.

WHO. 2017. Global Health Histories, Origin and development of health cooperation [Online]. Geneva, Switzerland: World Health Organization. Available: http://www.who.int/global_health_histories/background/en/ [Accessed June 13 2017].

Teil I: **Allgemeine Einführung**

1 Zahlen, Fakten und Risiken

Mathias B. Bonk

1.1 Einleitung

Ohne Zahlen, Fakten und Risiken zu kennen, kommt man gerade auch im komplexen, multidisziplinären Bereich der Globalen Gesundheit nicht weit. Klassischerweise würde dieses Lehrbuch mit einem langatmigen Epidemiologie-Kapitel beginnen. Das möchten wir unseren Lesern hier aber ersparen. Stattdessen möchten wir versuchen, die wichtigsten Begriffe anhand von aktuellen Zahlen und Fakten zu erläutern.

Die Epidemiologie ist die Wissenschaft von den Häufigkeiten von Krankheiten und Risikofaktoren. Sie ist eine Hilfswissenschaft, die den Gesundheitszustand der Bevölkerung lokal, regional, national und global beschreibt und Zusammenhänge zwischen Risikofaktoren und Krankheiten untersucht. Der Begriff Epidemiologie kommt aus dem griechischen – Epi (über) und demos (das Volk) – bedeutet also die Lehre von dem was über das Volk kommt. Dies waren im Mittelalter die Seuchen und heute sind es übertragbare und nicht übertragbare Krankheiten. Wissenschaften, die eng mit der Epidemiologie zusammenarbeiten sind Public Health, Gesundheitsökonomie und die Biostatistik. Dieses sind alles wichtige Bereiche zu denen schon viele, sehr gute Bücher geschrieben worden sind. Wir möchten uns daher in diesem Kapitel auf die wesentlichen Aspekte beschränken, die nicht nur für das Verständnis der weiteren Kapitel, aber auch für den alltäglichen Nutzen wichtig sein werden.

Um sich im Bereich der Globalen Gesundheit orientieren zu können und die Bedeutung der einzelnen Teilgebiete, Probleme und Herausforderungen richtig erfassen, analysieren und im Zusammenhang einordnen zu können, sollte man zuerst einen Eindruck davon gewinnen, wie man Gesundheit und Krankheit eigentlich messen kann. Welche Indikatoren werden hierfür herangezogen? Wie werden diese gemessen und ausgewertet? Wer publiziert die Ergebnisse? Wer sollte diese verstehen und dementsprechend handeln können? Wem nutzen letztendlich diese Erkenntnisse? Und welche Risiken sind damit verbunden? Diese und viele andere Fragen werden wir versuchen in diesem und in den folgenden Kapiteln zu besprechen. Natürlich muss man dabei unseren persönlichen „Bias" beachten.

Ein wesentliches Ziel dieses Kapitels ist es, dass der Leser ein Gefühl dafür bekommt, wie wichtig es ist, nicht nur die jeweiligen Zahlen zu kennen, sondern auch deren Ursprung und Qualität bewerten zu können. Wichtig ist dabei auch, einschätzen zu können, ob Vergleiche z. B. zwischen zwei verschiedenen Gruppen oder Staaten nicht nur realistisch durchführbar, sondern auch wirklich sinnvoll sind. Die in der Epidemiologie berechneten Zahlen und Risiken werden oft auch für die Politikberatung genutzt und aufbauend auf diesen werden dann gesundheitspolitische Entscheidungen getroffen. Es ist daher essenziell, dass die Zahlen dabei richtig dar-

https://doi.org/10.1515/9783110448474-002

gestellt und interpretiert werden. Für die Kommunikation mit der Öffentlichkeit werden meist relativ einfache Zahlen benutzt, die die komplexen Zusammenhänge verkürzen. Für die Wissenschaft besteht daher auch im Bereich der Globalen Gesundheit immer wieder die große Herausforderung, nicht nur die benötigten Zahlen von hoher Qualität zeitgerecht und in der passenden Form zu publizieren, sondern auch deren Verwendung durch Entscheidungsträger und in der Öffentlichkeit im Auge zu behalten. Während der COVID19-Pandemie wurde dieses sehr deutlich.

1.2 Entwicklung der Weltbevölkerung

Zum Einstieg in das Gebiet der Globalen Gesundheit ist es wichtig, erst einmal einen Überblick über den Stand der Entwicklung der Weltbevölkerung zu bekommen.

1.2.1 Weltbevölkerungsentwicklung

Im Jahr 1820 lebten ungefähr 1 Milliarde Menschen auf der Erde. Bis heute, also nur 200 Jahre später, ist die Weltbevölkerung auf ca. 7,6 Milliarden Menschen angewachsen. Zurzeit wächst die Zahl um ca. 84 Millionen Menschen pro Jahr, entsprechend ca. 230.000 Menschen pro Tag [7], was etwa der gesamten Bevölkerung einer Großstadt wie Kiel, Freiburg, Genf oder Graz entspricht. Die Gründe hierfür sind sehr vielfältig: Fortschritte in der Landwirtschaft und Lebensmittelproduktion, sauberes Trinkwasser, bessere Hygiene- und Sanitärbedingungen, Industrialisierung und wirtschaftliche Entwicklung, bessere Bildung und Forschung, sowie natürlich auch eine deutlich verbesserte Gesundheitsversorgung. Diese rasante Entwicklung, die in Abb. 1.1 dargestellt ist, ist in allen Weltregionen in unterschiedlicher Ausprägung zu beobachten [8]. Der Kontinent mit der größten Bevölkerung ist bereits seit langer Zeit Asien. Laut Berechnungen der Vereinten Nationen leben etwa 60 % der gesamten Weltbevölkerung hier (ca. 4,4 Milliarden). Neben China (1,4 Milliarden) und Indien (1,3 Milliarden) gehören auch weitere asiatische Staaten wie Indonesien (270 Mio.), Pakistan (200 Mio.) und Bangladesch (170 Mio.) zu den 10 bevölkerungsreichsten Ländern der Welt [9].

Betrachtet man nur diese Entwicklung der globalen Bevölkerungszahl, bekommt man bereits eine Vorahnung davon, welche Auswirkungen dieses Wachstum auf die Menschheit und die Umwelt bereits hat und in Zukunft in zunehmendem Maße haben wird. Um die weiteren Entwicklungen besser einschätzen zu können, ist es aber auch notwendig die Änderungsraten zu berücksichtigen. Abb. 1.2 zeigt daher nicht nur die bisherigen und prognostizierten Entwicklungen der Weltbevölkerungszahl, sondern zusätzlich auch die jährlichen Wachstumsraten im Verlauf an. Nach einer über Jahrhunderte relativ stabilen Wachstumsrate von ca. 0,5 %, kam es im Rahmen der Industrialisierung Anfang des 20. Jahrhunderts zu einem deutlichen Anstieg. Die

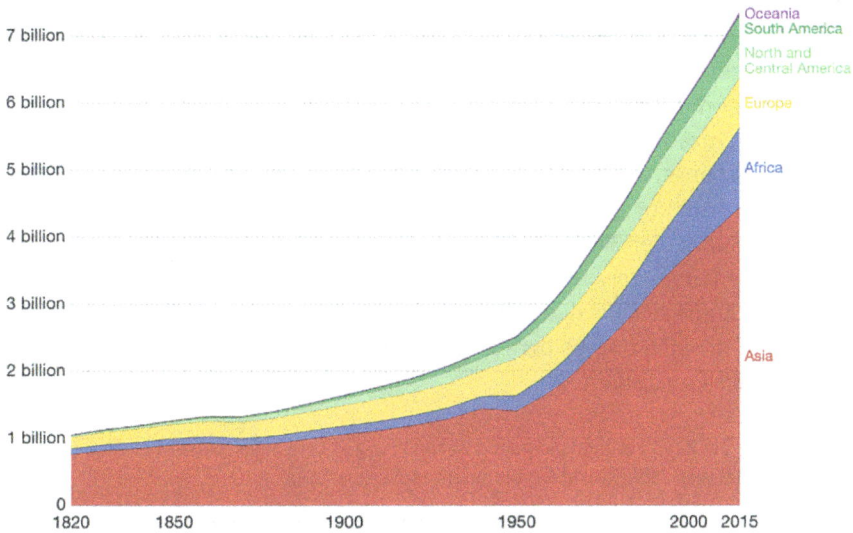

Abb. 1.1: Entwicklung der Weltbevölkerung (nach Regionen). Quelle: Our World in Data, Max Roser und Esteban Ortiz-Ospina (2018) – „World population by world regions". Veröffentlicht online unter https://ourworldindata.org/world-population-growth [8].

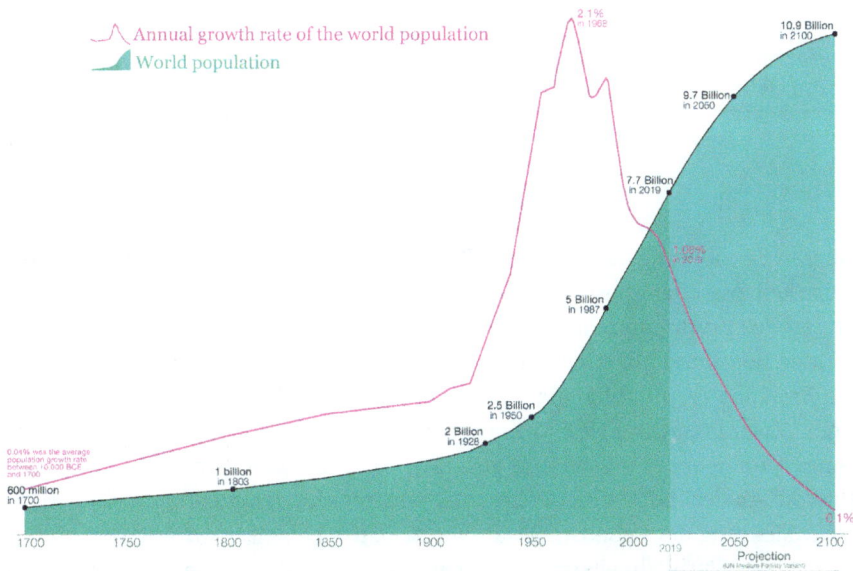

Abb. 1.2: Entwicklung der Weltbevölkerung und der Wachstumsraten, 1750–2100 (nach Regionen). Quelle: Our World in Data, Max Roser und Esteban Ortiz-Ospina (2018) – „Annual Growth rate of the world population". Veröffentlicht online unter https://ourworldindata.org/world-population-growth [8].

höchste jährliche Wachstumsrate mit 2,1 % wurde 1962 festgestellt. Seitdem ist es zu einem kontinuierlichen Rückgang der Wachstumsraten gekommen. Wie erklärt sich dann der weiter anhaltende Anstieg der Weltbevölkerung? Die wichtigsten Faktoren sind hier der Anteil der Frauen im reproduktiven Alter (laut WHO: 15–49 Jahre), die durchschnittliche Anzahl der Kinder, die eine Frau zur Welt bringt (Fertilitätsrate; s. S. 26) und die Lebenserwartung der Menschen. Letztere ist in den letzten Jahrzehnten weltweit signifikant angestiegen (s. S. 29).

Bei der Betrachtung der Bevölkerungszahl und deren Entwicklung ist es sinnvoll, dabei auch andere Parameter, wie z. B. den geographischen Kontext genauer anzusehen. Die Entwicklung der Bevölkerung zwischen 1960 und 2017, die Gesamtfläche eines Landes und die sich daraus ergebene Bevölkerungsdichte sind in der Tab. 1.1 für einige Beispielländer dargestellt.

Tab. 1.1: Entwicklung der Bevölkerung Fläche und Bevölkerungsdichte in einigen Beispielländern, 1990 und 2018. Quelle: Weltbank, World Development Indicators [10].

	Jahr	DR Kongo	Nigeria	Südafrika	Deutschland
Einwohnerzahl (in Millionen)	1960	15,2	45,1	17,4	72,8
	1990	34,6	95,3	36,8	79,4
	2017	76,2	181,2	55	81,7
Fläche (in Millionen km²)	2017	2,3	0,9	1,2	0,3
Bevölkerungsdichte (Einwohner pro km²)	2017	33,1	201,3	45,8	272,3

1.2.2 Einteilung der Länder

Zur genaueren Betrachtung der einzelnen Regionen und Länder und um eine gewisse Vergleichbarkeit zwischen diesen zu ermöglichen, werden die Staaten üblicherweise in vier Stufen des Bruttonationaleinkommens (BNE) eingeteilt (s. Abb. 1.3). Das BNE ist die Summe der innerhalb eines Jahres von allen Bewohnern eines Staates erwirtschafteten Einkommen, unabhängig davon, ob diese im Inland oder im Ausland erzielt wurden. Zwar fasst das BNE pro Kopf somit das Entwicklungs- oder Wohlfahrtsniveau eines Landes nicht vollständig zusammen, es hat sich jedoch als nützlicher und leicht verfügbarer Indikator erwiesen, der eng mit anderen nichtmonetären Maßnahmen zur Messung der Lebensqualität, wie z. B. der Lebenserwartung bei der Geburt (s. S. 29), der Sterblichkeitsraten von Kindern (s. S. 191) und den Einschulungsraten zusammenhängt. Es gibt aber auch einige Einschränkungen bei der Verwendung des BNE. Das BNE wird beispielsweise in einkommensschwachen Volkswirtschaften mit eher informellen Subsistenzaktivitäten (z. B. kleinbäuerliche Produktion zur Eigenversorgung) unterschätzt. Das BNE spiegelt auch keine Ungleichheiten bei der Einkommensverteilung innerhalb der Länder wider. Zudem weist die bereits sehr komplexe Währungsumrechnung unter Einbeziehung der Inflationsrate nach der Atlas-Methode noch methodische Schwächen auf [11].

Die Weltbank weist darauf hin, dass es sich bei den in der Abb. 1.3 dargestellten Regionen um Volkswirtschaften auf allen Einkommensniveaus handelt. Der Begriff Land, der austauschbar mit dem Begriff Volkswirtschaft verwendet wird, impliziert hier keine politische Unabhängigkeit, sondern bezieht sich auf Gebiete, für die die Behörden getrennte Sozial- oder Wirtschaftsstatistiken melden. Die Rolle und Aufgaben der Weltbank werden in einem späteren Kapitel näher betrachtet (s. S. 401).

Für das Rechnungsjahr 2018 wurden folgende Einteilungen der Länder entsprechend des Bruttonationaleinkommens pro Kopf gewählt:

– Land mit niedrigem Einkommen (*Low income country*; LMC): US$ 1.005 oder weniger
– Land mit geringerem Einkommen (*Lower middle-income country*; LMIC): US$ 1.006–3.955
– Land mit gehoberem Einkommen (*Upper middle-income country*; UMIC): US$ 3.956–12.235
– Land mit hohem Einkommen (*High income country*; HIC): US$ 12.236 oder mehr

Diese Einteilung der Volkswirtschaften in Ländergruppen dient der Weltbank und anderen Entwicklungsbanken in erster Linie zur Orientierung in Bezug auf den Entwicklungsstand und die Bedürftigkeit eines Landes. Inwiefern von der Weltbank und somit der internationalen Staatengemeinschaft Entwicklungshilfe geleistet oder Kredite gewährt werden, hängt maßgeblich von der jeweiligen Kategorie ab. Auch der Globale Fonds zur Bekämpfung von Aids, Tuberkulose und Malaria (GFATM, s. S. 411) und GAVI, die Impfallianz, nehmen diese Klassifikation als eine Grundlage ihrer Entscheidungen über Unterstützungsprogramme für einzelne Ländern (s. S. 412). Dieses kann dann auch dazu führen, dass ein Land, welches sich wirtschaftlich weiterentwickelt und somit in eine höhere Weltbank-Kategorie eingestuft wird, nach einer kurzen Übergangsphase seine Ansprüche auf diverse Hilfsleistungen durch die internationale Staatengemeinschaft oder nichtstaatliche Organisationen verlieren kann.

Zum besseren Verständnis der weiteren Aspekte in diesem Kapitel, wird die Kategorisierung anhand der in Tab. 1.2 dargestellten Beispielländer verwendet.

Tab. 1.2: Beispielländer kategorisiert nach der Weltbank-Klassifikation (BNI/Kopf; Atlas-Methode) Quelle: World Development Indicators [10].

	Jahr	DR Kongo	Nigeria	Südafrika	Deutschland
Weltbank-Kategorie		LIC	LMIC	UMIC	HIC
Bruttonationaleinkommen/ Kopf in US-Dollar	2017	420	2500	5500	43700

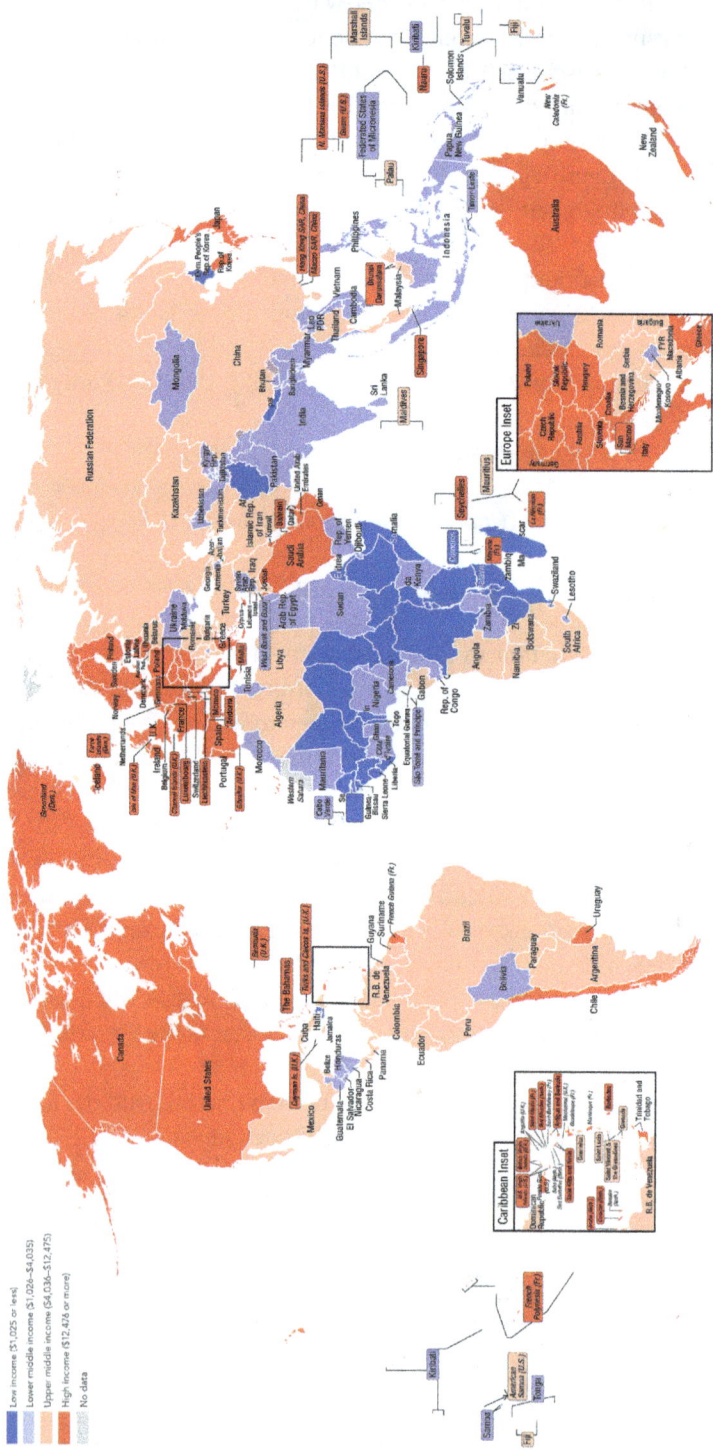

Abb. 1.3: Weltbank-Kriterien zur Einstufung der Länder, 2017. Quelle: The World Bank Group, 2017; https://datatopics.worldbank.org/sdgatlas/archive/2017/the-world-by-income.html

1.2.3 Einkommen und Gesundheit der Länder

Die Weltbankklassifikation teilt die Volkswirtschaften der Welt in vier Einkommenskategorien ein. Die Grenzen zwischen diesen Kategorien hängen von einer Reihe von wirtschaftlichen Kriterien ab und werden jährlich neu berechnet [11]. Im Laufe der Zeit verändern sich diese Kriterien wie das Bruttonationaleinkommen oder der Wechselkurs der Währung (in Bezug zum US$) und auch die Bevölkerungszahl verändert sich, was wiederum eine Veränderung des pro Kopf Einkommens zur Folge hat.

Um den Entwicklungsstatus eines Landes besser beurteilen zu können, insbesondere in Bezug auf die Gesundheit der Bevölkerung, sollte man die Parameter im zeitlichen Verlauf und im direkten Vergleich mit anderen Ländern betrachten. In Abb. 1.4a und b ist die Entwicklung der Lebenserwartung und des pro Kopf Einkommens aller Länder weltweit in den Jahren 1990 und 2018 dargestellt. Jeder Kreis stellt ein Land dar, die Länder sind farblich nach geographischen Regionen unterteilt. Die Größe der Kreise verändert sich entsprechend der Einwohnerzahl eines Landes. Die hier gewählten Einkommenskategorien entsprechen nicht den o. g. Kategorien der Weltbank, da sie mit einer anderen Methode berechnet worden sind (Kaufkraftparität = *Purchasing Power Parity*). Sie dienen hier aber ebenso gut zur Orientierung.

Aus diesem relativ einfachen Vergleich lässt sich zumindest eine wesentliche Aussage ableiten:

Mit steigendem Pro-Kopf-Einkommen steigt in den allermeisten Ländern auch die durchschnittliche Lebenserwartung der Bevölkerung. Die Welt ist natürlich deutlich komplexer und eine differenzierte Betrachtung sollte immer die Grundlage einer Analyse und Bewertung sein. Betrachtet man die vier Beispielländer so zeigen sich die folgenden Entwicklungen:

In der **Demokratischen Republik Kongo** kam es zwischen 1990 und 2018 zu einem sehr deutlichen Anstieg der durchschnittlichen Lebenserwartung um fast 10 Jahre innerhalb von nur einer Generation. Dieser Anstieg wurde insbesondere durch eine stabilere Nahrungsmittelversorgung und eine bessere medizinische Versorgung erreicht. Dennoch bleibt die Lebenserwartung hier eine der niedrigsten auf der ganzen Welt. Im gleichen Zeitraum ist das Durchschnittseinkommen der Bevölkerung deutlich gesunken, da die wirtschaftliche Entwicklung mit dem rasanten Bevölkerungswachstum (1990: 34,6 Mio.; 2017: 76,2 Mio. Einwohner) nicht Schritt halten konnte.

Auch in **Nigeria** hat sich in dem hier dargestellten Zeitraum die Bevölkerungszahl fast verdoppelt. Hier sind das Pro-Kopf-Einkommen und die Lebenserwartung aber gleichzeitig relativ deutlich angestiegen. Die Wiedereinführung der Demokratie 1999, hohe Einnahmen aus der Erdölindustrie und ein über Jahre hinweg stabiles Wirtschaftswachstum erklären diese Entwicklung. Allerdings verteilen sich der Ölreichtum und das Einkommen nicht gleichmäßig im Land. Mehr als 50 % der Einwohner Nigerias leben unterhalb der Armutsgrenze und die Ernährungs- und Gesundheitssituation vieler Menschen bleibt weiterhin sehr schlecht. Günstlingswirt-

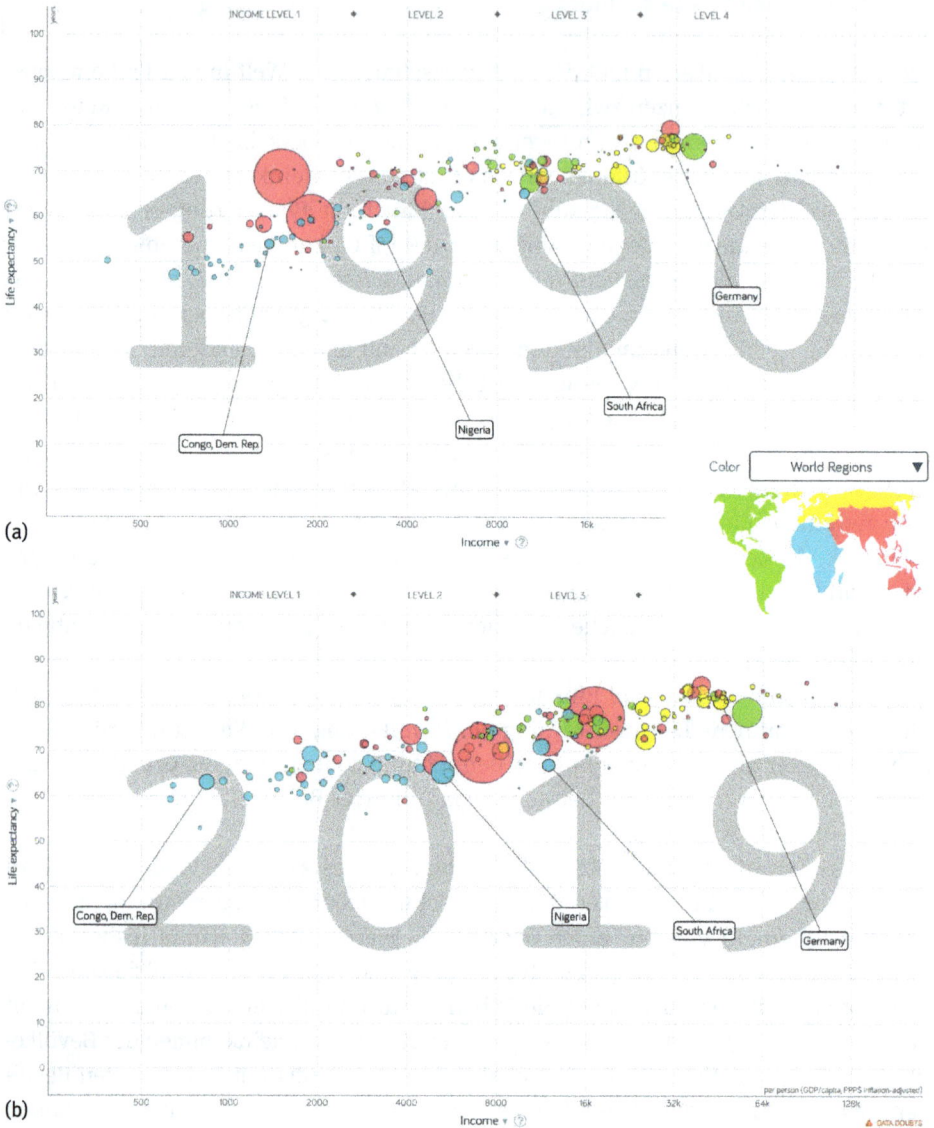

Abb. 1.4: (a) Einkommen und Gesundheit der Nationen 1990. (b) Einkommen und Gesundheit der Nationen 2019. Quelle: Modifiziert auf Basis von frei verfügbarem Material von GAPMINDER.ORG, CC-BY LICENSE Gapminder Foundation 2018 [12], https://www.gapminder.org/free-material/.

schaft, Korruption und Verteilungskonflikte sind nur einige der Probleme, die eine stabile Entwicklung und eine faire Verteilung des Wohlstands innerhalb Nigerias verhindern [13].

In **Südafrika** ist die Bevölkerung zwischen 1990 und 2018 von 36,8 auf 55 Millionen Einwohner angewachsen. Das Pro-Kopf-Einkommen ist in diesem Zeitraum nur unwesentlich gestiegen. Die durchschnittliche Lebenserwartung ist 2018 (62,7 Jahre) wieder in etwa auf dem Niveau von 1990 (62,1 Jahre) angekommen, nachdem diese im Jahr 2006 sogar auf 52,6 Jahre abgesunken war. Diese relativ ungewöhnliche Entwicklung erklärt sich einerseits durch die politische Situation in einem lange von der Apartheit-Politik und einer hohen Kriminalität geprägten Land und andererseits durch die sehr hohe Anzahl von HIV-Infektionen. Insbesondere die schwarze Bevölkerung, in der die Armut weiterhin sehr weit verbreitet ist, ist hiervon betroffen. Die offizielle Arbeitslosenrate lag in Südafrika 2017 bei ca. 27 %, bei Jugendlichen und jungen Erwachsenen sollen laut Angaben der Weltbank mehr als 50 % keine Arbeit finden [14].

Im Gegensatz zu den anderen Beispielländern ist die Bevölkerungszahl in **Deutschland** in dem dargestellten Zeitraum auch in Folge einer regelmäßigen Zuwanderung von Arbeitskräften und deren Familien aus anderen, insbesondere osteuropäischen Ländern, relativ konstant geblieben. Sowohl bei der wirtschaftlichen Entwicklung als auch in Bezug auf die durchschnittliche Lebenserwartung liegt das Land auf einem sehr hohen Niveau. Der relativ deutliche Anstieg des Pro-Kopf-Einkommens hat zwar auch in Deutschland zu einer Erhöhung der Lebenserwartung geführt, jedoch nicht in einem Verhältnis wie es z. B. in der demokratischen Republik Kongo oder in Nigeria der Fall gewesen ist. Ganz einfach gesagt: Je höher das bereits erreichte Lebensniveau, desto mehr finanziellen Aufwand muss man betreiben, um dieses Niveau noch weiter anzuheben. Zu einer tiefergehenden Erklärung dieser Entwicklung darf hier auf das Ökonomie-Kapitel 19 verwiesen werden.

Der schwedische Professor Hans Rosling, der ein Vorreiter auf dem Gebiet der Internationalen und Globalen Gesundheit gewesen ist, und der die Gapminder Stiftung gegründet hat, um die in Abb. 1.4 dargestellte Methode zur Erklärung komplexer Datensätze für alle Interessierten zur Verfügung zu stellen (www.gapminder.org), sagt in seinem Buch „Factfulness“:

Betrachten wir die Welt: Krieg, Gewalt, Naturkatastrophen, von Menschen verursachte Katastrophen, Korruption. Die Dinge sind schlecht und es fühlt sich an, als würden sie schlechter werden, richtig? Die Reichen werden reicher und die Armen werden ärmer; und die Zahl der Armen nimmt ständig zu; und uns werden bald die Ressourcen ausgehen, wenn wir nicht etwas drastisches tun. Zumindest ist dies das Bild, das die meisten Menschen in der westlichen Welt in den Medien sehen und im Kopf herumtragen. Ich nenne es das überdramatische Weltbild. Es ist anstrengend und irreführend. Tatsächlich lebt die große Mehrheit der Weltbevölkerung irgendwo in der Mitte der Einkommensskala. Vielleicht sind sie nicht das, woran wir als Mittelschicht denken, aber sie leben nicht in extremer Armut. Ihre Mädchen gehen zur Schule, ihre Kinder werden geimpft, sie leben in Zwei-Kinder-Familien und wollen im Urlaub in die Ferien gehen, nicht als Flüchtlinge. Schritt für Schritt, Jahr für Jahr, verbessert sich die Welt. Nicht in jedem Maße jedes Jahr, sondern in der Regel. Obwohl die Welt vor enormen Herausforderungen steht, haben wir enorme Fortschritte gemacht. Dies ist die faktenbasierte Weltanschauung. [15]

1.3 Messung von Gesundheit und Krankheit

Im letzten Abschnitt wurde gezeigt, dass mit einem steigenden Pro-Kopf-Einkommen die durchschnittliche Lebenserwartung der Bevölkerung in den allermeisten Ländern ansteigt. Die Lebenserwartung wird in vielen Analysen als ein wichtiger Indikator für die Gesundheit einer Bevölkerung gewählt. Welche anderen Indikatoren sind sinnvoll, um den Gesundheitszustand und die Krankheitslast zu bemessen? Wie werden diese Indikatoren gemessen und verarbeitet? Wer ist für die Erhebung und Analyse dieser Daten verantwortlich?

Grundsätzlich werden Daten zumeist auf der lokalen Ebene erhoben und – je nach Indikator und dem jeweiligen nationalen (Gesundheits-)System – auf die regionalen und/oder nationalen Ebenen weitervermittelt. In einem föderalen System wie in Deutschland sind die mehr als 400 Gesundheitsämter für die Erhebung der wichtigsten Gesundheitsdaten verantwortlich. Diese werden dann an die Landesgesundheitsämter und an das Robert Koch Institut (RKI) übermittelt. Das RKI als Bundesinstitut (s. Kasten) reicht ausgewählte Datensätze an verschiedene internationale Organisationen wie die Weltbank, die Weltgesundheitsorganisation (WHO), das Europäische Zentrum für die Prävention und die Kontrolle von Krankheiten (ECDC), das Statistische Amt der Europäischen Union (EU; EUROSTAT) oder die Organisation für wirtschaftliche Zusammenarbeit und Entwicklung (OECD) weiter.

Das Robert Koch-Institut (RKI) ist – als Bundesinstitut im Geschäftsbereich des Bundesministeriums für Gesundheit – die zentrale Einrichtung der Bundesregierung auf dem Gebiet der Krankheitsüberwachung und -prävention und zugleich die zentrale Einrichtung des Bundes auf dem Gebiet der anwendungs- und maßnahmenorientierten biomedizinischen Forschung. Die Kernaufgaben des RKI sind die Erkennung, Verhütung und Bekämpfung von Krankheiten, insbesondere der Infektionskrankheiten. Zu den Aufgaben gehört wissenschaftliche Erkenntnisse als Basis für gesundheitspolitische Entscheidungen zu erarbeiten. Vorrangige Aufgaben liegen daher in der wissenschaftlichen Untersuchung, der epidemiologischen und medizinischen Analyse und Bewertung von Krankheiten mit hoher Gefährlichkeit, hohem Verbreitungsgrad oder hoher öffentlicher oder gesundheitspolitischer Bedeutung. Das RKI berät die zuständigen Bundesministerien und wirkt bei der Entwicklung von Normen und Standards mit. Es informiert und berät neben der Fachöffentlichkeit auch die breitere Öffentlichkeit. Im Hinblick auf das Erkennen gesundheitlicher Gefährdungen und Risiken nimmt das RKI eine zentrale „Antennenfunktion" im Sinne eines Frühwarnsystems wahr [2].

1.3.1 Gesundheitsindikatoren

Auch wenn die WHO mit ihrer Definition von Gesundheit die Möglichkeit suggeriert, dass eine Aussage über den Gesundheitsstatus einer Bevölkerungsgruppe im Ganzen prinzipiell möglich sei, ist eine absolute Aussage sehr schwierig. Was möglich ist und was die Aufgabe der Epidemiologie ist, sind Vergleiche innerhalb und zwischen

Ländern durchzuführen. Nur wenn Zahlen bzw. Indikatoren mit Zahlen anderer Länder oder mit Zahlen zu anderen Krankheiten im eigenen Land verglichen werden können, ergeben sie einen Sinn. Ob 10.000 Tote durch eine Krankheit viel sind oder wenig, wird erst klar, wenn die Zahl mit anderen Krankheiten im Land oder mit der Häufigkeit in anderen Ländern verglichen wird. Auch kann z. B. die Todesrate alleine betrachtet eine Analyse verzerren. So ist ein Vergleich von Todesfällen durch Demenzerkrankungen, die v. a. alte Personen trifft, kaum vergleichbar mit Todesfällen durch Infektionen im Neugeborenenalter. Dies wird z. B. bei der Berechnung der Krankheitslast einer Bevölkerung berücksichtigt. Um Zahlen vergleichbar zu machen, ist es zudem notwendig, dass die Bevölkerungen der verglichenen Länder vergleichbar gemacht werden. Dazu sind Adjustierungen und Standardisierungen notwendig. Leben in einem Land z. B. wesentlich mehr alte Personen als in einem anderen Land, muss für das Alter adjustiert werden.

Die von der WHO veröffentlichte „Globale Referenzliste von 100 Gesundheitsindikatoren für 2018" (s. Abb. 1.5) ist ein Standardsatz von Kernindikatoren, die von der Weltgemeinschaft als vorrangig eingestuft werden, um präzise Informationen über die gesundheitliche Situation und Trends zu liefern. Diese Liste basiert auf der Arbeit einer Arbeitsgruppe bestehend aus einer Reihe internationaler Organisationen (wie z. B. der WHO und UNAIDS), die beauftragt wurde, die Berichtslast der Länder zu reduzieren. Zusätzlich zu den 100 Kernindikatoren für die Gesundheitsfürsorge enthält diese Liste auch Indikatoren für die gesundheitsbezogenen Nachhaltigkeitsziele (SDGs) (s. Kap. 7).

Die Liste enthält eine Auswahl von Prioritätsindikatoren für vier Bereiche: Gesundheitsstatus, Risikofaktoren, Gesundheitsdienstleistungen und Gesundheitssysteme. Auf einzelne Rubriken und eine Auswahl der dazugehörigen Indikatoren wird in den folgenden Abschnitten aus der epidemiologischen Sicht genauer eingegangen. Weitere Informationen zu den meisten der anderen Indikatorthemen finden sich in den entsprechenden Kapiteln dieses Buches.

Das übergeordnete Ziel der Globalen Referenzliste besteht darin, als normative Richtlinie für die Auswahl von Standardindikatoren und deren Definitionen zu dienen, die Länder und andere Interessensgruppen zur Überwachung entsprechend ihren jeweiligen Gesundheitsprioritäten und -kapazitäten verwenden können. Des Weiteren dient sie als Leitfaden für die Auswahl der Indikatoren für den nationalen Gesundheitssektor und für programmspezifische Pläne und Strategien.

100 core health indicators (plus health-related SDGs) by results chain

Inputs and processes	Output	Outcome	Impact
Health financing · Total current expenditure on health as % of gross domestic product (*Also: total capital expenditure an health as % of current + capital expenditure on health*) · Public domestic sources of current spending on health as % of current health expenditure (*Also: private*) · External source of current spending on health (% of current expenditure on health) · Total net official development assistance to medical research and basic health sectors [SDG 3.b.2] **Health workforce** · Health worker density and distribution [SDG 3.c.1] · Output training institutions **Health Infrastructure** · Health facility density and distribution (*Also: access to emergency surgery*) · Hospital bed density	**Service access and availability** · Outpatient service utilization (*Also: inpatient admissions and surgical volume*) · Service-specific availability and readiness · Access to a core set of relevant essential medicines [SDG 3.b.3] **Service quality and safety** · Perioperative mortality rate · Obstetric and gynaecological admissions owing to abortion · Institutional maternal mortality ratio · Maternal death reviews · ART retention rate · HIV test results for TB patients · TB notification rate · TB treatment success rate	**Coverage of intervention** · Demand for family planning satisfied with modern methods [SDG 3.7.1] · Contraceptive prevalence rate · Antenatal care coverage · Births attended by skilled health personnel [SDG 3.1.2] (*Also: institutional delivery – overall and in "baby-friendly" institutions*) · Postpartum care coverage – women · Postnatal care coverage – newborn · Care-seeking for symptoms of pneumonia · Coverage of diarrhoea treatment · Vitamin A supplementation coverage · Immunization coverage rate by vaccine for each vaccine in the national schedule [SDG 3.b.1] · People living with HIV who know their status · Prevention of mother-to-child transmission · Antiretroviral therapy (ART) coverage · HIV viral load suppression · Coverage of treatment for latent TB infection (LTBI) · HIV-positive new and relapse TB patients on ART during TB treatment · Drug susceptibility testing coverage for TB patients · TB treatment coverage · Treatment coverage for drug-resistant TB · Intermittent preventive therapy for malaria during pregnancy (IPTp) · Use of insecticide treated nets (ITNs) · Treatment of confirmed malaria cases · Indoor residual spraying (IRS) coverage · Number of people requiring interventions against neglected tropical diseases [SDG 3.3.5] · Coverage of preventive chemotherapy for selected neglected tropical diseases · Cervical cancer screening · Coverage of services for severe mental health disorders · Treatment coverage for alcohol and drug dependence [SDG 3.5.1] · Coverage of essential health services [SDG 3.8.1]	**Health status** · Life expectancy at birth · Adolescent mortality rate · Adult mortality rate between 15 and 60 years of age · Under-five mortality rate [SDG 3.2.1] · Infant mortality rate · Neonatal mortality rate [SDG 3.2.2] · Stillbirth rate · Maternal mortality ratio [SDG 3.1.1] · TB mortality rate · AIDS-related mortality rate · Malaria mortality rate · Premature noncommunicable disease (NCD) mortality [SDG 3.4.1] · Mortality from household and ambient air pollution [SDG 3.9.1] · Mortality from unsafe water, unsafe sanitation and lack of hygiene [SDG 3.9.2] · Mortality from unintentional poisoning [SDG 3.9.3] · Suicide rate [SDG 3.4.2] · Death rate due to road traffic injuries [SDG 3.6.1] · Number of deaths, missing persons and persons affected by disaster per 100.000 people [SDG 1.5.1, 11.5.1, 13.1.1]

Abb. 1.5: Globalen Referenzliste von 100 Gesundheitsindikatoren für 2018. Quelle: Modifiziert nach WHO, Global Reference List of 100 Core Health Indicators [16]. https://apps.who.int/iris/handle/10665/259951 (Originaldokument, S. 16).

Health information/governance
- Birth registration [SDG 16.9.1]
- Death registration [SDG 17.19.2]
- Completeness of reporting by facilities (*Also: completeness and timelines for notifiable diseases*)
- Existence of national health sector policy/strategy/plan

Health security
- International Health Regulations (IHR) core capacity index [SDG 3.d.1]

Risk factors and behaviours
- Exclusive breastfeeding rate 0–5 months of age
- Early initiation of breastfeeding
- Incidence of low birth weight among newborns
- Children under 5 years who are stunted [SDG 2.2.1]
- Children under 5 years who are wasted [SDG 2.2.2]
- Children aged under 5 years who are overweight [SDG 2.2.2]
- Anaemia prevalence in children
- Anaemia prevalence in women of reproductive age (*Also: severe anaemia*)
- Prevention of HIV in key populations
- Population using safely managed drinking-water services [SDG 6.1.1]
- Population using safely managed sanitation services [SDG 6.2.1a/ 6.2.1b (forthcoming)] (*Also: population with handwashing facility with soap and water*)
- Population with primary reliance on clean fuels and technologies [SDG 7.1.2]
- Air pollution level in cities [SDG 11.6.2]
- Total alcohol per capita (age 15 + years) consumption [SDG 3.5.2]
- Tobacco use among persons aged 15 + years [SDG 3.a.1] (*Also: adolescents*)
- Raised blood pressure among adults
- Overweight and obesity in adults (*Also: school-age children and adolescents*)
- Raised blood glucose/diabetes among adults
- Salt intake
- Insufficient physical activity in adults (*Also: adolescents*)
- Intimate partner violence prevalence [SDG 5.2.1]
- Non-partner sexual violence prevalence [SDG 5.2.2]
- Prevalence of female genital mutilation/cutting [SDG 5.3.2]
- Sexual violence against children [SDG 16.2.3]
- Early marriage [SDG 5.3.1]
- Frequency rates of occupational injuries [SDG 8.8.1]

- Mortality rate due to homicide [SDG 16.1.1]
- Adolescent birth rate [SDG 3.7.2]
- Total fertility rate
- New cases of vaccine-preventable diseases
- New cases of IHR-notifiable diseases and other notifiable diseases
- HIV prevalence rate
- HIV incidence rate [SDG 3.3.1]
- Hepatitis B surface antigen prevalence
- Hepatitis B incidence [SDG 3.3.4]
- Sexually transmitted infections (STIs) incidence rate
- Congenital syphilis rate
- TB incidence rate [SDG 3.3.2]
- Malaria parasite prevalence among children aged 6–59 months
- Malaria incidence rate [SDG 3.3.3]
- Cancer incidence, by type of cancer

Financial risk protection
- Proportion of the population with impoverishing health expenditure
- Proportion of the population with large household expenditure on health as a share of total household consumption or income [SDG 3.8.2]

Abb. 1.5: (Fortsetzung).

1.3.2 Leben

Der Gesundheitsstatus einer Bevölkerung hängt von vielen Faktoren ab, wie z. B. von der Zusammensetzung dieser Bevölkerung in Bezug auf ihre Altersstruktur, vom Bildungsniveau, der Ernährungssituation und anderer soziokultureller, politischer und kommerzieller Determinanten. Diese Determinanten werden in den späteren Kapiteln ausführlich besprochen. Die Altersstruktur einer Bevölkerung hängt wiederum von Faktoren wie der Fertilitätsrate, der Geburtenrate, der Lebenserwartung (bei der Geburt) der Morbidität (Krankheitshäufigkeit) und der Mortalität (Sterberate) ab. Hieraus ergeben sich dann auch weitere demographische Betrachtungsgrößen wie das Medianalter, der Anteil an Personen im erwerbsfähigen Alter und der sogenannte Abhängigenquotient.

1.3.2.1 Fertilitätsrate

Die Weltbevölkerung wächst derzeit jährlich um ca. 84 Millionen Menschen. Während pro Jahr ca. 57 Millionen Menschen versterben, werden ca. 141 Millionen Kinder geboren. Die Zahl der Geburten in einem Land hängt von der Zahl der gebärfähigen Frauen und von deren Fertilität ab. Die Fertilität wird oft auch als Totale Fertilitätsrate oder Gesamtfruchtbarkeitsziffer bezeichnet. Die Fertilitätsrate gibt an, wie viele Kinder eine Frau durchschnittlich im Laufe ihres Lebens zur Welt bringen würde, wenn die in einem Zeitraum aktuellen altersspezifischen Geburtenraten über ihre gesamten fruchtbaren Lebensjahre (15–49 J.) konstant blieben. Die Totale Fertilitätsrate (TFR) in Abhängigkeit des Entwicklungsniveaus wird im zeitlichen Verlauf in Abb. 1.6 dargestellt.

Hier gilt es zu beachten, dass die Vereinten Nationen für diese Darstellung eine andere Kategorisierung der Länder gewählt hat, als es z.B. die Weltbank üblicherweise macht (s. o.). Anhand des Bruttonationaleinkommens (pro Kopf), einem Index für Vermögenswerte und einem Index für die wirtschaftliche Anfälligkeit eines Landes, werden die Länder in am wenigsten entwickelte, weniger entwickelte und weiter entwickelte Länder unterteilt [17].

Betrachtet man jetzt die Entwicklung der TFR im Verlauf von 1950 an, so zeigt sich weltweit ein deutlicher Rückgang von mehr als fünf Kindern pro Frau, auf ca. 2,4 Kinder pro Frau im Jahr 2016. In den einzelnen hier dargestellten Ländergruppen lässt sich erkennen, dass mit zunehmender wirtschaftlicher Entwicklung ein Rückgang der TFR zu verzeichnen gewesen ist. In den weiter entwickelten Ländern begann dieser Rückgang bereits in den 1950er Jahren, in den weniger entwickelten Ländern in den 1960er Jahren und in den am wenigsten entwickelten Ländern ab den 1970er Jahren [18]. Diese Gesamtentwicklung lässt sich auch an den in Tab. 1.3 dargestellten Beispielländern erkennen. Die Vereinten Nationen schätzen, dass sich die Fertilitätsraten in den meisten Regionen der Welt in den nächsten Jahrzehnten auf einem relativ niedrigen Niveau (ca. 2 Kinder/Frau) stabilisieren wird. In einigen weiter ent-

Total Fertility Rate is defined as the average number of children that would be born to a woman over her lifetime if the woman were to experience the exact current age-specific fertility rates, and the woman were to survive from birth to the end of her reproductive life.

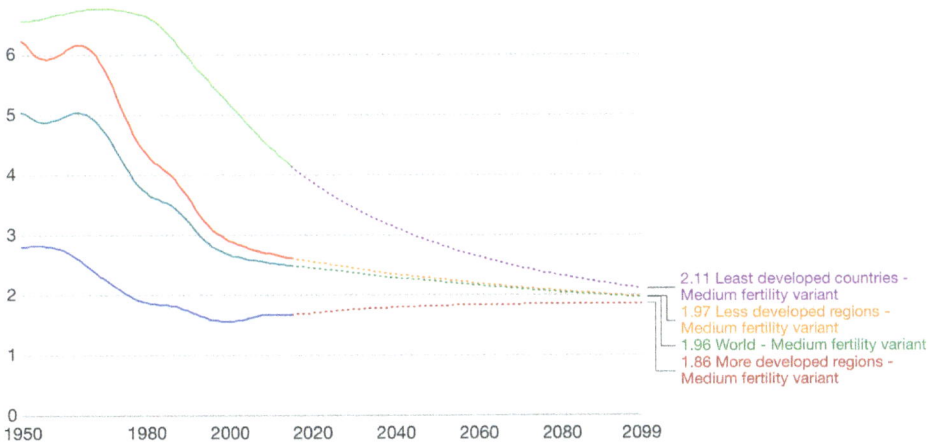

Source: UN Population Division (2017 Revision)   OurWorldInData.org/world-population-growth/ • CC BY
Note: More developed regions comprise Europe, Northern America, Australia/New Zealand and Japan; less developed regions comprise all regions of Africa, Asia (excluding Japan), Latin America and the Caribbean plus Melanesia, Micronesia and Polynesia; least developed countries are 48 countries, 33 in Africa, 9 in Asia, 5 in Oceania plus one in Latin America and the Caribbean.

Abb. 1.6: Totale Fertilitätsrate in Abhängigkeit des Entwicklungsniveaus inklusive der Vorhersagen der Vereinten Nationen, 1950–2100. Quelle: Our World in Data, Max Roser und Esteban Ortiz-Ospina (2017) – „Total Fertility Rates". Veröffentlicht online unter https://ourworldindata.org/world-population-growth [8].

wickelten Ländern, wie z. B. in Deutschland, liegt die Fertilitätsrate bereits deutlich unterhalb der als Reproduktionsniveau bezeichneten Zahl von 2,1 Kindern/Frau.

Die Adoleszenten-Fertilitätsrate ist definiert als die Anzahl der Geburten pro 1000 Frauen im Alter zwischen 15 und 19 Jahren. Diese liegt in einigen Ländern weiterhin relativ hoch, was durch ein niedrigeres Bildungsniveau, soziokulturelle Faktoren oder einem erschwerten Zugang zu Maßnahmen zur Familienplanung bedingt sein kann. Das Risiko während einer Schwangerschaft oder während der Geburt zu sterben, liegt für diese Frauen etwa doppelt so hoch, wie für Frauen, die erst ab dem 20. Lebensjahr ein Kind bekommen. Zudem erschwert eine frühe Mutterschaft sehr häufig den weiteren Zugang zur Schule oder anderen Ausbildungsmöglichkeiten sowie die spätere Ausübung eines Berufes.

Die in der öffentlichen Berichterstattung häufig genutzte Geburtenrate (oder auch Geburtenziffer) gibt die Anzahl der Geburten pro 1000 Einwohner und Jahr in einer bestimmten Bevölkerung an. Diese ist nicht nur von der Fertilitätsrate, sondern auch vom Durchschnittsalter der Bevölkerung und insbesondere vom Anteil der Frauen im gebärfähigen Alter in dieser Bevölkerung abhängig. Dieses erklärt auch, warum trotz weltweit sinkender Fertilitätsraten das Bevölkerungswachstum in vielen Ländern weiterhin anhält.

Tab. 1.3: Fertilitätsrate, Adoleszenten-Fertilitätsrate und Geburtenrate 1960 und 2016, weltweit und in den Beispielländer. Quelle: World Development Indicators [10].

	Jahr	Weltweit Ø	DR Kongo	Nigeria	Süd-afrika	Deutsch-land
Fertilitätsrate gesamt (Geburten/Frau)	1960	4,9	6,0	6,4	6,0	2,4
Fertilitätsrate gesamt (Geburten/Frau)	2016	2,4	6,1	5,5	2,5	1,5
Adoleszenten-Fertilitätsrate (Geburten/1000 Frauen 15–19 J.)	1960	86,2	188,5	164,0	63,8	37,9
Adoleszenten-Fertilitätsrate (Geburten/1000 Frauen 15–19 J.)	2016	44,6	125,2	109,3	44,4	6,8
Geburtenrate (Geburten/ 1000 Einwohner)	1990	31,8	46,7	46,3	40,2	17,3
Geburtenrate (Geburten/ 1000 Einwohner)	2016	18,9	42,3	38,9	21,0	9,3

Fehlende Erfassung von Millionen von Neugeborenen

Jedes Kind hat das Recht auf einen Namen und eine Nationalität, das durch eine offizielle Registrierung der Geburt gesichert werden muss. Zudem ist eine vollständige Registrierung auch für statistische Zwecke und die Planungen der nationalen Regierungen und Institutionen wichtig. Das Kinderhilfswerk der Vereinten Nationen (United Nations Children's Fund, UNICEF) schätzt, dass weltweit ca. 230 Millionen Kinder (unter 5 Jahre) nie offiziell registriert worden sind. 59 % dieser Kinder leben in Asien und 37 % in Afrika südlich der Sahara [1].

In Bangladesch sind z. B. gerade einmal 37 % der Kinder unter fünf Jahren registriert. Das bedeutet, dass ca. 10 Millionen Kinder dort offiziell überhaupt nicht existieren. Die staatlich organisierte Geburtsregistrierung ist zwar eine für alle kostenfreie Dienstleistung, die in den ersten 45 Lebenstagen durchgeführt werden sollte, viele Eltern, insbesondere auf dem Land, sind hierüber aber nicht ausreichend informiert. Oftmals werden Geburtsdokumente erst kurz vor der Einschulung des Kindes im Alter von sechs Jahren beantragt. Diese Vernachlässigung und Verspätung des Registrierungsprozesses kann den Schutz des Kindes durch das Gesetz beeinflussen. Ohne die Geburtenregistrierung wird es schwierig, Kinder vor einer vorzeitigen Heirat oder Kinderarbeit zu schützen. Auch im Rahmen der Altersfeststellung bei Straftaten kann es zu negativen Auswirkungen führen.

UNICEF unterstützt daher die Regierung von Bangladesch gemeinsam mit weiteren Partnerorganisationen darin, möglichst viele Geburten zeitnah zu erfassen. Hierfür wird Gesundheitspersonal geschult und die Eltern der Neugeborenen u. a. im Rahmen der ersten Impfung über den Registrierungsprozess informiert. Die Geburt sollte dann von einem örtlichen Standesbeamten erfasst und die Geburtsurkunde beim zweiten Impftermin vom Gesundheitsdienst an die Eltern ausgehändigt werden. Die Regierung arbeitet derzeit mit UNICEF daran, einen kostenfreien, universellen Registrierungsdienst in allen Regionen zu gewährleisten [5].

1.3.2.2 Lebenserwartung

Mit steigendem Pro-Kopf-Einkommen und einer damit verbundenen gesellschaftlichen Entwicklung steigt in den allermeisten Ländern grundsätzlich auch die durchschnittliche Lebenserwartung der Bevölkerung an. Die Lebenserwartung bei der Geburt entspricht der statistisch zu erwartenden Zeitspanne, die ein Neugeborenes eines bestimmten Jahrgangs durchschnittlich leben wird, wenn die bei der Geburt herrschenden Lebensumstände und Sterblichkeitsraten während des gesamten Lebens konstant blieben. In Abb. 1.7 sind Schätzungen und Vorhersagen der Vereinten Nationen in Bezug auf die Lebenserwartung bei der Geburt nach Weltregionen im Verlauf dargestellt [19].

Nach Schätzungen der UN stieg die Lebenserwartung bei der Geburt weltweit alleine im Zeitraum zwischen 2000–2005 und 2010–2015 um 3,6 Jahre (von 67,2 auf 70,8 Jahre). Die größten Zunahmen wurden dabei in Afrika erzielt, wo die Lebenserwartung zwischen diesen beiden Zeiträumen um 6,6 Jahre stieg, nachdem sie im vorangegangenen Jahrzehnt nur um weniger als zwei Jahre angestiegen war. Die Lebenserwartung in Afrika lag 2010–2015 bei 60,2 Jahren, verglichen mit 71,8 in Asien, 74,6 in Lateinamerika und der Karibik, 77,2 in Europa, 77,9 in Ozeanien und 79,2 in Nordamerika.

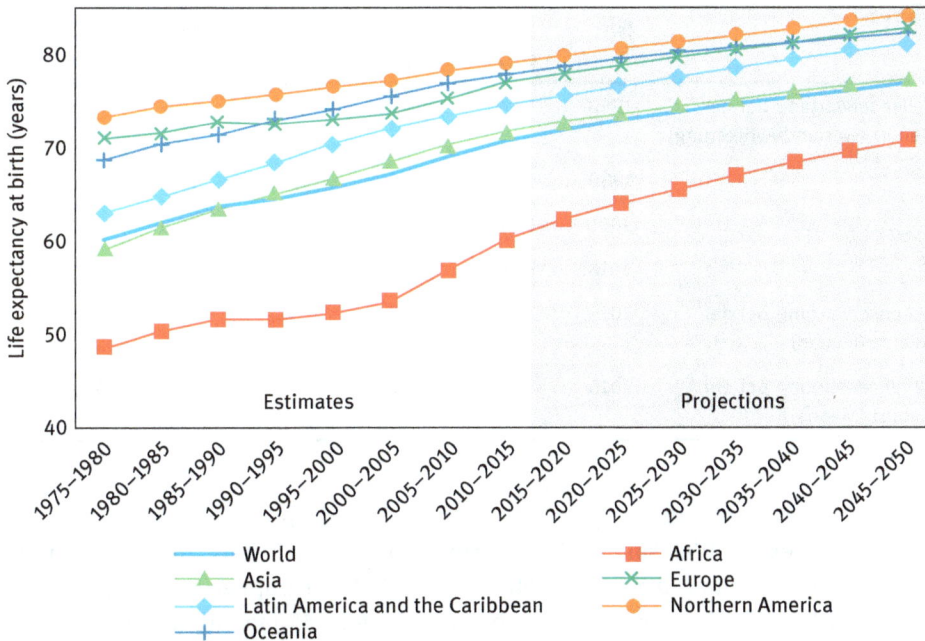

Abb. 1.7: Schätzungen und Vorhersagen zur Lebenserwartung bei der Geburt nach Weltregion (beide Geschlechter, 1975–2050). Quelle: Modifiziert nach UN, Department of Economic and Social Affairs, Population Division (2017), World Population Prospects: The 2017 Revision, New York: United Nations [19]. https://esa.un.org/unpd/wpp/publications/files/wpp2017_keyfindings.pdf

Weltweit dürfte die Lebenserwartung bei der Geburt auf 77 Jahre in den Jahren 2045–2050 ansteigen. Während in Nordamerika und Ozeanien ein Anstieg um 4–5 Jahre und in Asien, Europa sowie in Lateinamerika und der Karibik um 6–7 Jahre erwartet wird, wird für Afrika eine weitere Zunahme um fast 11 Jahre vorhergesagt. Diese Erhöhungen werden von einer weiteren Verringerung der HIV-Infektionen und AIDS-Erkrankungen sowie der erfolgreichen Bekämpfung anderer infektiöser und nicht übertragbarer Krankheiten abhängen.

Insgesamt gibt es eine Vielzahl von Einflussfaktoren bzw. Determinanten, die die Gesundheit, die Krankheitslast, die Sterblichkeitsraten und letztendlich damit natürlich auch die durchschnittliche Lebenserwartung bei der Geburt beeinflussen. Viele dieser soziokulturellen, wirtschaftlichen und politischen Determinanten werden in den weiteren Kapiteln besprochen. Betrachtet man zum Beispiel die Lebenserwartung in Abhängigkeit vom Geschlecht (s. Tab. 1.4), wird deutlich, dass Frauen weltweit und unabhängig von den Einkommensgruppen im Schnitt mehr als 4 Jahre länger leben als Männer. Hierauf wird im Kap. 3 (Soziale Determinanten der Gesundheit) noch genauer eingegangen.

Tab. 1.4: Lebenserwartung bei der Geburt, weltweit und in den Beispielländern, 1990 und 2016. Quelle: World Development Indicators [10].

	Jahr	Weltweit Ø	DR Kongo	Nigeria	Süd- afrika	Deutsch- land
Lebenserwartung bei der Geburt (Gesamtbevölkerung)	1960	52,6	41,1	37,0	52,2	69,3
	1980	62,9	46,4	45,3	57,7	72,7
	2000	67,7	50,0	46,3	56,3	77,9
	2016	72.0	59,6	53,4	62,8	80,6
Lebenserwartung bei der Geburt (Frauen)	2016	74,3	61,1	54,2	66,4	83,1
Lebenserwartung bei der Geburt (Männer)	2016	70,0	58,1	52,7	59,2	78,3

1.3.2.3 Verteilung der Weltbevölkerung nach Altersgruppen und Geschlecht

In vielen Teilen der Welt sind die Bevölkerungen noch relativ jung. Abb. 1.8 zeigt die prozentuale Verteilung der Weltbevölkerung nach Altersgruppen und Regionen im Jahr 2017. In Afrika beispielsweise machen Kinder unter 15 Jahren ca. 41 Prozent der Bevölkerung aus und Jugendliche im Alter von 15 bis 24 Jahren weitere 19 Prozent. Auch in Lateinamerika und der Karibik sowie in Asien, in denen die Geburtenrate stärker zurückgegangen ist, ist der Prozentsatz der Kinder zwar geringer (25 bzw. 24 %), der Anteil der Jugendlichen aber ähnlich hoch (17 bzw. 16 %). Insgesamt lebten in diesen drei Regionen zusammen im Jahr 2017 1,8 Milliarden Kinder und 1,1 Milliarden Jugendliche.

Die Bereitstellung einer guten Gesundheitsversorgung sowie ausreichender Bildungs- und Beschäftigungsmöglichkeiten für diese Generationen von Kindern und Jugendlichen wird von entscheidender Bedeutung für die erfolgreiche Umsetzung der Agenda 2030 für nachhaltige Entwicklung sein. Der Anteil der Kinder in den o. g. Regionen wird in den nächsten Jahren voraussichtlich weiter sinken, während die Zahl und der Anteil der Menschen im oberen Erwerbsalter voraussichtlich steigen werden. Wenn diese Menschen auch ausreichend Möglichkeiten zur Erwerbsfähigkeit bekommen, können die Länder von einer „demographischen Dividende" profitieren. Diese ergibt sich durch ein relativ hohes Verhältnis zwischen dem Anteil der Erwerbstätigen im Vergleich zum Anteil der von diesen abhängigen Menschen in einer Bevölkerung (Abhängigenquotient).

Der Gesundheitsstatus einer Bevölkerung hängt insbesondere auch von der Zusammensetzung der Bevölkerung ab. Das Alter spielt hier eine wichtige Rolle, da dieses auch Auswirkungen z. B. darauf hat, inwiefern sich eine durch eine Krankheit eingeschränkte Person überhaupt selbst versorgen kann. So sind Kinder und auch viele ältere Menschen auf die Versorgung und Pflege durch andere Menschen im Erwerbstätigenalter (15–64 Jahre) angewiesen. Das Verhältnis der Anzahl von Per-

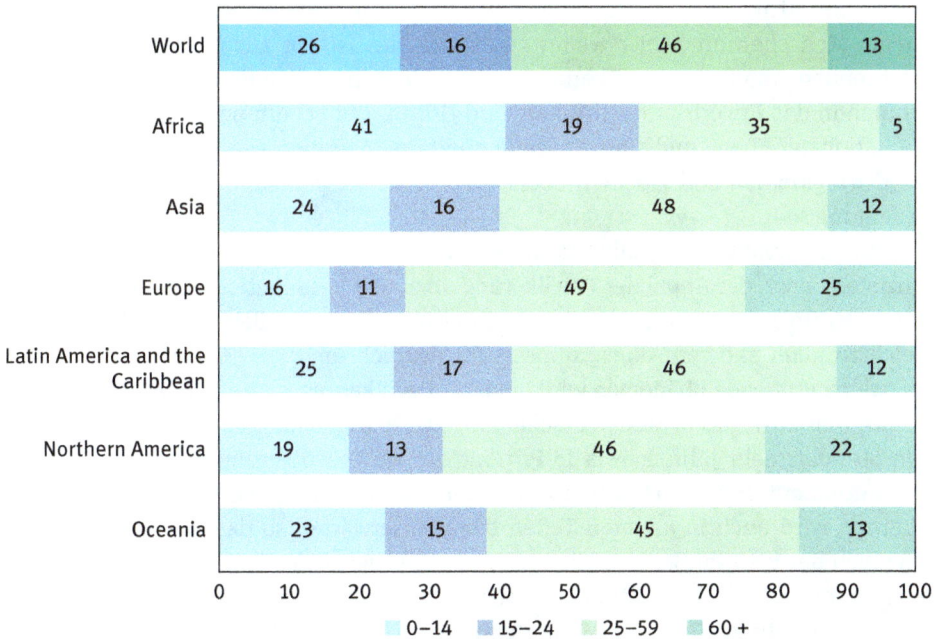

Abb. 1.8: Prozentuale Verteilung der Weltbevölkerung nach Altersgruppen und Regionen, 2017. Quelle: Modifiziert nach UN, Department of Economic and Social Affairs, Population Division (2017), World Population Prospects: The 2017 Revision, New York: United Nations [19].

sonen, die nicht im Erwerbstätigenalter sind, zur Anzahl der Personen im Erwerbstätigenalter wird in der Demographie als Abhängigenquotient bezeichnet [17]. Tab. 1.5 zeigt den Abhängigenquotient weltweit und für ausgewählte Länder 1960 und 2017.

Tab. 1.5: Abhängigenquotient weltweit und für ausgewählte Länder 1960 und 2017 (in % Verhältnis zur Bevölkerung im erwerbsfähigem Alter; 15–64) Quelle: [19] https://data.worldbank.org/indicator/ SP.POP.DPND?view=chart

	Jahr	Weltweit Ø	DR Kongo	Nigeria	Südafrika	Deutschland
Weltbankkategorie			LIC	LMIC	UMIC	HIC
Abhängigenquotient	1960	73	86	80	82	49
Abhängigenquotient	2017	54	97	88	52	53

Auf globaler Ebene ist der Quotient auf ein historisches Minimum (2017: 54/100) gefallen und wird in den kommenden Jahren nur allmählich wieder zunehmen. Für Regionen mit einem bereits höheren Anteil älterer Menschen und niedrigen Geburtenraten, wie Europa oder Nordamerika, wird erwartet, dass der Gesamtquotient schnell ansteigt. In Afrika sinkt der Abhängigkeitsquotient insgesamt, obwohl der Anteil der älteren Menschen auch hier weiter zunimmt. Dies ist vor allem auf einen schnell wachsenden Anteil der Bevölkerung zurückzuführen, der in den kommenden Jahrzehnten in das Erwerbsalter eintreten wird [16,18]. Die Schaffung von Arbeitsplätzen auf nationaler Ebene und eine geregelte und faire Migration von Arbeitskräften auch auf der regionalen und globalen Ebene werden daher in Zukunft von noch größerer Bedeutung sein.

Mit abnehmender Fertilität und durch die höhere durchschnittliche Lebenserwartung steigt auch der Anteil der Bevölkerung ab einem bestimmten Lebensalter an. Der Anteil der über 60-Jährigen an der Gesamtbevölkerung, zum Beispiel, wächst im Vergleich zu allen anderen Altersgruppen sehr deutlich um ca. 3 % jährlich an. Dieses weltweit auftretende Phänomen wird auch als Bevölkerungsalterung bezeichnet.

Im Jahr 2017 gab es weltweit schätzungsweise 962 Millionen Menschen im Alter von 60 oder mehr Jahren, was 13 Prozent der Weltbevölkerung entsprach. Derzeit hat Europa mit 25 % den größten Anteil der Bevölkerung ab 60 Jahren. Eine rasche Alterung wird auch in anderen Teilen der Welt erwartet, so dass bis 2050 in allen Regionen der Welt (außer in Afrika) mehr als ein Viertel der Bevölkerungen 60 Jahre oder älter sein wird. Die Zahl älterer Menschen auf der Welt insgesamt wird voraussichtlich im Jahr 2030 bei 1,4 Milliarden und im Jahr 2050 bei 2,1 Milliarden liegen. Sie könnte bis zum Jahr 2100 sogar auf 3,1 Milliarden ansteigen. In Anbetracht der

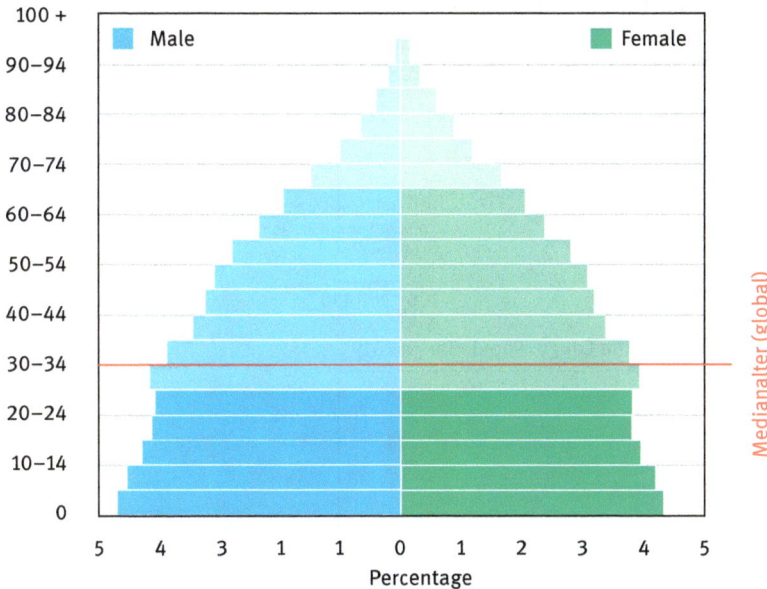

Source: Unites Nations, Department of Economics and Social Affairs, Population Devision (2017).
World Population Prospects: The 2017 Revision. New York: United Nations.

Abb. 1.9: Prozentuale Verteilung der Weltbevölkerung nach Altersgruppen und Geschlecht, 2017. Quelle: Modifiziert nach UN, Department of Economic and Social Affairs, Population Division (2017), World Population Prospects: The 2017 Revision, New York: United Nations [19].

Größe der in den letzten Jahrzehnten geborenen Kohorten ist dieser weitere Anstieg der älteren Bevölkerung sogar nahezu unvermeidlich [19].

Auf der globalen Ebene ist die Anzahl der Frauen und Männer in etwa gleich. Im Jahr 2017 kamen weltweit auf 100 Frauen 102 Männer. Kinder unter 15 Jahren machen derzeit ungefähr ein Viertel der Weltbevölkerung aus (26 %), während ältere Menschen ab 60 Jahren etwas mehr als ein Achtel (13 %) ausmachen (Abb. 1.9) Mehr als die Hälfte (61 %) sind Erwachsene zwischen 15 und 59 Jahren. Das Medianalter beträgt ca. 30 Jahre. Das bedeutet, dass wenn die Gesamtzahl aller Menschen je nach Altersverteilung der Weltbevölkerung in zwei Hälften geteilt würde, würde die eine Hälfte aus allen Personen unter 30 Jahren bestehen, während die andere Hälfte aus allen Personen im Alter von 30 Jahren oder älter bestehen würde (s. Abb. 1.9).

1.3.2.4 Demographischer Wandel

Als demografischen Wandel bezeichnet man einen langfristigen Übergang, den Bevölkerungen von hohen zu niedrigen Geburten- und Sterblichkeitsraten durchmachen. Traditionell wurde dieser Wandel grob in drei Phasen unterteilt. Die erste Phase ist durch eine sinkende Sterblichkeit (Mortalität) bei weiterhin hoher Fertilität

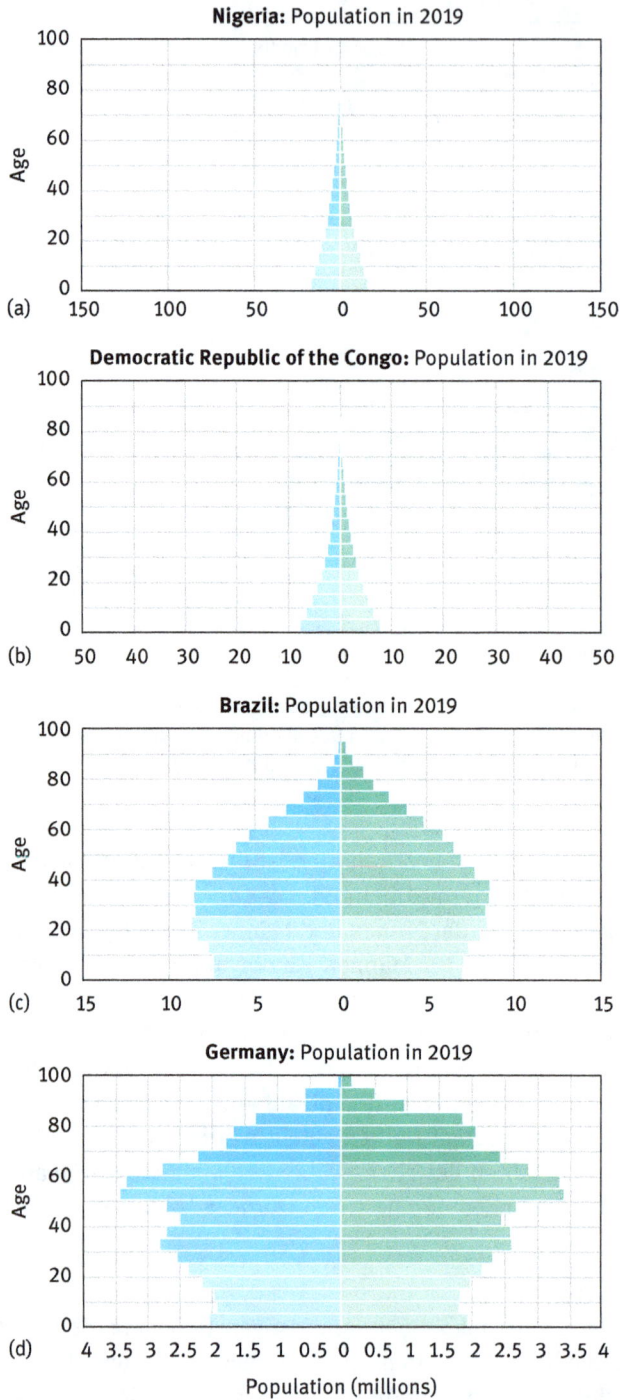

Abb. 1.10: Prozentuale Verteilung der Bevölkerung nach Altersgruppen und Geschlecht für ausgewählte Länder, 2019. Quelle: Modifiziert nach UN Department of Economic and Social Affairs, Population Division (2017), World Population Prospects: The 2019 Revision, New York: United Nations [21].

gekennzeichnet, die zu einem schnellen Bevölkerungswachstum und einem Anstieg des Anteils von Kindern an der Bevölkerung führt. Viele Länder in Afrika südlich der Sahara wie die Demokratische Republik Kongo, Nigeria oder Tansania befinden sich in dieser ersten Übergangsphase (s. Abb. 1.10). Die zweite Phase ist durch sinkende Fruchtbarkeit und eine weitere Reduzierung der Sterblichkeit gekennzeichnet. Dadurch beginnt der Anteil der Kinder in der Bevölkerung zu sinken, während der Anteil der Erwachsenen im erwerbsfähigen Alter steigt. Viele Länder in Asien und Lateinamerika sowie der Karibik wie Indien, Brasilien und die Dominikanische Republik, befinden sich in dieser zweiten Phase. Die dritte Phase ist sowohl durch niedrige Fertilitäts- als auch niedrige Sterblichkeitsraten gekennzeichnet. Hier nimmt der Anteil an Kindern und an Personen im erwerbsfähigen Alter ab und der Anteil älterer Menschen steigt. Japan, Deutschland und die meisten anderen Länder in Europa befinden sich in dieser Endphase des Übergangs [20].

Der Zeitpunkt und die Geschwindigkeit dieser Veränderungen sind in den einzelnen Ländern sehr unterschiedlich ausgeprägt und von vielen Faktoren abhängig. Daher dient die dargestellte Phaseneinteilung vorwiegend zur Orientierung. Die fortschreitenden Veränderungen der Altersstruktur einer Bevölkerung haben in allen Phasen wichtige soziale, wirtschaftliche und politische Auswirkungen. Länder mit relativ hoher Fruchtbarkeit und einem hohen Anteil an Kindern stehen vor der Herausforderung, ausreichende Ressourcen in die Entwicklung der jungen Menschen zu investieren. Wenn solche Investitionen getätigt werden, haben diese Länder später die Möglichkeit, das Wirtschaftswachstum einer dann größeren und besser ausgebildeten Bevölkerung im erwerbsfähigen Alter zu nutzen. Länder mit einem hohen Abhängigkeitsquotienten stehen vor unterschiedlichen Herausforderungen. Sie müssen oft hohe finanzielle Ressourcen für Rentenzahlungen und für den medizinischen Bedarf sowie die Pflegebedürfnisse älterer Erwachsener bereitstellen und gleichzeitig in das Wohlergehen und die Zukunftschancen jüngerer Generationen investieren. Durch die Überwachung und Berechnung von Altersstrukturverschiebungen können die Länder besser planen, um den Bedürfnissen ihrer Bevölkerung auch in Zukunft gerecht zu werden.

1.3.3 Globale Krankheitslast

Krankheitslasten unterscheiden sich zwischen und innerhalb von Ländern. Dabei spielen politische, ökonomische, ökologische und soziale Determinanten eine Rolle. Um die Krankheitslast einer bestimmten Bevölkerungsgruppe oder eines Landes zu erfassen und diese mit anderen Gruppen bzw. Ländern zu vergleichen, werden verschiedene Ansätze genutzt.

1.3.3.1 Studien

Gesundheitsindikatoren werden für die jeweilige Fragestellung und kontextabhängig ausgewählt und in unterschiedlichen, analytischen Beobachtungsstudien erfasst. Dabei wird zwischen Querschnittsstudien (Prävalenzstudien), Längsschnittstudien (Kohortenstudien) und Fallkontrollstudien unterschieden.

In einer Querschnittsstudie werden bestimmte Merkmale in einer Studienpopulation zu einem bestimmten Zeitpunkt erfasst (Prävalenz). Hierdurch lassen sich z. B. Beziehungen zwischen einer Exposition zu einem Risikofaktor und dem Auftreten einer Erkrankung untersuchen. Da sich diese Beziehungen aber nicht im zeitlichen Verlauf bewerten lassen, können hieraus nur Hypothesen abgeleitet werden.

Um dagegen die Entwicklung der Häufigkeiten von Ereignissen unter bestimmten Bedingungen beurteilen zu können, werden Längsschnittstudien durchgeführt. Hierbei wird eine bestimmte Studienpopulation (Kohorte) über einen längeren Zeitraum in Bezug auf die Entwicklung bestimmter Merkmale beobachtet (z. B. das Auftreten einer bestimmten Erkrankung).

Bei einer Fallkontrollstudie wird ein retrospektiver Vergleich zwischen einer Gruppe von Personen mit einem bestimmten Merkmal (z. B. einer bestimmten Exposition wie Tabakkonsum) mit einer Kontrollgruppe ohne das zu untersuchende Merkmal (z. B. Nichtraucher) durchgeführt, um die Rolle dieses Einflussfaktors zu bestimmen.

Außer den beschriebenen Beobachtungsstudien werden in der Epidemiologie und der klinischen Medizin Interventionsstudien durchgeführt. Hier wird die Auswirkung bestimmter Interventionen, z. B. einer medikamentösen Behandlung oder Impfung, überprüft. Dabei werden Probanden durch Zufallsauswahl einer bestimmten Gruppe zugeordnet (z. B. mit oder ohne Impfung).

Zur Erfassung der globalen Krankheitslast werden zudem systematische Übersichten und Metaanalysen erstellt, wie die sogenannte *Global Burden of Disease* Studie. Hierbei wird eine zusammenfassende Auswertung großer Datenmengen aus zahlreichen Quellen durchgeführt (s. S. 40).

1.3.3.2 Messgrößen der Bevölkerungsgesundheit

Zur Beschreibung der in den Studien erfassten Ergebnisse werden eine Reihe von gesundheitsbezogenen Messgrößen verwendet. Eine Auswahl dieser Messgrößen ist in Tab. 1.6 dargestellt. Um den Gesundheitsstatus und die Krankheitslast einer Bevölkerung insgesamt besser einschätzen und die Ergebnisse international vergleichbarer zu machen, werden neben der Morbidität (Häufigkeit von Erkrankungen) und der Mortalität (Sterblichkeit) sowie deren Spezifikationen auch zusammengesetzte Messgrößen wie die behinderungsbereinigten Lebensjahre (*Disability-Adjusted Life Years*, DALY) oder die qualitätskorrigierten Lebensjahre (*Quality-Adjusted Life Years*, QALY) verwendet (s. Tab. 1.6).

Tab. 1.6: Übersicht über gesundheitsbezogene Messgrößen. Quelle: adaptiert aus Infektionsschutz und Infektionsepidemiologie [22].

Messgröße	Definition
Prävalenz	Unter Prävalenz versteht man die (relative) Häufigkeit von Krankheitsfällen zu einem bestimmten Zeitpunkt.
Inzidenz	Die Inzidenz beschreibt Mengen von Zugängen (*Inzidenzfälle*) in einen Bestand von Kranken oder Betroffenen (*Prävalenz*).
Kumulative Inzidenz	Kumulative Inzidenz ist die Wahrscheinlichkeit, dass ein zufällig ausgewähltes Individuum der Risikopopulation innerhalb einer zeitlich begrenzten Periode (z. B. Jahr) an einer Krankheit neu erkrankt. Die Risikopopulation ist im einfachsten Fall die Anzahl empfänglicher Individuen zu Beginn des Zeitbereichs.
Inzidenz-rate	Die Inzidenzrate wird auch als *Inzidenzdichte* bezeichnet. Die Inzidenzrate bezieht die Anzahl Neuerkrankungen auf die Bestandszeit unter Risiko, d. h. die Summe der Zeiten, die einzelne Personen unter Risiko (zu erkranken) verbrachten. Das Ergebnis ist ein Anteil pro Zeit.
Endemie	Ständiges (zeitlich unbegrenztes) Vorkommen einer Krankheit oder eines Erregers in einem bestimmten Gebiet oder einer bestimmten Bevölkerung
Epidemie	Erkrankungswelle, epidemisches Geschehen im Vergleich zur Ausgangssituation treten bestimmte Erkrankungsfälle mit einheitlicher Ursache vermehrt auf, der Prozess ist zeitlich und räumlich begrenzt.
Cluster	Kleine Gruppe einzelner unerwarteter bzw. ungewöhnlicher Erkrankungsfälle in einem räumlichen oder zeitlichen Zusammenhang ohne bestätigte gemeinsame Ursache.
Ausbruch	Plötzliches vermehrtes – lokalisiertes oder verstreutes – Auftreten von Erkrankungsfällen, die das zu erwartende Maß dieser Krankheit, zu dieser Zeit, an diesem Ort und in dieser Population überschreiten und bei denen eine gemeinsame Quelle bzw. ein epidemischer Zusammenhang sehr wahrscheinlich oder gesichert ist. Es handelt sich damit um eine auf eine gemeinsame Ursache zurückführbare Häufung von Erkrankungsfällen.
Pandemie	Eine neu, aber zeitlich begrenzt in Erscheinung tretende, weltweite starke Ausbreitung einer Infektionskrankheit mit hohen Erkrankungszahlen und i. d. R. auch mit schweren Krankheitsverläufen. Bei einer fortgesetzten Mensch-zu-Mensch-Übertragung (z. B. durch ein neuartiges Influenzavirus) kann die WHO im Rahmen der internationalen Gesundheitsvorschriften (IHR) eine Pandemie „deklarieren".
Morbidität	Häufigkeit des Vorkommens von Erkrankungen in einer bestimmten Population, sie ergibt sich aus den ständigen Zugängen und Abgängen von Kranken. Die Zugänge (Neuerkrankungen) entsprechen der *Inzidenz*. Die Abgänge ergeben sich aus Heilung, Tod, Berichtigung der Diagnose oder Ortsveränderungen. Der Bestand als Resultat der Zu- und Abgänge, beeinflusst von der Krankheitsdauer, wird als *Prävalenz* angegeben.
Mortalität	Sterblichkeit in einer Population in einem bestimmten Zeitraum, üblicherweise ausgewiesen als *krankheitsspezifische Mortalität*, in der Regel auf 100.000 Einwohner bezogen.
Letalität	Tödlichkeit einer Krankheit; ein Maß zur Charakterisierung der Schwere einer Krankheit; das krankheitsbezogene Sterberisiko für Erkrankte unter definierten Bedingungen.

Unter der Morbidität versteht man die Häufigkeit des Vorkommens von Erkrankungen in einer bestimmten Population. Diese ergibt sich aus den ständigen Zugängen (Neuerkrankungen = Inzidenz) und Abgängen von Kranken. Zu den Abgängen kommt es durch Heilung, Tod, die Berichtigung der Diagnose oder durch Ortsveränderungen. Das sich aus den Zu- und Abgängen zu einem bestimmten Zeitpunkt ergebende Resultat wird als Prävalenz bezeichnet. Diese ist insbesondere von der jeweiligen Krankheitsdauer abhängig. Die Morbidität ist also ein zusammenfassender Begriff für das Erkranken (Inzidenz) oder das Kranksein (Prävalenz). Diese kann routinemäßig (*passive Surveillance*) oder durch zusätzliche Methoden (*aktive Surveillance*) erfasst werden. Ein nicht erfassbarer Rest der Morbidität wird als Dunkelziffer bezeichnet, die trotz datengestützter Berechnungen nur geschätzt werden kann [22].

Die Morbidität reicht aber allein nicht aus, um den Gesundheitsstatus bzw. die Krankheitslast einer Bevölkerung ausreichend zu beschreiben, da krankheitsbedingte Beeinträchtigungen oder Behinderungen zumeist nur subjektiv betrachtet werden können. Daher wird durch die Zusammensetzung verschiedener Messgrößen versucht, auch das Ausmaß oder den Schweregrad einer Erkrankung in die Beurteilung mit einfließen zu lassen. In Tab. 1.7 sind einige Beispiele für zusammengesetzte Messgrößen zur Beurteilung der Bevölkerungsgesundheit dargestellt.

Die Gesunden Lebensjahre (*Healthy Life Years*, HLY) sind definiert als die Anzahl der Jahre, für die erwartet wird, dass eine Person weiterhin in einem gesunden Zustand, d. h. uneingeschränkt in seiner Funktion und ohne Behinderung, voraussichtlich leben wird. Dieser statistische Indikator wird für Männer und Frauen bei der Geburt und im Alter von 50 und 65 Jahren separat zusammengestellt. Er basiert auf der altersspezifischen Prävalenz der Bevölkerung in gesundem und ungesundem Zustand sowie altersspezifischen Angaben zur Sterblichkeit und wird nach der weit verbreiteten Sullivan-Methode berechnet. Die Vorteile dieses Vorgehens liegen in der Einfachheit, der Verfügbarkeit der Basisdaten und der Unabhängigkeit der Methode von der Größe und Altersstruktur der Bevölkerung. Kulturelle Unterschiede können jedoch den HLY-Indikator z. B. bei der Meldung von Behinderungen beeinflussen [24].

Tab. 1.7: Vergleich von zusammengesetzten Messgrößen in der Bevölkerungsgesundheit. Quelle: adaptiert aus „Global Health: diseases, programs, systems and policies", S. 22 [23].

	Gesunde Lebensjahre	Einschränkungs-bereinigte Lebens-jahre	Qualitätskorrigierte Lebensjahre	Gesunde Lebens-erwartung
	Healthy Life Years	*Disability-adjusted Life Years* (DALYs)	*Quality-Adjusted Life Years* (QALYs)	*Healthy Life Expectancy*
Ursprung	Gesundheits-ministerium von Ghana, 1981	WHO, Weltbank, Harvard University, 1990	Harvard University, 1976	WHO Bericht, 2000
Zweck	Unterstützung bei der Zuteilung von Ressourcen	Vergleich der Krankheitslast in verschiedenen Bevölkerungs-gruppen	Bewertung individu-eller Präferenzen zur Erzielung ver-schiedener Ergeb-nisse von komple-xen Interventionen	Vergleich zwischen nationalen Krank-heitslasten
Nutzung	Entscheidungen auf nationaler und regionaler Ebene	umfassende politische Entscheidungen	persönliche Entscheidungen	globale Vergleiche
Daten	nationale und lokale Daten aus unterschiedlichen Quellen, Exper-tenbewertungen	globale Daten, Expertenmeinungen	Krankenhausdaten (tertiär) und persönliche Interviews	globale Daten und Expertenmeinungen
Primäre Disziplinen	Epidemiologen, Kliniker, Planer	Ökonomen, Statistiker	Ökonomen, Kliniker	Demographen, Ökonomen, Statistiker

Das Konzept der einschränkungsbereinigten Lebensjahre (*Disability-Adjusted Life Years*, DALYs) wurde 1993 im Weltentwicklungsbericht der Weltbank präsentiert, um die Bedeutung von Krankheiten auf die Gesellschaft zu beurteilen und die Krankheits-last in verschiedenen Bevölkerungsgruppen, länder- und kulturübergreifend miteinan-der zu vergleichen. Hierbei wurde die Zahl der verlorenen Lebensjahre durch vorzeiti-gen Tod mit dem Verlust an Lebenszeit durch Behinderung kombiniert. Die verlorenen Lebensjahre wurden dann mit einem bestimmten Faktor je nach Höhe der Behin-derung multipliziert. Das DALY-Konzept wurde später im Rahmen der Globalen Krank-heitslast-Studie (*Global Burden of Disease Study*, GBD, s. S. 40) weiterentwickelt [23]. Eine Übersicht über die weltweite Verteilung der altersstandardisierten DALYs im Jahr 2016 ist in Abb. 1.11 dargestellt. Hierbei wurden alle möglichen Ursachen (infektiöse und nicht übertragbare Krankheiten, Verletzungen usw.) mit einberechnet.

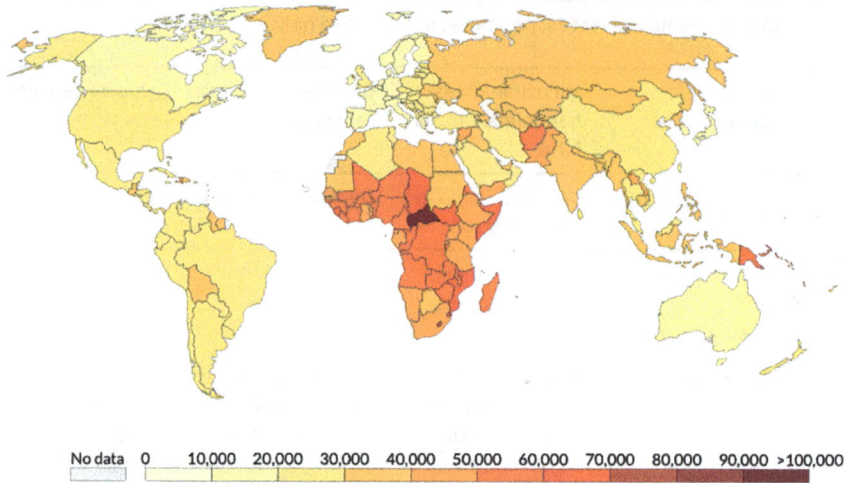

Abb. 1.11: Weltweite Verteilung der altersstandardisierten DALYs im Jahr 2017 (alle Ursachen) Quelle: Our World in Data, Max Roser und Esteban Ortiz-Ospina (2017) – „Burden of Disease". Veröffentlicht online unter https://ourworldindata.org/burden-of-disease.

Um ein umfassendes Bild über die globale Krankheitslast und Sterblichkeit zu erhalten, wurde 1992 die Globale Krankheitslast-Studie (*Global Burden of Disease Study*, GBD) als ein Instrument zur Quantifizierung des Gesundheitsverlusts durch die WHO, die Weltbank und die Harvard University initiiert. Mittlerweile koordiniert das *Institute for Health Metrics and Evaluation* in Seattle, USA, die GBD Studie, an der ein Konsortium aus mehr als 3.600 Forschern in mehr als 145 Ländern die Daten erfasst und analysiert. Für die nun regelmäßig durchgeführte Studie werden mehr als 350 Krankheiten und Verletzungen sowie Risikofaktoren in 195 Ländern nach Alter und Geschlecht und im zeitlichen Verlauf seit 1990 mit einbezogen und durch umfangreiche Berechnungen ausgewertet. Dabei werden nicht nur Prävalenzen einer Krankheit oder eines Risikofaktors betrachtet, sondern auch der hierdurch verursachte relative Schaden (z. B. eine geringere Lebenserwartung). Als wesentliche Maßeinheit wurde hierfür das *Disability-Adjusted Life Year* (DALY) eingeführt. Hierdurch soll es insbesondere Entscheidungsträgern ermöglicht werden, Auswirkungen verschiedener Krankheiten besser beurteilen, Herausforderungen schneller erfassen und die Prioritäten für die nationalen Gesundheitssysteme frühzeitiger festlegen zu können. Neben den GBD-Ergebnissen sollten hierfür Untersuchungen zur Kosteneffektivität von Interventionen sowie zu sozioökonomischen und kulturellen Faktoren und Präferenzen verwendet werden [3,4].

Kritiker bemängeln allerdings, dass die Autoren der GBD-Studie zur Ermöglichung von internationalen Vergleichen, fehlende nationale Daten oft durch Annahmen und Algorithmen sowie durch umfangreiche Modellrechnungen nur schätzen, wodurch die Aussagekraft für die nationale Ebene eingeschränkt wird. Es wird daher eine Angleichung der Methoden und Instrumentarien auf der nationalen und regionalen Ebene empfohlen, um die Datenerfassung und Datenqualität zu verbessern [6]. In Deutschland wird z. B. eine Studie zur Nationalen Berechnung der Krankheitslast (BURDEN 2020) vom Robert Koch-Institut zusammen mit dem Umweltbundesamt und dem Wissenschaftlichen Institut der AOK durchgeführt. Auf europäischer Ebene tauschen sich nationale Experten im *European Burden of Disease Network* aus, das vom WHO Regionalbüro für Europa koordiniert wird.

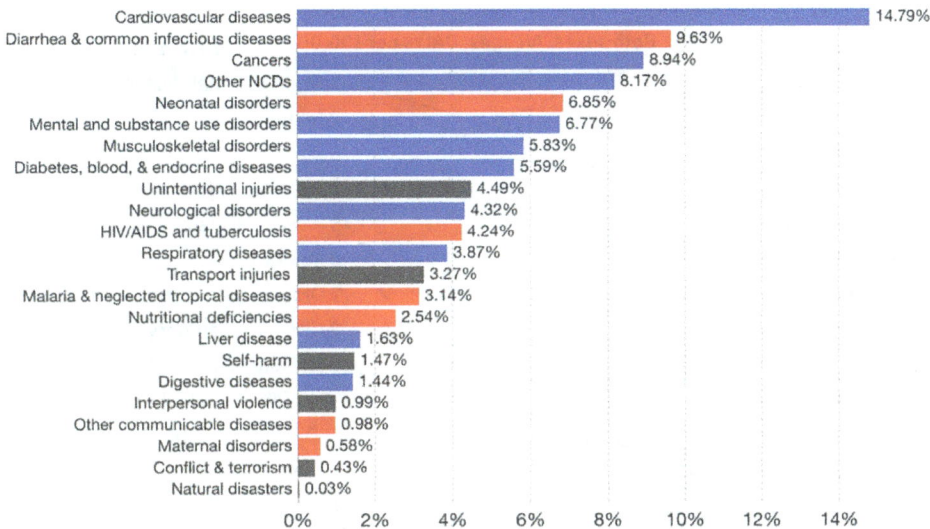

Abb. 1.12: Prozentuale Verteilung der weltweiten DALYs im Jahr 2016 verteilt nach Subkategorien von Erkrankungen und Verletzungen. Quelle: Our World in Data, Max Roser und Esteban Ortiz-Ospina (2017) – „Burden of Disease". Veröffentlicht online unter https://ourworldindata.org/burden-of-disease.

Die DALYs können auch anhand einzelner Erkrankungen (z. B. Diabetes) oder Krankheitskategorien (z. B. kardiovaskuläre Erkrankungen) berechnet und dargestellt werden. Die prozentuale Verteilung der weltweiten Krankheitslast ist in Abb. 1.12 dargestellt. Aus den Beobachtungen dieser Verteilungen im Verlauf können insbesondere auf der nationalen Ebene Analysen für die Planungen des Gesundheitssektors durchgeführt werden.

Anhand der DALY-Berechnungen lassen sich auch die ursächlichen Risiken für die globale Krankheitslast darstellen und über die Zeit vergleichen. In Abb. 1.13 werden metabolische, umwelt- und arbeitsbedingte sowie verhaltensbedingte Risiken für beide Geschlechter und alle Altersgruppen unterschieden. Auf diese Risiken wird in den späteren Kapiteln genauer eingegangen.

Die Qualitäts-korrigierten Lebensjahre (*Quality-Adjusted Life Years*, QALYs) stellen ein Maß für den Gesundheitszustand einer Person oder Gruppe dar, bei dem die Vorteile in Bezug auf die Lebenszeit an die Lebensqualität angepasst werden. Ein QALY entspricht dabei einem Jahr in perfekter Gesundheit. QALYs werden berechnet, indem die verbleibenden Lebensjahre eines Patienten nach einer bestimmten Behandlung oder Intervention berechnet und jedes Jahr mit einem Lebensqualitätsfaktor (auf einer Skala von 0 = Tod bis 1 = perfekte Gesundheit) gewichtet wird.

QALYs werden genutzt, um die Ergebnisse einer Intervention, insbesondere einer medizinischen Leistung, zu messen und mit anderen Interventionen zu vergleichen.

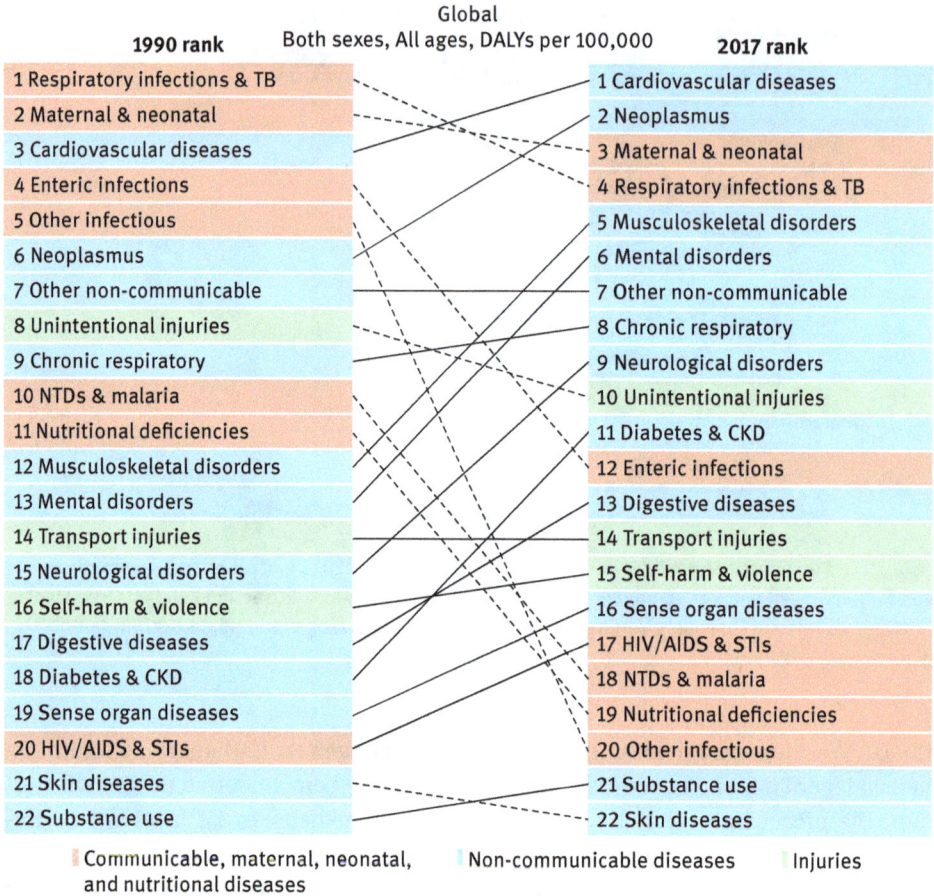

1990 rank	Global Both sexes, All ages, DALYs per 100,000	2017 rank
1 Respiratory infections & TB		1 Cardiovascular diseases
2 Maternal & neonatal		2 Neoplasmus
3 Cardiovascular diseases		3 Maternal & neonatal
4 Enteric infections		4 Respiratory infections & TB
5 Other infectious		5 Musculoskeletal disorders
6 Neoplasmus		6 Mental disorders
7 Other non-communicable		7 Other non-communicable
8 Unintentional injuries		8 Chronic respiratory
9 Chronic respiratory		9 Neurological disorders
10 NTDs & malaria		10 Unintentional injuries
11 Nutritional deficiencies		11 Diabetes & CKD
12 Musculoskeletal disorders		12 Enteric infections
13 Mental disorders		13 Digestive diseases
14 Transport injuries		14 Transport injuries
15 Neurological disorders		15 Self-harm & violence
16 Self-harm & violence		16 Sense organ diseases
17 Digestive diseases		17 HIV/AIDS & STIs
18 Diabetes & CKD		18 NTDs & malaria
19 Sense organ diseases		19 Nutritional deficiencies
20 HIV/AIDS & STIs		20 Other infectious
21 Skin diseases		21 Substance use
22 Substance use		22 Skin diseases

Communicable, maternal, neonatal, and nutritional diseases   Non-communicable diseases   Injuries

Abb. 1.13: Prozentuale Verteilung der weltweiten DALYs im Jahr 1990 und 2017 verteilt nach ursächlichen Risiken, beide Geschlechter. Quelle: Modifiziert nach Institute for Health Metrics and Evaluation (IHME): https://vizhub.healthdata.org/gbd-compare/.

Lebt z. B. eine Patientin mit einer Standardtherapie nur noch drei Jahre bei einer Lebensqualität von 0,5, so ergibt sich hier ein QALY von 1,5. Wird eine neue Therapie angewendet, die die Lebenszeit auf 6 Jahre mit einer Lebensqualität von 0,4 verlängert, wird ein QALY von 2,4 erreicht. Die Patientin würde also eine Erhöhung des QALY um 0,9 erreichen. Die Ermittlung des Nutzwertfaktors ist allerdings umstritten, weshalb sich eine Kosten-Nutzen-Bewertung auf Basis der QALYs bislang noch nicht überall durchgesetzt hat. Das *National Institute for Health and Care Excellence* (NICE) in Großbritannien nutzt diese Art der Bewertungen schon. Dort gilt eine bestimmte Therapie in den meisten Fällen als nicht mehr kosteneffektiv, wenn sie über 30.000 britische Pfund pro QALY kostet [25].

Unter der Gesunden Lebenserwartung (*Healthy Life Expectancy*, HALE) versteht man die durchschnittliche Anzahl von Jahren, in denen eine Person in voller Gesundheit leben kann. Dabei werden die Jahre besonders berücksichtigt, die die Person aufgrund von Krankheiten und/oder Verletzungen voraussichtlich nicht in voller Gesundheit leben wird. Die gesunde Lebenserwartung bei der Geburt wird anhand der Lebenserwartung für verschiedene, im Laufe des Lebens zu erwartende Gesundheits- bzw. Krankheitszustände in den jeweiligen Altersstufen berechnet. Die WHO nutzt die Gesunde Lebenserwartung als einen wichtigen Indikator, um das durchschnittliche Gesundheitsniveau einer Bevölkerung im Vergleich zu anderen Ländern jährlich zu bewerten [26].

Global gesehen lag die Gesunde Lebenserwartung bei der Geburt im Jahr 2015 für Frauen und Männer zusammen bei 63,1 Jahren und damit 8,3 Jahre niedriger als die Gesamtlebenserwartung bei der Geburt. Anders ausgedrückt, ein schlechter Gesundheitszustand führte im Durchschnitt weltweit zu einem Verlust von fast acht Jahren gesunden Lebens. Weltweit war die Gesunde Lebenserwartung bei der Geburt für Frauen um nur drei Jahr höher als bei Männern. Im Vergleich dazu war die Lebenserwartung bei der Geburt für Frauen um sogar fünf Jahre höher als bei Männern. Es zeigen sich auch regional große Unterschiede: Die Gesunde Lebenserwartung bei afrikanischen Männern lag bei 51,1 Jahren, während Frauen in der Europäischen Region der WHO bis zu 70,5 gesunde Lebensjahre erwarten können [27].

1.3.3.3 Risiken und Assoziationen

Ein Risikofaktor im epidemiologischen Sinne ist ein Faktor, für den eine direkte Beziehung zum Entstehen eines gesundheitlichen Schadens nachgewiesen werden kann. Personen, die einem bestimmten Risikofaktor ausgesetzt sind oder waren, haben daher eine höhere Wahrscheinlichkeit eine Infektion oder Erkrankung zu bekommen als vergleichbare Personen, bei denen dieser Einfluss nicht bestand. Beispiele hierfür sind eine genetische Prädisposition für bestimmte Krankheiten, eine berufsbedingte Exposition gegenüber einem Schadstoff, eine vorhandene Grunderkrankung oder ein bestimmtes Verhalten (z. B. Tabakkonsum). Einige der Risikofaktoren lassen sich also durch eine Intervention beeinflussen.

Die Inzidenzrate beschreibt das Absolute Risiko, unter bestimmten Bedingungen zu erkranken. Hierfür wird die Anzahl der Neuerkrankungen in einer definierten Bevölkerungsgruppe in einer bestimmten Zeitperiode durch die Anzahl der Personen geteilt, die zu Beginn dieser Periode nicht erkrankt waren (s. Inzidenz, S. 37).

Unter dem Relativen Risiko versteht man dagegen die Bewertung des Risikos, das einem bestimmten Risikofaktor zugeschrieben wird. Das relative Risiko zeigt z. B. den Faktor an, um wieviel häufiger exponierte Personen von einem bestimmten Ereignis oder einer Erkrankung betroffen sind. Hierfür wird das absolute Risiko der exponierten Personen durch das absolute Risiko der nichtexponierten Personen geteilt.

Während zur Berechnung des Relativen Risikos Wahrscheinlichkeiten geteilt werden, bezieht sich die Odds Ratio auf Quoten. Dieses Quotenverhältnis ist eine statistische Maßzahl, die etwas über die Stärke des Zusammenhangs zweier Merkmale aussagt. Es zeigt z. B. an, wieviel größer die Chance für einen Raucher ist z. B. an einem Lungenkarzinom zu erkranken.

Bei der Betrachtung des Zusammenhangs verschiedener Merkmale spielt natürlich die Kausalität (kausale Assoziation) eine grundlegende Rolle. Hierunter versteht man das Verhältnis zwischen einer Ursache (hier der Tabakkonsum als Risikofaktor) und der Wirkung (hier das Auftreten eines Lungenkarzinoms). Die Plausibilität eines kausalen Zusammenhanges kann nach den Bradford-Hill-Kriterien beurteilt werden (s. weiterführende Literatur). Die Bewertung der Kausalität erfolgt dann in verschiedenen Kategorien: gesichert, wahrscheinlich, möglich, unwahrscheinlich oder unbewertbar.

Um eine in einer Studie beobachtete kausale Assoziation zu verifizieren, müssen immer auch alternative Erklärungen in Betracht gezogen werden. Handelt es sich um einen wahren Effekt? Oder hat sich möglicherweise ein zufälliger Fehler (Chance) bei der Durchführung der Studie eingeschlichen? Wäre auch ein systemischer Fehler (Bias) denkbar? Hierbei unterscheidet man im Wesentlichen zwei Fehlerarten: einen Selektions-Bias und einen Informations-Bias. Bei einem Selektions-Bias kann z. B. die Auswahl der Personen für die Studie nicht geeignet gewesen sein. Ein Informations-Bias entsteht z. B. durch eine fehlerhafte Erfassung von Daten in der Studie. Zudem kann es auch zu Fehlinterpretationen der Studiendaten durch eine falsche Bewertung von zwei oder mehr beteiligten Faktoren kommen (*Confounding*) (s. weiterführende Literatur) [22].

1.3.4 Sterblichkeit

1.3.4.1 Messgrößen der Sterblichkeit

Die Sterblichkeit (Mortalität) in einer Population für einen bestimmten Zeitraum wird üblicherweise als die krankheitsspezifische Mortalität angegeben. Dabei wird die Anzahl der in dieser Population in einem Zeitraum an einer bestimmten Krankheit gestorbenen Personen durch die Gesamtanzahl der Personen in dieser Bevölkerungsgruppe geteilt. Während die Basismortalität die Sterblichkeit in einer Normalsituation beschreibt, kommt es z. B. durch eine Influenzaepidemie („Grippewelle") regelmäßig zu einer Exzessmortalität, die dann als Maß für den Schweregrad dieser Epidemie dient. Um zu untersuchen, ob eine bestimmte Studienpopulation eine höhere Sterblichkeit als die Normalbevölkerung aufweist, verwendet man die standardisierte Mortalitätsrate. Hierbei werden dann wesentliche Faktoren wie die Alters- und Geschlechtsstruktur mitberücksichtigt [22].

Beispiele für spezifische Messgrößen der Mortalität sind in Tab. 1.8 aufgeführt. Auf einige dieser Messgrößen wird insbesondere in Kap. 10 (Lebensphasen) weiter eingegangen.

Tab. 1.8: Beispiele für Messgrößen der Mortalität. Quelle: adaptiert aus Global Health, Merson et al., S. 8, [23].

Messgröße	Definitionen
Rohe (allgemeine) Sterblichkeit	Anzahl der Gestorbenen geteilt durch die mittlere Bevölkerungszahl pro 100.000
Maternale Mortalität	Tod einer Frau während der Schwangerschaft und bis zu 42 Tage nach der Geburt durch alle Ursachen (außer Unfälle)
Maternale Mortalitätsratio	Maternale Todesfälle pro Anzahl der Schwangerschaften (pro 100.000 Lebendgeburten)
Maternale Mortalitätsrate	Maternale Todesfälle pro Anzahl an Frauen im reproduktiven Alter (pro 100.000 Frauen zw. 15–49 Jahren)
Perinatale Mortalitätsrate	Anzahl der fetalen Todesfälle (ab der 28. Schwangerschaftswoche) plus postnatale Todesfälle (in den ersten 7 Tagen) pro 1.000 Lebendgeburten
Neugeborenen-Mortalitätsrate	Anzahl der Todesfälle bei lebend geborenen Neugeborenen innerhalb der ersten 28 Lebenstagn pro 1.000 Lebendgeburten
Säuglings-Mortalitätsrate	Anzahl der Todesfälle bei lebend geborenen Neugeborenen innerhalb der ersten 12 Monate pro 1.000 Lebendgeburten
Kinder-Mortalitätsrate	Anzahl der Todesfälle bei Kindern unter 5 Jahren pro 1.000 Lebendgeburten (bezogen auf den Durchschnitt der letzten 5 Jahre)
Altersspezifische Mortalität	Anzahl der Todesfälle pro Jahr und 1.000 Personen in einem bestimmten Lebensalter
Letalitätsrate	Verhältnis der Anzahl der an einer bestimmten Krankheit verstorbenen Personen zu der Anzahl der an dieser Krankheit erkrankten Personen

1.3.4.2 Todesfälle und Todesursachen

Im Jahr 2017 starben weltweit ca. 55,9 Millionen Menschen. Der deutliche Anstieg seit 1990 (ca. 46,5 Millionen Todesfälle) liegt im Wesentlichen zum einen daran, dass die Weltbevölkerung in diesem Zeitraum von 5,3 Milliarden auf 7,4 Milliarden Menschen deutlich angewachsen ist, zum anderen daran, dass die Menschen in den meisten Ländern der Welt im Durchschnitt immer älter werden. In den Abbildungen 1.14a und b sind die Anzahl der weltweiten Todesfälle und die Todesursachen nach Altersstufen getrennt für 1990 und 2017 dargestellt.

Trotz der enormen Fortschritte, die seit 1990 erzielt wurden, als ca. 12,6 Millionen Kinder unter 5 Jahren an zumeist vermeidbaren Ursachen (z. B. an Durchfallerkrankungen) verstarben, liegt die weltweite Kindersterblichkeit im Jahr 2017 mit ca. 5,4 Millionen Kindern weiterhin extrem hoch. Das Kinderhilfswerk der Vereinten Nationen (UNICEF) schätzt, dass ungefähr alle 5 Sekunden ein Kind unter 15 Jahren verstirbt [28].

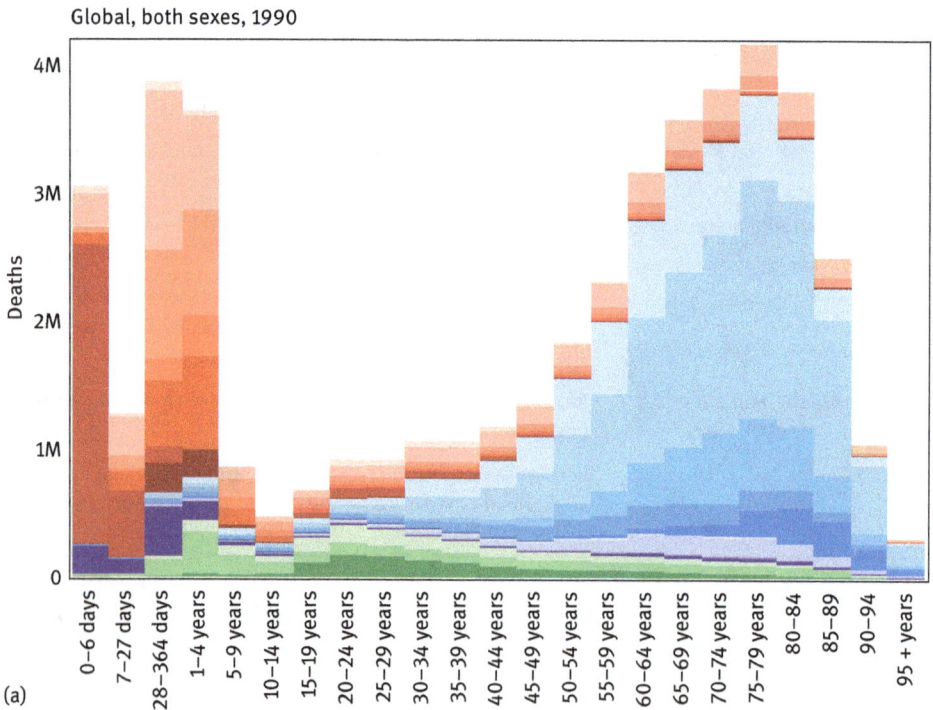

Abb. 1.14: (a) Anzahl der Todesfälle und Todesursachen nach Altersstufen weltweit für beide Geschlechter, 1990. Quelle: Modifiziert nach Institute for Health Metrics and Evaluation (IHME) 2017: https://vizhub.healthdata.org/gbd-compare/.

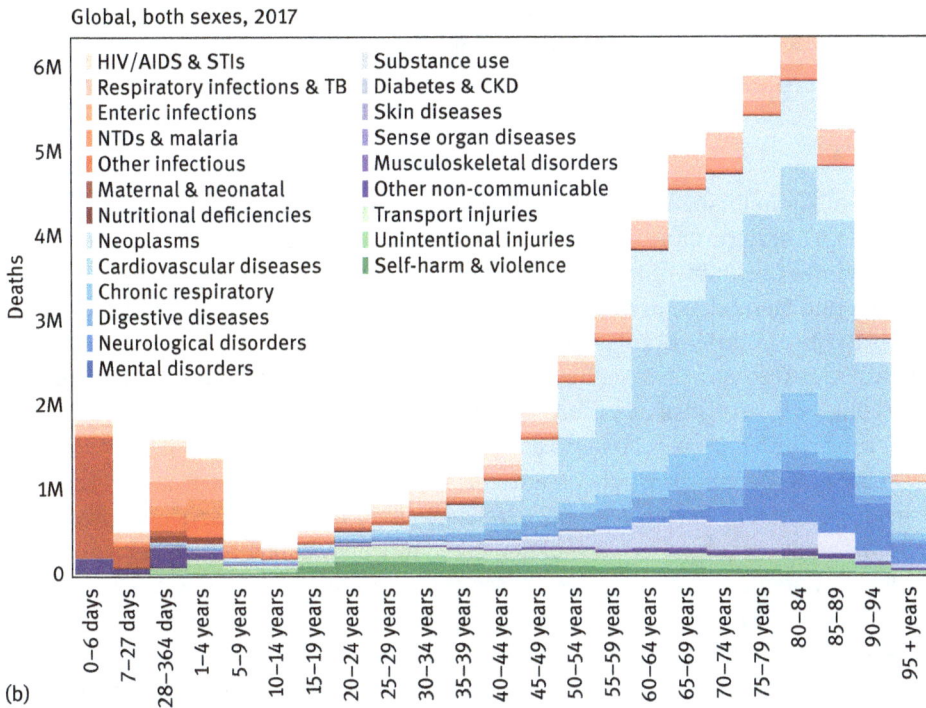

Abb. 1.14: (Fortsetzung) (b) Anzahl der Todesfälle und Todesursachen nach Altersstufen weltweit für beide Geschlechter, 2017. Quelle: Modifiziert nach: Institute for Health Metrics and Evaluation (IHME) 2017: https://vizhub.healthdata.org/gbd-compare/.

Die Todesursachen und ihre Altersverteilung sind zwischen einzelnen Ländern, aber auch zwischen verschiedenen Bevölkerungsgruppen innerhalb von Ländern sehr verschieden. Insgesamt ist aber ein deutlicher Trend zu mehr chronischen Erkrankungen zu erkennen, die mittlerweile fast 70 % aller Todesursachen darstellen. Dieser Trend ist auch in Entwicklungs- und Schwellenländern zunehmend zu erkennen, wobei hier durch die weiterhin hohe Sterblichkeit auch an Infektionskrankheiten wie HIV/AIDS, Tuberkulose, Malaria oder Durchfallerkrankungen, eine Doppelbelastung („*double burden of disease*") für die Gesundheitssysteme besteht.

Bei der Betrachtung der Mortalitätsdaten ist es, ähnlich wie bei der Betrachtung der Geburten und anderer in diesem Kapitel beschriebenen Messgrößen, sehr wichtig, die Datenqualität zu beachten. Oft werden aufgrund fehlender Daten umfangreiche Berechnungen (s. GBD Studie, S. 40) durchgeführt, um zumindest relativ gute Schätzungen erstellen zu können. Die WHO glaubt, dass global nur etwa die Hälfte aller Todesfälle mit Informationen zur Todesursache registriert werden. Unvollständige Sterberegister und falsche oder fehlende Angaben zu den Todesursachen begrenzen oft die Verwendung der Daten in vielen Ländern, insbesondere in Ländern mit niedrigem oder niedrigem mittlerem Einkommen [29].

1.4 Zusammenfassung

In diesem Kapitel haben wir über die Entwicklung der Weltbevölkerung, die Klassifikation von Ländern und das Verhältnis zwischen dem durchschnittlichen Einkommen und der Gesundheit der Bevölkerung berichtet. Es wurden eine Reihe von Indikatoren und Methoden zur Erfassung, Beschreibung und zum Vergleich des Gesundheitszustands und der Krankheitslast von Ländern vorgestellt. Zentrale Aspekte zur Analyse der Gesundheitssituation eines Landes wie z. B. die Lebenserwartung bei der Geburt, die Fertilitätsrate, die Morbidität und Mortalitätsraten innerhalb einer Bevölkerung wurden besprochen und durch aktuelle Daten veranschaulicht.

Eine gute Datenlage ist die essenzielle Voraussetzung für die Planung und Entscheidungsfindung in den meisten Bereichen. Kein Gesundheitssystem kann ohne gute Informationen erfolgreich funktionieren. In vielen Ländern der Welt stellt eine schlechte Datenlage weiterhin ein großes Problem dar. Geburten, Krankheiten und Todesfälle sowie deren Ursachen werden häufig nicht oder nicht ausreichend erfasst. Dieses Informationsdefizit betrifft oft auch andere Aspekte des Gesundheitssystems und der dazugehörigen Bereiche, wie z. B. die Fachkräftesituation oder die Finanzierung. Nationale und internationale Akteure müssen daher weiter intensiv an einer Verbesserung der Informations- und Datenlage arbeiten, damit wichtige Entscheidungen nicht nur auf Annahmen und Schätzungen basieren, sondern faktenbasiert getroffen werden können.

Ein wesentliches Ziel dieses Kapitels ist, dass der Leser nicht nur die wichtigsten Begriffe kennenlernt, sondern auch ein Gefühl dafür bekommt, wie wichtig es ist die Aktualität, den Ursprung und die Qualität der präsentierten Zahlen und Fakten im Auge zu behalten. Wesentlich ist dabei auch, den jeweiligen Kontext in die Betrachtung und Bewertung der Daten mit einzubeziehen. Zudem können bei der Visualisierung der Daten Entwicklungen manchmal verzerrt oder sogar falsch dargestellt werden. Hinzu kommen falsche Schlussfolgerungen, sowohl von Wissenschaftlern als auch von Medienvertretern, die z. B. die in einer einzigen Studie beobachteten Assoziationen mit wissenschaftlich fundierten Aussagen zu Ursachen gleichsetzen. Daher sollte man immer auch mit einem kritischen Blick auf alle Zahlen, Fakten und Risiken blicken, die erfasst, beobachtet, analysiert und präsentiert werden, frei nach dem Motto: „Traue nie einer Statistik, die du nicht selber gefälscht hast"!

1.5 Fragen

– Wie berechnet man die Entwicklung der Weltbevölkerung? Welche Faktoren sind hier wesentlich?
– Welche Unterschiede sind bei der Entwicklung der Weltbevölkerung zwischen einzelnen Ländern und einzelnen Regionen zu verzeichnen?
– Wie beurteilen Sie die Relevanz der Globalen Referenzliste von Gesundheitsindikatoren für Ihr Land? Welche Indikatoren werden von Ihrer nationalen Gesundheitsbehörde verwendet?

Weiterführende Links

WHO: http://www.who.int/gho/publications/world_health_statistics/2016/en/
WHO Global Health Observatory data: https://www.who.int/gho/en/
Weltbank: https://data.worldbank.org
Gapminder Foundation: https://www.gapminder.org
Robert Koch-Institut: www.rki.de
European Centre for Disease Prevention and Control (ECDC): www.ecdc.europa.eu
Bundesinstitut für Bevölkerungsforschung: https://www.bib.bund.de
Centre for Disease Prevention and Control: https://www.cdc.gov/DataStatistics/
Institute for Health Metrics and Evaluation: www.healthdata.org

Literatur

[1]   UNICEF. Every Child´s Birth Right, Inequities and trends in birth registration. New York, USA: United Nations Children´s Fund; 2013.
[2]   RKI. Das Robert Koch-Institut Berlin, Deutschland: Robert Koch-Institut; 2019 [Available from: https://www.rki.de/DE/Content/Institut/institut_node.html;jsessionid=4B2AC0C38AF3BB6711F967309716FEC6.1_cid381].
[3]   Murray CJ, Ezzati M, Flaxman AD, et al. GBD 2010: design, definitions, and metrics. 2012;380 (9859):2063–6.
[4]   IHME. About GBD Seattle, USA: Institute for Health Metrics and Evaluation; 2019 [Available from: http://www.healthdata.org/gbd/about].
[5]   UNICEF. Timely and accessible birth registration New York, USA: United Nations Children´s Fund; 2018 [Available from: https://www.unicef.org/bangladesh/en/timely-and-accessible-birth-registration].
[6]   Berger K. The disease burden on our shoulders. Deutsches Ärzteblatt International. 2014;111:627–8.
[7]   BR-WISSEN. Mehr als 7,6 Milliarden Menschen auf der Welt München, Deutschland: Bayrischer Rundfunk – Wissen; 2018 [Available from: https://www.br.de/themen/wissen/weltbevoelkerung-bevoelkerungswachstum-menschen-erde-welt-100.html].
[8]   Roser MO, Ospina E. World Population Growth Oxford, UK: Our World in Data; 2017 [Available from: https://ourworldindata.org/world-population-growth].
[9]   UN. Population New York, USA: Vereinte Nationen (UN); 2019 [Available from: http://www.un.org/en/sections/issues-depth/population/].
[10] Weltbank. World Development Indicators Washington DC, USA: The World Bank; 2018 [Available from: https://databank.worldbank.org/data].

[11] Weltbank. Data – Country Classification Washington DC, USA: The World Bank; 2019 [Available from: https://datahelpdesk.worldbank.org/knowledgebase/topics/19280-country-classification].

[12] Gapminder. About us Stockholm, Schweden: Gapminder Foundation; 2018 [Available from: https://www.gapminder.org].

[13] BMZ. Nigeria – Situation und Zusammenarbeit Berlin, Deutschland: Bundesministerium für wirtschaftliche Zusammenarbeit und Entwicklung; 2017 [Available from: https://www.bmz.de/de/laender_regionen/subsahara/nigeria/zusammenarbeit/index.html].

[14] BMZ. Südafrika – Globaler Entwicklungspartner im südlichen Afrika Berlin, Deutschland: Bundesministerium für wirtschaftliche Zusammenarbeit und Entwicklung; 2017 [Available from: https://www.bmz.de/de/laender_regionen/subsahara/suedafrika/index.jsp].

[15] Rosling H. Factfulness. Berlin, Deutschland: Ullstein Buchverlage GmbH, Berlin; 2018.

[16] WHO. Global Reference List of 100 Core Health Indicators (plus health-related SDGs) Genf, Schweiz: World Health Organization; 2018 [Available from: https://apps.who.int/iris/bitstream/handle/10665/259951/WHO-HIS-IER-GPM-2018.1-eng.pdf;jsessionid=7A2C1C23A24CF34E42C59177CB7C696E?sequence=1].

[17] UN. Country classification, Data sources, country classifications and aggregation methodology New York, USA: United Nations; 2014 [Available from: https://www.un.org/en/development/desa/policy/wesp/wesp_current/2014wesp_country_classification.pdf].

[18] OWiD. Future Population Growth Oxford, UK: Our World in Data; 2017 [Available from: https://ourworldindata.org/future-population-growth].

[19] UNDESA. World Population Prospects 2017 New York, USA: United Nations, DESA, Population Division; 2017 [Available from: https://population.un.org/wpp/Download/Standard/Population/].

[20] PRB. World Population Data, Changing Age Structures Washington DC, USA: Population Reference Bureau; 2018 [Available from: http://www.worldpopdata.org].

[21] UNDESA. World Population Prospects – Graphs New York, USA: United Nations, DESA / Population Division; 2017 [Available from: https://population.un.org/wpp/Graphs/DemographicProfiles/].

[22] RKI. Infektionsschutz und Infektionsepidemiologie Fachwörter – Definitionen – Interpretationen. Berlin, Deutschland: Robert Koch-Institut; 2015.

[23] Merson MH, Black RE, Mills AJ. Global health: Jones & Bartlett Publishers; 2011.

[24] EUROSTAT. Healthy Life Years, Eurostat´s Conecept and Definitions Database Brussels, Belgium: European Commission; 2005 [Available from: https://ec.europa.eu/eurostat/ramon/nomenclatures/index.cfm?TargetUrl=DSP_GLOSSARY_NOM_DTL_VIEW&StrNom=CODED2&StrLanguageCode=EN&IntKey=16910968&RdoSearch=BEGIN&TxtSearch=healthy&CboTheme=&IntCurrentPage=1].

[25] Dillon A. Carrying NICE over the threshold London, Vereinigtes Königreich: National Institute for Health and Care Excellence; 2015 [Available from: https://www.nice.org.uk/news/blog/carrying-nice-over-the-threshold].

[26] WHO. Health Statistics: Mortality, Healthy life expectancy (HALE) Genf, Schweiz: World Health Organization; 2004 [Available from: https://www.who.int/healthinfo/statistics/indhale/en/].

[27] WHO. Healthy Life Expectancy at birth (HALE) Genf, Schweiz: World Health Organization; 2015 [Available from: https://www.who.int/gho/mortality_burden_disease/life_tables/hale_text/en/].

[28] UNICEF. Kindersterblichkeit: Alle fünf Sekunden stirbt ein Kind unter 15 Jahren New York, USA: United Nations Children´s Fund; 2018 [Available from: https://www.unicef.de/informieren/aktuelles/presse/2018/kindersterblichkeit-report-alle-fuenf-sekunden-stirbt-ein-kind/174640].

[29] WHO. Civil registration of deaths Genf, Schweiz: World Health Organization; 2011 [Available from: https://www.who.int/gho/mortality_burden_disease/registered_deaths/text/en/].

2 Kultur und Verhalten

Ole Döring, Timo Ulrichs, Mathias B. Bonk

2.1 Einleitung

Mit Kultur und Gesundheit werden zwei Begriffe in einen Zusammenhang gestellt, die schon jeweils für sich genommen individuell-subjektive Qualitäten des Menschen mit einer Perspektive der Entwicklung, der Selbstgestaltung und der objektiven Beschreibung verbinden und dadurch einen Weltbezug entstehen lassen. Kultur und Gesundheit gehören deshalb gemeinsam zu den zentralen Grundbegriffen und Strukturen der Globalen Gesundheit.

In diesem Kapitel geht es um die besonderen Fragen, die sich unter Berücksichtigung von Kultur und Kulturen im Umgang mit Gesundheit ergeben, aber auch darum, inwiefern mit dem Interesse an Kultur eine innere Verbindung zwischen dem Selbstverständnis des Menschen als Gestalter der individuellen und sozialen Formen seines Lebens besteht: ein besonderer, womöglich besonders ausgezeichneter Zugang zum Verstehen eines „gesunden Lebens" aller Menschen, in ihrer Vielfalt und Zusammengehörigkeit. Gesundheit wurde von der WHO folgendermaßen definiert: „Gesundheit ist ein Zustand vollkommenen körperlichen, geistigen und sozialen Wohlbefindens und nicht allein das Fehlen von Krankheit und Gebrechen". Im Zusammenhang mit Fragen der Kultur und der Verantwortung ist dabei zu beachten, dass es sich bei dem „Zustand" des Wohlbefindens nicht um einen statisch fixierten, sondern um eine Qualität handelt, die auf Voraussetzungen angewiesen ist – auf Ermöglichung, Pflege und Stärkung, also auf Rahmenbedingungen und Prozesse, um sie zu erhalten. Die WHO selbst hat sich in ihrem Policy brief No. 1 „Cultural contexts of health and well-being – Culture matters" [1] mit der Frage beschäftigt, wie kulturelle Umstände und Hintergründe bei gesundheitspolitischen Entscheidungen zu berücksichtigen seien. Ihre Überlegungen werden in diesem Kapitel aufgegriffen.

Unter den Begriff „Kultur" fallen die Faktoren und Eigenschaften, die sowohl die Qualität dieser Rahmenbedingungen (Umfeld, Lebenswelt) als auch die Motive ihrer Gestaltung (Selbstbestimmung, soziale Güter) beinhalten. Wie bei „Gesundheit" ist es auch bei „Kultur" prinzipiell unmöglich, die allgemeine Bedeutung des Begriffes summarisch aus der Analyse und Addition ihrer Darstellungs- und Erscheinungsformen aufzubauen. Es handelt sich in beiden Fällen, ebenso wie bei dem Begriff der „Welt", um Konstrukte des Verstandes (als unseres „Vermögens der Begriffe", s. Kant), die sich zwar der Anschauung bedienen, deren Inhalte aber unabhängig von empirischen Daten auf Ganzheit, Vollständigkeit und Stimmigkeit gerichtet sind. Damit denken wir sie unter Prinzipien, die Begriffen aus bloßer Vernunftarbeit ihre orientierende Bedeutung für den Verstand verleihen. Dies ist im Zusammenhang von Kultur besonders wichtig, weil sich hierin die Selbstbezüglichkeit und damit die Verantwortung des Menschen zeigt, mit Hilfe der eigenen Vernunft und eigener Hand-

https://doi.org/10.1515/9783110448474-003

lungsbestimmung die Folgen seines Handelns angemessen zu bedenken. Gesundheit ist immer ein Kulturbegriff und zugleich eine Kulturleistung, einschließlich ihrer biologisch beschreibbaren Phänomene.

Der Begriff der Kultur selbst ist eine Herausforderung. Der englische Literaturtheoretiker Terry Eagleton schlägt vor, zwei Bedeutungsebenen von Kultur grob zu unterscheiden, nämlich Kultur in ihrer phänomenalen und traditionellen Vielfalt und die regulative Idee, durch die Kulturen zu Kultur werden. In der ersten Bedeutung steht eine Vielgestalt von Praktiken, Produkten und Weltentwürfen mit Anspruch auf einen Wert oder eine Verbindlichkeit neben der zweiten Bedeutung: in der reflektiert der Mensch über die Kultur im Sinne der Kultiviertheit. Eagleton hat letzteres durch Großschreibung illustriert. „Der Witz an der KULTUR ist, dass sie kulturlos ist: Ihre Werte sind nicht die irgendeiner besonderen Lebensform, sondern einfach die des menschlichen Lebens selbst. Es mag wohl sein, dass eine bestimmte historische Kultur namens Europa der Ort ist, wo es der Menschheit gefiel, sich am reinsten zu verkörpern, doch kann man hiergegen immer einwenden, dass die historischen Gründe hierfür rein zufällige waren. Wie auch immer: Da die Werte der KULTUR zwar universal, aber nicht abstrakt sind, hätten sie nicht ohne irgendein lokales Habitat gedeihen können. In diesem Sinne kann man der KULTUR die Vernunft gegenüberstellen, die ebenfalls die einzelnen Identitätskulturen transzendiert, jedoch darum, weil sie *eo ipso* nicht örtlich und zeitlich gebunden ist. Es kann keine spezielle koreanische Version von Kants kategorischem Imperativ geben. Dagegen hat KULTUR ein paradoxes Verhältnis zu ihrem historischen Milieu: Wenn sie zu ihrer Verwirklichung dieses besonderen Rahmens bedarf, so ist sie doch KULTUR nur darum, weil sie ihn in Richtung auf das Allgemeine überschreitet." [2]

Übersieht man diese Doppelstruktur, kann „Kultur" Verwirrung stiften. Eine 1952 von den Anthropologen Kluckhohn und Kroeber durchgeführte, umfassende Analyse zeigte, dass es damals bereits 164 verschiedene Definitionen von Kultur gab. Heute kann man sagen, dass „trotz jahrhundertelanger Bemühungen, Kultur angemessen zu definieren, es weiterhin keine Einigung zwischen den Anthropologen über ihre Natur gibt und diese auch nicht zu erwarten sein wird [3].

Dieser Befund überrascht nicht, vielmehr folgt er zwingend aus der Methodologie der entsprechenden Disziplinen: eine soziologisch oder ethnologisch verfahrende Anthropologie arbeitet empirisch. Sie kann daher nur zur Differenzierung der Phänomenologie von „Kultur" beitragen – wobei genaueres Hinsehen zu immer weiteren Graden der Differenzierung führt. Das gilt umso mehr für den Mikrokosmos der Medizin. Eine philosophische Anthropologie verfährt nach einer hierzu gegenläufigen, also die Erkenntnis ergänzenden Methodik. Sie bildet synthetische Grundbegriffe mit Interesse an der geistigen Einheit und Orientierungskraft des Begriffes. Zum Beispiel den ästhetischen Leitgedanken der Gesundheit, „einen Zustand des Wohlbefindens" auszudrücken.

Dieser Interpretation folgte auch Albert Schweitzer (1875–1965), der „Urwalddoktor", ein deutsch-französischer Arzt, Philosoph, evangelischer Theologe, Musikwissenschaftler und Pazifist, der 1913 in Lambarene im zentralafrikanischen Gabun ein Krankenhaus zur Versorgung der einheimischen Bevölkerung gründete und den man retrospektiv als einen Pionier der Globalen Gesundheit beschreiben kann. Schweitzer betonte: „durch Kultur erstreben wir die geistige und sittliche Vollendung des Einzelnen": „Der Kampf ums Dasein ist ein doppelter. Der Mensch hat sich in der Natur und gegen die Natur und ebenso unter den Menschen und gegen die Menschen zu behaupten. Eine Herabsetzung des Kampfes ums Dasein wird dadurch erreicht, dass die Herrschaft der Vernunft sich sowohl über die Natur als auch über die menschliche, stinkende Natur in größtmöglicher und zweckmäßigster Weise ausbreitet. Die Kultur ist ihrem Wesen nach also zweifach. Sie verwirklicht sich in der Herrschaft der Vernunft über die Naturkräfte und in der Herrschaft der Vernunft über die menschlichen Gesinnungen" [4].

Wie jeder praktisch normative Begriff stellt auch „Kultur" unser Handeln in ein Spannungsfeld von Sein und Sollen (vgl. dazu das Ethik-Kapitel 5). Die Bindung von Kultur an Gesundheit kann zur Klärung beitragen: es geht dabei im Kern um den Gesamtzusammenhang von Pflege. Durch sie betonen wir, dass es in der Globalen Gesundheit um die Verwirklichung von Zwecken wie Gerechtigkeit, Würde, Solidarität und Verantwortung geht und nicht in erster Linie um die Beschreibung oder Fortschreibung gegebener Verhältnisse und funktionaler Zustände. Hierin liegt kein Widerspruch. Denn die Welt- und Menschenbilder jeder Kultur enthalten starke Gemeinsamkeiten der Wertschätzung des Lebens, der Achtung der Natur, des Wertes von Mitgefühl, Sorge und Hilfe.

2.2 Was macht Kultur?

Kultur durchdringt unsere Sprache, unsere Wertordnungen, unsere Institutionen und unser Verständnis von Gesundheit und unseren Umgang mit derselben. Gesundheitsverhalten hängt sehr stark von der kulturellen Umgebung ab, z. B. wie wir uns ernähren, was Schwangere während ihrer Schwangerschaft essen und trinken, wie die Geburt gestaltet wird, wie lange die Kinder gestillt werden, welche Hygienemaßnahmen wir für uns und unsere Kinder als richtig erachten. Darüber hinaus prägt der kulturelle Hintergrund auch die Wahrnehmung von Gesundheit und Krankheit sowie die Vorstellungen darüber, was die Bedingungen für ein gesundes Leben und was die Ursachen für Krankheit sind. Auch der Umgang mit medizinischen Technologien und Substanzen der Heilkunde sowie die Anerkennung gesundheitsbezogener Autorität stehen unter kulturellem Einfluss. Der kulturelle Hintergrund bedingt unseren Zugang zu Gesundheit, zum Gesundheitssystem, zu gesundheitsfördernden und präventiven Angeboten. Die Grundlagen unserer Sozial-, Gesundheits- und Rechtssysteme sind ebenfalls kulturell eingefärbt. Außerdem determiniert die jeweilige kulturelle Einbettung, wie wir medizinische Versorgung, Behandlung und die Interaktion mit Vertretern des Gesundheitswesens wahrnehmen, in Anspruch nehmen und einfordern. Letzteres gilt auch für die Einstellung zur Teilnahme an medizinisch-wissenschaftlich begründeter Forschung.

Diese Mitbestimmung von Gesundheit durch „Kultur" und von Kultur durch „Gesundheit" gilt für alle Weltregionen und ist jeweils unterschiedlich ausgestaltet. Einige kulturelle Menschenbilder, Rollen- und Wertvorstellungen können, sowohl durch das Denken als auch im Handeln, Gesundheit fördern, während andere eher hinderlich sind oder sogar krankmachen können. So liegt in Kulturen, die Monogamie und sexuelle Enthaltsamkeit betonen, statistisch die HIV-Rate niedriger als in solchen, in denen darauf weniger Wert gelegt wird. Wenn Körperfülle in manchen Kulturen als äußeres Zeichen von Wohlstand und Wohlsein angesehen und positiv ausgezeichnet wird, werden kardiovaskuläre Erkrankungen und Diabetes Typ II häufiger beschrieben als in einer Umgebung, die Schlankheit propagiert. Umgekehrt können Tabus in der Ernährung für Schwangere gefährlich werden, wenn diese wichtige Nährstoffe betreffen. Und der Grad der sozialen Akzeptanz von Alkoholkonsum bestimmt wesentlich die Krankheitslast alkoholbedingter Folgeschäden. Aus kultureller Sicht treten hier soziale und philosophische Begriffe wie Ausgleich, Maß oder Balance unterstützend an die Seite der Gesundheit.

Statistische Korrelationen dürfen zwar nicht mit Ursachen verwechselt werden. Sie können aber Hinweise auf Auffälligkeiten geben, denen dann entsprechend kultursensibel und methodisch präzise nachzugehen ist. So erweist sich die relativ hohe Rate von künstlichen Befruchtungen (In-vitro-Fertilisation = IVF) in China nicht als Ausdruck einer relativ geringeren Wertschätzung von Kindern oder Elternschaft. Im Gegenteil wird sie als eine Folge der erzwungenen Familienplanung aufgrund der sogenannten Ein-Kind-Politik verstanden: ein Übermaß an Abtreibungen und deren oftmals nicht fachgerechte medizinische Ausführung schädigt die reproduktive Gesundheit vieler Frauen; während gesundheitsschädliches Verhalten bei Männern, insbesondere das Rauchen, sowie die Zunahme von Umweltgiften die Qualität der Spermien beeinträchtigt. Weder die Abtreibungsrate noch die wachsende Nachfrage nach technisch unterstützter Schwangerschaft können für sich genommen auf einzelne Faktoren zurückgeführt werden. Die Annahme besonderer kultureller Faktoren, die solches Verhalten begünstigen würden, wie bestimmte Wertvorstellungen, ist in diesen Fällen weder kausal noch soziologisch zu begründen [5].

2.3 Kultur als Beziehungs- und Handlungsraum

Inwiefern die Kultur als Beziehungs- und Handlungsraum dient, soll hier an einem Beispiel näher erläutert werden. Dieses kann natürlich auch auf die vielen nichtärztlichen Bereiche im Bereich der Globalen Gesundheit adaptiert werden. Das königliche Kollegium der kanadischen Ärzte und Chirurgen hat 2015 ein sozio-kulturelles Interaktionsmodell der Rollen von professionellen Akteuren im ärztlichen Handlungsfeld beschrieben [6]. Dieser „Kompetenzrahmen für Ärzte" verbindet den allgemeinen Auftrag der Gesunderhaltung, Gesundheitsintervention und Krankheitsvorbeugung mit den individuell und organisatorisch bedingten Besonderheiten des jeweiligen Falles. Die Mehrdimensionalität, der translationale bzw. kommunikative Charakter, die soziale Struktur und die ethische Vorgabe „zu helfen" wirken in einem strukturierten kulturellen Handlungsfeld, jeweils in besonderer Weise, zusammen: dieser Kompetenzrahmen ermöglicht es, die universalen wissenschaftlichen und technischen medizinischen Kompetenzen Kontext-spezifisch mit Spezialwissen, menschlichen Tugenden aber auch mit unterschiedlichen institutionellen Arbeitsumfeldern zu verbinden. Entscheidend ist hierbei die Betonung des arbeitsteilig kooperierenden Menschen, der sich technischer Hilfsmittel ebenso wie persönlicher Fähigkeiten und Motivationen kompetent bedient:

Ärztliches Handeln ist in seinem Selbstverständnis ein spezifisch kulturelles Thema und verlangt eine umfassend eingebettete „medizinische Expertise" (vgl. Abb. 2.1). In einer pluralistischen Gesellschaft gehört die Reflektion des eigenen Menschenbildes und des medizinethischen Werte-Verständnisses zu den Grundlagen ärztlicher Kompetenz.

Darüber hinaus prägen soziale, institutionelle, ökonomische und politische Rahmenbedingungen den Ärzteberuf in seinem professionellen Selbstbild, seiner Ethik und Praxis. Auch das Verhältnis zum Patienten muss in seinem Reichtum an Facetten verstanden werden können – vom „mündigen" Patienten über „Dr Google-" oder „Health App-" ertüchtigte Partner bis hin zur Erwartung paternalistischer Autorität

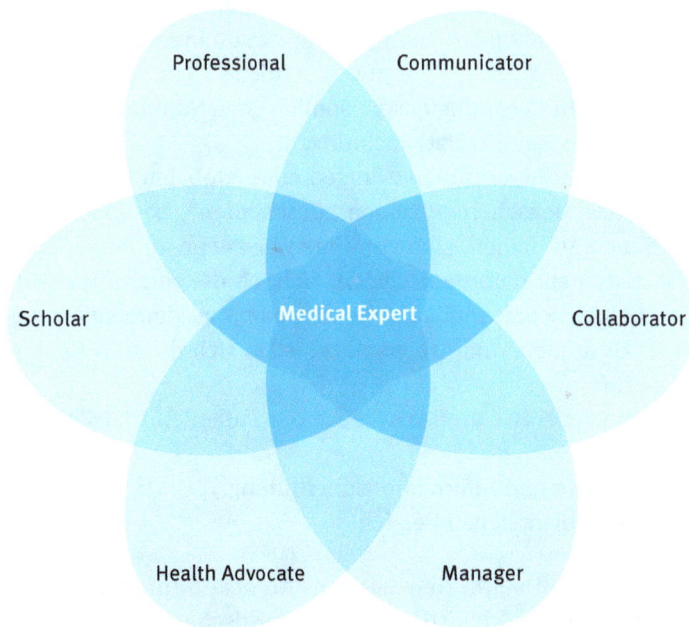

Abb. 2.1: CanMEDS Kompetenzrahmen für Ärzte (nach [6]).

und Verantwortung für Public Health: diese Gemengelage verlangt besondere Kompetenzprofile. Im Umgang mit Patienten und angesichts von weltanschaulicher und heilkundlicher Vielfalt ebenso wie durch politische oder ökonomische Fremdbestimmung, werden die Erwartungen an die Medizin komplexer und heterogener [7]. Für Angehörige von Gesundheitsberufen mit zum Teil wechselnden internationalen Einsatzorten gilt die Anforderung, sich als kultureller Akteur zu verstehen, in besonderem Maße. Dies fordert vom Arzt zunehmend Kompetenzen zur Reflektion, Kommunikation, Empathie und praktischen Flexibilität im Umgang mit Patienten.

Die fortschreitende Differenzierung und Verknüpfbarkeit von Gesundheitskompetenz weltweit wird durch Web-basierte Angebote bereichert. Verbindung und Austausch von Informationen und Wissen verlangen unter den besonderen Verpflichtungen zur Verantwortung in den Gesundheitsberufen neue Anstrengungen, um Qualität zu sichern und zu gewährleisten, dass sie auch die kulturellen Anforderungen an Gesundheit einbeziehen. Nationale und kulturelle Grenzen, die traditionell einen Teil der Schutzfunktionen für Standards der Gesundheitsversorgung übernommen haben, verlieren an Bedeutung. Die Globalisierungsmaschinen für Mobilität, Konnektivität und Wertschöpfung brauchen eine neue Kultur, die den zivilisatorisch-technischen Standards der Gesundheitssysteme einen qualitativen Entwicklungshorizont geben kann. Denn Zivilisation ist nur Ausdruck der Selbsterhaltung von Systemen, Kultur ermöglicht deren qualitative Fortentwicklung. Die alle Bereiche durchdringende Anonymität von Technik und Wissen im Gesundheitswesen soll im Sinne der menschlichen Praxis [8] in neue Ausdrucksformen für Gesundheit überführt werden, in denen auch unter Bedingungen des 21. Jahrhunderts verständlich wird, wie eine gesunde Welt aussehen und erreicht werden kann. Hierfür ist zumindest deutlich zu machen, wer Verantwortung trägt, worin die spezifisch ärztliche Sicht auf den konkreten Fall besteht und um wessen Gesundheit es persönlich geht. Standards wie die „Fallpauschale" weisen in die entgegengesetzte Richtung.

Mit dem Internet stellen sich die kulturellen Fragen einer globalen Gesundheit radikal neu: das Verhältnis des Menschen zu seinen „Geschöpfen", besonders den technischen Hilfsmitteln, ihnen zu dienen, sich von ihnen bedienen zu lassen oder sich ihrer zweckmäßig zu bedienen: daran entscheidet sich, ob die zukünftige Welt eine kranke oder gesunde Gemeinschaft sein kann [9]. Die damit zusammenhängenden Herausforderungen für Gesundheit am Arbeitsplatz stellen sich dreifach für Angehörige der Gesundheitsberufe:
– durch zunehmende Verunsicherung und Ansprüche der Patienten und Einrichtungen,
– durch fachliche Überforderung und Informationsüberflutung,
– durch Noxen und Stress im persönlichen Bereich.

Die WHO kommt in ihrer Studie „mHealth: New horizons for health through mobile technologies: 2nd global survey on eHealth" 2015 zu der optimistischen Einschätzung, dass der Einsatz mobiler und drahtloser Technologien zur Unterstützung der Errei-

chung von Gesundheitszielen (mHealth) das Gesicht der Erbringung von Gesundheitsdiensten auf der ganzen Welt verändern kann" [10].

Andererseits warnen Fachärzte aus verschiedenen Disziplinen und insbesondere
Kinderärzte zunehmend aufgrund erster Studien vor massiven und vielfältigen Schädigungen. Das betrifft namentlich die Augen und die allgemeine kognitive Entwicklung. Hinzu kommt ein hohes Suchtpotential – aufgrund sowohl technisch unsach-
gemäßer als auch bei sachgemäßer Nutzung. Die nachweisbaren Schädigungen stellen die Grundannahme einer Gesundheits-neutralen sachgemäßen Nutzung in Frage.
Hier fehlen bislang angemessen differenzierende kulturelle Narrative, die kritisches
Lernen über den angemessenen Umgang mit neuen Medien unter Gesundheits-
gesichtspunkten gesellschaftlich nachhaltig eingebettet informieren und erleichtern
würden.

Die Akzeptanz und Zunahme von geistig-seelischen Erkrankungen und Syndromen als medizinisches Problem zählt angesichts der Schwierigkeiten ihrer Objekti-
vierbarkeit und kulturellen Anerkennung zu den besonders wichtigen Innovations-
bereichen kultureller, anthropologischer und psychosozialer Forschung. Die Frage
der Stigmatisierung von Depression oder Burnout und die Einstufung als Erstat-
tungsfähig durch die Gemeinschaft sind stark kulturell gebunden und treiben in
manchen Ländern bereits selbst Umdeutungs- und Neubewertungsprozesse. Für den
Bereich der somatischen, psychischen und kognitiven Störungen liegen erste epidemiologische Befunde zur Pathogenese aufgrund verschiedener Nutzungsweisen
Internet-gestützter Medien vor. Besonders Kinderärzte stehen hier in einer Public-He-
alth-Verantwortung mit Blick auf die Gesundheit künftiger Generationen und der
Kontrolle gesundheitsschädlicher Mediennutzung, die andererseits wirtschaftlich
und narrativ bislang überwiegend positiv konnotiert ist. Menschen in Ländern mit
nachholender Modernisierungsentwicklung sind entsprechenden Fehlanreizen und
veralteten oder interessengeleiteten Informationen besonders schutzlos ausgesetzt,
wenn ihnen keine unabhängigen Aufklärungs- und Schutzmaßnahmen bzw. ärztlichen Unterstützer zur Seite stehen.

Große Bedeutung erhalten kulturelle Faktoren und kulturwissenschaftliche For-
schungen auch bei der Feststellung verhaltensabhängiger Pfade des Gesundens oder
Krankwerdens, der Saluto- oder Pathogenese. Ernährung oder Drogenkonsum hängen sowohl von den individuellen Entscheidungen und Präferenzen Einzelner ab als
auch von deren Wissen, Verantwortungsbewusstsein und sozialen Rahmenbedingungen. Hier spielen Erziehung in Familie und Schule, vermittelte Narrative (Qualität, Wert, Geschmack, Vorbilder) eine grundlegende Rolle – besonders für Bereitschaft und Fähigkeit zu lernen und ggf. „gesünder leben" zu wollen.

Dies unterstreicht die besondere Bedeutung der jungen und nachwachsenden
Generationen: wie können diese lernen und ertüchtigt werden, sich aus Verantwortung gegenüber sich selbst, anderen und der Umwelt kompetent für Gesundheit zu
machen? Das Gewicht und pathogene Potenzial der Globalisierung bestimmter, mit
„Modernität" verbundener aber als destruktiv und ungesund erkannter Lebensstile,

liegt vor allem auf den Kindern. Aus Sicht der Globalen Gesundheit ist es sowohl eine Chance als auch eine Verpflichtung der älteren Generationen, bei der Entwicklung ihrer jeweiligen Gesellschaften die Zukunft der Weltgesellschaft nicht aus dem Auge zu lassen. Diesen Handlungsbedarf kann ein geklärtes Verständnis der Zusammenhänge von Kultur und Gesundheit positiv unterstützen.

Das Auseinanderklaffen der Schere von traditioneller Armuts- und moderner Zivilisationskrankheit vergrößert im Zuge der modernen Globalisierung auch die Spannungen und Herausforderungen für eine gerechte Gesundheitsversorgung. Kultur ermöglicht Perspektiven der Kohärenz im Sinne der zweckmäßigen Entwicklung der Ressourcen und Angebote für Gesundheit. Der Zusammenhang von Kultur und Gesundheit kann sowohl die Handlungszusammenhänge der Gesundheitsakteure in einer übergeordneten Perspektive der Verantwortung deutlich machen als auch die globale Verwirklichung sozialer Güter (wie z. B. Gerechtigkeit, sozialer Frieden, Wohlstand) unterstützen.

2.4 Kultur als traditioneller Denkraum der „Gesundheit"

In Begriffen von Kultur rekonstruieren wir übergreifende Zusammenhänge von Genealogien, Theorien, praktisches Erfahrungswissen und deren Deutung für Gesundheit. Manches „traditionelle" Heilsystem wurde erst im 20. Jahrhundert erfunden [11]. Auch wenn ihre Elemente zum Teil durchaus eine mehr als tausendjährige Geschichte als Praxis oder Theorie aufweisen, basiert eine „Marke" wie die Traditionelle Chinesische Medizin (TCM) auf der künstlichen Verknüpfung ganz unterschiedlicher und unzusammenhängender Denkschulen und Behandlungen, sowie auf dem absichtlichen Weglassen signifikanten, heilkundlichen Wissens. In diesem konkreten Fall basiert die vorgeblich „traditionelle" Heilkunde tatsächlich auf dem Weglassen der handschriftlichen und mündlichen Überlieferung, die den wesentlichen Korpus der des gesundheitlichen Erfahrungswissens repräsentiert [12]. Dass „TCM" vor allem mit Blick auf europäische und nordamerikanische Kunden vermarktet wird, zeigt sich schon darin, dass im chinesischen Grundbegriff der Bezug zur angeblichen Tradition ganz fehlt (da heißt es einfach: Pflanzenmedizin). Auch hier ist es wichtig, die politische Dimension der Berufung auf vermeintliche „Traditionen" mit zu denken, wenn diese in legitimierender oder kommerzieller Absicht beschworen werden. Solche „traditionelle" Räume heilkundlichen Wissens existieren vor allem in Geschichten und Köpfen. Sie stehen nicht für die Vielfalt des realen Gesundheitswissens, wie es in der Überlieferung vorkommt.

Das zeigt sich besonders prominent in der Präsentation „chinesischer" oder „ayurvedischer" Heilkunde, die eine überwiegend heterogene Diversität unter einen Namen bringen. Damit wird der soziale und geistige Kern der Medizin verdeutlicht: sie ist nicht nur von nachvollziehbarer Wirksamkeit, sondern auch von ihrer kulturellen Plausibilität abhängig. Üblicherweise finden Praktiken der Akupunktur oder Diätetik aufgrund wahrgenommener oder kommunizierter Gesundheitserfolge Anklang, selbst wenn sie nicht standardisiert sind oder sich nicht standardisieren lassen. Gründe der Akzeptanz können vom Nachweis von Heilerfolgen ebenso unabhängig geltend gemacht werden wie von der Erklärbarkeit durch wissenschaftliche Kausalitätsnachweise. Die hier zugrundeliegende konzeptuelle Unschärfe kultureller Zuschreibungen schlägt sich in diffusen Bezeichnungen mit Sammelbegriffen wie „traditionell", „alternativ" oder „komplementär" nieder.

Diese Formen heilkundlichen Erfahrungswissens und Nachdenkens ziehen ihre Kraft größtenteils aus Narrativen, die eine salutogene Sichtweise und sinngebende Einordnung nahelegen („Das macht gesund!", „Wer heilt hat Recht!"). Sie bieten Kompetenzversprechen jenseits fachlicher Spezialisierung: ganzheitliche, spirituelle, handlungsorientierende Rückversicherung, betten konkrete Maßnahmen in allgemeine Lebensweisheit ein und können so ein gewisses Vertrauen auch über ihren ursprünglichen Zusammenhang hinaus stiften.

Schließlich unterliegen Denk- und Verhaltensmuster einem Wandel. Über die Zeit hinweg können sie ihren Gesundheitswert ändern. Was als gesundes, zulässiges, gutes oder krankmachendes Verhalten galt, kann entweder bestätigt oder korrigiert oder verworfen werden. Hierbei können epidemiologische Langzeitstudien aufklärende Hinweise über komplexe und verhaltensabhängige Gesundheitsfragen der Ernährung, der Lebensweise oder der Arbeitsorganisation erbringen, die konzeptuell oder soziologisch gestützte Hypothesen stärken oder widerlegen. Die besondere Aufgabe der Globalen Gesundheit besteht hier in der Wertschätzung und Aufklärung der behaupteten Kultur- und Gesundheitsbezüge sowie in trans-disziplinären Beiträgen zur Entwicklung entsprechender Methoden der Qualitätssicherung.

2.5 Kultur – Gesellschaft – Gesundheitsverhalten

2.5.1 Kultur und Gesellschaft

Wie bereits am Anfang dieses Kapitels dargestellt worden ist, wird seit Jahrhunderten über eine gemeinsame Definition für Kultur diskutiert. Die ethnologisch ausgerichtete Anthropologie am Ende des 19. Jahrhunderts hat dabei den bis heute auch im Kontext von Gesundheitsverhalten und Medizin einflussreichsten Begriff der Kultur geprägt. Dieser Begriff ist aufgrund seiner historischen Wirkmacht näher zu würdigen, auch wenn er heute kritisch gesehen werden muss: Kultur ist demnach „ein komplexes Ganzes bestehend aus Wissen, Glauben, Kunst, Recht, Moral, Gewohnheiten sowie weiteren Fähigkeiten und Fertigkeiten eines Menschen als Teil einer Gesellschaft/Gemeinschaft" [13].

Die Herleitung des Begriffes „Kultur" findet sich auch in Meyers Konversationslexikon von 1905 [14]: „Kultur, eigentlich Pflege und Vervollkommnung eines nach irgendeiner Richtung der Verbesserung fähigen Gegenstandes, z. B. Kultur des Bodens, der Waldungen, bestimmter Tiere, besonders aber die Entwicklung und Veredelung des menschlichen Lebens und Strebens. Nur in diesem Sinne wird das Wort gebraucht, wenn von den Anfängen oder der Geschichte der Kultur die Rede ist."

Eine modernere Definition besagt: „Kultur ist eine Sammlung von Regeln und Standards, die von den Mitgliedern einer Gemeinschaft akzeptiert werden und die, sofern sie von den Mitgliedern befolgt und eingehalten werden, ein Verhalten hervorrufen, das wiederum von den Mitgliedern als angemessen und akzeptierbar betrachtet wird" [15].

Einfacher ausgedrückt: „Kultur besteht aus Verhalten und Überzeugungen, die erlernt und akzeptiert werden" [15]. Diese Verhaltensweisen und Überzeugungen kommen in einer Gesellschaft zumeist in den folgenden Bereichen zum Tragen:

- Familie
- Soziale Gruppen außerhalb der Kernfamilie
- Erwachsenwerden sowie körperliche und geistige Entwicklung
- Kommunikation
- Religion
- Kunst (bildende Künste, Musik, Theater etc.)
- Recht und Politik
- Wirtschaft

Da alle diese Bereiche die Gesellschaft betreffen, ist wichtig, auch diesen Begriff zu definieren. Den oben beschriebenen Definitionen für Kultur folgend ist Gesellschaft „eine Gruppe von Menschen, die zusammen in einer Region wohnen und über dieselben kulturellen Traditionen verfügen" [2]. Gesellschaften verfügen jeweils über Strukturen, die erlauben, ihre jeweiligen Untergruppen zusammenzuhalten, sodass eine (immer vorhandene) Heterogenität nicht zu ihrem Verfall führt. Diese „Subkulturen" lassen sich wiederum in den o. g. Bereichen beschreiben. Häufig verleitet ein Blick von außen auf eine Gesellschaft zu der Annahme, es handele sich um eine homogene Kultur, z. B. der europäische Blick auf China oder Indien. Heterogenität und Variabilität in verschiedenen Regionen und Untergruppen sind häufig lokalen Settings oder Besonderheiten geschuldet, an die die jeweilige Lebensweise angepasst wurde. Diese Anpassungen müssen manchmal auch vor Ort an sich verändernde Lebensbedingungen erfolgen, entweder von außen kommend wie Industrialisierung, Globalisierung, Klimawandel, oder als Entwicklung innerhalb der Gesellschaft. Die Sesshaftwerdung vormals nomadisch lebender Gesellschaften ist ein gutes Beispiel.

Eine maßgebliche soziologische Begriffsbestimmung, in der Gesellschaft idealtypisch von Gemeinschaft unterschieden wird, hat bereits 1887 Ferdinand Tönnies vorgeschlagen: „Die Theorie der Gesellschaft konstruiert einen Kreis von Menschen, welche, wie in Gemeinschaft, auf friedliche Art neben einander leben und wohnen, aber nicht wesentlich verbunden, sondern wesentlich getrennt sind, und während dort verbunden bleibend trotz aller Trennungen, hier getrennt bleiben trotz aller Verbundenheiten" [16]. An dieser Definition lassen sich heute wesentliche Prinzipien des pluralistisch-säkularen Sozialstaates entwickeln, besonders die Solidarität. Sie beruht auf der Bereitschaft potenziell unbekannte Nutznießer einer abstrakten Gesellschaft im Bedarfsfall zu unterstützen und ggf. selbst von dieser Institution zu profitieren.

In diesem Zusammenhang und v. a. beim Betrachten kultureller Faktoren im Bereich globaler Gesundheit ist auch wichtig zu untersuchen, wie von außen auf Gesellschaften und Gemeinschaften gesehen wird und welche jeweils eigenen kulturellen Ansichten diesen Blick beeinflussen. (Unreflektierte) Vergleiche mit der eigenen Kultur verfälschen oft die Betrachtung anderer Kulturen und werden in der Anthropologie als Ethnozentrismus bezeichnet. Bei allen folgenden Betrachtungen zu Kultur und Gesundheit soll darauf geachtet werden, dass jede Kultur als sowohl einzigartig wie auch im Wandel begriffen anzusehen ist und unter Berücksichtigung ihrer jeweils eigenen Werte und Standards betrachtet werden soll (schwacher kultureller Relativismus (vgl. Ethik-Kapitel 5). Die Untersuchung kultureller Determinanten von Gesundheit kann anhand folgender Leitfrage erfolgen:

Wie gut kann eine Kultur die körperlichen, psychischen und sozialen Bedürfnisse derjenigen unterstützen, deren Verhalten sie einbettet?

Als negatives Beispiel kann hierfür die Beschneidung oder Genitalverstümmelung thematisiert werden, in ihren Auswirkungen auf die Gesundheit in der Gesellschaft, in der sie angewendet wird und ohne dabei das jeweils individuelle Schicksal zu übergehen. Ein weiteres Beispiel ist die gesellschaftliche Duldung des exzessiven Tabakkonsums in öffentlichen und geschlossenen Räumen, von dem insbesondere Kinder (z. B. als Beifahrer im PKW) in den sogenannten entwickelten Industrienationen über Jahrzehnte massiv gesundheitlich betroffen waren. Hier standen kulturell etablierte Rationalisierungsmuster und Apologien einem frühzeitigen und wirksamen Gesundheitsschutz im Wege. Grundsätzlich gilt, dass Betrachtungen einer Kultur von außen hinsichtlich der o. g. Leitfrage sehr vorsichtig, empathisch, methodisch-kritisch und gründlich erfolgen müssen und die Analyse ihrer Auswirkungen auf die Gesundheit der Gesellschaft, die nach ihren Regeln lebt, immer mit den Mitgliedern derselben in Zusammenhang gebracht werden muss, sodass ggf. Akzeptanz für die Konsequenzen einer Veränderung des Gesundheitsverhaltens geschaffen werden kann.

Mit den sich global zunehmend multikulturell differenzierenden Gesellschaften sind einerseits Chancen verbunden: Modelle und Ressourcen gesundheitsfördernden Verhaltens können geteilt werden, Erfahrungswissen kann weitergegeben werden, für Kooperationen stehen potenziell mehr passende Partner zur Verfügung. Andererseits gibt es Herausforderungen, die zu meistern sind, damit dieses Potenzial gehoben werden kann. Dazu gehört ein noch besser reflektierter Kulturbegriff, der auch sprachliche, konzeptuelle und geschichtliche Besonderheiten reflektiert. Besonders groß bleibt die Herausforderung insbesondere auf dem Gebiet der globalen Gesundheit, die begriffliche Klarheit und normative Orientierung mit der Pflege und Wertschätzung dieser Vielfalt in einen konstruktiven Prozess zu bringen – in dem Gesundheit etwas ist, das als Veränderung positiv verstanden und gewollt werden kann.

2.5.2 Gesundheitsvorstellungen und -verhalten

In und zwischen verschiedenen Kulturen, Gemeinschaften oder Gesellschaften bestehen unterschiedliche Vorstellungen über den menschlichen Körper und darüber,
was Krankheit und Gebrechen ausmacht, welche Bedeutung „krank" oder „behindert" jeweils beanspruchen oder haben sollen und welche Maßnahmen zur Wiederherstellung von Gesundheit die richtigen sind. So werden Krankheiten als „normal"
hingenommen, wenn sie häufig auftreten oder Menschen glauben, nichts dagegen
tun zu können, z. B. verschiedene Wurmerkrankungen in Westafrika, Fieber infolge
Malaria in Subsahara-Afrika oder Rückenschmerzen bei Frauen in Ostasien. Dabei
muss zwischen „Sichkrankfühlen" (engl. *Illness*) und eigentlicher Krankheit (engl.
Disease) unterschieden werden [17]. Das Krankheitsgefühl oder Unwohlsein kann eine Reaktion auf eine tatsächliche Erkrankung sein, aber auch auf soziale Umstände.
Betroffene können es beschreiben, die Symptome benennen, und die Kultur, in der
die Betroffenen leben, hat ebenfalls eine Bezeichnung dafür. In den reichen Industrieländern folgen die Erklärungen für *Illness* und *Disease* häufiger dem biomedizinischen Paradigma der Industrienationen, nach dem alle Erkrankungen mit objekti-
vierbaren und grundsätzlich messbaren Risikofaktoren verknüpfbar sind: Rauchen
führt zu Lungenkrebs, Erkältungen werden durch Viren ausgelöst, fettes und süßes
Essen verursacht Diabetes Typ II, hohe Cholesterinwerte im Blut führen zu kardiovaskulären Erkrankungen.

Tab. 2.1: Traditionelle Erklärungsmodelle für Krankheiten (*Illnesses*) (nach [4]).

Natürliche Kräfte	Übernatürliche Kräfte
– Gleichgewicht des Körpers	– Böser Blick, Verhexung
– Körpersäfte wie Blut, Schleim (vgl. Viersäfte-	– Strafe Gottes
lehre von Galen),	– Dämonen, Ahnen, Feinde
– Körpertemperatur	
– Energieflüsse	
– Organwanderungen	
Emotional	**Sexuell**
– Emotionaler Stress, Angstzustände	– Falscher Sexualpartner
– Neid	– Übertriebene sexuelle Aktivität
– Sorgen	

Im Unterschied zu diesen Erklärungsmodellen werden in einigen Gesellschaften und
Subkulturen Krankheiten dadurch erklärt, dass der Körper infolge ungesunden Verhaltens aus dem Gleichgewicht geraten sei (Tab. 2.1). Beispielsweise werden verschiedene Speisen metaphorisch als „warm" und „kalt" betrachtet, und nur die richtige Zusammensetzung der Ernährung nach derartigen symbolischen Schemata kön-

ne Krankheit verhindern bzw. den Körper stärken. In vielen Gemeinschaften werden darüber hinaus Krankheiten durch übernatürliche Kräfte erklärt: durch den „bösen Blick", als „Strafe Gottes" oder zumindest die Aufforderung, die Ursachen bei sich zu suchen und seine Lebensführung zu überdenken. Schließlich können auch Gefühls-zustände als ursächlich für Krankheit angesehen werden: allgemein emotionaler Stress oder Angstzustände, Neidgefühle oder Sorgen. Ein bestimmtes Sexualverhal-ten wird ebenfalls in manchen Gesellschaften als eine mögliche Krankheitsursache angesehen – nicht im Sinne des medizinischen Paradigmas, dass ungeschützter Ge-schlechtsverkehr zur Übertragung eines Krankheitserregers, wie des HI-Virus führen könne, sondern aus moralischer Verfehlung: Verkehr mit unerlaubten Partnern oder in übertriebenem Maße sei für verschiedene Krankheiten oder Gebrechen verantwort-lich.

In manchen Kulturen werden Krankheitssyndrome als sogenannte Volkskrank-heiten rationalisiert. Diese Kombinationen aus verschiedenen Krankheitszeichen werden in der jeweiligen Kultur als „Krankheiten" verstanden und akzeptiert. Zudem existieren hierfür Beschreibungen, einschließlich der ihnen zugeordneten Therapie. Ein Beispiel stellt „Empacho" dar, ein Zustand, der in mehreren lateinamerikani-schen Gesellschaften bekannt ist. Dabei zeigen sich Bauchschmerzen und -krämpfe sowie Durchfall und Blähungen. Erklärt wird dieser Zustand durch das krankma-chende Anhaften bestimmter Nahrung an den Wänden von Magen und Darm, das zu Verstopfung und dem beschriebenen Zustand führen kann und besonders Kinder be-trifft. Empfohlen werden Massagen der Bauchdecke oder ein äußerlich anzuwenden-der Puder. Häufig werden bei Empacho auch lokale Heiler konsultiert. Bei Empacho kann medizinisch keinerlei physiologische Ursache für die Beschwerden festgestellt werden. Deshalb gehen diese kaum in standardisierte Profile der Bevölkerungs-gesundheit ein. Trotzdem sind solche Diagnosen bedeutsam als Anhaltspunkte für reale Gesundheitsprobleme.

Zur Behandlung von Volkskrankheiten aber auch von anderen kleineren Be-schwerden gibt es sogenannte Hausmittel, d. h. Prozeduren oder Mittel, die aus Er-fahrungswissen oder Überlieferung zur Anwendung kommen, ohne dass das jeweili-ge formale Gesundheitssystem konsultiert wird. Diese können je nach kultureller Umgebung unterschiedlich sein: Während in Deutschland Erkältungstees oder Inha-lationen zur Behandlung einer verstopften Nase infolge einer Erkältungskrankheit angewendet werden, wird in Russland Meerrettich verwendet, und zwar so lange, bis seine Schärfe die Nasenschleimhäute zum Abschwellen gebracht hat, nötigenfalls unterstützt mit einem Gläschen Wodka.

Zur Vermeidung bestimmter Krankheiten gibt es in vielen Gesellschaften Tabus (das sind mit einem starken Verbot unterlegte Handlungen), deren Einhaltung genau überwacht wird. Häufig betreffen diese den Genuss bestimmter Speisen zu bestimm-ten Zeiten, etwa während der Schwangerschaft. Das wiederum kann harmlos oder gar gesundheitsfördernd sein, aber auch zu Mangelernährung führen, wie z. B. in Malaysia, wo eine bestimmte proteinreiche Nahrung während der Schwangerschaft gemieden wird. Zur Vermeidung von Krankheiten kommen in vielen Ländern auch Rituale zur Anwendung, z. B. das Tragen von Amuletten, das Zufügen von Narben, das Mischen von (Zauber-)Tränken oder das rituelle Besprechen. Bei diesen ist nicht nur die potenziell wirksame Substanz zu beachten, sondern auch der soziale und kommunikative, ggf. rituelle Kontext, in dem und durch den sie ihre gesundheitliche Wirkung entfalten sollen.

Reichen die Hausmittel zur Selbstbehandlung nicht mehr aus, werden auch Heiler oder andere als kompetent eingeschätzte Personen aufgesucht, um Linderung oder Heilung zu erreichen. Oftmals geschieht dieses noch vor oder während einer Behandlung durch eine ausgebildete, medizinische Fachkraft (z. B. Ärztin, Krankenpfleger usw.). So stehen in vielen Kulturen unterschiedliche Gesundheitsdienstleister zur Verfügung, aber auch im Konkurrenzverhältnis zueinander. Die Ursachen für diese parallele oder alternative Inanspruchnahme verschiedener Gesundheitsdienstleister sind vielfältig. Unterschiedliche Kosten oder zeitlicher Aufwand können eine Rolle spielen. Ein weiterer Grund könnte darin bestehen, dass der Heiler aus derselben Gemeinschaft stammt wie die Patienten, dieselbe Sprache spricht und denselben kulturellen Hintergrund hat. Das sind alles Umstände, die ein niedrigschwelliges Angebot von Gesundheitsleistungen ermöglichen.

In den meisten Fällen gilt, dass Beschwerden und (beginnende) Krankheiten zunächst zuhause mit Hausmitteln behandelt werden, bevor ein Gesundheitsdienstleister aufgesucht wird. Dieses zeigt sich sowohl in eher traditionellen Kulturen in armen Ländern als auch in reichen Industrieländern, wo zunächst eigene Mittel zum Einsatz kommen wie Tees, Vitaminpillen etc., bevor der Hausarzt aufgesucht wird. Um die Glaubwürdigkeit und den Erfolg von Interventionsmaßnahmen sicherzustellen, muss dieser Umstand in Betracht gezogen werden, wenn mit diesen Interventionsmaßnahmen die Gesundheit einer Population objektiv und subjektiv (in den Augen der Betroffenen) verbessert werden soll, z. B. durch Impfprogramme, Mutter-/Kind-Gesundheit etc.

2.5.3 Gesundheitsverhalten und seine Änderung

Viele Krankheiten werden durch Risikoverhalten verursacht oder befördert, und das gilt in reichen wie in armen Ländern. Diese Risikofaktoren umfassen die Ernährung (mit der Folge von Über- und Untergewicht, Arteriosklerose etc.), Rauchen, Alkohol, unsauberes Wasser, ungeschützter Geschlechtsverkehr, aber auch schädliche Arbeitsbedingungen und pathogene Fehlstellungen aufgrund bestimmter Lebensstile wie falsches Sitzen, ungeschützte Bildschirmnutzung oder Bewegungsmangel. Unterernährung ist ein wichtiger Risikofaktor für den vorzeitigen Tod in armen Ländern, besonders bei Kindern. Einkommen und Bildungsstand sind eng verknüpft mit Unterernährung. Hinzu kommen kulturelle Bedingungen, die dazu beitragen können:

Tabus bei der Ernährung oder Bewegung während der Schwangerschaft, Still-
gewohnheiten, Beginn der Zufütterung bei Säuglingen etc.

Ähnliche Zusammenhänge gelten für Überernährung sowie den Konsum von Alkohol und Tabak. Auch die Belastung von Luft in Innenräumen hängt wenigstens
teilweise mit kulturellen Gewohnheiten zusammen, da in vielen Ländern Familien
traditionellerweise noch über offenen Feuern in geschlossenen Räumen ihr Essen zubereiten. Versuche, das Gesundheitsverhalten nachhaltig zu ändern, müssen daher
immer auch die kulturellen Gegebenheiten in den jeweiligen gesellschaftlichen Settings berücksichtigen [18,19].

Um damit kulturell informiert und sozial nachhaltig umgehen zu können, müssen die subjektiven Gründe für z. B. Tabakkonsum zusammen mit deren (womöglich
mittlerweile obsoleten) individuell oder gemeinschaftlich positiven Aspekten verstanden werden. Um wirksame Änderungen des Gesundheitsverhaltens zu bewirken
und in die Eigenverantwortung zu stellen, genügen materielle Anreize und rationale
Appelle nicht. Die Narrative und Lebensumstände, die mit Rauchen oder Alkohol
verbunden sind, bilden Anhaltspunkte, von denen aus Lernen das schädliche in ein
erwünschtes Verhalten umformen, ohne dass dies mit Verlust- oder Ohnmachtserleb-
nissen verbunden wird.

Basierend auf den o. g. Überlegungen zu kulturellen Hintergründen und Einflüssen werden im Folgenden Modelle und klassische Public-Health-Ansätze vorgestellt,
die zum Ziel haben gesundheitsförderliches Verhalten zu verstärken und gesundheitsschädliches zu begrenzen. Im Kontext der globalen Gesundheit muss ihre lokale
und regionale Anwendung kritisch hinsichtlich Effektivität und Effizienz hinterfragt
werden, aber auch hinsichtlich ihrer (Aus-)Wirkungen auf Denkmodelle der globalen
Gesundheit.

2.5.3.1 Das „Health-Belief-Modell"

Dieser Ansatz wurde ursprünglich von den US Public Health Services in den 1950er
Jahren entwickelt, um zu untersuchen, warum Bürger vom Angebot einer Röntgenuntersuchung zur Diagnose einer Tuberkulose Gebrauch machten oder nicht. In diesem Modell wird davon ausgegangen, dass Entscheidungen für ein gesundheitsförderndes oder präventives Verhalten von folgenden Einschätzungen abhängig gemacht werden [5]:

- die Wahrscheinlichkeit, selbst zu erkranken;
- die Schwere bzw. Bedrohung der Krankheit;
- die Vorteile eines Verhaltens, das die Krankheit vermeiden/verhüten hilft;
- die Hürden/Anstrengungen/Investitionen bei Anwendung dieses Verhaltens.

Im Falle der Tuberkulose bedeutet dies folgende Überlegungen anzustellen:
– Wie wahrscheinlich ist es für mich, überhaupt an Tuberkulose zu erkranken?
– Wie schwer würde eine Lungentuberkulose werden?
– Ist sie medikamentös behandelbar und heilbar?
– Besteht das Risiko, an Tuberkulose zu sterben?
– Wie sinnvoll ist eine Röntgenaufnahme der Lunge hinsichtlich der Früherkennung oder Prävention der Tuberkulose?
– Welche Vorteile bringen die Röntgenuntersuchung und das Wissen um den Zustand meiner Lunge?
– Welchen Aufwand muss ich betreiben, eine Röntgenuntersuchung zu bekommen und welcher Strahlenbelastung werde ich dabei ausgesetzt?

Derartige Überlegungen lassen sich entsprechend auf Präventionsmaßnahmen zur Vermeidung anderer Krankheiten übertragen, z. B. auf die Benutzung von Kondomen zur Vermeidung von HIV/AIDS, auf die Messung von Blutwerten zur Früherkennung oder Vermeidung von Arteriosklerose/kardiovaskulärer Erkrankungen etc.

2.5.3.2 Ein Stufenmodell der Verhaltensänderung

Dieses Modell wurde in den 1990er Jahren entwickelt und bezieht sich v. a. auf die Suchtentwöhnung bei Drogen- oder Alkoholabhängigkeit. Das Modell geht davon aus, dass mehrere Stufen bis hin zur dauerhaften Verhaltensänderung erklommen werden müssen und dass von jeder Stufe aus ein Rückfall in frühere Verhaltensweisen erfolgen kann. Folgende Stufen werden beschrieben:
– Vorstufe: Eigenes Verhalten wird ausgeübt und nicht hinterfragt (Beispiel: Rauchen, es wird regelmäßig geraucht);
– Stufe 1, Überlegungen: Das eigene Verhalten wird in Frage gestellt, eine Umstellung wird erwogen und auch schon vorbereitet (ich könnte mit dem Rauchen aufhören und wäge Vor- und Nachteile ab (vgl. 4.1);
– Stufe 2, Entscheidung (Ich entscheide, mit dem Rauchen aufzuhören);
– Stufe 3, Handeln: konsequente Umsetzung der Entscheidung (Ich rauche fortan nicht mehr oder nehme an einem Raucherentwöhnungsprogramm teil);
– Stufe 4, Aufrechterhaltung: Maßnahmen, die einen Rückfall in frühere Verhaltensweisen verhindern (ich suche mir eine Nichtraucherumgebung bei Freunden, Aufenthaltsorten, Situationen).

2.5.3.3 Der ökologische Ansatz

Dieser Ansatz geht davon aus, dass jeder Mensch in einem sozialen Gefüge lebt, das ihn und das er selbst beeinflusst (soziales „Ökosystem"). Gesundheitsverhalten wird beeinflusst und beeinflusst selbst auf verschiedenen Ebenen: individuell, interpersonell, institutionell, in der sozialen Gruppe und im politischen Gefüge. Das Gesundheitsverhalten wird also von der sozialen Umwelt beeinflusst und beeinflusst diese. Ein Raucher z. B. wird möglicherweise aufhören zu rauchen. Diese (Gesundheits-) Verhaltensänderung hängt von seiner eigenen Einstellung zum Rauchen ab (*individuell*), aber auch davon, wie er denkt, dass andere über sein Rauchverhalten und das Aufhören denken (*interpersonell*), sie hängt darüber hinaus von seinem sozialen Umfeld ab (unter seinen Freunden und Bekannten gibt es Raucher und Nichtraucher bzw. welche, die ebenfalls aufhören [wollen], *institutionell/soziale Gruppe*), vom Preis für Zigaretten und den Möglichkeiten, welche zu kaufen (*politisches Gefüge, Gesetze*).

2.5.3.4 Das Innovationsverbreitungsmodell
Das Modell geht vom Begriff der Innovation aus, also einer Idee, Praxis, Dienstleistung oder Sache, die jeweils als neu betrachtet wird von einem Individuum oder einer sozialen Gruppe [6]. Das Modell geht weiterhin davon aus, dass Menschen unterschiedlich schnell die Innovation aufnehmen und umsetzen werden. Innovation bedeutet hier nicht unbedingt ein neuartiges Verhalten, sondern eine signifikante Verhaltensänderung, die durchaus zur Wiederaufnahme eines früheren Verhaltens führen kann, wenn dies als gesünder verstanden wurde. Wie schnell und nachhaltig sich eine Innovation/Gesundheitsverhaltensänderung in einer Population verbreiten wird, hängt von folgenden Einschätzungen ab:
- Einschätzung der Vorteile der Innovation;
- Einschätzung, wie gut die Innovation mit der kulturellen Umgebung und den eigenen Werten vereinbar sein wird;
- wie leicht die Innovation auszuprobieren ist;
- ob es Vorbilder, Beispielgeber etc. für die Implementierung der Innovation gibt;
- Einschätzung des Kosten-Nutzen-Verhältnisses der Innovation.

Es handelt sich hier also um eine Kombination aus subjektiven („Einschätzung") und objektiven (Umsetzbarkeit) Faktoren, die beide Grundbedeutungen von Kultur zu einem Praxisfeld verbinden, in dem Entscheidungen anhand von Szenarien („Vorbilder") getroffen werden. Ein gutes Anwendungsbeispiel ist die Umstellung von Ernährungsgewohnheiten: Einige werden die neuen Vorschläge für eine gesunde Ernährung sofort und vollständig umsetzen. Andere werden zögern und abwarten, wie ihre Bezugspersonen oder Vorbilder damit zurechtkommen. Wieder andere werden erst anfangen, über eine Ernährungsumstellung nachzudenken, wenn bereits die Mehrheit der Population die Ernährung entsprechend umgestellt hat.

Die vier Modelle/Ansätze basieren alle auf der Annahme, dass individuelles Verhalten sehr eng mit dem kognitiven, sozialen und kulturellen Hintergrund verknüpft ist und infolgedessen nicht immer in gleicher Weise einfach zu ändern ist. Wichtig ist daher ein gutes Verständnis der kulturellen Gegebenheiten, um Ansätze zu bestimmen, die das Gesundheitsverhalten lokal, regional oder sogar global ändern könnten.

2.5.4 Interventionen zur Änderung des Gesundheitsverhaltens

Interventionen zum Zweck einer Verbesserung des Gesundheitsverhaltens fallen in die Perspektive des Paternalismus. Eine fürsorgliche Haltung steht einer Bedürftigkeit gegenüber. Schon diese Konstellation birgt Potenzial für Missverständnisse und Fehler, selbst wenn man sie idealtypisch partnerschaftlich verstehen möchte: die Legitimität und Autorität der Fürsorgekompetenz muss sichergestellt und gut kommuniziert werden, die Bedürftigkeit ist nachvollziehbar zu definieren, die effektiven Mittel müssen verständlich und verfügbar sein, die Voraussetzungen für „compliance" (gehorsames) oder „adherence" (einsichtiges) Änderungsverhalten müssen gegeben sein; die Maßnahmen können auf einer gleitenden Skala und je nach Grad und Schadenspotential des ungesunden Verhaltens für sich und andere mehr oder weniger stark intervenieren.

Wenn Programme lanciert werden sollen, gesundheitsförderndes Verhalten zu stärken und abträgliches zu hemmen, müssen zunächst das jeweilige Verhalten und sein kultureller Hintergrund verstanden werden. Dabei kann mit folgendem analytischem Ansatz vorgegangen werden [16]:

- Analyse der Verhaltensweisen,
- Beurteilung ihres Einflusses auf die Gesundheit,
- Analyse der zugrundeliegenden Motivation(en),
- Berechnung möglicher Reaktionen auf Vorschläge/Innovationen/Programme zur Verhaltensänderung.

Eine Strategie, eine Verhaltensänderung zu erreichen hin zu mehr gesundheitsförderndem Verhalten muss die kulturellen Werte berücksichtigen, die dem zu ändernden Verhalten zugrunde liegen. Das schließt die Beweggründe ein sowie die Kenntnis über diejenigen, die Einfluss auf das jeweilige Verhalten haben. Einige Strategien zielen auf das Individuum ab, andere auf die soziale (Unter-)Gruppe und wieder andere auf die gesamte Population. Im Folgenden werden dazu einige Ansätze vorgestellt.

2.5.4.1 Mobilisierung von kommunalen oder Gemeindestrukturen

Dörfliche Lebensgemeinschaften, Stadtteile oder zusammenlebende Gruppen in anderen Strukturen haben oft ähnliche gesundheitliche Herausforderungen und reagieren als Gemeinschaft mit ähnlichen Verhaltensmustern. Das soll grundsätzlich auch für kommunale Substrukturen in urbanisierten Regionen und Megastädte gelten. Hier kann generell mit einigem Aufwand darauf hingearbeitet werden, die gesundheitliche Herausforderung als Problem zu identifizieren und gemeinsam nach Lösungsmöglichkeiten zu suchen. Wichtig ist in diesem Vorgehen, die Vorsteher/Anführer/Leitung der Gemeinschaft für die Strategie/Verhaltensänderung zu mobilisieren und sie zu Vorreitern der Veränderung zu machen. Gemeinsame Aktivitäten können die Veränderung tragen und nachhaltig implementieren.

Ein Beispiel ist die ausreichende Ernährung von Säuglingen nach der Stillphase. Diese kann unterstützt werden, indem Mütter mit Vorbildcharakter die Säuglingsnahrung zubereiten und verwenden, indem Gruppen von Müttern gemeinsame diese (neue) Nahrung zubereiten und sich gegenseitig unterstützen bei der Anwendung. Ähnliches Vorgehen kann erfolgreich sein für die Implementierung von Impfprogrammen oder die Bekämpfung von Durchfallerkrankungen durch verbesserte Hygiene in der jeweiligen Gemeinschaft [18,20]. Solche Maßnahmen machen sich die gemeinschaftlichen Bindungskräfte und Mechanismen sozialer Kontrolle zunutze. Hierbei ist allerdings besonders darauf zu achten, dass die Maßnahmen angemessen und unterstützend umgesetzt werden und nicht etwa gewaltsam wirken („sozialer Druck"). Hier kann die Perspektive der Globalen Gesundheit dazu beitragen, die Kompetenz zu unterstützen, ein gerechtes Maß zu halten, indem sie dafür sensibilisiert, die Gesundheitskompetenzen, Machtverhältnisse und individuellen Bedarfslagen zu berücksichtigen und zum Beispiel entsprechende Bildung und gerechten Zugang zu Gesundheitsdiensten zu gewährleisten

2.5.4.2 Medien

Verschiedene Medien können eingesetzt werden, um ein gesundheitsförderndes Verhalten zu bewerben oder vorzustellen. Fernsehen, Radio und insbesondere nun das Internet können geeignete Informationsträger und Vermittler von gesundheitlicher Bildung sein. Aber auch die konsequente Nutzung mancher der sogenannten „sozialen Medien" oder „Gesundheits-Apps" kann dazu beitragen, Gesundheitsinhalte zu vermitteln, sowie Nachdenken und Eigenverantwortung zu stärken. Hierzu bedarf es allerdings der Kontrolle der Inhalte und der Bildung von Nutzerkompetenzen.

Ein beliebter aber in seiner Wirksamkeit noch nicht erforschter Ansatz ist die Verbindung von Unterhaltung mit Erziehung und Bildung (entertainment + education = „edutainment"). Besonders erfolgreich ist der Einsatz von „Soap Operas" im Fernsehen, in denen gesundheitliche Themen erzählt werden. Die BBC, zum Beispiel, hat das Thema HIV/AIDS in einer Soap Opera behandelt und diese für Indien und Nigeria landesspezifisch adaptiert produziert. Und auch Lepra wurde in einer Soap Opera in Myanmar thematisiert mit dem Ziel, über Übertragungswege aufzuklären und die Krankheit zu entstigmatisieren, sodass Betroffene früher das Gesundheitssystem kontaktieren und behandelt werden können.

Da Medien selbst zur Kultur gehören, vermitteln sie die entsprechenden Werte und Weltbilder. Diese können über Gesundheit aufklären und diese fördern oder auch das Gegenteil bewirken, namentlich durch Botschaften, die ein irriges Verständnis von Gesundheitsverhalten vermitteln oder absichtlich (Werbung, Propaganda) Gesundheitszwecke kommerziellen oder ideologischen Zwecken unterordnen (z. B. Werbepropaganda für Zuckerkonsum oder Regierungspropaganda für eugenische Sterilisierung [21]).

2.5.4.3 Gesundheitserziehung

Ähnlich wie über die Massenmedien kann über Gesundheitserziehung eine größere Zielpopulation erreicht werden. Erziehung setzt wie Bildung in der Privatsphäre der Familie und in Räumen wie Kindergärten und Schulen an. Hier werden altersgerechte Herangehensweisen verfolgt, um die gesundheitlichen Probleme lebenslaufabhängig anzusprechen. Folgende Faktoren und Eigenschaften sind für eine erfolgreiche Gesundheitserziehung wichtig:

– Unterstützung eines eigenen Körpergefühls,
– Entwicklung von positiven Erfahrungen von Gesundheitskompetenz,
– positive Unterstützung salutogener Handlungsweisen,
– Fokussierung auf Risikoverhalten, Prävention und Aufklärung über Konsequenzen,
– zuverlässige und stimmige Informationen,
– Hinweise zum Umgang mit sozialem Druck bezüglich Gesundheitsverhalten oder Krankheit,
– Einsatz von Lehrern oder Vertretern der Peer Group, die von der Verhaltensänderung überzeugt sind,
– Abstimmung der Bildungsinhalte auf Altersgruppe, ihr Umfeld, Erfahrungen mit der eigenen Gesundheit sowie den kulturellen Hintergrund.

2.5.4.4 Soziales Marketing

Das soziale Marketing bedient sich einiger Methoden und Vorgehensweisen des kommerziellen Marketings und hat zum Ziel, gesundheitsförderndes Verhalten wie ein Produkt zu bewerben bzw. zu vermarkten. Es sollte von Propaganda unterschieden werden. Besonders im Bereich Geburtenkontrolle und Familienplanung wird dieses Vorgehen als erfolgreich angesehen [18]. Wie im kommerziellen Marketing ist auch hier eine genaue Marktanalyse vorgeschaltet. Ein gutes Verständnis der kulturellen Gegebenheiten bildet dabei die Basis für die richtige Marketingstrategie.

Diese kann z. B. den Verkauf bzw. die Verteilung von Bettnetzen zum Ziel haben oder von Kontrazeptiva, Kondomen oder anderen Gesundheitsprodukten wie Hygieneartikeln. Generell gilt die die Marketingstrategie die Berücksichtigung der „four P":

– Attractive **p**roduct (attraktives Produkt),
– affordable **p**rice (günstiger Preis),
– convenient **p**laces for obtaining the product (angenehmer Ort, an dem das Produkt erhalten werden kann),
– persuasive **p**romotion (überzeugende, aber nicht manipulierende Werbung).

Generell können folgende Faktoren identifiziert werden, die den Erfolg einer Gesundheitsintervention unterstützen:

- Identifizieren von Gesundheitsproblem, relevantem Verhalten, verantwortlichen Personen,
- Hintergrundwissen um adäquate Verhaltenstheorien (s. o. Abschnitt 2.5.4) und kulturelle Zusammenhänge,
- Identifizieren von Motivation für und Hemmnisse gegen eine Verhaltensänderung unter Berücksichtigung von kulturellen, sozialen, Umwelt- und anderen Faktoren,
- Vorgehen im partizipativen Ansatz, um eine geeignete Intervention zusammen mit den betroffenen Personen zu entwickeln,
- gute finanzielle Planung,
- Aufbau von äußeren Bedingungen, die eine Verhaltensänderung unterstützen durch Dialogforen, *Capacity building* für die Unterstützer sowie Kampagnen,
- Intervention sollte sowohl Verhaltensänderung als auch Begleitfaktoren in den Blick nehmen,
- das jeweilige Konzept muss Strategien zu Verstetigung enthalten,
- die wissenschaftliche Analyse führt Begleit- und Endpunktevaluationen durch,
- Aufbau von Partnerschaften innerhalb einer Gemeinschaft oder sozialen Gruppe für einen möglichen Transfer der Intervention in eine andere (Lernen),
- alle Interventionen müssen auf ihre gewollten und ungewollten, direkten und indirekten Auswirkungen auf die jeweils Betroffenen, die Gemeinschaft/Gesellschaft/Population hin untersucht werden, auch mit Blick auf einen dadurch ausgelösten sozialen Wandel (*social impact assessment*),
- Soziales Marketing kann nicht die Aufgaben einer angemessenen Kommunikation zur Vermittlung und Erhöhung der Gesundheits-Kompetenz (*health literacy*) ersetzen.

2.6 Zusammenfassung

Pflege ist der Schlüsselbegriff zum Verständnis von Kultur in der Globalen Gesundheit: Pflege beschreibt die Tätigkeit, mit der Aufgabe zu pflegen. Eine Kultur Globaler Gesundheit pflegt die Qualitäten, die den Menschen zu einem Leben des „vollkommenen körperlichen, geistigen und sozialen Wohlbefindens" befähigen. Darin ist das Zurückdrängen von Krankheit und Gebrechen nur eines von vielen Erfolgskriterien. Gesundheit als soziales Gut legt ein kultivierendes Verständnis im Sinne der Salutogenese nahe. Global gesehen spielen die spezifischen und übergreifenden Motive der Kultur dabei zusammen und strukturieren damit auch ein transdisziplinäres Forschungs- und Arbeitsprogramm für Wissenschaft und Politik.

Wie es Bolten aus der Sicht einer interkulturellen Kommunikationswissenschaft zusammenfasst: „der Übergang von Interkulturalität zu Kulturalität (*et vice versa*) ist eine Frage der Perspektive: je weiter ich von den Reziprozitätsdynamiken in einem Akteursfeld weg-zoome, desto strukturierter und homogener erscheinen selbst interkulturelle Kontexte. Umgekehrt: je näher ich an vermeintlich strukturgefestigte Akteursfeld-Kulturen heran-zoome, desto heterogener, fuzziger, liquider und inter-kultureller erscheinen sie" [22].

Damit wird klar, warum der Gegenstandsbereich Kultur und Gesundheit gleich doppelt unscharf ist und bleiben muss: er verbindet zwei übergeordnete Begriffe, die das Wesen der menschlichen Natur ausdrücken – und betont zugleich, dass Erkenntnis mit Arbeit bzw. sozialer Praxis einhergehen muss, damit Gesundheit und Kultur einander befördern.

Wir müssen uns dabei mit moralischen Kulturargumenten sehr zurückhalten, um Kulturen als Lebens- und Entwicklungsräume für gesunde Entwicklungen mobilisieren zu können. Das ist aber selbst eine moralische Forderung, die in Kultur gründet. Diese Feststellung weist auf den Weg, den Simmels Kulturtheorie eröffnet hat: auch in der Globalen Gesundheit geht es darum, Kultur als einen lebendigen Raum für Ausdruck und Austausch zu gestalten. Wie Kultur ist auch Gesundheit nichts Festes, sondern eine Qualität menschlichen Lebens.

2.7 Fragen

– Welche Chancen und Herausforderungen für die Gesundheit ergeben sich durch multikulturelle Gesellschaften oder Parallelgesellschaften?
– Welche Rolle spielen religiöse oder andere die Kultur maßgeblich prägende Gruppen auf die Gesundheit (lokal, regional, global)?
– Welchen Einfluss nehmen unterschiedliche Kulturräume aufeinander?
– Wie wirken sich der demographische Wandel und die Unterschiede zwischen den Generationen auf die Beziehung zwischen Kultur und Gesundheit aus?

Literatur

[1] WHO/EURO. Policy brief No. 1 „Cultural contexts of health an well-being – Culture matters". Kopenhagen, Dänemark: WHO Regional Office for Europe; 2017.
[2] Eagleton T. Was ist Kultur?, aus dem Englischen von Holger Fliessbach. Verlag CH Beck, München. 2001.
[3] Spencer-Oatey H, Franklin P. What is culture. A compilation of quotations GlobalPAD Core Concepts. 2012:1–22.
[4] Schweitzer A. Kultur und Ethik. München: C. H. Beck; 1996.
[5] Doering O. Life Sciences in Translation: A Sino-European Dialogue on Ethical Governance of the Life Sciences. London: BIONET Textbook delivery to the EU Comm. 2009.
[6] Frank J, Snell L, Sherbino J. CanMEDS 2015 Physician Competency Framework. Ottawa: Royal College of Physicians and Surgeons of Canada; 2015. 2017.
[7] Unschuld PU. Ware Gesundheit: Das Ende der klassischen Medizin: CH Beck; 2014.

[8] Graumann S, Lindemann G. Medizin als gesellschaftliche Praxis, sozialwissenschaftliche Empirie und ethische Reflexion: ein Vorschlag für eine soziologisch aufgeklärte Medizinethik. Ethik in der Medizin. 2009;21(3):235–45.

[9] Grunwald A. Der unterlegene Mensch. Die Zukunft der Menschheit im Angesicht von Algorithmen, künstlicher Intelligenz und Robotern. München: riva. 2019.

[10] Kay M, Santos J, Takane M. mHealth: New horizons for health through mobile technologies. World Health Organization. 2011;64(7):66–71.

[11] Taylor K. Chinese medicine in early communist China, 1945–1963: A medicine of revolution: Routledge; 2004.

[12] Unschuld PU. Traditionelle Chinesische Medizin: CH Beck; 2013.

[13] Tylor E. Primitive Culture, London, Murray. 211. 1871;212.

[14] Meyer HJ. Meyers Grosses Konversations-Lexikon: Bibliographisches Institut; 1905.

[15] Haviland WA. Cultural anthropology: Wadsworth Publishing Company; 2002.

[16] Tönnies F. Gemeinschaft und Gesellschaft. Grundbegriffe der reinen Soziologie.[Community and Society. basic concepts of pure sociology]. Leipzig: Fues.(1991: Darmstadt: Wissenschaftliche Buchgesellschaft); 1887.

[17] Kleinman A. Writing at the margin: Discourse between anthropology and medicine: Univ of California Press; 1997.

[18] Skolnik R. Global health 101: Jones & Bartlett Publishers; 2015.

[19] Helman C. Culture, health and illness: CRC press; 2007.

[20] Rogers E. Diffusion of innovations. The free press; 1983.

[21] Lombardo PA. Three Generations, No Imbeciles: Eugenics, the Supreme Court, and Buck v. Bell (vol 100, pg 953, 2009). ISIS. 2010;101(1):174-.

[22] Bolten J. ‚Kultur' kommt von colere: Ein Plädoyer für einen holistischen, nicht-linearen Kulturbegriff. Kultur und Interkulturalität: Springer; 2014. p. 85–107.

Zum Weiterlesen

www.thinkculturalhealth.org

Eich T, Hoffmann ST (eds.). 2006. Kulturübergreifende Bioethik. Zwischen globaler Herausforderung und regionaler Perspektive. 57–82. Freiburg/München: Karl Alber.

Grunwald A. Technikzukünfte als Medium von Zukunftsdebatten und Technikgestaltung. Karlsruhe: KIT, 2012.

Kleinman A. The Illness Narratives. Suffering, Healing and the Human Condition, New York (Basic Books), 1988.

Roetz H (ed.). Cross-Cultural Issues in Bioethics. The Example of Human Cloning; Amsterdam & New York Rodopi, 2009.

Rose N. The Politics of Life Itself. Princeton: University Press, 2006.

Simmel G. Der Begriff und die Tragödie der Kultur. In: Georg Simmel (ed.). Philosophische Kultur. 195–219. Berlin: Wagenbach, 1998.

Sleeboom-Faulkner M. Global Morality and Life Science Practices in Asia. Palgrave Macmillan: Houndmills, 2014.

3 Soziale Determinanten von Gesundheit und gesundheitlicher Ungerechtigkeit

Michael Reese

3.1 Einführung

> Bei sozialer Gerechtigkeit geht es um Leben und Tod. Der soziale Status beeinflusst die Art und Weise wie Menschen leben, daraus folgend ihre Wahrscheinlichkeit zu erkranken und ihr Risiko für einen frühzeitigen Tod. (Marmot [1] – Übersetzung: Reese)

Warum sterben Menschen in Sierra Leone durchschnittlich mit 50 Jahren und in Deutschland mit 81 Jahren? [2] Warum sterben die Menschen in Lettland ca. neun Jahre früher als die Menschen aus der Schweiz? [3] Warum sterben in Deutschland die Menschen aus den unteren Einkommensgruppen im Durchschnitt 10 Jahre früher als diejenigen aus hohen Einkommensgruppen? [4]

In unterschiedlichen Kulturen und Ländern hat sich die Annahme als Erklärung etabliert, dass die Lebenserwartung sowie die Gesundheit der Menschen erheblich von den Bedingungen determiniert sind, unter denen sie leben. Zum einen sind sie Bedingungen ausgesetzt, die sich kaum menschlich beeinflussen lassen, wie z. B. Erdbeben oder das Wetter. Darüber hinaus haben menschliche Entscheidungen in Form von Gesetzen, Handelsabkommen bis hin zur Stadtplanung und -entwicklung maßgeblichen Einfluss auf die Gesundheit. Auf der individuellen Ebene sind alle Einflüsse im persönlichen Umfeld, die sich auf unsere Gesundheit auswirken wie Wasserqualität, Nahrungsmittel, Tabakkonsum oder Stress relevant. Die Lebensbedingungen, die sich auf die Gesundheit auswirken, werden als *soziale Determinanten der Gesundheit* bezeichnet.

Soziale Determinanten gesundheitlicher Ungerechtigkeit bezeichnen hingegen im engeren Sinn den unterschiedlichen Einfluss auf die Gesundheit von Menschen, je nachdem welcher sozialen Position sie innerhalb einer Gemeinschaft angehören. Besonders bedeutsam sind Einkommen und Bildung. In einem weiteren Sinn bezeichnen soziale Determinanten bereits die Bedingungen bzw. strukturellen Mechanismen, die überhaupt zu unterschiedlichen sozialen Positionen innerhalb einer Gesellschaft führen oder sie verstärken, wie Sozialpolitik oder kulturelle Werte. Die sozialen Determinanten gesundheitlicher Ungerechtigkeit sind maßgeblich für die gesundheitliche Ungerechtigkeit innerhalb und zwischen Staaten verantwortlich [5].

Die gute Nachricht ist, dass die meisten unterschiedlichen Gesundheits- und Lebenserwartungen verschiedener sozialer Gruppen das Ergebnis menschlicher Entscheidungen sind und daher ebenso durch menschliche Entscheidungen verändert werden können. Entsprechend gibt es Evidenz, die zeigt, dass die Einflussnahme auf benachteiligende Lebensbedingungen die Gesundheit der Menschen verbessert und unfaire Unterschiede in Gesundheit und Krankheit sowohl innerhalb wie zwischen

https://doi.org/10.1515/9783110448474-004

Staaten reduziert werden können. Als Beispiel dient u. a. die allgemeine Bereitstellung von sauberem Trinkwasser oder die Abschaffung der Kinderarbeit in Europa.

Angesichts dessen haben die sozialen Determinanten von Gesundheit und gesundheitlicher Ungerechtigkeit eine zunehmende nationale und internationale Bedeutung und Aufmerksamkeit erfahren.

3.2 Das Konzept sozialer Determinanten der Gesundheit

Die sozialen Determinanten der Gesundheit bezeichnen die Bedingungen in denen Menschen geboren werden, aufwachsen, arbeiten, leben und altern sowie die umfassendere Menge an Kräften und Systemen, die die Bedingungen des täglichen Lebens bestimmen. Diese Kräfte und Systeme beinhalten Wirtschaftspolitik und -systeme, Entwicklungsagenden, soziale Normen und politische Systeme. (WHO [6])

Soziale Determinanten der Gesundheit bezeichnen alle menschlich beeinflussbaren Bedingungen auf die menschliche Gesundheit, während soziale Determinanten gesundheitlicher Ungerechtigkeit die Faktoren bezeichnen, die dazu führen, dass Menschen den Gesundheitsbedingungen systematisch unterschiedlich ausgesetzt sind.

Das Konzept sozialer Determinanten der Gesundheit hat eine besondere Verbreitung und Aufmerksamkeit durch die Kommission zu den sozialen Determinanten der Gesundheit (*Commission on Social Determinants of Health* – CSDH) erhalten, die durch die Weltgesundheitsorganisation (WHO) im März 2005 gegründet wurde. Den Vorsitz der 18-köpfigen Kommission hatte Michael Marmot. Sie arbeitete zusammen mit einem globalen Netzwerk politischer Entscheidungsträger, Wissenschaftler und zivilgesellschaftlichen Organisationen. Die Aufgabe der Kommission war es, gesicherte Erkenntnisse darüber zu sammeln und aufzubereiten, wie gesundheitliche Ungleichheit innerhalb und zwischen Staaten verringert werden kann. Im Juli 2008 wurde der Abschlussbericht veröffentlicht (www.who.int/social_determinants/the-commission/en/).

Die Vertiefung des Konzeptes sozialer Determinanten der Gesundheit erfolgt in diesem Kapitel aus zwei Perspektiven. Zum einen werden die Ebenen aufgezeigt, auf denen sich Bedingungen auf die Gesundheit manifestieren und auf denen sie umgekehrt auch veränderbar sind. Zum anderen wird dargelegt, wie durch soziale Determinanten ungerechte Gesundheit entsteht. Der folgende Abschnitt geht aber zunächst der Frage nach, warum soziale und gesundheitliche Ungerechtigkeit überhaupt ein bedeutendes Thema für Gesellschaften, die Politik oder die WHO ist.

Was sind soziale Determinanten?
Determinante: Als Determinante im geisteswissenschaftlichen Sinn versteht man einen Faktor, eine Größe, die das Auftreten von Unterschieden zwischen Einzelnen oder Gruppen erklärt. In Bezug auf Gesundheit bezeichnet eine Determinante einen Faktor, der erklärt, warum eine Gruppe gesünder ist als eine andere.

Soziale Determinante: Determinanten werden als soziale Determinanten bezeichnet, wenn sie veränderbar sind bzw. wenn sie durch das soziale Umfeld, die Gesellschaft bedingt sind.

Soziale Determinanten der Gesundheit: Soziale Determinanten der Gesundheit bezeichnen alle Bedingungen, die die individuelle Gesundheit einer Person oder Gruppe erklären. In diesem Kapitel wird intensiv Bezug auf ein Modell von Solar und Irwin genommen (Abb. 3.1.). In dem Modell werden diese Bedingungen auch als vermittelnde Determinanten bezeichnet.

Soziale Determinanten gesundheitlicher Ungerechtigkeit: Während die sozialen Determinanten der Gesundheit die individuelle Gesundheit von Personen oder Gruppen erklären, beziehen sich die sozialen Determinanten gesundheitlicher Ungerechtigkeit auf die menschengemachten Faktoren, die dazu beitragen, dass Menschen sehr unterschiedlichen Lebensbedingungen ausgesetzt sind und schließlich sehr unterschiedliche Gesundheitschancen aufweisen. Im Modell von Solar und Irwin werden diese auch als strukturelle Determinanten bezeichnet.

Strukturelle und vermittelnde Determinanten: Solar und Irwin führen die Begriffe „Strukturelle Determinanten" und „Vermittelnde Determinanten" ein, um deutlich zu machen, dass die strukturellen Determinanten die Grundlagen und letztlich maßgeblich für die Verteilung der Gesundheitschancen sind.

3.2.1 Gesundheitliche Ungerechtigkeit – why care?

> Der Besitz des bestmöglichen Gesundheitszustandes bildet eines der Grundrechte jedes menschlichen Wesens, ohne Unterschied der Rasse, der Religion, der politischen Anschauung und der wirtschaftlichen oder sozialen Stellung. (Verfassung der WHO, 1946)

In der Verfassung der WHO ist das Grundrecht auf den bestmöglichen Gesundheitszustand formuliert (s. o.). Ebenso im Sozialpakt: „Die Vertragsstaaten erkennen das Recht eines jeden auf das für ihn erreichbare Höchstmaß an körperlicher und geistiger Gesundheit an." [7] In den Menschenrechten ist das Recht auf Gesundheit nicht so klar benannt. Artikel 25 besagt: „Jeder hat das Recht auf einen Lebensstandard, der seine und seiner Familie Gesundheit und Wohl gewährleistet". Dies schließt den Zugang zu ärztlicher Versorgung ebenso mit ein, wie Sicherheit im Falle von Arbeitslosigkeit, Krankheit oder Invalidität. Ein Recht auf gesundheitliche Chancengleichheit oder gegen gesundheitliche Ungerechtigkeit ist in den Menschenrechten nicht formuliert.

Letztlich ist das Recht auf einen bestmöglichen Gesundheitszustand trotz aller derzeitigen Vereinbarungen nicht einklagbar. Es sprechen daher weniger juristische als vielmehr moralisch-ethische, normative Gründe dafür, gesundheitliche Ungerechtigkeiten als solche wahrzunehmen und gegen sie und ihre zugrundeliegenden sozialen Determinanten vorzugehen.

Gesundheitliche Ungleichheit ist nicht von vorneherein ungerecht oder unfair. Gesundheit ist auf menschliche Individuen unterschiedlich verteilt, sogar, wenn sie unter sehr ähnlichen sozialen Bedingungen leben. Die gesundheitliche Ungleichheit wird moralisch ungerecht, wenn sie durch systematische, soziale, unfaire Benachteiligungen bedingt ist [8]. Gesundheitlichen Ungerechtigkeiten liegen damit soziale Ungerechtigkeiten zu Grunde.

Wichtige Begriffe
Soziale Ungleichheit bezeichnet das Ausmaß und die Art von Unterschiedlichkeiten von gesellschaftlichen Gruppen. Vertikale Ungleichheit führt zur Einordnung von Bevölkerungsgruppen in höhere und niedrigere Schichten mit entsprechenden Lebensbedingungen. Beispiele sind Einkommen, Bildungsstand und Beruf, die als sozioökonomischer Status erfasst werden. Horizontale Ungleichheit führt nicht direkt zu einer höheren oder niedrigeren Bewertung der Lebensbedingungen. Beispiele sind Geschlecht, Alter oder Migrationshintergrund. Diese Ungleichheiten wirken sich erst dann auf die Lebensbedingungen aus, wenn sie zu Diskriminierungen führen.

Gesundheitliche Gerechtigkeit bedeutet, dass jede Person die faire Chance hat, ihr individuelles Höchstmaß an Gesundheit zu erreichen und niemand bei dieser Erreichung benachteiligt ist. Gesundheitliche Ungerechtigkeit bezeichnet vermeidbare und ungerechte Unterschiede in Bezug darauf, wie sehr Menschen Gesundheitsrisiken ausgesetzt sind (Exposition) und wie stark diese wirksam werden (Vulnerabilität). Sie bezeichnet zudem vermeidbare und ungerechte Unterschiede in der Gesundheitsversorgung und deren soziale und ökonomische Folgen.

Nicht alle gesundheitlich wirksamen sozialen Ungleichheiten werden in Gesellschaften als ungerecht eingestuft. Beispielsweise werden in den westlichen Staaten in der Regel Einkommensunterschiede nicht grundsätzlich in Frage gestellt und sogar als notwendige Motivation für Leistung betrachtet [9]. Es spricht einiges dafür, dass gesundheitliche Ungleichheit kritischer zu betrachten ist als die sozialen Ungleichheiten, insbesondere die Einkommensunterschiede, die ihr zu Grunde liegen. Gesundheitsunterschiede haben anders als Einkommensunterschiede nicht einmal angenommene positive Wirkungen im Sinne einer Motivation und mangelnde Gesundheit wirkt nicht nur direkt auf das Wohlbefinden, sondern bringt zudem weitere Ausschlüsse an gesellschaftlicher Teilhabe mit sich [10].

3.2.2 Wie entsteht ungerechte Gesundheit?

Die komplexen Umstände der Entstehung von gesundheitlicher Ungerechtigkeit objektiv zu analysieren und zu bewerten, gestaltet sich sehr schwierig. Viele Menschen glauben, dass Gesundheitsunterschiede unabhängig von genetischen oder biologischen Ursachen vorwiegend oder sogar allein durch das eigene Verhalten erklärt werden. So wird z. B. die Verantwortung für Adipositas und die damit verbundenen Gesundheitsfolgen oft den Betroffenen zugeschrieben. Das Gesundheitsverhalten ist ein sehr einleuchtender und kurzer Weg zur Erklärung von Gesundheit, während der Zusammenhang von Sozialpolitik auf Übergewicht kaum nachvollziehbar erscheint.

Solar und Irwin [11] haben in einem Modell eine Grundstruktur der Wirkketten und Zusammenhänge sichtbar gemacht, die zu ungerechter Gesundheit führen (Abb. 3.1 siehe dazu auch nachfolgenden Kasten). Sie unterscheiden zwei grundlegende Ebenen: 1. Die strukturelle/soziale Ebene der Determinanten gesundheitlicher Ungerechtigkeit und 2. eine vermittelnde Ebene, die konkret die Bedingungen zur Entstehung von Gesundheit und Krankheit umfasst.

Auf der ersten Ebene bildet der politische, sozialökonomische Kontext die Grundlage oder die Ordnung, die bedingt, in welche sozialen Gruppen sich eine Gesellschaft zergliedert, wie stark diese sich sozioökonomisch unterscheiden und welche Diskriminierungen begünstigt oder benachteiligt werden. Sie bestimmt damit die Ausprägung und das Maß sozialer Ungleichheit einer Gesellschaft. Diese Ebene umfasst alle Faktoren, die die Lebensbedingungen der Menschen einer Gesellschaft bestimmen wie Regierungsform, Sozialpolitik oder kulturelle Werte. Diese Faktoren bestimmen, wie viele Menschen arm oder reich sein werden, wie viele gebildet oder ungebildet, welche Werte, Bevölkerungsgruppen etc. diskriminiert werden und welche

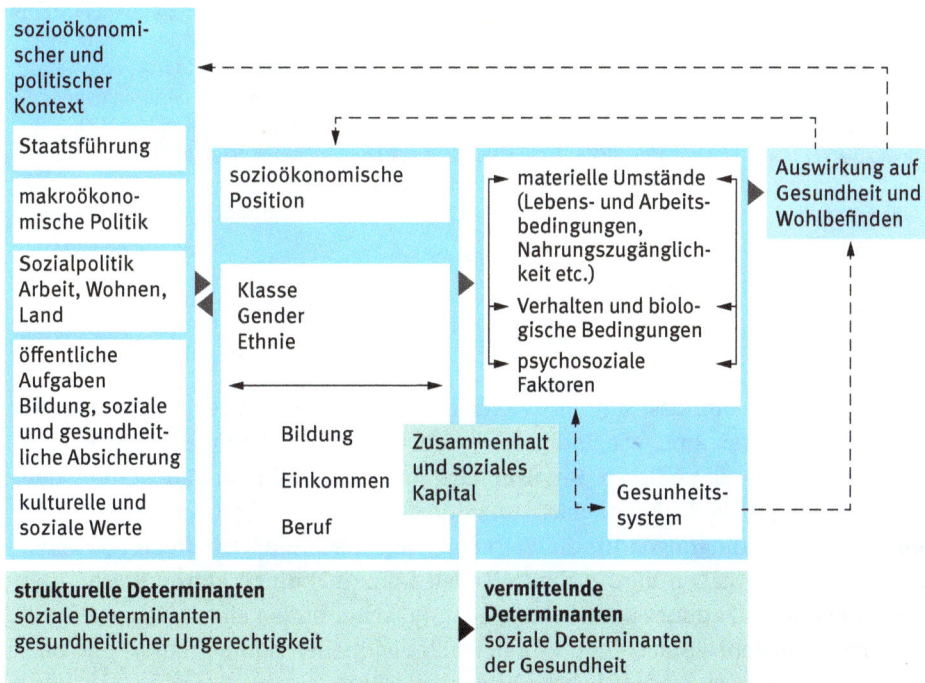

Abb. 3.1: Konzeptioneller Rahmen der sozialen Determinanten von Gesundheit, WHO. (Quelle: Solar und Irwin, 2007, WHO. „A conceptual framework for action on the social determinants of health", 2010, Figure A. Final form of the CSDH conceptual framework, Seite 6, Deutsche Übersetzung: Reese).

nicht. Sie führt zur Bildung von Klassen, Schichten und dazu, dass jedem Individuum eine Position in diesem Feld der Ungleichheiten zugewiesen wird. Diese Position entsteht durch den sozioökonomischen Status sowie durch die Diskriminierungen aufgrund von Ethnie, Geschlecht oder Religion.

Die zweite Ebene verweist auf die Bedingungen, die Gesundheit maßgeblich bestimmen wie Wohlstand, Umweltfaktoren, Arbeitsbelastungen oder psychosoziale Faktoren. Der individuelle sozioökonomische Status und die Diskriminierungen bestimmen stark in welchem Ausmaß jemand den Bedingungen der zweiten Ebene ausgesetzt ist und damit letztlich den Gesundheitszustand. Dabei werden manche Bedingungen wie Arbeitsbelastungen stärker, andere wie genetische Faktoren weniger intensiv beeinflusst.

Sozioökonomischer Status und nichtübertragbare Erkrankungen
Stringhini et al. (2017) veröffentlichte Forschungsergebnisse aus einer großen, länderübergreifenden Studie mit ca. 1,7 Mio. Teilnehmenden zur Untersuchung des Zusammenhangs zwischen dem sozioökonomischen Status (SoS) und vorzeitiger Sterblichkeit. Er verglich die Bedeutung der sozioökonomischen Bedingungen als soziale Determinante für Gesundheit mit den sechs im Global Action Plan der WHO 2015 benannten bedeutendsten Risiken für nichtübertragbare Erkrankungen (Bewegungsmangel, Adipositas, Rauchen, schädlicher Alkoholkonsum, Bluthochdruck und Diabetes). Die Studie zeigt, dass die unabhängige Auswirkung des SoS auf die Gesundheit in Art und Stärke vergleichbar ist mit den sechs bedeutendsten Risiken für nichtübertragbare Erkrankungen. In der Gruppe der Menschen zwischen 40 und 85 Jahren gehen durch einen niedrigen Sozialstatus 2,1 Lebensjahre verloren, während z. B. 0,7 Lebensjahre durch Adipositas, 2,4 Lebensjahre durch Bewegungsmangel und 4,8 Lebensjahre durch Rauchen verloren gehen. Der sozioökonomische Status wirkt sich also direkt auf Morbidität sowie Mortalität aus und führt zudem zu einer Häufung gesundheitlicher Risikofaktoren bei den betroffenen Menschen. Entsprechend sind die sozioökonomischen Bedingungen von besonderer Bedeutung für lokale, nationale und globale Gesundheitsstrategien, -programme und -interventionen gegen nichtübertragbare Krankheiten.

3.2.3 Die Handlungsebenen gesundheitlicher Ungerechtigkeiten

Es ist sinnvoll die Einflüsse auf Gesundheit danach zu ordnen, wie individuell sie die Menschen betreffen und wie individuell oder allgemein Veränderungen entsprechend initiiert werden müssen. Der Schimmel an den Wänden im Bad ist individueller zu bearbeiten als die Lärmbelästigung durch eine nahe Fabrik oder als die politischen Rahmenbedingungen für die Verteilung von Reichtum. Dahlgreen und Whitehead (1991/2007) haben dies in ihrem Modell (Abb. 3.2) durch konzentrische Halbkreise um das Individuum herum dargestellt. Je weiter außen eine Determinante ist, desto mehr entzieht sie sich der persönlichen individuellen Einflussnahme und umso mehr braucht es gemeinschaftliches Handeln oder Macht.

Um die Bedingungen für Gesundheit nachhaltig zu verbessern, sind Handlungen auf allen Ebenen und in allen Handlungsfeldern sinnvoll und nicht vordringlich auf

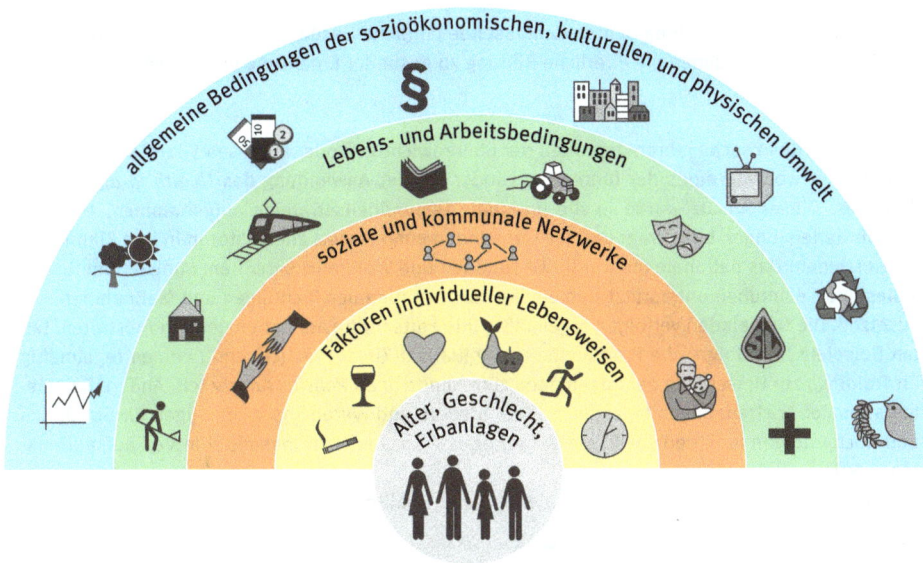

Abb. 3.2: Das Regenbogenmodell der Gesundheit von Dahlgren und Whitehead. Quelle: Dahlgren G, Whitehead M. 1991. Policies and Strategies to Promote Social Equity in Health. Stockholm, Sweden: Institute for Futures Studies. (Quelle: Fonds Gesundes Österreich nach Dahlgren, G., Whitehead, M. (1991)).

dem Handlungsfeld der Gesundheit. Dieser Ansatz wird in Deutschland zumeist „Health in All Policies" genannt.

Er bezeichnet ein Vorgehen, bei dem politische Entscheidungen sektorenübergreifend gedacht und Umsetzungen geplant werden, um Gesundheit und gesundheitliche Chancengleichheit der Bevölkerung zu verbessern. Dabei werden systematisch die gesundheitlichen Auswirkungen von Entscheidungen geprüft [12]. Nachfolgend wird der *Health in All Policies* Ansatz am Beispiel von Finnland näher dargestellt.

Bekämpfung kindlicher Adipositas in Finnland durch „Health in all Policies" Ansatz

In der finnischen Stadt Seinäjoki waren 20 Prozent der Kinder übergewichtig oder adipös. Auf Grund der Einsicht, dass die meisten Bedingungen, die kindliche Gesundheit beeinflussen, außerhalb des Gesundheitssektors begründet liegen, beschloss die städtische Gesundheitsabteilung mit einer Reihe anderer Abteilungen und wichtigen Akteuren zusammenzuarbeiten und sich auf Maßnahmen zu verständigen, um dieses Public Health Thema anzugehen. Ein zentrales Ziel war es sicher zu stellen, dass alle Ganztageseinrichtungen und Schulen entsprechende Leistungen in gleicher Qualität anbieten.

Folgende Aktivitäten und Veränderungen wurden im Zuge dieses Vorgehens umgesetzt:
- die städtischen Planungsabteilungen verbesserten die schulischen Spielplätze,
- die für Erholung zuständige Abteilung setzte mehr Bewegungsangebote in Schulen um,
- die zuständige Abteilung für Ernährung arbeitete mit den Ganztageseinrichtungen zusammen, um zuckerhaltige Snacks abzuschaffen und mit den Schulen, um die Mittagessen gesünder zu gestalten und

– die Gesundheitsabteilung richtete umfassende jährliche Gesundheitsuntersuchungen in Schulen ein, bei denen die elterliche Bildung zu gesunder Ernährung und Bewegung einbezogen wurde.

Dadurch wurde in sechs Jahren der Anteil der übergewichtigen oder adipösen 5-Jährigen halbiert. Finnland ist weltweit eines der führenden Länder bei der Anwendung des *Health in all Policies* Ansatzes. Dieser Ansatz wurde in die nationale Gesundheitsstrategie aufgenommen, Gesundheitsförderleistungen beauftragt und die Gemeinden aufgefordert alle Sektoren in ihre Planungen aufzunehmen. Das nationale Institut für Gesundheit und Wohlfahrt unter dem Ministerium für Soziales und Gesundheit unterstützt Gemeinden solche nationalen Richtlinien und Maßnahmen umzusetzen. Die Gemeinden verfolgen regelmäßig ihre Fortschritte auf nationalen Internetseiten, teilen Beispiele für erfolgreiche Programme und Initiativen (Best Practice) und nehmen regelmäßig an Trainings zur Umsetzung der Regelungen zum *Health in all Policies* Ansatz teil. Andere Beispiele nationaler Anstrengungen betreffen höhere Steuern und Werbeeinschränkungen für Softdrinks und hochgradigen Junkfood sowie die Verminderung solcher Nahrungsmittel in Verkaufsautomaten in Schulen.
Quelle: http://who.int/features/2015/finland-health-in-all-policies/en/.

Diskussion und Fragen:
– Es gibt vermutlich kein Land, das den *Health in all Policies* Ansatz umfassend versteht und umsetzt. So weist das Beispiel aus Finnland zwar über einen reinen Verhaltensansatz hinaus, in dem es Verhältnisse ändert. Die Veränderung von Verhältnissen setzt jedoch bereits regelhaft die Tätigkeit anderer Ressorts voraus. Entsprechend kann jede Verhältnisprävention unter *Health in all Policies* gefasst werden. *Health in all Policies* kann aber noch weit über solche Maßnahmen hinausgehen.
– Führen die Maßnahmen in Finnland zu einer Verringerung der gesundheitlichen Ungerechtigkeit bei Kindern?
– Welche anderen weitergehenden Maßnahmen wären denkbar, um kindliche Adipositas nachhaltig zu verringern und zu mehr gesundheitlicher Gerechtigkeit zu führen?

3.3 Maßgebliche Gesundheitsunterschiede innerhalb von Staaten und ihre Ursachen

Gesundheitliche Unterschiede und Ungerechtigkeiten zwischen Bevölkerungsgruppen bestehen innerhalb aller Staaten. Diese Unterschiede können sich im Gesundheitszustand und im Zugang zur Gesundheitsversorgung ebenso widerspiegeln wie im sozioökonomischen Einfluss auf die Gesundheit/Krankheit einer Person oder Gruppe. Obwohl in reichen, westlichen Ländern im Grunde fast alle Menschen Zugang zu guter Gesundheitsversorgung, sauberem Wasser und guten Lebensmitteln haben, finden sich erhebliche Unterschiede in Gesundheit und Lebenserwartung zwischen Bevölkerungsgruppen und sogar zwischen den Bevölkerungen von verschiedenen innerstaatlichen Regionen (Kasten und Abb. 3.3).

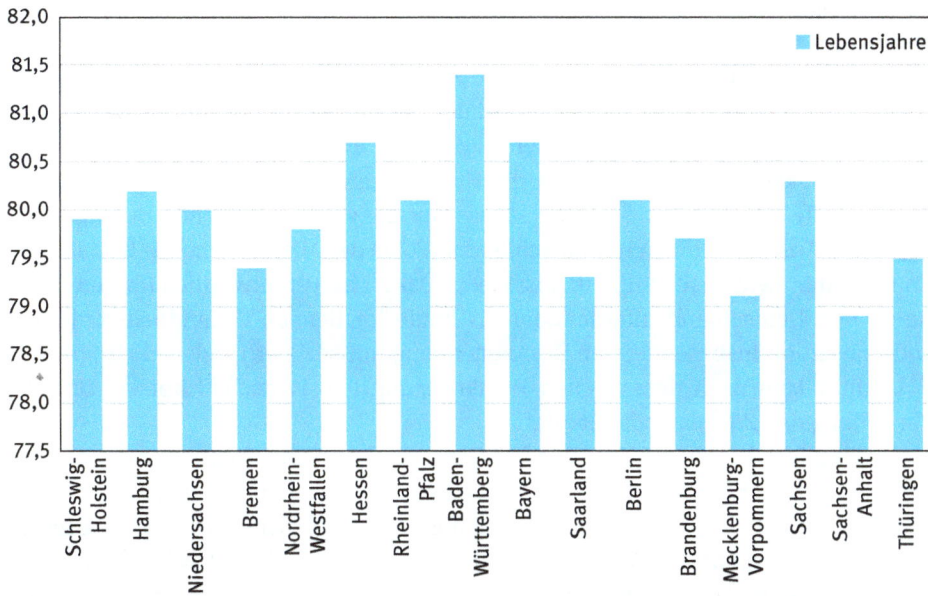

Abb. 3.3: Mittlere Lebenserwartung in Deutschland nach Bundesländern (2009 – 2011). Datenquelle: StBA, Bayrisches Landesamt für Statistik.

Gesundheitliche Ungleichheit in Deutschland

In Deutschland ist der Zugang zur Gesundheitsversorgung, zu sauberem Trinkwasser, ausreichender Ernährung, Kleidung und angemessenen Wohn- und Arbeitsbedingungen für fast alle Menschen vorhanden. Dennoch zeigen Studien erhebliche Gesundheitsunterschiede auf, die sich auf soziale Determinanten zurückführen lassen. Die Lebenserwartung von Männern mit niedrigem Einkommen (unterstes Viertel der Einkommen) ist 10,8 Jahre geringer als von solchen mit hohem Einkommen (oberstes Viertel der Einkommen). Dieser Unterschied beträgt bei Frauen 8,4 Jahre. Zudem sind ärmere Menschen häufiger krank. Dies zeigt sich an der Lebenserwartung in Gesundheit, die bei Männern mit niedrigem Einkommen 14,3 und bei Frauen mit niedrigem Einkommen 10,2 Jahre geringer ist als bei geschlechtsgleichen Personen mit einem hohen Einkommen.

Quelle: Lampert T, Richter M, Schneider S, Spallek J, Dragano N. (2016). Soziale Ungleichheit und Gesundheit. Bundesgesundheitsblatt-Gesundheitsforschung-Gesundheitsschutz. 59(2):153–165.

3.3.1 Historisches Verständnis der sozialen Ursachen von Krankheit mit Blick auf Deutschland

Menschen haben seit vielen Jahrhunderten – einschließlich der antiken Kulturen in China und Griechenland – den Zusammenhang zwischen Gesundheit und physischen sowie sozialen Lebensbedingungen erkannt. Das Verständnis dieser Beziehung in ihrer vollen Komplexität hat sich über die Zeit in unterschiedlichen Zusammenhängen weiterentwickelt.

In der Moderne wurde in Deutschland Mitte des 19. Jahrhunderts durch Virchow ein enger Zusammenhang zwischen sozialen Lebensbedingungen und Gesundheit proklamiert. In der Folge und mit der Entdeckung der Krankheitserreger wurde die Aufmerksamkeit zunächst stark auf die Hygiene gelenkt. Anfang des 20. Jahrhunderts richtete sich der Fokus wieder stärker auf die gesellschaftlichen Bedingungen [13]. Diese Ansätze gerieten in Deutschland in Folge des Missbrauchs der Sozialmedizin im dritten Reich nachhaltig in Misskredit. Das ist mitverantwortlich für den Rückstand, den Deutschland international bis heute im Bereich Gesundheitsförderung und Prävention insbesondere im Zusammenhang mit sozialer Ungleichheit aufweist [14]. Hinzu kam nach dem zweiten Weltkrieg mit dem Wirtschaftsaufschwung die Vorstellung des „Wohlstands für alle".

Nicht allein in Deutschland wurden Gesundheitsunterschiede durch soziale Determinanten vor dem Hintergrund der Wohlstandsentwicklung zeitweilig als überwunden angesehen. Zunehmend wurde die Existenz von Schichten und Klassen in Frage gestellt, womit ihre Wirkungen auf die Gesundheit obsolet wären. Unter der Vorstellung, dass die grundlegenden und damit gesundheitserhaltenden Ressourcen allen Menschen, auch den armen, zur Verfügung stünden, wurde davon ausgegangen, dass gesundheitliche Unterschiede keinen Zusammenhang mit dem sozialen Status aufweisen können.

Nachdem die WHO 1948 klare Bezüge der Gesundheit zum Einfluss der sozialen und politischen Bedingungen für Gesundheit herstellte, wurde in den 50er und 60er Jahren international ein Wechsel zu Gesundheitsprogrammen und Kampagnen vollzogen, die soziale Bezüge aufwiesen. Mit der Erklärung von Alma-Ata 1978 zur gesundheitlichen Primärversorgung wurde mit der gerechtigkeitsbezogenen Agenda „Gesundheit für Alle" die Bedeutung sozialer Bedingungen auf die Gesundheit und die intersektorale Zusammenarbeit stark gewürdigt. Einige groß angelegte Studien, insbesondere der Black-Report in Großbritannien belegten eindrucksvoll den Zusammenhang zwischen sozialem Status und Gesundheit trotz Wohlstandsentwicklung [15]. Die Folge waren weitere internationale Meilensteine wie die Ottawa-Charta zur Gesundheitsförderung der WHO in 1986, die als grundlegende Bedingungen und Ressourcen für Gesundheit soziale Gerechtigkeit aufführt. Dies wirkte auch auf Deutschland zurück, so dass die sozialdeterminierte Gesundheit intensiveren Eingang in Wissenschaft und Politik fand. Entsprechend begann Ende der achtziger Jahre die Debatte um ein Präventionsgesetz und 1999 wurde die Verringerung der sozialen Ungleichheit durch Primärprävention in das Sozialgesetzbuch 5 (SGB V) aufgenommen. 2015 wurde schließlich das Präventionsgesetz verabschiedet, dass mit der Gesundheitsförderung in Lebenswelten ein Instrument zur Stärkung sozial benachteiligter Bevölkerungsgruppen für Krankenkassen zur Pflicht machte.

Aufbauend auf den internationalen Entwicklungen hat die *Commission on Social Determinants of Health* (siehe Kap. 3.2) die Notwendigkeit formuliert, unfaire und vermeidbare gesundheitliche Unterschiede zwischen Bevölkerungsgruppen als zentrale Angelegenheit ethischer und sozialer Gerechtigkeit zu adressieren. Das hat geholfen, weltweit die Aufmerksamkeit, das Engagement und die Zusammenarbeit zu stärken, umfassende sektorübergreifende Anstrengungen zu unternehmen, um gesundheitliche Ungerechtigkeiten zwischen und innerhalb von Staaten anzugehen.

3.3.2 Soziale Determinanten ungerechter Gesundheit

Wie oben umrissen, gibt es eine ganze Reihe von sozialen Determinanten der Gesundheit, die zu gesundheitlichen Ungerechtigkeiten führen (vgl. Kap. 3.2.1). Die Bedingungen, die jeweils gesundheitliche Ungerechtigkeiten innerhalb von Staaten bewirken, weichen voneinander ab. Die unterschiedliche Ausprägung struktureller Determinanten wie Staatsform, Sozialpolitik oder kulturelle Werte bei verschiedenen Staaten führen zwangsläufig zu abweichenden Zuordnungen von Personen zu sozioökonomischen Positionen innerhalb der Gesellschaften und deren Auswirkung auf die Gesundheit. So ging z. B. der Arbeiter in sozialistischen Staatsformen mit mehr Prestige einher als in kapitalistisch organisierten Staaten oder die Zugehörigkeit zu einer bestimmten Ethnie ist in einem Staat von Vorteil in einem anderen von Nachteil. In der Forschung sind Ungleichheiten identifiziert worden, die über alle Staaten hinweg wirksam sind. Dazu zählen der sozioökonomische Status als ein Maß vertikaler Ungleichheit sowie Geschlecht, Hautfarbe, Ethnie oder Religion, die als horizontale Ungleichheiten bezeichnet werden und erst durch Diskriminierung Auswirkungen auf die gesundheitliche Ungerechtigkeit haben.

3.3.2.1 Sozioökonomische Ungleichheiten – Einkommen, Prestige und Bildung

Der sozioökonomische Status wird meistens unter Verwendung der Größen Einkommen, Prestige und Bildung berechnet. Prestige drückt soziale Anerkennung aus und wird in der Regel durch den Berufsstatus erhoben. Wissenschaftliche Studien belegen den Zusammenhang zwischen dem sozioökonomischen Status und dem Gesundheitszustand sowie der gesundheitlichen Versorgung weltweit. Ebenso sind diese Zusammenhänge bei den einzelnen Dimensionen des sozioökonomischen Status, Einkommen, Prestige und Bildung, gut belegt. Ein niedriger sozioökonomischer Status ist verknüpft mit kürzerer Lebenserwartung und geringerer Gesundheit. Ein weiterer Zusammenhang besteht zwischen dem sozioökonomischen Status der Eltern und der Gesundheit der Kinder. Oft beeinflusst der sozioökonomische Status der Eltern denjenigen der Kinder. Aber selbst die Gesundheit von Erwachsenen mit gleichem sozioökonomischem Status wird durch den Sozialstatus der Eltern beeinflusst.

Wie der sozioökonomische Status bzw. seine einzelnen Dimensionen genau zur Gesundheit beitragen, ist nicht genau aufgeklärt und unterscheidet sich zusätzlich von Staat zu Staat. So wirkt sich bei Staaten mit einer gesicherten Gesundheitsversor-

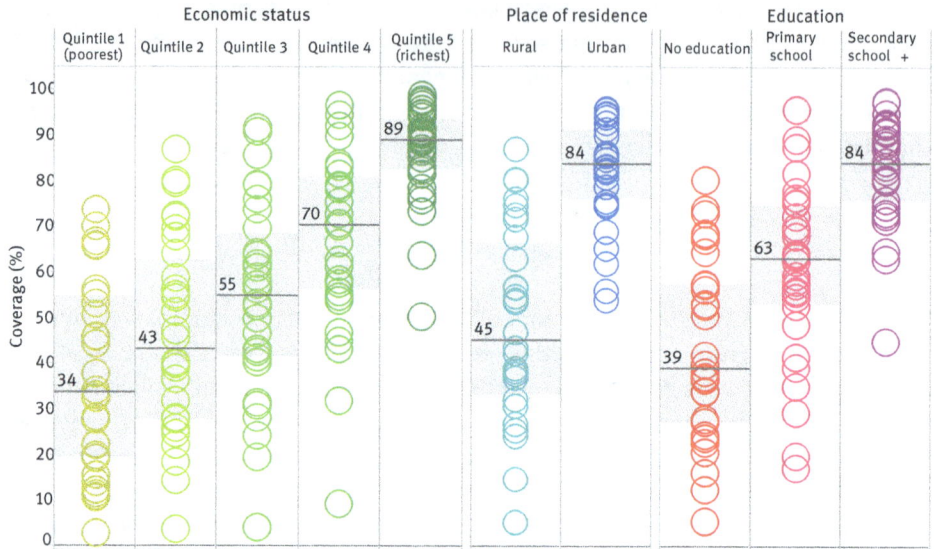

Abb. 3.4: Geburten, die in Ländern mit niedrigem Einkommen durch medizinisches Fachpersonal betreut wurden, 2005–2013. (Quelle: World Health Statistics 2016: Monitoring health for the SDGs, Annex A, Seite 47).

gung für alle der soziale Status anders aus als bei Staaten mit hohen finanziellen oder intellektuellen Hürden zur Gesundheitsversorgung. Ebenso verhält es sich mit anderen vermittelnden Determinanten wie den Wohnbedingungen, der Ernährung und den Arbeitsbedingungen. Je mehr der soziale Status die Teilhabe an guten Lebensbedingungen ausschließt, desto stärker wirkt er sich aus. In Abb. 3.4 wird dieser Zusammenhang beispielhaft am Zugang zur Fachversorgung bei der Geburt dargestellt. In Ländern mit niedrigen Einkommen führt ein geringes Einkommen dazu, dass Frauen bei Geburten seltener auf medizinisches Fachpersonal zurückgreifen können. Dies ist wiederum mit höherer Kinder- und Müttersterblichkeit verknüpft.

Studien belegen zudem, dass das Ausmaß an sozialer Ungleichheit in einer Gesellschaft grundsätzlich Auswirkungen auf die Gesundheit hat. In Staaten in denen Einkommen und Vermögen gleichmäßiger verteilt sind, profitiert die ganze Bevölkerung durch eine bessere Gesundheit, sowohl die Wohlhabenden als auch die Armen.

3.3.2.2 Biologisches Geschlecht und Gender

In der Sozialwissenschaft werden Geschlecht und Gender unterschieden. Geschlecht bezeichnet das biologische Geschlecht, das meistens entweder männlich oder weiblich ist. Gender hingegen bezeichnet das soziale Geschlecht, also die gesellschaftlichen oder persönlichen Zuschreibungen. So gelten Frauen in unserer Kultur stereotypisch als harmonischer oder gesprächiger und tragen auch Röcke. Männer gelten hier eher als risikofreundlicher oder konkurrierender und tragen die Haare meist kurz. Diese Merkmale sind nicht angeboren, sondern gesellschaftlich vermittelt. Insbesondere die patriarchalen Vorstellungen und Strukturen, die Frauen den Zugang zu Bereichen außerhalb der Familie wie Wissenschaft, Politik oder Wirtschaft verwehren, führen zu massiven Benachteiligungen und sozialer Schlechterstellung. Auch in Deutschland sind die Benachteiligungen nicht vollständig überwunden. So verdienen Frauen bis heute weniger und besetzen seltener Professuren oder die Vorstände von Unternehmen.

Bei Geschlecht handelt es sich grundsätzlich um eine horizontale Ungleichheit, die erst durch Diskriminierung bzw. die sozialen Zuschreibungen (Gender) zu vertikaler Ungleichheit führt. Gender ist eine bedeutende Determinante für Gesundheit und der Hauptfaktor, um Gesundheitsunterschiede zwischen Frauen und Männern zu erklären. Der Geschlechts- wie der Genderaspekt spielt zunehmend eine größere Rolle im Gesundheitsbereich. Zunächst geriet die Benachteiligung der Frauen in der medizinischen Versorgung in den Blick durch die mangelnde geschlechtsbezogene Differenzierung von Krankheitssymptomen. So wurden beispielsweise Herzinfarkte bei Frauen schlechter diagnostiziert und behandelt. Dadurch ist Frauengesundheit zu einem Thema geworden. Männergesundheit ist thematisch weniger durch die medizinische Versorgung geprägt als durch die auffällig höhere Krankheitslast, das schlechtere Gesundheitsverhalten und die frühere Sterblichkeit von Männern. Gender ist als wichtige soziale Determinante von Gesundheit anerkannt, aber insbesondere zur Gesundheit von Männern findet eine dem Ausmaß der schlechteren Gesundheit angemessene Diskussion nur langsam statt. Dieser Abschnitt möchte daher zur Diskussion von Gender als soziale Determinante von Gesundheit einladen.

Fakten

In fast allen Staaten der Welt erleben Frauen Benachteiligungen und Diskriminierungen und verfügen so im Durchschnitt über einen niedrigeren Sozialstatus und eine schlechtere gesundheitliche Versorgung als Männer [16]. Demgegenüber haben Frauen eine höhere Lebenserwartung als Männer. So lebten Frauen im Jahr 2015 in Europa im Durchschnitt 5,4 Jahre länger. In Deutschland leben Männer derzeit durchschnittlich etwa fünf Jahre kürzer als Frauen (78,3 gegenüber 83,1 Jahren) [4]. Seit den 1990er Jahren ist ein Rückgang dieser geschlechtsspezifischen Sterblichkeit zu beobachten, der sich voraussichtlich fortsetzen wird. Es wird geschätzt, dass etwa ein Jahr der höheren Sterblichkeit bei Männern auf biologische Ursachen zurückzuführen ist.

Die Lebenserwartung ist zwar ein wichtiger, aber nicht alleiniger Indikator für Gesundheit. Als weiterer wichtiger Indikator hat sich die selbst eingeschätzte Gesundheit erwiesen. Die subjektiv eingeschätzte Gesundheit steht im engen Verhältnis zur objektiven Gesundheit und zur Lebenserwartung.

Während Frauen in Europa im Durchschnitt 5 Jahre länger leben, leben sie nur kurze Zeit länger subjektiv beschwerdefrei. In Deutschland leben sie bspw. 0,7 Jahre länger subjektiv beschwerdefrei. Als subjektiv beschwerdefreie Zeit gilt die Lebenszeit der Gesamtlebenszeit, in der die Personen sich gesund fühlen bzw. nicht chronisch krank sind. Die Differenz der subjektiv beschwerdefreien Lebensjahre ist erheblich vom sozialen Status abhängig. Sie beträgt zwischen Männern und Frauen in Deutschland bei niedrigem Sozialstatus über vier Jahre, während sie bei hohem Sozialstatus null beträgt. Eine Überprüfung der selbstbewerteten Gesundheit in 17 europäischen Ländern ergab, dass die Unterschiede zwischen den Ländern zwar stark schwanken, dass Frauen jedoch selbst bei hohem Niveau konsistent über einen schlechteren Gesundheitszustand berichteten als Männer [17].

Kommentar und Diskussion

Männer sterben in Europa und in Deutschland im Durchschnitt etwa fünf Jahre früher als Frauen. Das ist lange bekannt und dennoch kein Skandal. Kaum vorstellbar wäre die Ruhe um dieses Thema, wenn Frauen fünf Jahre vor den Männern sterben würden.

Betrachtet man die gesundheitlichen Unterschiede von Männern und Frauen, weisen diese mindestens zwei Paradoxe auf. Für eine fruchtbare Aufarbeitung ist es wichtig, die Widersprüche als solche wahrzunehmen und zu hinterfragen.

1. Wenn der Sozialstatus als sehr gut belegte soziale Determinante die Gesundheit allein bestimmen würde, müssten Frauen im Durchschnitt früher sterben und über eine schlechtere Gesundheit verfügen als Männer.

2. Die subjektive Gesundheit korreliert eng mit der Morbidität und Mortalität. Auch in diesem Fall müssten Frauen früher sterben als Männer, da sie im Durchschnitt über eine schlechtere subjektive Gesundheit berichten als Männer.

Die objektiven paradoxen Gesundheitsunterschiede, insbesondere die geringere Lebenserwartung der Männer, werden oft durch das Risiko- und Gesundheitsverhalten der Männer erklärt. Allerdings verhält sich auch das anders, als wir es bedingt durch den Sozialstatus erwarten würden. Würden wir beim Gesundheitsverhalten nur den Sozialstatus als Determinante heranziehen, müssten Frauen sich gesundheitsriskanter verhalten als Männer, da niedriger Sozialstatus und gesundheitliches Risikoverhalten miteinander korrelieren.

Die Daten zur Gesundheit von Frauen und Männern legen nahe, dass die soziale Determinante Gender mindestens in zwei Richtungen wirkt. Auf der Makroebene führt sie bei Frauen zu Diskriminierungen und zu einem niedrigeren Sozialstatus. Dies müsste entsprechend der These der sozialen Determinanten zu schlechterer Gesundheit und geringerer Lebenserwartung führen. Auf der Mikroebene wirkt Gender auf das persönliche Erleben von Gesundheit, führt zu unterschiedlichem Gesundheits- und Risikoverhalten sowie zu verschiedenen Arbeitsbedingungen, die als Hauptgründe für die höhere Lebenserwartung von Frauen gelten.

Rein mathematisch überwiegen bei Frauen die positiven Auswirkungen auf die individuellen weiblichen Geschlechterrollen und -normen und die Arbeitsbedingungen die negativen Folgen für die Gesundheit durch die sozioökonomischen Benachteiligungen und Diskriminierungen.

Bisher wurden die weiblichen Geschlechtszuschreibungen fast ausschließlich mit Benachteiligungen assoziiert. Aber gerade die paradoxen Auswirkungen auf die Gesundheit könnten diesen Blick weiten und für Benachteiligungen der Männer durch männliche Rollenzuschreibungen sensibilisieren, die neben den positiven Auswirkungen auf den Sozialstatus, Macht, eine bessere Gesundheitsversorgung zu negativen Auswirkungen auf die Gesundheit und Lebenserwartung führen. Eine entsprechende differenzierte Debatte ist in Bezug auf Gender noch am Anfang.

Um die unterschiedliche Gesundheit und Lebenserwartung von Frauen und Männern zu erklären, reicht der Verweis auf eine soziale Benachteiligung der Frauen nicht aus. Das Konzept der Lebensstile, könnte hilfreich sein. Danach sind Männer und Frauen unterschiedlichen gesellschaftlichen Bedingungen ausgesetzt, die zu einem unterschiedlichen Lebensstil und damit zu unterschiedlicher Gesundheit führen. Diese Sicht entlässt die Gesellschaft nicht aus ihrer Verantwortung, in dem sie die schlechtere Gesundheit der Männer nicht durch ihr individuelles Gesundheitsverhalten erklärt, während sie die Benachteiligungen der Frauen als gesellschaftliches Versagen betrachtet. Stattdessen adressiert sie den sozialen Raum, durch den entsprechende Geschlechtszuschreibungen entstehen und dadurch zu Einstellungen und Handlungen führen, die die Gesundheit maßgeblich bestimmen.

Fragen
- Wie würde sich die Gesundheit der Männer und Frauen entwickeln, wenn die gesellschaftliche Benachteiligung der Frauen beendet wäre?
- Was müsste geschehen, um die Lebenserwartung der Männer und Frauen anzugleichen?
- Welche personalen Ressourcen der Frauen führen zu einer längeren Lebenserwartung und wie könnten diese für die Gesundheitsförderung nutzbar gemacht werden?

3.3.2.3 Gründe für Diskriminierungen
In vielen Gesellschaften gehen mit der Hautfarbe, Religion, Ethnie, dem Migrationshintergrund und körperlichen oder geistigen Behinderungen Diskriminierungen einher, die zu geringerer Teilhabe führen. Dadurch führen solche Merkmale oft zu geringeren Bildungschancen, Einkommensmöglichkeiten und eingeschränkter Berufsauswahl oder zusammenfassend zu einem niedrigeren sozialen Status. Der größte Teil der gesundheitlichen Unterschiede zur Bevölkerung, die den jeweiligen anerkannten sozialen Normen entspricht, kann durch den unterschiedlichen sozialen Status erklärt werden, der aus Diskriminierungen erwächst (Behinderungen gehen teils auch

biologisch mit verringerter Lebenserwartung einher). Hinzu kommt der *Distress*, der durch alltägliche Diskriminierungs- und Ausgrenzungserfahrungen entsteht [18].

Hautfarbe

Eines der bekanntesten Beispiele für die Benachteiligung wegen einer Hautfarbe war das Apartheitssystem in Südafrika. Hier wurden Rechte und Pflichten entlang der Hautfarbe definiert und gesetzlich festgelegt. Der Sozialstatus, die gesellschaftliche Anerkennung und der Zugang zum Gesundheitssystem war maßgeblich unterschiedlich. Aber auch ohne Apartheid lassen sich in fast allen Staaten Benachteiligungen für bestimmte Hautfarben finden, die ihren Ausdruck in Diskriminierung und geringerem Sozialstatus mit schlechterer Gesundheit finden.

Religion

Insbesondere in Staaten, in denen Staat und Religion nicht getrennt sind, gibt es starke Ausgrenzungen von Angehörigen einer Minderheitsreligion, die zu Diskriminierungen oder sogar Verfolgung führen und entsprechende Auswirkungen auf den sozialen Status und die Gesundheit haben. Besonders ausgeprägt findet sich das derzeit im Iran oder in Saudi-Arabien. Aber auch in Deutschland finden sich entsprechende Tendenzen z. B. gegenüber Juden und Muslimen.

Ethnie

Die Ethnie geht teilweise bereits mit anderen Merkmalen wie Religion oder Hautfarbe einher. Aber auch unabhängig davon entfalten die Zuschreibungen von Menschen zu bestimmten Volksgruppen Wirkungen auf den Sozialstatus und die Gesundheit. So wurden die Tutsi in Ruanda durch die Kolonialherren bevorzugt und hatten so einen höheren sozialen Status. Nach der Revolution mündete die Zuschreibung zu Ethnien mit sozialen Wirkungen letztlich in einen Völkermord vor allen an den Tutsi. Die Zuschreibungen zu einer Ethnie hatten zunächst positive Auswirkungen auf die Gesundheit und später erheblich negative Folgen. Es ist nicht grundsätzlich so, dass eine Minderheitsethnie weniger gesund ist und eine kürzere Lebenserwartung hat. Es gibt ethnische Gruppen, die kulturell einen gesünderen Lebensstil pflegen. So ergab eine Studie in Schottland, dass die weiße schottische und irische Bevölkerung eine kürzere Lebenserwartung aufwies als die indische und chinesisch-stämmige Bevölkerung [19].

Migrationshintergrund

Der Migrationshintergrund gilt als ein Kriterium, das mit Benachteiligungen einhergeht, erweist sich aber nicht als trennscharf, denn Diskriminierungen erklären sich oft bereits durch die vorangegangenen Merkmale. Auf einen Schweizer wirkt sich sein Migrationshintergrund in Deutschland ganz anders aus als auf einen Syrer oder

Kongolesen. Andererseits gelten z. B. Russlanddeutsche trotz ihrer Benachteiligungen oft nicht als Migranten. Daher ist keine einheitliche Aussage zur Gesundheit von Menschen mit Migrationshintergrund möglich. Teilweise sind insbesondere Migranten aus südlichen Ländern im Durchschnitt zunächst gesünder als die deutsche Bevölkerung. Ursache ist das Beibehalten eines bestimmten Ernährungsstils, z. B. der mediterranen Küche, und dadurch ein geringeres Auftreten von Herzerkrankungen und eine längere Lebenserwartung. Dies trifft oft auf die erste Generation zu und verliert sich später, wenn sich der Lebensstil an das Herkunftsland anpasst [20]. Dann überwiegen oft die negativen Auswirkungen bei Menschen aus südlichen Herkunftsländern.

Behinderungen
Unabhängig von Gesundheits- und Lebenserwartungseinschränkungen bei Menschen mit Behinderungen durch ihre Handicaps selbst, wirken diese auf den Sozialstatus und auf die Gesundheitschancen. In Deutschland sind viele Menschen mit Behinderungen vom ersten Arbeitsmarkt ausgeschlossen und leben dauerhaft von Sozialhilfe. Sie sind oft Diskriminierungen und weiteren Ausschlüssen ausgesetzt. Menschen mit Behinderungen werden selten gesondert erfasst oder thematisiert, wenn es um soziale Determinanten gesundheitlicher Ungerechtigkeit geht [21].

3.3.3 Soziale Determinanten von Gesundheit

Mit dem „Konzeptionellen Rahmen der sozialen Determinanten von Gesundheit" (Abb. 3.1) wurde bereits beschrieben, wie soziale Unterschiede in Gesellschaften durch strukturelle Bedingungen (soziale Determinanten gesundheitlicher Ungerechtigkeit) angelegt sind und zu unterschiedlichen, insbesondere vertikalen Positionen von Personen und Bevölkerungsteilen führen. Diese Positionen sind durch unterschiedlichen Zugang zu Ressourcen und Prestige sowie unterschiedliche Diskriminierungen geprägt und können u. a. durch den sozioökonomischen Status dargestellt werden (siehe Kasten). Der sozioökonomische Status und weitere Bedingungen wie Religion, Geschlecht, Migrationshintergrund etc. beeinflussen eine Reihe weiterer sozialer Determinanten, die als soziale Determinanten von Gesundheit oder vermittelnde Determinanten bezeichnet werden. Folgend werden bedeutende soziale Determinanten von Gesundheit beschrieben.

3.3.3.1 Materielle Lebensbedingungen
Materielle Lebensbedingungen beziehen sich auf die physischen Lebensbedingungen, im Besonderen auf die Lebens- und Arbeitsbedingungen sowie auf die Art, den Ort und die Bedingungen des Wohnens und der Nachbarschaft. Sie beziehen sich

ebenso auf den Zugang zu sozialen Leistungen sowie zu Dienstleistungen und Gütern, wie gesunden Nahrungsmitteln.

Beispielhaft lässt sich die Bedeutung der materiellen Lebensbedingungen an den Wohnbedingungen aufzeigen. In vielen Staaten können geographische Unterschiede und regionale Gesundheitsungleichheiten beobachtet werden. In Städten und städtischen Regionen leben sozial benachteiligte Bevölkerungsgruppen häufiger in schlechten Wohnbedingungen (z. B. in Slums, feuchten Wohnungen oder an stark befahrenen Straßen). Dies führt zu größeren Gesundheitsproblemen. In ländlichen oder verlassenen Gegenden hat die ärmere, bildungsfernere Bevölkerung schlechtere sozioökonomische Zukunftsaussichten (z. B. Arbeitsplatzangebote und Einkommensquellen) und muss mit weniger oder schlechterer Infrastruktur (z. B. Trinkwasserversorgung, Kanalisation, geteerte Straßen) und geringerer oder schlechterer Gesundheitsversorgung umgehen (z. B. größere Entfernung zu medizinischer Versorgung, weniger Spezialisten, längere Wartezeiten) [22].

3.3.3.2 Verhaltens- und biologische Faktoren

Verhaltens- und biologische Faktoren beinhalten die Ernährungsweise, physische Aktivität, den Tabak- und Alkoholkonsum und weitere Verhaltensweisen, aber auch biologische Dispositionen. Das Gesundheitsverhalten kann die Gesundheit schädigen (z. B. durch Rauchen, exzessiven Alkoholkonsum, ungeschützten Sexualverkehr) oder kann die Gesundheit unterstützen (z. B. durch körperliche Aktivität, gesunde Ernährung, safer Sex). Das Gesundheitsverhalten korreliert stark mit den materiellen und sozialen Lebensumständen in die Menschen hineingeboren werden und in denen sie leben [23]. Der Sozialstatus verstärkt in der Regel biologische Faktoren. Menschen mit hohem Sozialstatus können z. B. ganz anders mit ererbten Krankheiten umgehen. Sie verfügen über das Geld, um eine gute Behandlung oder eine besondere Diät zu finanzieren, über das Wissen, sich z. B. die bestmögliche Behandlung zu sichern und das Ansehen, das ihnen evtl. die Türen zu größerer Unterstützung öffnet [24].

3.3.3.3 Psychosoziale Faktoren

Psychosoziale Faktoren bilden eine dritte wichtige soziale Determinante der Gesundheit und können ebenso entweder die Gesundheit schützen (z. B. durch starke soziale Unterstützung, Ansehen, Selbständigkeit) oder können psychosozialen Stress bedeuten wie durch negative Erlebnisse, stressvolle Lebensumstände (z. B. durch Schulden oder finanzielle Unsicherheit, Angst vor Gewalt, Mangel an Kontrolle über das eigene Leben) und der Mangel an sozialer Unterstützung. Wie sich die psychosozialen Faktoren auswirken, hängt stark vom sozialen Status ab [25].

3.3.3.4 Gesundheitssystem

Das Gesundheitssystem selbst ist eine besondere vermittelnde Gesundheitsdeterminante, da es Teil der strukturellen Determinanten ist. Zum einen hat der Sozialstatus einen Einfluss auf den Zugang zur und die Qualität der Gesundheitsversorgung. Wie stark dieser Einfluss ist, hängt maßgeblich von der Art und Finanzierung des Gesundheitssystems ab [26]. Im Idealfall bietet es allen einen niedrigschwelligen, angemessenen Zugang zu Gesundheitsleistungen und arbeitet sektorenübergreifend, um Gesundheit und Wohlbefinden zu stärken. Das Gesundheitssystem kann weiterhin z. B. über Gesundheitsförderung Einfluss auf andere vermittelnde Determinanten nehmen, wie das Gesundheitsverhalten. Das Gesundheitssystem kann aber sogar den sozialen Status beeinflussen, da sich Krankheit und Behinderung negativ auf den sozioökonomischen Status auswirken können, was bei entsprechender medizinischer Behandlung u. U. geringer ausfällt oder unterbleibt [27].

Dadurch, dass sich die strukturellen Determinanten über die vermittelnden Determinanten auf die Gesundheit auswirken, sind gesundheitliche Ungerechtigkeiten das Resultat der sozialen Gliederung einer Gesellschaft.

Über die jeweilige Lebenszeit addieren und verstärken sich diese unterschiedlichen Belastungen, Vulnerabilitäten und Folgen und vergrößern die gesundheitliche Ungleichheit. Sie können sich zudem auf folgende Generationen übertragen (vgl. Kap. 3.3.2.1). Die Lebenslaufperspektive greift als These diese sich anhäufenden und teilweise in brisanten Lebenssituationen zum Tragen kommenden Belastungen auf [28]. Das oben Angeführte generiert eine Verteilung von Gesundheit und Krankheit innerhalb einer Gesellschaft, die entlang des sozialen Gradienten verläuft – mit jeder Abnahme des sozialen Status verschlechtert sich die Gesundheit.

3.4 Maßgebliche Gesundheitsunterschiede zwischen Staaten und ihre Ursachen

Gesundheitsvergleiche zwischen Staaten vergleichen in der Regel Durchschnittswerte der ganzen Bevölkerungen in Bezug auf eine generelle Krankheitslast, auf die Krankheitslast bestimmter Erkrankungen oder auf die Lebenserwartung. Diese Durchschnittswerte geben keine Auskunft über das Ausmaß der gesundheitlichen Ungleichheiten und Ungerechtigkeiten innerhalb der jeweiligen Staaten. Länder mit sehr unterschiedlich verteilter Gesundheit können im Durchschnitt sehr ähnlich erscheinen.

3.4.1 Soziale Determinanten für gesundheitliche Ungerechtigkeiten zwischen Staaten

Bei der Betrachtung der Gesundheit der Bevölkerung verschiedener Staaten, selbst solchen, die über ähnlichen Wohlstand und ähnliche nationale Strukturen verfügen, treten vielfältige Unterschiede auf. Das betrifft die Lebenserwartung ebenso wie die Bedeutung bestimmter Erkrankungen (Abb. 3.5) [29].

Die gesundheitlichen Unterschiede zwischen Staaten werden zu gesundheitlichen Ungerechtigkeiten, wenn ihnen andere Ungerechtigkeiten wie Ausbeutung oder unfaire Wirtschaftsbedingungen zu Grunde liegen [30]. Um die gesundheitlichen Ungerechtigkeiten zwischen Staaten zu erklären, ist es erforderlich zu verstehen, dass Staaten nicht völlig autonom in der Gestaltung ihrer Politik sind. Dies betrifft die Verteilung von Vermögen und Einkommen, den Zugang zu gesundheitlicher Versorgung oder die Wirtschaftspolitik. Sie sind globalen, politischen und wirtschaftlichen Kräften ausgesetzt, die die Gesundheit der Menschen in den Staaten beeinflussen. Dies geschieht durch politische Einflussnahme anderer Staaten, durch die Einflussnahme transnationaler Organisationen wie der Weltbank oder dem Internationalen Wäh-

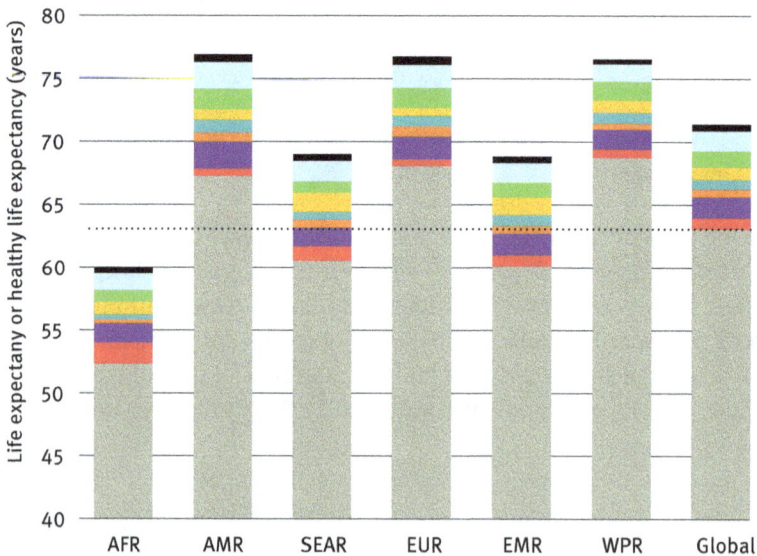

Abb. 3.5: Regionale und globale Lebenserwartung und Erwartung an gesunden Lebensjahren ab Geburt in 2015. (Quelle: World Health Statistics 2016: Monitoring health for the SDGs, Chapter 3: Monitoring the health goal – indicators of overall progress, Seite 10).

rungsfonds (IWF), durch Handelsbedingungen oder durch die Einflussnahme durch Konzerne. Wirtschaftliche Ungerechtigkeiten, Ausbeutung, transnationale Einfluss-nahme auf die Politik finden sich vor allem durch Staaten mit hohem Einkommen auf Staaten mit niedrigem Einkommen [1]. Die globalen, transnationalen Bedingun-gen haben maßgeblichen Einfluss darauf, wie sich weltweiter Reichtum auf Staaten verteilt und die Ausgestaltung nationalstaatlicher Politik und führen so zu nationa-len sozialen Determinanten gesundheitlicher Ungerechtigkeit [31]. Die aus der Politik erwachsenen Lebensbedingungen und innerstaatlichen Strukturen, wie das Gesund-heitssystem oder die Infrastruktur bestimmen dann über die Gesundheit und Lebens-erwartung der Bevölkerung [32]. Daher ist es sinnvoll, dem Modell von Solar und Ir-win (siehe Abb. 3.1) globale soziale Determinanten gesundheitlicher Ungerechtigkeit voranzustellen, die über die nationalen Strukturen hinausgehen (siehe Abb. 3.6).

Einige Beispiele für globale Einwirkungen auf nationale Politik mit gesundheitli-chen Auswirkungen sind:

Internet: Das Internet ermöglicht den einfachen, grenzüberschreitenden Aus-tausch von Informationen. Damit sind Regierungen deutlich weniger in der Lage die Information der Bürger zu steuern und das kann politische Bedeutung erlangen. Über das Internet kann auch durch Staaten Einfluss auf Politik genommen werden. So wird vermutet, dass Russland 2016 Einfluss auf die Wahl in den USA genommen hat, indem es u. a. auf Soziale Medien eingewirkt hat. Eine veränderte Präsident-schaft kann durch Wirtschafts-, Sozial- oder Gesundheitspolitik intensive Auswirkun-gen auf die Gestaltung der sozialen Determinanten gesundheitlicher Ungleichheit ha-ben.

Land grabbing: Mit Landgrabbing sind großflächige Käufe von privaten und staatlichen Investoren sowie ausländischen Agrarunternehmen gemeint, die Land kaufen oder langfristig pachten, um sie in eigener Regie zu bewirtschaften. Dabei nutzen diese oft Grauzonen des Rechts in einem Niemandsland zwischen traditionel-len Landrechten und modernen Eigentumsverhältnissen. Die Bedenken hinter der Entwicklung großer Investitionen in Farmland sind, dass deutlich mehr Einkom-mensmöglichkeiten durch kleinere Betriebe für die lokale Bevölkerung entstehen könnten als durch die agrarindustrielle Nutzung der Investoren. Die Produktion von Lebensmitteln für den Export erhöht die Anfälligkeit für starke Preisanstiege in den betroffenen Staaten. Zudem befördert Landgrabbing einen Markt für Land mit zerstö-rerischen Effekten auf die Lebenshaltungskosten. Teilweise geht Landgrabbing auch mit Vertreibungen der lokalen Bevölkerung einher [33].

Handelsbedingungen: Die Handelsbedingungen insbesondere zwischen Län-dern mit hohen Einkommen wie in Europa oder den USA mit solchen mit niedrigen Einkommen sind in der Regel nicht symmetrisch oder fair [34]. So gibt es in den USA und Europa teilweise Einfuhrhemmnisse für Lebensmittel aus Afrika oder Südame-rika. Gleichzeitig werden die eigenen Landwirte staatlich hoch subventioniert und bringen ihre Produkte auch auf afrikanische oder südamerikanische Märkte. Dies führt neben der Behinderung von Exporten in den Ländern mit niedrigen Einkommen zur Zerstörung der Landwirtschaft, weil die einheimischen Landwirte nicht so günstig produzieren können, wie die subventionierten europäischen oder amerikanischen [35]. Dies steigert die Armut und verschlechtert so die Gesundheit der Bevölkerung.

Kriegsökonomien und Krieg: Eine Kriegsökonomie bezeichnet letztlich eine Ökonomie, die vor allem der Finanzierung von Konfliktparteien dient. Sie sind oft in langlebigen Bürgerkriegen zu finden. Die Einflussnahme von außerstaatlichen internationalen Akteuren findet sich dabei teilweise in der offenen oder verdeckten Unterstützung einer Kriegspartei. Dies war z. B. bei dem Bürgerkrieg 1981 bis 1990 in Nicaragua der Fall, bei dem die USA die Contras – rechtsgerichtete Rebellen – gegen die linksausgerichtete Regierung unterstützten. Weitere Einflussnahme findet durch die Abnahme von Rohstoffen aus Minen einer Kriegspartei statt. Ein Beispiel dafür ist Kobalt aus Kongo, das aus Warlord-Minen stammt und den Bürgerkrieg im Kongo mit aufrechterhält. Hier gibt es offensichtliche Interessenskonflikte, da das Kobalt aus Kriegsgebieten billiger ist. Dadurch gibt es letztlich von den Abnahmeunternehmen und -staaten ein Interesse am Fortbestehen des Konflikts [36]. Ein solcher Konflikt beeinträchtigt das Leben der Menschen enorm. Ein Krieg eines Landes stellt grundsätzlich einen enormen Eingriff in ein anderes Land dar, der massive Auswirkungen auf die Gesundheit der Bevölkerung hat. So geht man beim zweiten Irak-Krieg allein von 650.000 Todesopfern aus [37]. Durch den Krieg fand eine Extremisierung in der Bevölkerung statt, die u. a. fast wöchentlich zu Bombenattentaten in Bagdad führte.

Klimawandel: Mit dem Klimawandel nehmen insbesondere die Länder mit hohen Einkommen bzw. die in ihnen lebenden Menschen zukünftig intensiven Einfluss auf die Lebensbedingungen und die Gesundheit in Ländern mit niedrigen Einkommen, weil diese sich oft dort befinden, wo die Auswirkungen des Klimawandels besonders

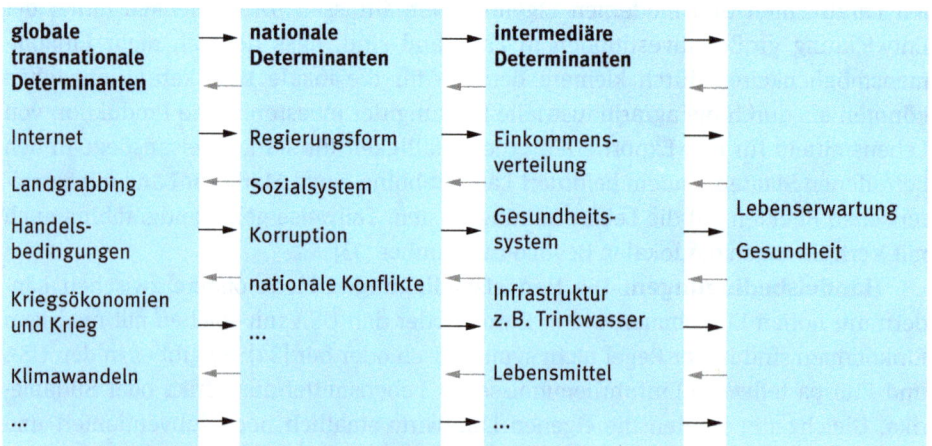

Abb. 3.6: Determinanten unterschiedlicher Gesundheit zwischen Staaten.

stark sind. Es wird in Zukunft mit mehr Überschwemmungen, mehr Dürrekatastrophen, mehr Missernten etc. gerechnet. Das trifft auf Länder, die durch ihre Armut und mangelnde Infrastruktur nur schwer auf Katastrophen reagieren können [38].

3.4.2 Gesundheitsunterschiede zwischen Staaten mit hohen und niedrigen Einkommen

Ein grundlegender sozialer ökonomischer Unterschied zwischen Staaten mit hohem und niedrigem Einkommen ist, dass es in reichen Ländern kaum absolute Armut, also den Mangel an überlebensnotwendigen Gütern oder an einer breit zugänglichen Gesundheitsversorgung gibt. Die Armutsforschung in den reichen Ländern befasst sich daher vorwiegend mit relativer Armut [39]. In Deutschland gilt als relativ arm, wer maximal 50 % des Medianeinkommens der Bevölkerung zur Verfügung hat. Zusammenhängend mit der Höhe des Bruttoinlandsproduktes weisen Staaten deutliche strukturelle Unterschiede auf, wie soziale Sicherung, Bildungssystem, Nahrungsversorgung, Arbeitsmarkt, medizinische Versorgung, Infrastruktur wie Kanalisation, Strom- und Wasserversorgung etc.

Ein gesundheitlich bedeutsamer Unterschied ist, dass korrelierend mit dem Anstieg des Bruttoinlandsprodukts der Anteil der Todesfälle durch Erkrankungen an Infektionskrankheiten sowie die Kinder- und Müttersterblichkeit abnimmt und umgekehrt die Lebenserwartung und der Anteil der Mortalität durch chronische Erkrankungen zunimmt [29]. Wird allein die materielle Perspektive eingenommen, leidet die durchschnittliche Gesundheit der Menschen aus Staaten mit niedrigem Einkommen eher am Mangel, die Gesundheit der Menschen in Staaten mit hohem Einkommen eher an Überfluss und Denaturalisierung von Lebensbedingungen. Insgesamt ist der Trend erkennbar, dass die Todesfälle durch Infektionskrankheiten zurückgehen und die sogenannten Zivilisationskrankheiten zunehmen [40]. Im gleichen Maße wurden die „Wohlstandskrankheiten" zu den Krankheiten der Armen in den wohlhabenden Gesellschaften [41].

3.5 Maßnahmen

In den letzten Jahren fanden international eine Reihe von Aktivitäten zur Stärkung des politischen und strategischen Engagements in Bezug auf die sozialen Determinanten gesundheitlicher Ungleichheit statt. Es wurden Erkenntnisse guter Praxis und Erfahrungen gesammelt und bestätigt wie Staaten mit diesem Problem umgehen können. Eine Übersicht mit vertiefenden Dokumenten finden sich im nachfolgenden Kasten.

Internationale Aktivitäten
- 2011 World Conference on Social Determinants of Health
- WHO Konferenz in Rio de Janeiro mit tausenden Teilnehmern aus 125 Ländern. Zur Deklaration: https://www.who.int/sdhconference/declaration/Rio_political_declaration.pdf?ua=1
- „Gesundheit 2020" – das Rahmenkonzept für eine Gesundheitspolitik in der Europäischen Region.
  „Gesundheit 2020" ist das Ergebnis einer zweijährigen Konsultation und wurde von den 53 Mitgliedstaaten in der Region auf der 62. Tagung des WHO-Regionalkomitees für Europa im September 2012 angenommen.
  Mehr dazu: http://www.euro.who.int/de/health-topics/health-policy/health-2020-the-european-policy-for-health-and-well-being/about-health-2020
- Die 8th Global Conference on Health Promotion fand in 2013 in Helsinki statt und war eine weitere große WHO Konferenz zu gesundheitlicher Ungerechtigkeit. Ein besonderer Bezug wurde zu Health in All Policies hergestellt.
- Die 9th Global Conference on Health Promotion fand 2016 in Shanghai statt. Hier standen die Nachhaltigkeitsziele im Fokus.

3.5.1 Agenda für nachhaltige Entwicklung

Die von den Vereinten Nationen in 2015 verabschiedete „Agenda für nachhaltige Entwicklung 2030" beinhaltet als Kernprinzip „Niemand darf zurückgelassen werden" und betont das Gleichheit, Menschenrechte und Gendergerechtigkeit zentral für alle 17 Nachhaltigkeitsziele (*Sustainable Development Goals* [SDGs]) sind. Ziel 3 lautet „Ein gesundes Leben für alle Menschen jeden Alters gewährleisten und ihr Wohlergehen fördern", welches den Zugang zu hochwertigen Gesundheitsdienstleistungen für alle fordert. Dieses Ziel könne nur erreicht werden, wenn viele weitere Nachhaltigkeitsziele realisiert würden, um die Bedingungen zu verbessern, die unerlässlich für die Gesundheit der Bevölkerungen und gesundheitliche Gerechtigkeit seien. Der Generaldirektor der WHO, Dr. Tedro Adhanom Ghebreyesus, führt dazu aus:

> Ich glaube die globale Verpflichtung zu nachhaltiger Entwicklung – niedergelegt in den Nachhaltigkeitszielen – bietet die einmalige Gelegenheit, die sozialen, ökonomischen und politischen Determinanten der Gesundheit anzugehen und die Gesundheit und das Wohlbefinden aller Menschen überall zu verbessern.

Ein Kernelement, um Fortschritte in dieser Agenda zu erzielen, ist es, die Kapazitäten des Gesundheitssektors zur intersektoralen Zusammenarbeit mit anderen Bereichen weiter zu entwickeln, um eine universelle Gesundheitsabsicherung zu erreichen sowie die Politik dazu aufzufordern multisektorale Anstrengungen zur Verringerung gesundheitlicher Ungerechtigkeit anzugehen. Die Beschäftigten im Gesundheitssystem dabei zu unterstützen, diese Probleme zu verstehen und sich auf deren Überwindung auszurichten, ist eine Voraussetzung, um Fortschritte auf nationaler wie globaler Ebene zu erzielen.

Die Agenda für nachhaltige Entwicklung 2030 soll insbesondere die Lebenssituation und Gesundheit in Ländern mit geringen Einkommen bewirken. Inwiefern sie tatsächlich die globalen Rahmenbedingungen für Armut und mangelnde Gesundheit für die Länder mit geringem Einkommen verändern ist ungewiss. Denn um gesundheitliche Ungerechtigkeiten zwischen Staaten zu verringern, braucht es insbesondere gerechtere Bedingungen für Länder mit geringen Einkommen. Ohne eine faire Politik der mächtigen Staaten werden gesundheitliche Ungerechtigkeiten bestehen bleiben.

3.5.2 Strategien zur Verringerung gesundheitlicher Ungerechtigkeiten innerhalb von Staaten

Es wird deutlich: In hochrangigen internationalen Organisationen ist das Thema Gesundheitsgerechtigkeit fest verankert. Damit gehen die Aufforderungen an nationale Parlamente und teilweise deren Selbstverpflichtung einher, wirksame Schritte zu Verringerung sozial bedingter gesundheitlicher Ungleichheit zu initiieren. Aber obgleich bereits 1946 durch die WHO die Bedeutung ökonomischer und sozialer Bedingungen und seitdem spätestens mit der Ottawa Charta Maßnahmen zur Verringerung sozial bedingter gesundheitlicher Ungleichheit formuliert wurden, bleiben die Erfolge bei der Verringerung gesundheitlicher Ungerechtigkeit hintere den Erwartungen zurück. So zeigen Studien für Deutschland sogar eher eine Ausweitung der sozial bedingten gesundheitlichen Ungleichheit.

Um gesundheitliche Ungerechtigkeiten innerhalb von Staaten zu verringern, können insbesondere drei Strategien unterschieden werden:

Strategie 1: Die Veränderung gesellschaftlicher Strukturen, um die den gesundheitlichen Unterschieden zugrundeliegenden sozialen Unterschieden insbesondere von Einkommen und Bildung zu verringern.

Gesundheitliche Ungerechtigkeit resultiert aus sozialer Ungerechtigkeit. Daher wäre die erfolgversprechendste Strategie zur Verringerung der gesundheitlichen Ungerechtigkeit die Verringerung sozialer Ungerechtigkeit. Bislang finden sich jedoch keine Beispiele, in denen aus Gründen der Verringerung der gesundheitlichen Ungerechtigkeiten gesellschaftliche Strukturen in merklichen Grad verändert worden wären, um Gesellschaften sozial gerechter zu gestalten. In der Erklärung der 8. Globalen Konferenz zur Gesundheitsförderung heißt es dazu: „Es ist uns klar, dass Regierungen eine Reihe von Prioritäten setzen in denen Gesundheit und Gerechtigkeit nicht automatisch vor anderen politischen Themen rangieren". Internationale Organisationen wie die WHO formulieren auch nur vorsichtig Forderungen zu mehr Einkommensgerechtigkeit. Klare Forderungen zu mehr sozialer Gerechtigkeit erscheinen aber angesichts der Vergrößerung sozialer Unterschiede insbesondere in der Verteilung von Einkommen und Vermögen dringlich.

Strategie 2: Den Zugang zum Gesundheitssystem für alle Menschen zu gewährleisten.

In vielen westlichen Staaten ist der allgemeine Zugang zu gesundheitlicher Versorgung sichergestellt. Dies geschieht durch steuerfinanzierte Gesundheitssysteme oder durch eine Sozialversicherung wie in Deutschland. Ein allgemeiner Zugang garantiert noch keine vollkommen gleichwertige Versorgung aller sozialen Gruppen. Während der Betrag der Gesundheitsversorgung auf Gesundheit und Lebenserwartung von Bedeutung ist, ist die Wirkung der Gesundheitsversorgung auf gesundheitliche Ungleichheit in westlichen Staaten marginal. Dies zeigt, dass die gesundheitliche Ungerechtigkeit durch einen allgemeinen Zugang zur Gesundheitsversorgung nicht aufgehoben werden kann und trotzdem erhebliche gesundheitliche Ungerechtigkeiten bestehen bleiben können.

Strategie 3: Durch Gesundheitsförderung und Prävention bereits vor dem Entstehen von Krankheiten zur Gesunderhaltung beitragen.

Den größten Beitrag zur Erhöhung der Gesundheit und Lebenserwartung leisten im Bereich der Gesundheitsförderung verhältnispräventive Maßnahmen. In Ländern mit geringen Einkommen geht es insbesondere um die Verbesserung der Trinkwasserversorgung, der Hygiene und der Lebensmittelversorgung. In Ländern mit hohen Einkommen geht es eher um Reduzierung von Abgasen und Straßenlärm, die Einführung einer Zuckersteuer oder einen verbesserten Gesundheitsschutz am Arbeitsplatz. Verhältnispräventive Maßnahmen tragen unter Umständen auch zur Verringerung gesundheitlicher Ungleichheit bei, da allgemeine Verbesserungen der Verhältnisse insbesondere denen zugutekommen, die Belastungen am stärksten ausgesetzt sind. Das sind vor allem Menschen mit niedrigem Sozialstatus.

Andere Maßnahmen zur Gesundheitsförderung können hingegen zu einer Vergrößerung der gesundheitlichen Ungleichheit beitragen. So haben in Deutschland Kampagnen und Maßnahmen an Schulen zur Tabakprävention bei Jugendlichen zwar zu einer deutlichen Verringerung des Tabakkonsums in dieser Altersgruppe beigetragen, jedoch waren die Erfolge bei Kindern und Jugendlichen auf höheren Schulen wirksamer als bei solchen auf Hauptschulen oder Förderschulen. Insgesamt hat sich dadurch die gesundheitliche Ungleichheit vergrößert [42].

Selbst das in Großbritannien aufgelegte Programm „Close the gap – tackling health inequalities" (schließe die [Ungleichheits]schere – bekämpfe gesundheitliche Ungleichheiten) hat letztlich nicht zu einer Verringerung sozial bedingter gesundheitlicher Ungleichheit geführt, obwohl das im Fokus des Programms stand [43].

Bestimmte Formen von Prävention, wie Gesundheitskampagnen und allgemeine verhaltenspräventive Maßnahmen führen sogar regelhaft zu einer Vergrößerung der gesundheitlichen Ungleichheit, da mit ihnen eher Menschen erreicht werden, die über mehr personale Ressourcen und daher meistens über einen höheren Sozialstatus verfügen. Neben Verhältnisprävention bietet am ehesten Gesundheitsförderung in Lebenswelten eine Chance zur Verringerung gesundheitlicher Ungleichheiten, wenn sie sich vor allem an Lebenswelten mit hohem Anteil an Menschen mit niedrigem Sozialstatus wendet. Die Erfolge von Gesundheitsförderung und Prävention zur Verringerung gesundheitlicher Ungerechtigkeiten sind aber grundsätzlich begrenzt, solange die zu Grunde liegenden sozialen Ungerechtigkeiten bestehen bleiben.

3.6 Fragen

- Wie grenzen sich „soziale Determinanten der Gesundheit" und „soziale Determinanten sozialer Ungerechtigkeit" voneinander ab und welche andere Bezeichnung kennen Sie für diese?
- Was versteht man unter vertikalen Ungleichheiten und welche kennen Sie?
- Welche Rolle spielen Diskriminierungen im Zusammenhang mit sozialen Determinanten der Gesundheit sowie der gesundheitlichen Ungerechtigkeit?
- Was sind die Hauptgründe für die Gesundheitsunterschiede der Bevölkerungen zwischen Staaten insbesondere zwischen Staaten mit hohen Einkommen und solche mit niedrigen Einkommen?
- Welche Maßnahmen sind geeignet die sozial bedingten gesundheitlichen Ungerechtigkeiten zwischen und innerhalb von Staaten zu verringern?

Literatur

[1] Marmot M, Friel S, Bell R, et al. Commission on Social Determinants of Health, und others. „Closing the gap in a generation: health equity through action on the social determinants of health". The Lancet. 2008;372(9650):1661–1669.
[2] WHO. World Health Statistics 2016: Monitoring Health for the Sustainable Development Goals (SDGs). World Health Organization, 2016.
[3] Eurostat (2016).
[4] Lampert T, Richter M, Schneider S, et al. „Soziale Ungleichheit und Gesundheit". Bundesgesundheitsblatt-Gesundheitsforschung-Gesundheitsschutz. 2016;59(2):153–165.
[5] WHO, und others. „The Right to Health Fact Sheet No. 31". Book The Right to Health Fact Sheet, Nr. 31, 2008.
[6] WHO (2018). Social determinants of health. Accessed May 4, 2018. http://www.who.int/social_determinants/sdh_definition/en/.
[7] Vereinte Nationen. „Internationaler Pakt über wirtschaftliche, soziale und kulturelle Rechte vom 19". Dezember 1966, 1966, 1570.
[8] Whitehead M, Göran D. „Concepts and principles for tackling social inequities in health: Levelling up Part 1". World Health Organization: Studies on social and economic determinants of population health 2 (2006).
[9] Noll H-H, Weick S. „Nicht einmal jeder Dritte empfindet soziale Unterschiede in Deutschland als gerecht: Analysen zur Entwicklung von Einstellungen zur sozialen Ungleichheit in Deutschland". Informationsdienst Soziale Indikatoren. 2012;48:6–11.
[10] Anand S. „The concern for equity in health". Journal of Epidemiology and Community Health. 2002;56(7):485.
[11] Solar O, Irwin A. „A conceptual framework for action on the social determinants of health.", 2007.
[12] WHO. „Health Promotion 2013 – Health in All Policies". World Health Organisation, 2013. http://www.healthpromotion2013.org/health-promotion/health-in-all-policies.
[13] Rosenbrock R, Gerlinger T. Gesundheitspolitik. Eine Systematische Einführung. Bern: Hans Huber, 2004.
[14] Laaser U, Wolters P, Kaufmann F-X. Gesundheitswissenschaften und öffentliche Gesundheitsförderung: aktuelle Modelle für eine Public-health-Ausbildung in der Bundesrepublik Deutschland. Springer-Verlag, 2013.

[15] Townsend P, Davidson N, Hrsg. Inequalities in health: The Black Report. Harmondsworth: Penguin, 1982.

[16] WHO. World Health Statistics 2016: Monitoring Health for the Sustainable Development Goals (SDGs). World Health Organization, 2016.

[17] Hu Y, van Lenthe FJ, Borsboom GJ, et al „Trends in socioeconomic inequalities in self-assessed health in 17 European countries between 1990 and 2010". J Epidemiol Community Health. 2016;70(7):644–652.

[18] Ziegler P, Beelmann A. „Diskriminierung und Gesundheit". In Diskriminierung und Toleranz, 357–378. Springer, 2009.

[19] Gruer L, Cézard G, Clark E, et al „Life expectancy of different ethnic groups using death records linked to population census data for 4.62 million people in Scotland". Journal of epidemiology and community health. 2016, jech–2016.

[20] Razum O, Spallek J, Zeeb H. „Migration und Gesundheit". In Die Gesellschaft und ihre Gesundheit, 555–574. Springer, 2011.

[21] Wolbring G. „People with disabilities and social determinants of health discourses". Canadian Journal of Public Health/Revue Canadienne de Sante'e Publique. 2011:317–319.

[22] Organization, World Health, und others. „WHO housing and health guidelines: executive summary". World Health Organization, 2018.

[23] Siegrist K. „Sozioökonomischer Status und Gesundheitsverhalten". PiD-Psychotherapie im Dialog. 2008;9(4):382–386.

[24] Habl C, et al. „15. Armut und Gesundheit". Handbuch Armut in Österreich: Zweite, 2014, 240.

[25] Peter R. „Psychosoziale Belastungen im Erwachsenenalter: Ein Ansatz zur Erklärung sozialer Ungleichverteilung von Gesundheit?" In Gesundheitliche Ungleichheit, 109–123. Springer, 2006.

[26] Klein J, von dem Knesebeck O. „Soziale Einflüsse auf die gesundheitliche Versorgung". In Soziologie von Gesundheit und Krankheit, 341–352. Springer, 2016.

[27] Geyer S. „Soziale Ungleichverteilungen von Gesundheit und Krankheit und ihre Erklärungen: Schulbildung, Einkommen und Beruf". Handbuch Gesundheitssoziologie, 2017, 1–23.

[28] Klocke A, Stadtmüller S, Giersiefen A. „Lebensverlaufsperspektive und soziale Ungleichheit". In Handbuch Gesundheitssoziologie, 1–22. Springer, 2016.

[29] Lozano R, Naghavi M, Foreman K, et al. „Global and regional mortality from 235 causes of death for 20 age groups in 1990 and 2010: a systematic analysis for the Global Burden of Disease Study 2010". The Lancet. 2013;380(9859):2095–2128.

[30] Venkatapuram S. „Global justice and the social determinants of health". Ethics & international affairs. 2010;24(2):119–130.

[31] Feyder J. Mordshunger: wer profitiert vom Elend der armen Länder? BoD–Books on Demand, 2015.

[32] Cutler D, Deaton A, Lleras-Muney A. „The determinants of mortality". The Journal of Economic Perspectives. 2006;20(3):97–120.

[33] Margulis ME, McKeon N, Borras Jr SM. „Land grabbing and global governance: critical perspectives". Globalizations. 2013;10(1):1–23.

[34] Mahnkopf B. „Investition als Intervention: Wie interregionale und bilaterale Investitionsabkommen die Souveränität von Entwicklungsländern beschneiden". Internationale Politik und Gesellschaft. 2005:121–141.

[35] Felbermayr G. „Die EU: Welthandelsmacht mit Schönheitsfehlern". Wirtschaftsdienst. 2018;98 (7):454–455.

[36] Muntschick J. „Offene Kriegsökonomien als Triebfedern für langanhaltende Bürgerkriege in Entwicklungsländern: Von Coltan und Blutdiamanten in der Demokratischen Republik Kongo und in Liberia". Die Friedens-Warte. 2010:85–101.

[37] Burnham G, Lafta R, Doocy S, Roberts Ö. „Mortality after the 2003 invasion of Iraq: a cross-sectional cluster sample survey". The Lancet. 2006;368(9545):1421–1428.

[38] Fabritius F. „Die zu erwartenden Auswirkungen des Klimawandels im Hinblick auf ausgewählte Weltregionen". In Umweltmigration als sicherheitspolitische Herausforderung, 105–133. Springer, 2019.

[39] Hauser R. „Das Maß der Armut: Armutsgrenzen im sozialstaatlichen Kontext. Der sozialstatistische Diskurs". In Handbuch Armut und soziale Ausgrenzung, 94–117. Springer, 2008.

[40] Mathers CD, Loncar D. „Projections of global mortality and burden of disease from 2002 to 2030". Plos med. 2006;3(11):e442.

[41] Wilkinson RG. Kranke Gesellschaften: Soziales Gleichgewicht und Gesundheit. Springer-Verlag, 2011.

[42] Kuntz B, et. al. „Zeitliche Entwicklung von Bildungsunterschieden Im Rauchverhalten von Jugendlichen in Deutschland." Bundesgesundheitsblatt – Gesundheitsforschung – Gesundheitsschutz 61, no. 1 (January 1, 2018): 7–19. https://doi.org/10.1007/s00103-017-2636-4.

[43] Mackenbach JP. „Can We Reduce Health Inequalities? An Analysis of the English Strategy (1997–2010)." Journal of Epidemiology and Community Health. 2011;65(7):568. https://doi.org/10.1136/jech.2010.128280

4 Gesundheit und Menschenrechte: Das Recht auf Gesundheit

Thurid Bahr

4.1 Einleitung: Gesundheit und Menschenrechte

Dem Themenkomplex Gesundheit und Menschenrechte liegen zweierlei Bedeutungen zu Grunde: Es kann zwischen dem Menschenrecht auf Gesundheit auf der einen und der Achtung, dem Schutz und der Gewährleistung der Menschenrechte in der Gesundheitsversorgung auf der anderen Seite unterschieden werden. Das vorliegende Kapitel behandelt ersteres, einen guten Überblick über das Thema Menschenrechte in der Gesundheitsversorgung bietet der Beitrag „Der Menschenrechtsansatz im Gesundheitswesen" von Heiner Bielefeldt [1]. In diesem Kapitel werden zunächst grundlegende Inhalte des Menschenrechts auf Gesundheit erörtert. Die COVID-19 Pandemie zeigt ebenso wie andere Gesundheitsnotstände – man denke hier an Ebola oder HIV/AIDS – wie stark gute Gesundheit und die Umsetzung des Menschenrechts auf Gesundheit politisch bedingt sind. Pandemien gefährden das Recht auf Gesundheit und politische Maßnahmen zu ihrer Bekämpfung müssen menschenrechtlichen Anforderungen genügen. Entsprechend wird anhand eines historischen Überblicks über die wechselnden Inhalte des Rechts auf Gesundheit deutlich gemacht, dass dieses Recht in seiner Bedeutung historisch gewachsen, politisch umstritten und wandelbar ist. Das Kapitel beinhaltet zudem ein Interview mit dem „Medibüro Berlin – Netzwerk für das Recht auf Gesundheitsversorgung aller Migrant*innen". Es beleuchtet die Sichtweise einer nichtstaatlichen Initiative auf den Nutzen, aber auch die Grenzen und Schwächen des Rechts auf Gesundheit für politische Arbeit in Deutschland.

4.2 Das Recht auf Gesundheit: Rechtliche und historisch-politische Dimensionen

4.2.1 Das Recht auf Gesundheit als verbrieftes Menschenrecht

Grundsätzlich handelt es sich bei Menschenrechten um historisch gewachsene Normen, die zumeist Individualrechte beschreiben. In ihrer heutigen Interpretation stehen sie theoretisch allen Menschen ohne Voraussetzung oder Unterscheidung zu [2,3]. Im Menschenrechtssystem haben hauptsächlich Staaten Pflichten gegenüber Menschen, welche Rechte innehaben. Diese Beziehung besteht nicht nur zwischen einem Staat und seinen Staatsbürger_innen, sondern kann je nach Menschenrecht auch zwischen einem Staat und den sonstigen Menschen, die sich auf seinem Hoheitsgebiet aufhalten, bestehen. Dies gilt ebenfalls für das Menschenrecht auf Ge-

https://doi.org/10.1515/9783110448474-005

sundheit [1,4]. Die Inhalte des Rechts auf Gesundheit werden in den folgenden Abschnitten in ihren Grundzügen vorgestellt.

Die Erwähnung des Rechts auf Gesundheit als Menschenrecht findet ihren Ursprung in der Satzung der Weltgesundheitsorganisation (World Health Organization, hiernach: WHO) von 1946. Gesundheit wird dort als „Zustand völligen körperlichen, seelischen und sozialen Wohlbefindens und nicht nur das Freisein von Krankheit oder Gebrechen" bestimmt und als Grundrecht eines jeden Menschen bezeichnet [5]. Das Recht wird indirekt in der Allgemeinen Erklärung der Menschenrechte aufgegriffen [2], in der es als Teil des Rechts auf einen angemessenen Lebensstandard dargestellt wird, der jedem Menschen Gesundheit und Wohlbefinden gewährleistet (Art. 25 Abs. 1) und erscheint dann als eigenständiger Artikel des völkerrechtlich verbindlichen Internationalen Pakts über wirtschaftliche, soziale und kulturelle Rechte ([6], hiernach: Sozialpakt). Dort ist es als Recht eines jeden Menschen auf ein für den jeweiligen Menschen erreichbares Höchstmaß an Gesundheit verankert (Art. 12 Abs. 1). Somit enthält dieser Artikel sowohl eine Aussage dazu, was Gesundheit ist (sie hat eine körperliche und eine geistige Dimension) und er macht deutlich, dass dieser Zustand subjektiv unterschiedlich sein kann und es somit – zumindest dem Sozialpakt zu Folge – für die einzelne Person kein Recht darauf gibt, gesund zu sein [7]. Der Sozialpakt ist seit 1976 in Kraft und bindet die große Mehrheit der Mitgliedstaaten der Vereinten Nationen – unter anderem auch die Bundesrepublik Deutschland [8].

Darüber hinaus wird das Recht auf Gesundheit in anderen Menschenrechtsabkommen der Vereinten Nationen aufgegriffen, beispielsweise in der Behindertenrechtskonvention, der Frauenrechtskonvention, der Anti-Rassismus-Konvention, oder der Kinderrechtskonvention. Diese Abkommen teilen zumeist das Verständnis, dass der Zugang bestimmter Gruppen zu Gesundheitsversorgung und Gesundheitsinformationen eines besonderen Schutzes und der Förderung bedarf und dass der gesellschaftliche Status dieser Gruppen Auswirkungen auf ihren Gesundheitszustand haben kann. Das Recht auf Gesundheit findet sich ebenfalls in europäischen regionalen Menschenrechtsinstrumenten. In der Europäischen Sozialcharta des Europarats wird es unter anderem wie folgt formuliert: „Jedermann hat das Recht, alle Maßnahmen in Anspruch zu nehmen, die es ihm ermöglichen, sich des besten Gesundheitszustands zu erfreuen, den er erreichen kann" [9]. Das Abkommen ist völkerrechtlich verbindlich und wurde in der Fassung von 1961 von Deutschland unterzeichnet und ratifiziert. Die Bundesrepublik ist im Rahmen der Europäischen Sozialcharta jedoch lediglich zur Berichterstattung an den zuständigen Ausschuss des Europarats verpflichtet. Das Recht findet sich außerdem in Artikel 35 der Europäischen Grundrechtecharta [10], welche seit dem Inkrafttreten des Vertrags von Lissabon ebenfalls für die Mitgliedstaaten der Europäischen Union und somit auch für Deutschland verbindlich ist [11].

Das Recht auf Gesundheit in Artikel 12 des Sozialpakts wird in der Allgemeinen Bemerkung Nr. 14 des UN-Ausschusses für wirtschaftliche, soziale und kulturelle

Rechte (hiernach: Fachausschuss) näher bestimmt. Die Allgemeine Bemerkung ist eine wichtige Interpretationshilfe für das Recht auf Gesundheit, denn in diesem Dokument legen Menschenrechtsexpert_innen des Fachausschusses die Inhalte des Rechts auf Gesundheit und die Pflichten von Staaten diesbezüglich aus. Laut Allgemeiner Bemerkung müssen Staaten die Freiheiten und Rechte in Bezug auf Gesundheit achten und vor Eingriffen schützen und den Anspruch auf das Recht auf Gesundheitsversorgung gewährleisten. Eine Person hat der Allgemeinen Bemerkung zufolge „das Recht ... über die eigene Gesundheit und den eigenen Körper zu bestimmen, einschließlich der sexuellen und reproduktiven Freiheit, das Recht, frei von Eingriffen zu sein und ... das Recht, nicht misshandelt, nicht medizinischer Behandlung oder medizinischen Versuchen ohne Einwilligung unterzogen zu werden" [12]. Hierin zeigt sich die freiheitsrechtliche Dimension des Rechts auf Gesundheit. Seine versorgungsrechtliche Komponente wird unter anderem in der Erwähnung des „Recht[s] auf ein Gesundheitsfürsorgesystem, das die gleichberechtigte Erreichung eines Höchstmaßes an Gesundheit gewährleistet" [12] deutlich. Zudem müssen die sozialen Bedingungen, oder Determinanten („the underlying determinants of health"), vorhanden sein, die die Grundlage für ein „gesundes Leben" bilden [13–16], beispielsweise durch Arbeitsschutz oder eine saubere Umwelt. Breiter gefasst verweisen die sozialen Bedingungen aber auch auf den Einfluss der gesellschaftlichen Stellung und damit verbundener Lebensumstände von Personen und Gruppen auf ihre Gesundheit. Im schlimmsten Fall sind das „krankmachende Verhältnisse" [17], wie unzureichende Ernährung oder Perspektivlosigkeit (f. eine ähnliche Interpretation, s. [18]), im Idealfall begünstigen sich gute Bildung und Arbeit, eine angemessene Unterkunft und eben auch Zugang zu ärztlicher Versorgung und Medikamenten gegenseitig und führen dem Verständnis der WHO nach zu einem Zustand guten körperlichen, seelischen und sozialen Wohlbefindens [5,19]. Somit hängt das Erfüllen des Menschenrechts auf Gesundheit stark mit anderen Menschenrechten zusammen. Es kann aber auch als Voraussetzung für das Ausüben von weiteren Rechten betrachtet werden, wie beispielsweise des Rechts auf die Gestaltung der öffentlichen Angelegenheiten des eigenen Landes oder der Teilnahme an Wahlen.

Laut Allgemeiner Bemerkung muss die vom Staat bereitgestellte Gesundheitsversorgung oder die staatlich beauftragte Gesundheitsversorgung durch private Dritte den Kriterien der Verfügbarkeit, des diskriminierungsfreien Zugangs, der Annehmbarkeit und der Qualität genügen (die englischsprachigen Fachbegriffe lauten „availability", „accessibility", „acceptability" und „quality", abgekürzt AAAQ). Es wird also zunächst gefordert, dass Infrastruktur für die Gesundheitsversorgung vorhanden ist oder geschaffen wird (Verfügbarkeit). Der Zugang zu ebendieser Versorgung muss diskriminierungsfrei erfolgen, in „sicherer Reichweite" liegen, bezahlbar sein und „beinhaltet das Recht, Informationen und Ideen im Hinblick auf Gesundheitsprobleme zu suchen, zu erhalten und weiterzugeben". Die Gesundheitsversorgung muss aus medizinethischen und kulturellen Gesichtspunkten annehmbar sein und „geschlechts- und altersbedingte Besonderheiten berücksichtigen". Außerdem muss die bereitgestellte Versorgung von guter Qualität sein [20].

Staaten dürfen ihre Pflichten bezüglich des Rechts auf Gesundheit schrittweise umsetzen („progressive realization"), wobei jedoch die Betonung auf der nachweisbaren Verwirklichung und nicht auf dem andauernden Aufschub der Verpflichtungen liegt. Ihren Kernverpflichtungen müssen Staaten der Allgemeinen Bemerkung zufolge sogar sofort nachkommen [21–24]. Dazu gehört der diskriminierungsfreie Zugang zu medizinischer Versorgung und das Gewährleisten ihrer gerechten Verteilung, der Zugang zu grundlegenden Nahrungsmitteln, Unterkunft, Sanitäranlagen, sicherem Trinkwasser und essenziellen Medikamenten [25]. Staaten sind zudem verpflichtet „eine nationale Gesundheitsstrategie und einen Aktionsplan zu verabschieden und umzusetzen" [26] und die Allgemeine Bemerkung gibt Kriterien vor, wie diese zu entwickeln und zu überprüfen sind. Darüberhinausgehend schließen die Kernverpflichtungen „Immunisierung gegen verbreitete Infektionskrankheiten", die Vorbeugung und Bekämpfung von ausgewählten Krankheiten, den Zugang zu relevanten Gesundheitsinformationen, eine angemessene Ausbildung für Gesundheitspersonal und internationale Zusammenarbeit mit ein. Eine nähere Diskussion der extraterritorialen Verpflichtungen von Staaten, die sich aus dem Recht auf Gesundheit ergeben, – d. h., ihre Verpflichtungen für das, was sich außerhalb ihres Hoheitsgebiets abspielt – wird in diesem Kapitel ausgeklammert. Hier bietet Bielefeldt ebenfalls einen Einstieg [1].

Die Möglichkeiten, das Recht auf Gesundheit gegenüber dem deutschen Staat einzufordern, sind für Einzelpersonen, deren Rechte betroffen sind, stark eingeschränkt. Seit 2013 ist beispielsweise das Fakultativprotokoll zum Sozialpakt in Kraft. Das Fakultativprotokoll ist ein Zusatzdokument, dem die Vertragsstaaten des Pakts optional beitreten können. Das Fakultativprotokoll des Sozialpakts ist besonders wichtig, da es unter anderem Einzelpersonen die Möglichkeit einräumt, unter bestimmten Bedingungen Individualbeschwerden gegen einen Staat vor den oben erwähnten Fachausschuss des Sozialpakts zu bringen. Im Gegensatz zu einigen anderen europäischen Staaten (u. a. Belgien, Finnland, Frankreich, Italien, Luxemburg, Portugal, Slowakei, Spanien, Stand: 12.10.2020) hat die Bundesrepublik das Fakultativprotokoll jedoch nicht unterzeichnet [27,28]. Diese Entscheidung wird unter anderem damit begründet, dass ausführlich geprüft werden müsse, ob die Verpflichtungen des Protokolls mit deutschem Recht vereinbar seien [29]. Infolgedessen können derzeit keine Individualbeschwerden gegen die Bundesrepublik vorgebracht werden.

Das Recht auf Gesundheit wird zuweilen als zu voraussetzungsvoll für eine wirkungsvolle Umsetzung auf nationaler Ebene dargestellt. Dass dies nicht der Fall sein muss und dass Widerstände gegen wirtschaftliche, soziale und kulturelle Menschenrechte durchaus politisch und nicht allein rechtlich begründet sein können, belegt beispielsweise der Fall Südafrika, wo das Recht auf Gesundheit in der Verfassung verankert und auch einklagbar ist (s. nachfolgendes Teilkapitel „Historisch-politische Dimension").

4.2.2 Historisch-politische Dimension

Das Verständnis von Gesundheit, welches den verschiedenen Abkommen und Erklärungen zugrunde liegt, ist unterschiedlich: es reicht von einem sozialen Gesundheitsverständnis in der WHO-Satzung über die erwähnte indirekte Nennung als Teil des Rechts auf einen angemessenen Lebensstandard in der Allgemeinen Erklärung bis zu einem sogenannten biomedizinischen Verständnis von Gesundheit (Fokus auf körperliche und geistige Gesundheit) im Sozialpakt [30]. Ein sehr breites Verständnis von Gesundheit und den Faktoren, die diese fördern können, findet sich in der vielbeachteten Erklärung von Alma Ata (1978). Die Verwirklichung des Rechts auf Gesundheit wird hier als gesamtgesellschaftliches Anliegen dargestellt, für dessen Umsetzung es mehr als medizinischer Interventionen bedarf [31,32]. Die Allgemeine Bemerkung zu Artikel 12 des Sozialpakts bezieht sich in ihrer Zusammenstellung der Liste der Kernverpflichtungen direkt auf die Erklärung von Alma Ata. Außerdem werden der Ansatz der primären Gesundheitsversorgung („primary health care") und der der Erklärung entlehnte Slogan „Health for All" bis heute von prominenten zivilgesellschaftlichen Kampagnen, wie dem *People's Health Movement*, genutzt [33]. Die unterschiedlichen Anforderungen, mit denen das Recht auf Gesundheit in den erwähnten Dokumenten verknüpft wird, zeugen davon, dass das Recht politisch und gesellschaftlich umkämpft ist [34] und es politischen Akteuren unterschiedlich gut gelingt, ihr Verständnis der Norm in Ausarbeitungsprozesse einzubringen.

In den 1980er und 1990er Jahren gewannen marktbasierte Mittel zum Erreichen guter biomedizinischer Gesundheit in internationalen Organisationen an Aufwind [35]. Diese Ansätze verstanden Gesundheit und Zugang zum Gesundheitssystem verstärkt als Ware und nicht als universelles Recht. Das Recht auf Gesundheit wurde dennoch von zivilgesellschaftlichen Initiativen im Zuge der globalen Aufmerksamkeit für HIV/AIDS genutzt und dadurch entscheidend gefördert [36]. Dies stärkte ebenfalls das Bewusstsein für die Menschenrechte von erkrankten Personen. Das in der südafrikanischen Verfassung festgehaltene Recht auf Gesundheit wurde Anfang der 2000er Jahre erfolgreich von der Kampagnenorganisation *Treatment Action Campaign* genutzt, um das Recht auf Zugang zu Gesundheitsversorgung in Form antiretroviraler Behandlung für HIV-positive Mütter zu erstreiten [37,38].

Seit 2002 benennt der Menschenrechtsrat der Vereinten Nationen (ehemals Menschenrechtskommission) Sonderberichterstatter_innen für das Recht auf Gesundheit. Sonderberichterstatter_innen sind thematische Expert_innen, die den weltweiten Stand des Rechts auf Gesundheit beobachten. Sie haben eine wichtige Rolle beim Schaffen von Öffentlichkeit und – im besten Falle – Umsetzungsdruck für das Recht auf Gesundheit inne. Tlaleng Mofokeng aus Südafrika erfüllt diese Aufgabe seit August 2020 (Stand: 27.09.2020, [22]).

Menschenrechte, einschließlich des Rechts auf Gesundheit, sind eine „Querschnittsagenda", das heißt ihre Umsetzung hängt von vielfältigen Faktoren ab. Dies wird auch in den 2015 verabschiedeten Ziele für nachhaltige Entwicklung („sustainable development goals", hiernach: SDGs) der Vereinten Nationen deutlich [39]. Mit Ziel 3 verpflichten sich Staaten dazu, „ein gesundes Leben für alle Menschen jeden Alters [zu] gewährleisten und ihr Wohlergehen [zu] fördern" [40]. Als Teil der SDGs steht der Zugang zu allgemeiner Gesundheitsversorgung („universal health coverage") besonders hoch auf der internationalen gesundheitspolitischen Agenda. Hier geht es darum, „die allgemeine Gesundheitsversorgung, einschließlich der Absicherung gegen finanzielle Risiken, den Zugang zu hochwertigen grundlegenden Gesundheitsdiensten und den Zugang zu sicheren, wirksamen, hochwertigen und bezahlbaren unentbehrlichen Arzneimitteln und Impfstoffen für alle [zu]erreichen" [41].

Die Relevanz sozialer Determinanten von Gesundheit wird auch durch sozial bedingte Unterschiede im Gesundheitszustand in Deutschland lebender Menschen erkennbar. Der strukturelle Zusammenhang von Armut und schlechterer Gesundheit wird zum Beispiel im Armutsbericht des Paritätischen Gesamtverbands von 2017 sehr deutlich. So haben Menschen in Deutschland mit einem sehr niedrigen Einkommen laut Bericht eine vergleichsweise geringere Lebenserwartung. Ebenso sind Menschen „mit niedrigem sozialem Status [begriffen als Kombination von Einkommen, Bildung und Beruf] häufiger von Krankheiten und Beschwerden betroffen ... als Personen mit höherem sozialen Status" [42]. Im Bericht wird zusätzlich argumentiert, dass diese Befunde nicht auf das eigene (möglicherweise schädigende) Gesundheitsverhalten der Betroffenen zu reduzieren sind. Derartige Befunde unterstreichen die Sichtweise, dass Gesundheit ein soziales Phänomen ist, welches mit gesellschaftlichen Ungleichheiten verknüpft ist. Zudem ist der individuelle Gesundheitszustand an sich somit nicht nur biomedizinisch zu verstehen. Zuletzt machen die Ergebnisse des Berichts uns darauf aufmerksam, dass Gesundheit stärker als Zustand von gesellschaftlichen Gruppen oder Schichten verstanden werden sollte und eben nicht nur als Zustand von Einzelpersonen.

Die vorangegangenen Abschnitte haben veranschaulicht, dass das das Recht auf Gesundheit veränderbar und politisch umkämpft ist. Seine Inhalte können über die Zeit wachsen oder schrumpfen, je nachdem wie es unterschiedlichen politischen Akteuren gelingt, die Inhalte des Rechts sowie seine Auslegung und Umsetzung zu beeinflussen. Das Recht auf Gesundheit kann aber auch von verschiedenen politischen Akteuren als Mittel der politischen Mobilisierung genutzt werden, wie der Fall Südafrika gezeigt hat. Dies verdeutlicht ebenso das nachfolgende Interview.

4.3 Das Recht auf Gesundheit in Deutschland: Interview mit dem „Medibüro Berlin – Netzwerk für das Recht auf Gesundheitsversorgung aller Migrant*innen"

Der folgende Text entstand 2016 auf der Grundlage eines Interviews mit Unterstützer_innen des Medibüros Berlin. Er schildert die Sichtweise einer nichtstaatlichen Initiative auf den Nutzen, aber auch auf Grenzen und Schwächen des Rechts auf Gesundheit für politische Arbeit.

Diskriminierungsfreier Zugang zu medizinischer Versorgung

Das Medibüro Berlin existiert seit 20 Jahren und versteht sich als antirassistische Initiative, die sich für den Zugang zu medizinischer Versorgung von Migrant_innen ohne Krankenversicherung und/oder ohne gesicherten Aufenthaltsstatus einsetzt. Unsere Arbeit hat einen klaren Fokus auf Migrant_innen, weil die auf andere Weise von Ausgrenzungsmechanismen betroffen sind als weiße Deutsche. Das spiegelt sich unter anderem in ihrem Zugang zu Gesundheitsversorgung wider. Es geht uns also über das Recht auf Gesundheit hinaus auch um das Recht, nicht aufgrund von Rasse, Herkunft, oder Aufenthaltsstatus diskriminiert zu werden. Das Medibüro ist aktiv in der politischen Diskussion, in der Auseinandersetzung mit Politiker_innen, mit Behörden und mit der Öffentlichkeit, aber auch in der praktischen Arbeit, indem Menschen an zwei Tagen die Woche zu uns ins Büro kommen können und ihnen dort Arzttermine vermittelt werden. Die Ärzt_innen in unserem Netzwerk behandeln die Menschen nicht in unseren Büroräumen, sondern in den Praxen und Krankenhäusern, in denen sie regulär arbeiten. Wir möchten, dass Migrant_innen ohne Aufenthaltsstatus perspektivisch Zugang zur Regelversorgung bekommen. So haben wir im Laufe der Zeit viele Kooperationen mit Ärzt_innen, Psycholog_innen, Hebammen, Physiotherapeut_innen, Apotheken, Kliniken und anderen auf die Beine gestellt. Allerdings bleibt diese Versorgung prekär und mangelhaft und ist weit entfernt von dem, was eine reguläre Krankenversicherung leistet. So sind beispielsweise teure Behandlungen wie Krebstherapien oder die Behandlung chronischer Krankheiten für uns nicht finanzierbar. Das politische Ziel ist also die Integration von Menschen ohne Aufenthaltsstatus in die gesetzliche Krankenversicherung, damit es Strukturen wie das Medibüro nicht mehr braucht. Alle beim Medibüro arbeiten unentgeltlich, ebenso die Ärzt_innen und andere Fachleute, mit denen wir zusammenarbeiten. Die Sachkosten, die im Rahmen von Behandlungen anfallen, werden über private Spenden an das Medibüro finanziert.

Rechte einfordern

Im Rahmen unserer politischen Arbeit versuchen wir letztlich auf rechtlicher Ebene die Lebensrealität von Menschen ohne Aufenthaltsstatus und anderen Migrant_innen ohne regulären Zugang zum Gesundheitssystem zu verbessern. Dabei geht es oft darum, überhaupt erst mal Zugang zum Gesundheitssystem zu schaffen. Unsere politische Arbeit findet auf verschiedenen Ebenen statt. Wir machen aktivistische Arbeit, zum Beispiel gemeinsam mit anderen zu Demonstrationen aufrufen, Pressemitteilungen schreiben. Daneben verbünden wir uns mit anderen Strukturen, die eine ähnliche Arbeit machen, beispielsweise mit kirchlichen Stellen oder mit städtischen Institutionen, um insgesamt die Versorgungslage in Berlin mit zu verbessern. Und dann machen wir Lobbyarbeit, mit der wir versuchen Politiker_innen zu erreichen. Beispielsweise sitzen wir mit an einem Runden Tisch für Flüchtlingsmedizin vom Berliner Senat, wo wir versuchen auf Landesebene Verbesserungen zu verhandeln. Die Arbeit ist zäh und mühselig, aber durch unser kontinuierliches Engagement sind wir zumindest in der Lage, an solchen Verhandlungen teilzuhaben. Schließlich machen wir auch „klassische" Öffentlichkeitsarbeit. Es geht uns also insgesamt darum, den gesellschaftlichen Diskurs zu dem Thema mit zu beeinflussen und darauf hinzuweisen, dass eine relativ große Gruppe in der Gesellschaft in Deutschland vom Zugang zu Gesundheitsversorgung ausgeschlossen ist. Das Thema findet recht viel Anklang, denn da sagen die Leute erst mal: Zu Gesundheit sollte jede_r Zugang haben. Die Geister scheiden sich eher bei der Frage der Realisierung. In der Praxis ist das schwieriger aufgrund der Gesetzeslage in Deutschland. Der Zugang zu Gesundheitsversorgung bei akuten Erkrankungen ist theoretisch auch für Menschen ohne Aufenthaltsstatus über das Asylbewerberleistungsgesetz möglich, allerdings birgt er für diese Menschen das sehr hohe Risiko, dass ihr Aufenthaltsstatus im Rahmen der medizinischen Behandlung den Behörden bekannt wird, was zu einer Abschiebung führen kann. Viele Menschen in der politischen Diskussion begnügen sich mit diesem theoretisch möglichen Zugang. Erschwerend kommt noch hinzu, dass Menschen ohne Aufenthaltsstaus dieses Recht nicht einklagen oder einfordern können.

Es gibt zudem Uneinigkeit darüber, was das Recht auf Gesundheit praktisch beinhalten soll. Zum Beispiel, wenn es darum geht, ob alle die gleichen Rechte wie EU-Bürger_innen bekommen sollen, oder wie deutsche Bürger_innen. Der Bezug auf Menschenrechte ist für uns hilfreich insofern, als dass er konsensfähig ist, aber er kommt nicht aus diesem Dilemma heraus, dass die Auslegung der deutschen Gesetzeslage es kaum zulässt, das Recht direkt und tatsächlich in Anspruch zu nehmen und das einzuklagen. Dafür bräuchte man auch eine_n Betroffene_n, die/der bereit wäre diesen Weg zu gehen, mit allen Konsequenzen, die wahrscheinlich die Aufdeckung des Status und die Ausweisung wären. Die Prioritäten von Menschen, die in der Illegalität leben, liegen verständlicherweise meistens woanders.

Den deutschen Staat nicht aus seinen Verpflichtungen entlassen

Es ist sehr problematisch, dass die Menschen, die zu uns kommen, auf ehrenamtliche Hilfe angewiesen sind und dass sie faktisch kein Recht auf Versorgung haben. Die Verfügbarkeit von Versorgung kann sich dann ja ständig ändern, je nachdem wie die Kapazitäten der ehrenamtlichen Gruppen und letztlich auch die gesellschaftliche Stimmung ist. Deswegen finden wir, dass man den Kampf um Rechte führen muss, auch wenn die Bundesregierung und die Politik insgesamt angefangen hat ehrenamtliches Engagement zu honorieren. Solche Auszeichnungen zeigen, dass es gewollt ist, dass katastrophale Zustände notdürftig mit ehrenamtlichen Hilfen gekittet werden und dass es gar nicht die Idee ist, das in reguläre, rechtsverbindliche Abläufe zu überführen. Darauf zu bauen, dass Grundbedürfnisse und Menschenrechte durch Ehrenamt erfüllt werden, nimmt den Betroffenen das „Recht auf Rechte". Wir als Medibüro stecken immer in dem Zwiespalt, dass wir auf der einen Seite sehr viel Energie darauf verwenden könnten, immer effizienter zu werden. Das wäre dann erst mal für die praktische Lebensrealität von vielen Leuten, die unser Angebot nutzen, gut. Wir haben aber entschieden, dass wir uns nicht professionalisieren wollen und versuchen lieber unsere Kapazitäten in das langfristige politische Ziel zu stecken, einen Zugang zu regulärer Gesundheitsversorgung zu schaffen. Denn umso besser die Versorgung, die wir schaffen, umso geringer würde der politische Druck, dafür irgendeine andere Lösung zu schaffen.

Krankmachende Gesamtbedingungen

Im Medibüro sehen wir ständig, wie viel Bedarf es für unser Angebot gibt, wie lange die Leute schon so schlecht versorgt sind, in welchen Gesamtbedingungen sie leben, die ganz klar krankmachend sind und wie wenig wir da anbieten können. Dadurch wird deutlich, dass auch die Forderung, die Menschen sollen Zugang zum Gesundheitssystem haben, unvollständig ist, weil eben andere Rechte darauf Auswirkungen haben. Beispielsweise eine angemessene Unterkunft, eine Arbeit zu haben, in der man nicht ausgebeutet wird, Zugang zu Bildung. Aber das ist vielfach für die Menschen, die zu uns kommen, nicht gegeben. Das alles in unserer politischen Arbeit und Öffentlichkeitsarbeit zu thematisieren ist gar nicht einfach, da ist oft das unmittelbare Recht auf Gesundheit einfacher vermittelbar als die sozialen Determinanten von Gesundheit. Durch die praktische Arbeit des Medibüros versuchen wir das Recht auf Gesundheit, ein bisschen zumindest, praktisch umzusetzen. Wir fordern also Rechte nicht nur ein, wir eignen sie uns auch an. Und gleichzeitig wissen wir auch, das reicht nicht aus. Die öffentliche Skandalisierung soll darauf aufmerksam machen, dass das eine Aufgabe des Staates ist. Gerade in Deutschland, das eines der reichsten Länder der Welt ist, ist das schräg, dass man zur Selbstaneignung von Menschenrechten greifen muss. Durch unseren Netzwerkcharakter und die Zusammenarbeit mit Ärzt_innen und Krankenhäusern schaffen wir eine Realität, die man dann wieder politisch nutzen kann

4.4 Kernaussagen

1. Die Achtung, der Schutz und die Gewährleistung des Menschenrechts auf Gesundheit sind davon abhängig, dass das Recht sowohl gesellschaftspolitisch eingefordert als auch rechtlich erstritten werden kann.
2. Um das Recht auf Gesundheit zu verwirklichen, müssen auch andere Menschenrechte erfüllt werden (z. B. Recht auf ausreichende Nahrung, Wasser, Unterbringung). Gleichzeitig ist die Verwirklichung des Rechts auf Gesundheit Voraussetzung für die Wahrnehmung anderer Rechte (z. B. politische Teilhabe).
3. Wie andere Menschenrechte auch, zeugt das Recht auf Gesundheit vom inneren Widerspruch des Menschenrechtssystems: Menschenrechte gelten universell für alle Individuen, jedoch werden *de facto* die menschenrechtlichen Verpflichtungen von Staaten mehrheitlich gegenüber ihren Bürger_innen erfüllt. Somit ist weiterhin ungeklärt, wie Schutz gewährleistet werden kann für Menschen, deren Herkunftsstaat seinen Verpflichtungen nicht nachkommt oder für Menschen, die sich außerhalb ihres Heimatlandes befinden (s. auch „Fragen zum Schluss").

4.5 Fragen

– Wo liegen die Grenzen der Menschenrechte als Mittel zum Stellen politischer Forderungen?
– Wo liegen die Grenzen eines ausschließlich juristischen Verständnisses des Rechts auf Gesundheit?
– Wie kann mit dem Widerspruch umgegangen werden, der dem Menschenrecht auf Gesundheit innewohnt: Menschenrechte gelten universell für alle Individuen, jedoch üben Staaten ihre Verpflichtung zur Achtung, zum Schutz und zur Gewährleistung von Menschenrechten *de facto* hauptsächlich gegenüber ihren Bürger_innen aus.
– Wie kann also mit Staaten umgegangen werden, die bestimmten Gruppen von Menschen auf ihrem Hoheitsgebiet keinen oder nicht ausreichenden Zugang zu einem adäquaten Gesundheitssystem bieten? Wie können Menschen, die sich aufgrund von Flucht oder Migration in anderen Ländern aufhalten, Zugang zum dortigen Gesundheitssystem erhalten?

Literaturhinweise

Der Internationale Pakt über wirtschaftliche, soziale und kulturelle Rechte beschreibt das Menschenrecht auf Gesundheit in Artikel 12 (deutsche Übersetzung): https://www.institut-fuer-menschenrechte.de/fileadmin/user_upload/PDF-Dateien/Pakte_Konventionen/ICESCR/icescr_de.pdf [26.09.2020].

Zur Interpretation des Menschenrechts auf Gesundheit, s. Allgemeine Bemerkung Nr. 14 des UN-Ausschusses für wirtschaftliche, soziale und kulturelle Rechte (auf Englisch): https://www.refworld.org/pdfid/4538838d0.pdf [26.09.2020].

Ein Überblick der WHO zum Zusammenhang zwischen Gesundheit und Menschenrechten und dem Recht auf Gesundheit findet sich hier (auf Englisch): WHO Media Fact Sheet „Health and human rights", http://www.who.int/mediacentre/factsheets/fs323/en/ [26.09.2020].

Einen deutschsprachigen Überblick über das Recht auf Gesundheit bietet der Beitrag von Michael Krennerich „Das Menschenrecht auf Gesundheit", in Zeitschrift für Menschenrechte Vol. 2, 8–35, 2015.

Danksagung

Ich danke den Herausgebern des vorliegenden Bandes sowie Anna Holzscheiter (Freie Universität Berlin), Nina Reiners (Universität Potsdam) und Anna Weber (Universität Kassel) für ihre hilfreichen Anmerkungen zu diesem Kapitel und Jakob Angeli für seine Unterstützung bei der formalen Gestaltung des Manuskripts. Ich bedanke mich ebenfalls beim Medibüro Berlin für die Bereitschaft, ein Interview zu führen.

Literatur

[1] Bielefeldt H. Der Menschenrechtsansatz im Gesundheitswesen. Einige Grundsatzüberlegungen. In: Frewer A, Bielefeldt H, Hrsg. Das Menschenrecht auf Gesundheit: Normative Grundlagen und aktuelle Diskurse. Bielefeld: transcript Verlag. 2016: 19–56.

[2] UN General Assembly. Universal Declaration of Human Rights [Internet]. A/RES/217(III). 10 December 1948 [zitiert am 26.09.2020]. http://www.refworld.org/docid/3ae6b3712c.html

[3] Bielefeldt H. Der Menschenrechtsansatz im Gesundheitswesen. Einige Grundsatzüberlegungen. In: Frewer A, Bielefeldt H, Hrsg. Das Menschenrecht auf Gesundheit: Normative Grundlagen und aktuelle Diskurse. Bielefeld: transcript Verlag. 2016: 19–56; 24ff.

[4] Krennerich M. Das Menschenrecht auf Gesundheit. Grundzüge eines komplexen Rechts. In: Frewer A, Bielefeldt H, Hrsg. Das Menschenrecht auf Gesundheit: Normative Grundlagen und aktuelle Diskurse. Bielefeld: transcript Verlag. 2016: 57–92.

[5] Constitution of the World Health Organization [Internet]. United Nations Treaty Series Vol. 14; 185. 22 July 1946 [zitiert am 26.09.2020]. apps.who.int/gb/bd/PDF/bd47/EN/constitution-en.pdf?ua=1

[6] International Covenant on Economic, Social and Cultural Rights [Internet]. United Nations Treaty Series Vol. 993; 3. 16 December 1966 [zitiert am 26.09.2020]. http://www.refworld.org/docid/3ae6b36c0.html

[7] Krennerich M. Das Menschenrecht auf Gesundheit. Grundzüge eines komplexen Rechts. In: Frewer A, Bielefeldt H, Hrsg. Das Menschenrecht auf Gesundheit: Normative Grundlagen und aktuelle Diskurse. Bielefeld: transcript Verlag. 2016: 57–92; 70.

[8] United Nations Treaty Collection. International Covenant on Economic, Social and Cultural Rights – Ratifications [Internet]. Kein Datum [Zitiert am 26.09.2020]. https://treaties.un.org/Pages/ViewDetails.aspx?src=TREATY&mtdsg_no=IV-3&chapter=4&clang=_en

[9] European Social Charter (revised) [Internet]. ETS No. 163, I/11. 3 May 1996 [zitiert am 26.09.2020]. http://www.coe.int/en/web/conventions/search-on-treaties/-/conventions/rms/090000168006b748

[10] Charter of Fundamental Rights of the European Union [Internet]. 2012/C 326/02. 26 October 2012 [zitiert am 26.09.2020]. http://www.refworld.org/docid/3ae6b3b70.html

[11] Trilsch M. Die Justiziabilität wirtschaftlicher, sozialer und kultureller Rechte im innerstaatlichen Recht. Heidelberg: Springer. 2012: 43.

[12] UN-Ausschuss für wirtschaftliche, soziale und kulturelle Rechte. Allgemeine Bemerkung Nr. 14: Das Recht auf ein Höchstmaß an Gesundheit (Artikel 12). E/C.12/2000/4; Ziffer 8. 11. August 2000. Nicht-offizielle, deutsche Übersetzung. In: Frewer A, Bielefeldt H, Hrsg. Das Menschenrecht auf Gesundheit: Normative Grundlagen und aktuelle Diskurse. Bielefeld: transcript Verlag. 2016: 241–275.

[13] Krennerich M. Das Menschenrecht auf Gesundheit. Zeitschrift für Menschenrechte. 2015;2:8–35; 16.

[14] Krennerich M. Das Menschenrecht auf Gesundheit. Grundzüge eines komplexen Rechts. In: Frewer A, Bielefeldt H, Hrsg. Das Menschenrecht auf Gesundheit: Normative Grundlagen und aktuelle Diskurse. Bielefeld: transcript Verlag. 2016: 57–92; 57;66–7.

[15] Bielefeldt H. Der Menschenrechtsansatz im Gesundheitswesen. Einige Grundsatzüberlegungen. In: Frewer A, Bielefeldt H, Hrsg. Das Menschenrecht auf Gesundheit: Normative Grundlagen und aktuelle Diskurse. Bielefeld: transcript Verlag. 2016: 19–56; 45–6.

[16] UN-Ausschuss für wirtschaftliche, soziale und kulturelle Rechte. Allgemeine Bemerkung Nr. 14: Das Recht auf ein Höchstmaß an Gesundheit (Artikel 12). E/C.12/2000/4; Ziffer 4 & 11. 11. August 2000. Nicht-offizielle, deutsche Übersetzung. In: Frewer A, Bielefeldt H, Hrsg. Das Menschenrecht auf Gesundheit: Normative Grundlagen und aktuelle Diskurse. Bielefeld: transcript Verlag. 2016: 241–275.

[17] medico international. Selbstverständnis [Internet]. Kein Datum [zitiert am 26.09.2020]. https://www.medico.de/wir/selbstverstaendnis/

[18] Commission on Social Determinants of Health. Closing the Gap in a Generation: Health Equity Through Action on the Social Determinants of Health. Final Report of the Commission on Social Determinants of Health. Genf: Weltgesundheitsorganisation; 2008; 1.

[19] Commission on Social Determinants of Health. Closing the Gap in a Generation: Health Equity Through Action on the Social Determinants of Health. Final Report of the Commission on Social Determinants of Health. Genf: Weltgesundheitsorganisation; 2008.

[20] UN-Ausschuss für wirtschaftliche, soziale und kulturelle Rechte. Allgemeine Bemerkung Nr. 14: Das Recht auf ein Höchstmaß an Gesundheit (Artikel 12). E/C.12/2000/4; Ziffer 12. 11. August 2000. Nicht-offizielle, deutsche Übersetzung. In: Frewer A, Bielefeldt H, Hrsg. Das Menschenrecht auf Gesundheit: Normative Grundlagen und aktuelle Diskurse. Bielefeld: transcript Verlag. 2016: 241–275.

[21] Deutsches Institut für Menschenrechte. Sozialpakt [Internet]. 2020 [zitiert am 26.09.2020]. http://www.institut- fuer-menschenrechte.de/themen/wirtschaftliche-soziale-und-kulturelle-rechte/sozialpakt/

[22] Office of the High Commissioner for Human Rights. Special Rapporteur on the right of everyone to the enjoyment of the highest attainable standard of physical and mental health [Internet]. Kein Datum [zitiert am 26.09.2020]. https://www.ohchr.org/EN/Issues/Health/Pages/SRRightHealthIndex.aspx

[23] Bielefeldt H. Der Menschenrechtsansatz im Gesundheitswesen. Einige Grundsatzüberlegungen. In: Frewer A, Bielefeldt H, Hrsg. Das Menschenrecht auf Gesundheit: Normative Grundlagen und aktuelle Diskurse. Bielefeld: transcript Verlag. 2016: 19–56; 47.

[24] Krennerich M. Das Menschenrecht auf Gesundheit. Grundzüge eines komplexen Rechts. In: Frewer A, Bielefeldt H, Hrsg. Das Menschenrecht auf Gesundheit: Normative Grundlagen und aktuelle Diskurse. Bielefeld: transcript Verlag. 2016: 57–92; 80.

[25] UN-Ausschuss für wirtschaftliche, soziale und kulturelle Rechte. Allgemeine Bemerkung Nr. 14: Das Recht auf ein Höchstmaß an Gesundheit (Artikel 12). E/C.12/2000/4; Ziffer 43. 11. August 2000. Nicht-offizielle, deutsche Übersetzung. In: Frewer A, Bielefeldt H, Hrsg. Das Menschenrecht auf Gesundheit: Normative Grundlagen und aktuelle Diskurse. Bielefeld: transcript Verlag. 2016: 241–275.

[26] UN-Ausschuss für wirtschaftliche, soziale und kulturelle Rechte. Allgemeine Bemerkung Nr. 14: Das Recht auf ein Höchstmaß an Gesundheit (Artikel 12). E/C.12/2000/4; Ziffer 43f. 11. August 2000. Nicht-offizielle, deutsche Übersetzung. In: Frewer A, Bielefeldt H, Hrsg. Das Menschenrecht auf Gesundheit: Normative Grundlagen und aktuelle Diskurse. Bielefeld: transcript Verlag. 2016: 241–275.

[27] Mahler C. aktuell 5/2015: Das Fakultativprotokoll zum UN-Sozialpakt endlich annehmen. [Internet] 2015 [zitiert am 26.09.2020]. 5. https://www.institut-fuer-menschenrechte.de/publikationen/show/aktuell-52015-das-fakultativprotokoll-zum-un-sozialpakt-endlich-annehmen/

[28] United Nations Treaty Collection. Optional Protocol to the International Covenant on Economic, Social and Cultural Rights – Ratifications [Internet]. Kein Datum [zitiert am 26.09.2020] https://treaties.un.org/Pages/ViewDetails.aspx?src=TREATY&mtdsg_no=IV-3-a&chapter=4&clang=_en

[29] Krennerich M. Butter bei die Rechte. Deutschland muss endlich das Beschwerdeverfahren für soziale Menschenrechte anerkennen [Internet]. 2017 [zitiert am 26.09.2020]. https://www.ipg-journal.de/schwerpunkt-des-monats/wirtschaft-und-menschenrechte/artikel/detail/butter-bei-die-rechte-1778/

[30] Krennerich M. Das Menschenrecht auf Gesundheit. Zeitschrift für Menschenrechte. 2015;2:8–35; 15.

[31] Meier BM. The Political Evolution of Health as a Human Right: Conceptualizing Public Health Under International Law, 1940s – 1990s. In: Mold A, Reubi D, Hrsg. Assembling Health Rights in Global Context: Genealogies and Anthropologies. Milton Park: Routledge. 2013:73–93;82–3.

[32] Van den Bussche H. Primäre Gesundheitsversorgung / Primary Health Care. In: Leitbegriffe der Gesundheitsförderung und Prävention: Glossar zu Konzepten, Strategien und Methoden in der Gesundheitsförderung [Internet]. 2015 [zitiert am 26.09.2020]. https://www.leitbegriffe.bzga.de/alphabetisches-verzeichnis/primaere-gesundheitsversorgung-primary-health-care/

[33] People's Health Movement. About the People's Health Movement [Internet]. Kein Datum [zitiert am 26.09.2020]. https://phmovement.org/about/

[34] Meier BM. The Political Evolution of Health as a Human Right: Conceptualizing Public Health Under International Law, 1940s – 1990s. In: Mold A, Reubi D, Hrsg. Assembling Health Rights in Global Context: Genealogies and Anthropologies. Milton Park: Routledge. 2013:73–93; 73ff.

[35] Meier BM. The Political Evolution of Health as a Human Right: Conceptualizing Public Health Under International Law, 1940s – 1990s. In: Mold A, Reubi D, Hrsg. Assembling Health Rights in Global Context: Genealogies and Anthropologies. Milton Park: Routledge. 2013: 73–93; 84.

[36] Meier BM. The Political Evolution of Health as a Human Right: Conceptualizing Public Health Under International Law, 1940s – 1990s. In: Mold A, Reubi D, Hrsg. Assembling Health Rights in Global Context: Genealogies and Anthropologies. Milton Park: Routledge. 2013: 73–93; 84–6.

[37] Forman L. What Future for the Minimum Core? Contextualizing the Implications of South African Socioeconomic Rights Jurisprudence for the International Human Right to Health. In: Harrington J, Stuttaford M, Hrsg. Global Health and Human Rights: Legal and Philosophical Perspectives. Milton Park: Routledge. 2010: 62–80; 72–3.

[38] Heywood M. South Africa's Treatment Action Campaign: Combining Law and Social Mobilization to Realize the Right to Health. Journal of Human Rights Practice. 2015;1(1):14–36.

[39] Office of the High Commissioner for Human Rights. Transforming Our World: Human Rights in the 2030 Agenda for Sustainable Development [Internet]. Kein Datum [zitiert am 26.09.2020]. http://www.ohchr.org/Documents/Issues/MDGs/Post2015/HRAndPost2015.pdf

[40] Bundesministerium für wirtschaftliche Zusammenarbeit und Entwicklung. Die globalen Ziele für nachhaltige Entwicklung. Ziel 3. Ein gesundes Leben für alle Menschen jeden Alters gewährleisten und ihr Wohlergehen fördern [Internet]. 2019 [zitiert am 26.09.2020]. http://www.bmz.de/de/themen/2030_agenda/17_ziele/ziel_003_gesundheit/index.html

[41] Statistisches Bundesamt. Ziel 3 [Internet]. 2020 [zitiert am 26.09.2020]. http://sdg-indikatoren.de/3/

[42] Paritätischer Gesamtverband. Menschenwürde ist Menschenrecht. Bericht zur Armutsentwicklung in Deutschland. Berlin; 2017.

5 Ethik

Ole Döring

Die Gesundheit der Welt geht uns erst an,
wenn ihre Abwesenheit uns krank oder Angst macht.

5.1 Warum es ethisch ist, Gesundheit global zu denken

Wenn wir über Globale Gesundheit nachdenken, begegnen uns Probleme, die uns abstrakt oder in lokalen Zusammenhängen, wenn nicht klar, so doch bekannt sind. Seit Hippokrates wissen wir: stehen wir vor einer Interventionshandlung, so lautet das Gebot, „primum nil nocere" (Vor allem: nicht schaden!). Wir sehen eine überbordende Fülle von Entscheidungen, Schädigungen der Welt oder der Menschen zu vermeiden – oder sie zu begünstigen, noch ehe wir daran denken können zu heilen. Worum geht es eigentlich bei globaler Gesundheit, was sollen wir tun, wie können wir es besser machen?

Es ist die Aufgabe der Ethik, hier Orientierung zu vermitteln (siehe Tab. 5.1). Die Ethik bringt dabei keinen ganz neuen, externen Standpunkt ins Spiel, der uns aus unabhängiger Kompetenz darüber belehrt was „gut" sei, sondern sie hilft uns unser Denken und Wissen davon zu ordnen, wie wir Praxis regulieren, unsere Sprache und Symbole benutzen. In der Ethik formen wir Narrative und andere relevante Ausdrucksformen darüber, was der gesunde Mensch erfordert. Das machen wir in Prozessen vernünftigen Abwägens und Erkundens, zu normativen Aussagen, in immer weiter Raum greifenden, individuellen, sozialen und globalen Zusammenhängen, indem wir sinnvolle Szenarien der Möglichkeit des gesunden Menschen vorstellen. Damit kann Ethik dazu beitragen, die „globale Gesundheit" mit konkreter Bedeutung zu füllen. Im ethischen Interesse weiten wir unser Gesichtsfeld aus: von der spezifischen medizinischen Kompetenz des Experten auf die eigentliche ärztliche Kunst der sozialen Praxis. Hier treffen sich die Idealbilder des menschlichen Arztes und des humanistisch-karitativen Menschen.

Eine solche Gesundheits-Ethik versteht sich als Motor der *Salutogenese* [1], als Korrektiv problematischer oder offen pathogener Entwicklungen. Sie schaut voraus, stärkt, beugt vor, greift früh und mit angemessenem Nachdruck ein, gleicht aus und treibt an. In diesen Prozessen treffen ganz unterschiedliche Ansichten aufeinander: welche Rolle sollen Institutionen spielen, welche gesellschaftlichen und politischen Strukturen sollen die Finanzierung und Prävention organisieren? Welchen Beitrag zur eigenen Gesundheit erwarten wir nicht nur von den einzelnen Menschen, Berufsgruppen und Gesellschaften, sondern von grenzüberschreitenden Organisationen, in der internationalen Zusammenarbeit? Was schulden dabei die besser gestellten und die schlechter oder prekär versorgten Menschen in anderen Ländern einander? Diese

https://doi.org/10.1515/9783110448474-006

Fragen werden aus ethischer Sicht nicht nur inhaltlich kontrovers diskutiert, sondern auch ausgehend von höchst unterschiedlichen Beschreibungen der Problemlagen und aus verschiedenen Haltungen dazu, was Ethik mit Gesundheit zu tun hat. Hier steht die Ethik auf übergeordneter Ebene vor der Aufgabe, die Kontroverse zu ordnen und darauf zu achten, dass grundlegende theoretische Missverständnisse vermieden werden, die entweder in einen imperialistischen Unilateralismus münden, der die Geltung einer bestimmten moralischen Anspruchshaltung verkündet (z. B.: jedes Menschenleben ist immer zu schützen) und durch Machtmittel umsetzt, oder in einen ethischen Relativismus (z. B.: wer zu schützen ist, bestimmt die jeweilige Kultur),der zwar moralische Vielfalt gelten lässt, die Regeln und Grenzen dieses Grundsatzes aber nicht aufklärt [42]. Die globale Perspektive menschlicher Gesundheit verlangt dagegen Grundregeln für Verbindlichkeit jenseits partikularer Interessen. Als „globale" enthält sie bereits einen Anspruch, sich umfassend zu sorgen.

Der Terminus „Global Health" wurde vermutlich erst 1999 institutionell besetzt [2] und konnte auf Vorläufern der „Tropenmedizin" und „Internationalen Gesundheit" aufbauen. Das macht die besondere Rolle plausibel, die der Perspektive der globalen Gerechtigkeit und Pandemien zunächst beigemessen wird [3,4,34–41]. Es ist jedoch von entscheidender Bedeutung, sich aus dieser historischen Engführung im Sinne einer Ethik zu emanzipieren. Ein systematischer Zugang zur Ethik in Global Health ist sinnvoll, wenn man methodisch darangehen will, eine nachhaltig belastbare Basis für programmatische Zusammenarbeit zu schaffen. So können Konzepte für eine integrierte Welt-Perspektive der Gesundheit der heutigen Menschheit und künftiger Generationen entwickelt werden.

Tab. 5.1: Global Health Ethik auf einen Blick.

Leitfrage	Lernziel	Kernaussage
Gibt es für GH eine eigene Ethik?	Verknüpfung weltweiter und lokaler Voraussetzungen von Gesundheit als Qualität des Menschlichen.	Ethik vermittelt ein eigenständiges und unabhängiges Verständnis von Gesundheit als Aufgabe der Menschlichkeit.
Warum können Staaten und Berufsgruppen das nicht leisten?	Abgrenzung der Kompetenzen von Staaten, Interessen, Professionen, Rechtskulturen und Moralsystemen gegenüber der Ethik als übergreifende Fakultät.	Ethik unterstützt die realen und konzeptuellen Grundlagen der Verpflichtung aus dem Menschenrecht und wirkt als dessen Treiber weltweit, zwischen und über Partialkompetenzen hinaus.
Was hat Ethik mit der weltweiten Gesundheit zu tun?	Zusammenhang von gutem Leben, Verantwortung und Verstehen der eigenen Pflichten jenseits von Recht und Moral.	Die Ethik rückt ein holistisches Bild vom gesunden Menschen in die Perspektive der Menschheit.

Tab. 5.1: (fortgesetzt)

Leitfrage	Lernziel	Kernaussage
Welche Rolle spielt dabei die Solidarität?	Solidarität als organisations-pragmatisches Prinzip der volks-wirtschaftlichen und sozial-ethi-schen Gesundheitspolitik.	Solidarität ist Gradmesser für Gerechtigkeit und Integrität im Gesundheitssystem und unter-stützt die salutogene Wert-schöpfung; Ausnahmen schwä-chen diese Funktion.
Wie hängt die Ethik mit der Qualität medizinischer Standards zusammen?	Standardisierung medizinischer Qualität ist an Interessen und Verfahren gebunden; globale Gesundheit verlangt breite inter-disziplinäre Evidenzbasis.	Salutogene Medizin verfährt transdisziplinär und interkul-turell; sie löst methodische Reduktion durch Re-Kontextua-lisierung für Gesundheit.
Welche Gesundheit normiert die globale Ethik?	Staatliche Fehlsteuerung durch Priorisierung (Primat technischer, eigenwirtschaftlicher Interessen), Kategorienfehler, übergriffige Standardisierungen werden wis-senschaftlich überformt.	Global Health Ethik zielt auf individuelle und soziale Ge-sundheit für alle Menschen und über Generationen weltweit ab.
Leistet die Ethik einen eigenen wissenschaftlichen Beitrag?	Salutogene Integrität als theo-retisches Konzept verbindet methodologisch die Arbeit, das Gegebene am Gesollten aus-zurichten.	Die Ethik befreit den Diskurs zu Global Health: sie gibt einen unabhängig-kritischen Refe-renzrahmen und Verfahren der Prüfung von Ansprüchen auf Gerechtigkeit und Qualität.
Inwiefern ist Ethik der Globa-len Gesundheit eine Frage der Kultur?	Vielfältige Mittel der gegenseiti-gen Unterstützung und Selbst-verantwortung für Gesundheit werden durch den Menschheits-bezug in Solidarität orchestriert.	Global Health Ethik verwirklicht eine in sich differenzierte Kultur der einander unterstützenden Kulturen des gesunden Lebens.
Wie arbeitet Ethik in Global Health?	Die besonderen Gesundheits-anforderungen des gegebenen Falles verlangen die spezifische Verknüpfung aller Kompetenzen.	Global Health Ethik etabliert Verantwortung für Gesundheit durch Adherence aus salutoge-ner Zweckbindung.
Woran arbeitet Ethik für Global Health?	Übergreifende Gesundheitskon-zepte, Ressourcen und Verfahren unterstützen staatliche Akteure oder lösen sie ab.	Global Health Ethik nutzt „glo-kale Umsicht" methodisch: vom Nicht-Schaden durch Gesund-heitshandeln zum allgemeinen Wohlbefinden.

5.2 Welt und Gesundheit als normative Konzepte

Beide Begriffe, „Welt" und „Gesundheit" verlangen als Handlungskonzepte eine eigene Klärung. Im ethischen Verständnis ist „Gesundheit" als etwas „Gutes" zu denken, das man durch Handeln erhalten kann. Die „Welt" ist das Zusammenspiel menschlichen Handels in seiner Gesamtheit, nicht nur über Räume hinweg, sondern auch über Zeiten, namentlich prospektiv als Verantwortung gegenüber zukünftigen Generationen.

Warum sollen wir überhaupt an die Welt denken, wenn es um Gesundheit geht? Moralisch wird dies oft mit „Gesundheit als Menschenrecht" begründet [5]. Hier wird auf ein Faktorengemisch verwiesen: von Schuldigkeiten gegenüber Menschen als Menschen, über die Verantwortung des Westens für die Folgen schuldhaften Handelns im Zuge kolonialistischer oder kulturimperialistischer Übergriffe bis hin zu religiös oder säkular begründeten Solidaritätsschulden gegenüber Angehörigen „anderer" Milieus [6]. Tatsächlich hat sich die Weltordnung durch staatliche Akteure, die unserem Denken noch immer zugrunde liegt, seit dem 19. Jahrhundert stark verändert: Nichtstaatliches Handeln beansprucht eine immer größere Rolle. Sowohl zivilgesellschaftliche als auch unternehmerische Akteure gewinnen gerade auf dem Gebiet der Gesundheit enorm an Gewicht, Interessenlagen und Autoritäten sortieren sich neu, die Dominanz des Westens franst aus, verlagert sich nach einem Jahrhundert des hegemonialen Status Quo in der Tendenz nach Osten.

Die Schwäche national konstituierter internationaler Institutionen zeigt sich in der Abwesenheit eines robusten Masterplans für eine gesunde Welt, im stratifizierten Bild der globalen Gesundheit ebenso wie im Fehlen effektiver Pandemie-Intervention. Auch die in ihrer Tendenz ethisch wünschenswerten Millennium-Entwicklungsziele und die Nachhaltigkeits-Agenda 2030 erfüllen nicht die Anforderungen an eine institutionell und strategisch durchgreifende praktische Umsetzung, schon, weil ihnen die transdisziplinär-wissenschaftliche Tiefe und konzeptuelle Klarheit fehlt. Während das Netz der neuen „Seidenstraßen" zum starken Symbol wirtschaftlicher und politischer Visionen geworden ist, wird die Tatsache ignoriert, dass die entsprechenden Verkehrsinfrastrukturen nicht nur Handel und Wandel befördern, sondern auch Pathogenese und pandemische Transmission – und zwar in einem Ausmaß, das selbst einer zynischen Wertschöpfung aus Krankheits-Wirtschaft den Boden entziehen kann. Die Welt, als das große Ganze, aggregiert sich ja aus vielfältigen „glokalen" [7] Zusammenhängen, Wechselwirkungen und Kaskaden. Dies sind nicht einfache Fakten, sondern Artefakte: von Menschen in Verantwortung gemacht und an unser Handeln gebunden. Schließlich kann man auch auf die rechtliche Selbst- oder Fremdverpflichtung durch weiche oder harte gesetzesförmige Regulation verweisen, wenn man den Weltzusammenhang begründen will. Eigentlich versteht es sich aus Sicht der philosophischen Ethik jedoch von selbst, dass Bedürfnisse, die mit der menschlichen Natur gegeben sind, nur im Sinne der Humanität bedacht werden können. Sie enthält einen qualitativen Weltbegriff des gesunden Menschen.

Wie verstehen wir dann aber „Gesundheit", jenen „Zustand des vollständigen körperlichen, geistigen und sozialen Wohlbefindens und nicht nur die Abwesenheit von Krankheit oder Gebrechen" [8], aus einer global-ethischen Sicht? Welche besondere Perspektive verlangt die Wendung zum „Globalen"? Das Globale ist ja nicht bloß die ergänzende Aufnahme der umfassendsten Ebene zu den Horizonten. Es erschöpft sich auch nicht in der flächigen Ausdehnung von individueller Gesundheit und Public Health. Zugleich verlangt der große organische Einheitsgedanke auch eine besondere Qualität deren innerer Zusammenhänge. Selbst wenn wir einräumen, dass der WHO-Standard ein Ideal sei, so beanspruchen diese Standards normative Kraft, die hier und jetzt, überall und immer die Richtung all unserer Bemühungen mit einem Mehrwert versehen sollen – nämlich der ethischen Forderung universeller Gültigkeit.

Diese Forderung verspricht, aus Gründen begrenzter Ressourcen und der imperativen Strukturlogik der Ethik, nicht den Himmel auf Erden; wohl aber verlangt sie dessen Verwirklichung ehrlich und konsequent zuzuarbeiten. Jeder Schritt der Verbesserung hat dann schon Anteil an der Qualität der Erfüllung, jedes Nachlassen oder gar sophistisches Ablenken der Aufmerksamkeit ist ein fundamentaler Verstoß. Der globale Mehrwert des Handelns einzelner und von Institutionen oder Gruppen für die verbesserten Rahmenbedingungen anderer, gesund zu sein, ist eine moralische Bringschuld jeder Generation.

5.3 Ethische Arbeit an einer gesunden Welt

Aus welchen Kompetenzen und mit welchen Mitteln können wir uns dem Aufbau dieser neu entdeckten gesünderen Welten zuwenden, die ja unter einen Begriff der unseren fallen sollen? Wodurch werden Deutungs-, Definitions- und Gestaltungsansprüche legitimiert? Nichts davon kann durch bloße fachliche Expertise angemessen beantwortet und vermittelt werden, wenn wir den Horizont der Welt und die subjektive Bindung der Kriterien der Gesundheit ernst nehmen. Ethik hilft, die Prozesse der Re-Kontextualisierung und damit die Globalisierung begründet und anhand von Reflektionen des „guten Lebens" zu vollziehen, um uns nicht der bloßen Auslegung bruchstückhaften Wissens zu überlassen: sei es Wissen aus medizinischer Praxis, aus lebenswissenschaftlicher Forschung, heilkundlicher Erfahrung oder sozialer Arbeit. Sie bezieht dabei die gesundheitsrelevanten „Risiko- und Schutzfaktoren" [43] ein, die den jeweiligen Handlungsraum vorstrukturieren und Handlungs-Szenarien orientieren. Die Aufmerksamkeit richtet sich dann also weder nur aufgeschlossen auf das große Ganze noch nur achtsam auf den Einzelnen. Sie windet sich kontinuierlich durch beide Dimensionen, entlang der Achse des konkret Machbaren. Diese Integrationsarbeit selbst ist die spezifische Aufgabe der Ethik in Global Health.

Gemeinsam mit Medizin und Philosophie organisiert die Ethik die Stimmen der Menschlichkeit im Gesundheitswesen, sowohl auf der Ebene realer Institutionen und konstitutioneller Gesellschaften als auch im übergeordneten Raum virtueller Institutionen der Menschheit. Diese drei normativen Akteure verlangen und betreiben das Zusammenspiel diverser spezifischer konzeptueller, methodischer und subjektiver Zugänge zum Oberziel: einer gesunden Menschheit. Sie bieten diese Vernunftarbeit als Dienstleistung der Weltgesellschaft an, um Szenarien der Integration und Effektivität der vielfältigen Gesundheitsarbeiten zu unterstützen und zu einer Ressource für Global Health zu machen.

Die bekannte und vielfach kritisierte WHO-Definition entfaltet dann ihre Stärke: sie legitimiert nicht den Status Quo der Gesundheitssysteme oder des Wissens über Gesundheit, sondern hält durch ihre konzeptuelle Unschärfe sowohl das Streben nach besserer Praxis, nach genauerem Wissen und angemessener Partizipation subjektiver Kompetenzen offen. Sie überformt Unilateralismus, Partikularismus und Relativismus durch telelogisch organisierte Zielführung. Ein solchermaßen anspruchsvolles Verständnis von Gesundheit als Entwicklungsziel setzt keine Utopie. Anders als pragmatisch-beschreibende Gesundheitskonzepte lizensiert es nicht die gegebenen Machtverhältnisse, Verteilungskalküle, moralische oder epistemische Formationen: stattdessen ermöglicht es die Arbeit an einer globalisierten Axiologie zur synergetischen Stärkung von Programmatiken der Gesundheit, Medizin und Heilkunde.

5.4 Der Trend: Erosion der Voraussetzungen für Ethik in der Globalen Gesundheit?

Zum Beispiel: es ist angesichts der neoliberalen Umgestaltung nationaler, regionaler und überregionaler Gesundheitswesen zu teilregulierten Märkten nicht selbstverständlich, dass Gesundheit als höchstes Gut oder Wert an sich gesetzt wird. Die sogenannte Gesundheits-Wirtschaft ist, sowohl aufgrund wirtschaftspolitischer Entscheidungen als auch aus struktureller Macht, etablierter Disparitäten und Asymmetrien eine Unternehmung, die bis in Regierungshandeln hinein der Salutogenese zuwiderläuft. Ihre Wertschöpfung findet konsequent auf der Grundlage von Krankheit bzw. „Morbidität" statt, die bearbeitet werden und bei der Kalkulation von Krankheitswerten und bei der Zuordnung von Kosten von Waren und Dienstleistungen im Gesundheitswesen als Währung dienen [9].

Die klassische Funktion eines in staatlichen Grenzen solidarisch organisierten und geschützten Gesundheits- und Sozialwesens, das ungebremste Walten wirtschaftlicher Macht zu bremsen und zu kanalisieren, wie es das Selbstverständnis der bundesdeutschen Sozial- und Gesundheitspolitik vorsieht, wird zunehmend aufgeweicht. Die Rationalität betriebswirtschaftlich strategischer Wertkalküle der Gesundheits- und Pharmaindustrie oder der militärischen Gesundheitsforschung hat kein intrinsisches Eigeninteresse an Gesundheit; sie ist prinzipiell strategisch-opportunistisch, nicht am Prinzip der Gesundheit ausgerichtet. Das ist weder an sich verwerflich noch umstritten. Darin liegt ja gerade der Grund für den Auftrag an Staaten, ihre Gesellschaften als Schutzräume gegen die anarchischen Triebkräfte des Kommerzes zu organisieren und entsprechend des Gesellschaftsvertrags zu stärken. Dies wäre, im ethischen Sinne, die Voraussetzung auf der mittleren Ebene, Global Health als Menschheitsprojekt systematisch entwickeln zu können.

Die obere Mikroebene sozialstaatlicher Gesundheitswesen ist der Ort, an dem der Gesundheitswert von Waren und Dienstleistungen mit monetären oder anderen objektivierenden Werten korreliert wird. Klassisch ist die Rahmennarrative hierfür das „Honorar", das die persönliche Kompetenz und den Einsatz heilkundiger Menschen in ihrem Handlungscharakter aufgreift und dabei den ideellen Wert (Ehre, Anerkennung einer Kunst) ihrer Intervention hervorhebt. Das ist zum einen dadurch gerechtfertigt, dass der Wert von Gesundheit niemals objektivierbar sein kann. Zum anderen, weil ärztlich-pflegerisches Handeln keine exakte Wissenschaft oder objektive Technik ist und entsprechend abgemessen werden könnte. Schließlich, weil Abrechnung und Rechtfertigung der Leistungsermessung so nah, transparent und anpassungsfähig wie möglich, an der Legitimation der konkreten Gesundheitsleistung zu erfolgen hat. Damit wird Willkür und entfremdender Abstraktion vorgebeugt und Solidarität und Vertrauen werden als salutogen und volkswirtschaftlich produktiv wirkende Faktoren unterstützt. Tatsächlich ist dieser Grundsatz sozialer Nachhaltigkeit in den entsprechenden Staaten, seid ihrer systematischen Einführung mit den Bismarck'schen Reformen, aufgrund vielfältiger Ausnahmetatbestände, Inkonsistenzen, Zweckentfremdungen und Missbräuche gerade heute – aus ethischer Sicht in übergeordneter Menschheitsperspektive: neu zu konzipieren und zu rehabilitieren. Denn die objektiven politischen Interessen des 19. Jahrhunderts an möglichst gesunden, arbeits- und wehrfähigen Bevölkerungs-„Massen" sind verschwunden. (In diesem Kapitel wird besonders auf die Aspekte Gesellschaft, Arbeit und Ökonomie eingegangen. Der militärische Komplex verleiht der Globalen Gesundheit eine spezifische Note, deren angemessene Würdigung den Rahmen dieses Beitrags sprengen müsste.)

5.5 Gesundheit als Stückwert?

Ein schlagendes Beispiel für die Revolution dieses Grundgedankens ist die kategoriale Umwidmung eines Handlungsfeldes, das dem Wert des ärztlich-pflegerischen Dienstes am gesunden Menschen dessen Umwertung zu einem Objekt umfassender technischer Fremdsteuerung durch die sogenannte Fallpauschale (DRG) entgegensetzt. Anstatt die im vormaligen Ansatz tatsächlich abwegige Koppelung der Vergütung an bestimmte anrechenbare Zeiträume, Handlungen, Technologien oder Artikel im Sinne des klassischen Ansatzes zu reformieren, wurde die Gesundheitswertschöpfung seit den 1990er Jahren sukzessive durch das planwirtschaftliche Konstrukt von „Fällen" ersetzt, die nach einem Katalog mit „pauschalen" Erstattungswerten zu hinterlegen sind. Die Kombination dieses Schemas für die Klinik mit der „Einzelleistungsvergütung" und dem „Einheitlichen Bewertungsmaßstab für Ärzte"

zu einer „Punkte"-basierten Abrechnung von Leistungen entspricht dieser grundsätzlichen kategorialen Fehlkonzeption. Diese wird, zumindest in Deutschland, nunmehr
institutionell (z. B. durch die Abrechnungsgemeinschaft einer Kassenärztlichen Ver-
einigung) effizient administriert und verliert in diesem organisationspragmatischen
Zuge jede salutogene Bedeutung und solidarische Kohärenz. Das mit einem konsequent ausgebauten Solidaritätssystem verbundene Interesse jedes einzelnen Bei-
tragszahlers an der eigenen Gesundheit und der Gesundheit der Solidargemeinschaft
hängt am ethisch willkommenen Mehrwert eines ökonomischen Klugheitskalküls:
ich kann nicht wollen, dass der Fall eintritt durch den ich vom System profitieren
würde. Durch die politische Aufweichung dieses starken Integrations- und Wert-
schöpfungsmechanismus von beiden Rändern her: der Nichteinbindung substanziel-
ler Wirtschaftskraft (Option privater Grundversicherung) einerseits und der legalen
Abschöpfung von Zugewinn durch Nichtbeteiligte andererseits (z. B. eigenwirtschaft-
lich tätiger Dienstleister oder Aktionäre) – wächst sich, weiter begünstigt durch regulatorische Fehlsteuerungen der Selbstverwaltung, die Infektion des Solidarsystems
zu einer morbiden Schwindsucht aus.

Zusätzlich zu den offenkundigen volkswirtschaftlichen und gesundheitspolitischen Fehlsteuerungen, zu denen dieses Kalkül im Widerspruch zur Salutogenese
führt und zu den pfadgebundenen Fehlanreizen der Professionen im Gesundheitswesen wird der einzelne Mensch zu einem verfügbaren, technisch „zu behandeln-
den" Objekt degradiert, sobald er das System in Anspruch nimmt. Anstatt die Solidargemeinschaft einer demokratischen Gesellschaft mündiger Souveräne offen und
aktiv als Partner und Betroffene, im Großen in politische Verhandlungsprozesse und
im Kleinen in die Gesundungsprozesse einzubinden und als Akteure mit eigener
Kompetenz und Interesse an der eigenen Gesundheit zu fordern, implantiert diese
Politik das Desinteresse an Kooperation. Hiermit wird eine zentrale Voraussetzung
für Global Health auf staatlicher und gesellschaftlicher Ebene unterminiert.

5.6 Die Bedeutung von Qualität

Ein weiteres Beispiel, das die systematische Verfestigung einer entfremdeten Rationalität im Gesundheitswesen auf der oberen Mikroebene illustriert, ist der Umgang
mit *Qualitätssicherung*. Die Einschätzung nichtstandardisierter Therapieformen bietet
Chancen für die Verbindung volkswirtschaftlicher mit salutogenen Interessen. Dies
ist im Grundsatz anerkannt und durch unterschiedlich ausgerichtete Einrichtungen
bestätigt. Diese bewegen sich jedoch ausschließlich innerhalb des Portfolios etablierter Konzeptionen; insbesondere betrifft dies die Definition des methodisch-theoretischen Rahmens gesundheitlichen Handelns, das zum einen auf einer wissenschaftlich nicht begründbaren Pfadbindung an diejenigen Prozesse in Forschung und Entwicklung beruht, die positiv-technisch administriert sind und „Medizin" von einem
transdisziplinären auf ein weitgehend technisches Narrativ reduzieren; zum anderen

auf der Zurückhaltung bei integrierenden Maßnahmen, Methoden und Theorien, die insbesondere den sozialen, kommunikativen und charakterlichen Faktoren der Gesundheit in ihrem Zusammenspiel erschließen. Aber auch die wissenschaftliche Validierung evident kausativer Interventionen wie der Akupunktur erfolgt, wenn überhaupt, oberflächlich. Dies zeigt sich schon im Verhältnis des Forschungs- und Kommunikationsaufwandes für Homöopathie im Vergleich zur Akupunktur: während das Forschungspotential zur Homöopathie ausgeschöpft zu sein scheint, gibt es keine belastbaren Studien zur Wirksamkeit der Akupunktur und ihrer theoretischen Modellierung. Die sogenannten GERAC-Studien [10] kranken daran, dass sie von einer mythologischen Charakterisierung der Akupunktur als wesentlich auf sogenannte Meridianpunkte angewiesen und eine vermeintliche Kontrollgruppe benutzen, die standardisiert ohne diese Festlegung sticht – aber ebenfalls eine invasive Technik aus der Praxis der Akupunktur anwendet, also keinen Placeboeffekt begründen kann. Der Klassiker der chinesischen Akupunktur enthält keinerlei Hinweise auf „Meridiane". Ähnliches gilt von der populären falschen Übersetzung und Einordnung von Qi als „Energie" [11]. (Der Mythos dieser Meridiane wird auch von der WHO [12] prominent propagiert [13]. Dazu kritisch: [14])

Die weltweit mit unterschiedlichen regional entwickelten Therapieansätzen gemachten Erfahrungen werden auf diese Weise nicht als potenzielle Ressourcen einem rigorosen wissenschaftlichen Bewertungsplan unterworfen. Stattdessen werden sie der Willkür politischer Kalküle (z. B. der Erstattung von Krankenkassen aufgrund um Teil fragwürdiger Forschungsprojekte) nachgeordnet. Die können dann ihre normative Kraft und inhaltliche Signalwirkung in Qualitätsfragen nicht legitimieren, sondern erweisen sich als opportunistisch. Somit fällt es leicht, bislang nicht standardisierte Ansätze narrativ aus dem Fortschritt der Gesundheitswissenschaft auszugrenzen und die politisch standardisierten als „rationale" Wahl zu privilegieren – ohne die inhärente Falsifizierbarkeit und die offenkundigen Schwächen der reduktionistischen Naturwissenschaften in der Medizin methodologisch mit zu bedenken und die möglichen Folgen daraus als Chancen zu erschließen.

Die staatlich organisierte internationale *akademische Gesundheitsforschung* vernachlässigt die aufwendige Arbeit an der epistemisch, prozedural, moralisch und zuweilen auch emotional sensiblen Grenzziehungen und Abwägungen zwischen seriösen und unseriösen „alternativen" Ansätzen, zwischen dem vertretbaren Aufwand und möglichen Risiken oder Nutzen und den Geltungsbedingungen einer heilkundlich aufgeschlossenen Medizin (Medizin ist definiert als der wissenschaftlich robust belegbare Innenbereich der Heilkunde. Hierbei ist darauf zu achten, dass Wissenschaft als ganzheitliches Projekt der Kooperation sämtlicher vernünftig organisierter methodisch-theoretischen Fakultäten der Erkenntnis verstanden wird [z. B. der Geistes-, Sozial- und Naturwissenschaften]. Demnach muss die Medizin angesichts ihres umfassend-integrativen Anspruchs als eine übergreifende Geisteswissenschaft gelten). Ein konzeptuell-terminologischer Rahmen, der Klarheit zum methodischen Gehalt in allerlei umlaufenden Allgemeinbegriffen (wie „alternativ", „komplementär",

„traditionell") schaffen könnte, steht aus und eine fundamentale integrative Theorie einer ganzheitlich „wissenschaftlichen Heilkunde" steht aus – und wird auch nicht konsequent erarbeitet. Stattdessen verfestigt sich durch die Standardisierung unausgereifter Qualitätsregimes der Status Quo von Intransparenz und Marktmacht im Gesundheitswesen. Für jedes nicht rein privat finanzierte Gesundheitskostenmodell der Welt leistet dies der Stratifizierung und der Entwertung des solidarischen Grundsatzes gemeinsamer Verpflichtung Vorschub. Damit geben insbesondere wohlhabende Länder ein schlechtes Beispiel, die mit einer esoterischen Neigung zur Romantisierung der Heilkunde kokettieren und diese als kulturellen Pluralismus verbrämen. Dies kann als eine, im regionalen wie systematischen Sinne: provinzielle Arroganz und Verantwortungslosigkeit interpretiert werden, die einer klugen Strategie zu Global Health ebenso widerspricht wie einer seriös wissenschaftlichen und ethischen Qualitätsentwicklung.

Für die Mikroebene individuellen Gesundheitshandelns ergeben sich unter diesen Rahmenbedingungen fundamentale normative Fehlsteuerungen: die Handlungsdisposition für Gesundheit wird durch das dominante Narrativ der Krankheit fehlinterpretiert; ärztlich-pflegerisches Handeln wird zu einer im Grunde qualitativ unbestimmten Ware. Diese epistemische Vulnerabilität kann sich eine Wirtschaft, deren Wertschöpfung auf der Ausbeutung möglichst diffuser Konstrukte von Krankheit beruht, weitgehend unbeeinträchtigt zunutze machen. Jede konzeptuelle und humanitäre Kohärenz geht verloren, damit fehlt sowohl der Begriff der Qualität von Gesundheit als auch das Leitbild einer einander a priori verpflichteten Menschheit. So wird die Problematik sozialer, ökonomischer und moralischer Vulnerabilitäten um eine fatale Dimension erweitert: wenn die Pointe der Freiheit in der bloßen Willkür des ökonomischen Subjekts besteht und nicht in der aufgeklärten Mündigkeit des Menschen zur souveränen Salutogenese, wird Gesundheit dem Zufall der „Lotterie" des Geburtsortes überlassen – die systematische Idee einer Ethik von Global Health wird grund- und gegenstandslos: es bleibt dann nur ein Bezugsrahmen der Eugenik, der Auszeichnung durch „gute Geburt" und manipulative Macht.

5.7 Ethik als Medizin gegen Fehlsteuerung

Dadurch verfestigen sich Stratifizierungs- und pathogenetische Effekte, sowohl innerhalb staatlich organisierter Systeme als auch über Ländergrenzen hinweg. Das Beispiel *„Fallpauschale"* illustriert: selbst wenn die institutionelle Verknüpfung gesundheitlicher und ökonomischer Wertkonzepte nur ein regionales Phänomen wäre, müsste sie doch als ernstes systemisches Problem gelten, dem sich die Ethik von Global Health annehmen muss. Wirtschaftliche Anreize werden in diesem Zuge konsequent systemwidrig organisiert. Denn der Sinn von Global Health orientiert sich an Stärkung und Sicherung der menschlichen Gesundheit.

Die Ethik muss und kann hier eine tragende Rolle spielen, sie hat dies bislang jedoch weder in ihrer klassischen Form noch in ihrer seit 50 Jahren wirkmächtigen „angewandten" Variante, der „*Bioethik*" eingelöst. Die wohl prägnanteste Analyse hierzu stammt vom kanadischen Arzt Tom Koch, der diesen politisch-ideologisch-akademischen Ansatz als verfehlt beschreibt – ohne jedoch seinerseits eine überzeugende Antwort auf die spezifischen Anforderungen an eine Ethik der globalisierten Moderne anzubieten. Ethik werde zur Ideologie einer neoliberalen Form der Triage: an die Stelle globaler Horizonte steht der Rumpf des Rettungsbootes als Leitmetapher [15]. Diese Kritik richtet sich gegen die fundamentalen Gerechtigkeitslücken und das Fehlen einer immanenten Würdigung der Ethik des ärztlichen Credos. Die bereits aufgezeigte Tendenz der Entfremdung der nationalen und internationalen Organisationsformen und Konzepte der Gesundheitspolitik vom ärztlichen Gesundheitsgedanken gräbt einer Global Health Ethik jede nachhaltige Grundlage ab. Sie reduziert ihren Handlungsspielraum im Ansatz auf das Management knapper Ressourcen, nämlich auf eine „Moral des Rettungsbootes" mit Triade-Kalkülen als Ultima Ratio, die die Ethik entmündigt. Wir müssen uns dann darauf beschränken, die Würde des Menschen der Kompetenz von professionellem und wirtschaftspolitischem Management zu überlassen.

Deshalb muss die gesellschaftliche Funktion einer „Ethik in Global Health" deutlich benannt werden, denn sie kann weder aus eigener Kraft Geburtshelferin der Moral sein, noch fachliche Analysen ersetzen oder womöglich professionelles Handeln übernehmen: Als Moderatorin geleitet sie all diese Kompetenzen in einen salutogenen Arbeitsraum. Als Mentorin führt sie immer wieder auf die qualitativen Leitbegriffe der Gesundheit zurück. Als behutsam korrigierende Gutachterin macht sie auf Fehlsteuerungen aufmerksam und wirkt als „Stachel im Fleisch" der Systeme an deren fortlaufender Weiterentwicklung durch Lernprozesse mit.

5.8 Theoretische Verknüpfung: Ethik als Roter Faden in Global Health

Um der umfassenden Unordnung der Begriffe und Organisationsmuster für Global Health eine Perspektive zu geben, in der jene Begriffe und Organisationsprinzipien so verstanden werden können, dass sie dieser dienen können, benötigen wir ein Verständnis der Ethik in Global Health, das ein klares theoretisches mit einem einfachen operativen Modell verknüpft. Ein solch *integratives Integritätsmodell* verlangt allgemein, das Richtige aus den richtigen Gründen zu tun. Konkret leitet es uns dazu an, die Handlungskompetenz der Akteure und die Organisationskompetenz der Institutionen auf allen Ebenen von Global Health als qualitativ einsinnigen Lern- und Wachstumsprozess zu verstehen. Die Anordnung erfolgt dabei so, dass wir andere, ggf. konkurrierende Leitgedanken, wie ökonomische, forschungspragmatische oder sicherheitspolitische Interessen, Global Health nicht entgegen oder zur Seite stellen, sondern sie dieser in einem konstruktiven Mittel-Zweck-Verhältnis dienend unterordnen.

Dieser Kultivierungsprozess umfasst nicht nur alle Faktoren salutogenen Handelns, auf sämtlichen Ebenen, vom Individuellen zum Weltganzen; er verfährt auch zyklisch re-iterativ. So wird gewährleistet, dass Global Health ein kontinuierliches Feld des Lernens bleiben kann, in dem sämtliche salutogene Faktoren sukzessive integriert werden.

5.9 Ethik als globale Methodologie

Um das Richtige aus den richtigen Gründen zu tun, sind die beiden ineinander verschränkten Perspektiven der Ethik stark und fruchtbar zu machen. Die „richtigen Gründe" machen wir uns zu eigen, indem wir sie zu Grundsätzen unserer Willensbestimmung machen. „Das Richtige" zu tun lernen wir, indem wir unser praktisches Weltwissen unabhängig von unserem Wollen, aus bloßem Respekt gegenüber der sperrigen Eigenart der Wirklichkeit stimmig erweitern und mit unseren Handlungsoptionen integrieren. Indem wir also die obersten Grundsätze des Willens (Maximen) mit den obersten Leitsätzen des Nachdenkens (Prinzipien) auf eine Linie bringen und spezifisch in unser allgemeines Wissen einbetten, bilden wir den Referenzrahmen für die Arbeit der Ethik in Global Health. Wir verstehen dann was wir wollen können: in welchem Kontext Gesundheit qualitativ jeweils zu betrachten ist und welche Strategien damit sinnvoll prozedural zu verbinden sind.

Die Vielfalt der Formen menschlichen Zusammenlebens und der Gesundheitskulturen wird dann am Maßstab des Respekts legitimer kultureller Diversität auf die mittleren und unteren Ebenen verwiesen. Das sind die politischen Diskurs- und Handlungsräume, in denen die allgemeinen weltbürgerlichen Grundsätze des Aushandelns der konkreten ethischen Anforderungen an den „gesunden Menschen" unter übergeordneten Gesetzen des friedlichen Zusammenlebens exerziert werden. Es versteht sich von selbst, dass die Breite dieser prozedural, kulturell und organisatorisch differenzierten Räume durch qualitative Vorgaben eingeschränkt wird: die Schere der Standards und Niveaus darin darf weder innerhalb noch zwischen Staaten einen Toleranzbereich der sozialen Kohärenz überdehnen.

5.10 Kultur der Globalen Gesundheit

Dass hier Bedarf an einer weiteren Schärfung des Global Health Ethikgedankens besteht, ergibt sich aus der missverständlichen Haltung der WHO. Besonders fatal ist die Bindung von Gesundheit an „cultural relativity" [12]. Das Konzept des kulturellen Relativismus ist zwar in der Regel „gut gemeint", um daran zu erinnern, dass die Ethik in ihren positiven Ausdrucksformen – und besonders in ihrem sprachlichen

Ausdruck – kulturell gebunden ist. Dies ist bereits integrales Kalkül im Konzept eines „glokal" verfahrenden Ethikansatzes. Am Beispiel Chinas, als einer traditionell durch andere „große Geschichten" interpretierten Kulturwelt, wird klar, dass erstens die klassische Medizinethik dort einen ganz ähnlichen Tenor vorgibt wie die hippokratische [16–18] und zweitens, dass die Globalisierung uns gemeinsam vor Herausforderungen stellt, die aus keiner Tradition allein zu bewältigen sind. Wir können aus der Feststellung einer kulturellen Relativität in einem allgemeinen und normativ schwachen Sinne lernen, dass Achtsamkeit für die konkreten Vermittlungsbedingungen und kooperative Entwicklung wirklich übergreifender ethischer Grundlagen zu fordern sind.

Als eigenständige, nicht dienende Norm ist der Kulturrelativismus jedoch falsch und obsolet. Denn er trägt strukturell kolonialistischen Imperialismus oder postkolonialistischen Paternalismus weiter und schreibt die Opfer-Täter-Beziehung zwischen Nordwest und Südost ins 21. Jahrhundert fort, wenngleich unter Umdrehung des moralischen Selbstverständnisses. Er zementiert Doppelstandards, die stets von Seiten der Macht instrumentalisiert werden können. Keinesfalls kann eine derartige Aufstellung emanzipatorisches Denken informieren. Oft wird die Rede von kultureller Relativität auch irrtümlich gleichgesetzt mit der Einsicht in die kulturelle Ebene sozialer Einbettung und Interdependenz.

Diese rechtfertigt aber in keinem Fall die Unterordnung individueller Gesundheit oder Rechtsansprüche unter vermeintliche, konstruierte oder reale Interessen von Gruppen, gleich welcher Denomination. So wird zuweilen mit einem angeblich kollektivistischen kulturellen Selbstverständnis bestimmter Gruppen argumentiert, wenn man die Teilnahme von deren Angehörigen an Gewebesammlungen oder Experimenten zu medizinischen Zwecken wünscht, aber die dazu erforderliche informierte Zustimmung (IC) des Einzelnen ablehnt [19]. Hier wird nicht nur eine Art wohlmeinender Rassismus exerziert, der die Machtverhältnisse jener Gruppen, seien es Familien, Kommunen oder Ethnien, anders deutet als in den Ländern, die solche Vorgaben (IC) umsetzen. Es wird auch die Möglichkeit verbaut, die berechtigte Kritik an rechtsförmigen Regimen wie IC im Sinne ihrer legitimen Absicht auszuführen, nämlich jeden Menschen vor Übergriffen im Namen der Medizin zu schützen. Umso stärker als für den anthropologisch eingebetteten und in seiner Normativität historisch gestreckten Begriff der Gesundheit gilt dies offensichtlich in der Ethik, deren Aufgabe ja gerade darin besteht, die Möglichkeit und Szenarien universell gültiger Grundregeln zu erforschen und von jeder zeitlichen, örtlichen oder akzidentellen Einbettung unabhängig vorzustellen.

Hier greift Global Health als ethisches Projekt: Es benennt die grenzüberschreitend allgemeinen Voraussetzungen für Gesundheit und hilft dabei, sie im konkreten Kontext der Akteure in Rahmenbedingungen für Gesundheitshandeln umzusetzen. Das verlangt zum einen ein abgestimmtes Vorgehen und gemeinsame Standards, zum anderen Klarheit über die Priorität von Gesundheit als Handlungsziel und schließlich Achtsamkeit gegenüber dem Einzelfall. Ethik ist hierbei die Herangehensweise, die Vielfalt von Ressourcen und Bedürfnissen effektiv, nachhaltig und gerecht integriert und zugleich an der Kohärenz der grundlegenden Theorie und des institutionellen Rahmens arbeitet. So wird die Ethik zu einem Treiber der Arbeit an globaler Gesundheit.

5.11 Praktische Verknüpfung

Kommen wir auf den ethischen Kern zurück: der Moment, in dem ein Gesundheit-stiftendes Handeln initiiert werden soll. In diesem Sinne mündiges Handeln beruht darauf zu verstehen, wie der Vorsatz des Nichtschadens bereits heilend – salutogen ist und was die mittlere der hippokratischen Forderungen, die Umsicht („secundum cavere"), damit zu tun hat. Die globale Perspektive führt diese Umsicht an ihr äußerstes Gesichtsfeld. Erst dadurch gewinnt Gesundheit ihr volles ethisches Gewicht, ihren epistemischen Rahmen und ihre praktische Dynamik. Die oben skizzierten Voraussetzungen der Kohäsion in sozialpolitischen Zusammenhängen beziehen sich auf die augenfälligen Anforderungen aus den „lokal" konstituierten Elementen der „glokal" gesunden Menschheit.

Den Motor der Integration dieser „glokalen" Arbeit bilden die Gesundheitsakteure, deren Integrität eine inhärente Schnittstelle der vielfach ausgebreiteten Komplexität der theoretischen, methodischen, institutionellen, pragmatischen und praktischen Aspekte der Salutogenese ausmacht. Für die formalen Akteure, etwa Ärzte, Wissenschaftler oder Pfleger, kann das daraus zwingend gebotenen aktive Einfordern und Einhalten der Gesundheit als oberste Zweckbestimmung gravierende Nachteile mit sich bringen; denn sie sind schon von Berufs wegen hierauf besonders verpflichtet. Aus der Verweigerung z. B. der Teilnahme an systematisch „verschwender" oder unethischer Forschung (etwa an Nichteinwilligungsfähigen im unterregulierten Ausland) oder an unwürdigen Pflegebedingungen oder aus dem politischen Arbeiten gegen die Entmündigung der Gesundheitsprofessionen durch finanzadministrative Institutionen (etwa durch den Austritt aus der entsprechenden Berufsorganisation) erwachsen bedingte Diskriminierungen bis hin zur Sanktionierung. Das aktuell dominierende Gesundheits- und Forschungssystem setzt dagegen auf internationaler Ebene durch die uniforme Standardisierung des forschenden und klinischen Medizinbetriebs Anreize zu konformistischem bis hin zu korrumpierendem Handeln [9,20–23]. Informelle Akteure können hierbei durch das Einbringen transdisziplinärer Kompetenz zu Reformen des formellen Sektors und der Gesellschaft(en) im Sinne von Global Health beitragen.

5.12 Adherence als Initial von Verantwortung für Global Health

Im Kern steht die Entscheidung des einzelnen Akteurs für nichtschädigende Intervention, für fachgemäß wissenschaftliches Forschen oder systemgemäß salutogenes Handeln, wenn er ganz bei sich, mit seiner Kompetenz und seiner Verantwortung allein ist. Dies ist der Ort, an dem die Weichen gestellt werden, entweder zu einer Pfadabhängigkeit des opportunistischen Konformismus „gemäß der Pflicht" zu handeln (compliance) oder aber kraft der eigenen Souveränität und Integrität „aus Pflicht" zu handeln (adherence) und dabei ggf. persönliche Klugheitsrisiken in Kauf zu nehmen: also Entscheidungen aus Verantwortung zu treffen, die womöglich negativ sanktioniert werden(wie in Fällen des „whistle-blowing" oder beim nochmaligen Prüfen einer Versuchsreihe, die mit noch ausreichender Wahrscheinlichkeit ein erwünschtes Forschungsziel unterstützt, wobei auch das Verpassen von „deadlines" für Publikationen etc. in Kauf genommen wird). Diese elementaren Pfadbindungen verknüpfen sich zu einem Aggregat, dessen Qualität und Struktur die Akteurseite von Global Health aus ethischer Sicht komponiert. Die Performanz des Einzelnen ist also für die Aussichten einer Ethik von Global Health überaus folgenreich. Die in der genannten Reihe des Lancet vorgeführte Verschwendung von Ressourcen durch kontrolliert falsche Entscheidungen in der Krebsforschung aggregieren sich nicht nur zu monströser wirtschaftlicher Verschwendung von Investitionen für Gesundheit, sie belasten die gesamte Integrität der Gesundheitsforschung und verspielen das Vertrauen der Gesellschaft in die durch Verantwortung privilegierten Berufsgruppen.

Während die Kunst der Unterscheidung das ureigene Feld der Philosophie und jeder Wissenschaft ist, unternimmt die Ethik den Versuch, Entscheidungen als „gute" zu entwerfen, zu erwägen und „nach bestem Wissen und Gewissen" zu prüfen. Dabei geht es nicht nur um intentionale Entscheidungen, sondern ebenso sehr um modale und temporale Entscheidungen – für die Qualität einer Intervention ist die Art und Weise, die Haltung, Aufmerksamkeit, Sorgfalt und der Zeitpunkt maßgeblich: wann und wie ich ansetze und verfahre, indem ich Spielräume zur Optimierung des Möglichen nutze. Dabei hängt der jeweilige Spielraum nicht nur von sachlichen Bedingungen ab, sondern auch von den pragmatischen Rahmenbedingungen, ökonomischen, sozialen und institutionellen. Idealer Weise dienen diese jenen.

Auch diese Rahmenbedingungen hängen von Entscheidungen ab, durch politische Prozesse: hier wird entschieden – z. B. zwischen einem auf Pathogenese gegründeten Wirtschaftssystem einerseits und einem neu zu entwickelnden, möglichst gerechten, salutogenen Wirtschaftssystem andererseits. Ersteres hat sich etabliert. Es verfestigt die Anreize für Werte abschöpfende Strategien und treibt Entsolidarisierung voran. Letzteres muss sich mit immer größerem Aufwand als Teil einer von den Zwängen des Kolonialismus und Imperialismus emanzipierten menschlichen Weltordnung neu konstituieren: Solidarität neu erfinden. Es zieht seine Legitimität durch die Wertschöpfung aus sozialisiertem Gesundheitshandeln.

Diese konkrete Entscheidung ist, soweit sie global wirksam ist während der 1980er Jahre erfolgt. Sie bestand in der Durchsetzung einer neoliberal ökonomisierten und positivistisch auf „Forschung und Entwicklung" von markttauglichen technischen Produkten zur kommerziellen Umdefinition von „Werten". Sie ist allerdings ebenso pfadgebunden und auch revisionsfähig wie die in vielen Bereichen korrelierende Entscheidung zwischen einem entweder selbstzweck-orientierten, politisch-ökonomischen oder der Gesundheit und weiteren humanistischen Zwecken gewidmetem, salutogenen Wissenschafts- und Forschungssystem.

5.13 Praktische Hemmnisse

Warum spielt eine entschieden salutogene und integre Ethik bislang keine durchschlagende Rolle in der konzeptuellen, organisatorischen und wissenschaftlichen Verfassung von Global Health? Gemeinhin verengt die Ethik ihr Augenmerk auf Fragen der Begründung von Urteilen zu Handlungen, nach deren Zwecken, Mitteln oder Konsequenzen. Dabei wird (neben tiefer gehenden Fragen der kulturellen und sprachlichen Gebundenheit der Ausdrucksformen) oft übersehen, dass die ethische Qualität keinesfalls auf derartige Facetten der praktischen Vernunft reduzierbar ist. Sie expliziert sich im Zusammenspiel von richtigen Gründen und richtigem Tun, das sich durch moralisches und praktisches Lernen in kritischen Haltungen stabilisiert und einen Charakter gewinnt – so wie „Nichtschaden, Umsicht und Heilen" nicht drei distinkte Akte sind, sondern nur Ausdrucksformen eines und desselben Handelns. Erst dadurch gewinnen wir im Handeln personale Vollständigkeit, können uns als „gesund" verstehen. Die Ethik gewinnt also in der Zeit selbst eine Körperlichkeit, eine Struktur, die wir unserem Verständnis von Gesundheit zugrunde legen, das sowohl salutogen als auch universal gelten soll, nämlich für alle Menschen als Menschen. Das Spezifische der Ethik im Unterschied zu anderen normativen Unternehmungen, typischer Weise zu Jurisprudenz und Moral, liegt eben darin, dass sie sich weder durch pragmatische noch formale Beschreibungen in ihrer Qualität zu erfassen ist oder bloß aufgrund eines Fürwahrhaltens. Man kann sie sich nicht im Modus des Habens zu eigen machen, nur in dem des kommunikativen Seins.

Erst in dieser Perspektive gewinnen wir die Grundlage für die Einsinnigkeit von Theorie und Praxis in einer Ethik für Global Health. Global Health ist aus salutogener Sicht also nicht auf Probleme der überregionalen Ausbreitung von Krankheiten und deren Vermeidung begrenzt. Im Gegenteil. Sie beruht auf einem bereits national und grenzüberschreitend funktionalen System kohärenter Gesundheitsräume. Sie ergänzt nicht nur eine organisatorische Ebene, sondern erweitert den Raum der integrierten Qualität von Gesundheit. „Krankheit" kann nur in proportionaler oder relationaler Beziehung zu „Gesundheit" verstanden werden; die Welt nur in Beziehung zum Einzelnen. Deshalb ist der Hinweis auf das bisherige Fehlen einer eigentlichen Global-Health nicht zugleich eine Kritik an staatlichen Versäumnissen. Denn der Staat ist auf diesem Gebiet vor allem in seiner ermöglichenden, befreienden und schützenden Funktion gefragt, die nicht- und überstaatliche Akteure unterstützt, mit ihnen kooperiert und mit den Aufgaben eigener Kompetenz koordiniert.

5.14 Vier Fallbeispiele

Die folgenden vier Beispiele illustrieren die besondere Herausforderung und den spezifischen Modus der Ethik in Global Health anhand exemplarisch differenzierter typischer Fälle aus dem Spektrum des frühen 21ten Jahrhunderts. (Die WHO listet als spezifische Ethikthemen in Global Health folgende: Outbreaks and Emergencies, Research Ethics, Surveillance, Tuberculosis care and control, Human organ and tissue transplantation, HIV/AIDS, Health Systems and Implementation Research, Biobanking, Immunization, Good governance in medicines, Vector-borne diseases, Ageing [24]. Hierbei spricht sie zugleich von „some public health areas where WHO is involved in providing leadership and guidance on the ethical issues involved". Diese begriffliche Unklarheit verwischt den besonderen Interessenbereich von Global Health und ordnet ihn unspezifisch Public Health aus der Kompetenzlage der WHO nach. Dagegen nimmt z. B. eine Studie zu Global-Ethischen Fragen im Zusammenhang mit Urbanisierung ohne Weiteres den „glokalen" Blickwinkel von Global Health Ethik ein [25].)

Klarer Weise reichen die konzeptuellen Rahmen- und Organisationsbedingungen des 19. und 20. Jahrhunderts nicht aus, um sie angemessen zu verstehen und anzugehen. Diese Beispiele dienen dazu, die Bandbreite und spezifische Perspektive der Global Health Ethik zu verdeutlichen und zum Weiterdenken anzuregen.

5.14.1 Globale Urbanisierung

Spätestens seit dem Buch „Die Unwirtlichkeit unserer Städte" von Alexander Mitscherlich ist der kritische Zusammenhang von Urbanisierung und Gesundheit ein Thema [26]. Mit dem rapiden Anwachsen von Groß- und Megastädten weltweit und besonders in den sogenannten Entwicklungs- und Schwellenländern wandeln sich unter Bedingungen von Hochtechnologie, Mobilität und Finanzkapitalismus die Voraussetzungen des menschlichen Zusammenlebens auf eine nie gekannte Weise. Sie stellt sogar Grundbegriffe wie „Stadt" und „soziales Leben" oder „den Menschen als Naturwesen" vor Herausforderungen, die unmittelbar mit Gesundheit zusammenhängen und nach neuen verlangen. Dabei kommt neben den herkömmlichen körperbezogenen ganz besonders den psycho-sozialen Gesundheitsfragen und der globalen Dynamik dieser Entwicklung Bedeutung zu (vgl. das Kap. 8 zu Umwelt).

Historisch betrachtet finden wir im 19. Jh. die bis heute dominierenden Teile der Welt im: Übergang aus kulturell zentralisierter, agrarisch-merkantilistischer Produktions- und Lebensweise in eine kulturell polarisierte, teil-urbanisierte und Technik-dominierte Welt. Es bilden sich Massengesellschaft und Marktwirtschaft als Refe-renzrahmen für gesundheitsethisches Denken heraus. Entsprechend gilt in den Fel-dern Gesundheit und soziale Sicherung die politische Verpflichtung auf das Gemein-wohl. Seit dem 21. Jh. bildet sich eine multikulturell globalisierte, polyzentrische Welt aus vernetzten Megastädten, mit vertikaler Stratifizierung und konsumptivem Kommerz als Treibern. Etablierte Sozialstaaten erfahren soziale Disintegration; Ge-sundheit und Körperstoffe werden zu Waren umdefiniert. Leben wird zu individuel-len Konsumfaktoren rationalisiert.

Vor diesem Hintergrund erhalten Ökologie, Gesellschaft und Gesundheit eine ganz neue Bedeutung.

Indem die Welt als Dorf zur Stadt-Welt wird, nimmt sowohl die Dringlichkeit zu, mit der die bekannten ethischen Desiderate übergeordnete Antworten verlangen als auch die Evidenz für die eigene, politisch-kritische Akzentuierung der Global Health-Ethik. Zugang zu den existentiellen Grundlagen des Menschseins (gesunde Ressour-cen, Nahrung, Energie, Wasser, Atemluft), Gerechtigkeit, angemessene Lebens- und Arbeitsbedingungen und Partizipation an gesundheitsbezogenen politischen Prozes-sen stehen thematisch im Vordergrund. Strukturell müssen hier die Folgen der Zivili-sation unter wachsendem Bevölkerungs- und Alterungsdruck integriert werden: Glo-bal Health-Ethik interessiert sich besonders für Querschnittfragen der Industrialisie-rungsimpulse, für Arbeits-, Wohn- und Mobilitätsökonomie, integrative Ökologie für ein nachhaltiges Miteinander von Menschen-, Tier- und Pflanzenwelt, das Verhältnis zwischen den Generationen, Verantwortung gegenüber der Biosphäre. Hierbei gilt es ethisch, zunächst die Grundlagen für Wissen und Kompetenzen zu organisieren und intelligent nutzbar zu machen. Im Zuge der breiten Etablierung von Global Health als eigenständigem Querschnittbereich ist fachliche Trans- und Multidisziplinarität zu organisieren, Sektoren wie Umwelt, Ernährung, Wirtschaft müssen in den „Krank-heitssektor" geholt werden und dessen Transformation zu einer globalen Salutoge-nese-Kompetenz zu befördern.

5.14.2 Trans-regionale Global Health Governance (Epidemiologie)

Pandemische Ausbreitungen von Krankheiten wie SARS, AIDS oder Ebola werden durch die anschwellenden transregionalen Verkehrsströme in ihrer Virulenz massiv begünstigt (vgl. das Kap. 11 zu Infektionserkrankungen). Das wird besonders anhand der geographischen Einheit EurAsiens deutlich: nach Wegfall der Mobilitätshinder-nisse des „Eisernen Vorhangs" und der Zunahme von Verkehrsströmen durch die ehemals abgeschlossenen Gebiete Zentralasiens können sich Krankheiten und deren Träger entsprechend ungehindert verbreiten. Hier liegt die ethische Aufgabe auf der klassischen Linie von Prävention, Früherkennung und Schnelleingreifen. Dies kön-nen weder Staaten noch Körperschaften leisten, auch die Organisationsformen der erforderlichen Zusammenarbeit bedürfen einer massiven Innovation, um den ethischen Anforderungen an effektiven Minimalschutz der Bevölkerungen gerecht werden zu können. Benötigt wird ein einbettendes grenzüberschreitend integriertes Governance-System, das sowohl politischen, kulturellen und sprachlichen als auch technischen und kommunikativen Anforderungen hochgradiger Binnendifferenzierung genügen muss.

Hier liegt der Zusammenhang von Ethik und Technologiesystem auf der Hand, der Global Health Ethik von anderen Ansätzen abhebt. Es bedarf einer eigenständigen Kompetenz für die Prozesse und Normen zur Standardisierung von technischen, normativen und prozeduralen Systemen und Infrastrukturen für kollaboratives Monitoring, zum Aufbau eines politisch robusten, sozial wirksamen effektiven Früh-Warn- und Früh-Interventions-Regimes. In diesem Zusammenhang wird auch die Frage der Priorisierung und Allokation von Ressourcen globaler Gesundheit zu einer ethischen.

5.14.3 Global Health Information und Wissen (Genetische Information)

Die Globalisierung von biologischem Wissen bringt in Verbindung mit Informations- und Diagnosetechnologien eine nie dagewesene Tiefe und Vielfalt von Daten mit unklarem Gesundheitsbezug und Risikogehalt (vgl. das Kap. 11 zu Infektionserkrankungen). Dadurch wächst der Bedarf an interpretatorischer und hermeneutischer Kompetenz, um Seriosität, gesundheitliche Signifikanz und Verantwortung zu ermöglichen und zugleich die Bedeutung biologischer Befunde in übergeordnete Kontexte einzuordnen.

Zum Beispiel können entgegen ausdrücklicher rechtlicher Vorgaben, wonach jede genetisch-diagnostische Dienstleistung zwingend mit einer qualifizierten Beratung verbunden sein muss [27], faktisch auch in Deutschland entsprechende Anbieter ungehindert operieren. Sie nutzen das „direct to consumer marketing", um über Internet-Angebote und entsprechende Logistikstrukturen angebliches Gesundheitswissen und sonstige Darstellungen personenspezifischer Eigenschaften zu verkaufen, nachdem der Kunde eine Materialprobe abgegeben hat. Dies ist ein erster ernst zu nehmender Testfall einer mittlerweile explodierenden globalen Industrie, die IT-gestützte Ferndiagnostik und Monitoring von Gesundheitsverhalten verspricht. Bedeutung und Handlungsfolgen für den jeweiligen Kunden und dessen Familie sind dabei völlig unklar – selbst in hoch entwickelten und regulierten Märkten wie in der Europäischen Union.

Besonders aufklärungsbedürftig ist der Menschheitsbezug und ontologischer Status genetischen Materials, denn weder wissenschaftlich noch kulturell kann der Mensch als Funktion seiner Gene verstanden werden. Entsprechend sensibel ist die ökonomische und technologische Einbettung Genetik-basierter Erkenntnis und Technik als fundierender Faktor der Wertschöpfung. Die Macht- und Interessen-gebundene Deutungshoheit über biogene Daten und Informationen als kommerzialisiertere Episteme verlangen ethisch einen globalen Diskurs zum Verständnis der Rolle und Form der Wissenschaft (vgl. das Kap. 6 zur Globalisierung). Dabei treten in der Perspektive globaler Gesundheit Deutungs-, Definitions- und Manipulationsmacht sowie deren Legitimation, aber auch die Bedeutung von Sprache, Gesundheit und Verantwortung aus national oder kulturell gebundenen Domänen: sie verlangt entschlossene wissenschaftliche Anstrengungen für eine globale Kultur und medizinische Anthropologie. Methodisch zentral ist hierbei ein Einvernehmen zur Vermeidung von theoretischen Fehlern, die praktisch folgenreich sind, insbesondere zum Ontologischen Fehlschluss und zum kulturalistischen ethischen Relativismus. Hierzu bedarf es aus ethischer Sicht einer globalen Standardisierung und institutionalisierten Kooperation der unabhängigen Kompetenz für genetische Beratung, sowohl zum Schutz der Patienten und Bürger als auch für Qualität und Effektivität in klinischen, wirtschaftlichen (z. B. Versicherungen), sozialen (z. B. Antidiskriminierung) und politischen Zusammenhängen.

5.14.4 Ethische Doppelstandards: Gesundheits- und Forschungstourismus

Ethik ist nicht das stärkste Instrument zum Schutz grundlegender Gesundheitsstandards über die Grenzen national- und überstaatlicher Jurisdiktionen hinweg. Aber ohne Ethik erhalten weder Recht noch administrative und sektoral-fachliche Umsetzung übergreifende Bedeutung oder Orientierungskraft. Ethik tritt in doppelte Funktion auf: als *Softpower* und als Resonanzboden für Diskurse, die grundsätzlich und überparteilich im Sinne des Menschenrechts über die kontextuelle Anweisung informieren. Zu den größten politischen Herausforderungen der globalen Gesundheit zählt die Transformation der heutigen Situation: noch bestehen gleichzeitig Doppelstandards und regionale Unterregulierung neben einander her; sie müssen in einen Zustand der allgemeinen Garantie des Menschenrechts, weltweit, auch und besonders im Kontext der Gesundheit und Medizin überführt werden. Dies geht mit dem Zurückdrängen des Einflusses von rassistischen oder sozialdarwinistischen Ideologien wie dem kulturellen Relativismus und der neoliberalen Legitimation der Ausbeutung vulnerabler Menschen und Bevölkerungsgruppen einher. So kann die Schutzfunktion ethischer Regelungsinstrumente an Stelle von zynischen Doppel-Standards durch das Einführen von Mechanismen der proaktiven Gewährleistung der Schutzverpflichtung in unterschiedlichen Kontexten zwar zu abweichenden Formulierungen und sogar verschiedenen institutionellen Formen der Umsetzung führen. Diese dürfen allerdings nie den Regelungsauftrag in Frage stellen. Das mag selbstverständlich klingen. Aber nicht nur innerhalb Deutschlands gibt es materielle und strukturelle Doppelstandards [18,28,29].

Bedenkt man, dass Ethik immer die Menschheit im Blick hat, ergibt sich ein durchlaufender Imperativ: Verantwortung zu übernehmen, wenn von Menschen gemachte grundlegende Missstände systemisch werden. So etwa: bei gewerblichem Organhandel [30], Leihmutterschaft; Embryonenforschung; Forschung an Behinderten, Kindern, Nichteinwilligungsfähigen (vgl. das Kap. 16 zur Gesundheitspolitik). Der erste Schritt einer Global Health Ethik besteht darin, die Verantwortung durch die Anerkennung dieser moralischen Schuldverpflichtung zu übernehmen. Auf diese Weise kann ein robuster und legitimer Rahmen für regulative Diversität entstehen, der „Freiheit" von Forschung, Handel, Kooperation nicht durch verbrämte Schädigung oder Ausbeutung erkauft.

Damit wird eine übergeordnete Klammer denkbar, die der Spannung von Vulnerabilität und Schutzverpflichtung durch ein globales Sicherungssystem begegnet – beispielsweise in Gestalt einer solidarischen Weltgesundheitskasse, die jedem Menschen einen minimalen Zugang zu menschenrechtlich garantierten Gesundheitsleistungen ermöglicht.

Diese Beispiele verdeutlichen den erheblichen ethischen Handlungs- und Forschungsbedarf zur Global Health Ethik als ein eigenständiges Wissenschafts- und Praxisfeld.

5.15 Ausblick

Wie verstehen wir das Besondere an einer Ethik in Global Health, wo doch jede Ethik der Gesundheit immer schon, als Ethik, global aufs Ganze geht? Die methodisch leitende Grundfrage mit Blick auf die Gesundheit ist und bleibt die des „guten Arztes" im Sinne eines Rudolf Virchow in Europa oder der „Großen Lehre" (Daxue) im konfuzianischen China [31]: er führt durch die Perspektiven der individuellen und Gruppen-bezogenen Gesundheit zur ärztlichen Verantwortung für die Gesellschaft und letztlich auf die Menschheit; dabei wird ein innerer praktischer Zusammenhang für die Möglichkeit einer ausgeglichenen, gesunden Menschenwelt im großen, mittleren und kleinen Kreis des Gesundheitshandelns erkennbar. Heilkunst, Wissenschaft, bürgerliches und politische Engagement der Medizin (im weitesten Sinne) finden hier aus ethischer Sicht die Reflexionszusammenhänge, durch die sie erst ganz als humanistisch und humanitär gelten können.

Zu den individuellen und biologischen Gesundheitsfaktoren treten immer komplexer werdende Themen wie Arbeitsgesundheit, gesundes Wohnen, Stressminimierung und Schutz vor Reizüberflutung, Umweltgifte, Fehlernährung, Entfremdung – aber auch positive soziale Selbstbilder wie Solidarität, Verantwortung, Vertrauen und Kooperation ins Bild. In globaler Perspektive wirkt dieser Ansatz zurück in die jeweiligen Kontexte und Ebenen hinein, ohne dabei jedoch die Anmaßung und Zumutung der Last des Weltgedankens mitzunehmen, wohl aber den Lernprozess als Aufgabe. Wir gewinnen also nur das Verständnis der Qualität, nicht die Haltung der Hybris, selbst sofort alles heilen zu können. Zu den Kennzeichen einer Ethik in Global Health gehört also besonders ein umfassend geläutertes Selbstverständnis der Gesundheitsakteure. So verändert sich auch das Verständnis der individuellen und biologischen Gesundheitsfaktoren.

Ganz offensichtlich entspricht diese Beschreibung von „Ethik in Global Health" nicht der gegebenen Faktenlage. Sie ist eine idealtypische, aber nicht utopische Beschreibung dessen was wir brauchen, um legitim und kompetent an die Aufgaben zu gehen, vor denen wir stehen, im Großen wie im Kleinen. Das entspricht der tatsächlich disparaten, Interessen-geleiteten, ethisch, sozial und gesundheitspolitisch prekären Ausgangslage von „Global Health" insgesamt. Eine „Ethik in Global Health" ist weder curriculare Routine noch professionelles Modell. Sie ist zwar vielfach antizipiert und eingefordert (s. z. B. im vermutlich ambitioniertesten Projekt eines ärztlichen Curriculums, mit nach Innen und Außen differenzierten Rollenbild des Arztes für Gesundheit in der Welt, CanMEDS [32]), aber kaum wirksam in den Infrastrukturen, die das Gesundheitswesen formen. Zwar würde eine automatisierte oder routinemäßig verfahrende Ethik ihrem kritisch-explorativen Geist zuwiderlaufen; sie verlangt aber gerade deshalb den Begriff von einer bestimmten Qualität der Verfahren und Institutionen, damit die gesundheitlichen Belange eines guten menschlichen Lebens verstetigt und effektiv ausgestaltet werden können. Dieser politische Aspekt von „Ethik in Global Health" ergibt sich also nicht nur aus dem wissenschaftlich geforderten Rahmen für eine salutogen-integrative Konstruktion von „Gesundheit" im sozial-anthropologischen Gesamtzusammenhang. Er folgt auch aus dem Eigensinn der Haltung, die Maximen und Prinzipien für Gesundheit als gutes Leben, denk- und handlungsleitend integriert.

Wenn wir oben die entscheidenden Treiber der Fehlsteuerung in der politischen Umdeutung der Gesundheits-Wirtschaft zu einer Krankheits-Wirtschaft identifiziert haben, ergibt sich daraus der Hebel, an dem eine Ethik in Global Health konkret anzusetzen hat, will sie sich nicht in akademischer Selbstgenügsamkeit verlieren: Es geht darum, den Übergang von kommerzieller Materialwirtschaft zu menschlichen Ökonomie im Sinne gesunden Hauswirtschaftens zu gestalten – im, für und durch die Gegebenheiten des „Global Village".

Global Health stellt uns heute, historisch betrachtet, vor ähnlich tiefgreifende, umfassende und ernste Herausforderungen wie in der europäischen Welt des 19. Jahrhunderts die industrialisierten Nationalstaaten angesichts der geistigen Globalisierung der Medizin durch deren systematische naturwissenschaftlich-technische Überformung. Während die unmittelbar darauf zugeschnittenen politischen Mittel und Organisationsformen (des Bismarck'schen Modells) sich seither nur zögernd weiterentwickelt haben, sind sowohl die Ressourcen als auch die Koordinatensysteme und gesellschaftlichen Umstände heute fundamental andere. Während im 19. Jahrhundert staatspragmatische Interessen eine nahezu schrankenlose Entfaltung genießen durften, sind sowohl die Folgen dieses prometheischen Feuers selbst problematisch geworden als auch die Grenzen des Segens eines von Eigennutz getriebenen Wachstums für globale Gesundheit.

Um dies zu sichern, bedarf es eines weltweiten Ordnungsrahmens, der die Übergänge zwischen den unterschiedlich regulierten Feldern nationalen und übernationalen Rechts zuverlässig ausfüllt: hier erwartet man von der Ethik in Global Health eine klare Positionierung, zur Unterstützung der besonderen Ansprüche der Ethik, gegenüber denen von Moral, positivem Recht und systematischen Interessen, namentlich zum Schutz der Schutzbedürftigen gegen Übergriffe im Namen der Gesundheit.

An die Stelle des rationalistischen Pragmatismus kann unter diesen Voraussetzungen die transformative Kraft der Ethik treten – einfach, weil sie zielsicher, aus sich selbst heraus salutogen ist, sich nicht als ein Kalkül neben anderen behaupten muss. Nachdem auch die Ethik ihre imperialistische Phase durchlebt hat, kann sie sich dieser Aufgabe entsprechend weiterentwickeln.

Für das Weltbild, das Wissen und die Handlungsmöglichkeiten Europas im 19. Jh. konnte es als hinreichend hoher und klarer Standard erscheinen, das Hippokratische Motto des „primum nil nocere" zu pflegen. Insbesondere das ärztliche Credo des Heilens, wie Virchow es verstand, ermöglichte eine Kultur von Verantwortung, Solidarität und Integrität [33]. Nachdem wir nun aus unterschiedlichen fachlichen, historischen, kulturellen Erfahrungen die Stärken und Schwächen dieses Ansatzes kennen und seine Alternativen erfahren haben, scheint es klug, die klassischen Einsichten in die Grundstruktur ärztlichen Handelns neu für unsere Zeit zu beleben. Dies kann gelingen, wenn die innere Verbindung zwischen der ärztlichen Logik des umsichtigen Heilens und der sozialpolitischen Ordnung globaler Gerechtigkeit, bis hin zur nachhaltig ökologischen Verantwortung, ohne Hybris, biologistische Verzerrungen oder Entfremdung durch ökonomische oder ideologische Agenden als innere Qualität der Salutogenese verstanden und mobilisiert wird. Die funktionale Integrität einer solchen systematischen Ethik für Global Health zeigt sich dann in der Stärkung der Extensionsschritte der sozialen Kohärenzkreise durch Integration – tätige, finanziell unterlegte Solidarität und Rechtssicherheit.

Diese Ethik rehabilitiert die „Umsicht" als methodische Haltung zum gesundheitlichen Handeln, die abwägend das Große, Mittlere und Kleine der Welt in seinen Proportionen und Relationen im Blick behält. So kommt man durch Umsicht, vom Nichtschaden zum allgemeinen Wohlbefinden.

Literatur

[1] Antonovsky A. Salutogenese. Zur Entmystfizierung von Gesundheit. Tübingen: dgvt; 1997.

[2] Macfarlane SB, Jacobs M, Kaaya EE. In the name of global health: Trends in academic institutions. Journal of Public Health Policy. 2008;29(4):383–401.

[3] Benatar S. Politics, Power, Poverty and Global Health: Systems and Frames; Int J Health Policy Manag. 2016;5(10):599–604.

[4] Benatar S, Brock G. Global Health and Global Health Ethics. Cambridge: Cambridge University Press; 2011.

[5] Frewer A, Bielefeldt H (Hg.). Das Menschenrecht auf Gesundheit Normative Grundlagen und aktuelle Diskurse. Bielefeld: Transcript; 2016.

[6]   West-Oram PGN, Buyx A. Global Health Solidarity. Public Health Ethics. 2017;10(2):212–224.
[7]   Beck U. Kosmopolitisch denken, glokal handeln! Werte schaffen in der Zweiten Moderne. In: Zimmerli WC, Wolf S. (Hg.). Spurwechsel. Wirtschaft weiter denken. Hamburg: Muhrman; 2006: p. 211–248.
[8]   WHO 1956/2014: Verfassung der Weltgesundheitsorganisation, deutsche Übersetzung. [Zugriff am 12.7.2017] URL: https://www.admin.ch/opc/de/classified-compilation/19460131/201405080000/0.810.1.pdf
[9]   Unschuld PU. Ware Gesundheit: Das Ende der klassischen Medizin. München: C. H. Beck; 2011.
[10] Endres HG, Diener HC, Maier C, et al. Akupunktur bei chronischen Kopfschmerzen. Dtsch Arztebl. 2007;104(3):A-114–22.
[11] Unschuld PU. Antike Klassiker der Chinesischen Medizin. Ling Shu / Zhen Jing. Berlin: Cygnus; 2015.
[12] WHO. Global Health Ethics. Key issues I.Geneva: World Health Organization; 2015.
[13] WHO. Benchmarks for training in traditional / complementary and alternative medicine: benchmarks for training in traditional Chinese medicine. World Health Organization; Geneva 2010.
[14] Cherkin DC, Sherman KJ, Avins AL, et al. A randomized trial comparing acupuncture, simulated acupuncture, and usual care for chronic low back pain. Arch Intern Med. 2009;169(9):858–66.
[15] Koch T. Thieves of Virtue. When Bioethics Stole Medicine. Cambridge: MIT Press; 2012.
[16] Sass HM (Hg.). Medizin und Ethik. Stuttgart: Reclam; 1989.
[17] Unschuld PU. Medizin und Ethik: Sozialkonflikte im China der Kaiserzeit. Stuttgart: Franz Steiner Verlag; 1975:.
[18] Döring O. Chinas Bioethik verstehen. Ergebnisse, Analysen und Überlegungen aus einem Forschungsprojekt zur kulturell aufgeklärten Bioethik. Hamburg: Abera; 2004.
[19] Nie JB. Medical Ethics in China: A Transcultural Interpretation, London, New York: Routledge; 2011.
[20] Macleod MR. Biomedical research: increasing value, reducing waste, The Lancet. 2014;383 (8):101–104.
[21] Chalmers I. How to increase value and reduce waste when research priorities are set; The Lancet. 2014;383(8):156–165.
[22] Urban SE. Forschungsbetrug in der Medizin. Fakten, Analysen, Präventionsstrategien. Frankfurt/M: Campus; 2015.
[23] SPIEGELOnline 2016: Ex-Chefarzt rechnet ab. 'Im Krankenhaus ist der Mensch kein Mensch mehr'. [Zugriff am 21.12.2016]: URL: http://www.spiegel.de/wirtschaft/unternehmen/ulrich-hildebrandt-ex-chefarzt-rechnet-mit-dem-kliniksystem-ab-a-1126561.html .
[24] WHO 2017. Ethical issues in global health. [Zugriff am 15.7.2017]: URL: http://www.who.int/ethics/topics/en/
[25] Vorster HH, Venter CS, Wissing MP, Margetts BM. The nutrition and health transition in the North West Province of South Africa: a review of the THUSA (Transition and Health during Urbanisation of South Africans) study. Public Health Nutr. 2005;8(5):480–90.
[26] Mitscherlich A. Die Unwirtlichkeit unserer Städte, Suhrkamp (Neuauflage), 2008.
[27] Bundesamt für Justiz 2017. Gendiagnostikgesetz 2012, besonders § 7 Arztvorbehalt [Zugriff am 10.7.2017]: URL: http://www.gesetze-im-internet.de/gendg/__7.html
[28] Landes M. 2005: Can context justify an ethical double standard for clinical research in developing countries? Globalization and Health. 2015;1:11.
[29] Kreß H. Medizinische Ethik: Gesundheitsschutz – Selbstbestimmungsrechte – heutige Wertkonflikte. Stuttgart: W. Kohlhammer Verlag; 2007.
[30] International Summit on Transplant Tourism and Organ Trafficking. The Declaration of Istanbul on Organ Trafficking and Transplant Tourism. Clin J Am Soc Nephrol. 2008;3(5):1227–31.

[31] Döring O. „Cheng 誠 als das stimmige Ganze der Integrität. Ein Interpretationsvorschlag zur Ethik. In: Behr W, Giacinto LD, Döring O, Moll-Murata C (Hg.). Auf Augenhöhe. Festschrift zum 65. Geburtstag von Heiner Roetz. München: Iudicium Verlag; 2015: S. 39–62. (Fakultät OAW der Ruhr-Universität Bochum, Hg. Bochumer Jahrbuch für Ostasienforschung, Band 38).

[32] Frank JR, Snell L, Sherbino J (eds). CanMEDS 2015 Physician Competency Framework. Ottawa: Royal College of Physicians and Surgeons of Canada; 2015.

[33] Michler M. Ärztliche Ethik. Würzburger medizinhistorische Mitteilungen 2005, 24: S. 268–281.

[34] Benatar S, Daar AS, Singer P. Global health ethics: the rationale for mutual caring, International Affairs. 2003;79(1):107–138.

[35] Hunter D, Dawson AJ. Is there a need for global health ethics? In: Benatar S, Brock G (ed.). Global health and global health ethics. Cambridge: Cambridge University Press; 2011, p. 77–88.

[36] Myser C. Defining 'Global Health Ethics'. Offering a Research Agenda for More Bioethics and Multidisciplinary Contributions — From the Global South and Beyond the Health Sciences — to Enrich Global Health and Global Health Ethics Initiatives. Bioethical Inquiry. 2015;12:5–10.

[37] Palilonis MA 2015. An Introduction to Global Health and Global Health Ethics: Ebola 2014– 15 – An Introduction to Global Health and Global Health Ethics. [Zugriff am 21.12.2018]. URL: http://bioethics.wfu.edu/wp-content/uploads/2015/09/Topic-1-Ebola-2014-14-An-Introduction-to-Global-Health-and-Global-Health-Ethics.pdf.

[38] Ruger JP. Ethics and governance of global health inequalities. J Epidemiol Community Health. 2006;60(11):998–1002.

[39] Stapleton G, Schroeder-Baeck P, Laaser U, Meershoek A, Pope D. Global health ethics: an introduction to prominent theories and relevant topics; Glob Health Action. 2014;7:23569.

[40] Velji A, Bryant JH. Global Health Ethics. In: Markle WH, Fisher MA, Smego RA Jr. Understanding Global Health. McGraw-Hill Education; 2014.

[41] Evert J, Huish R, Heit G, et al. Global Health Ethics. In: Illes J, Sahakian BJ. Oxford Handbook of Neuroethics; Oxford: Oxford University Press; 2012.

[42] Döring O. Globalisierung und Interkulturalität. In Armin Grunwald (Hg.). Handbuch Technikethik. Stuttgart: Metzler; 2013: S. 233–237.

[43] Hurrelmann K, Razum O (Hg.). Handbuch Gesundheitswissenschaften. Weinheim: Beltz/Juventa 2016.

Teil II: **Globalisierung und Nachhaltigkeit**

6 Globalisierung und Gesundheit

Mathias B. Bonk, Ole Döring

6.1 Einleitung

Die vorangegangenen Kapitel haben bereits erste Einblicke gegeben, wo und inwiefern sich die Welt in den letzten Jahrzehnten durch die Globalisierung verändert hat. Sie beeinflusst viele Lebensbereiche, wie z. B. die sozialen Determinanten, die Kultur und unser Verhalten. Durch neue Kommunikationswege und Massenmedien werden Meldungen so schnell und ungefiltert transportiert, dass es für viele Personen schwierig ist diese Eindrücke, die einen tagtäglich erreichen, zu verarbeiten. Dem aufmerksamen Bürger entgehen die Schicksale anderer Menschen nicht mehr, wodurch Fragen der Gerechtigkeit, der Menschenrechte und der Ethik immer wieder aufkommen. Die Welt ist zwar nicht größer oder sogar flacher geworden [2], sie scheint in vielen Bereichen aber komplexer und vernetzter geworden zu sein. Zudem haben Abhängigkeiten und positive wie negative Einflussfaktoren auf die Gesundheit deutlich an Bedeutung zugenommen.

Was versteht man nun unter der Globalisierung? Welche Dimensionen hat sie? Und welche Auswirkungen hat die Globalisierung auf die Gesundheit? Es ist nicht immer einfach, die Zusammenhänge auf der globalen Ebene zu erkennen, zu verstehen oder wissenschaftlich sicher nachzuweisen. In einigen Bereichen gelingt dieses besser, wie zum Beispiel, wenn man die Rolle der durch die Globalisierung mitverursachten Umweltveränderungen (z. B. den Klimawandel) für Krankheiten wie Malaria, Dengue-Fieber oder Cholera betrachtet [4]. Auch der erhebliche Anstieg des Tabakkonsums in vielen Ländern in der 2. Hälfte des 20. Jahrhunderts kann mit der wachsenden globalen Ausrichtung der Wirtschaftspolitik und der Tabakkonzerne in Verbindung gebracht werden. Inwiefern die Globalisierung aber auch zu mehr Wohlstand und damit einer besseren Gesundheit geführt hat, wird weiterhin kontrovers diskutiert [5]. Auch die globale Kommunikation von Fakten und Einschätzungen zu Gesundheitsfragen rückt immer mehr ins Zentrum der Aufmerksamkeit. Unter Bedingungen von Internet und „sozialen Medien" wachsen in internationalen Zusammenhängen Unschärfen, Missverständnisse und gezielte Falschinformationen. Darauf hat die WHO im Zusammenhang der COVID-19-Krise Anfang 2020 hingewiesen [6].

Auf diese und weitere Aspekte soll in diesem Kapitel näher eingegangen werden. Es basiert auf einem konzeptionellen Rahmen für die gesundheitlichen Auswirkungen der Globalisierung, der als Grundlage die politischen (oder institutionellen), ökonomischen, soziokulturellen und ökologischen Determinanten der Bevölkerungsgesundheit betrachtet [7]. Dieser Rahmen dient dabei als „Denkmodell" zur Einführung in die Thematik. Andere Autoren haben ein noch komplexeres Modell entwickelt, das auch die Forschung, die Politik und das politische Handeln mit ein-

https://doi.org/10.1515/9783110448474-007

bezieht [8], oder basieren ihre Analysen auf den räumlichen, zeitlichen und kognitiven Dimensionen der Globalisierung [9].

6.1.1 Definition der Globalisierung

Die Globalisierung wird oft beschrieben als der Prozess, der die letzten Jahrzehnte und die heutige Zeit am meisten geprägt hat. Trotzdem gestaltet sich der Versuch, eine einheitliche Definition hierfür zu finden, schwierig. Einige Autoren betonen dabei die Prozesse der zunehmenden Vernetzung und der Ausdehnung von Aktivitäten über Ländergrenzen hinaus. Sie definieren die Globalisierung als eine grenzüberschreitende Ausdehnung von politischen und wirtschaftlichen Aktivitäten, die dazu führen, dass Ereignisse, Entscheidungen und Aktivitäten in einer Region der Welt, auch für Einzelpersonen und Gemeinschaften in fernen Regionen der Erde von Bedeutung sein können [10,11]. Sie wird auch als eine Konstellation von Prozessen beschrieben, durch die Nationen, Unternehmen und Menschen nicht nur zunehmend vernetzt, aber auch in gegenseitiger Abhängigkeit miteinander verbunden werden. Diese Prozesse beziehen sich hierbei insbesondere auf die fortschreitende wirtschaftliche Integration und den Kommunikationsaustausch sowie die kulturelle Verbreitung, insbesondere der westlichen Kultur und durch das Reisen [8].

Andere Autoren definieren die Globalisierung dagegen mehr im Sinne der zunehmenden Vernetzung von Politik, Gesellschaft und Wirtschaft, die über die traditionellen nationalen und regionalen Grenzen hinausgeht. Palmowski et al., zum Beispiel, betonen dabei, dass die internationale Regulierung der Politik und das weltweite Handels- und Finanzwesen bereits existierte, als die ersten Nationalstaaten gegründet wurden. Neue Entwicklungen gegen Ende des zwanzigsten Jahrhunderts seien dann gekennzeichnet gewesen durch 1) das sich beschleunigende Kommunikationstempo durch die weltweiten Web- und Satellitensysteme, 2) die Verbreitung globaler Konsumkulturen und der Popkultur, 3) die Internationalisierung innerstaatlicher Probleme, z. B. durch Migration und soziale Bewegungen, 4) den offensichtlichen Sieg des Kapitalismus nach dem Ende des Ostblocks am Ende der 1980er Jahre sowie 5) eine Kultur dramatischer Innovation und Fluktuation am Arbeitsplatz, die zu Unsicherheit und Zukunftsängsten geführt haben [12].

Die genannten und viele weitere Entwicklungen haben die Globalisierung und deren Komplexität weiter vorangetrieben, wobei, gerade auch aus dem gesundheitlichen Blickwinkel betrachtet, die Beurteilung dieser nach Ursache und Wirkung nicht immer einfach ist. Letztendlich wird der Begriff der Globalisierung häufig dafür verwendet, die vielen natürlichen und die durch den Menschen verursachten Veränderungen zu erklären. Hiervon ausgehend definieren Lee et al. die Globalisierung folgendermaßen: „*Globalisierung kann auch als ein Prozess definiert werden, der die Art und Weise verändert, wie Menschen über Grenzen hinweg interagieren, insbesondere physisch (wie der Nationalstaat), zeitlich (wie die sofortige Kommunikation per Priori-*

tät) und kognitiv (wie die kulturelle Identität). Das Ergebnis ist eine Neudefinition menschlicher Gesellschaften in vielen Bereichen – wirtschaftlich, politisch, kulturell, technologisch und so weiter. Die Globalisierung wirkt sich daher auf sehr unterschiedliche Weise auf die Gesundheit verschiedener Menschen aus. Wie gut oder schlecht die Globalisierung für Sie ist, wird durch den sozioökonomischen Status, das Geschlecht, die Bildung, das Alter, den geografischen Standort und andere Faktoren beeinflusst" [13].

Globalisierung ist, allgemein gesagt, die weltumspannende Verknüpfung und Ausweitung menschlichen Wissens, Wirkens und Interagierens. Sämtliche dieser Vorgänge betreffen Aspekte der Gesundheit: Gesundheitswissen, Gesundheitsverhalten oder die Gesundheitsarbeit stehen in Zusammenhängen der wirtschaftlichen, technologischen, wissenschaftlichen und sozialen Entwicklung über Grenzen von Nationen, Kulturen und Zeiten hinweg. In ihrer Konsequenz verlangt Globalisierung einen konkreten politischen Plan und umfassenden Ordnungsrahmen, durch den dieses Zusammenwirken für die gesamte Menschheit nachhaltig gestaltet werden kann. Die Vereinten Nationen haben hierfür die Nachhaltigkeitsziele (SDGs) als ein lernendes Arbeitsprogramm vorgeschlagen, in dem Gesundheit eine ermöglichende und orientierende Schlüsselfunktion einnimmt (s. auch Kap. 7).

6.1.2 Kurze Geschichte der Globalisierung

Der Mensch als ein soziales Wesen ist auf Verknüpfung mit anderen Menschen angelegt und steht als lernendes Wesen seiner Natur nach in einer reflektierten Wechselbeziehung mit seiner Umwelt. Neugierde, Kreativität und unternehmerischer Geist fördern Mobilität, den Wandel und die Ausdehnung seiner kollektiven Wirkungskreise ebenso wie Katastrophen, durch Kriege, Verdrängungsbewegungen oder Naturereignisse. Aus dieser komplexen Gemengelage entstehen Kontakte jenseits etablierter Infrastrukturen, durch die neue Wertschöpfung ermöglicht, ausgetauscht oder erweitert wird. Wenn sich diese Kontakte stabilisieren und weiterentwickeln, entstehen die institutionellen, symbolischen oder interaktiven Verknüpfungen, aus denen die Netzwerke für Handel und Wandel wachsen, bei denen man von einem bestimmten Komplexitätsgrad an von Globalisierung spricht.

Der Austausch von Waren geht mit der Begegnung von Menschen einher, mit sozialer, biologischer, technologischer und kultureller Interaktion. Dabei werden sowohl Pathogene als auch Gesundheitswissen, heilkundliche Texte und Überlieferungen, medizinisches Wissen und pharmazeutische Substanzen und Technologien ausgetauscht. Getrieben von Transport- und Kommunikationstechnologien entstehen übergreifende Standards, neue Weltperspektiven und weitere Horizonte, die sich stabilisieren und die Globalisierung zunehmend ordnen und verdichten [14].

Die Geschichte der Globalisierung kann nicht von einem einzelnen Zentrum allein, wie etwa dem Mittelmeerraum, dem Gebiet von Persien und Hindustan, dem

chinesischen Kaiserreich oder der über lange Zeit globalisierungswirksamen Seidenstraße ausgehend gedacht werden. Diese Entwicklung ist durch die menschliche Natur getrieben und erfolgt sukzessive durch die gesamte Geschichte, mit wechselnden
Knotenpunkten, über fließende Regionalgrenzen hinweg, begleitet von Konflikten
und Stabilisierungen, mit „Verlierern" und „Gewinnern" der jeweiligen *Globalisie-
rungsphase*. Dabei zeigt sie sich typischerweise in Systemsprüngen, indem eine „kleine Welt" sich mit anderen verbindet, um sich weiter entwickeln zu können. Ihre
sichtbarsten Ausprägungen lassen sich als Folge von Verknüpfungen staatlicher
(z. B. Hellas), ethnischer (z. B. Mongolen), ideologischer (z. B. Religionen, Kirchen),
technologischer (z. B. Akademien), wirtschaftlicher (z. B. Hanse) oder umfassender
Verbünde, Expansionen und Infrastrukturen beschreiben (z. B. Seidenstraßen).

Es gibt viele, ganz unterschiedlich verfahrende Ansätze, historische Muster von
Globalisierung zu zeichnen und zu verallgemeinern. Aus Sicht der heute relevanten
Themen der Globalen Gesundheit markieren das Auftreten der USA als Weltmacht im
19. Jahrhundert, die Versuche einer neuen Weltordnung nach den Weltkriegen unter
dem Vorzeichen des Kalten Krieges im 20. Jahrhundert und das Wiedererstarken Chinas als globale Gestaltungskraft seit Beginn des 21. Jahrhunderts wesentliche Treiber
von Globalisierung, die auch den Ausbau und die Qualität medizinisch-gesundheitli-
cher Infrastrukturen betreffen. Kulturell, geopolitisch, ökologisch und demogra-
phisch erreicht die Globalisierung mittlerweile die Grenzen des möglichen Breiten-
wachstums. Konflikte und Expansionsinteressen müssen nun zunehmend als Vorgänge innerhalb einer strukturell gesättigten globalisierten Welt verstanden werden.

Die Forschung und Theoriebildung zur Globalisierung, häufig im Zusammenhang mit Arbeiten zur Entstehung der Moderne, befindet sich in einer Phase der kritischen Revision. Dabei wird deutlich, dass man von multiplen Zentren und *Phasen
der Globalisierung* ausgehen muss. Osterhammel und Petersson schlagen einen Ansatz vor, der Netzwerke und Interaktionsräume statt Nationalstaaten oder Kulturräume in den Mittelpunkt stellt [15]. Dadurch werde man weniger anfällig für den Euro-
beziehungsweise Transatlantikzentrismus, der viele globalgeschichtliche Narrative
und Konzepte in der Vergangenheit geprägt habe.

Grob vereinfachend kann der Prozess globaler Vernetzung seit Beginn der Neuzeit in fünf verschiedene Phasen eingeteilt werden. Vom Beginn der Neuzeit bis zur
Mitte des 18. Jahrhunderts wurden alle Kontinente „entdeckt" und vor allem über
neue Seefahrtsrouten erschlossen, Handelsbeziehungen wurden interkontinental
verstetigt und eine stabile multilaterale Interdependenz im kulturellen, wirtschaftlichen und politischen Bereich hergestellt.

Ein globales Bewusstsein unter Einschluss Asiens und Afrikas kann unter Ge-
lehrten Europas bereits um 1300 nachgewiesen werden [16]. Allerdings war diese
„Welt" von hellenisch-christlichen Narrativen und symbolischen Konzepten geprägt.
Auch der humanistisch-aufklärerische „Weltbürger" des 18. Jahrhunderts kann eher
als ein Idealtyp der Erfüllung des menschlichen Kulturpotenzials verstanden werden
als empirisch-geographisch begründet. Auch auf chinesischer Seite existieren „Welt-

karten" und Weltbilder, die sich teils aus Geschichten früher Handelswege bis nach Skandinavien und Afrika [17], in spekulativer Weltordnungsphilosophie speisen [18].

Im Sinne der Welt als Ausdehnung und Verknüpfung realer zivilisatorischer Horizonte wird Globalisierung in einer zweiten Phase von 1750 Ende des 19. Jahrhunderts verstanden. In diesem Zeitraum nahm die Dichte der wirtschaftlichen Verflechtungen und die Dynamik des Welthandels rasant zu. Eine interdependente Weltwirtschaft entstand besonders aufgrund der Aktivitäten und Interessen des British Empire, für die Handel und Sicherung der eigenen Industrie (Rohstoffe, Wissen, Technologie) maßgebende Treiber waren, unterstützt durch Wissenschaft, Medizin, Militär, kulturelle und physische Geographie. Aus einer weiteren Perspektive der globalen Dimensionen von „Konflikt und Kooperation" nehmen mit dem Aufkommen der nationalen Souveränität innerhalb der Weltwirtschaft Versuche zu, globale Vernetzung durch nationale Politik zu regulieren. Der „Politisierung von Globalität" folgte die „Ökonomisierung der Politik" als einer Wurzel des westlichen Imperialismus und des intensivierten Wettstreits der Nationen [15].

In der dritten Phase, nach 1945 und vor der Manifestation des Kalten Krieges, wurde der Aufbau einer globalen Weltordnung betrieben. Der neue Multilateralismus zeigte sich im Aufbau des UN-Systems, mit der Allgemeinen Erklärung der Menschenrechte und der Gründung der WHO im Jahre 1948. Die WHO erhielt als internationale Fachorganisation für Gesundheit die Aufgabe, im Verband der Vereinten Nationen überstaatliche Gesundheitsbelange im Sinne der Menschenrechte zu unterstützen. In diesem Zuge wurden bis Ende des 20. Jahrhunderts koloniale Strukturen weitgehend aufgelöst und Vorstellungen globaler Gerechtigkeit, Solidarität und Nachhaltigkeit gewannen Einfluss. Parallel wird die Globalisierung in ihren realwirtschaftlichen Bereichen von der Ausbreitung multinationaler Konzerne und Finanzwirtschaft bestimmt, von der Durchsetzung globaler Märkte und transnationaler Kooperationen für neue Technologien, besonders in den Bereichen Energie, Lebenswissenschaften, Transport und Information; in der internationalen Politik vom Konzept der (nachholenden) „Entwicklung", die oft mit dem Anspruch der Förderung eigener Interessen einhergeht. Aufgrund der seit Beginn der 1970er offenkundiger werdenden Gerechtigkeits-, Ressourcen-, Umwelt- und Glaubwürdigkeitsprobleme tritt die Globalisierungskritik immer stärker als eigener Gestaltungsfaktor in die Globalisierung ein und entwickelt neue theoretische Modelle, z. B. einer „kosmopolitischen" Struktur der globalisierten Moderne [19]. Hierbei spielen Skandale (Industrieunfälle), Krisenerfahrungen (Energiekrise), Kriege und die Angst vor Vernichtung der Welt eine wichtige Rolle. Hinzu kommt der Beginn einer Legitimitäts- und Führungskrise der transatlantischen Welt, die seit 1982 in eine Krise des Sozialstaates einmündete [20].

In dieser vierten Phase tritt auch der Gedanke einer „globalen Gesundheit" auf den Plan, zunächst als Ausweitung internationaler Public Health-Programme. Diese vernetzen sich mit weiteren ganzheitlich orientierten, grenz- und fachübergreifenden Ansätzen, wie dem bio-ökologischen „One Health" oder dem geophysikalisch angelegten „Planetary Health". Vor diesem Hintergrund erinnern gelungene und missratene Globalisierungsprozesse aus der weiteren und engeren Geschichte an die besondere Bedeutung soziokultureller Aspekte einer ins globale Ganze gedachten Gesundheitskompetenz. Die Geschichte der transdisziplinären Gesundheitswissenschaften wendet sich nach Jahrzehnten der spezialisierenden Fragmentierung wieder den verbindenden Fragen zu. Diesen Wandel begünstigt die erforderliche systemische Zusammenschau der Werte- und Verhaltens-abhängigen Variablen der globalen Gesundheit mit ihrer Orientierung an den UN-Nachhaltigkeitszielen. Hieraus ergeben sich für Szenarien der weltweiten interdisziplinären Zusammenarbeit neue Chancen für ganzheitliche Impulse in der Wissenschaft, kohärente politische Maßnahmen und eine neue Völkerverständigung, für eine ökologisch, sozial und wirtschaftlich gesunde Welt.

Die Geschichte der Globalisierung als Entwicklungszusammenhang der Globalen Gesundheit kann somit zu einem innovativen Konzept der umfassenden Verknüpfung aller Gesundheitskompetenzen beitragen. Dabei zeigt sich, dass nicht nur kompetitive und verdrängende, sondern auch kooperative und heilende Kulturentwürfe denkbar sind, die aus der Globalisierung von Partikularinteressen eine der gesunden Menschheit werden lassen.

6.1.3 Konzept: Globalisierung und Gesundheit

Die Globale Gesundheit thematisiert Gesundheit umfassend, sowohl aus der Globalisierungs- als auch aus der Nachhaltigkeitsperspektive heraus. Dabei werden die zunehmenden politischen, ökonomischen, soziokulturellen und ökologischen Zusammenhänge zwischen Staaten in Bezug auf gesundheitsbezogene Aspekte wie als ein komplexes globales System, das Staatsgrenzen überwindet, betrachtet. Dieser konzeptionelle Rahmen für die gesundheitlichen Auswirkungen des Globalisierungsprozesses basiert auf einem ganzheitlichen Ansatz, der die wesentlichen Determinanten für die Bevölkerungsgesundheit auf den verschiedenen Ebenen (kontextuell, distal und proximal) und deren Verbindungen untereinander umfasst (s. Abb. 6.1).

Als wichtige Merkmale der Globalisierung wurden die globalen Governance-Strukturen, die globalen Märkte, die globale Kommunikation, Informationsverbreitung, Mobilität und interkulturelle Interaktion sowie die globalen Umweltveränderungen identifiziert. Diese Merkmale wirken überwiegend auf der kontextuellen Ebene der Gesundheitsdeterminanten und beeinflussen damit auch die Faktoren auf der distalen Ebene, wie (relevante) gesundheitspolitische Maßnahmen, wirtschaftliche Entwicklung und Handel, soziale Interaktionen und das Wissen sowie die Bereitstellung von Ökosystemgütern und -dienstleistungen. Hierzu zählt man z. B. die Nahrung, Wasser, Holz, Luftreinigung, Bodenbildung und die Biodiversität. Diese Veränderungen der distalen Faktoren können sich wiederum auf die proximalen Faktoren (Determinanten) der Gesundheit und damit auf Einzelpersonen oder ganze Bevölkerungsgruppen auswirken. Auf die verschiedenen Determinanten der Gesund-

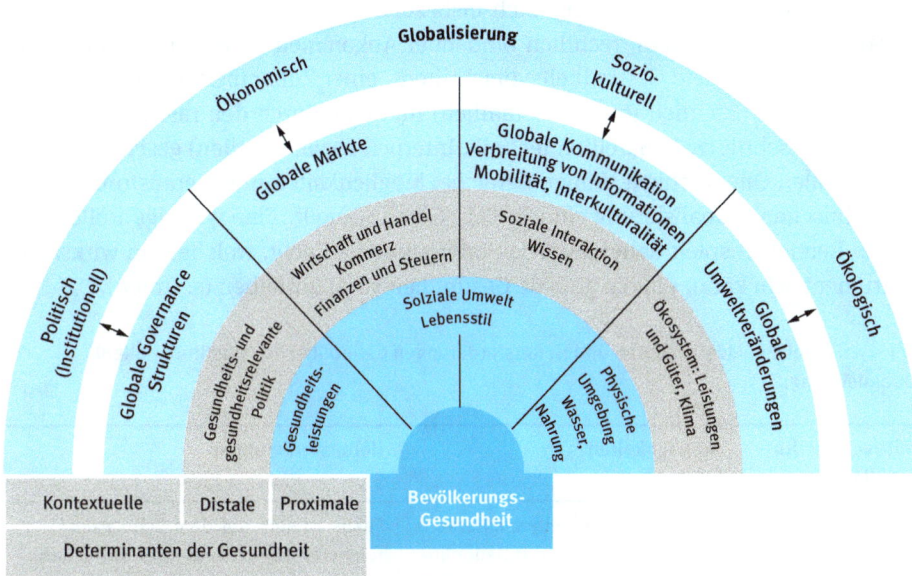

Abb. 6.1: Zusammenfassendes Konzept des Zusammenhangs zwischen der Globalisierung und der Bevölkerungsgesundheit. Quelle: adaptiert und übersetzt von „The health impacts of globalisation: a conceptual framework", 2005 [21].

heit auf den verschiedenen Ebenen wird in den folgenden Abschnitten und weiteren Kapiteln in diesem Buch näher eingegangen.

6.2 Politische (institutionelle) Globalisierung

Die politische oder auch institutionelle Globalisierung nimmt einen besonderen Status ein, da sie zumeist als eine Reaktion auf die Entwicklungen und Ergebnisse der ökonomischen, soziokulturellen und ökologischen Globalisierung erscheint. Durch diese entstehen vielfach neue und oftmals unvorhergesehene Herausforderungen, aber auch Chancen, die nur durch globale Kooperation bewältigt oder genutzt werden können. Einige Beispiele hierfür, die auch direkte Auswirkungen auf die Bevölkerungsgesundheit haben, sind:

- Ökonomischer Bereich: Wirtschafts- und Handelsabkommen, Tabakrahmenkonvention, Patentrechte usw.
- Soziokultureller Bereich: Verbreitung von Informationen und Wissen (inkl. Schutz des geistigen Eigentums), Migration und Flucht, Stigma und Diskriminierung usw.
- Ökologischer Bereich: Umweltschutzbestimmungen, Klimaschutzabkommen, Kampf gegen Antibiotikaresistenzen usw.

Die politische Globalisierung zeigt sich insbesondere auch durch eine zunehmende Anzahl an internationalen, rechtlich bindender Abkommen (z. B. Tabakrahmenkonvention, Internationale Gesundheitsvorschriften), einer Zunahme an internationalen Organisationen (staatlich und nichtstaatlich) und eine durch den raschen technologischen Fortschritt (z. B. Satellitentechnik, Internet, soziale Medien) geschaffenen internationalen Öffentlichkeit. Einige Bereiche, Möglichkeiten und Herausforderungen der politischen Globalisierung sind in Tab. 6.1 dargestellt. Eine wichtige Rolle in all diesen Bereichen spielt dabei auch das internationale Recht, welches ein wirksames Instrument sein kann, um die globale Gesundheit voranzutreiben (s. unten).

Tab. 6.1: Bereiche, Möglichkeiten und Herausforderungen der politischen (institutionellen) Globalisierung.

Politisch/institutionelle Bereiche	Möglichkeiten	Herausforderungen
Gesundheit als Faktor der Außen-, Wirtschafts- und Finanzpolitik	Globale Gesundheit(-ssicherheit) als Priorität auf der außenpolitischen Agenda (UNGA, G7 / G20)	Fokus zu sehr auf dem Schutz der reicheren Länder und ihrer Wirtschaft
Gesundheitsüberwachung	Ausbau der globalen Zusammenarbeit im Bereich der Gesundheitsberichterstattung und -überwachung	Unzureichende Kapazitäten und Qualitätskontrolle in ärmeren Ländern Restriktive Informationspolitik in einigen autoritär regierten Ländern
Regularien und Gesetze	Erweiterung der Optionen durch internationale Rechtsinstrumente, globale Standards und Normen	Einschränkung der nationalen Regulierungspolitik durch transnationale (Handels)-Abkommen
Gesundheitsorientierte transnationale Regeln	WHO-Rahmenübereinkommen zur Eindämmung des Tabakkonsums (FCTC) Internationale Gesundheitsrichtlinien (IHR)	Einhaltung der Vereinbarungen ohne geeignete Rechtsmittel Ungeklärte transkulturelle Verständnis- und Verstehensfragen

6.2.1 Rechtliche Determinanten der Gesundheit

Viele der die Gesundheit beeinflussenden Faktoren liegen im Zeitalter der Globalisierung auch außerhalb der Kontrolle einer nationalen Regierung. Deshalb erfordert die Förderung der öffentlichen Gesundheit und der Gerechtigkeit eine verstärkte Zusammenarbeit und Koordinierung innerhalb und zwischen den Staaten. Das internationale Recht könnte daher, sowohl als positives wie auch als eingebettetes „soft law", ein wirksames Instrument sein, um die globale Gesundheit durch geeignete Governance und gesellschaftliche Akzeptanz zu sichern und zu stärken. Bislang bleibt, laut einer internationalen Expertenkommission, dieses Potenzial jedoch im Wesentlichen ungenutzt und wird nur unzureichend als ein wichtiger Mechanismus zur Erhaltung und Verbesserung der Gesundheit verstanden. Die Kernaussagen der Kommission sind im folgenden Kasten zusammengefasst [22].

Kernaussagen der Lancet Kommission

1. Gesetze wirken sich auf vielfältige Weise auf die globale Gesundheit aus, indem sie die sozialen Determinanten der Gesundheit strukturieren, aufrechterhalten und vermitteln.

2. Obwohl das Recht in der Vergangenheit für wichtige Errungenschaften im Bereich der öffentlichen Gesundheit von zentraler Bedeutung war, ist seine Fähigkeit, die globale Gesundheit auch durch mehr Gerechtigkeit voranzutreiben, nach wie vor erheblich eingeschränkt.

3. Das Recht auf Gesundheit, eine rechtsverbindliche Norm, bildet eine Grundlage für die Förderung der globalen Gesundheit durch Gerechtigkeit und sollte die gesundheitsbezogenen Rechtsreformen unterstützen.

4. Jeder Mensch hat ein Recht auf erschwingliche und qualitativ hochwertige Gesundheitsleistungen. Durch die Einbettung von Gerechtigkeit und Rechenschaftspflicht in alle Gesundheitssysteme können das Gesetz und die Rechtsstaatlichkeit eine wirklich universelle Krankenversicherung (UHC) gewährleisten und das Versprechen der Ziele für nachhaltige Entwicklung (SDGs) erfüllen, um niemanden zurückzulassen.

5. Obwohl die Möglichkeiten zur Durchsetzung der Einhaltung internationaler gesetzlicher Verpflichtungen im Allgemeinen begrenzt sind und weitgehend von der Machtdynamik und dem politischen Willen abhängen, können kreative Mechanismen die Einhaltung fördern und dazu beitragen, Impulse für Maßnahmen zu setzen.

6. Das Recht kann die drängenden Gesundheitsbedenken des 21. Jahrhunderts in verschiedenen Bereichen einbeziehen. Von der Eindämmung des Tabakkonsums über nicht übertragbare Krankheiten und Verkehrssicherheit bis hin zu gesundheitlichen Notfällen kann das Recht faire, evidenzbasierte Maßnahmen umsetzen, um Leben zu retten. Die globale Gesundheitsgemeinschaft sollte sich für evidenzbasierte rechtliche Interventionen einsetzen und die Grundlage für rechtliche Schritte schaffen.

7. Gesetze, die marginalisierte Bevölkerungsgruppen stigmatisieren oder diskriminieren, sind besonders schädlich und verschärfen die gesundheitlichen Unterschiede. Die globale Gesundheitsgemeinschaft muss sich Gesetzen widersetzen, die das Recht auf Gesundheit und Gerechtigkeit untergraben.

8. Um das volle Potenzial des Rechts zur Förderung der globalen Gesundheit durch Gerechtigkeit auszuschöpfen, sollte die globale Gesundheitsgemeinschaft ihre Rechtsfähigkeit stärken und einen dauerhaften Dialog mit Gesetzgebern, Regulierungsbehörden, Richtern, der Zivilgesellschaft und Forschern führen.

Quelle: Übersetzt und adaptiert von: The legal determinants of health: harnessing the power of law for global health and sustainable development, Gostin et. al., 2019, [22].

Unter dem Begriff „Recht" verstehen die Mitglieder der Expertenkommission Instrumente wie Gesetze, Verträge und Verordnungen, die die öffentliche Ordnung beschreiben, sowie öffentliche Institutionen (z. B. Gerichte, Gesetzgeber und Agenturen), die für die Erstellung, Umsetzung und Auslegung des Gesetzes verantwortlich sind. Durch die Festlegung bestimmter Regeln und Rahmenbedingungen üben Gesetze eine starke Kraft auf alle Determinanten der Gesundheit und deren Wechselwirkungen z. B. zwischen den sozialen und wirtschaftlichen Determinanten aus. So können Gesetze z. B. dazu beitragen, Gesundheitssysteme aufzubauen und zu stärken, sichere und nahrhafte Lebensmittel zu gewährleisten, sichere und wirksame Medikamente und Impfstoffe zu genehmigen, gesündere und sicherere Arbeitsplätze zu schaffen und die gebauten und natürlichen Umgebungen im Sinne der Gesundheit zu verbessern. Allerdings gibt es auch gesundheitsschädliche Gesetze, die entweder schlecht entworfen, umgesetzt oder durchgesetzt werden (z. B. bei unzureichendem Schutz am Arbeitsplatz, Tabakwerbung für Jugendliche usw.) oder die z. B. den globalen Bemühungen zum Schutz der Umwelt und des Klimas entgegenstehen oder durch den Rüstungsexport in Krisengebiete Kriege und humanitäre Katastrophen vorantreiben.

6.3 Ökonomische Globalisierung

Die Globalisierung wird oftmals mit der ökonomischen Globalisierung gleichgesetzt, obwohl sie, wie bereits oben beschrieben, neben der politischen, soziokulturellen und ökologischen nur eine der vier wesentlichen Säulen ausmacht. Ohne Zweifel ist die ökonomische Globalisierung in vielerlei Hinsicht eine der treibenden Kräfte des globalen Wandels. Sie erfolgt allerdings aufgrund verschiedener Rahmenbedingungen und Interessen selbst uneinheitlich und hängt vielfach vom Zusammenspiel mit den anderen Faktoren ab. Die zunehmenden technologischen Möglichkeiten und die wachsenden, globalen Märkte haben die Wirtschaft und den Handel in den letzten Jahrzehnten weltweit sehr stark verändert. Waren und Dienstleistungen, Kapital und Arbeit werden mittlerweile global gehandelt. Mit diesen schnell wachsenden Verbindungen nehmen auch die wechselseitigen Abhängigkeiten zu und fördern darüber hinaus einen global geführten Wettbewerb [23]. Hierdurch steigen aber auch die Gefahren, dass die Probleme eines Landes oder einer Region sich leichter auf viele andere Länder auswirken können, wie z. B. während und nach der Weltfinanzkrise 2008 [24].

Bereits seit Ende der 1960er Jahre und später verstärkt durch den Fall des „Eisernen Vorhangs" Ende der 1980er Jahre sowie der Öffnung und raschen Entwicklung von Schwellen- und Entwicklungsländern wie China, Indien, Brasilien oder Südafrika in den 1990er Jahren, hat sich der westlich geprägte Kapitalismus immer mehr ausgebreitet. Die Ideologie des Neoliberalismus hat die Globalisierung mit seinen Normen und Regeln maßgeblich geprägt und befördert. Hierunter versteht man die Grundüberzeugung, dass „freie Märkte, souveräne Individuen, Freihandel, starke Eigentumsrechte und minimale Eingriffe der Regierung die beste Grundlage für die Verbesserung des menschlichen Wohlbefindens seien". Da die Marktwirtschaften zu Komplex seien, sollten anstelle von Regierungen, die Märkte selbstständig durch die „rationale" Auswahl von Millionen individueller Produzenten und Konsumenten reguliert werden. Dieser Ansatz und die daraus entwickelte, neoliberal geprägte Form der Globalisierung wird mittlerweile von vielen Experten sehr kritisch betrachtet [24].

Auf der anderen Seite ist der Globalisierungsprozess wiederum ein wichtiger Faktor für das Wachstum des weltweiten Wohlstands geworden, der durch die zunehmende Offenheit und Integration der Märkte, neue Bildungs-, Kommunikations- und Transportmöglichkeiten und andere Faktoren gefördert wird [25]. Transnationale Bewegungen von Gütern, wie der Import und Export von Waren, gefördert und beschleunigt z. B. durch die zunehmende Nutzung der Luftfracht, haben seit den 1970er Jahren enorm zugenommen (s. Abb. 6.2). Der ökonomische Nutzen durch die Globalisierung kommt dabei aber insbesondere den ohnehin wirtschaftlich starken Nationen, Bevölkerungsgruppen und Einzelpersonen zugute und ergibt sich häufig durch die Ausnutzung der Ressourcen (z. B. natürliche und menschliche) ärmerer Länder oder Bevölkerungsgruppen [26].

Das im Rahmen der Globalisierung beobachtete weltweite Wirtschaftswachstum wurde insbesondere durch die Entwicklung neuer Technologien (Information, Transport, Verkehr usw. sowie deren Cyber-Varianten) möglich gemacht und führte auch zu einem größeren Wohlstand und besseren Lebensverhältnissen für viele Menschen. Der Anteil der Menschen, die in extremer Armut leben, wurde verringert (aber nicht nachhaltig überwunden) und der Anteil, der Menschen, die man zur Mittelschicht zählt, stieg im Zuge erfolgreicher „nachholender Modernisierungsentwicklungen" insbesondere in Asien und in Afrika deutlich an. Damit geht häufig auch die Übernahme von zum Teil gesundheitlich problematischen Lebens-Stilen einher (Ernährung, Energieverbrauch, Naturzerstörung).

Zur Mittelschicht werden Haushalte gezählt, die zwischen 11 bis 110 USD pro Tag und Person ausgeben (Kaufkraftparität oder KKP). Es wird geschätzt, dass im Jahr 2030 etwa 63 % der Weltbevölkerung zur Mittelschicht gehören werden (5 % in Armut, 27,5 % in einer „vulnerablen" Schicht, und 7,5 % in der Oberschicht). Haushalte in der Mittelschicht verfügen über ein gewisses Einkommen, das zum Kauf von Gebrauchsgütern wie Fernsehern, Küchengeräten, Waschmaschinen, Mobiltelefonen

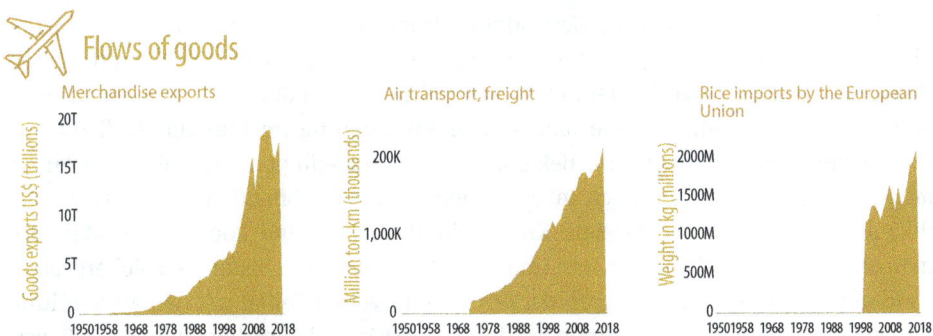

Flows of goods

Abb. 6.2: Transnationale Bewegungen von Gütern (Warenexport, Luftfracht, Reisimporte in die Europäische Union), 1950–2018. Quelle: Vereinte Nationen, Global Sustainable Development Report 2019, [27]. Diese Arbeit ist unter der Creative Commons Attribution 4.0 lizensiert.

oder Motorrädern verwendet werden kann. Zudem können sie sich Dienstleistungen, Unterhaltungsformen (z. B. Kinokarten) oder Urlaube leisten und sind einigermaßen abgesichert gegenüber unsicheren Phasen im Falle einer Krankheit oder Arbeitslosigkeit [28]. Der zusätzliche Konsum sorgt allerdings auch für eine vermehrte Ausnutzung der natürlichen Ressourcen und einen größeren Preisdruck auf den globalen Märkten, der oftmals zu Lasten der Arbeitsbedingungen und der Löhne der einfachen Arbeiter geht. Global tätige Unternehmen nutzen die Vorteile der Globalisierung (billige Arbeitskräfte, geringere Transportkosten, „Steueroasen" usw.) aus und gewinnen somit gegenüber kleineren, nationalen Unternehmen zunehmend an Einfluss auf den Märkten (z. B. Amazon vs. lokaler Einzelhandel).

Die Vorteile der Globalisierung, die sich durch eine Vielzahl von Faktoren, wie z. B. einem besseren Informationsfluss, vereinfachtem Zugang zu Bildung, lebenswichtigen Technologien oder effizienteren Produktionsprozessen ergeben, erreichen auch heute noch nicht hunderte von Millionen von Menschen. Zu diesem Ergebnis kam bereits die im Jahr 2000 von der WHO eingesetzte Kommission für Makroökonomie und Gesundheit (*Commission on Macroeconomics and Health*, CMH), die sich aus führenden Ökonomen, Experten für öffentliche Gesundheit, Entwicklungsfachleuten und politischen Entscheidungsträgern zusammengesetzt hat [25].

Die zentralen Empfehlungen des Abschlussberichts der Kommission sollten die Entwicklung der Globalen Gesundheit in den darauffolgenden Jahren maßgeblich prägen. Unter anderem wurden dabei Investitionen in die Gesundheit gefordert, um dadurch die wirtschaftliche Entwicklung und eine Verringerung der Armut weltweit zu erreichen. Zudem sollte sich die internationale Staatengemeinschaft auf die Gesundheitszustände mit einem hohen Anteil der weltweiten Krankheitslast fokussieren (z. B. HIV/AIDS, Malaria, Tuberkulose, Infektionskrankheiten bei Kindern, mütterliche und perinatale Zustände, tabakbedingte Krankheiten und der Mikronährstoffmangel). Eine besondere Aufmerksamkeit sollte die HIV/AIDS-Pandemie wegen ihrer Auswirkungen auf die ökonomische Entwicklung erhalten. Investitionen in die reproduktive Gesundheit, einschließlich der Familienplanung und den Zugang zu Verhütungsmitteln, sollten die Gesundheit fördern und zur Reduzierung der Fertilitätsraten und damit einer Verringerung des Bevölkerungswachstums führen. Geberländer sollten Empfängerländer in ihren Bemühungen zur Stärkung der Gesundheitssysteme unterstützen, um eine umfassende Absicherung im Krankheitsfall für alle Bürger und eine wirkungsvolle Bekämpfung armutsbedingter Erkrankungen zu ermöglichen. Hierfür sollten auch Investitionen in globale, öffentliche Güter (z. B. Medikamente gegen vernachlässigte Krankheiten) getätigt und koordinierte Maßnahmen auch mit der Pharmaindustrie und internationalen Organisationen sichergestellt werden [29]. Diese Empfehlungen decken sich in weiten Teilen mit den Millennium-Entwicklungszielen der Vereinten Nationen (MDGs), die im September 2000 verabschiedet worden waren. Auch hier wurde dazu aufgerufen, durch politische Entscheidungen und eine Erhöhung der finanziellen Unterstützung von einkommensschwachen Ländern die Gesundheit der Menschen zu verbessern und die Armut zu verringern, um damit die Grundvoraussetzungen für die wirtschaftliche Entwicklung zu gewährleisten (s. Kap. 7) [30].

Eine im Jahr 2011 durchgeführte Bestandsaufnahme zu den erreichten Fortschritten in den von der Kommission empfohlenen Bereichen, kam zu einem gemischten Ergebnis. Obwohl die Ausgaben vieler Länder in die Gesundheit zugenommen hatten, wurde eine universelle Versorgung aller Menschen mit essenziellen Gesundheitsdienstleistungen nicht erreicht. Auch wurden u. a. durch die Schaffung des Globalen Fonds zur Bekämpfung von HIV/AIDS, Tuberkulose und Malaria und durch die Unterstützung der Mitgliedsstaaten der Welthandelsorganisation (WTO) Mechanismen geschaffen, um Kranken in ärmeren Ländern den Zugang zu kostengünstigeren, essenziellen Medikamenten zu ermöglichen. Allerdings war es nicht ausreichend gelungen globale Institutionen wie die WHO, die Weltbank oder den Internationalen Währungsfond (IWF) so aufzustellen, dass die durch die Globalisierung hervorgerufenen Prozesse und Herausforderungen auch durch eine bessere Zusammenarbeit auf der globalen Ebene angegangen werden konnten [31]. Trotz allem stellt die Gesundheit in vielen Ländern der Welt einen wichtigen Wirtschaftszweig dar, so macht z. B. in Europa dieser Bereich etwa 10–15 % des Bruttoinlandsprodukts und der Arbeitsplätze aus [32]. Zudem hat die Verbesserung der Bevölkerungsgesundheit alleine im Zeitraum zwischen 2000 und 2011 zu etwa 11 % des Wirtschaftswachstums in Ländern mit niedrigem und mittlerem Einkommen beigetragen [33].

Auch die transnationalen Bewegungen von Kapital haben durch die Globalisierung ein Vielfaches an Volumen angenommen (s. Abb. 6.3). Die Zunahmen z. B. an privaten Überweisungen, Direktinvestitionen im Ausland oder der staatlichen Entwicklungshilfe für Entwicklungs- und Schwellenländern machen die zunehmende Vernetzung auch der Finanzmärkte sehr deutlich.

Die dadurch auch bedingten erhöhten Abhängigkeiten und Risiken wurden z. B. während der Weltfinanzkrise im Jahr 2008 sehr offensichtlich. Die unmittelbaren

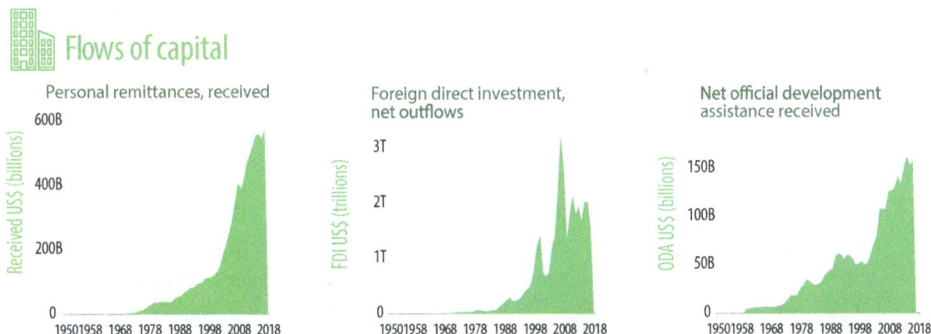

Flows of capital

Abb. 6.3: Transnationale Bewegungen von Kapital (Private Überweisungen, Direktinvestitionen im Ausland, staatliche Entwicklungshilfe), 1950–2018. Quelle: Vereinte Nationen, Global Sustainable Development Report 2019, [27]. Diese Arbeit ist unter der Creative Commons Attribution 4.0 lizensiert.

Auswirkungen dieser Krise waren ein starker Anstieg der Arbeitslosigkeit, steigende Armutsraten, eine Zunahme der Obdachlosigkeit und eine Zunahme der Todesfälle u. a. bei Kindern. Während die Krise im Wesentlichen durch einen zu wenig regulierten Bankensektor, zu viele risikoreiche Finanztransaktionen und zu viele, nicht ausreichende abgesicherte Kredite an die Mittelschicht (insbesondere in den USA) verursacht worden war, wirkten sich die Auswirkungen auf den Wohlstand und die Gesundheit der Menschen überproportional auf ärmere Bevölkerungsgruppen in vielen Ländern weltweit aus. Der schnelle Übergang vieler Regierungen zu harten Sparmaßnahmen verschärfte durch Kürzungen bei den öffentlichen Gesundheits- und Sozialausgaben, erhöhte Nutzungsgebühren für öffentliche Dienstleistungen und den Abbau von Arbeitsplätzen im öffentlichen Sektor die nachteiligen Auswirkungen auf die Gesundheit zusätzlich [34].

Auch Steuerabkommen zwischen Entwicklungsländern und wohlhabenden Staaten oder Staatengemeinschaften, die u. A. bei Investitionen oder der Besteuerung von multinationalen Unternehmen von großer Bedeutung sind, haben in vielen Fällen negative Auswirkungen auf die wirtschaftliche Entwicklung und die Gesundheit in ärmeren Ländern. Diese verlieren jedes Jahr dadurch mehrere Milliarden US-Dollar, die z. B. für die Beseitigung des Hungers, der Verbesserung der Schulbildung oder der Förderung von Frauen und Mädchen dringend gebraucht werden [35]. Steuern können auch als gesundheitsfördernde Maßnahmen genutzt werden. So führen Erhöhungen der Steuern auf Tabakprodukte nachweislich zu einem Rückgang des Tabakkonsums insbesondere unter Jugendlichen. Jedoch wird diese wirkungsvolle Maßnahme zur Tabakkontrolle von vielen Staaten nur unzureichend genutzt [36]. Dieses liegt u. A. daran, dass Raucher letztendlich auch Wähler sind. Weitere Beispiele für die Verbindung zwischen den globalen Finanzströmen und der globalen Gesundheit sind z. B. die Gründung internationaler Organisationen die als Finanzmechanismen fungieren (GAVI, Globaler Fonds ATM) oder die von der Weltbank eingerichtete Pandemie-Notfinanzierungsfazilität (*Pandemic Emergency Financing Facility*, PEF), die ärmeren Ländern im Falle eines großen Krankheitsausbruchs zusätzliche finanzielle Unterstützung zur Verfügung stellen soll.

6.3.1 Handel und Verkehr

Die Verbindungen zwischen Handel und Verkehr auf der einen und der Gesundheit auf der anderen Seite sind durch die Globalisierung noch deutlicher geworden. Die Wechselwirkungen können dabei insbesondere in vier Bereichen beobachtet werden: Handelswaren, Handelsabkommen und -bestimmungen, Dienstleistungen und weitere durch den Handel und Verkehr beeinflusste Determinanten [37].

Der weltweite Handel von Waren hat in den letzten Jahrzehnten durch bessere Transport- und Lagerungsmöglichkeiten deutlich zugenommen. Dieses gilt sowohl für gesundheitsfördernde Güter wie Nahrungsmittel (z. B. frisches Obst und Gemüse), aber auch für gesundheitsschädliche Güter wie Tabak und Alkohol. Handelsabkommen und Handelsbestimmungen bilden die gesetzlichen Rahmenbedingungen für den grenzüberschreitenden Warenhandel. Auch gesundheitsbezogene Aspekte wie der Zugang zu Arzneimitteln und Fragen des geistigen Eigentums müssen über internationale oder bilaterale Abkommen geregelt werden [38]. Ein Beispiel hierfür ist das Übereinkommen über handelsbezogene Aspekte der Rechte des geistigen Eigentums (*Agreement on Trade-Related Aspects of Intellectual Property Rights,* TRIPS). Die Bedeutung dieses Bereichs für die globale Gesundheit wird auch durch das SDG 3.b deutlich:

> 3.b Forschung und Entwicklung zu Impfstoffen und Medikamenten für übertragbare und nicht-übertragbare Krankheiten, von denen hauptsächlich Entwicklungsländer betroffen sind, unterstützen, den Zugang zu bezahlbaren unentbehrlichen Arzneimitteln und Impfstoffen gewährleisten, im Einklang mit der Erklärung von Doha über das TRIPS-Übereinkommen und die öffentliche Gesundheit, die das Recht der Entwicklungsländer bekräftigt, die Bestimmungen in dem Übereinkommen über handelsbezogene Aspekte der Rechte des geistigen Eigentums über Flexibilität zum Schutz der öffentlichen Gesundheit voll auszuschöpfen, und insbesondere den Zugang zu Medikamenten für alle zu gewährleisten.

Neben dem Waren- hat auch der globale Dienstleistungsverkehr erheblich zugenommen. Der Wettbewerb um Gesundheitspersonal ist durch eine erhöhe Freizügigkeit und Mobilität global geworden und gut ausgebildetes Personal wird von reicheren Ländern trotz einer globalen Vereinbarung (WHO Global Code of Practice on the International Recruitment of Health Personnel) weiterhin aktiv abgeworben (s. Kap. 21 Gesundheitsfachkräfte). Neue Möglichkeiten im Bereich der Telemedizin, der wachsende Medizintourismus oder ausländische Direktinvestitionen in Gesundheitssysteme stellen weitere Beispiele für globale Dienstleistungen mit Einfluss auf die Gesundheit dar.

Durch die Globalisierung wird zudem eine Vielzahl von Faktoren, die Gesundheit beeinflussen, sowohl positiv als auch negativ geformt. Es haben sich z. B. Arbeitsbedingungen und Beschäftigungsmuster und damit auch Einkommen und Vermögensverhältnisse sowie Morbiditätsprofile verändert, woraus u. A. größere Ungleichheiten zwischen Bevölkerungsgruppen national und international entstanden ist. Auch die durch die Globalisierung mit angetriebene, zunehmende Verstädterung und die sich verändernden Wohnverhältnisse ziehen vielfältige Auswirkungen auf die Gesundheit nach sich.

6.3.2 Globale Arzneimittelversorgung

Die Forschung und Entwicklung von, sowie die Versorgung mit, Arzneimitteln sind essenzielle Faktoren für die globale Gesundheitsversorgung und die nationalen wie internationalen Ausgaben für Gesundheit. Unterstützt durch die Globalisierung und die Maßnahmen im Rahmen der Millennium-Entwicklungsziele der Vereinten Nationen (MDGs) wurden zwar beeindruckende Erfolge durch den erweiterten Zugang zu lebenswichtigen Arzneimitteln und anderen Gesundheitsprodukten erreicht. In vielen Ländern mit niedrigem und mittlerem Einkommen sind lebensrettende Gesundheitsprodukte aber weiterhin nicht für alle Menschen erhältlich oder bezahlbar [39].

Die Gründe hierfür sind sehr vielfältig. Die Forschung und Entwicklung von Medikamenten fokussiert sich insbesondere auf die Krankheiten und Absatzmärkte, bei denen die global agierenden Pharmakonzerne am meisten Gewinn erwirtschaften können. Ein großer Bedarf besteht aber insbesondere bei Armuts-assoziierten Erkrankungen (z. B. Wurmerkrankungen, Cholera, Malaria oder Tuberkulose) und den sogenannten vernachlässigten Erkrankungen, die vorwiegend Bevölkerungen in tropischen Regionen betreffen (*Neglected Tropical Diseases*, NTDs), wie z. B. die Bilharziose (Schistosomiasis), die lymphatische Filariose (Elephantiasis) oder die Flussblindheit (Onchozerkose).

In den letzten Jahrzehnten hat die Entdeckung von Therapien, wie z. B. der antiretroviralen Medikamente gegen HIV oder Impfstoffen, wie z. B. gegen Ebola, auch zur Gründung und Etablierung neuer Organisationen und Bereitstellungsmodellen geführt. Beispiele hierfür sind z. B. der Globale Fonds zur Bekämpfung von AIDS, Tuberkulose und Malaria, die Impfallianz GAVI, Produktentwicklungspartnerschaften (PDPs) oder die Koalition für Innovationen im Bereich der Seuchenvorsorge (CEPI). Diese und andere große internationale Initiativen, die als Öffentlich-Private Partnerschaften vor allem durch Entwicklungshilfegelder in Milliardenhöhe finanziert werden, verfolgen das Ziel einer schnelleren Entwicklung und gerechteren Verfügbarkeit von Medikamenten und Impfstoffen [40]. Nichtregierungsorganisationen, wie Ärzte ohne Grenzen (*Médecins Sans Frontières*, MSF) setzten sich z. B. im Rahmen der „Campaign for Access to Essential Medicines" ebenso für eine bessere Verfügbarkeit von Medikamenten in Entwicklungsländern ein. Diese und weitere Akteure werden im Kap. 14 näher vorgestellt.

In diesem Zusammenhang ist allerdings auch immer der nationale Kontext zu berücksichtigen, da viele der globalen Programme und Förderungen sich vorwiegend auf die ärmsten Länder konzentrieren. Andere Entwicklungs- und Schwellenländer mit einer ähnlichen Krankheitslast und nur unwesentlich höheren finanziellen Ressourcen, erhalten dagegen weniger Unterstützung und haben es aufgrund des globalen Marktes schwerer eine zuverlässige, erschwingliche und qualitativ hochwertige Versorgung mit Gesundheitsprodukten für ihre Bevölkerungen zu gewährleisten. So zahlen z. B. Länder wie Sambia, Senegal oder Tunesien deutlich mehr, selbst für einfache Medikamente wie Paracetamol, als z. B. die USA oder Großbritannien [39]. Unter Führung der WHO wird derzeit versucht, gemeinsam mit den wesentlichen Interessensgruppen Optionen für ein faireres Preissystem für Arzneimittel zu identifizieren.

6.3.3 Kommerzielle Determinanten der Gesundheit

Die Gesundheit wird in vielerlei Hinsicht nicht nur von biologischen und genetischen Faktoren bestimmt, sondern insbesondere auch vom sozioökonomischen Kontext, in dem die Menschen leben, einschließlich des Einkommensniveaus und der Bildungsstandards. Immer mehr prägen auch Unternehmensaktivitäten dieses Lebensumfeld und bestimmen die Verfügbarkeit, Förderung und Preisgestaltung von Verbrauchsmaterialien. Kommerzielle Unternehmen und ihre Aktivitäten wie die Vermarktung von schädlichen Gütern wie ungesunden Lebensmitteln, zuckerhaltigen Getränken, Tabakprodukten (s. u.) und Alkohol oder krankmachendem Verhalten am Arbeitsplatz oder in der Freizeit (von emotionalen oder psychischen Störungen bis zur Spielsucht) wirken sich in zunehmendem Maße weltweit auf die Gesundheit aus [41].

Diese Aktivitäten und Prozesse werden auch als (pathogene) kommerzielle Determinanten der Gesundheit definiert: „Faktoren, die die Gesundheit beeinflussen und aus dem Gewinnmotiv resultieren" [42]. Andere Autoren beziehen auch die Urheber dieser Faktoren direkt in die Definition mit ein: „Strategien und Ansätze der Privatwirtschaft Produkte und Entscheidungen zu fördern, die schädlich sind für die Gesundheit" [43]. Dieses Konzept bezieht dabei neben dem individuellen Konsumenten- und Gesundheitsverhalten auf der Mikroebene, auch die globale Risiko- und Verbrauchergesellschaft und die ökonomische Globalisierung auf der Makroebene mit ein. Dabei beeinflussen drei miteinander verbundene Kräfte (Expansion von Unternehmenstätigkeiten, Internationalisierung von Handel und Kapital, wachsende Nachfrage) über eine Reihe von Kanälen (Marketing, Lieferketten, Lobbyismus, gesellschaftliches Engagement von Unternehmen) das sozioökonomische Umfeld, das Konsumverhalten und damit auch direkt und indirekt die Gesundheit der Bürger (s. Abb. 6.4). Diese Prozesse haben insbesondere in Ländern mit mittleren und niedrigen Einkommen in den letzten Jahren deutlich zugenommen.

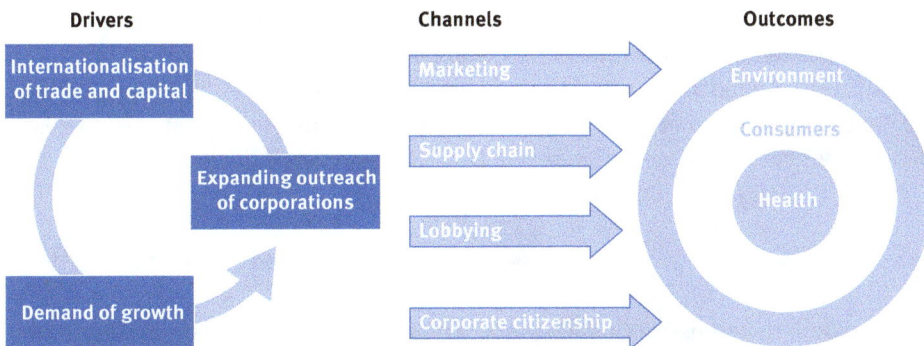

Abb. 6.4: Kräfte und Kanäle der kommerziellen Determinanten der Gesundheit. Quelle: The commercial determinants of health, Kickbusch et al., Lancet, Dezember 2016 [43], https://www. thelancet.com/journals/langlo/article/PIIS2214-109X(16)30217-0/fulltext.

6.3.3.1 Rahmenübereinkommen der WHO zur Eindämmung des Tabakgebrauchs

Jedes Jahr sterben mehr als 5 Millionen Menschen an den Folgen des aktiven Tabakkonsums. Passivraucher, die z. B. als Familienmitglieder oder Servicemitarbeiter in Restaurants durch den Tabakkonsum betroffen werden, können ebenso an Herzkrankheiten, Krebs und anderen Tabakbedingten Krankheiten sterben. Hierdurch kommt es zu 1,2 Millionen vermeidbaren Todesfällen im Jahr. Damit stellt der Tabakkonsum die größte vermeidbare Todesursache überhaupt dar. Die meisten dieser Todesfälle ereignen sich in Ländern mit niedrigem und mittlerem Einkommen, die Ziel intensiver politischer Einflussnahme und intensiver Werbemaßnahmen der Tabakindustrie sind. Zusätzlich zu den nachteiligen gesundheitlichen Auswirkungen des Tabaks werden die Gesamtkosten des Rauchens (aus Gesundheitsausgaben und Produktivitätsverlusten zusammen) auf etwa 1,4 Billionen US$ pro Jahr geschätzt, was 1,8 % des jährlichen Bruttoinlandsprodukts der Welt entspricht (BIP). Fast 40 % dieser Kosten entfallen dabei auf Entwicklungsländer, was die erhebliche Belastung für diese Länder unterstreicht [44].

Um gemeinsam diese globale Problematik zu lösen und *„heutige und künftige Generationen vor den verheerenden gesundheitlichen, gesellschaftlichen, umweltrelevanten und wirtschaftlichen Folgen des Tabakkonsums und des Passivrauchens zu schützen“*, nahmen die Mitgliedsstaaten der WHO im Mai 2003 das Rahmenübereinkommen der WHO zur Eindämmung des Tabakgebrauchs (*Framework Convention on Tobacco Control*, FCTC) einstimmig an. Die FCTC fordert von allen unterzeichnenden Staaten, die Bürger über die Gefahren des Rauchens zu informieren und umfassende Maßnahmen zur Reduzierung des Tabakkonsums und seiner gesundheitlichen Auswirkungen zu ergreifen. Zu den Maßnahmen gehören u. A. das Verbot von Tabakwerbung, Steuererhöhungen und die Regulierung von schädlichen Inhaltsstoffen.

Dieses erste globale Rahmenübereinkommen unter der Schirmherrschaft der WHO wurde mittlerweile von 181 Staaten ratifiziert und ist damit in diesen Ländern rechtlich bindend. Einige wenige Länder, wie u. A. auch die Schweiz und die USA, haben das Übereinkommen zwar unterschrieben, eine nationale Ratifizierung steht allerdings weiterhin aus [45]. Das FCTC ist trotzdem ein wegweisender Vertrag, der als erstes und einziges internationales Instrument den Gebrauch und die Vermarktung eines legalen Konsumguts verbindlich regelt. Es ist auch ideologisch einzigartig, da es die deutliche Ablehnung und Isolation eines gesamten Wirtschaftssektors ausdrückt, der aus Sicht des Gesundheitssektors idealerweise sein Geschäft aufgeben sollte [46].

6.3.4 Auswirkungen der ökonomischen Globalisierung auf die Gesundheit

Die ökonomisch getriebene Globalisierung hat in vielen gesundheitsrelevanten Bereichen zu größeren Auswirkungen, Chancen und Herausforderungen geführt. In Tab. 6.2 ist eine einführende Übersicht hierzu dargestellt. Diese soll einen ersten Eindruck über die verschiedenen Bereiche ermöglichen, kann aber natürlich noch auf viele weitere wirtschaftliche Bereiche erweitert werden.

Tab. 6.2: Bereiche, Möglichkeiten und Herausforderungen der ökonomischen Globalisierung.

Ökonomische Bereiche	Chancen	Herausforderungen
Wirtschaftliche Entwicklung	Wirtschaftswachstum und Technologietransfer Wachstum der Mittelschichten weltweit	Globale Märkte, sehr großer Einfluss von multinationalen Konzernen, Vergrößerung der Einkommensunterschiede
Arbeitsbedingungen	Mobilität von Arbeitskräften Globale Zusammenarbeit	Ausbeutung, Verschlechterung der Arbeitsbedingungen durch globalen Wettbewerb, insbesondere im Niedriglohnbereich
Produktion von Gütern und Dienstleistungen	Schnellere Verbreitung von gesundheitsfördernden Gütern und Dienstleistungen	Marktdominanz einiger weniger globaler Pharmaunternehmen
Finanzen und Steuern	Erhebung von Steuern zur Förderung der Gesundheit (z. B. auf gesundheits- oder umweltschädliche Produkte)	Finanzspekulation auf Gesundheits- und gesundheitsrelevante Produkte (z. B. Nahrungsmittel) und Dienstleistungen
Handel und Verkehr	Zugang zu Waren und Dienstleistungen oft einfacher und kostengünstiger	Weitere Verbreitung schädlicher Produkte (z. B. Tabak, Alkohol, zucker- und fetthaltiger Nahrungsmittel) Umweltauswirkungen durch Transport und Verkehr
Forschung und Entwicklung	Globale Programme und Initiativen zur schnelleren Entwicklung von Medikamenten, Impfstoffen und Medizinprodukten (z. B. CEPI, DNDi, MMV usw.)	Zu geringe Forschungs- und Entwicklungsausgaben für viele armutsassoziierte (Tropen-)Krankheiten
Zugang zu Medikamenten und Impfstoffen	Verfügbarkeit und Zugang haben sich in weiten Teilen der Welt verbessert Globale Programme und Initiativen zur schnelleren Bereitstellung von Medikamenten, Impfstoffen und Medizinprodukten (z. B. GAVI, GFATM, UNITAID, MSF Access to medicines Kampagne usw.)	Erhöhte Preise für neu entwickelte Medikamente und Geräte aufgrund strengerer internationaler Eigentumsrechte Zunehmender unangemessener Einsatz von Medikamenten (z. B. Förderung der Antibiotikaresistenz) Zunahme der Medikamentenfälschungen
Technologischer Fortschritt und Digitalisierung	Vermehrter Einsatz weiterentwickelter und neuer Technologien in Gesundheitssystemen weltweit (z. B. Digitalisierung, künstliche Intelligenz, Telemedizin, Drohnen usw.)	Risiken (Datensicherheit) Abhängigkeit von Technologien Marktdominanz einiger Anbieter Qualitätssicherung Unklare rechtliche Lage (Haftung usw.)

6.4 Soziokulturelle Globalisierung

Die soziokulturelle Globalisierung ist eng mit der ökomischen Globalisierung verknüpft. Neue Möglichkeiten der globalen Kommunikation und der Verbreitung von Informationen sowie der Mobilität und des interkulturellen Austauschs und Zusammenlebens haben auch zu einem deutlichen Wissenszuwachs und großen Veränderungen der sozialen Umwelt und des Lebensstils vieler Menschen geführt. Die rapide Entwicklung der Informationstechnologie ermöglicht es vielen Menschen jederzeit und fast an jedem Ort auf Nachrichten, Informationen, Unterhaltung oder persönliche Kommunikationskanäle zugreifen zu können. Transnationale Bewegungen von Informationen durch Nutzung z. B. des Internets, von Mobiltelefonen oder sozialen Medien wie Facebook haben weltweit seit Beginn des 21. Jahrhunderts extrem zugenommen (s. Abb. 6.5).

Dadurch wurde nicht nur der Zugang zu Informationen und zu allgemeiner Bildung erleichtert, sondern auch die Vermittlung von wissenschaftlichen Erkenntnissen und evidenzbasierten Praktiken erleichtert, wie z. B. im Bereich der sexuellen und reproduktiven Gesundheit. Bemerkenswerte technologische Entwicklungen wie die künstliche Intelligenz (KI) werden die Gesundheitssysteme der Zukunft maßgeblich mitgestalten. Neue Formen der Vorhersage, der Prävention und der personalisierten Behandlung werden durch die rasch fortschreitende Digitalisierung ermöglicht. Die Geschwindigkeit, mit der sich diese Innovationen weiterentwickeln, erfordert aber auch, dass sich die Menschen und die Systeme relativ schnell daran anpassen müssen. Derzeitige ethische, rechtliche und regulatorische Rahmenbedingungen beruhen weitgehend auf den Menschenbildern weniger Kulturen und Erfahrungen aus dem 20. Jahrhundert. Sie reichen nicht aus, um z. B. den Persönlichkeits- und Datenschutz auch auf der globalen Ebene zu gewährleisten oder bei der Verwendung der künstlichen Intelligenz Verantwortlichkeiten zu bestimmen [47].

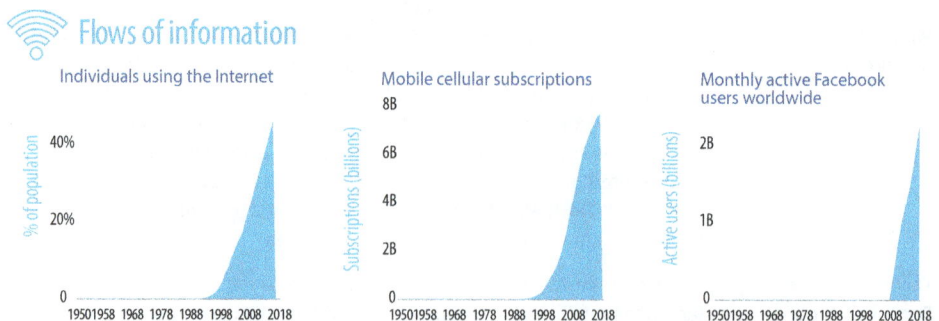

Flows of information

Abb. 6.5: Transnationale Bewegungen von Informationen (Internetnutzung, Mobiltelefon-Verträge, monatliche Facebook-Nutzer weltweit), 1950–2018. Quelle: Vereinte Nationen, Global Sustainable Development Report 2019, [27]. Diese Arbeit ist unter der Creative Commons Attribution 4.0 lizensiert.

Die Möglichkeiten der Informationsgesellschaft und neuer Kommunikationsformen führen zu einer Reihe von Vor- und Nachteilen für den Gesundheitsbereich. So hat der zunehmende Medienkonsum in vielen Teilen der Welt auch zur Übernahme eines westlich geprägten Lebensstils geführt (weniger Bewegung, kalorienreichere Ernährung). Auch führen die Verbreitung von fehlerhaften oder falschen Informationen (z. B. durch Impfkritiker) zu Unsicherheit innerhalb der Bevölkerung und einem Mangel an Vertrauen gegenüber medizinischem Personal oder öffentlichen Gesundheitseinrichtungen (z. B. bei der Coronavirus-Krise 2019/2020, s. u.). Auf der anderen Seite lassen sich aber auch gesundheitsförderliche Informationen einfacher verbreiten (z. B. durch Kurznachrichtendienste beim Ausbruch eines Krankheitserregers). Des Weiteren können Initiativen aus der Zivilgesellschaft auch durch die Nutzung der neuen Informationstechnologien schneller ein größeres Publikum erreichen, um z. B. auf Missstände hinzuweisen oder durch eine Online-Petition Druck auf die politischen Entscheidungsträger auszuüben [48].

Insbesondere seit den 1980er Jahren haben auch die transnationalen Bewegungen von Menschen und damit auch die interkulturellen Interaktionen stark zugenommen. Zum Beispiel haben sich die Zahlen der Flugpassagiere, der Touristen und der internationalen Migranten durch den Globalisierungsprozess in relativ kurzer Zeit deutlich erhöht (s. Abb. 6.6).

Die Gründe hierfür sind vielfältig: das globale Bevölkerungswachstum, vereinfachte und günstigere Reisemöglichkeiten, die internationale Arbeitsmigration oder Flüchtlingsströme aufgrund von Kriegszuständen. Wie bereits im Kap. 1 dargestellt, ist die Weltbevölkerung im 20. Jahrhundert mit einer enormen Geschwindigkeit angewachsen. Dieses Wachstum wurde insbesondere in den ärmsten Ländern beobachtet, in denen durch eine verbesserte gesundheitliche Versorgung und Ernährungssituation es zu einer Reduzierung der Kinder- und Müttersterblichkeit und schnell ansteigenden Lebenserwartungen gekommen ist. Trotz einer weiter sinkenden Fertilitätsrate wird die Weltbevölkerung nach Schätzungen der Vereinten Nationen wei-

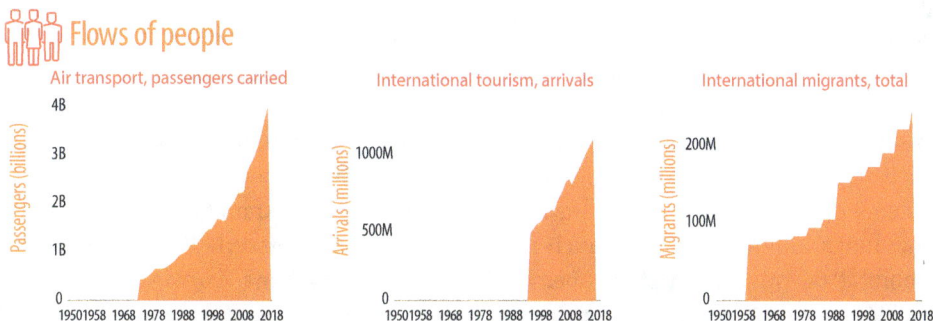

Abb. 6.6: Transnationale Bewegungen von Menschen (Flugreisende, Touristenankünfte, Internationale Migranten insgesamt), 1950–2018. Quelle: Vereinte Nationen, Global Sustainable Development Report 2019, [27]. Diese Arbeit ist unter der Creative Commons Attribution 4.0 lizensiert.

terhin um ca. 83 Millionen Menschen pro Jahr anwachsen. Während 1975 weltweit ca. 4,1 Milliarden Menschen lebten, waren es 2018 bereits ca. 7,6 Milliarden. Es wird erwartet, dass die Weltbevölkerung bis 2030 8,6 Milliarden, bis 2050 9,8 Milliarden und bis 2100 11,2 Milliarden erreichen wird. Dieses Wachstum und die möglichen Folgen (Ernährungsunsicherheit, Armut, Arbeitslosigkeit, politische Instabilität usw.) werden insbesondere für viele Länder Afrikas prognostiziert [49].

In vielen reicheren Ländern wird dagegen ein Rückgang der Bevölkerungszahlen und eine schnell fortschreitende Überalterung der Gesellschaft beobachtet. Diese wiederum führt neben einem erhöhten Bedarf an medizinischer und pflegerischer Versorgung, zu einem Mangel an Fachkräften in vielen Wirtschaftszweigen und zu einem hohen Abhängigkeitsquotienten (s. S. 32), d. h. immer weniger Arbeitskräfte müssen immer mehr Kinder, Jugendliche, Erwerbslose und Rentner versorgen. Eine Lösung dieses Problems bietet eine gezielte Zuwanderung an Arbeitskräften (z. B. Pflegekräfte), die allerdings dann in vielen Herkunftsländern fehlen und für die diese Form der Arbeitsmigration zumeist mit einer Trennung von der Familie und Freunden verbunden ist (s. auch Kap. 21, Gesundheitsfachkräfte). Allerdings ist laut einem Bericht des Internationalen Fonds für landwirtschaftliche Entwicklung (IFAD), einer Agentur der Vereinten Nationen, der Geldbetrag, den Migranten und ausländische Arbeitskräfte weltweit pro Jahr in ihre Heimatländer schicken im Jahr 2016 auf 445 Milliarden US$ angestiegen. Dieses entspricht in etwa dem Dreifachen der internationalen Entwicklungshilfe der reichen Nationen und trägt wesentlich zur Reduzierung der Armut, insbesondere auch in ländlichen Bereichen, bei. Dieser Sachverhalt und die darin ausgedrückten Zusammenhänge werden allerdings von der Öffentlichkeit oder den politischen Entscheidungsträgern oftmals nicht wahrgenommen [50].

6.4.1 Globale Mobilität, Migration und Flucht

Wie bereits oben beschrieben, hat die Mobilität der Menschen in vielen Teilen der Welt im Rahmen der Globalisierungsprozesse deutlich zugenommen. Berufliche und private Reisen haben zur Förderung des interkulturellen Verständnisses und zur Intensivierung der internationalen Zusammenarbeit in vielen Bereichen geführt. Diese erhöhte Mobilität kann allerdings auch zu einer schnelleren Verbreitung von Infektionserregern (wie z. B. Influenza-, Ebola- oder Coronaviren) führen. Dieses kann dann auch zu einer Pandemie führen, einer neuen, aber zeitlich begrenzt in Erscheinung tretenden, weltweiten starken Ausbreitung einer Infektionskrankheit mit hohen Erkrankungszahlen und i. d. R. auch mit schweren Krankheitsverläufen. Die erhöhte Mobilität der Menschen stellt aber auch Gesundheitssysteme, vorwiegend in Entwicklungs- und Schwellenländer vor neue Herausforderungen. So wandern zum einen gut ausgebildete Gesundheitsfachkräfte aus, um höhere Einkommen zu erzielen. Zum anderen kommt es auch zu einem wachsenden Gesundheitstourismus, d. h. wohlhabende Menschen, die keine langen Wartezeiten oder gesetzliche Einschränkungen in Kauf nehmen wollen, lassen sich in privaten Kliniken in ärmeren bzw. schwächer regulierenden Ländern behandeln. Auch hierdurch geht gut ausgebildetes Personal den nationalen Gesundheitssystemen verloren und ethische Probleme werden verstärkt. (s. Kap. 21, Gesundheitsfachkräfte).

Auch freiwillige und erzwungene Migrationen können erhebliche Auswirkungen auf die Gesundheit der einzelnen Personen, aber auch für die Gesundheitssysteme und -dienste haben. Diese Migrationen dürfen nicht mehr nur als außergewöhnliche Ereignisse angesehen werden. Sie stellen ein strukturelles Phänomen des 21. Jahrhunderts dar, dessen Ursachen (z. B. Konflikte, Verfolgung, Gewalt, Armut, Klimawandel, schlechte Gesundheitsversorgung usw.) und dessen Folgen, die in vielen Bereichen unseres Lebens auftreten (z. B. kulturelle Konflikte, Populismus, Nationalismus) daher oft auch globale Reaktionen erfordern. Laut Schätzungen der Vereinten Nationen ist die Gesamtzahl der internationalen Migranten auf der Welt von 220 Millionen im Jahr 2010 auf 272 Millionen Menschen im Jahr 2019 gestiegen [51]. Es wird geschätzt, dass es sich bei etwa der Hälfte dieser Gruppe um Kinder und Jugendliche handelt. Zudem mussten etwa 30 % dieser Menschen aufgrund von gewaltsamen Konflikten fliehen (z. B. in Syrien, Irak, Jemen, Afghanistan, Ukraine oder Mali) oder wegen Verfolgung z. B. aufgrund ihrer Ethnie, Religion oder sexuellen Ausrichtung ihre Heimat verlassen [52]. Von den weltweit ca. 70 Millionen Flüchtlingen (2018) lebten 84 % in Staaten mit niedrigen oder mittleren Einkommen, was zum einen an der geographischen Nähe vieler armer Staaten zu Konfliktregionen liegt, zum anderen fehlt weiterhin ein internationaler Konsens, wenn es um die Aufnahme und Verteilung von Flüchtlingen geht [53].

6.4.2 Auswirkungen der soziokulturellen Globalisierung auf die Gesundheit

Eine Übersicht über die Auswirkungen, Herausforderungen und Chancen der soziokulturellen Globalisierung für die Globale Gesundheit ist in Tab. 6.3 zusammengestellt. Diese soll einen ersten Eindruck über die verschiedenen Bereiche ermöglichen, kann aber natürlich noch auf viele weitere soziokulturelle Bereiche erweitert werden.

Tab. 6.3: Bereiche, Chancen und Herausforderungen der soziokulturellen Globalisierung.

Soziokulturelle	Chancen	Herausforderungen
Menschliches Verhalten	Leichterer Zugang zu Informationen und Bildung, Übernahme von (westlichen) Lebensstilen Konsum von ungesunden Produkten und Dienstleistungen	Veränderungen des Lebensstils (Arbeit im Sitzen, Bewegungsmangel, ungesunde Ernährung, Medienkonsum, Stress)
Wissen und Kultur	Verbreitung gesundheitsbezogener Kenntnisse und Praktiken, die die Gesundheit und das Wohlbefinden verbessern, wie z. B. Familienplanung	Verbreitung fehlerhafter oder falscher Informationen Multikulturelle Gesellschaften
Demographischer Wandel	Verbesserung der gesundheitlichen Versorgung und Ernährungssituation, Reduktion der Kinder- und Müttersterblichkeit, schnell ansteigenden Lebenserwartungen	Überalterung in vielen entwickelten Ländern (Mangel an Pflegekräften), anhaltendes Bevölkerungswachstum in Entwicklungs- und Schwellenländern
Kommunikation und Medien	Förderung der Information und Kommunikation die Gesundheit betreffend Entwicklung neuer Formen der Vorhersage, Prävention und Behandlung Zunahme der Kontrolle und der Einflussnahme durch die Medien und die Zivilgesellschaft	Zunahme der Unzufriedenheit aufgrund von Ungleichheiten, Verbreitung von Falschinformationen (z. B. durch Impfkritiker) Relativ große politische Einflussnahme durch kleinere Gruppen oder andere Länder möglich
Mobilität	Möglichkeit zum Reisen (beruflich und privat) Förderung der transnationalen, inter- und multisektoralen Zusammenarbeit und Partnerschaften (z. B. zwischen dem Finanz- und Gesundheitssektor)	Schnellere Verbreitung von Infektionserregern (z. B. SARS, H1N1), Gesundheitsproblemen und Krankheiten; Belastung des Gesundheitssystems z. B. in Schwellenländern durch Gesundheitstourismus
Migration	Verbreitung von Wissen und Fähigkeiten durch Migration von Fachkräften	Abwanderung von Fachkräften aus ärmeren Ländern (Brain Drain)

6.4.2.1 Der Coronavirus-Ausbruch 2019/2020 und seine „viralen" Folgen

Die Auswirkungen der soziokulturellen und der ökonomischen Globalisierung lassen sich sehr anschaulich anhand des Ausbruchs eines neuen Coronavirus (Sars-CoV-2) in China 2019/2020 darstellen. Nachdem bereits Informationen und Gerüchte zu einer kleinen Gruppe erkrankter Personen bekannt geworden waren, informierte am 31. Dezember 2019 China die WHO über einen Ausbruch einer Lungeninfektion unbekannter Ursache in der Stadt Wuhan in der Provinz Hubei, einem wichtigen Verkehrsknotenpunkt mit mehr als 10 Millionen Einwohnern. Die Epidemie breitete sich schnell aus und Erkrankungsfälle wurden in ganz China und weiteren Ländern in Asien, Europa, Nordamerika, Afrika und Australien bestätigt, so dass die WHO am

31. Januar 2020 einen Gesundheitsnotstand von internationaler Bedeutung (*Public Health Emergency of International Concern*) ausrief. Bis Mitte Februar 2020 waren weltweit über 77.000 Menschen nachweislich mit dem Virus infiziert, ca. 10.000 davon schwer erkrankt und fast 2600 Personen daran verstorben [1].

Bis dahin hatten die chinesischen Behörden bereits umfangreiche Maßnahmen zur Eindämmung und Erforschung des Ausbruchs sowie zur Isolierung und Behandlung der Betroffenen durchgeführt. Hierzu gehörten auch umfangreiche Quarantänemaßnahmen, von denen über 50 Millionen Menschen betroffen waren. In kürzester Zeit war durch die Zusammenarbeit internationaler Wissenschaftler das Virus identifiziert und ein Schnelltest zur Diagnostik entwickelt worden. Während die chinesischen Gesundheitsbehörden und die Regierung initial in ihrer Kommunikation sehr vorsichtig und zurückhaltend waren, konnte die WHO vor Ort aktiv tätig werden, nachdem gemäß ihrer Verfassung das Mitgliedsland China sie darum gebeten hat.

Bis ein objektives Bild der Ausbruchssituation und den Gegenmaßnahmen erstellt sowie eine einigermaßen nachvollziehbare Risikokommunikation stattfinden konnte, kam es bereits zu einer Flut von voreiligen bzw. fehlerhaften Informationen, Spekulationen, Meinungen von vermeintlichen Experten und Verschwörungstheorien, die sich insbesondere über die sozialen Medien rasant verbreiten konnten. Das auch durch die Angst vor einer tödlichen Krankheit verursachte Interesse an Informationen, konnte über diese Kanäle deutlich schneller angesprochen werden als über die traditionellen Medien, die die Fakten zuerst prüfen mussten. Die Algorithmen der sozialen Medien, wie z. B. bei Twitter oder Facebook begünstigen zudem, dass populistische Aussagen eine viel größere Anzahl an Menschen erreichten als die faktenbasierten und entsprechend langwieriger zu gewinnenden und abgewogener formulierten Informationen der Forscher des öffentlichen Gesundheitswesens [3]. Die WHO arbeitete daraufhin auch mit den sozialen Medien zusammen, um die Verbreitung von Falschinformationen zu reduzieren und valide Informationen schneller und zielgerichteter zu verbreiten. Dennoch kam es selbst in Gebieten, in denen das Risiko einer Infektion verschwindend gering war, zu Hamsterkäufen von z. B. (medizinisch nicht immer angezeigten) Atemschutzmasken und zur Ausgrenzung und Stigmatisierung von „chinesisch" aussehenden Personen, in Asien, Europa und Amerika.

Die Verbreitung der beängstigenden Informationen, die von der chinesischen Regierung durchgeführten Quarantänemaßnahmen und die von einigen Ländern entgegen den offiziellen Empfehlungen der WHO erlassenen Reise- und Handelsbeschränkungen führten aber auch zu weitreichenden ökonomischen Auswirkungen in China und vielen anderen Ländern: Flüge wurden gestrichen, Kreuzfahrtschiffe durften nicht anlegen, Messen wurden abgesagt, die Produktion von Gütern wurde reduziert und globale Lieferketten kamen zum Stillstand. Dieses betraf auch die chinesische Pharmaindustrie, die wichtige Medikamente bzw. Wirkstoffe für den Weltmarkt produziert. Während die Kosten für die Kontrolle des Ausbruchs bereits mehrere Milliarden US$ betragen, werden die Folgekosten für Chinas Wirtschaft und alle, die intensiven Handel mit China betreiben, noch um ein Vielfaches höher ausfallen.

6.5 Ökologische Globalisierung

Neben der ökonomischen und der soziokulturellen Globalisierung stellt die ökologische Globalisierung eine weitere fundamentale Säule des Globalisierungsprozesses dar.

Das rasante Wachstum der Weltwirtschaft und die zunehmende Urbanisierung in den letzten Jahrzehnten hat zu dramatischen globalen Veränderungen der Umwelt und des Klimas geführt, der die Ökosysteme vor große Probleme stellt, die in Kapitel 8 (Umwelt) noch näher beschrieben werden. Diese Probleme sind zumeist nur auf der globalen Ebene lösbar und müssen für die Menschen gerecht, verständlich und praktikabel sein.

Trotz großer Bemühungen, wie z. B. bei den jährlichen Klimakonferenzen, und trotz eines deutlich stärkeren ökologischen Bewusstseins in vielen Bevölkerungsschichten (z. B. bei der Fridays for Future-Initiative) reichen die Fortschritte bei weitem noch nicht aus. Zudem sind viele dieser komplexen Veränderungen in der Umwelt über viele Jahre entstanden und lassen sich daher zumeist nicht einfach rückgängig machen (z. B. Atommüll-Entsorgung, Verschmutzung der Meere durch Plastik usw.). Es ist daher fraglich, ob in Zukunft die Bereitstellung von gesunden Ökosystem-Gütern und -Dienstleistungen, wie z. B. Nahrung, Wasser oder Holz, die Luftreinigung und Bodenbildung oder die Biodiversität, für die weiterwachsende Weltbevölkerung ausreichen werden [54].

Dieses wird insbesondere kritisch werden, weil bereits jetzt Milliarden von Menschen sich an dem konsumierenden und umweltbelastenden, westlichen Lebensstil des 20ten Jahrhunderts orientieren. Inwiefern der technologische Fortschritt z. B. durch die Nutzung sauberer Energieträger oder einer höheren Recyclingquote ausreichen wird, um die Ausbeutung natürlicher, lebensnotwendiger Ressourcen soweit zu reduzieren, dass die Umweltzerstörung durch die ökologische Globalisierung nicht einen Punkt ohne Wiederkehr erreicht, bleibt abzuwarten. Eine engagierte Zusammenarbeit der Menschen überall auf der Welt ist hierfür zwingend notwendig. Problematisch ist dabei allerdings, dass für einen Großteil der Umweltschäden und der Klimaveränderungen, nur ein relativ kleiner Teil der Weltbevölkerung, vorwiegend in den Industrienationen, maßgeblich verantwortlich ist.

6.5.1 Auswirkungen der ökologischen Globalisierung auf die Gesundheit

Eine Übersicht über die Auswirkungen, Herausforderungen und Möglichkeiten der ökologischen Globalisierung für die Globale Gesundheit mit Beispielen für Chancen und Herausforderungen ist in Tab. 6.4 zusammengestellt. Diese soll einen ersten Eindruck der verschiedenen Bereiche ermöglichen, kann aber noch auf viele weitere ökologische Bereiche erweitert werden. Im Kapitel 8 (Umwelt) wird noch vertieft auf einige dieser Aspekte und deren Auswirkungen für die globale Gesundheit eingegangen.

Tab. 6.4: Bereiche, Chancen und Herausforderungen der ökologischen Globalisierung.

Globale Bereiche/ Faktoren	Chancen	Herausforderungen
Umwelt- veränderungen	Bessere Erreichbarkeit von natürlichen Ressourcen durch neue Verkehrswege und Transportmittel (Wasser, Nahrungsmittel usw.)	Zunahme der Umweltbelastung (z. B. Luft- und Wasserverschmutzung, Industrialisierung, Klimawandel), Transfer von Abfallprodukten und schädlichen Praktiken
Urbanisierung	Verbesserte medizinische und pharmazeutische Versorgung sowie Zugang zu Impf- und anderen Präventionsprogrammen	Veränderung der Wohnumgebung und Essgewohnheiten, längere Wege zum Arbeitsplatz, weniger Grünflächen, Verkehrsbelastung etc.
Ernährungs- sicherheit	Globale Überwachungssysteme und Programme (z. B. World Food Programme) zur Sicherung in Krisensituationen (Kriege, Dürren etc.)	Abnahme der Qualität und Sicherheit durch globalen Handel, „Land grabbing", Spekulation auf Lebensmittel
Umwelt- zerstörung	Globale Vereinbarungen und Ausgleichszahlungen von Verursachern an Betroffene (z. B. CO2-Kompensation)	Ausnutzung und Erschöpfung der natürlichen Ressourcen (z. B. Wasser, Wälder, Rohstoffe, Fischbestände usw.)
Ökologische Verantwortung	Entwicklung eines globalen Grundverständnisses für den nachhaltigen Zusammenhang von Wertschöpfung und Gesundheit	Globale Schaffung der Voraussetzungen für Bildung und ökonomische Anreize für Gesundheitsverhalten

6.6 Zusammenfassung und Ausblick

Wie aus den vorangegangenen Abschnitten deutlich geworden ist, ist das Verhältnis zwischen der Globalisierung, der Gesundheit und den vielschichtigen Determinanten der Gesundheit sehr komplex. Die meisten dieser Determinanten sind bereichsübergreifend zu betrachten, da diese direkt oder indirekt miteinander verbunden sind. So führt z. B. die Zunahme der Produktion und des Konsums von Waren im globalen Wettbewerb oft zu grenzüberschreitenden Umweltbelastungen und schlechteren Arbeitsbedingungen, für die Verantwortung und Zuständigkeiten nicht immer geklärt sind. Die globalen, politischen Antworten in Form von Abkommen, Regularien oder Institutionen, sind z. B. aus geostrategischen oder historischen Gründen oftmals nur schwierig zu erreichen. Kaum ein Land kann sich den durch die Globalisierung entstandenen Herausforderungen entziehen. Andererseits können nicht alle Länder an den Fortschritten durch diese profitieren (z. B. durch Mangel an Ressourcen, Technologien, Handelsabkommen etc.). Insgesamt betrachtet haben die Zunahme der Länder- und Sektoren-übergreifenden Vernetzung zu neuen, gegenseitigen Abhängigkeiten (z. B. im Bereich der Medikamentenproduktion) geführt. Die Risiken dieser neuen Verhältnisse tragen allerdings zumeist die ärmeren Länder, da die reicheren besser mit grenzüberschreitenden Gefahren und den durch die Globalisierung bedingten Gesundheitsproblemen fertig werden [55]. Damit liegt eine Aufgabe darin, die salutogenen Potenziale der Globalisierung konsequenter zu identifizieren und zu entwickeln.

Viele positive, aber auch negative Auswirkungen der Globalisierung auf die Gesundheit konnten festgestellt werden. Während die Vorteile der Globalisierung insbesondere denen zugutekommen, die auch aufgrund ihres höheren Entwicklungsstands effektiver an den Prozessen der Globalisierung teilnehmen können, belasten die Nachteile der Globalisierung auch im Gesundheitsbereich insbesondere die Länder oder Bevölkerungsgruppen (z. B. ärmere Menschen in wohlhabenden Ländern), die u. a. aufgrund von wirtschaftlichen Nachteilen oder einer hohen Krankheitslast ohnehin bereits benachteiligt sind [26]. Letztendlich treffen diese negativen Folgen, direkt oder indirekt, allerdings die gesamte Menschheit und den gesamten Globus.

Dieses hat zu einer Zunahme der Ungerechtigkeiten und Ungleichheiten zwischen, aber auch innerhalb von Ländern geführt. Staaten und Staatengemeinschaften wie die EU haben es allerdings noch nicht geschafft auf diese durch die Globalisierung mitbedingten Entwicklungen ausreichend zu reagieren. Dieses hat wiederum zu einem verstärkten Protektionismus, Populismus und Nationalismus in einer ganzen Reihe von Ländern, wie z. B. der USA („America first"), Großbritannien (Brexit) oder Italien beigetragen. Während in den 90er Jahren vorwiegend linksgerichtete oder progressive Initiativen und politische Parteien vor den Folgen der Globalisierung gewarnt haben, sind es mittlerweile überwiegend rechte und rechtsextreme Gruppen, die eine nationalistische Anti-Globalisierungspolitik verfolgen (z. B. Ungarn, Brasilien oder Indien). Andere Länder, insbesondere China, verändern z. B. durch neue Ansätze der internationalen Entwicklung und Zusammenarbeit („Belt and Road Initiative") zugleich die globalen Muster der bi- und multilateralen Zusammenarbeit in der bisher die hochentwickelten Länder des globalen Nordens die Agenda dominierten. Auch wenn sich hieraus noch keine neue Weltordnung entwickelt hat, so ist es dennoch notwendig über einen Perspektivwechsel für Globale Gesundheit zu diskutieren.

Auch das Feld der Globalen Gesundheit muss sich den verändernden Bedingungen im Rahmen der Globalisierung bzw. des zunehmenden Antiglobalismus und seiner Folgen sowie dem übergeordneten Prinzip der nachhaltigen Entwicklung anpassen und daran orientieren. Dabei spielen auch die ökologischen Herausforderungen, aber auch neue Chancen wie z. B. durch die Digitalisierung eine wachsende Rolle bei der Aufgabe, gemeinsam für eine kulturübergreifende Agenda der Globalen Gesundheit zu lernen. Es bedarf immer wieder neuer Strategien, um die zentrale Zielsetzung der Globalen Gesundheit, einen gleich guten und gleichberechtigten Zugang zu Gesundheit für alle Menschen in allen Regionen der Welt, zu erreichen. Durch die Agenda 2030 der Vereinten Nationen mit ihren 17 Nachhaltigkeitszielen wurde hierfür ein gewisser Rahmen gesetzt.

6.7 Fragen

- Die einführenden Übersichten vermitteln einen ersten Eindruck der verschiedenen Bereiche der Globalisierung und deren Auswirkungen auf die Gesundheit. Welche weiteren Bereiche, Möglichkeiten und Herausforderungen kennen Sie?
- Welche konkreten Beispiele für globale Zusammenhänge individuellen Gesundheitsverhaltens sehen Sie im Alltag?
- Gibt es Gesundheitsthemen, die sich ausschließlich auf einzelne Nationen oder Gruppen reduzieren lassen?

Literatur

[1] WHO. Coronavirus disease 2019 (COVID-19) Situation Report – 28. Genf, Schweiz: World Health Organization; 2020.
[2] Friedman TL. The world is flat: A brief history of the twenty-first century: Macmillan; 2005.
[3] Madrigal A. How to Misinform Yourself About the Coronavirus. The Atlantic. 2020.
[4] Watts N, Adger WN, Agnolucci P, et al. Health and climate change: policy responses to protect public health. The Lancet. 2015;386(10006):1861–914.
[5] Yach D, Bettcher D. Globalisation of tobacco industry influence and new global responses. Tobacco control. 2000;9(2):206–16.
[6] UN. UN NEWS: 'This is a time for facts, not fear,' says WHO chief as COVID-19 virus spreads New York, USA: United Nations; 2020 [Available from: https://news.un.org/en/story/2020/02/1057481]
[7] Huynen MM, Martens P, Hilderink HBJG, Health. The health impacts of globalisation: a conceptual framework. 2005;1(1):14.
[8] Labonte R, Torgerson R. Interrogating globalization, health and development: Towards a comprehensive framework for research, policy and political action. Critical Public Health. 2005;15(2):157–79.
[9] Hanefeld J, Lee K. Introduction to globalization and health. Globalization and Health Open University Press, Maidenhead. 2015:1–13.
[10] Held D, McGrew A, Goldblatt D, Perraton J. Global transformations: politics, economics and culture Polity. Cambridge; 1999.
[11] Baylis J, Smith S, Owens P. The Globalization of World Politics. strategy in the contemporary world. Oxford, New York: Oxford University Press; 2008.
[12] Palmowski J. Dictionary of contemporary world history: Oxford University Press; 2008.
[13] Lee K, Bradley D, Ahern M, McMichael T, Butler C. Globalisation and health: Informed and open debate on globalisation and health is needed. BMJ: British Medical Journal. 2002;324(7328):44.
[14] Barth B, Gänger S, Petersson NP. Einleitung: Globalisierung und Globalgeschichte2014.
[15] Osterhammel J, Petersson NP. Geschichte der Globalisierung: Dimensionen, Prozesse, Epochen: CH Beck; 2003.

[16] Rosien W. Die Ebstorfer Weltkarte: Niedersächsisches Amt für Landesplanung und Statisik; 1952.

[17] Akin A. The Da Ming Hunyi Tu: Repurposing a Ming Map for Sino-African Diplomacy. Cross-Currents: East Asian History and Culture Review. 2017;6(1):52–73.

[18] Pulleyblank EG, Leslie D, Gardiner K. The Roman Empire as Known to Han ChinaThe Roman Empire in Chinese Sources. 1999.

[19] Beck U. Die Neuvermessung der Ungleichheit unter den Menschen: soziologische Aufklärung im 21. Jahrhundert; Eröffnungsvortrag zum Soziologentag" Unsichere Zeiten" am 6. Oktober 2008 in Jena: Suhrkamp; 2008.

[20] Butterwegge C. Krise und Zukunft des Sozialstaates. 5., aktualisierte Auflage. Wiesbaden; 2014.

[21] Huynen MM, Martens P, Hilderink HB. The health impacts of globalisation: a conceptual framework. Global Health. 2005;1:14.

[22] Gostin LO, Monahan JT, Kaldor J, et al. The legal determinants of health: harnessing the power of law for global health and sustainable development. The Lancet. 2019;393(10183):1857–910.

[23] Yach D, Bettcher D. The globalization of public health, I: Threats and opportunities. American journal of public health. 1998;88(5):735–44.

[24] GHW. Global Health Watch 4: An Alternative World Health Report: Zed Books; 2014.

[25] G8. Final Communique of the Denver Summit of Eight Colorado, USA, June 22, 1997. Summit of Eight. 1997.

[26] Lee K, Yach D. Globalization and Health. 2005.

[27] UN. Global Sustainable Development Report 2019: The Future is Now – Science for Achieving Sustainable Development. New York, USA: United Nations; 2019.

[28] Kharas H, Hamel K. A global tipping point: Half the world is now middle class or wealthier. Brookings Institution, Washington DC. 2018.

[29] Sachs J. Report of the Commission on Macroeconomics and Health (World Health Organization): Macroeconomics and Health: Investing in Health for Economic Development. Geneva; 2001.

[30] UN. Millennium Development Goals and Beyond 2015 New York, USA: United Nations; 2015 [Available from: https://www.un.org/millenniumgoals/bkgd.shtml]

[31] Das P, Samarasekera U. The Commission on Macroeconomics and Health: 10 years on. The Lancet. 2011;378(9807):1907–8.

[32] Kickbusch I. Addressing the interface of the political and commercial determinants of health. Health promotion international. 2012;27(4):427–8.

[33] Jamison DT, Summers LH, Alleyne G, et al. Global health 2035: a world converging within a generation. The Lancet. 2013;382(9908):1898–955.

[34] Labonte R. Global health disruptors: 2008 financial crisis London, Vereinigtes Königreich: British Medical Journal; 2018 [Available from: https://blogs.bmj.com/bmj/2018/11/28/global-health-disruptors-2008-financial-crisis/]

[35] Moller L. Why unfair tax treaties hold back developing countries London, Vereinigtes Königreich: The Guardian; 2016 [Available from: https://www.theguardian.com/global-development-professionals-network/2016/jun/15/why-unfair-tax-treaties-hold-back-developing-countries?CMP=share_btn_tw]

[36] WHO. WHO report on the global tobacco epidemic 2019. Genf, Schweiz: World Health Organization; 2019.

[37] Hanefeld J, Khan M, Tomson G, Smith R. Trade is central to achieving the sustainable development goals: a case study of antimicrobial resistance. Bmj. 2017;358:j3505.

[38] Labonté R, Schram A, Ruckert A. The trans-Pacific partnership agreement and health: few gains, some losses, many risks. Globalization and health. 2016;12(1):25.

[39] Silverman R, Keller J, Glassman A, Chalkidou K. Tackling the triple transition in global health procurement. Washington DC: Center for Global Development. 2019.

[40] Whiting E. Global health disruptors: Research and development London, Vereinigtes Königreich: The BMJ Opinion; 2018 [Available from: https://blogs.bmj.com/bmj/2018/11/30/global-health-disruptors-research-and-development/]

[41] Ireland R, Bunn C, Reith G, et al. Commercial determinants of health: advertising of alcohol and unhealthy foods during sporting events. Bulletin of the World Health Organization. 2019;97 (4):290]

[42] West R, Marteau T. Commentary on C asswell (2013): The commercial determinants of health. Addiction. 2013;108(4):686–7.

[43] Kickbusch I, Allen L, Franz C. The commercial determinants of health. The Lancet Global Health. 2016;4(12):e895-e6.

[44] WHO. Health Topics, Tobacco Genf, Schweiz: World Health Organization; 2020 [Available from: https://www.who.int/health-topics/tobacco]

[45] WHO. WHO Framework Convention on Tobacco Control Genf, Schweiz: World Health Organization; 2020 [Available from: https://www.who.int/fctc/cop/about/en/]

[46] Burci GL. Global Health Disruptors: WHO Framework Convention on Tobacco Control. The BMJ Opinion. 2018.

[47] Flavia Bustreo SJ, Stefan Germann. Global health disruptors: Fourth industrial revolution London, Vereinigtes Königreich: The BMJ Opinion; 2018 [Available from: https://blogs.bmj.com/bmj/2018/11/30/global-health-disruptors-fourth-industrial-revolution/]

[48] Ärzteblatt. Online-Petition gegen Ökonomisierung des Gesundheitswesens Köln, Deutschland: Deutsches Ärzteblatt; 2019 [Available from: https://www.aerzteblatt.de/nachrichten/106315/Online-Petition-gegen-Oekonomisierung-des-Gesundheitswesens]

[49] UN. World population to hit 9.8 billion by 2050, despite nearly universal lower fertility rates New York, USA: United Nations; 2017.

[50] IFAD. Sending Money Home: Contributing to the SDGs, one family at a time. Rom, Italien: International Fund for Agricultural Development (IFAD) 2017.

[51] Migrationsdatenportal. Bestand an internationalen Migrantinnen und Migranten Berlin, Deutschland: Migrationsdatenportal 2019 [Available from: https://migrationdataportal.org/de/themes/international-migrant-stock]

[52] Told M. Global health disruptors: Migration London, Vereinigtes Königreich: The BMJ Opinion; 2018 [Available from: https://blogs.bmj.com/bmj/2018/12/28/global-health-disruptors-migration/]

[53] UNO. Flüchtlingszahlen, Zahlen & Fakten zu Menschen auf der Flucht. 2019.

[54] McMichael AJ. Globalization, climate change, and human health. New England Journal of Medicine. 2013;368(14):1335–43.

[55] Frenk J, Gómez-Dantés O, Moon S. From sovereignty to solidarity: a renewed concept of global health for an era of complex interdependence. The Lancet. 2014;383(9911):94–7.

7 Globale Entwicklungs- und Nachhaltigkeitsziele

Luise Martin, Mathias B. Bonk

7.1 Einleitung

> Gute Gesundheit ist nicht nur ein Gut eigenen Rechts, sondern eine der machtvollsten Entwicklungsstrategien, über die wir verfügen.
> Gro Harlem Brundtland [1]

Gesundheit ist ein allgemeines Gut, das keine Grenzen kennt. Da kranke Bürger wirtschaftlich weniger produktiv sind, verstärkt eine schlechte Gesundheit die ökonomische und soziale Ungerechtigkeit, während Verbesserungen der Gesundheit der Bevölkerung mit wirtschaftlichem Aufschwung einhergehen. Kurz gesagt, die Gesundheit der Bevölkerung eines Landes wird durch die ökonomischen, sozialen und ökologischen Bedingungen beeinflusst und umgekehrt. Die Entwicklung von Gesellschaften und die Gesundheit ihrer Bevölkerungen sind nicht voneinander zu trennen.

Die Millennium-Entwicklungsziele der Vereinten Nationen (*Millennium Development Goals*, MDGs) haben den Fokus der internationalen Bemühungen auf die Verringerung des menschlichen Leidens gelegt [2]. Gemeinsame, globale Anstrengungen in vielen Gebieten, wie der Armuts- und Hungerbekämpfung, der Verbesserung der Wasserqualität und sanitärer Gegebenheiten, der Vorbeugung und Behandlung von Infektionskrankheiten und des verbesserten Zugangs zu medizinischen Dienstleistungen haben zu deutlichen Fortschritten geführt. Hierdurch ist auch in der globalen Gesellschaft das Bewusstsein dafür gereift, dass sich zahlreiche, nicht nur gesundheitsrelevante Probleme und deren Interdependenzen auch nur global bzw. transnational und multidisziplinär lösen lassen.

Im Oktober 2015 beschlossen die Mitgliedsstaaten der Vereinten Nationen daher die Agenda 2030 für nachhaltige Entwicklung mit dem Ziel globale Fragen und grenzüberschreitende Probleme gemeinsam zu lösen. Der Umfang der Agenda und ihrer Ziele sind beispiellos in der Geschichte. Die drei Grundsäulen der nachhaltigen Entwicklung – soziale, ökologische und ökonomische Determinanten – werden dabei angesprochen [3]. Ein übergeordnetes Ziel dieser nachhaltigkeitspolitischen Strategie zur Bearbeitung nicht-nachhaltiger Entwicklungen, wie z. B. dem globalen Klimawandel oder der Armutsbekämpfung, ist dabei die Gestaltung eines weltweiten wirtschaftlichen Fortschritts im Einklang mit sozialer Gerechtigkeit und im Rahmen der ökologischen Grenzen der Erde.

7.1.1 Entwicklung und Gesundheit

Nahezu alle Staaten der Welt haben die zentralen UN-Menschenrechtsabkommen ratifiziert und sich damit verpflichtet, unter anderem auch das Recht auf Gesundheit

https://doi.org/10.1515/9783110448474-008

zu gewährleisten (s. Kap. 4). In vielen Ländern können die Menschen das Recht auf Gesundheit jedoch nicht wahrnehmen. Unterschiede im Gesundheitsstatus zwischen armen und reichen Ländern und auch innerhalb von Ländern beruhen zu einem großen Teil auf den sozioökonomischen Verhältnissen in die Menschen geboren werden, in denen sie aufwachsen, arbeiten und altern. Ein Risikofaktor für Krankheit ist Armut. Der Gesundheitszustand der Armen ist schlechter und sie sterben früher. Hunger, Unter- und Fehlernährung erhöhen die Infektanfälligkeit, beeinträchtigen die körperliche und geistige Entwicklung und führen zu einer erhöhten Kinder- und Müttersterblichkeit. Hohe Krankheitskosten können leicht zu einer Verarmung ganzer Familien führen. Auch Produktivitätsverluste aufgrund frühkindlicher und/oder chronischer Erkrankungen haben einen negativen Einfluss auf die wirtschaftliche Situation der Menschen. Zudem verfügen einkommensschwache Bevölkerungsgruppen über einen begrenzteren Zugang zu medizinischer Versorgung und sozialem Schutz. Darüber hinaus verkürzt Krankheit nicht nur die Lebenserwartung, sondern macht Menschen auch konfliktbereiter und fördert somit soziale und politische Auseinandersetzungen [4].

Lange Zeit galt die Gesundheitsversorgung in armen Ländern als ein Kostenfaktor, den man sich nur leisten konnte, wenn vorher mehr Einkommen generiert wurde. Dass Krankheit Armut und wirtschaftliche Unterentwicklung bedingt und deshalb jede Verbesserung der Gesundheit auch zur Verminderung der Armut und damit zu wirtschaftlichem Wachstum beiträgt, ist lange unberücksichtigt geblieben. Der Bericht der WHO-Kommission für Makroökonomik und Gesundheit (*Commission on Macroeconomics and Health*), der 2001 veröffentlicht wurde, führte zu einem Paradigmenwechsel. Die damalige WHO-Generaldirektorin Gro Harlem Brundtland hatte die Kommission damit beauftragt die Zusammenhänge zwischen Wirtschafts- und Gesundheitsentwicklung für Länder mit niedrigem Einkommen zu ermitteln. Die Experten kamen zu dem Schluss, dass neben dem ureigenen Wert der Gesundheit für jeden Einzelnen die Gesundheit auch für die gesamte menschliche Entwicklung und für die Armutsreduzierung von zentraler Bedeutung ist [5].

Eine gute Gesundheit in allen Lebensphasen trägt über eine Vielzahl von Pfaden zur Entwicklung bei, die sich z. T. überschneiden, jeder für sich aber den Gesamteffekt verstärkt. Vermeidung von Krankheit verringert die Zeit- und Geldaufwendung für die Betreuung Betroffener, ermöglicht eine bessere körperliche und geistige Entwicklung, damit ein besseres Lernen in der Schule und eine höhere Arbeitsproduktivität. Ein weiterer wichtiger Faktor, der die am wenigsten entwickelten Länder in der Armutsfalle halte, ist laut dem Bericht der Kommission die niedrige Lebenserwartung. Die Hauptursachen hierfür wie z. B. Malaria, AIDS, Tuberkulose, übertragbare Krankheiten im Kindesalter, alimentäre Mangelzustände und Komplikationen während der Schwangerschaft und Geburt, sind aber weitestgehend vermeidbar. Damit wird durch fehlende Präventions- und Behandlungsmöglichkeiten nicht nur großes individuelles Leid ausgelöst, sondern ganze Staaten werden in ihrer Entwicklung stark eingeschränkt. Zudem weist die Kommission daraufhin, dass dort wo sich

Krankheiten und Hunger ausbreiten, die Gefahr von Staatsversagen und Bürgerkrieg besonders groß ist.

Mit der Analyse der WHO-Kommission wurde Gesundheit nicht mehr nur als Folge von wirtschaftlicher Entwicklung und Armutsbekämpfung, sondern neben der Bildung als eine ihrer wichtigsten Voraussetzungen anerkannt. Daher sind Gesundheitsinvestitionen zunehmend als ein wichtiges Mittel der Entwicklung anerkannt und stehen auf der internationalen Agenda an einer höheren Stelle als jemals zuvor.

7.1.2 Nachhaltige Entwicklung

Der Begriff der Nachhaltigkeit stammt ursprünglich aus der deutschen Forstwirtschaft. Schon im 18. Jahrhundert beschrieb der sächsische Oberberghauptmann Hans Carl von Carlowitz (1645–1714) die Notwendigkeit eines langfristig angelegten verantwortungsbewussten Umgangs mit Ressourcen. Carlowitz zufolge sollte in einem Wald nur so viel abgeholzt werden, wie sich binnen gewisser Zeit auf natürliche Weise regenerieren konnte. Er sprach von einer „klugen Art der Waldbewirtschaftung" und „einer beständigen und nachhaltenden Nutzung des Waldes" [6].

Im Kontext von Globalisierung, Klimawandel, Bevölkerungswachstum und der weltweiten Zunahme sozialer Ungleichheit innerhalb und zwischen Ländern fand eine von der forstwirtschaftlichen Begriffsgeschichte weitgehend unabhängige Neuprägung des Verständnisses von „Nachhaltigkeit" statt. Das zuvor im engeren Sinne bekannte Prinzip – der ökologischen Nachhaltigkeit – wurde zu einem umfassenden Leitbild einer nachhaltigen Entwicklung. Ausgangspunkt der gegenwertigen Diskussion um nachhaltige Entwicklung ist vor allem die Arbeit der UN-Weltkommission für Umwelt und Entwicklung (*World Commission on Environment and Development*, WCED). Diese veröffentliche im Jahr 1987 den sogenannten „Brundtland-Bericht" – benannt nach der ehemaligen norwegischen Ministerpräsidentin Gro Harlem Brundtland [7]. Mit diesem wurde erstmals eine Definition von nachhaltiger Entwicklung formuliert: „*Nachhaltig ist eine Entwicklung, die die Bedürfnisse der Gegenwart befriedigt, ohne zu riskieren, dass künftige Generationen ihre eigenen Bedürfnisse nicht befriedigen können*". Damit strebt nachhaltige Entwicklung nach Gerechtigkeit: Zum einen als intragenerative Gerechtigkeit, einer Chancengleichheit zwischen Menschen unabhängig ihrer Herkunft und zum anderen als intergenerative Gerechtigkeit, der Chancengleichheit zwischen Menschen verschiedener Generationen. Über Umweltschutzpolitik hinausgehend kann Nachhaltigkeitspolitik dementsprechend als Gesellschaftsentwicklungspolitik unter besonderer Berücksichtigung der natürlichen Grenzen unseres Planeten verstanden werden.

Das Konzept der nachhaltigen Entwicklung beruht auf drei Säulen: Die soziale Säule spiegelt die Forderungen nach intra- und intergenerativer Gerechtigkeit wider. Die ökologische Säule fordert die ökologische Tragfähigkeit und die ökonomische Säule strebt die wirtschaftliche Leistungsfähigkeit und den materiellen Wohlstand der Menschen an [8]. Seit der Veröffentlichung des Brundtland-Berichts ist die Debatte über nachhaltige Entwicklung geprägt von vielfältigen Interpretationen, Definitionen und Kontroversen bei der Konkretisierung. So wird beispielsweise diskutiert, inwieweit die einzelnen Säulen gleichberechtigt behandelt werden sollen. In der naturwissenschaftlichen Nachhaltigkeitsdebatte werden die Grenzen unseres Planeten, die heute schon u. a. durch hohen Rohstoffverbrauch und den Ausstoß von Klimagasen überschritten werden, in den Vordergrund gestellt, denn nur in dem Maße, in dem die Natur als Lebensgrundlage nicht gefährdet wird, ist eine nachhaltige Entwicklung möglich. Die nachhaltige Entwicklung ist als eine Art Leitbild zu verstehen, für eine Gesellschaft, die ökologisch verträglich wirtschaftet, technisch effizient arbeitet und sozial gerecht lebt.

7.1.3 Historische Entwicklung der Nachhaltigkeit

Im Zuge des industriellen Wirtschaftswachstums kam es im 20. Jahrhundert zu einer Zunahme der Umweltprobleme, wie der Luft- und Wasserverschmutzung. Es wurde deutlich, dass die existierenden Umwelt- und Naturschutzmaßnahmen nicht mehr ausreichten, um die neuen Umweltprobleme fortgeschrittener Industriegesellschaften, wie z. B. der Ausbreitung von Chemikalien, in den Griff zu bekommen. Zudem wurde der globale Charakter der Umweltpolitik erkennbar. Während insbesondere in industrialisierten Ländern ähnliche, neuartige Probleme auftraten, gewannen grenzüberschreitende Umweltprobleme gleichzeitig an Bedeutung. Damit rückte das Thema der industriellen Umweltverschmutzung zunehmend auf die Agenda öffentlicher Debatten. Geprägt wurde die Diskussion zum globalen Umweltschutz von der vom Club of Rome in Auftrag gegebenen Studie „Die Grenzen des Wachstums" (*The Limits to Growth*) [9]. Der Bericht prognostizierte, beruhend auf der Annahme einer steigenden Umweltverschmutzung bei gleichzeitiger Verknappung der natürlichen Ressourcen und rapider Zunahme der Weltbevölkerung, den ökologischen Kollaps innerhalb von weniger als 100 Jahren. Viele Bürgerinitiativen begannen daraufhin Druck auf die Regierungen auszuüben, damit diese gegen die drohende Umweltzerstörung vorgingen. Angetrieben durch Umweltpionierstaaten wie Schweden wurden nationale und internationale Aktivitäten in Gang gebracht und das Thema Umweltschutz wurde auch im Rahmen der Vereinten Nationen aufgegriffen.

Die erste internationale UN-Konferenz zur Umwelt des Menschen (*UN-Conference on the Human Environment*) fand 1972 in Stockholm statt, s. Tab. 7.1. Hier wurden erstmals Umweltschutz und Entwicklung in einen Kontext gebracht, da deutlich wurde, dass insbesondere im Kontext globaler Umweltprobleme Entwicklungsfragen, wie Armut und Bevölkerungsentwicklung, zentral sind. In der Stockholm-Deklaration bekennt sich die Weltgemeinschaft erstmals zur grenzüberschreitenden Zusammenarbeit im Umweltschutz. Dem Recht der Staaten auf Ausbeutung der eigenen Ressourcen wird die Pflicht gegenübergestellt, dafür zu sorgen, dass durch Tätigkeiten innerhalb des eigenen Hoheitsgebietes anderen Staaten kein Schaden zugefügt wird. Der *„Action Plan for the Human Environment"*, der 1972 von der UN-Generalversammlung gebilligt wurde, umfasst u. a. Maßnahmen zur Erfassung von Umweltdaten, zur Umweltforschung, zur Überwachung und zum Informationsaustausch, Übereinkommen zum Umweltschutz und zum schonenden Umgang mit Ressourcen [10]. Zur Umsetzung des Aktionsplans wurde die Gründung eines eigenen UN-Umweltprogramms (*UN-Environmental Programme*, UNEP) mit Sitz in Nairobi, Kenia beschlossen.

Während vor der Industrialisierung noch 75 Prozent der Weltbevölkerung im ländlichen Raum lebten, begann mit der Industrialisierung die Phase der Urbanisierung. Durch rasant ansteigende Migrationsbewegungen in die Städte wurde damals die Notwendigkeit internationaler Kooperation in diesem Bereich erkannt und das Thema Urbanisierung rückte im Rahmen der ersten Wohn- und Siedlungskonferenz (HABITAT), die 1976 in Vancouver, Kanada, stattfand, auf die internationale Agenda. Infolge der Konferenz wurde 1978 das UN-Zentrum für menschliche Siedlungen (*United Nations Centre for Human Settlements*, UNCHS) gegründet, der Vorläuferorganisation für das 2002 gegründete UN-Programm für menschliche Siedlungen (*UN Programme for Human Settlements*, UN-HABITAT). UN-HABITAT ist die zentrale Organisation des UN-Systems im Bereich Stadtentwicklung, Siedlungswesen und Wohnungsversorgung.

Tab. 7.1: Wichtige UN-Entwicklungskonferenzen und Ereignisse.

1972	UN-Konferenz zur Umwelt des Menschen	Stockholm, Schweden
1972	Start des UN-Umweltprogramms (UNEP)	Nairobi, Kenia
1976	1. Wohn- und Siedlungskonferenz (HABITAT 1)	Vancouver, Kanada
1978	Eröffnung UN-Zentrum für menschliche Siedlungen (UNCHS)	Nairobi, Kenia
1983–1987	UN-Weltkommission für Umwelt und Entwicklung (WCED)	Genf, Schweiz
1992	UN-Konferenz für Umwelt und Entwicklung	Rio de Janeiro, Brasilien
1996	2. Wohn- und Siedlungskonferenz (HABITAT 2)	Istanbul, Türkei
2000	Verabschiedung der Millennium Entwicklungsziele (MDGs)	New York, USA
2002	Start des UN-Programms für menschliche Siedlungen (UN-HABITAT)	Nairobi, Kenia
2002	UN-Konferenz für nachhaltige Entwicklung (Rio +10)	Johannesburg, Südafrika
2012	UN-Konferenz für nachhaltige Entwicklung (Rio +20)	Rio de Janeiro, Brasilien
2015	UN-Konferenz zur Klimarahmenkonvention (COP21)	Paris, Frankreich
2016	3. Wohn- und Siedlungskonferenz (HABITAT 3)	Quito, Ecuador

7.1.3.1 Brundtland-Kommission

Im Jahr 1983 wurde die UN-Weltkommission für Umwelt und Entwicklung (*World Commission on Environment and Development*, WCED) mit Sekretariat in Genf gegründet und von der damaligen norwegischen Ministerpräsidentin Gro Harlem Brundtland geleitet. Der Abschlussbericht der Kommission „Unsere gemeinsame Zukunft" (*Our common future*) aus dem Jahr 1987 ist deswegen so bedeutend für die internationale Debatte über Entwicklungs- und Umweltpolitik, weil hier erstmals das Leitbild einer „nachhaltigen Entwicklung" (*„Sustainable development"*) entwickelt wurde. So wurden ursprünglich als getrennt betrachtete Problembereiche wie u. a. Umweltbelastung in Industrieländern, Schuldenkrisen, Bevölkerungswachstum und Wüstenausbreitung in den Entwicklungsländern als ein komplexes Wirkungsgeflecht gesehen, dessen Problematiken durch Einzelmaßnahmen nicht würden gelöst werden können. Nach Ansicht der Kommission müsse einerseits die Armut in den Entwicklungsländern überwunden werden, anderseits müsse in den Industrieländern der materielle Wohlstand mit der Erhaltung der Natur als Lebensgrundlage in Einklang gebracht werden. Für die Zukunft müsse zudem davon ausgegangen werden, dass sich die Konsum- und Lebensweisen der westlichen Industrieländer nicht auf die gesamte derzeitige und zukünftige Weltbevölkerung übertragen lassen. Darüber hinaus stellte die Kommission fest, dass die Weltwirtschaft zwar die Bedürfnisse und legitimen Wünsche der Menschen befriedigen müsse. Das Wachstum der Weltwirtschaft dürfe aber die ökologischen Grenzen der Erde nicht sprengen. Als Konsequenz forderte die Kommission die Verwirklichung einer neuen Qualität des Wachstums im Rahmen einer nachhaltigen Entwicklung [7].

Auf der UN-Konferenz für Umwelt und Entwicklung *(UN Conference for Environment and Development*, UNECD) 1992 in Rio de Janeiro, Brasilien, – besser bekannt als Erdgipfel oder Rio-Konferenz – trafen sich 178 Länder, um über umwelt- und entwicklungspolitische Fragen zu beraten. In Rio wurde das Konzept der nachhaltigen Entwicklung, d. h. die konzeptionelle Verknüpfung ökologischer Herausforderungen mit ökonomischen und sozialen Entwicklungsfragen in langfristiger Perspektive, als globales Leitprinzip der internationalen Staatengemeinschaft erstmals verankert. Ein zentrales Dokument, das in Rio für eine globale Partnerschaft zustande kam, war das Aktionsprogramm für das 21. Jahrhundert (Agenda 21). In diesem wurden alle Nationen aufgefordert, Nachhaltigkeitsstrategien mit Zielen, Maßnahmen und Indikatorensystemen zum Monitoring zu entwickeln [11].

Als Reaktion auf die fortdauernden nicht-nachhaltigen ökonomischen, sozialen und ökologischen Entwicklungen haben die UN-Mitgliedsstaaten im Jahr 2000 in New York mit der Verabschiedung der Millenniumserklärung ihr Bemühen um eine weltweite nachhaltige Entwicklung fortgesetzt. Die Themen Armut, Frieden und Abrüstung, Umweltschutz sowie Menschenrechte, Demokratie und gute Regierungsführung wurden als zentrale Herausforderungen des 21. Jahrhunderts anerkannt. Aus der Erklärung wurden mit dem Ziel substanzielle Fortschritte in der Verbesserung der Lebensbedingungen für die Armen in der Welt zu erreichen, acht messbare Zielvorgaben, die Millenniums-Entwicklungsziele (*Millennium Development Goals*, MDGs), abgeleitet. Die acht MDGs umfassen die Handlungsfelder Einkommensarmut und Hunger, Schulbildung, Gleichstellung der Geschlechter, Gesundheit, Umwelt und weltweite Entwicklungspartnerschaft. Diese sollten bis 2015 sowohl auf globaler Ebene als auch in den einzelnen Nationalstaaten erreicht werden [12]. Mit ihnen verfügte die Weltgemeinschaft erstmals über einen gemeinsamen Referenzrahmen für Entwicklungsbemühungen, dem nicht nur Nationalstaaten und internationale Organisationen zugestimmt haben, sondern dessen Erreichen auch messbar und mit einem festen Termin verknüpft war, wodurch eine große politische Mobilisierung erreicht werden konnte.

Zehn Jahre nach der Rio-Konferenz fand 2002 der Weltgipfel für nachhaltige Entwicklung Rio +10 (*UN Conference on Sustainable Development*, UNCSD) in Johannesburg, Südafrika statt. Hier wurden die Fortschritte aller beteiligten Staaten überprüft und neue Ziele für die nächste Dekade vereinbart. Themen waren wiederum die Armutsbekämpfung, Zugang zu sauberem Trinkwasser, sanitäre Grundversorgung, biologische Vielfalt, Energiepolitik, Chemikaliensicherheit und nachhaltige Konsum- und Produktionsmuster [13]. Die UN-Konferenz für Nachhaltige Entwicklung (Rio +20) fand unter Beteiligung zahlreicher Staats- und Regierungschefs wieder in Rio de Janeiro statt. Die Konferenz erneuerte das politische Bekenntnis zur Umsetzung des Nachhaltigkeitsprinzips: Armutsbekämpfung und Umweltschutz seien keine Gegensätze, sondern eng miteinander verwoben. Schwerpunktthemen der Konferenz waren das ökologische Wirtschaften im Kontext nachhaltiger Entwicklung („Green Economy"), die Armutsreduzierung sowie der institutionelle UN-Rahmen für nachhaltige Entwicklung. In einer Erklärung unter dem Titel „Die Zukunft, die wir wollen" verständigte sich die Staatengemeinschaft u. a. darauf, bis 2014 universell gültige Nachhaltigkeitsziele („Sustainable Development Goals") auszuarbeiten [14].

Vor dem Hintergrund eines rasanten Wachstumes der Schwellenländer im Vergleich zum Jahr 2000, der wachsenden Kluft zwischen Arm und Reich, der Verschärfung ökologischer Probleme und einer erwarteten Bevölkerungszunahme auf neun Milliarden Menschen bis 2050 hat die UN-Konferenz zu Nachhaltiger Entwicklung im Jahr 2015 die Agenda 2030 für nachhaltige Entwicklung beschlossen. Die Agenda umfasst 17 Nachhaltigkeitsziele (*Sustainable Development Goals*, SDGs) sowie 169 Unterziele [15]. Die 17 Ziele sind unteilbar und bedingen einander. Die SDGs lösen die MDGs aus dem Jahr 2000 ab und stärken den Nachhaltigkeitsanspruch von Entwicklung, in dem sie – anders als die MDGs – neben der sozialen auch verstärkt die ökologische und ökomische Dimension nachhaltiger Entwicklung berücksichtigen. Zudem gelten sie – ebenfalls im Unterschied zu den MDGs – sowohl für Industrie- und Entwicklungsländer gleichermaßen.

Da der Klimaschutz eine zentrale Grundlage für die Realisierung der 17 SDGs und die nachhaltige Entwicklung ist, wurde auf der Pariser Klimakonferenz 2015 (COP21) eine Vereinbarung zwischen den 195 Mitgliedsstaaten der UN beschlossen. Dieses Pariser Klimaschutzabkommen basiert auf der im Rahmen der bereits 1992 in

Rio de Janeiro beschlossenen Klimarahmenkonvention (*UN Framework Convention on Climate Change*, UNFCCC). Das Abkommen sieht die Begrenzung der menschengemachten globalen Erwärmung auf deutlich unter zwei Grad gegenüber vorindustriellen Werten vor (s. Kap. 8, Umwelt) [16].

Vor dem Hintergrund der weltweit voranschreitenden Urbanisierung wurden von den Vereinten Nationen bereits 1976 (in Vancouver, Kanada) und 1996 (in Istanbul, Türkei) Wohn- und Siedlungskonferenzen abgehalten (Habitat I und II) und 2002 das UN-Programm für menschliche Siedlungen (UN-HABITAT) gestartet. 2016 wurde dann auch die nachhaltige Entwicklung der Städte im Rahmen der UN Habitat III Konferenz in Quito, Ecuador, aufgegriffen. Dabei wurde die *New Urban Agenda* mit dem übergeordneten Ziel der Umsetzung der Agenda 2030 und des Klimaabkommens von Paris auf lokaler Ebene verabschiedet [17].

7.2 Millennium-Entwicklungsziele

7.2.1 Die Millennium-Entwicklungsziele

Auf dem oben beschriebenen UN-Millenniumsgipfel der Vereinten Nationen in New York im September 2000 verabschiedeten 189 UN-Mitgliedsstaaten die Millenniumserklärung, die die globalen Herausforderungen der internationalen Gemeinschaft für das 21. Jahrhundert betonte und in die folgenden vier Handlungsfelder für die internationale Politik unterteilte:
1. Frieden, Sicherheit und Abrüstung
2. Entwicklung und Armutsbekämpfung
3. Schutz der gemeinsamen Umwelt
4. Menschenrechte, Demokratie und gute Regierungsführung.

Zudem wurden acht Millennium-Entwicklungsziele (Millennium Development Goals, MDGs), festgelegt (s. Abb. 7.1), die zusammen mit ihren 21 Unterzielen und 60 Indikatoren die Millenniumserklärung der Staatengemeinschaft konkretisierten und bis Ende 2015 erreicht werden sollten [18]. Die MDGs wurden zur wesentlichen Zielvorgabe und zum wegweisenden Maßstab für die internationale Entwicklungszusammenarbeit. Neben den Vereinten Nationen, die die Umsetzung der MDGs überwachten, richteten nicht nur nationale Regierungen, sondern auch Hilfsorganisationen und Organisationen der Zivilgesellschaft ihre Arbeit an den MDGs aus.

Im Zentrum der MDGs standen die Bekämpfung der weltweiten Armut, die Verbesserung von Bildung und Gesundheit sowie die Gleichstellung der Geschlechter. Drei der acht Entwicklungsziele bezogen sich direkt auf Gesundheitsfragen, vor allem die Kontrolle epidemischer Krankheiten und die Verminderung der Sterblichkeitsrate bei werdenden Müttern und kleinen Kindern. Gesundheit als wichtigstes

Kapital der Menschen wurde damit als eine Grundvoraussetzung für eine nachhaltige soziale, wirtschaftliche und ökologisch verträgliche Entwicklung anerkannt [2].

Millennium-Entwicklungsziele der Vereinten Nationen [23]

1. Beseitigung der extremen Armut und es des Hungers
2. Verwirklichung der allgemeinen Grundschulbildung
3. Förderung der Gleichstellung der Geschlechter und Ermächtigung der Frauen
4. Senkung der Kindersterblichkeit
5. Verbesserung der Gesundheit von Müttern
6. Bekämpfung von HIV/AIDS, Malaria und anderen Krankheiten
7. Sicherung der ökologischen Nachhaltigkeit
8. Aufbau einer weltweiten Entwicklungspartnerschaft

7.2.2 Generelle Maßnahmen zur Erreichung der Ziele

Um die Erreichung der MDGs zu unterstützen sowie eine informierte Öffentlichkeit zu schaffen, wurde von den Vereinten Nationen ein umfangreiches Rahmenwerk geschaffen:

1. MDG-Berichte, die Fortschritte auf global, regionaler und nationaler Ebene zusammenfassten
2. Millenniumsprojekt, das zum Ziel hatte durch eine Kooperation von Wissenschaftlern weltweit Lösungsansätze zu entwickeln
3. Millenniumskampagne mit dem Ziel, durch Öffentlichkeitsarbeit politische Unterstützung für die MDGs in Industrie- und Entwicklungsländern zu mobilisieren
4. Länderbezogene Programmkoordinierung und institutionenübergreifende Zusammenarbeit der UN-Organisationen im Rahmen der UN-Entwicklungsgruppe (UNDG)
5. Einrichtung eines Globalen Fonds zur Bekämpfung von Aids, Tuberkulose und Malaria (*Global Fund to Fight Aids, Tuberculosis and Malaria*, GFATM)

Die größte Medien- und Öffentlichkeitswirkung erzielten das Millenniumsprojekt und die Millenniumskampagne. Das Millenniumsprojekt wurde als unabhängiges Beratungs- und Forschungsgremium von Kofi Annan einberufen. Unter der Leitung von Jeffrey Sachs erarbeiteten über 250 Wissenschaftler, Entwicklungsexperten, Politiker, Vertreter der Zivilgesellschaft, der UN, Weltbank, IWF sowie des Privatsektors in zehn thematischen Arbeitsgruppen einen Aktionsplan zur Umsetzung der MDGs: *Investing in Development – A Practical Plan to Achieve The MDGs*. Dieser beschreibt in zehn Empfehlungen den operativen Rahmen zur Umsetzung der MDGs in Industrie- und Entwicklungsländern. Des Weiteren wurden Investitionsstrategien und Finanzierungskonzepte dargelegt [19].

Den zweiten Hauptpfeiler der Millenniumsstrategie stellte die Millenniumskampagne dar. Der Grundgedanke des Millennium-Projekts war, dass die Verwirklichung der MDGs nur durch deren Verankerung in allen Gesellschaftsschichten erreicht werden kann. Unterstützt durch die UN wurden nationale Kampagnen mit dem Ziel, dass hierdurch in allen gesellschaftlichen Bereichen, von NGOs, Zivilgesellschaft bis zu Vertretern aus Politik, Wissenschaft und Wirtschaft die Umsetzung der MDGs vorangetrieben und so in das Zentrum der lokalen, nationalen und internationalen Politik gestellt wird. Mit Aktionen und Events wollte die Kampagne unter dem Motto „*No excuse-2015*" als Basis für die Zusammenarbeit verschiedener Gruppen (Städte, Kommunen, Kirchen, Medien, Parlamentarier, Jugend) dienen und zivile Aktionen auf allen Ebenen vernetzen. Zentraler Faktor war dabei die Medienwirksamkeit, um in der Öffentlichkeit einen hohen Bekanntheitsgrad der MDGs zu erreichen [20].

Um das Ziel der Bekämpfung von HIV/Aids, Malaria und anderen übertragbaren Krankheiten zu erreichen, wurde 2001 auf der UN-Sondergeneralversammlung zu HIV und Aids die Einrichtung eines Globalen Fonds zur Bekämpfung von Aids, Tuberkulose und Malaria (*Global Fund to Fight Aids, Tuberculosis and Malaria*, GFATM) beschlossen (s. Kap. 14).

Für das Erreichen der MDGs waren die Industrie- und Entwicklungsländer gemeinsam verantwortlich. Während zur Erreichung der MDGs 1–7 auf nationaler Ebene die Eigenverantwortung des jeweiligen Entwicklungslandes im Vordergrund stand, sollte die Entwicklungszusammenarbeit dabei nur unterstützend wirken. Die Länder sollten ihre Entwicklungsprioritäten und -programme in einem partizipativen Prozess selbst bestimmen und in Strategiepapieren zur Armutsbekämpfung (*Poverty Reduction Strategy Papers*) sowie in nationalen Entwicklungsplänen formulieren. Die ausländischen Geldgeber (Regierungen und andere Akteure) sollten sich darauf konzentrieren, die Umsetzung dieser nationalen Pläne zu unterstützen. Die Absicht dahinter war, dass die Entwicklungsländer aus der Abhängigkeit der Entwicklungszusammenarbeit befreit und ihre politischen Entscheidungsträger stärker in die Verantwortung genommen werden sollten. Im Gegensatz dazu waren in erster Linie die Industrieländer für die Umsetzung des MDG 8, der Gestaltung entwicklungsfördernder globaler Rahmenbedingungen, verantwortlich [21].

7.2.3 Ergebnisse

Die Vereinten Nationen haben die MDGs als „die erfolgreichste Bewegung zur Bekämpfung der Armut in der Geschichte" bezeichnet. Die MDGs haben nachweislich dazu beigetragen mehr als eine Milliarde Menschen aus der extremen Armut zu befreien, den Hunger zu bekämpfen, mehr Mädchen den Schulbesuch zu ermöglichen und die Gesundheit vieler Menschen zu schützen. Trotz aller eindrucksvollen Erfolge musste aber auch festgestellt werden, dass weiterhin große Ungleichheiten bestanden und die Fortschritte nicht einheitlich gewesen waren. Insbesondere die rund 1,5 Milliarden Menschen, die in von Konflikten betroffenen Ländern oder am äußersten Rand der Gesellschaft leben, waren trotz aller Bemühungen nicht ausreichend erreicht worden [22]. In den nachfolgenden Tabellen werden die einzelnen MDGs mit ihren jeweiligen Zielvorgaben und Indikatoren sowie den erreichten Ergebnissen kurz vorgestellt [24,25].

7.2.3.1 MDG 1: Beseitigung der extremen Armut und des Hungers

– **Zielvorgabe 1.A:** Zwischen 1990 und 2015 den Anteil der Menschen halbieren, deren Einkommen weniger als einen US-Dollar pro Tag beträgt.
– **Zielvorgabe 1.B:** Produktive Vollbeschäftigung und menschenwürdige Arbeit für alle, einschließlich Frauen und junger Menschen, verwirklichen (*Dieses Unterziel wurde erst im Jahr 2008 ergänzt*).
– **Zielvorgabe 1.C:** Zwischen 1990 und 2015 den Anteil der Menschen halbieren, die Hunger leiden.

Tab. 7.2: MDG1, Übersicht zu den Indikatoren und Ergebnissen.

1	Indikatoren	Ergebnisse
1.1	Anteil der Bevölkerung mit weniger als einem US-Dollar pro Tag	– das Ziel wurde bereits 2011 erreicht – der Anteil sank von 47 auf 14 Prozent – 2015 lebten noch 836 Millionen Menschen in extremer Armut
1.2	Armutslückenverhältnis: Armutsinzidenz (Zahl der extrem Armen) multipliziert mit der Armutstiefe (gibt an, um wie viel Prozent das Einkommen der Armen unterhalb der Armutsgrenze liegt)	– in den Entwicklungsländern sank das Verhältnis insgesamt von 16,2 % (1990) auf 5,3 % (2011) – li Sub-Sahara Afrika: 25,5 % → 19,2 %
1.3	Anteil, den das ärmste Fünftel der Bevölkerung am gesamten nationalen Konsum hat	– *keine globalen oder regionalen Daten vorhanden*
1.4	Wachstum des Bruttoinlandsproduktes (BIP) pro Erwerbstätigen	– global stieg die jährliche BIP-Wachstumsrate von 0,8 % (2001) auf 1,8 % (2014)
1.5	Verhältnis Beschäftigung – Bevölkerung	– weltweit sank das Verhältnis von 62 % (1991) auf 60 % (2015) – Altersklasse 15–24 Jahre: 50 % → 40 %
1.6	Anteil der Erwerbstätigen, die mit weniger als einem US-Dollar pro Tag (Kaufkraftparität) auskommen müssen	– weltweit nahm die Anzahl von 899 Millionen (1991) auf 300 Millionen (2014) ab – der Anteil sank von 48,9 % auf 11,8 %
1.7	Anteil der Selbstständigen und der mithelfenden Familienangehörigen an der Gesamtbeschäftigung	– weltweit sank der Anteil von 55,8 % (1991) auf 45,0 % (2014)

Tab. 7.2: (fortgesetzt)

1	Indikatoren	Ergebnisse
1.8	Anteil der untergewichtigen Kinder unter fünf Jahren	– weltweit sank der Anteil von 25 % (1990) auf 14 % (2015) – Mehr als 90 Millionen Kinder < 5 J. sind unterernährt und untergewichtig
1.9	Anteil der Bevölkerung unter dem Mindestniveau der Nahrungsenergieaufnahme	– der Anteil ist von 18,6 % (1990) auf 10,9 % (2015) gesunken – weltweit waren schätzungsweise ca. 795 Millionen Menschen unterernährt (2015)

7.2.3.2 MDG 2: Verwirklichung der allgemeinen Grundschulbildung

Zielvorgabe 2.A: Bis zum Jahr 2015 sicherstellen, dass Kinder in der ganzen Welt, Jungen wie Mädchen, eine Primarschulbildung vollständig abschließen können.

Tab. 7.3: MDG2, Übersicht zu den Indikatoren und Ergebnissen.

2	Indikatoren	Ergebnisse
2.1	Nettoeinschulungsquote im Grundschulbereich (Anteil der Kinder im schulpflichtigen Alter, die eine Grundschule besuchen)	– die Quote ist von 82 % (1990) auf 91 % (2015) gestiegen (in Entwicklungsländern: 80 % → 91 %) – 2015 sind 57 Millionen Kinder im Grundschulalter nicht zur Schule gegangen
2.2	Anteil der Grundschulanfänger, die die letzte Klassenstufe der Grundschule erreichen	– der Anteil ist weltweit von 70,5 % (1991) auf 75,4 % (2015) gestiegen (in Entwicklungsländern: 67,4 % → 73,1 %)
2.3	Alphabetisierungsquote bei den 15- bis 24-jährigen Frauen und Männern	– Die Quote ist von 83 % (1990) auf 91 % (2015) gestiegen (in Entwicklungsländern: 80 % → 90 %)

7.2.3.3 MDG 3: Förderung der Gleichstellung der Geschlechter und Ermächtigung der Frauen

Zielvorgabe 3.A: Das Geschlechtergefälle in der Grund- und Sekundarschulbildung beseitigen, vorzugsweise bis 2005 und auf allen Bildungsebenen bis spätestens 2015.

Tab. 7.4: MDG3, Übersicht zu den Indikatoren und Ergebnissen.

3	Zielvorgaben und Indikatoren	Ergebnisse
3.1	Verhältnis Mädchen/Jungen in der Grund- und Sekundarschulstufe und im tertiären Bildungsbereich	– weltweit ist das Verhältnis von 0,89 (1991) auf 0,98 (2015) gestiegen (in EWL: 0,87 → 0,98)
3.2	Anteil der Frauen an den unselbständig Erwerbstätigen im nichtlandwirtschaftlichen Sektor	– der Anteil ist weltweit von 35,4 % (1990) auf 41,0 % (2015) gestiegen (in EWL: 29,2 % → 34,7 %)
3.3	Sitzanteil der Frauen im nationalen Parlament	– der Anteil ist weltweit von 12,8 % (1990) auf 22,4 % (2015) gestiegen (in EWL: 12,0 % → 21,1 %)

7.2.3.4 MDG 4: Senkung der Kindersterblichkeit

Zielvorgabe 4.A: Zwischen 1990 und 2015 die Sterblichkeitsrate von Kindern unter fünf Jahren um zwei Drittel senken.

Tab. 7.5: MDG4, Übersicht zu den Indikatoren und Ergebnissen.

4	Indikatoren	Ergebnisse
4.1	Sterblichkeitsrate von Kindern unter fünf Jahren *(Todesfälle pro 1000 Lebendgeburten, LG)*	– global ist die Rate um mehr als die Hälfte gesunken, von 90 (1990) auf 43 Todesfälle (2015) pro 1000 LG – die Anzahl der Todesfälle sank von 12,7 Millionen auf 6 Millionen (= 16.000 Kinder/Tag; 2015)
4.2	Säuglingssterblichkeitsrate (Todesfälle pro 1000 Lebendgeburten, LG)	– weltweit sank die Rate um fast 50 %, von 63 (1990) auf 33 (2013) pro 1000 LG (in EWL: 69 → 37)
4.3	Anteil der Einjährigen, die gegen Masern geimpft wurden *(mindestens 1 Dosis)*	– globaler Anstieg von 73 % (2000) auf 84 % (2013) – 15,6 Millionen Sterbefälle konnten vermieden werden

7.2.3.5 MDG 5: Verbesserung der Gesundheit von Müttern

– **Zielvorgabe 5 A:** Zwischen 1990 und 2015 die Müttersterblichkeitsrate um drei Viertel senken.
– **Zielvorgabe 5.B:** Bis 2015 den allgemeinen Zugang zu reproduktiver Gesundheit verwirklichen.

Tab. 7.6: MDG5, Übersicht zu den Indikatoren und Ergebnissen.

5	Indikatoren	Ergebnisse
5.1	Müttersterblichkeitsrate (Todesfälle pro 100.000 Lebendgeburten, LG)	– weltweit sank die Rate um ca. 45 % von 380 (1990) auf 210 (2013) pro 100.000 LG – 2015 starben 302.680 Frauen in der Schwangerschaft und bis zu 42 Tagen nach der Geburt (1 je 1,75 Minuten)
5.2	Anteil der von medizinischem Fachpersonal betreuten Geburten	– weltweit stieg der Anteil von 59 % (1990) auf 71 % (2013), (in EWL: 57 % → 70 %)
5.3	Verwendungsrate von Verhütungsmitteln (Frauen 15–49 Jahre, in einer Partnerschaft)	– weltweit stieg die Rate von 55,3 % (1990) auf 63,4 % (2013), (in EWL: 51,8 % → 62,5 %)
5.4	Geburtenrate bei Jugendlichen (Lebendgeburten pro 1000 Frauen zw. 15–19 J.)	– global sank die Geburtenrate von 58,8 (1990) auf 51,0 (2012), (in EWL: 63,7 → 55,7)
5.5	Zugang zur Schwangerenvorsorge (in EWL, mind. ein Besuch und mind. vier Besuche)	– ein Besuch: 64 % (1990) → 83 % (2014) – vier Besuche: 35 % (1990) → 52 % (2014)
5.6	Ungedeckter Bedarf an Familienplanungsdiensten (Frauen 15–49 Jahre, in einer Partnerschaft)	– weltweit: 15,1 % (1990) → 11,9 % (2013) – in EWL: 16,4 % (1990) → 12,2 % (2013)

7.2.3.6 MDG 6: Bekämpfung von HIV/AIDS, Malaria und anderen Krankheiten

- **Zielvorgabe 6.A:** Bis 2015 die Ausbreitung von HIV/AIDS zum Stillstand bringen und allmählich umkehren.
- **Zielvorgabe 6.B:** Bis 2010 allgemeinen Zugang zu HIV/AIDS-Behandlung für alle, die sie benötigen, sicherstellen.

Tab. 7.7: MDG6, Übersicht zu den Indikatoren und Ergebnissen.

6	Indikatoren	Ergebnisse
6.1	HIV-Prävalenz bei den 15- bis 24-Jährigen (Daten nicht ausreichend, daher hier: 15–49 Jahre)	– weltweit: 0,3 % (1990) → 0,8 % (2013) *(Schätzungen)* – In EWL: 0,3 % (1990) → 0,8 % (2013) *(Schätzungen)* – weltweite HIV-Neuinfektionen sanken um ca. 40 % – weltweit leben ca. 36,9 Mio. HIV + Menschen (2017)
6.2	Kondombenutzung beim letzten risikoreichen Geschlechtsverkehr *(Umfragen, 15–24 Jahre)*	– Sub-Sahara Afrika (37 Länder, 2009–14), F 37,2 % – Sub-Sahara Afrika (33 Länder, 2009–14), M 54,6 %
6.3	Anteil der 15- bis 24-Jährigen mit umfassendem und richtigem Wissen über HIV/AIDS *(Umfragen)*	– Sub-Sahara Afrika (43 Länder, 2008–13), F 27,3 % – Sub-Sahara Afrika (38 Länder, 2008–13), M 34,8 %
6.4	Verhältnis der Schulbesuchsquote von Waisenkindern zur Schulbesuchsquote von Nichtwaisen im Alter von 10–14 Jahren	– 2012 lebten 17,8 Millionen AIDS-bedingte Waisenkinder, fast alle in Sub-Sahara Afrika – Schulbesuchsquote 0,96 (SSA), im Vgl. 0,74 (Südasien)
6.5	Anteil der Bevölkerung mit fortgeschrittener HIV-Infektion, der Zugang zu antiretroviralen Medikamenten (ART) hat	– weltweit: ART 800.000 (2003) → 13,6 Mio. (2014) – Anstieg ART Therapien um ca. 1,5–2,0 Mio. pro Jahr – Zwischen 1990 und 2013 Verhinderung von 7,6 Mio. AIDS-bedingten Todesfällen
6.6	Malariainzidenz und Malariasterblichkeit	– zw. 2000 und 2015 konnten 6,2 Mio. Malariatodesfälle verhindert werden (–58 %; meist < 5 J.)
6.7	Anteil der Kinder unter 5 Jahren, die unter imprägnierten Moskitonetzen (iM) schlafen *(Umfragen und Schätzungen)*	– zw. 2004 und 2014 wurden > 900 Mio. iM nach Sub-Sahara Afrika geliefert. – Nur 37 % der Kinder < 5 J. schlafen unter einem iM

Tab. 7.7: (fortgesetzt)

6	Indikatoren	Ergebnisse
6.8	Anteil der Kinder unter 5 Jahren mit Fieber, die mit geeigneten Malariamedikamenten behandelt werden *(Umfragen und Schätzungen)*	– nur 37 % der Kinder < 5 J. mit Fieber erhalten in Sub-Sahara Afrika geeignete Malariamittel; Stadt 40 %, Land 34 % *(40 Länder Umfrage)*
6.9	Tuberkuloseinzidenz, -prävalenz und -sterblichkeit	– Rettung von 37 Mio. Menschenleben durch Tuberkuloseprävention, -diagnose u. -behandlung (2000–2013) – Sterblichkeit: – 45 %; Prävalenz –41 % (1990–2013)
6.10	Anteil der diagnostizierten und mit Hilfe der direkt überwachten Kurzzeittherapie geheilten Tuberkulosefälle *(Ziel: 85 %)*	– weltweit 8,6 Mio. diagnostizierte TB-Neuerkrankungen (2012) *($\frac{2}{3}$ der geschätzten Anzahl)* – 87 % der Patienten wurden erfolgreich behandelt (2011); im Vgl. zu 76 % (2002)

7.2.3.7 MDG 7: Sicherung der ökologischen Nachhaltigkeit

– **Zielvorgabe 7.A:** Die Grundsätze der nachhaltigen Entwicklung in einzelstaatliche Strategien und Programme integrieren und den Verlust von Umweltressourcen umkehren.
– **Zielvorgabe 7.B:** Den Verlust an biologischer Vielfalt reduzieren, mit einer signifikanten Reduzierung der Verlustrate bis 2010.
– **Zielvorgabe 7.C:** Bis 2015 den Anteil der Menschen um die Hälfte senken, die keinen nachhaltigen Zugang zu einwandfreiem Trinkwasser und grundlegenden sanitären Einrichtungen haben.
– **Zielvorgabe 7.D:** Bis 2020 eine erhebliche Verbesserung der Lebensbedingungen von mindestens 100 Millionen Slumbewohnern herbeiführen.

Tab. 7.8: MDG7, Übersicht zu den Indikatoren und Ergebnissen.

7	Indikatoren	Ergebnisse
7.1	Anteil der Waldflächen	– der Waldverlust schreitet rasant voran, der Nettoverlust betrug ca. 5,2 Mio. Ha/Jahr (2000–2010) – Waldfläche weltweit: 32,0 % (1990) → 31 % (2010) – Waldfläche in EWL: 29,4 % (1990) → 27,6 % (2010)
7.2	CO_2-Emissionen insgesamt, pro Kopf und je 1 Dollar BIP (in Kaufkraftparitäten)	– die weltweiten CO_2-Emissionen stiegen um > 50 % zwischen 1990 und 2012 (in EWL: +182 %; Rest: –10 %)
7.3	Verbrauch ozonabbauender Stoffe	– Ozonabbauende Substanzen wurden praktisch eliminiert
7.4	Anteil der Fischbestände innerhalb sicherer biologischer Grenzen	– die Überfischung der Meere führte zu einem Rückgang des Anteils von 90 % (1974) auf 71 % (2011)
7.5	Anteil der genutzten Wasserressourcen an den gesamten Wasservorkommen	– weltweit: 8,8 %; Nordafrika: 78,3 %; Westasien 54,5 % – ab ca. 60 % werden die Ökosysteme überstrapaziert.
7.6	Anteil der geschützten Land- und Meeresgebiete	– Landgebiete: 8,9 % (1990) → 15,2 % (2014) – Meeresgebiete: 4,6 % (1990) → 8,4 % (2014)
7.7	Anteil der vom Aussterben bedrohten Arten	– laut IUCN-Index schreitet der Anteil bedrohter Arten immer rascher voran
7.8	Anteil der Bevölkerung mit Zugang zu verbesserter Trinkwasserversorgung	– weltweit stieg der Anteil von 76 % (1990) auf 91 % (2015); in EWL: von 70 % auf 89 % – 785 Mio. Menschen haben auch 2017 keinen Zugang
7.9	Anteil der Bevölkerung mit Zugang zu verbesserten sanitären Einrichtungen	– weltweit stieg der Anteil von 54 % (1990) auf 68 % (2015); in EWL: von 43 % auf 62 % – 2 Milliarden Menschen haben auch 2017 keinen Zugang selbst zu einfachen sanitären Einrichtungen.
7.10	Anteil der in Slums lebenden städtischen Bevölkerung	– in Entwicklungsregionen sank der Anteil von 46,2 % (1990) auf 29,7 % (2014) – insgesamt hat sich die weltweite Slum-Bevölkerung aber von 689 Mio. (1990) auf 880 Mio. (2014) erhöht

7.2.3.8 MDG 8: Aufbau einer weltweiten Entwicklungspartnerschaft

– **Zielvorgabe 8.A:** Ein offenes, regelgestütztes, berechenbares und nichtdiskriminierendes Handels- und Finanzsystem weiterentwickeln;
– *Umfasst die Verpflichtung auf gute Regierungsführung, Entwicklung und Armutsreduzierung auf nationaler und internationaler Ebene.*
– **Zielvorgabe 8.B:** Den besonderen Bedürfnissen der am wenigsten entwickelten Länder Rechnung tragen.
– *Umfasst den zoll- und quotenfreien Zugang für die Exporte der am wenigsten entwickelten Länder, ein verstärktes Schuldenerleichterungsprogramm für die hochverschuldeten armen Länder und die Streichung der bilateralen öffentlichen Schulden sowie die Gewährung großzügigerer öffentlicher Entwicklungshilfe an Länder, die sich für die Armutsminderung einsetzen.*
– **Zielvorgabe 8.C:** Den besonderen Bedürfnissen der Binnen- und kleinen Inselentwicklungsländer Rechnung tragen *(durch das Aktionsprogramm für die nachhaltige Entwicklung der kleinen Inselstaaten unter den Entwicklungsländern und die Ergebnisse der 22. Sondertagung der Generalversammlung).*
– **Zielvorgabe 8.D:** Die Schuldenprobleme der Entwicklungsländer durch Maßnahmen auf nationaler und internationaler Ebene umfassend angehen und so die Schulden langfristig tragbar werden lassen.
– **Zielvorgabe 8.E:** In Zusammenarbeit mit den Pharmaunternehmen unentbehrliche Arzneimittel zu bezahlbaren Kosten in den Entwicklungsländern verfügbar machen.
– **Zielvorgabe 8.F:** In Zusammenarbeit mit dem Privatsektor dafür sorgen, dass die Vorteile der neuen Technologien, insbesondere der Informations- und Kommunikationstechnologien, genutzt werden können.

Tab. 7.9: MDG8, Übersicht zu den Indikatoren und Ergebnissen.

8	Indikatoren	Ergebnisse
8.1	Öffentliche Entwicklungshilfe, netto *(insgesamt und an die am wenigsten entwickelten Länder)*, in % des Bruttonationaleinkommens (BNE) der OECD/DAC-Geberländer	– Anstieg von 54,0 Milliarden US$ (2000) auf 135,2 Milliarden US$ (2014); entspricht nur 0,29 % des BNE – nur Dänemark, Luxemburg, Norwegen, Schweden und das Vereinigte Königreich erreichen das vereinbarte ODA Ziel von 0,7 % des BNE
8.2	Anteil der gesamten bilateralen, sektoral zuordenbaren öffentlichen Entwicklungshilfe der OECD/DAC-Geberländer für soziale Grunddienste *(Grundbildung, primäre Gesundheitsversorgung, Ernährung, einwandfreies Wasser und Sanitärversorgung)*	– der Anteil stieg von 3,5 Milliarden US$ (2001) auf 14,5 Milliarden US$ (2013) – dieses entspricht einem Anstieg von 14 % (2001) auf 18 % (2013) der gesamten ODA (Overseas Development Assistance = Entwicklungshilfe)
8.3	Anteil der *ungebundenen* bilateralen öffentlichen Entwicklungshilfe der OECD/DAC-Geberländer	– der Anteil stieg von 16,3 Milliarden US$ (1990) auf 72,8 Milliarden US$ (2013) – dieses entspricht einem Anstieg von 67,6 % (1990) auf 85,4 % (2013) der gesamten ODA
8.4	von den Binnenentwicklungsländern erhaltene öffentliche Entwicklungshilfe in Prozent ihres Bruttonationaleinkommens	– der Anteil der ODA am BNE sank von 8,2 % (2003) auf 3,6 % (2013). – die Gesamtsumme stieg von 12,2 Milliarden US$ (2003) auf 26,1 Milliarden US$ (2013)
8.5	von den kleinen Inselentwicklungsländer erhaltene öffentliche Entwicklungshilfe in Prozent ihres Bruttonationaleinkommens Marktzugang	– der Anteil der ODA am BNE stieg von 1,5 % (2003) auf 3,0 % (2013). – die Gesamtsumme stieg von 2,1 Milliarden US$ (2003) auf 4,5 Milliarden US$ (2013)
8.6	Anteil der zollfreien Einfuhren an den gesamten Einfuhren der entwickelten Länder (nach Wert und ohne Rüstungsgüter) aus den Entwicklungsländern und den am wenigsten entwickelten Ländern	– der Anteil stieg von 62 % (2000) auf 83 % (2014) – ohne Ölimporte stiegt der Anteil von 54 % (2000) auf 79 % (2014)
8.7	Durchschnittliche Höhe der von den entwickelten Ländern erhobenen Zölle auf Agrarprodukte, Textilien und Bekleidung aus den Entwicklungsländern	– Agrarprodukte: 9,2 % (2000) →8,0 % (2014) – Textilien: 6,6 % (2000) → 4,5 % (2014) – Kleidung: 10,8 % (2000) → 7,7 % (2014)
8.8	Geschätzte Agrarsubventionen in den OECD-Ländern in Prozent des Bruttoinlandsprodukts	– der Anteil der Agrarsubventionen sank von 0,97 % (2003) auf 0,75 % (2013) – die Subventionen stiegen um ca. 10 % von 312 Milliarden US$ auf 344 Milliarden US$
8.9	Anteil der für den Aufbau der Handelskapazitäten gewährten öffentlichen Entwicklungshilfe	– der Anteil sank von 38,5 % (2001) auf 28,4 % (2013)

Tab. 7.9: (fortgesetzt)

8	Indikatoren	Ergebnisse
8.10	Gesamtzahl der Länder, die ihren Entscheidungspunkt im Rahmen der Initiative für hochverschuldete arme Länder (HIPCs) erreicht haben und Anzahl der Länder, die ihren HIPC-Abschlusspunkt erreicht haben (kumulativ)	– im Jahr 2012 erfüllten 39 Länder die Voraussetzungen – davon haben 36 Länder den Entscheidungspunkt erreicht und für künftige Schuldenrückzahlungen 57,3 Milliarden US-Dollar erhalten – 35 Länder haben nach dem Erreichen ihres Abschlusspunkts eine volle Schuldenentlastung erhalten
8.11	Im Rahmen der HIPC-Initiative und der Multilateralen Entschuldungsinitiative (MDRI) zugesagte Schuldenerleichterungen	– 2012 wurden 95 Milliarden US$ an Schulden den Ländern erlassen, die den Entscheidungs- oder Abschlusspunkt hierfür erreicht haben
8.12	Schuldendienst in Prozent der Exporterlöse (*Güter und Dienstleistungen*)	– die Schuldendienstquote der EWL, also das Verhältnis der Auslandsschulden zu den Exporteinnahmen, sank von 12 % (2000) auf 3,1 % (2012)
8.13	Anteil der Bevölkerung mit dauerhaftem Zugang zu unentbehrlichen Arzneimitteln zu bezahlbaren Kosten	– *keine globalen oder regionalen Daten vorhanden* – in den Jahren 2007–2014 waren im Schnitt in 58 % der öffentlichen Gesundheitseinrichtungen in Ländern mit niedrigem Einkommen Generika erhältlich
8.14	Festnetzanschlüsse je 100 Einwohner	– weltweit: 16,0 (2000) → 16,0 (2013) – in EWL: 7,9 (2000) → 10,6 (2013)
8.15	Mobilfunkteilnehmer je 100 Einwohner	– weltweit: 12,1 (2000) → 93,1 (2013) – in EWL: 0,4 (2000) → 87,7 (2013)
8.16	Internetnutzer je 100 Einwohner	– weltweit: 6,6 (2000) → 38,0 (2013) – in EWL: 0,1 (2000) →s 29,9 (2013)

Quellen für alle MDG Tabellen: Vereinte Nationen: (2), (23), (24), (25); BMZ: (12), (18)

Die zusammenfassende Übersicht über die MDG Ergebnisse (s. Tab. 7.10) besteht aus zwei Darstellungsebenen: Der Text in jeder Box zeigt den Stand der Entwicklung der jeweiligen Region an. Die Farben zeigen den Fortschritt im Hinblick auf die entsprechenden Ziele an (s. Legende). Wenn kein anderes Jahr angegeben ist, beziehen sich die Werte auf das Jahr 2015. Informationen zur Aufteilung der Regionen und den zum Teil sehr unterschiedlichen Länderergebnissen in den jeweiligen Regionen finden sich unter www.mdgs.un.org. Auf einige dieser MDG-Indikatoren wird in späteren Kapiteln (insb. im Kap. 10, Lebensphasen) noch weiter eingegangen.

Tab. 7.10: Übersicht über die MDG Ziele, Zielvorgaben und wichtige Indikatoren mit Ergebnissen für die einzelnen Weltregionen und die Entwicklung dieser von 2000–2015. Quelle: adaptiert von Millennium Development Goals: 2015 Progress Chart, United Nations, 2015, [26].

Ziele und Zielvorgaben		Afrika		Asien				Ozeanien	Lateinamerika + Karibik	Kaukasus + Zentralasien
		Nord	Subsahara	Ost	Südost	Süd	West			
MDG 1: Beseitigung der extremen Armut und des Hungers										
Reduzierung der extremen Armut um 50 %	Anteil der armen Bevölkerung	1,5 %	46,8 %	6,3 %	12,1 %	23,4 %	1,5 %	–	4,6 %	3,6 %
produktive und menschenwürdige Beschäftigung	Defizite	hoch	sehr hoch	mäßig	hoch	hoch	hoch	sehr hoch	mäßig	gering
Hunger halbieren	Anteil der hungernden Bevölkerung	< 5 %	23,2 %	9,6 %	9,6 %	15,7 %	8,4 %	14,2 %	5,5 %	7,0 %
MDG 2: Verwirklichung der allgemeinen Grundschulbildung										
allgemeine Grundschulbildung	Anteil der Schulabsolventen	96,4 %	58,9 %	98,3 %	89,5 %	63,4 %	79,5 %	58,5 %	76,1 %	97,4 %
Alphabetisierungsrate (15–24 J.)	Anteil	91,3 %	74,1 %	99,7 %	98,0 %	87,4 %	94,6 %	77,0 %	98,7 %	99,9 %
MDG 3: Förderung der Gleichstellung der Geschlechter und Ermächtigung der Frauen										
gleichberechtigte Einschulungsquoten für Mädchen	Quote	0,96	0,93	0,99	1,01	1,03	0,94	0,97	0,98	0,99
Frauenanteil an der bezahlten Beschäftigung	Anteil (2013)	19,6 %	32,9 %	42,7 %	39,2 %	20,1 %	20,6 %	38,7 %	44,0 %	44,2 %

Tab. 7.10: (fortgesetzt)

Ziele und Zielvorgaben		Afrika		Asien				Ozeanien	Lateinamerika + Karibik	Kaukasus + Zentralasien
		Nord	Subsahara	Ost	Südost	Süd	West			
gleichberechtigte Vertretung in den nationalen Parlamenten	Anteil	24,6 %	22,7 %	21,7 %	17,8 %	17,6 %	12,4 %	4,4 %	27,4 %	17,9 %
MDG 4: Senkung der Kindersterblichkeit										
Reduzierung der Sterblichkeit von Kindern < 5 Jahren um 2/3	Mortalität (Todesfälle/1000 LG, 2013)	25	92	13	29	55	25	54	18	35
Reduzierung der Sterblichkeit von Kindern < 1 Jahren um 2/3	Mortalität (Todesfälle/1000 LG, 2013)	21	61	11	24	43	20	42	15	31
MDG 5: Verbesserung der Gesundheit von Müttern										
Reduzierung der Müttersterblichkeit um 3/4	Mortalität (Tote/100.000 LG, 2013)	69	510	33	140	190	74	190	85	39
Zugang zur reproduktiven Gesundheit (Frauen 15–49 J.)	Anteil der Frauen mit Zugang (2013)	60,6 %	26,6 %	83,4 %	63,6 %	57,6 %	57,5 %	37,7 %	72,8 %	56,0 %
MDG 6: Bekämpfung von HIV/AIDS, Malaria und anderen Krankheiten										
Ausbreitung von HIV/AIDS stoppen und umkehren	Inzidenz (pro 100 EW, 15–49 J, 2013)	0,01	0,29	0,01	0,03	0,02	0,00	0,03	0,03	0,02

Tab. 7.10: (fortgesetzt)

Ziele und Zielvorgaben		Afrika		Asien				Ozeanien	Lateinamerika + Karibik	Kaukasus + Zentralasien
		Nord	Subsahara	Ost	Südost	Süd	West			
Ausbreitung der Tuberkulose stoppen und umkehren	Mortalität (Tote/100.000 EW, 2013)	5,4	43	3,5	26	23	1,7	25	2,7	8,7
MDG 7: Sicherung der ökologischen Nachhaltigkeit										
Bevölkerungsanteil ohne sauberes Trinkwasser halbieren	Anteil mit sauberem Trinkwasser	93 %	89 %	96 %	90 %	93 %	95 %	56 %	95 %	89 %
Bevölkerungsanteil ohne sanitäre Einrichtungen halbieren	Anteil mit sanitären Einrichtungen	89 %	30 %	77 %	72 %	47 %	94 %	35 %	83 %	96 %
Das Leben der Slumbewohner verbessern (in Städten)	Anteil der Slumbewohner (2014)	11,1 %	55,2 %	25,2 %	27,4 %	30,7 %	24,7 %	24,1 %	20,5 %	–
MDG 8: Aufbau einer weltweiten Entwicklungspartnerschaft										
Mobilfunknutzer	Nutzer pro 100 Einwohner (2013)	119,3	65,9	89,6	115,4	72,1	106,9	50,4	114,8	111,9
Internetnutzer	Nutzer pro 100 Einwohner (2013)	41,7	16,9	47,0	26,2	14,5	41,2	14,0	46,7	39,2

■ Ziel wurde erreicht oder sehr guter Fortschritt, ■ Guter Fortschritt, ■ Mäßiger Fortschritt, □ Schlechter Fortschritt oder Verschlechterung, ■ Fehlende oder unzureichende Daten

7.2.4 Stärken und Schwächen der MDGs

Die MDGs haben in vielen Bereichen für positive Veränderungen für Milliarden von Menschen gesorgt.

Einige Ziele wurden allerdings, wie oben bereits dargestellt, nicht erreicht. Die erzielten Fortschritte waren zudem sehr unterschiedlich zwischen den Regionen sowie zwischen und auch innerhalb von Ländern. Zudem bestehen weiterhin große Ungleichheiten zwischen den Bevölkerungen auch in Bereichen, die von den MDGs erst gar nicht erfasst worden sind. So spielte z. B. auch die Verteilung von Einkommen, Land und Vermögen innerhalb einer Gesellschaft keine Rolle in der Millennium-Entwicklungsagenda. Die Reduzierung der Armut (MDG1) führte daher nicht gleichzeitig zu einer Reduzierung der Ungleichheiten. Die Ungleichverteilung des Einkommens und des Vermögens haben sich laut einer UNICEF-Studie in vielen Ländern seit 1990 sogar vergrößert. Zudem wurden wichtige Aspekte der Entwicklung wie die Sicherung der Menschen- und Bürgerrechte, Demokratie, Partizipationsmöglichkeiten, Rechtsstaatlichkeit oder der sozialen Sicherung kaum berücksichtigt [21].

Weitere wesentliche Einflussfaktoren wie Frieden, Umwelt und Menschenrechte wurden zwar in der Millennium-Deklaration erwähnt, in den MDGs und ihren Indikatoren dann aber weitestgehend vernachlässigt. Außerdem wurden viele Zusammenhänge zwischen den einzelnen entwicklungspolitischen Problembereichen ausgeblendet und stattdessen separate Strategien in den einzelnen Zielbereichen anstelle eines umfassenden Nachhaltigkeitsansatzes verfolgt. Dieser Ansatz, der während der internationalen Debatten in den 1990er Jahren etabliert werden konnte und auch in der Millennium-Deklaration zum Ausdruck gekommen ist, wurde in der MDG Agenda nur am Rande und in nur einem einzigen Ziel berücksichtigt (MDG7) (Martens 2005).

Die MDGs wurden auch dafür kritisiert, dass diese auf einem von westlichen Geberregierungen gewählten, verengten Entwicklungsverständnisses basierten. Die Einbeziehung der Länder des „globalen Südens" bei der Auswahl der Ziele und Indikatoren wurde ebenfalls von vielen Nichtregierungsorganisationen und nationalen Regierungen als unzureichend bezeichnet. Dabei bezogen sich diese Ziele und Fristen nur auf Verpflichtungen für eben diese Länder. Es mangelte hier auch an der Differenzierung zwischen den Ländern, da die Ziele unabhängig vom jeweiligen Entwicklungsstand und der jeweiligen Ausgangssituation erreicht werden sollten. Manche Ziele erwiesen sich daher gerade für die ärmsten Länder als überambitioniert, während für reichere Länder viele Ziele sogar bedeutungslos waren. Die selektive Zielauswahl war auch deswegen problematisch, weil dadurch andere, ebenso wichtige Aufgaben vernachlässigt wurden. So wurden z. B. im Bildungsbereich große finanzielle Mittel in den Grundschulsektor investiert, während weiterführende Schulen und die Ausbildung von Jugendlichen deswegen oft vernachlässigt worden sind. Zudem sagen z. B. hohe Einschulungsquoten nichts über die Qualität der Schulen und des Unterrichts aus.

Neben den erwähnten Schwächen wiesen die MDGs aber auch eine Reihe von Stärken auf. Sie waren einfach und öffentlichkeitswirksam zu kommunizieren, womit auch u. a. die Rechenschaftspflicht der Regierungen erhöht und das Engagement der politischen Entscheidungsträger erhöht werden konnte. Für den einfachen und zeitgebundenen Rahmen zur Erreichung der quantitativen Ziele und deren Indikatoren, wurden in vielen Ländern neue Datenerfassungssysteme in Betrieb genommen, die nun auch langfristig zur Messung weiterer Indikatoren genutzt werden und als Datenbasis für weitere nationale Entwicklungs- und Gesundheitsprogramme dienen können.

Ein ganz wesentlicher positiver Aspekt der MDGs war die deutliche Erhöhung der Mittel für die allgemeine, öffentliche Entwicklungszusammenarbeit (*Official Development Assistance*, ODA), die verstärkte, finanzielle Unterstützung gerade der ärmsten Länder und der Zuwachs von Mitteln für die soziale Entwicklung (wie Bildung, Gesundheit usw.). Die ODA der westlichen Geberländer hat sich allein für den Gesundheitsbereich zwischen den Jahren 2000 und 2015 von ca. 12 auf ca. 36 Milliarden US-Dollar verdreifacht. Hierdurch wurden nicht nur beeindruckende Erfolge zur Verringerung der Krankheitslasten und der Sterberaten sowie zur Verbesserung der Gesundheit erzielt, es wurden auch neue Forschungsnetzwerke, zivilgesellschaftliche Gruppierungen und globale Institutionen, wie der Globale Fonds zur Bekämpfung von AIDS, Tuberkulose und Malaria oder GAVI, die Impfallianz, geschaffen (s. Kap. 14). Diese und viele weitere Akteure und Initiativen halfen bei der Umsetzung der Finanzierung und Umsetzung der MDGs und prägten mit ihren Programmen und Projekten die globale Gesundheitsagenda. Die Millenniums-Entwicklungsziele waren somit auch ein maßgeblicher Faktor für die Entwicklung des Konzeptes und Themenfelds der Globalen Gesundheit.

7.3 Die Agenda 2030 für nachhaltige Entwicklung und die SDGs

Im Oktober 2015 beschlossen die Mitgliedsstaaten der Vereinten Nationen die Agenda 2030 für nachhaltige Entwicklung mit dem Ziel globale Fragen und grenzüberschreitende Probleme gemeinsam zu lösen. Die SDGs bauen auf den MDGs auf (insbesondere auf den unerreichten Zielen) und erweitern diese. Sie integrieren alle drei Grundsäulen der nachhaltigen Entwicklung (die sozialen, ökologischen und ökonomischen Determinanten) rund um die Themen Menschen, Planet, Wohlstand, Frieden und Partnerschaft und erkennen die dynamischen und wechselseitigen Beziehungen zwischen den einzelnen Bereichen an. Hierfür wurde ein integrativer und zusammenhängender Ansatz gewählt, d. h. Fortschritte, die in einem der Bereiche erreicht werden, sollen auch zu Fortschritten in anderen Bereichen führen. Die Verbesserung der Gesundheit, zum Beispiel, soll auch übergreifend durch eine positive Entwicklung in allen Bereichen erreicht werden. Die Agenda 2030 setzt auch einen Schwerpunkt auf die Erreichung globaler Gerechtigkeit, „niemand soll zurückgelassen werden" und ist – im Gegensatz zur Millennium-Entwicklungsagenda 2015 – nicht nur für die ärmeren Länder bestimmt, sondern für alle Länder weltweit. Die jeweiligen Ziele und Maßnahmen hängen dabei von den nationalen Grundvoraussetzungen, Kapazitäten und dem Entwicklungsstand ab und werden durch die nationalen Regierungen unter Berücksichtigung der gemeinsamen, globalen Ziele festgelegt [27].

7.3.1 Die 17 Nachhaltigkeitsziele der Vereinten Nationen

Die Agenda 2030 trat im Januar 2016 in Kraft, sie beinhaltet 17 Hauptziele (s. Tab. 7.11) und 169 Unterziele sowie Instrumente für deren Implementierung und Maßnahmen für die Überwachung und Bewertung [3].

Tab. 7.11: Nachhaltigkeitsziele der Vereinten Nationen (SDGs). Quelle: Bundesministerium für wirtschaftliche Zusammenarbeit und Entwicklung (BMZ): http://www.bmz.de/de/ministerium/ziele/2030_agenda/index.html

SDG 1	Armut in allen ihren Formen und überall beenden
SDG 2	Den Hunger beenden, Ernährungssicherheit und eine bessere Ernährung erreichen und eine nachhaltige Landwirtschaft fördern
SDG 3	Ein gesundes Leben für alle Menschen jeden Alters gewährleisten und ihr Wohlergehen fördern
SDG 4	Inklusive, gleichberechtigte und hochwertige Bildung gewährleisten und Möglichkeiten lebenslangen Lernens für alle fördern
SDG 5	Geschlechtergleichstellung erreichen und alle Frauen und Mädchen zur Selbstbestimmung befähigen
SDG 6	Verfügbarkeit und nachhaltige Bewirtschaftung von Wasser und Sanitärversorgung für alle gewährleisten
SDG 7	Zugang zu bezahlbarer, verlässlicher, nachhaltiger und moderner Energie für alle sichern
SDG 8	Dauerhaftes, breitenwirksames und nachhaltiges Wirtschaftswachstum, produktive Vollbeschäftigung und menschenwürdige Arbeit für alle fördern
SDG 9	Eine widerstandsfähige Infrastruktur aufbauen, breitenwirksame und nachhaltige Industrialisierung fördern und Innovationen unterstützen
SDG 10	Ungleichheit innerhalb von und zwischen Staaten verringern
SDG 11	Städte und Siedlungen inklusiv, sicher, widerstandsfähig und nachhaltig machen
SDG 12	Für nachhaltige Konsum- und Produktionsmuster sorgen
SDG 13	Umgehend Maßnahmen zur Bekämpfung des Klimawandels und seiner Auswirkungen ergreifen
SDG 14	Ozeane, Meere und Meeresressourcen im Sinne nachhaltiger Entwicklung erhalten und nachhaltig nutzen
SDG 15	Landökosysteme schützen, wiederherstellen und ihre nachhaltige Nutzung fördern
SDG 16	Friedliche und inklusive Gesellschaften für eine nachhaltige Entwicklung fördern
SDG 17	Umsetzungsmittel stärken und die Globale Partnerschaft für nachhaltige Entwicklung mit neuem Leben erfüllen

7.3.2 Wesentliche Unterschiede zu den MDGs

Die Agenda 2030 und ihre Ziele unterscheiden sich deutlich von der Millennium-Entwicklungsagenda und den MDGs und basieren auf einer umfassenden Vision für eine nachhaltige Entwicklung, die universell, transformativ, umfassend und inklusiv ist [28]:
- Universell: Während die MDGs nur für Entwicklungsländer galten, bilden die SDGs einen universell geltenden Rahmen. Alle Länder müssen auf dem Weg zu einer nachhaltigen Entwicklung Fortschritte erzielen und stehen vor gemeinsamen Herausforderungen, um die verschiedenen Dimensionen einer nachhaltigen Entwicklung zu erreichen.
- Transformativ: Als Agenda für „Menschen, Planeten, Wohlstand, Frieden und Partnerschaft" (im Englischen die „Ps": People, Planet, Prosperity, Peace, Partnership) bietet die Agenda 2030 einen Paradigmenwechsel gegenüber dem traditionellen Entwicklungsmodell. Es bietet eine transformative Vision für eine menschen- und planetenzentrierte, menschenrechtsbasierte und geschlechtsspezifische nachhaltige Entwicklung, die weit über die engen Visionen der MDGs hinausgeht.
- Umfassend: Neben einer Vielzahl von sozialen, wirtschaftlichen und ökologischen Zielen verspricht die Agenda 2030 „friedlichere, gerechtere und inklusivere Gesellschaften, die frei von Angst und Gewalt sind". Dabei wird großer Wert auf demokratische Regierungsführung, Rechtsstaatlichkeit, Zugang zu Recht und persönlicher Sicherheit (SDG 16) sowie ein befähigendes internationales Umfeld (SDG17 und im gesamten Rahmen) gelegt. Die Agenda deckt daher auch Fragen im Zusammenhang mit allen Menschenrechten ab, einschließlich wirtschaftlicher, bürgerlicher, kultureller, politischer, sozialer Rechte und des Rechts auf Entwicklung.
- Inklusiv: Die Agenda 2030 strebt danach, niemanden zurückzulassen und „eine Welt des universellen Respekts für Gleichstellung und Nichtdiskriminierung" zwischen und innerhalb von Ländern, einschließlich der Gleichstellung der Geschlechter, zu schaffen. Hierzu wird die Verantwortung aller Staaten für „Respekt, Schutz und Förderung der Menschenrechte, unabhängig von Rasse, Hautfarbe, Geschlecht, Sprache, Religion, politischer oder anderer Meinung, nationaler und sozialer Herkunft, Eigentum, Geburt, Behinderung oder anderem Status" bekräftigt.

Im Gegensatz zu den MDGs hat die global gültige SDG Agenda eine breit angelegte Ausrichtung, in der auch ursächliche Gründe, z. B. für Armut fokussiert werden. Zudem wird ein größeres Gewicht auf die Reduzierung der Ungleichheiten im Entwicklungsprozess gelegt. Die SDGs verbinden soziale, ökologische und ökonomische Nachhaltigkeit und erfordern eine neue Arbeitsweise mit sektorübergreifenden Maßnahmen mehrerer Akteure. Dieses gilt auch für den Gesundheitsbereich, auch wenn nur noch ein primäres Entwicklungsziel (SDG3) für diesen Bereich ausgewählt worden ist.

7.3.3 Das Gesundheitsziel SDG 3

Das SDG 3 hat zum Ziel „ein gesundes Leben für alle Menschen jeden Alters zu gewährleisten und ihr Wohlergehen zu fördern" [3]. Die 13 Unterziele können dabei in
3 Kategorien eingeteilt werden (s. Tab. 7.12): Ziele, die noch aus der Millenniums-
Agenda stammen und bislang noch nicht erreicht wurden; Ziele, die neu hinzugekommen sind; und Ziele, die bereits bestehende Strukturen oder Prozesse unterstützen sollen. Hinzu kommt das übergreifende Ziel 3.8, dass auch gerade für die
WHO als ein Leitprinzip im 21. Jahrhundert gilt: das Erreichen einer allgemeinen Gesundheitsversorgung für alle, einschließlich der Absicherung gegen finanzielle Risiken, den Zugang zu hochwertigen grundlegenden Gesundheitsdiensten und den Zugang zu sicheren, wirksamen, hochwertigen und bezahlbaren unentbehrlichen Arzneimitteln und Impfstoffen (*Universal Health Coverage*, UHC) [29].

Universal Health Coverage (Ziel 3.8) wurde somit auch zu einem sehr wichtigen
Aspekt auf der Globalen Gesundheits-Agenda mit dem Potenzial, das Leben von Millionen von Menschen zu verändern, indem lebensrettende Gesundheitsversorgung
für diejenigen bereitgestellt wird, die sie am dringendsten benötigen. Weltweit erhalten jedes Jahr ca. 1 Milliarde Menschen nicht die benötigte medizinische Versorgung,
weil sie sich diese finanziell nicht leisten können. Weitere 100 Millionen Menschen
werden jährlich durch die Kosten der Gesundheitsversorgung in Armut getrieben.
Der von der WHO und der Weltbank entwickelte UHC Service Coverage Index zeigt
die allgemeine Verfügbarkeit grundlegender Gesundheitsdienstleistungen in den einzelnen Ländern. Dieser beruht auf Daten zu Interventionen, die die Gesundheit von

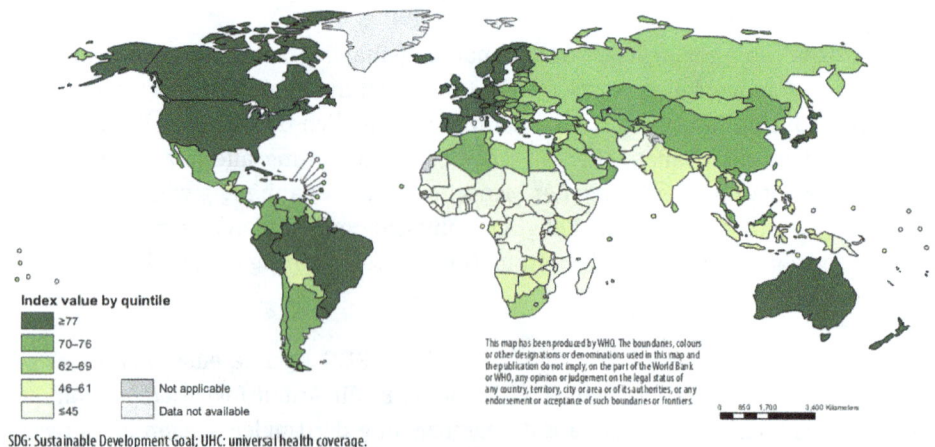

Index value by quintile

≥77

70–76

62–69

46–61   Not applicable

≤45   Data not available

This map has been produced by WHO. The boundaries, colours
or other designations or denominations used in this map and
the publication do not imply, on the part of the World Bank
or WHO, any opinion or judgement on the legal status of
any country, territory, city or area or of its authorities, or any
endorsement or acceptance of such boundaries or frontiers.

0   850   1,700   3,400 Kilometers

SDG: Sustainable Development Goal; UHC: universal health coverage.

Abb. 7.1: UHC Service Abdeckung – Index nach Ländern, 2015; SDG Indikator 3.8.1. Quelle: Mit
freundlicher Genehmigung der WHO; Reprinted from „EXECUTIVE SUMMARY: Tracking Universal
Health Coverage: 2017 Global Monitoring Report", WHO Reference Number WHO/HIS/HGF/17.2, Page
6: Fig. 1. UHC service coverage index by country, 2015: SDG indicator 3.8.1, Copyright (2017) [30].

Müttern, Neugeborenen und Kindern betreffen, zu Infektionskrankheiten und nicht übertragbaren Krankheiten sowie zur Servicekapazität und dem Zugang zum Gesundheitssystem. Es wird auf einer Skala von 0 bis 100 dargestellt (s. Abb. 7.1).

Tab. 7.12: Zielsetzungen des SDG 3. Quelle: https://www.un.org/sustainabledevelopment/health/

SDG 3
Ein gesundes Leben für alle Menschen jeden Alters zu gewährleisten und ihr Wohlergehen zu fördern

Zielsetzungen

3.8 Die allgemeine Gesundheitsversorgung, einschließlich der Absicherung gegen finanzielle Risiken, den Zugang zu hochwertigen grundlegenden Gesundheitsdiensten und den Zugang zu sichern, wirksamen, hochwertigen und bezahlbaren unentbehrlichen Arzneimitteln und Impfstoffen für alle erreichen (*Universal Health Coverage*; UHC)

Unerreichte oder erweiterte MDG-Ziele	Neue SDG 3 Zielsetzungen	SDG 3 Zielsetzungen zur Unterstützung bestehender Strukturen und Prozesse
3.1 Reduzierung der weltweiten Müttersterblichkeit	**3.4** Reduzierung der Frühsterblichkeit aufgrund von nichtübertragbaren Erkrankungen (NCDs) und Förderung der seelischen Gesundheit	**3.a** Stärkung der Durchführung des Rahmenübereinkommens der WHO zur Eindämmung des Tabakgebrauchs (FCTC)
3.2 Verhinderung aller vermeidbaren Todesfälle von Neugeborenen und Kindern unter 5 Jahren	**3.5** Stärkung der Prävention und Behandlung des Substanzmissbrauchs	**3.b** Sicherstellung des Zugangs zu Medikamenten und Impfstoffen für alle und Förderung von Forschung und Entwicklung
3.3 Beseitigung der AIDS-, Tuberkulose- und Malaria-Epidemien sowie der vernachlässigten Erkrankungen und Bekämpfung von Hepatitis, durch Wasser übertragene und auf anderem Wege übertragbaren Erkrankungen	**3.6** Halbierung der Todesfälle und Verletzungen infolge von Verkehrsunfällen	**3.c** Erhöhung der Gesundheitsfinanzierung und der Anzahl von Gesundheitsfachkräften in Entwicklungsländern
3.7 Sicherstellung des Zugangs zu sexual- und reproduktionsmedizinischer Versorgung für alle	**3.9** Verringerung der Zahl der Todesfälle und Erkrankungen aufgrund gefährlicher Chemikalien und der Verschmutzung und Verunreinigung von Luft, Wasser und Boden	**3.d** Stärkung der Kapazitäten aller Länder in den Bereichen Frühwarnung, Risikominderung und Management nationaler und globaler Gesundheitsrisiken

Interaktionen mit ökonomischen, sozialen und die Umwelt betreffenden SDGs sowie dem SDG 17 (Umsetzungsmittel stärken und die Globale Partnerschaft für nachhaltige Entwicklung mit neuem Leben erfüllen)

7.3.3.1 Globaler SDG 3 Aktionsplan

Die ersten Zwischenergebnisse bei der Bewertung der SDGs zeigten, dass die weltweiten Maßnahmen noch nicht ausreichen würden, um die SDGs bis 2030 zu erreichen. Trotz großer Fortschritte waren die erzielten Ergebnisse uneinheitlich verteilt und immer noch wurden zu viele Menschen nicht ausreichend erreicht. Obwohl in erster Linie nationale Regierungen und multilaterale sowie bilaterale Organisationen für die Erreichung der SDGs verantwortlich sind, spielen besonders die globalen Gesundheitsorganisationen eine wichtige Rolle zur Unterstützung der Länder. 2018 wurde der WHO Generalsekretär Dr. Tedros daher gebeten, gemeinsam mit den Leitern der weltweit führenden Organisationen für Gesundheit und Entwicklung (Gavi, GFF, Global Fund, UNAIDS, UNDP, UNFPA, UNICEF, UNITAID, UN-Frauen, Weltbankgruppe, WFP) einen Globalen Aktionsplan zu erarbeiten („Global Action Plan for Healthy Lives and Well-Being for All"). Mit diesem Plan sollen die 12 global tätigen Gesundheits- und Entwicklungsagenturen kollektive Maßnahmen vorantreiben, um effizienter und effektiver zusammenzuarbeiten und damit die Fortschritte bei der Erreichung der gesundheitsbezogenen Ziele der Agenda 2030 für nachhaltige Entwicklung zu beschleunigen. Der Globale Aktionsplan soll auch als Instrument dienen, um die spezifischen Strategien der verschiedenen Organisationen, die bereits an die SDGs angepasst worden sind, miteinander zu verknüpfen und die Schwerpunkte der Arbeit und die Aktivitäten besser aufeinander abzustimmen. Die Maßnahmen konzentrieren sich in erster Linie auf die sieben übergreifenden, sogenannten Beschleunigerbereiche: 1) nachhaltige Finanzierung, 2) primäre Gesundheitsversorgung, 3) Engagement der Bevölkerung und der Zivilgesellschaft, 4) Determinanten der Gesundheit, 5) Forschung und Entwicklung, Innovation und Zugang, 6) Daten und digitale Gesundheit, und 7) innovative Programmierung in fragilen und anfälligen Staaten und für Ausbruchsreaktionen. Diese neue Arbeitsweise könnte auch als Vorbild für die Reform der Vereinten Nationen dienen [31].

7.3.4 Die Rolle der Gesundheit in der SDG Agenda

In den Debatten über die Post-MDG-Entwicklungsagenda wurde deutlich, wie wichtig es ist, eine kohärente Vorstellung von globaler Gesundheit voranzutreiben. Bei vier der acht MDGs (Hunger, Kindersterblichkeit, Gesundheit von Müttern sowie HIV/AIDS und Malaria) spielte die Gesundheit eine zentrale Rolle. Sie stand dabei in einem direkten Zusammenhang mit den vier anderen Zielen (Grundschulbildung, Gleichstellung der Geschlechter, ökologische Nachhaltigkeit und globale Partnerschaft). Viele waren daher besorgt, dass die Gesundheit in den Nachhaltigkeitszielen nach 2015 keine zentrale Rolle mehr spielen würde, da sie im Wettbewerb um die politische Aufmerksamkeit mit anderen globalen, multidisziplinären Themenbereichen, wie dem Klimawandel oder der Ernährungssicherheit steht. Betrachtet man aber das umfassende Konzept der Globalen Gesundheit so wird deutlich, dass die Gesundheit und die nachhaltige Entwicklung untrennbar miteinander verbunden sind. Wie bereits in der Rio +20-Erklärung deutlich gemacht worden ist, ist Gesundheit „eine Voraussetzung für und ein Ergebnis und ein Indikator für die nachhaltige Entwicklung".

Während die MDGs vorwiegend auf die Bekämpfung von Infektionskrankheiten und der Reduzierung der Mütter- und Kindersterblichkeit in Ländern mit niedrigem Einkommen fokussiert waren, setzen die SDGs die Schwerpunkte mehr auf die Ursachen der Krankheiten und die Möglichkeiten zur Verbesserung der Gesundheit, sowohl in den armen als auch den reicheren Ländern. Dies spiegelt sich nicht nur in den spezifischen Gesundheitsinterventionen (hauptsächlich in SDG 3), sondern auch durch Aspekte wie die soziale Gerechtigkeit (SDGs 4, 5, 10, 16–17), den Umweltschutz (SDGs 2, 6, 7, 11–15), und den gemeinsamen Wohlstand (SDGs 1, 8, 9) wider. Die drei Säulen der nachhaltigen Entwicklung (sozial, ökonomisch, ökologisch) werden dabei als integriert und unteilbar angesehen [32].

Die Agenda 2030 erkennt dabei an, dass die vielen Faktoren für eine gute Gesundheit voneinander abhängig sind, und dass sie Teil eines Systems sind, das die konzeptionellen Grenzen zwischen den Fachdisziplinen und den administrativen Grenzen der Ministerien überschreitet. Maßnahmen zur Erreichung der allgemeinen Gesundheitsversorgung (UHC, SDG 3.8), wie die Bereitstellung von Gesundheitsdiensten und die Gewährleistung des finanziellen Schutzes für den Krankheitsfall, fördern auch Innovationen und Investitionen und tragen dadurch zu Beschäftigung und Wirtschaftswachstum bei. Neben den in SDG 3 formulierten Gesundheitszielen (s. Tab. 7.12), haben auch andere SDGs Unterziele mit einem direkten Gesundheitsbezug. Eine Auswahl ist in Tab. 7.13 dargestellt.

Betrachtet man die Herausforderungen durch die sektorübergreifende Koordinierung zur Erreichung der SDGs, so zeigen wissenschaftliche Studien, dass die SDGs 3 (Gesundheit und Wohlbefinden), 12 (nachhaltiger Verbrauch und nachhaltige Produktion) und 15 (Leben an Land) eng miteinander verknüpft sind, aber auf der politischen Ebene auch in der Vergangenheit Kompromisse zwischen diesen Zielen gemacht werden mussten. So haben sich z. B. in vielen Ländern die Gesundheit und der Wohlstand gleichermaßen verbessert. Manche Experten behaupten jedoch, dass dieses nur auf Kosten der Umwelt und zukünftiger Generationen erreicht werden konnte. Daher müsse auch das neue Ziel des nachhaltigen Konsumierens und Produzierens (SDG 12) ein essenzieller Bestandteil der globalen Entwicklungsagenda sein, da dieser Bereich bislang weitestgehend vernachlässigt worden ist. Zudem wurden in reicheren Ländern Erfolge bei der Verbesserung der Gesundheit und der wirtschaftlichen Entwicklung oftmals auf Kosten von Menschen in ärmeren Ländern erzielt (u. a. durch schlechte Arbeitsbedingungen, niedrige Löhne, Umweltverschmutzung usw.). Dieses ist insbesondere auch im Bereich des Klimawandels zu erkennen, wo bereits jetzt die Bevölkerungen am meisten, auch gesundheitlich davon betroffen sind, die am wenigsten zu den Ursachen der Klimaveränderung beigetragen haben.

Tab. 7.13: Weitere Gesundheitsziele in den SDGs. Quelle: WHO Regionalbüro für Europa, SDGs; (WHO/EURO, 2019).

SDG	Weitere Gesundheitsziele in den SDGs
2.2	Abschaffung aller Formen von Unter- und Mangelernährung
5.2	Beseitigung aller Formen von Gewalt gegen alle Frauen und Mädchen
5.3	Verhinderung von weiblicher Genitalverstümmelung
5.6	Gewährleistung des allgemeinen Zugangs zu sexueller und reproduktiver Gesundheit
6.1	Sicherstellung eines universellen Zugangs zu Trinkwasser
6.2	Sicherstellung des universellen Zugangs zu sanitären Anlagen und Hygiene
8.7	Abschaffung von Zwangsarbeit und Menschenhandel
8.8	Schutz der Arbeitnehmerrechte und Förderung eines sicheren Arbeitsumfelds für alle
10.7	Gesundheit von Migranten
11.2	Bereitstellung von sicheren Verkehrsmitteln und Verbesserung der Verkehrssicherheit
11.5	Verbesserung des Katastrophenschutzes
13.1	Stärkung der Widerstandsfähigkeit und Anpassungsfähigkeit an klimabedingte Gefahren
16.1	Reduzierung aller Formen von Gewalt
16.2	Verhinderung von Gewalt, Missbrauch und Ausbeutung von Kindern

Eine ähnliche, enge Verknüpfung mit dem Gesundheitsbereich erkennt man im Bereich der Landwirtschaft und damit auch der terrestrischen Ökosysteme (SDG 15). Während große Verbesserungen in der Lebensmittelproduktion und -sicherheit zu einer Verringerung der Unterernährung und damit zu einer Verbesserung der Gesundheit geführt haben, hat dieses gleichzeitig zu einer Verschlechterung und Verschmutzung der Land- (und Wasser-) Ökosysteme geführt. Lebensmittelsysteme spielen bei der Erreichung der SDGs, insbesondere auch der gesundheitsrelevanten Ziele, daher eine wichtige Rolle. Ernährungsrisiken und Unterernährung, aber auch die Fettleibigkeit gehören weiterhin weltweit zu den Hauptursachen für Morbidität und vorzeitige Mortalität. Diese Zusammenhänge machen deutlich, dass es sehr sinnvoll ist sich auch auf lokaler und nationaler Ebene auf die Verbesserung der Lebensmittelsysteme zu konzentrieren, sowohl unter dem Gesichtspunkt der Gesundheit als auch der ökologischen Nachhaltigkeit. Politische Entscheidungsträger müssen sich daher noch intensiver mit diesen interdisziplinären und transnationalen, aktuellen wie zukünftigen Herausforderungen beschäftigen und geeignete Lösungen und Kompromisse zwischen den Maßnahmen zur Erreichung der SDGs finden [33].

7.3.5 Maßnahmen zur Umsetzung

Da viele Länder durch die Millennium-Entwicklungsagenda und die MDGs bereits mit der Idee eines globalen Entwicklungsrahmens vertraut sind und sowohl bei den SDG-Konsultationen als auch bei den zwischenstaatlichen Verhandlungen Zeit hatten, ihre nationalen und internationalen Prioritäten festzulegen, sollte die Umsetzung der Agenda 2030 schneller vorankommen.

In Deutschland stellte die Umsetzung der Agenda 2030 für nachhaltige Entwicklung auf Bundes- und Länderebene sowie international die Bundesregierung vor neue Herausforderungen, insbesondere in Bezug auf die Politikkohärenz. Das Konzept der „Politikkohärenz für eine nachhaltige Entwicklung" (PCSD) wurde auch als ein eigenständiges Ziel in der Agenda 2030 (SDG 17.3) festgelegt und wird durch die Betonung der gemeinsamen Entscheidungsfindung als eines der wichtigsten Mittel zur Umsetzung der neuen und transformativen Agenda angesehen. In Deutschland arbeiten die Bundesministerien relativ unabhängig voneinander, zudem stellt die Abstimmung zwischen Bund und Ländern eine weitere große Herausforderung dar. Um die Ziele der Agenda im In- und Ausland erfolgreich zu erreichen, muss Deutschland sowohl existierende institutionelle Prozesse zur verstärkten Abstimmung nutzen, als auch neue Ansätze für die multi- und interdisziplinäre Zusammenarbeit einführen. Zudem müssen die politischen Entscheidungsträger auf Bundesebene die Umsetzung der Agenda 2030 steuern und gleichzeitig Länder, Städte, Gemeinden, zivilgesellschaftlichen Akteure und nicht zuletzt die Bürger bei der konkreten Umsetzung unterstützen und fördern.

Deutschland, das bereits seit 2002 eine erste Nationale Nachhaltigkeitsstrategie hat, hat sich zur Umsetzung der Agenda 2030 verpflichtet und mittlerweile weitere Schritte zur Umsetzung auf nationaler Ebene und zur Erreichung der Ziele auch auf internationaler Ebene unternommen. Die Grundprinzipien der nationalen Nachhaltigkeitspolitik sind Generationengerechtigkeit, Lebensqualität, sozialer Zusammenhalt und internationale Verantwortung. Aufgrund der hohen politischen Bedeutung und des übergreifenden Ansatzes hat das Bundeskanzleramt die Federführung für die nationale Strategie für nachhaltige Entwicklung. Regelmäßige Fortschrittsberichte und Aktualisierungen werden durch breit angelegte Konsultationsprozesse mit zivilgesellschaftlichen Gruppen begleitet. Der Staatssekretariatsausschuss für nachhaltige Entwicklung steuert die Umsetzung der Strategie für nachhaltige Entwicklung und überwacht die Aktualisierung ihrer Inhalte durch die Bundesregierung. Der Parlamentarische Beirat für Nachhaltige Entwicklung überwacht die nationale Nachhaltigkeitsstrategie und unterstützt Nachhaltigkeitsanliegen im Parlament. Der unabhängige Rat für Nachhaltige Entwicklung unterstützt die Bundesregierung und fördert den gesellschaftlichen Dialog zur Nachhaltigkeit.

Für die Bundesregierung bedeutet die universelle Anwendbarkeit der Agenda 2030, dass sie einen angemessenen Beitrag zur Erreichung aller 17 Ziele der nachhaltigen Entwicklung leisten möchte, sowohl national als auch international. Dabei werden drei Ebenen betrachtet: 1) die Umsetzung und die Auswirkungen in Deutschland; 2) die Auswirkungen in anderen Ländern und auf globale öffentliche Güter, d. h. auf das globale Wohlergehen (weltweite Auswirkungen z. B. aus der Handels- oder Klimapolitik); 3) im Hinblick auf die Unterstützung anderer Länder im Rahmen der internationalen Zusammenarbeit.

Wie bereits bei den MDGs spielen zivilgesellschaftliche Organisationen auch bei der Umsetzung der Agenda 2030 in vielen Bereichen eine sehr wichtige Rolle, die durch verschiedene Aktivitäten gekennzeichnet ist. Dazu gehören u. a. das Hervorbringen überzeugender moralischer Argumente für Maßnahmen, der Aufbau von Koalitionen auch außerhalb des traditionellen Gesundheitssektors, die Entwicklung neuartiger politischer Handlungsmöglichkeiten, die Verbesserung der Legitimität globaler Gesundheitsinitiativen und -institutionen, die Stärkung von Gesundheitssystemen, die Verbesserung von Rechenschaftssystemen, die Reduzierung der wirtschaftlichen Determinanten von Gesundheit und die Gewährleistung von menschenrechtsbasierten Ansätzen. Angesichts der Tatsache, dass der Aktivismus der Zivilgesellschaft in den letzten zwei Jahrzehnten enorme Fortschritte im Bereich der Globalen Gesundheit hervorgerufen hat, wird davon ausgegangen, dass die Agenda 2030 für nachhaltige Entwicklung auch durch die vielseitige Unterstützung aus der Zivilgesellschaft verwirklicht werden kann.

7.4 Kernaussagen

Die Gesundheit ist die essenzielle Grundlage für die Entwicklung einer Gesellschaft. Eine funktionierende und soziale Gesellschaft ist wiederum die Grundlage für die Erhaltung und Wiederherstellung der Gesundheit. Die Entstehung des Konzepts der Globalen Gesundheit ist eng mit der Entwicklung der globalen Nachhaltigkeitsbewegung im Rahmen der Vereinten Nationen verbunden. Die Implementierung vieler Programme und Aktivitäten zur Erreichung der Millennium-Entwicklungsziele (MDGs) haben durch eine zumeist transnationale und multidisziplinäre Zusammenarbeit zu einer deutlichen Verbesserung der Gesundheit, insbesondere in Entwicklungs- und Schwellenländern geführt.

Die UN-Nachhaltigkeits-Ziele (SDGs) stellen eine beispiellose Anstrengung dar, die Komplexität und Vernetzung globaler Herausforderungen anzuerkennen und diese Herausforderungen durch konzertierte gezielte Interventionen anzugehen. Diese Interventionen können zwar gemeinsam zur Lösung komplexer Herausforderungen beitragen, es besteht jedoch die Gefahr, dass die Konzentration auf einzelne Ziele zu einer Vereinfachung der Herausforderungen führt, während das Gesamtbild verloren geht.

Der Ansatz der Globalen Gesundheit ergänzt und verstärkt die Aktivitäten zur Umsetzung der Agenda 2030 und der SDGs. Diese haben das Potenzial, eine Transformation der Globalen Gesundheit voranzutreiben, die weit über die Ziele der einzelnen Indikatoren hinausgeht. Das wahre Versprechen der SDGs für die globale Gesundheit liegt dabei in der Aussicht auf eine integrative Entwicklung. Hierfür müssen aber die Wechselwirkungen zwischen den einzelnen Zielen – sowohl Synergien als auch Kompromisse – berücksichtigt werden.

7.5 Fragen

- Inwieweit sollten die einzelnen Säulen der Nachhaltigkeit gleichberechtigt behandelt werden?
- Wie haben sich im Laufe der Zeit die Schwerpunkte und Zielsetzungen der internationalen Staatengemeinschaft im Bereich der Nachhaltigkeit verändert? Waren die politischen Resolutionen und Agenden erfolgreich?
- Welche Rolle spielt die Globale Gesundheit innerhalb der Agenda 2030?
- Wie könnte die Entwicklungsagenda nach 2030 aussehen?

Literatur

[1]   WHO. Speech of WHO DG Gro Harlem Brundtland, Opening of the fifth meeting of the commission for macroeconomics and health. Mexico City, 11. June 2001. Genf, Schweiz: World Health Organization; 2001.

[2]   UN. Millennium Development Goals and Beyond 2015 New York, USA: United Nations; 2015 [Available from: https://www.un.org/millenniumgoals/bkgd.shtml]

[3]   UN. Transformation unserer Welt: die Agenda 2030 für nachhaltige Entwicklung. URL: http://www.bmz.de/de/ministerium/ziele/ziele/2030_ agenda/index html. New York: United Nations; 2015. p. 2016.

[4]   Schwefel D. Gesundheit in globalisierter Entwicklung. Razum O, Zeeb H, Laaser U(Hg). Globalisierung–Gerechtigkeit–Gesundheit. Einführung in International Public Health, Bern: Huber. 2006:47–64.

[5]   WHO. Report of the Commission on Macroeconomics and health. Genf, Schweiz: World Health Organization; 2002.

[6]   DFWR. Nachhaltige Nutzung – ein Geschenk an die Welt Bonn, Deutschland: Deutscher Forstwirtschaftsrat e. V.; 2019 [Available from: https://www.forstwirtschaft-in-deutschland.de/nachhaltigkeit/nachhaltigkeit/]

[7]   WCED. Report of the World Commission on Environment and Development to the Commission of the European Communities, the EC and EFTA Countries. Brüssel, Belgien: World Commission on Environment and Development; 1987.

[8]   Spindler E. Geschichte der Nachhaltigkeit, Vom Werden und Wirken eines beliebten Begriffes. Hamm, Deutschland; 2012.

[9]   Meadows DL, Meadows D, Zahn E, Milling P. Die Grenzen des Wachstums. Bericht des Club of Rome zur Lage der Menschheit. Dt. Verl. Anst, Stuttgart. 1972.

[10] Handl G. Declaration of the United Nations conference on the human environment (Stockholm Declaration), 1972 and the Rio Declaration on Environment and Development, 1992. United Nations Audiovisual Library of International Law. 2012;11.

[11] UN. United Nations Conference on Environment and Development. Rio de Janeiro, Brasilien: United Nations Sustainable Development; 1992 3.-14. Juni 2012.

[12] BMZ. Die Milleniumentwicklungsziele Berlin, Deutschland: Bundesministerium für wirtschaftliche Zusammenarbeit und Entwicklung; 2019 [Available from: http://www.bmz.de/de/ministerium/ziele/2030_agenda/historie/MDGs_2015/index.html]

[13] Quarrie J. Earth Summit 1992: The United Nations Conference on Environment and Development, Rio de Janeiro: Regency Press; 1992.

[14] UNGA. The future we want. Resolution. New York, USA: UN General Assembly; 2012. p. 288.

[15] BMZ. Die Agenda 2030 für Nachhaltige Entwicklung Berlin, Deutschland: Bundesministerium für wirtschaftliche Zusammenarbeit und Entwicklung; 2019 [Available from: http://www.bmz.de/de/ministerium/ziele/2030_agenda/17_ziele/index.html]

[16] BMU. Die Klimakonferenz in Paris Berlin, Deutschland: Bundesministerium für Umwelt, Naturschutz und nukleare Sicherheit; 2019 [Available from: https://www.bmu.de/themen/klima-energie/klimaschutz/internationale-klimapolitik/pariser-abkommen/]

[17] BPB. UN Konferenz „Habitat III" Bonn, Deutschland: Bundeszentrale für politische Bildung; 2016 [Available from: https://www.bpb.de/politik/hintergrund-aktuell/235430/un-konferenz-habitat-iii]

[18] BMZ. Milleniumserklärung Berlin, Deutschland: Bundesministerium für wirtschaftliche Zusammenarbeit und Entwicklung; 2019 [Available from: https://www.bmz.de/de/service/glossar/M/millenniumserklaerung.html]

[19] Sachs JD, McArthur, John W. The millennium project: a plan for meeting the millennium development goals. The Lancet. 2005;365(9456):347–53.

[20] UN. No Excuse 2015 – Milleniumskampagne Bonn, Deutschland: UN Millenniumkampagen Deutschland; 2011 [Available from: http://www.un-kampagne.de]

[21] Loewe M. Die Millennium Development Goals: Hintergrund, Bedeutung und Bewertung aus Sicht der deutschen Entwicklungszusammenarbeit. Bonn, Deutschland: Deutsches Institut für Entwicklungspolitik; 2005.

[22] WV. Were the Millennium Development Goals a success? Yes! Sort of Monrovia, CA, USA: World Vision International; 2015 [Available from: https://www.wvi.org/united-nations-and-global-engagement/article/were-mdgs-success]

[23] UN. Millenniums-Entwicklungsziele, Bericht 2015. New York, USA: Vereinte Nationen; 2015.

[24] UN. Offizielle Liste der Indikatoren für die Millenniums-Entwicklungsziele. New York, USA: Vereinte Nationen; 2008.

[25] UN. Annex, Millennium Development Goals, targets and indicators 2015: statistical tables. New York, USA: Vereinte Nationen; 2015.

[26] UN. Millennium Development Goals, 2015 Progress Chart. New York, USA: Statistische Büro der Abteilung für Wirtschaft und Soziales der Vereinten Nationen; 2015.

[27] WHO-EURO. Health and the Sustainable Development Goals Copenhagen, Denmark: WHO Regional Office for Europe; 2016 [Available from: http://www.euro.who.int/en/health-topics/health-policy/sustainable-development-goals-sdgs/q-and-a-health-and-the-sustainable-development-goals]

[28] UNHR. Human Rights and the 2030 Agenda for Sustainable Development Genf, Schweiz: United Nations Human Rights, Office of the High Commissioner; 2019 [Available from: https://www.ohchr.org/EN/Issues/SDGS/Pages/The2030Agenda.aspx]

[29] WHO. Twelfth General Programme of Work: Not merely the absence of disease. Author, Geneva: World Health Organization; 2014.

[30] WHO. Tracking universal health coverage: 2017 global monitoring report. Genf, Schweiz: World Health Organization; 2017. Report No.: 9241513551.

[31] WHO. SDG 3 Global Action Plan – FAQ Genf, Schweiz: World Health Organization; 2019 [Available from: https://www.who.int/sdg/global-action-plan/frequently-asked-questions#question1]

[32] WHO. How can the sustainable development goals improve global health? A call for papers Genf, Schweiz: World Health Organization, Bulletin; 2017 [Available from: https://www.who.int/bulletin/volumes/95/10/17-202358/en/]

[33] Pradyumna A. Planetary health and food systems: insights from global SDGs. The Lancet Planetary Health. 2018;2(10):e417-e8.

8 Umwelt und Globale Gesundheit

Mathias B. Bonk, Ines Reinisch

8.1 Einleitung

Unsere Umwelt lässt sich auf verschiedene Weise betrachten bzw. definieren. Die natürliche Umwelt besteht aus den physikalischen, chemischen, geologischen und biologischen Faktoren und Prozessen, die nicht Teil der Menschen sind, aber die durch diese geschaffen werden können. Die bebaute Umwelt prägt unseren Lebensraum. Sie besteht aus von Menschen geschaffenen, öffentlichen, gewerblichen und privaten Gebäuden (z. B. Bürogebäude, Fabriken, Wohnungen, Freizeiteinrichtungen) und den diese unterstützenden und verbundenen Systeme, wie z. B. Stromleitungen, Abwassersysteme und Verkehrsnetze. Diese bebaute Umwelt wird durch Gesetze und Richtlinien in Bezug auf die Landnutzung, die Zusammensetzung der Gesellschaft und anderer Bereiche maßgeblich gestaltet. Die soziale Umwelt bzw. das soziale Umfeld entstehen durch die Bedingungen, unter denen Menschen leben und arbeiten. Diese werden geprägt von kulturellen, historischen, sozialen, wirtschaftlichen und politischen Beziehungen und Determinanten [1].

Die weltweiten Umweltbedingungen haben sich durch wirtschaftliche, soziale und auch z. B. durch militärische Aktivitäten seit Anfang des 20. Jahrhunderts sehr viel schneller verändert als zu jeder anderen Zeit in der Geschichte der Menschheit [2]. Die Gründe hierfür sind vielschichtig, aber vorwiegend im Handeln der Menschen selbst zu finden. Die Umweltverschmutzung zu Land, zu Wasser und in der Luft hat durch die zunehmende Industrialisierung, den weltweiten Handel, die globale Mobilität und die deutlich angewachsene Weltbevölkerung stark zugenommen. Das globale Ausmaß, die Vernetzung und die wirtschaftliche Intensität des gegenwärtigen menschlichen Handelns sind historisch gesehen beispiellos, ebenso wie viele der sich daraus ergebenden ökologischen und sozialen Veränderungen. Diese globalen Veränderungen beeinflussen grundlegend, direkt und indirekt, die Gesundheit der Menschen, die Gesundheitssysteme und den Bereich der öffentlichen Gesundheit [3].

Eine internationale Expertenkommission (Rockefeller Foundation – Lancet Commission on Planetary Health) kommt nach einer umfassenden Analyse zu dem Schluss, dass sich die menschliche Gesundheit zwischen 1950 und 2010 zwar dramatisch verbessert habe, dieser Anstieg jedoch von einer beispiellosen Verschlechterung der Umwelt begleitet sei, die nun sowohl die menschliche Gesundheit als auch die lebenserhaltenden Systeme bedrohe [4]. Hierbei ist deutlich zu beobachten, wie ungleich die Verteilung von Ursachen und Wirkungen ist. Ein Großteil der Verantwortung für die Umweltverschmutzung und Ausbeutung der Natur liegt bei den Menschen in den Industriestaaten, während der Großteil der Auswirkungen dieses Handelns die Menschen in den Entwicklungs- und Schwellenländern betreffen.

https://doi.org/10.1515/9783110448474-009

Ursachen

Bevölkerungswachstum

Globalisierung und Kapitalismus
Marktwirtschaft und Konsumverhalten
Handel
inadäquate nationale und globale Regulation

Industrieproduktion, Giftstoffe und Abfälle
Giftmüll u. Deponierung
Herstellung und Verwendung von
Chemikalien und Pestiziden
Industriekatastrophen (z. B. Atomkatastrophen, Ölverschmutzungen)

Bergbau
Gewinnung/Ausbeutung natürlicher
Ressourcen

Energie
Öl- und Gasförderung und -produktion;
Industrie-, Gewerbe- und Haushaltgebrauch;
Transport

Landwirtschaft
Landnutzungsänderung
industrielle Landwirtschaft
Ressourcennutzung und Kontamination in
großem Maßstab

Wasser- und Energieinfrastruktur
Dämme, Kanäle, Bewässerung

Urbanisierung
Megastädte, Vertreibung der Bevölkerung,
informelle Siedlungen

Auswirkungen auf die Umwelt

Klimawandel
Extreme wetterbedingte
Ereignisse
Stürme, Überschwemmungen,
Erdrutsche
Dürren, Hitzewellen
Waldbrände

Luft
Luftverschmutzung im Innen-
und Außenbereich
stratosphärischer Ozonabbau

Wasser
Süßwassermangel und
Kontamination,
Erwärmung und Versäuerung
der Ozeane
Schäden an Küstenriffen
erschöpfte Fischerei
Verlust und Beschädigung
von Feuchtgebieten

Land
Abholzung und Landversiegelung
Wald- und Landverschmutzung
Wüstenbildung und Boden-
degradation

Ökosysteme und Biodiversität

**Ausnutzung natürlicher
Ressourcen**

Auswirkungen auf die Gesundheit

Primäre, direkte Effekte
Toxische Expositionen (Umweltgifte,
UV-Strahlen)
Krebserkrankungen
Herz-Kreislauf-Erkrankungen
Infektionen der Atemwege und
chronische Krankheiten
Endokrine Probleme/Krankheiten
Durch Wasser und Lebensmittel
verursachte Krankheiten
Unterernährung
Wassermangel, Hygienedefizite
Trauma und Verletzung

Ökosystemvermittelte Effekte
Durch Vektoren übertragene Krankheiten
(z. B. Malaria, Dengue-Fieber)
Andere (wieder) auftretende Krank-
heiten (z. B. SARS, Avian Influenza)
Erschöpfung natürlicher Arzneimittel
Kulturelle und ästhetische Verarmung

Sekundäre, indirekte Effekte
Verlust des Lebensunterhalts
Verlust der Ernährungssouveränität
Stress und pschische Auswirkungen
Zwangsumsiedlung, Slumbildung
Nationale und internationale Migration
Konflikte und Krieg

Lösungsansätze

Interventionen
· Reaktion
· Prävention

**Steuerungs- und
Handlungsebenen**
· global
· international
· national
· regional
· lokal
· individuell

**Globale Abkommen
und Strategien**

**Gesellschaftliche
Orientierung**
Anpassung, Minderung oder größere
Transformation

Zivilgesellschaft
· Mobilisierung
· Soziale Bewegungen
· Planetary Health

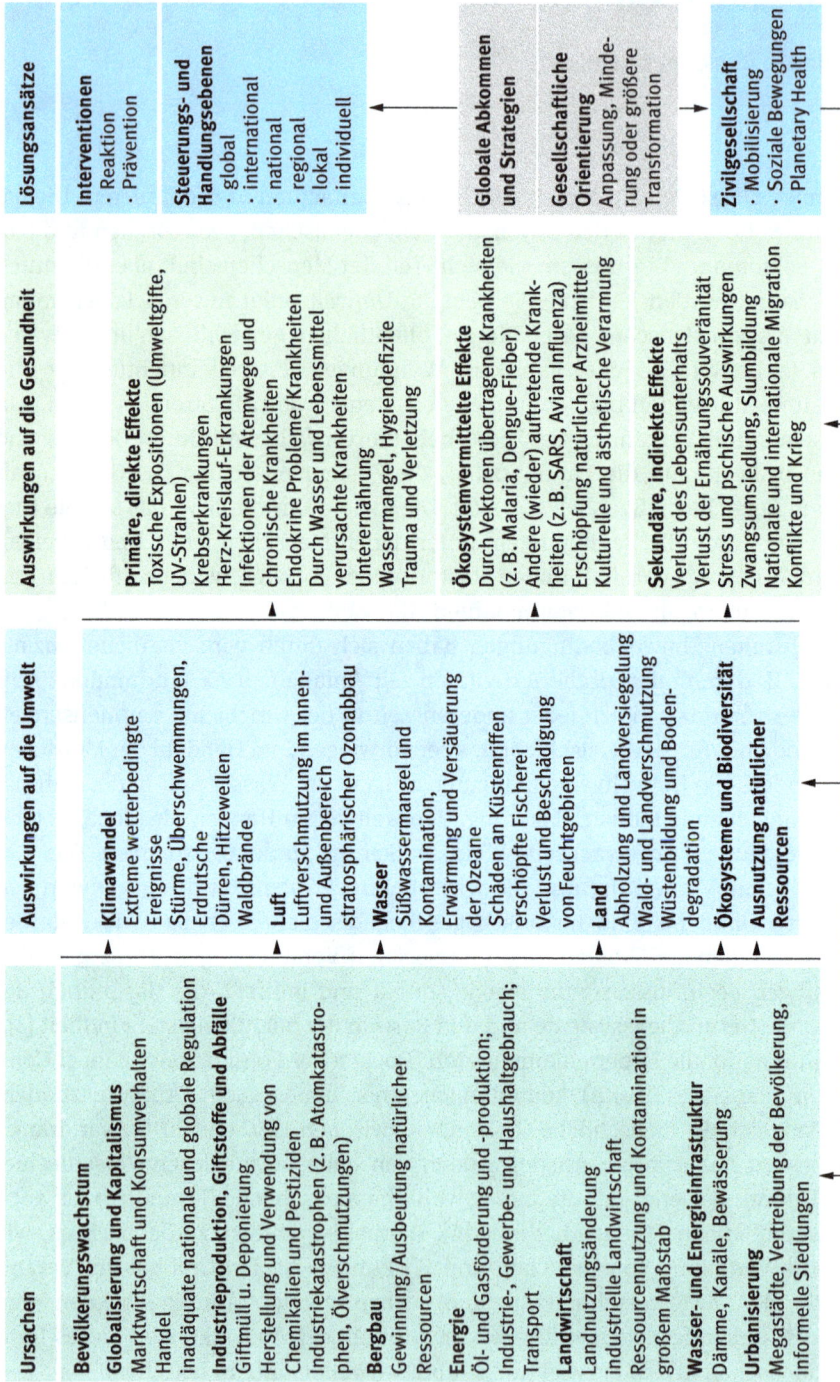

Abb. 8.1: Politische Ökologie der Gesundheit: Ursachen, Auswirkungen und Lösungsansätze. Quelle: adaptiert und übersetzt von Textbook of Global Health, Birn et al. [1].

In diesem Kapitel sollen daher die Zusammenhänge zwischen den Ursachen, deren Auswirkungen für die Umwelt und die Gesundheit der Menschen, sowie einige Lösungsansätze dargestellt werden. Als Übersicht zur Orientierung dient hier die Abb. 8.1, die die sogenannte politische Ökologie der Gesundheit beschreibt. Während die Ökologie, die Beziehungen und Wechselwirkungen zwischen lebenden Organismen und ihrer Umwelt untersucht, geht es in der politischen Ökologie auch um die Interaktionen sozialer und ökologischer Veränderungen sowie den Machtfragen und ungleichen Beziehungen [1].

8.2 Ursachen für die Umweltveränderungen

Für die gravierenden Umweltveränderungen der letzten Jahrzehnte gibt es eine Vielzahl von Ursachen, die zumeist weit über nationale Grenzen hinausgehen und die in komplexen Zusammenhängen miteinander verbunden sind. Dabei spielen das extrem schnelle Bevölkerungswachstum und die deutlich angestiegene, durchschnittliche Lebenserwartung eine wesentliche Rolle (s. Kap. 1). Zudem hat die von der freien Marktwirtschaft, dem Kapitalismus und dem technologischen Fortschritt angetriebene Globalisierung nicht nur in den westlichen Ländern zu einer deutlichen Erhöhung von Handel und Konsum geführt (s. Kap. 6). Diese Fortschritte und die damit verbundenen, schnell wachsenden und sich ständig verändernden, globalen Märkte, können nur noch schwer durch nationale und internationale Gesetze und Regularien kontrolliert oder gesteuert werden [1].

Dieses wird in vielen Bereichen, wie z. B. der Industrieproduktion und den dabei anfallenden Abfällen und Giftstoffen deutlich. Die durch die Industrialisierung in vielen Ländern hervorgerufenen Umweltbelastungen, wie z. B. die Luft- und Wasserverschmutzung, die Nutzung und Verbreitung von Chemikalien und Pestiziden oder die enorm gestiegene Abfallmenge, und deren Auswirkungen auf die Gesundheit haben in den letzten Jahrzehnten zu einem gewissen Umdenken in der Bevölkerung und der Politik geführt. So wurden z. B. Programme und Strategien zur Vermeidung von Abfall oder Recyclingsysteme eingeführt, Richtlinien und Gesetze zur Eindämmung des Gebrauchs von Chemikalien beschlossen und einige internationale Abkommen, wie die Minamata-Konvention, einem weltweit, rechtlich bindenden Instrument zur Reduzierung der Verwendung von Quecksilber, verabschiedet [5]. Während viele dieser Maßnahmen in den wohlhabenden Industrieländern mehr oder weniger erfolgreich umgesetzt worden sind, ist dieses bis heute in vielen Schwellen- und Entwicklungsländer nicht der Fall. In vielen Fällen liegt dieses nicht nur daran, dass die finanziellen Ressourcen für Umweltschutzmaßnahmen oder der politische Wille nicht ausreichend sind, sondern auch daran, dass zum einen viele Industrieunternehmen ihre umweltbelastende Produktion in Länder mit weniger strengen Gesetzen verlagert haben, und zum anderen, dass immer mehr Abfälle exportiert werden. Deutschland exportiert zum Beispiel etwa 15 Millionen Tonnen an Müll pro Jahr, insbesondere Kunststoffabfälle in Schwellenländer wie China, Malaysia, Vietnam oder Indien oder Elektroschrott nach Ghana, Nigeria oder Kamerun. Die Weiterverwertung dieses Mülls führt in vielen Fällen zu Belastungen der Umwelt und der Gesundheit der Menschen vor Ort [6].

Eine ähnliche Beziehung von Verursachern und Betroffenen zeigt sich auch im Bergbau, der Öl- und Gasförderung und -produktion oder bei anderen Verfahren, die zur Gewinnung und Ausbeutung natürlicher Ressourcen dienen. Diese gehen zumeist mit einem hohen Verbrauch an Giftstoffen, zerstörerischen Auswirkungen auf die Natur und krankheitsfördernden Faktoren bei den Arbeitern und Anwohnern einher. Auch die in den meisten Ländern gewachsene industrialisierte Landwirtschaft hat eine Vielzahl an Auswirkungen auf die Umwelt und die Gesundheit (s. Kap. 9). Der großflächige, industrialisierte Anbau von Agrarprodukten (oft in Monokulturen) und die zunehmende Urbanisierung haben an vielen Orten zu einer deutlichen Veränderung des Verhältnisses von Stadt und Land geführt. Kleinbauern wurden teilweise enteignet, konnten sich am Markt nicht mehr behaupten und sind als Tagelöhner in die Städte geflüchtet. Letztere wuchsen auch auf Kosten von fruchtbarem Ackerland und führten zu einer deutlichen Veränderung der Wasser- und Energieinfrastruktur, z. B. durch eine Begradigung von Flüssen oder dem Bau großer Staudämme. Neben der Urbanisierung stellen das Konsumverhalten und der technologische Fortschritt die grundsätzlichen Ursachen für die meisten der o. g. Umweltveränderungen und deren Auswirkungen auf die Gesundheit dar [1].

8.2.1 Konsumverhalten

Die auf mehr als 7,3 Milliarden Menschen angestiegene Weltbevölkerung und der deutlich angewachsene Anteil an Haushalten, den man der sogenannten, nicht klar definierten Mittelschicht zuweisen würde, hat zu einem deutlichen Anstieg der Produktion und des Konsums von Gütern geführt. Der weltweite Materialverbrauch, der sich im Wesentlichen aus Biomasse (insb. Lebensmittel), Metallen, fossilen Brennstoffen und Mineralien zusammensetzt, ist von 27 Milliarden Tonnen im Jahr 1970 auf mehr als 92 Milliarden Tonnen im Jahr 2017 angestiegen. Die jährliche Steigerungsrate ist dabei kontinuierlich auf jetzt 3,2 % angestiegen. Dadurch ist es auch zu einer deutlich gestiegenen Nachfrage und Ausnutzung von natürlichen Ressourcen sowie zu einer zunehmenden Belastung der Umwelt gekommen. Aufgrund der bereits absehbaren Bevölkerungsentwicklung wird bis 2060 ein weiterer Anstieg der weltweiten Rohstoffgewinnung auf bis zu 190 Milliarden Tonnen pro Jahr befürchtet. Dieses ist auch auf die Zunahme des pro-Kopf Verbrauchs an natürlichen Ressourcen zurückzuführen, der von 8,1 Tonnen 1990 auf ca. 12 Tonnen 2015 angestiegen ist [7]. Das Umweltprogramm der Vereinten Nationen (*UN Environment Programme*, UNEP) warnt daher, dass die natürlichen Lebenserhaltungssysteme und das Klima durch die Aktivitäten der Weltwirtschaft bereits deutlicher belastet worden sind, als bislang angenommen. Die Rohstoffindustrie, zum Beispiel, ist für die Hälfte der weltweiten Kohlenstoffemissionen und mehr als 80 % des Verlusts an biologischer Vielfalt verantwortlich [8]. Das Nachhaltigkeitsziel 12, bis 2030 für nachhaltige Konsum – und Produktionsmuster zu sorgen, erscheint daher nur mit größten Anstrengungen und weitreichenden Maßnahmen erreichbar zu sein

8.2.2 Technologischer Fortschritt

Der rasante technologische Fortschritt hat nicht nur zu höherem Wohlstand und einer Verbesserung der Gesundheit vieler Menschen durch eine Vielzahl von Innovationen in den Bereichen Prävention, Diagnostik und Therapie geführt, er bestimmt in vielerlei Hinsicht auch das Ausmaß der Auswirkungen auf die Umwelt. Zwar haben technologische Fortschritte in vielen Schlüsselindustrien auch zu einer Erhöhung der Effizienz der Ressourcennutzung geführt, es können dadurch aber auch direkte oder indirekte Konsumanreize durch niedrigere Preise bzw. höhere Einkommen geschaffen werden. Eine Reihe von entwicklungsökonomischen Studien zeigen, dass effizientere Nationen tendenziell höhere Wachstumsraten bei Strom, Gesamtenergieverbrauch und Kohlendioxidemissionen aufweisen. Dieses Phänomen wird auch als Jevons-Paradoxon (nach William Stanley Jevons, 1835–1882) oder als Rebound-Effekt bezeichnet [9]. Damit diese Effizienzgewinne zu einer anhaltenden Verringerung der Gesamtemissionen und damit dem ökologischen Fußabdruck einer Volkswirtschaft führen, müssen gezielte Richtlinien zur Begrenzung von Emissionen durch den Gesetzgeber festgelegt und kontrolliert werden.

8.2.3 Urbanisierung

Die Urbanisierung hat in den letzten Jahrzehnten weltweit deutlich zugenommen. Während 1950 nur ca. 750 Millionen Menschen in Städten lebten, waren es 1980 bereits 4,4 Milliarden, was einem Anteil von 38,6 % der Weltbevölkerung entsprach. Bis 2015 ist dieser Anteil auf 54,8 % gestiegen, bis 2050 wird ein weiterer Anstieg auf ca. 66,3 % der dann ca. 9,5 Milliarden Menschen erwartet. Das würde einem Zuwachs von ca. 1 Millionen neuen Stadtbewohnern pro Woche entsprechen. Der Großteil dieses Wachstums wird dabei in kleinen und mittleren Städten in Entwicklungs- und Schwellenländern stattfinden [10]. In diesen Ländern werden auch die meisten der neuen Megastädte sich befinden, in denen dann jeweils mehr als 10 Millionen Einwohner leben werden. Die Mehrheit der Stadtbewohner wird allerdings auch weiterhin in Städten und offenen Siedlungsbereichen mit weniger als 500.000 Einwohnern leben, wo es in vielen Fällen zu ungeplantem Wachstum, einer unzureichenden Infrastruktur und einer sehr hohen Bevölkerungsdichte kommt [11]. Bereits jetzt leben weltweit ca. 900 Millionen Menschen in Armenvierteln bzw. Slums, vorwiegend in Afrika südlich der Sahara und in Asien, in denen oft ein Mangel an Trinkwasser, Hygiene und sanitären Einrichtungen herrscht [12].

Trotzdem schreitet die Urbanisierung stetig voran, weil zum einen die Perspektivlosigkeit auf dem Land weiter zunimmt, z. B. auch durch Umwelt- und Klimaveränderungen sowie den Verlust von Agrarflächen, zum anderen hoffen viele der insbesondere jungen Menschen auf mehr Sicherheit durch einen Arbeitsplatz und eine bessere Infrastruktur, wie z. B. Bildungs- und Gesundheitseinrichtungen. Zudem führen Naturkatastrophen, Konflikte und Gewalt zu Flucht- und Migrationsbewegungen in die Städte [13]. Der rasch fortschreitende Urbanisierungsprozess wird von einer großen Zahl von Chancen und Herausforderungen für die Umwelt und die Gesundheit der Menschen begleitet, die in komplexen Zusammenhängen miteinander verbunden sind und durch den Prozess selbst weiter verstärkt werden. So wird z. B. der zunehmende Wasserbedarf die ohnehin bereits in vielen Städten bestehende Wasserknappheit noch verstärken. Dieses führt gerade im Zusammenhang mit zunehmenden Temperaturen in städtischen Zentren („Wärmeinseln") zu weiteren Gesundheitsgefahren im Zeitalter des Klimawandels. Dieser wiederum wird durch die erhöhten Treibhausgasemissionen der Industrie und der städtischen Bevölkerung weiter verstärkt, wobei auch nachgewiesen worden ist, dass in den Städten zumindest eine höhere Energieeffizienz erreicht werden kann. Städte sind aufgrund ihrer dichten Besiedelung und oftmals auch ihrer geographischen Lage allerdings auch anfälliger für Extremwetterereignisse, wie z. B. Überschwemmungen. So machen zum Beispiel niedrigliegende Küstengebiete nur 2 % der globalen Landfläche aus, auf welcher aber 13 % der städtischen Bevölkerung leben [4].

8.3 Der Zustand unserer Umwelt

Die oben beschriebenen, globalen Veränderungsprozesse führen zu mannigfaltigen Auswirkungen in vielen Umweltbereichen, bis hin zur Umweltzerstörung, einem kaum noch aufzuhaltenden Klimawandel, einem beispiellosen Artensterben und der Erschöpfung von natürlichen Ressourcen. Diese Auswirkungen, die sich zudem in vielen Bereichen noch gegenseitig verstärken, sind nachweislich durch die Menschen verursacht worden. Die Menschheit ist durch ihre Handlungen innerhalb von nur wenigen Jahrzehnten zur primären Determinante der biologischen, geologischen und atmosphärischen Prozesse auf der Erde geworden. Die gegenwärtige Epoche wird daher auch als das Anthropozän bezeichnet [14].

In Abb. 8.2 sind wesentliche, globale Veränderungen in der Zeit zwischen 1800 und 2000 in einer Reihe von Gebieten dargestellt, die sowohl für die Umwelt als auch für die Gesundheit von großer Bedeutung sind. Zu den Aspekten des rasanten Bevölkerungswachstums (A), dem Anteil der in Armut lebenden Weltbevölkerung (B) und der globalen Lebenserwartung bei der Geburt (C) wurde bereits in den vorangegangenen Kapiteln näher eingegangen. Der weltweite Energieverbrauch (D) ist auf-

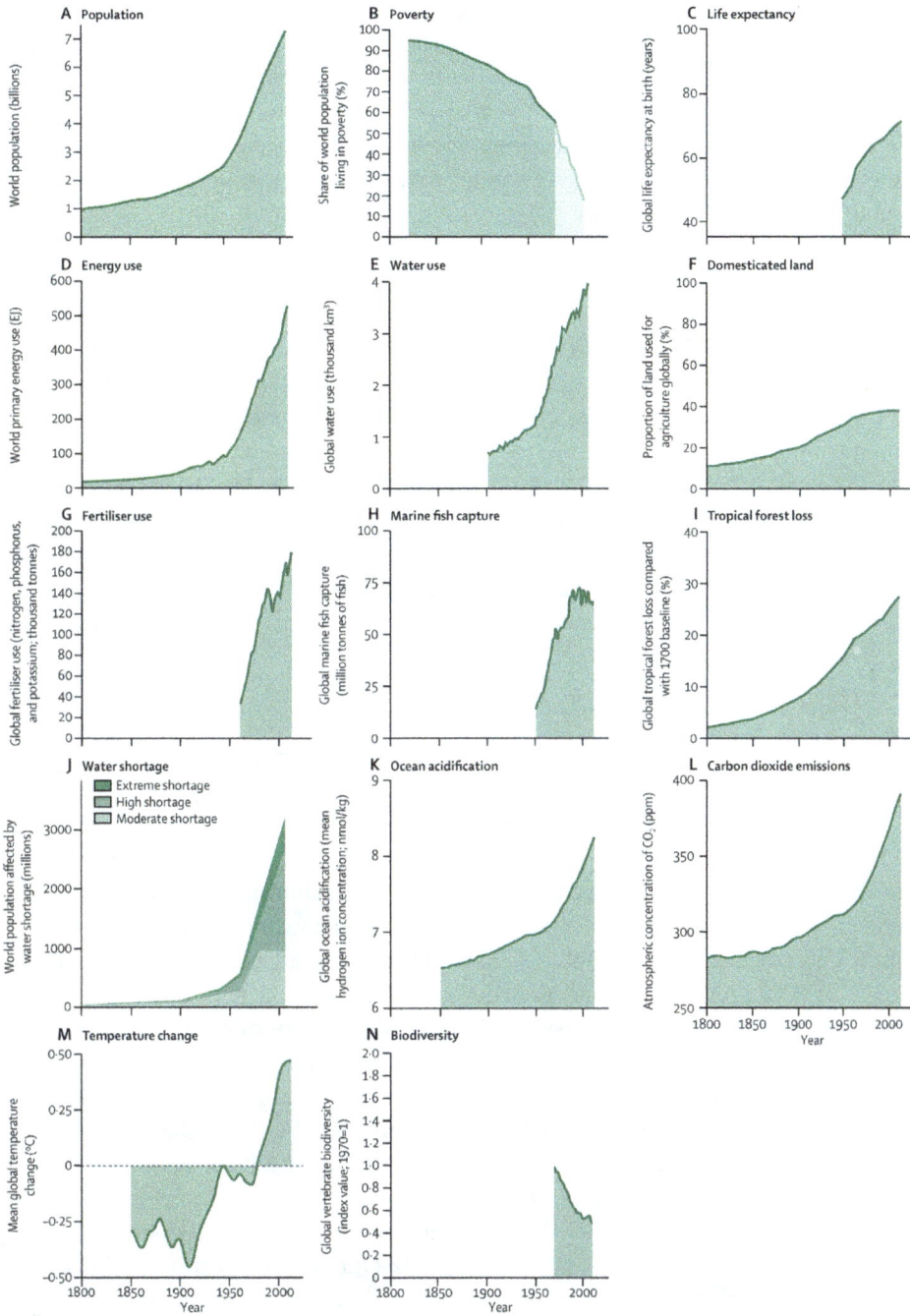

Abb. 8.2: Charakteristika der anthropozänen Epoche; Globale Veränderungen der Bevölkerung, des Konsums, der Gesundheit und der Umwelt. Quelle: [4].

grund des technologischen Fortschritts, des angestiegenen Konsums, der Urbanisierung sowie der Zunahme von Transport und Handel in einer globalisierten Marktwirtschaft insbesondere im 20. Jahrhundert deutlich angestiegen (s. Kap. 6). Der globale Verbrauch von Frischwasser (E) hat sich zwischen 1950 und 2000 fast vervierfacht, was, neben weiteren Faktoren, zu einem moderaten bis extremen Wassermangel (J) für mehr als 3 Milliarden Menschen geführt hat. Zudem wird eine zunehmende Überfischung (H) und Übersäuerung (K) der Ozeane festgestellt (s. Kap. 8.2.3). Auch die globale Nutzung von Land für die Landwirtschaft (F) hat sich seit 1900 mehr als verdoppelt. Diese Entwicklung ging mit einer enormen Erhöhung der Nutzung von Düngemitteln (G) und einem deutlichen Verlust an tropischen Regenwäldern (I) einher (s. Kap. 8.2.4 u. Kap. 9). Zudem führte die zunehmende Industrialisierung in vielen Ländern zu einem Anstieg der CO_2-Emissionen (L), welche wiederum eine bedeutende Ursache für den menschengemachten Klimawandel darstellen (s. Kap. 8.2.1), der sich auch durch einen Anstieg der globalen Durchschnittstemperaturen (M) und einen Verlust der Biodiversität (N) deutlich bemerkbar macht (S. Kap. 8.2.6). Weitere bedeutende Umweltveränderungen sind u. A. eine Zunahme der Luftverschmutzung (s. Kap. 8.2.2) oder die mittlerweile häufiger auftretenden extremen Wetterereignisse, wie z. B. Stürme, Überschwemmungen, Dürren oder Waldbrände (s. Kap. 8.2.5).

8.3.1 Klimawandel

Der globale Klimawandel stellt eine äußerst bedrohliche, im Wesentlichen durch den Menschen verursachte Veränderung der Umwelt dar. Seit 1950 wurde ein Anstieg der globalen Durchschnittstemperatur um 0,7°C beobachtet. Ein weiterer Anstieg um ca. 1–2 °C bis 2050 und sogar 3–4 °C bis 2100 (jeweils im Verhältnis zum Jahr 2000) wird auf Basis von komplexen, wissenschaftlichen Modellrechnungen und bei gleichbleibendem Verhalten der Menschen erwartet [3]. Der Klimawandel wird hauptsächlich durch den Anstieg der atmosphärischen Konzentrationen der sogenannten Treibhausgase Kohlendioxid, Methan und Distickstoffmonoxid (Lachgas) sowie schwarzem Kohlenstoff verursacht. Diese entstehen insbesondere durch die Verbrennung von fossilen Brennstoffen (z. B. Kohle) zur Energiegewinnung für Haushalte, Transportmittel, die Industrieproduktion oder die Landwirtschaft, sowie durch die Umwandlung von natürlichen Umgebungen in bebaute oder landwirtschaftlich nutzbare Flächen [15]. Die damit einhergehende Entwaldung und die Sättigung der Ozeane tragen zudem zur Erwärmung der Erde bei, indem die Fähigkeit der terrestrischen und marinen Umwelt zusätzliches Kohlendioxid aus der Atmosphäre zu absorbieren, verringert wird. Neben diesen menschlichen Einflüssen tragen auch anhaltende natürliche Klimaschwankungen zur Erwärmung der Erde bei, die durch kosmologische und geologische Einflüsse verursacht werden [16].

Der Klimawandel führt zu deutlichen Veränderungen der Wetterbedingungen, die wiederum tiefgreifenden Einfluss auf die Umwelt, die Wirtschaft und Gesellschaft haben und somit zu einer anhaltenden Gefährdung des Lebensunterhalts, der Ernährung, der Gesundheit, der Wasser- und Energieversorgung von Milliarden von Menschen führen. Durch das Schmelzen des Eises in der Arktis und auf den Gletschern, dem Anstieg des Meeresspiegels, dem Auftauen der Permafrostböden und die längeren Hitze- und Dürreperioden werden multiple Kaskadeneffekte von sich gegenseitig verstärkenden Phänomenen im Klimasystem der Erde erzeugt, die die Lebensgrundlage vieler Menschen bereits jetzt zerstören [11]. Dadurch wächst u. a. der Anteil der in Armut lebenden Menschen und es entstehen und verschärfen sich Konflikte innerhalb oder zwischen Staaten. Diese Faktoren wiederum führen zu Vertreibungen und Migration. Es wird geschätzt, dass 16,1 Millionen Menschen im Jahr 2018 allein aufgrund von Extremwetterereignissen und 10,8 Millionen Menschen aufgrund von Konflikten ihre Heimat verlassen mussten [17]. Die Internationale Organisation für Migration (IOM) erwartet, dass bis 2050 200 Millionen Menschen vorübergehend oder dauerhaft aufgrund der vielfältigen Auswirkungen des Klimawandels ihre Heimat verlassen müssen. Trotz des enormen technologischen Fortschritts in den letzten Jahrzehnten sind die Menschen auf ihre eigene „Umweltnische" mit einer durchschnittlichen Jahrestemperatur zwischen 11° C und 15° C angewiesen, in der es ihr seit Jahrtausenden möglich gewesen ist, Kulturpflanzen anzubauen, Vieh zu halten, nichtlandwirtschaftliche Produkte herzustellen und Handel zu treiben. Die vom Klimawandel betroffenen Menschen sind daher gezwungen sich den veränderten Umweltbedingungen, soweit überhaupt möglich, anzupassen oder zu migrieren [18]. Zu erwähnen ist allerdings auch, dass in manchen Regionen, z. B. durch kürzere Winter und weniger Eis wie in Grönland oder in Teilen Russlands, landwirtschaftlich nutzbare Flächen entstehen, die vorher nicht zur Verfügung gestanden haben.

Ein weiteres Beispiel hierfür stellen auch viele Küstenpopulationen dar, da ein globaler Temperaturanstieg zwischen 1,1 und 3,1° C den mittleren Meeresspiegel bis 2100 um 0,36 bis 0,73 m erhöhen könnte, und tiefliegende Gebiete durch Überschwemmungen, das Eindringen von Salzwasser und Bodenerosionen bereits jetzt zunehmend belastet werden. Abgesehen von diesen durch den Klimawandel verursachten Problemen, gefährdet gerade die legale und illegale Überfischung der Ozeane die Existenzgrundlage von ca. 750 Millionen Menschen. Die Ernährungs- und Landwirtschaftsorganisation der Vereinten Nationen (FAO) schätzt, dass allein durch die illegale, nicht gemeldete und nicht regulierte Fischerei ca. 11 bis 26 Millionen Tonnen Fisch pro Jahr im Wert von 10 bis 23 Milliarden US-Dollar zu einer Erschöpfung der Fischbestände, Preiserhöhungen und letztendlich auch zum Verlust des Lebensunterhalts vieler Fischer führt [19].

8.3.2 Zustand der Außen- und Innenluft

Die weltweite Luftverschmutzung stellt eine große Gefahr für die Gesundheit, die Natur und das Klima dar. Sie gilt derzeit als Hauptverursacher der umweltbedingten Krankheitslast, die zu ca. 6–7 Millionen vorzeitigen Todesfällen im Jahr führt. Die durch menschliche Aktivitäten verursachten Emissionen verändern die Zusammensetzung der Atmosphäre und es kommt neben der Luftverschmutzung, zu Klimaveränderungen, dem Abbau von Ozon in der Stratosphäre sowie einer anhaltenden Exposition von bioakkumulativen und toxischen Chemikalien. Schadstoffe, die beispielsweise durch Verbrennung von Kraftstoffen in die Atmosphäre abgegeben werden, wie z. B. Kohlenmonoxid oder Schwefeldioxid, werden als primäre Schadstoffe bezeichnet. Schadstoffe, die in der Atmosphäre gebildet oder modifiziert werden, wie z. B. das Ozon, welches entsteht, wenn Stickoxide und flüchtige organische Verbindungen in Gegenwart von Sonnenlicht in der Atmosphäre reagieren, werden als sekundäre Schadstoffe bezeichnet. Sekundärschadstoffe entstehen größtenteils durch Reaktionen mit Schadstoffen aus der Verbrennung, üblicherweise von Automotoren, Kraftwerken und in anderen industriellen Anlagen. Einige Schadstoffe fallen in beide Kategorien, wie z. B. der Feinstaub, der durch Verbrennen von Kraftstoffen direkt in die Umwelt freigesetzt wird und durch die Rekombination und Wechselwirkung von aerosolisierten Schadstoffen (wie Schwefeloxiden) entstehen kann. Während die Gesetzgebung zur Kontrolle von Abgasen die Primärschadstoffe direkt reduzieren kann, indem z. B. technologische Korrekturen wie Katalysatoren vorgeschrieben werden, können die Sekundärschadstoffe hierdurch oftmals nicht proportional reduziert werden und können unter Umständen sogar zunehmen [20].

Die Feinstaubbelastung in der Luft verursacht eine Reihe von akuten und chronischen Gesundheitsproblemen. Feinstaub (Engl.: *particulate matter*, PM) ist eine Mischung aus feinen, festen Partikeln, die aus Schmutz, Staub, Schimmel und Aerosolen bestehen, die überwiegend aus Verbrennungsnebenprodukten wie Schwefeldioxid und Stickstoffdioxid sowie aus Straßenverkehrsemissionen, dem Abrieb von Bremsen und Reifen oder aus Bergwerken stammen. Zu den gesundheitlichen Konsequenzen der PM-Inhalation, insbesondere von Partikeln mit einem Durchmesser von weniger als 2,5 Mikrometern (PM2,5) gehören Lungenkrebs, Herz-Lungen-Erkrankungen und die Verschlimmerung von Asthma und der chronisch, obstruktiven Lungenerkrankung (COPD). Ruß (schwarzer Kohlenstoff), der zwischen 5 % bis 15 % der Feinstaubpartikel in der Umwelt ausmacht, gehört zu seinen tödlichsten Bestandteilen. Ruß entsteht durch die unvollständige Verbrennung fossiler Brennstoffe und Biomasse (durch Feuer in der Landwirtschaft oder Waldbrände) und führt zu einer deutlichen Erhöhung von Krankenhausaufenthalten und Sterbefällen. Andere Bestandteile der Luftverschmutzung, wie beispielsweise *Ozon*, verschlimmern insbesondere die Beschwerden der oberen Atemwege, wie z. B. einer Bronchitis [21].

Die Exposition gegenüber Schadstoffen, wie dem Feinstaub, ist in Städten zumeist deutlich höher als in ländlichen Regionen und global gesehen am höchsten in den rasant wachsenden (Mega-)Städten in Schwellen- und Entwicklungsländern. Zudem sind hiervon mehr als drei Milliarden Menschen besonders betroffen, die zum Kochen, Heizen und Beleuchten auf die direkte Verbrennung von fossilen Brennstoffen wie Holz, Kohle, Mist oder Kerosin angewiesen sind. Diese Form der Luftverschmutzung wird insbesondere in Innenräumen von ärmeren Haushalten in Afrika und Südostasien beobachtet und durch eine nicht ausreichende Belüftung hervorgerufen. Betroffen sind hiervon insbesondere ältere Menschen, Frauen und jüngere Kinder. Neben dem Feinstaub spielen in Innenräumen weitere Schadstoffe und Erreger wie Schimmelpilze, Hausstaubmilben und Bakterien sowie Chemikalien und flüchtige organische Verbindungen (wie z. B. Formaldehyd und Benzol) aus Farben, Körperpflegeprodukten und Baumaterialien eine wichtige Rolle. Während die Luftverschmutzung im Freien eher ein städtisches Problem darstellt, ist die Luftverschmutzung in Innenräumen eher ein Problem in ländlichen Gegenden. Da Menschen sich üblicherweise sowohl drinnen als auch draußen aufhalten und es auch zu einer Verteilung der Luft und der darin enthaltenden Schadstoffe zwischen dem Außen- und Innbereich kommt, muss auch hier immer eine ganzheitliche Betrachtung bei der Analyse der Auswirkungen und der Planung von Gegenmaßnahmen angewandt werden [22].

8.3.3 Zustand des Wassers und der Ozeane

Wasser stellt eine begrenzte und zunehmend knapper werdende, lebenswichtige Ressource dar. Das globale Bevölkerungswachstum, die zunehmende Urbanisierung, die sich verändernden Konsummuster und die damit einhergehende und fortschreitende Verschmutzung der Frischwasserreservoire und Ozeane haben in den letzten Jahrzehnten zu einem teilweise dramatischen Rückgang der Verfügbarkeit und Qualität des Wassers geführt. Diese nicht nachhaltige Nutzung des Wassers wird durch den Klimawandel noch zusätzlich verstärkt, so dass es in immer mehr Regionen zu einer wachsenden Wasserknappheit, Dürren, dem Ausfall von Ernten und Hungersnöten kommt. Auch die durch den Klimawandel häufiger auftretenden Extremwetterereignisse, wie Starkregen, Stürme und Überschwemmungen, und die zunehmende Gletscher- und Schneedeckenschmelze, wirken sich auf die regionale und saisonale Wasserverfügbarkeit von ca. 20 % der Weltbevölkerung, vor allem in Asien und Lateinamerika, aus [11]. Über zwei Milliarden Menschen lebten 2019 in Staaten mit hohem Wasserstress, der besteht, wenn mehr als 25 % der erneuerbaren Wasserressourcen eines Landes genutzt werden. Laut den Vereinten Nationen sind hiervon weltweit mindestens 50 Staaten betroffen. Der stetige Anstieg des weltweiten Wasserverbrauchs ist vor allem eine Folge der steigenden Nachfrage in Entwicklungs- und Schwellenländern, in denen aber der Pro-Kopf-Verbrauch zumeist weit unter dem Wasserverbrauch in Industrieländern liegt [23].

Insbesondere Großstädte und Ballungszentren, wie z. B. Mexico City, Sao Paulo, Kairo, Kapstadt, Neu-Delhi oder Peking geraten immer häufiger an die Grenzen ihrer Frischwasservorräte. Diese bestehen aus erneuerbaren (z. B. Flüsse, Oberflächengewässer, Grundwasser) und nicht bzw. nur extrem langsam sich erneuernden Süßwasserressourcen (z. B. tiefen Grundwasserleitern). Derzeit wird weltweit ca. 50 % des Süßwassers aus dem Grundwasser gewonnen, dessen Extraktionsrate sich zwischen 1960 und 2000 in etwa verdoppelt hat. Die höchsten Verbrauchsraten werden dabei in Regionen mit hoher landwirtschaftlicher Produktion wie z. B. in Nordostchina, Nordwestindien, Pakistan oder dem Mittleren Westen der USA sowie in der besonders von Trockenheit betroffenen arabischen Staaten beobachtet [4]. Global gesehen ist die Landwirtschaft für durchschnittlich ca. 70 % des Frischwasserverbrauchs verantwortlich. In vielen, insbesondere ärmeren Ländern, werden dabei die Frischwasserressourcen teilweise über die regenerativen Grenzen hinaus erschöpft, um Nahrungsmittel für die eigene Bevölkerung und in zunehmendem Maße auch für den globalen Markt zu produzieren („exportiertes Wasser"). Durch einen weiterhin wachsenden Wasserbedarf auch in anderen Bereichen, wie der Industrieproduktion oder zur Stromerzeugung, wird sich dieser Wettbewerb um das Wasser in Zukunft noch weiter verschärfen. Daher sind bei der Wassernutzung Effizienzsteigerungen notwendig, um der Wasserknappheit mit ihren vielfältigen Auswirkungen auf die Natur, die Ernährungssicherheit, die Gesundheit und Entwicklung entgegenzuwirken [24].

Durch weitreichende Programme und Maßnahmen im Rahmen der Erreichung der Millenniumentwicklungsziele (MDG 7, Ökologische Nachhaltigkeit) konnte zwischen 2000 und 2015 der Zugang zu einer Grundversorgung an Trinkwasser für weitere 1,5 Milliarden Menschen weltweit erreicht werden. Allerdings hat sich die Wasserqualität in den meisten Weltregionen insbesondere seit den 1990er Jahren erheblich verschlechtert. Die Verunreinigung des Wassers entsteht durch die Einleitung von organischen Substanzen, wie z. B. Krankheitserregern, Nährstoffen, Naturdünger oder Sedimenten, und chemischen Substanzen, wie z. B. Pestiziden, Schwermetallen, Kunststoff- und Mikroplastikabfällen oder Medikamenten (z. B. Antibiotika und endokrin wirkende Substanzen). Die Landwirtschaft ist insbesondere auch durch die intensive Nutzung von Antibiotika, Düngemitteln und Pestiziden, die zumeist ungefiltert in die Umwelt gelangen, der Bereich mit dem größten Anteil an der weltweiten Wasserverschmutzung. Diese führt auch dazu, dass im Jahr 2017 weltweit mehr als zwei Milliarden Menschen keinen ausreichenden Zugang zu sicherem Trinkwasser hatten. Zudem hatten fast 60 % der Weltbevölkerung, vor allem in ländlichen Gegenden, keinen dauerhaften und sicheren Zugang zu sanitären Anlagen. Die WHO schätzt, dass hierdurch mehr als 1,4 Millionen Menschen pro Jahr an vermeidbaren Erkrankungen durch eine Infektion mit Durchfallerregern oder intestinalen Parasiten versterben (s. Kap. 11) [25].

Die besonders durch landwirtschaftliche Abflüsse bedingte Wasserverschmutzung und der Verlust von natürlichen Lebensräumen u. a. durch Urbanisierungsprozesse, wirken sich weltweit auch auf viele Wasserquellen und Feuchtgebiete aus.

Feuchtgebiete sind hochempfindliche und artenreiche Lebensräume, die für die Erhaltung des Wasserkreislaufs von entscheidender Bedeutung sind. Dieser wiederum stellt die Grundlage aller Ökosysteme und für deren Dienstleistungen dar (s. Kap. 8.2.6). Im Verlauf des 20. Jahrhunderts sind schätzungsweise 70 % der Feuchtgebiete der Erde verloren gegangen [26]. Diese dienen im Übrigen auch als natürlicher Puffer gegen die Auswirkungen des Klimawandels und zur Verbesserung der Wasserqualität. Moore, die auch zu den Feuchtgebieten zählen, speichern mehr Kohlenstoff als alle Wälder zusammen und verursachen derzeit ca. 5 % der weltweiten Kohlenstoffemissionen weltweit. Dieser Wert wird sich durch auftauende Permafrostböden, die landwirtschaftliche Umwandlung und den anderweitigen Verlust von Mooren in den nächsten Jahren weiter erhöhen.

Die Wasserverschmutzung und der Klimawandel haben gravierende Auswirkungen auch auf die Ozeane. Hier zeigen sich eine zunehmende Erwärmung, Übersäuerung und Desoxygenierung des Wassers, wodurch es u. a. zu einem großen Verlust von natürlichen Lebensräumen für Meeresbewohner und Pflanzen kommt. Dieser wird zusätzlich noch vergrößert durch eine zunehmende Nutzung von Ozeanen, Deltas und weiteren Küstengebieten für die Produktion von Nahrungsmitteln, die Extraktion natürlicher Ressourcen, die Energieproduktion oder den Bau von Wohn- und Freizeitimmobilien. In der Folge kommt es zu einer weitreichenden Schädigung bis hin zum vollständigen Verlust von marinen Ökosystemen (z. B. dem Absterben von Korallenriffen, „Todeszonen"), einem Rückgang der Fischbestände und des maritimen Lebens sowie zu Störungen der Nahrungsketten. Durch zunehmende Abflüsse von Nährstoffen und Sedimenten und die Verschmutzung der Meere durch z. B. Plastikmüll werden diese Störungen der natürlichen Kreisläufe noch potenziert. Die Vereinten Nationen schätzen, dass alleine ca. 8 Millionen Tonnen Plastikmüll jedes Jahr in die Ozeane gelangen. Insbesondere sehr kleine Partikel (Mikroplastik) gelangen dabei in die Nahrungskette von Meeresbewohnern und Menschen. Zudem wird vermutet, dass der sich nur äußerst langsame zersetzende Plastikmüll auch als Vektor für invasive Arten und Schadstoffe fungiert. Trotz einer wachsenden Aufmerksamkeit gibt es bis jetzt keine globale Vereinbarung zur Bekämpfung dieser gravierenden Umweltproblematik [24].

8.3.4 Zustand des Landes und der Wälder

Die Umwandlung von natürlichen Lebensräumen zur Nutzung für die Landwirtschaft und Industrie hat in den vergangenen 200 Jahren deutlich zugenommen. Es wird geschätzt, dass global etwa 25 % und in Asien bis zu 50 % dieser Flächen mittlerweile umgewandelt wurden. Alleine für die Landwirtschaft werden derzeit ca. 50 % der nutzbaren Landflächen weltweit genutzt, 77 % davon für die Viehhaltung und Futtermittelproduktion. Während im globalen Norden dieser Prozess der Kultivierung bereits früh vollzogen worden ist, sind es inzwischen vorwiegend die tropischen und subtropischen Regionen, die durch die Abholzung von Regenwäldern, große Flächen zur landwirtschaftlichen Nutzung umwandeln. Wesentliche Ursachen hierfür stellen die wachsende globale Nachfrage nach tierischen Produkten (z. B. Rindfleisch oder Soja als Futtermittel) und der zunehmende Anbau von Pflanzen (z. B. Mais, Zucker) zur Produktion von Biokraftstoffen und Kosmetika dar. Diese Veränderungen in der Landnutzung und die Methoden der industriellen Landwirtschaft führen zu schwerwiegenden Eingriffen in die Ökosysteme und einer dramatischen Reduktion der Biodiversität [27] (s. Kap. 9).

Ein Beispiel für diese zunehmenden Eingriffe der Menschen in globale, biogeochemische Kreisläufe stellt die Stickstoff- und Phosphoranwendung zur Düngung in der landwirtschaftlichen Produktion dar, da diese teilweise synthetisch hergestellten Pflanzennährstoffe zumeist ungeklärt in lokale Grundwasser und Flüsse gelangen und auch über den Transport der Produkte zu den Märkten und in die Städte an weit vom Einsatzort entfernte Gegenden gelangen. Dieses führt zu einer sogenannten Nährstoffverschmutzung und einer Nährstoffbelastung in aquatischen Systemen (Süßwassersystemen und Küstengebieten). Diese Prozesse beeinflussen die Widerstandsfähigkeit der Ökosysteme, führen zu Algenbildung und Desoxygenierung der Gewässer, reduzieren die Kohlenstoffbindungskapazität und verstärken somit auch den Klimawandel [28]. Ein weiteres Beispiel ist die Entwicklung von antimikrobiellen Resistenzen (AMR) durch Interaktion von antimikrobiellen Substanzen (z. B. Antibiotika) mit der natürlichen Umgebung. Der globale Konsum von Antibiotika, die zur Behandlung von bakteriellen Erkrankungen bei Menschen und Tieren dienen, ist zwischen 2000 und 2010 um weitere 36 % angestiegen. Ein Großteil dieses Verbrauchs entsteht durch die präventive Nutzung von Antibiotika in der Massentierhaltung, obwohl diese Form der Nutzung seit 2006 offiziell verboten ist. Antibiotika gelangen über Haushaltsabfälle und sanitäre Anlagen bei ungenügender Reinigung in Kläranlagen sowie durch die Aufbringung von Tierausscheidungen in Form von Gülle auf die Felder und damit auch in den Wasserkreislauf. Einige der Substanzen werden vom Boden absorbiert und inaktiviert, andere wiederum interagieren mit den im Boden befindlichen Bakterien, was u. a. zu genetischen Veränderungen dieser führen und insgesamt die Resistenzentwicklung fördern kann [29] (s. Kap. 11).

Auch andere chemische Substanzen, die in der Medizin, der Landwirtschaft oder der Industrieproduktion eine Rolle spielen, wie z. B. Schwermetalle, gelangen in die Natur und können dort schwerwiegende Folgen verursachen. Substanzen wie Kupfer, Kadmium, Blei, Zink, Nickel, Quecksilber oder Chrom können für Pflanzen, Tiere, Wasserlebewesen und Menschen giftig sein und müssen daher in Kläranlagen aufwendig aus dem Abwasser gefiltert werden. Allerdings treten diese Stoffe auch in vielen Bereichen auf, wo eine Wiederaufbereitung oder sichere Lagerung nur sehr schwer möglich oder, wie in vielen ärmeren Ländern, nicht finanzierbar ist. Beispiele hierfür sind u. a.

– Pestizide in der Landwirtschaft
– Schwermetalle in der Zementproduktion

- Asbest bei der Gebäudesanierung
- Dioxine beim Recycling von Elektrogeräten
- Quecksilber und andere Schwermetalle in Minen und bei der Kohleverbrennung
- Mutagene Farbstoffe und weitere Chemikalien in der Textilproduktion
- Pharmazeutika in Abfällen und Abwässern

Die Gesamtmenge, der in die Umwelt gelangten Chemikalien ist nur sehr schwer zu beziffern. Es wird geschätzt, dass alleine in Nordamerika (USA, Kanada und Mexiko) ca. 5 Millionen Tonnen an Chemikalien pro Jahr die Umwelt verschmutzen, wovon ungefähr ein Drittel persistent, bioakkumulativ und toxisch sind. Darunter sind ca. 750.000 Tonnen mit krebserregender Wirkung und 670.000 Tonnen, die gravierende Auswirkungen auf die Reproduktion und Entwicklung der Menschen haben können [30]. Diese giftigen Chemikalien und deren komplexen Interaktionen haben auch großen Einfluss auf Ökosysteme, können das Artensterben fördern, in die Nahrungs- kette aufgenommen werden und die Nutzbarkeit von landwirtschaftlichen Flächen langfristig verhindern [31]. Ähnliches gilt auch für die ca. 400 Millionen Tonnen Plastik, die weltweit pro Jahr produziert werden und von denen ca. ⅓ in unterschied- licher Form in Böden und Binnengewässern enden. Global wurden alleine im Jahr 2016 ca. 480 Milliarden Plastikflaschen verkauft, weniger als 50 % davon wurden zwar zum Recycling wieder eingesammelt, aber nur 7 % in neue Flaschen umgewan- delt. Die allermeisten der produzierten Plastikflaschen landen auf Mülldeponien oder im Meer [32].

Die weltweite Abholzung von Wäldern schreitet weiterhin kontinuierlich voran. Die Ernährungs- und Landwirtschaftsorganisation der Vereinten Nationen (FAO) hat berechnet, dass ca. 2 Milliarden Hektar (= ca. ⅓) des ursprünglichen Waldes in den letzten 5000 Jahren und davon alleine zwischen 1990 und 2015 130 Milliarden Hek- tar verloren gegangen sind. Diese intensive Abholzung von Bäumen zur Gewinnung von Baumaterialien, Holzkohle für den Hausgebrauch und die Erweiterung von Wohngegenden und Landwirtschaftsflächen hat in den letzten Jahrzehnten zu einer massiven Entwaldung geführt. Zwar haben viele Länder bereits Maßnahmen zur Wie- deraufforstung ergriffen, diese reichen in vielen Fällen aber nicht aus, um die negati- ven Folgen, wie den Verlust der natürlichen Ökosysteme oder der klimaschützenden Funktionen der Wälder wieder auszugleichen [33]. Zudem führt die Abholzung der Wälder zu weiteren Veränderungen der Umwelt, wie z. B. einer verstärkten Boden- erosion, Veränderungen des Mikroklimas und der Lebensräume von Waldtieren und Insekten.

Ähnliche Folgen hat auch die zunehmende Landversiegelung (oder „Zubetonie- rung") von Landschaften zum Ausbau von Städten, Straßen, Schienen und anderen Infrastrukturprojekten, die durch die zunehmende Urbanisierung und den wachsen- den nationalen und internationalen Handel und Transport nötig geworden sind. Ne- ben dem Verlust an natürlichen und landwirtschaftlich nutzbaren Flächen, die auch einen Beitrag für den Bodenschutz, den Wasserkreislauf und das Klima leisten, ent-

stehen durch die dichte Bebauung und die hier erzeugten Emissionen lokale Klimaveränderungen und städtische Wärmeinseln. Diese können sowohl für die Bewohner
(z. B. Hitzestress, Herz-Kreislauferkrankungen usw.), als auch für die Umwelt (z. B.
durch die Nutzung von Klimaanlagen und einem höheren Energieverbrauch) schädlich sein [11].

Die Bodendegradation und Wüstenbildung haben in den letzten Jahrzehnten in
vielen Ländern der Welt zugenommen. Die Vereinten Nationen schätzen, dass ca.
29 % der weltweiten Landmasse auf der ca. 3,2 Milliarden Menschen leben, hiervon
betroffen ist. Hierfür sind neben der Abholzung von Wäldern, einer intensiven Landwirtschaft, der Industrialisierung und der Urbanisierung auch natürliche Prozesse
verantwortlich. Allerdings sind für etwa 55 % der Wüstenbildung menschliche Aktivitäten verantwortlich [34]. Die Folgen hiervon sind vielfältig und können, z. B. die
Ernährungssicherheit gefährden, zu Überschwemmungen und einem dauerhaften
Verlust der Biodiversität führen. Zudem können der Verlust der als Kohlenstoffsenke
dienenden Böden (v. a. Moore und Permafrostböden) zur Erhöhung von Treibhausgasen in der Atmosphäre und somit zum Klimawandel beitragen. Dieser wiederum
kann durch die Erhöhung der Temperaturen und veränderte Niederschlagsmuster
das Ausmaß der Bodenerosionen und der Wüstenbildung zusätzlich erhöhen [35].

8.3.5 Ökosysteme und Biodiversität

Unter einem Ökosystem versteht man ein dynamisches System, das durch das Zusammenspiel einer Gemeinschaft von Pflanzen, Tieren und Mikroorganismen und ihrer natürlichen Umgebung gebildet wird und üblicherweise geografisch definiert ist
[1]. Ökosysteme stellen wichtige Grundlagen für das menschliche Leben und die Lebensqualität dar, in dem diese verschiedene natürliche Dienstleistungen zur Verfügung stellen. Hierzu zählen z. B. die Schaffung und Erhaltung von Lebensräumen,
die Bereitstellung von Nahrungsmitteln und sauberen Wasser, die Regulierung des
Klimas und der Luftqualität oder die Schaffung von Erholungs- und Kulturflächen
(s. Tab. 8.1) [36].

Die Integrität und die lebenswichtigen Funktionen der Ökosysteme sind in zunehmend in Gefahr. Die Vereinten Nationen schätzen, dass in bis zu 70 % der terrestrischen Lebensräume die Vegetation und deren Produktivität abgenommen haben.
Zudem wird der Zustand von etwa der Hälfte der globalen Ökoregionen mittlerweile
als ungünstig eingestuft. Ein Grund hierfür ist die Bedrohung der Ökosysteme und
der Biodiversität (Artenvielfalt) durch sowohl ursprüngliche als auch invasive Arten.

Tab. 8.1: Übersicht zu verschiedenen Ökosystem-Dienstleistungen. Quelle: adaptiert und übersetzt von Report of The Rockefeller Foundation-Lancet Commission on Planetary Health [4].

Ökosystem-Dienstleistungen		
Bereitstellung von	Regulierung von	Kulturbezogen
Nahrungsmittel	Klima	Ästhetik
Frischwasser	Luftqualität	Erholung
Holz und Faserstoffen	Wasserqualität	Kultur
Treibstoffe	Fluten und Überschwemmun-	Spiritualität
Medikamente und neue che-	gen	
mische Substanzen	Bestäubung	
	Krankheiten	
	Prävention von Erosionen	
Grundlegende und unterstützenden Dienstleistungen		
Erhaltung von Lebensräumen		
Genetische Vielfalt		
Bodenbildung		
Photosynthese und Produktion von organischen Substanzen		

Die Biodiversität ist ein Bewertungsmaßstab für die biologische Vielfalt, also die Fülle von unterschiedlichen, lebenden Organismen aus verschiedenen Ökosystemen (terrestrische, aquatische, marine) in den jeweiligen ökologischen, geographisch begrenzten Lebensräumen. Sie umfasst dabei die Vielfalt innerhalb der Arten, zwischen den Arten und von Ökosystemen sowie deren Interaktionen zwischen den verschiedenen Lebensformen [11].

Obwohl ein gewisser Verlust an biologischer Vielfalt normal ist, ist die derzeitige Aussterberate von Arten beispiellos in der Geschichte und bis zu 1000-mal höher als es durch die natürlichen Hintergrundraten zu erklären wäre [37]. Im Jahr 2019 waren 42 % der terrestrischen Wirbeltierarten (Landtiere), 34 % der wirbellosen Süßwassertierarten und 25 % der wirbellosen Meerestierarten vom Aussterben bedroht. Zwischen 1970 und 2014 ist die Anzahl der Tiere aus mehr als 4000 verschiedenen Wirbeltierarten um durchschnittlich 60 % zurückgegangen. Auch die Fülle an Bestäubern, zumeist Insekten, ist insbesondere durch die Eingriffe der industriellen Landwirtschaft (z. B. Anbau von Monokulturen, Einsatz von Pestiziden und Herbiziden) extrem zurückgegangen. Zudem wird befürchtet, dass ein sich weiter erwärmendes globales Klima in allen Weltregionen zu plötzlichen, möglicherweise katastrophalen Verlusten an biologischer Vielfalt führen könnte. Dieser zunehmende Verlust der Biodiversität führt insgesamt auch zum Verlust an biologischen Ressourcen und natürlichen Lebensräumen und gefährdet in vielerlei Hinsicht damit die für die Menschheit lebenswichtigen natürlichen Dienstleistungen [38].

8.3.6 Ausnutzung natürlicher Ressourcen

Das Konsumverhalten der wachsenden Weltbevölkerung, der technologische Fortschritt und die Urbanisierung gehören zu den wesentlichen Ursachen für die zunehmenden Veränderungen der Umwelt und des Klimas. Damit eng verbunden ist der enorme Anstieg des weltweiten Verbrauchs an natürlichen Ressourcen, der seit einigen Jahrzehnten bereits größer ist als die Biokapazität der Erde. Diese beschreibt die Kapazität eines Ökosystems sowohl nützliche biologische Materialien zu produzieren als auch die durch den Menschen erzeugten Abfallstoffe zu absorbieren. Der gesamte, weltweite Ressourcenverbrauch wird regelmäßig vom Global Footprint Network berechnet und in Form des ökologischen Fußabdrucks dargestellt (s. Abb. 8.3). In diese Berechnungen werden die Bevölkerungsgröße und die Verbrauchsmenge natürlicher Ressourcen wie Weideland, Waldprodukte, Fischereigebiete, Ackerland, bebaute Flächen und Kohlenstoff eines Landes einbezogen (zuzüglich der Importe und abzüglich der Exporte). Die wichtigsten Einflussfaktoren stellen dabei die Mengen an konsumierten Lebensmitteln, die Nutzung von Dienstleistungen und Waren sowie die CO_2-Emissionen (60 %) durch die Verbrennung fossiler Brennstoffe für deren Bereitstellung dar.

Im Jahr 2018 haben alle Staaten der Welt gemeinsam natürliche Ressourcen in einem Ausmaß verbraucht, das der Biokapazität (Regenerationskraft) von etwa 1,7 Erden entspricht. Dabei übersteigt der pro Kopf-Verbrauch einiger Länder die ver-

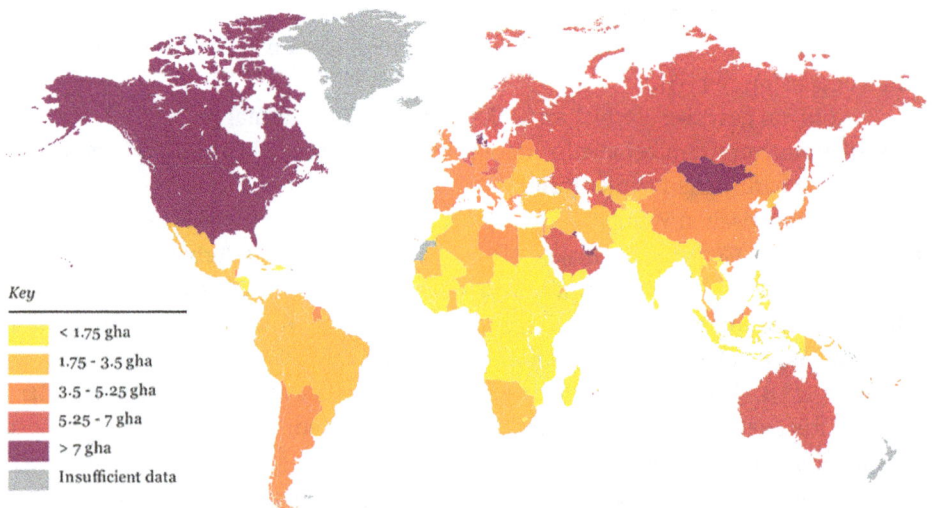

Abb. 8.3: Globale Verteilung des ökologischen Fußabdrucks (Ressourcen-Konsum pro Kopf)*.
Quelle: WWF Living Planet Report 2018, © WWF mit freundlicher Genehmigung.
* Sowohl der Ökologische Fußabdruck als auch die Biokapazität werden in einer Einheit ausgedrückt, die „globaler Hektar" (gha) genannt wird, wobei 1 gha einem biologisch produktiven Hektar Land mit weltweit durchschnittlicher Produktivität entspricht.

fügbare Biokapazität um mehr als das Vierfache [39]. Dabei ist es besonders wichtig zu berücksichtigen, dass die natürlichen Ressourcen auf der Welt ungleich verteilt sind, so dass reiche Länder mit einem zu hohen Ressourcenverbrauch auch auf die Ressourcen ärmerer Länder zurückgreifen müssen. Durch die globale, kapitalistische Marktwirtschaft, bestehende finanzielle und wirtschaftliche Abhängigkeiten und Handelsabkommen, die in vielen Fällen den reicheren Ländern dienen, wachsen mit der Ausnutzung der natürlichen Ressourcen auch Ungerechtigkeiten zwischen und innerhalb von Ländern.

8.4 Auswirkungen der Umweltveränderungen auf die Gesundheit

Die weitreichenden Auswirkungen der menschlichen Aktivitäten auf die Umwelt haben wiederum vielfältige Auswirkungen auf die Gesundheit der Menschen. Die Komplexität dieser Verbindungen und Prozesse werden z. B. am Beispiel des Klimawandels deutlich (s. Abb. 8.4). Der Klimawandel führt direkt oder indirekt zu einer Viel-

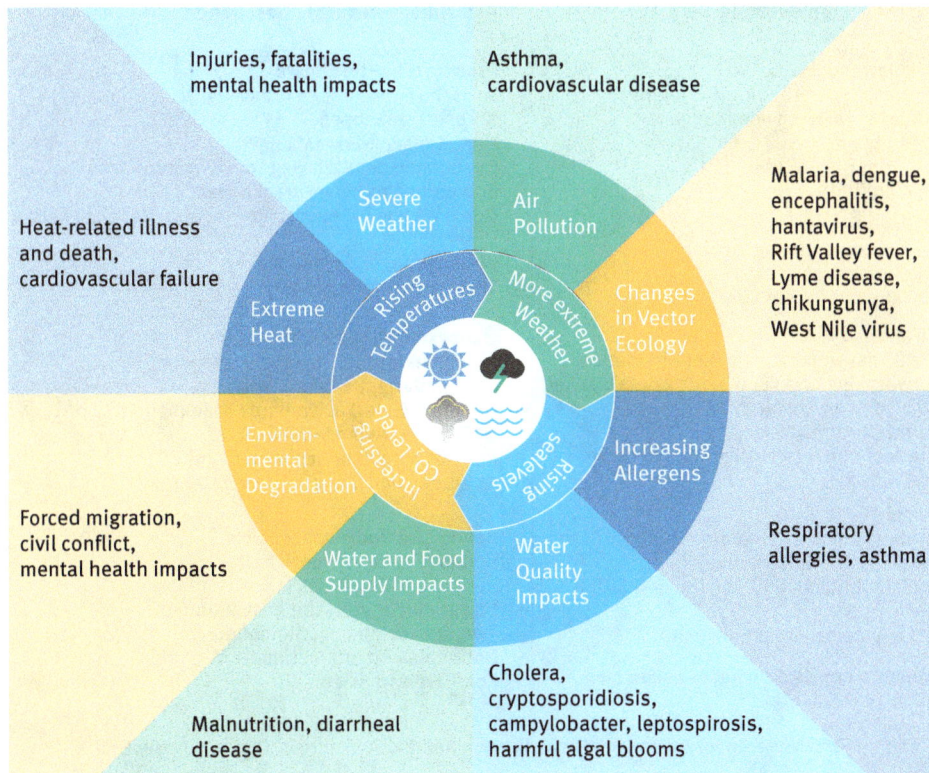

Abb. 8.4: Auswirkungen des Klimawandels auf die menschliche Gesundheit. Quelle: modifiziert nach [40].

zahl von Effekten auf die Gesundheit. Wie bereits oben beschrieben, kommt es durch den Klimawandel zu multiplen Veränderungen der Umwelt, wie z. B. steigenden Temperaturen, extremerem Wetter, einem steigenden Meeresspiegel und einem steigenden Kohlendioxidgehalt in der Atmosphäre. Des Weiteren kommt es zu deutlichen Veränderungen der Umwelt, wie einer zunehmenden Luft- und Wasserverschmutzung, dem dürrebedingten Verlust an Agrarflächen, Unterernährung und auch zu Veränderungen von Ökosystemen die z. B. von Vektoren übertragene Erkrankungen wie Malaria, Dengue-Fieber oder der Lyme-Borreliose begünstigen [40].

Wie hieraus deutlich wird, lassen sich die Auswirkungen der Umweltveränderungen auf die Gesundheit in primäre (direkte) Effekte, ökosystemvermittelte Effekte und sekundäre (indirekte) Effekte einteilen (s. Abb. 8.5). Auf einige besondere Aspekte aus diesen drei Kategorien wird im Folgenden näher eingegangen. Weitere Aspekte, wie z. B. Infektionskrankheiten, psychische Erkrankungen, der Verlust der Ernährungssouveränität oder Migrationsbewegungen werden in anderen Kapiteln näher besprochen.

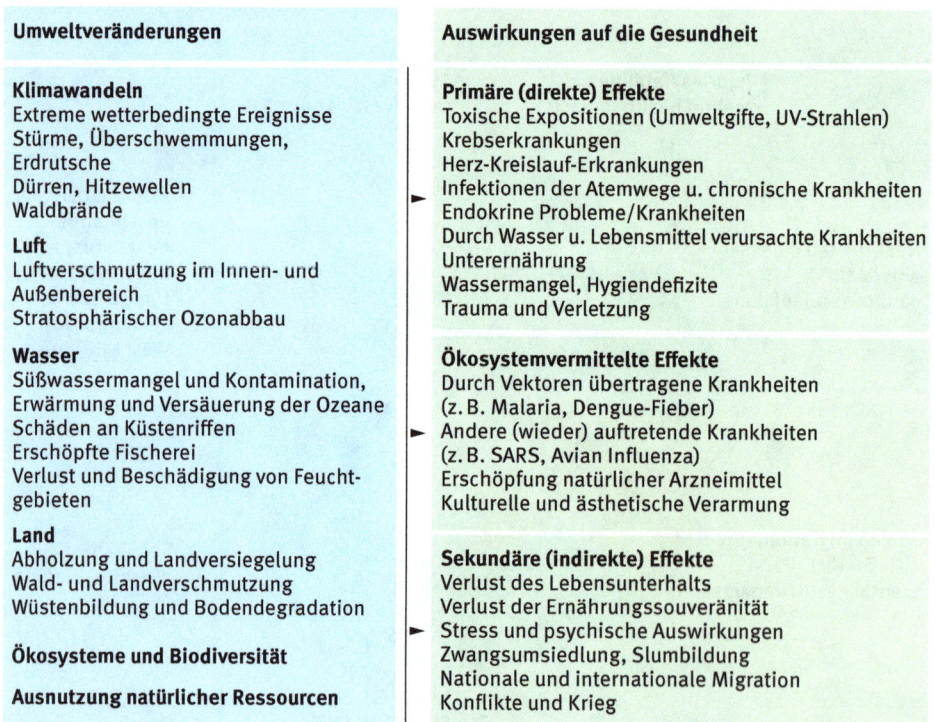

Umweltveränderungen	Auswirkungen auf die Gesundheit
Klimawandeln Extreme wetterbedingte Ereignisse Stürme, Überschwemmungen, Erdrutsche Dürren, Hitzewellen Waldbrände **Luft** Luftverschmutzung im Innen- und Außenbereich Stratosphärischer Ozonabbau	**Primäre (direkte) Effekte** Toxische Expositionen (Umweltgifte, UV-Strahlen) Krebserkrankungen Herz-Kreislauf-Erkrankungen Infektionen der Atemwege u. chronische Krankheiten Endokrine Probleme/Krankheiten Durch Wasser u. Lebensmittel verursachte Krankheiten Unterernährung Wassermangel, Hygiendefizite Trauma und Verletzung
Wasser Süßwassermangel und Kontamination, Erwärmung und Versäuerung der Ozeane Schäden an Küstenriffen Erschöpfte Fischerei Verlust und Beschädigung von Feuchtgebieten	**Ökosystemvermittelte Effekte** Durch Vektoren übertragene Krankheiten (z. B. Malaria, Dengue-Fieber) Andere (wieder) auftretende Krankheiten (z. B. SARS, Avian Influenza) Erschöpfung natürlicher Arzneimittel Kulturelle und ästhetische Verarmung
Land Abholzung und Landversiegelung Wald- und Landverschmutzung Wüstenbildung und Bodendegradation **Ökosysteme und Biodiversität** **Ausnutzung natürlicher Ressourcen**	**Sekundäre (indirekte) Effekte** Verlust des Lebensunterhalts Verlust der Ernährungssouveränität Stress und psychische Auswirkungen Zwangsumsiedlung, Slumbildung Nationale und internationale Migration Konflikte und Krieg

Abb. 8.5: Umweltveränderungen und Auswirkungen auf die Gesundheit. Quelle: Eigene Grafik (Ausschnitt von 8.1).

8.4.1 Direkte, primäre Gesundheitseffekte

Die Umweltverschmutzung gehört zu den wesentlichen Ursachen für Krankheiten und vorzeitige Todesfälle insbesondere in Entwicklungs- und Schwellenländern und in ärmeren und vulnerablen Bevölkerungsgruppen in den Industrieländern. Es wird geschätzt, dass durch die Verschmutzung der Umwelt im Jahr 2015 ca. 9 Millionen Menschen vorzeitig verstorben sind, was in etwa 16 % aller weltweiten Todesfälle entspricht [41]. Hiervon sind besonders Kinder unter 5 Jahren betroffen, von denen

- 570.000 an Infektionen der Atemwege wie Lungenentzündung versterben, die auf Luftverschmutzung im Innen- und Außenbereich sowie Rauch aus zweiter Hand zurückzuführen sind.
- 361.000 an Durchfall infolge des schlechten Zugangs zu sauberem Wasser, sanitären Einrichtungen und Hygiene versterben.
- 270.000 bereits in ihrem ersten Lebensmonat an den Folgen der Frühgeburtlichkeit sterben, die durch einen verbesserten Zugang zu sauberem Wasser, sanitären Einrichtungen und Hygiene in Gesundheitseinrichtungen sowie durch die Verringerung der Luftverschmutzung verhindert werden könnten.
- 200.000 an Malaria versterben, die durch Umweltmaßnahmen wie die Reduzierung der Brutstätten von Mücken oder die Abdeckung der Trinkwasserspeicherung verhindert werden könnten.
- 200.000 an unbeabsichtigten umweltbedingten Verletzungen wie Vergiftungen (z. B. durch Blei), Stürzen und Ertrinken versterben. [42]

Die Luftverschmutzung ist eine der Hauptbedrohungen für die Gesundheit von Kindern. Jeden Tag atmen weltweit rund 93 % der Kinder unter 15 Jahren (= 1,8 Milliarden Kinder) so verschmutzte Luft ein, dass ihre Gesundheit und ihre Entwicklung ernsthaft gefährdet wird. Die Luftverschmutzung beeinträchtigt u. a. die Entwicklung des Nervensystems, was sich negativ auf die geistige und motorische Entwicklung auswirkt. Schon bei geringerer Exposition schädigt die verschmutze Luft ihre Lungenfunktion. Zusammen verursachen die Luftverschmutzung der Haushalte durch das Kochen und die Luftverschmutzung der Außenluft mehr als 50 % der akuten Infektionen der unteren Atemwege bei Kindern unter 5 Jahren, vorwiegend in Ländern mit niedrigem und mittlerem Einkommen. Des Weiteren ist die Luftverschmutzung für fast 10 % der Todesfälle bei Kindern unter fünf Jahren verantwortlich (s. o.) [43]. Insgesamt stellt die Luftverschmutzung eine der größten Gesundheitsrisiken überhaupt dar. Laut WHO atmen mehr als 90 % der Weltbevölkerung verschmutzte Luft im Innen- und/oder Außenbereich ein, was auch daran liegt, dass mehr als drei Milliarden Menschen für ihren täglichen Energiebedarf zum Kochen, Heizen und Beleuchten auf feste Brennstoffe (z. B. Holz, getrockneten Kuhdung usw.) oder Kerosin angewiesen sind [44]. Die kombinierten Auswirkungen der Luftverschmutzung in der Umgebung und innerhalb von Gebäuden verursachen jedes Jahr etwa sieben Millionen vorzeitige Todesfälle, hauptsächlich infolge einer erhöhten Sterblichkeit auf-

grund von Schlaganfällen, Herzerkrankungen, chronisch obstruktiven Lungenerkrankungen, Lungenkrebs und akuten Atemwegsinfektionen. Dieses gilt insbesondere für Länder mit niedrigem und mittlerem Einkommen [45].

Vorwiegend in diesen Ländern leben auch die meisten der Menschen, die keinen
ausreichenden Zugang zu sauberem Trinkwasser, sanitären Einrichtungen und hygienischen Maßnahmen haben. Hieraus resultieren schätzungsweise 800.000 vermeidbare Todesfälle zumeist durch akute Durchfallerkrankungen pro Jahr [44]. Alleine im Einzugsgebiet des extrem verschmutzten Ganges in Nordindien leben etwa
400 Millionen Menschen, die zum Teil den Fluss als Süßwasserquelle benutzen, in
den aber auch mehr als 100 Städte ihre Abwässer entsorgen. Trotz großer präventi-
ver Bemühungen der Behörden wird, insbesondere durch die anhaltende Urbanisierung und den Klimawandel (steigende Temperaturen und Luftfeuchtigkeit, erhöhte
Variabilität des Niederschlags), ein weiterer Anstieg von wasserbezogenen Erkrankungen erwartet [46]. Neben Durchfallerkrankungen, wie z. B. Cholera, wurde in den
letzten Jahren auch eine Zunahme der Fälle von weiteren Infektionskrankheiten,
z. B. durch Chlamydien, Schistosomen oder Krätzemilben, die durch kontaminiertes
Wasser übertragen werden, beobachtet.

Der Kontakt mit kontaminiertem Wasser ist auch einer der wesentlichen Übertragungswege von Chemikalien auf den Menschen. Gesundheitsrisiken durch Chemikalien entstehen auch bei mehrfacher Exposition mit kontaminierten Lebensmitteln,
durch das Einatmen von kontaminierter Luft oder Staub, über die Haut oder durch
Exposition des Fötus während der Schwangerschaft und die Übertragung von Toxi-
nen über die Muttermilch. Besonders empfindlich gegenüber Chemikalien sind ärmere, unterernährte und ältere Menschen. Besondere Bedeutung haben Chemikalien,
die von der Industrie und in der industriellen Landwirtschaft freigesetzt und über
Nahrungsketten weiterverbreitet werden. Die zur WHO gehörende Internationale
Agentur für Krebsforschung (IARC) hat ca. 950 Chemikalien und deren Expositions-
umstände bewertet und hat dabei festgestellt, dass mehr als 400 dieser, überwiegend von der Industrie freigesetzten Chemikalien als krebserregend, wahrscheinlich
krebserregend oder möglicherweise krebserregend eingestuft werden müssen. Es
wird geschätzt, dass mehr als eine Million Menschen weltweit jedes Jahr durch eine
akute oder chronische Exposition mit Chemikalien versterben [47].

8.4.2 Ökosystemvermittelte Effekte

Die zumeist durch den Menschen verursachten Veränderungen und Verluste von
Ökosystemen führen auch zu einer Reihe von Effekten auf bzw. Gefahren für die
menschliche Gesundheit. Hierbei spielen insbesondere die durch Vektoren, wie z. B.
Mücken oder Fliegen übertragenen Krankheiten wie Malaria, Dengue, das Westnil-
oder Chikungunya-Fieber eine wichtige Rolle. Die meisten der für die Menschen gefährlichen Pathogene (Krankheitserreger) sind entweder zoonotisch oder waren ur-

sprünglich zoonotisch, bevor sie humanpathogen wurden. Zoonosen sind Infektionskrankheiten, die auf natürliche Weise zwischen Wirbeltieren und Menschen übertragen werden können. Die WHO definiert Zoonosen als „Krankheiten, die durch direkten Kontakt oder durch Nahrung, Wasser und die Umwelt von Tieren auf den Menschen übertragbar sind". Insbesondere die neuen oder wieder aufgetretenen Infektionskrankheiten, wie z. B. Ebola oder Covid-19, gehören zu diesen und treten, ähnlich wie z. B. die Malaria verstärkt und zunehmend auch an Orten auf, wo es zu einem engeren Zusammenleben zwischen Menschen, Tieren und weiteren Vektoren (z. B. Insekten) kommt. Der Anstieg der Anzahl an Risikogebieten für zoonotische Krankheiten erklärt sich u. a. durch das Bevölkerungswachstum, Urbanisierungsprozesse und die Ausweitung der landwirtschaftlichen Flächen. Hierdurch kommt es zu Veränderungen von Ökosystemen und eine zunehmende Überlappung der Lebensräume von Menschen und Wildtieren (s. Kap. 11) [48].

Durch die mittlerweile häufig auftretenden, extremen Wetterereignisse, wie z. B. Dürreperioden oder Starkregenereignisse kommt es auch zu Veränderungen der Ökosysteme, der Vegetation und der Wasserreservoire. Hierdurch entstehen, auch in städtischen Umgebungen (in Wasserbehältern, Autoreifen usw.), ideale Nährböden für Mücken, die als Vektoren für Viren (z. B. Dengue, Chikungunya) oder Parasiten (z. B. Plasmodien, s. Malaria) dienen können [49]. So ist, zum Beispiel, die weltweite Inzidenz von Dengue-Fieber in den letzten Jahrzehnten auf geschätzte 100–400 Millionen Infektionen pro Jahr dramatisch gestiegen. Etwa die Hälfte der Weltbevölkerung lebt mittlerweile in Risikogebieten, schwere Verläufe der Erkrankung, die nicht selten tödlich enden, werden dabei vorwiegend in einigen asiatischen und lateinamerikanischen Ländern beobachtet. Auch die Fortschritte in der Malariabekämpfung sind seit einigen Jahren durch Umweltveränderungen, insbesondere durch veränderte Ent- bzw. Bewässerungssysteme, die Nutzung von offenen (Regen-)Wasserbehältern und den Bau von Dämmen, ins Stocken geraten. Im Jahr 2018 sind ca. 228 Millionen Menschen an Malaria erkrankt und ca. 405.000 daran verstorben, die meisten davon in Afrika südlich der Sahara.

8.4.3 Indirekte, sekundäre Gesundheitseffekte

Neben den direkten, primären und den ökosystemvermittelten Effekten der Umweltverschmutzung auf die Gesundheit, ergeben sich auch indirekte, sekundäre Gesundheitseffekte, die z. B. durch den Verlust des Lebensunterhalts, der Ernährungssouveränität oder des Lebensraums ergeben. Die Zahl der Menschen, die aufgrund von umweltbedingten Faktoren (Hitze, Dürren, Wassermangel, Überschwemmungen usw.), die mitunter auch zu Konflikten und Kriegen führen können, oder durch Zwangsumsiedelungen (z. B. bei Staudammprojekten, durch „Land grabbing") ihre Heimat verlassen müssen, wächst kontinuierlich. Viele dieser Menschen finden in Flüchtlingslagern oder städtischen Slumgebieten Zuflucht.

Auch der Verlust der Ernährungssouveränität und die daraus oftmals folgende Mangelernährung lässt viele Familien vom Land in die Städte fliehen. Klimavariabilität und extreme Wetterereignisse gehören zu den wesentlichen Ursachen für schwere Nahrungsmittelkrisen und den Anstieg des globalen Hungers in den letzten Jahren (s. Kap. 9). Die Klimaveränderungen und andere Umweltbelastungen wirken sich negativ auf alle Dimensionen der Ernährungssicherheit aus (Verfügbarkeit, Zugang, Nutzung und Stabilität von Nahrungsmitteln) und verstärken zudem andere Ursachen für die Mangelernährung (z. B. Durchfall- und Wurmerkrankungen durch kontaminiertes Wasser) [33]. Dieses betrifft vor allem Länder mit einem hohen Anteil an kleinbäuerlichen Strukturen, die sehr empfindlich für Veränderungen von Temperaturen und Niederschlägen sowie Dürreperioden sind. Da hier der Lebensunterhalt eines hohen Anteils der Bevölkerung von der Landwirtschaft abhängt, sind die gesundheitlichen und sozialen Konsequenzen der Umwelt- und Klimaveränderungen und die Gefahr von Hungersnöten besonders hoch [50].

Die stetig ansteigende umweltbedingte Migration führt insbesondere auch zur Landflucht und damit zu einer weiteren Beschleunigung der Urbanisierung, die wiederum eine der wesentlichen Ursachen für die Umwelt- und Klimaveränderungen in den letzten Jahrzehnten darstellt. Städte nehmen zwar nur ca. 2–3 % der globalen Fläche ein, sie sind aber für ca. 60–80 % des weltweiten Energieverbrauchs und ca. 75 % der globalen CO_2-Emissionen verantwortlich. Zudem fallen dort ca. 1,6 Milliarden Tonnen an Siedlungsabfällen pro Jahr an. Das Wachstum der Städte bei begrenzt verfügbaren Flächen führt in den meisten Gegenden zu einer hohen Bevölkerungsdichte, die sich vorwiegend in der Ausbreitung von Slumgebieten widerspiegelt. Laut UN-Habitat ist zwar der Anteil der in Slums der Entwicklungsländer lebenden Stadtbevölkerung von 39,4 % im Jahr 2000 auf 29,7 % im Jahr 2014 zurückgegangen, die absoluten Zahlen sind allerdings auf etwa 881 Millionen Menschen weltweit gestiegen [51].

Mehr als die Hälfte der Megastädte wie Nairobi, Mumbai oder Mexico City bestehen mittlerweile aus Slums und slumähnlichen Gebieten, in denen neben der mangelnden Planung und Infrastruktur, unsichere Wohnverhältnisse, Überfüllung, unhygienische Bedingungen, fehlende sanitäre Einrichtungen, eine unsichere Trinkwasserversorgung sowie ein Mangel an staatlicher Fürsorge (z. B. unzureichende Gesundheits- und Sozialdienstleistungen) die Grundlagen für eine Vielzahl an Gesundheitsrisiken bildet. Das enge Zusammenleben von Menschen, Tieren und Vektoren (z. B. Insekten) fördert das Auftreten und die schnelle Ausbreitung von Infektionskrankheiten mit der Gefahr von Epidemien, u. a. von zoonotischen Erkrankungen (z. B. städtischer Gelbfieberausbruch in Angola 2016, SARS-CoV2 in Wuhan, China, 2019). Zudem kommt es bei vielen Zuwanderern aus dem ländlichen Bereich zu einer Zunahme der gesundheitlichen Belastungen durch Umweltverschmutzung, die Ernährungsumstellung, Stress und andere Faktoren, die mittel- bis langfristig zu einem signifikanten Anstieg nicht übertragbarer Krankheiten wie Krebs- oder Herz-Kreislauf-Erkrankungen führen. Gesundheitsförderlich in urbanen Regionen können dagegen die bessere Verfügbarkeit von Gesundheitsdienstleistungen, Medikamenten und Impfstoffen sein. Allerdings sind diese für viele Bewohner gerade in ressourcenarmen Ländern mit schwachen Gesundheitssystemen nicht oder nur unter erheblichem finanziellem Aufwand erhältlich [52].

8.5 Lösungsansätze

8.5.1 Interventionen

Es wird deutlich, dass Lösungen für die Umweltveränderungen und deren Auswirkungen auf die Gesundheit in multiplen Sektoren und auf verschiedenen Ebenen gefunden und umgesetzt werden müssen. Einige Beispiele für Interventionsbereiche zur Vermeidung und Bekämpfung von umweltbedingten Erkrankungen und Verletzungen sind in Tab. 8.2 aufgeführt. Die Priorisierung der Maßnahmen hängt wiederum von einer Vielzahl von gesellschaftlichen, wirtschaftlichen und politischen Faktoren ab. So werden, um zum Beispiel die Luftverschmutzung zu reduzieren und damit die Gesundheit der Bevölkerung zu schützen, weltweit verschiedenste Maßnahmen auf unterschiedlichen Ebenen und von unterschiedlichem Umfang ergriffen. Hierzu zählen Gesetze und Programme zur Reduzierung des Feinstaubs, von Stickstoffoxiden und anderen Schadstoffen sowie die hierfür notwendigen regulatorischen Maßnahmen gegenüber der Industrie, den Ausbau und die Stärkung des öffentlichen Nahverkehrs sowie Verbote oder Einschränkungen in Bezug auf die Verbrennung von Holz oder Kohle in Privathaushalten.

Den Einfluss einiger dieser Maßnahmen und Interventionen auf die Luftverschmutzung und deren gesundheitliche Folgen wurde mit Blick auf Mortalität, Morbidität und die Konzentration diverser Schadstoffe in einer großangelegten, systemischen Studie analysiert. Hier zeigte sich, dass angesichts der Heterogenität der Interventionen und der Methoden zur Datenerfassung aus der Gesamtheit der untersuchten Studienergebnisse keine allgemeingültigen Schlussfolgerungen über die Wirksamkeit der jeweiligen Maßnahmen ableitbar sind. Zudem sind die Auswirkungen von natürlichen Einflussfaktoren auf die Luftverschmutzung, wie etwa die Wetterbedingungen, nur schwierig in die Modelle und Analysen mit einzubeziehen. Des Weiteren zeigen sich viele der gesundheitlichen Auswirkungen eher mittel- bis langfristig und können so nicht mittelbar einer bestimmten Ursache zugeordnet werden [53].

Tab. 8.2: Beispiele für Interventionsbereiche zur Vermeidung und Bekämpfung von umweltbedingten Erkrankungen. Quelle: Übersetzt und adaptiert von [54].

Umweltbedingte Erkrankungen/Verletzungen	Wesentliche Interventionsbereiche
Infektionen und parasitäre Erkrankungen	
Atemwegsinfektionen	Reduzierung der Luftverschmutzung (Innen- und Außenbereich) und des (Passiv)-Rauchens, Verbesserungen der Wohnbereiche
Durchfallerkrankungen u. Wurmerkrankungen (intestinale Nematoden)	Gewährleistung von sicherem Zugang zu Wasser, sanitären Anlagen und Hygiene (WASH), Abwasserbehandlung, Bewässerungssysteme Maßnahmen in der Landwirtschaft und zur Bekämpfung des Klimawandels
Malaria u. Dengue	Reduzierung von Vektorbrutstätten im Wohn- und Arbeitsumfeld, mückensichere Trinkwasserspeicherung, Entfernung von stehendem Wasser, Moskitonetze
Tuberkulose	Reduzierung der Exposition von Bergleuten, Minenarbeitern und anderen Berufsgruppen gegenüber Partikeln in der Luft wie Kieselsäure, Kohlenstaub oder Verbrennungsrauch; Reduzierung der Exposition bei engen Wohnverhältnissen wie z. B. in Gefängnissen, Slums usw.
Neonatale Erkrankungen und Mangelernährung	
Neonatale Erkrankungen	Reduzierung der Luftverschmutzung im Haushalt sowie der Exposition der Mütter gegenüber Tabakrauch aus zweiter Hand, Sicherstellung von sauberem Wasser, Hygienemaßnahmen und sanitären Einrichtungen insbesondere während der Geburt
Protein-Mangelernährung	Gewährleistung von sicherem Zugang zu Wasser, sanitären Anlagen und Hygiene (WASH), Sicherstellung einer ausreichenden und ausgewogenen Ernährung, Bekämpfung des Klimawandels
Nichtübertragbare Erkrankungen (NCDs)	
Krebserkrankungen u. Herz-Kreislauf-Erkrankungen	Reduzierung der Haus- und Luftverschmutzung, sowie des (Passiv-)Rauchens, Vermeidung von ionisierender und UV-Strahlung, Schutz vor Chemikalien, Arbeitnehmerschutz
Seelische und neurologische Erkrankungen	Reduzierung von beruflichem Stress und Umweltbelastungen z. B. durch Lärm, schlechte Luftqualität, Chemikalien usw.; Psychologische Unterstützung im Rahmen von Naturkatastrophen oder nach Zwangsumsiedlungen und umweltbedingter Migration
Augenerkrankungen (z. B. Katarakte)	Reduzierung der Exposition gegenüber UV-Strahlung und der Luftverschmutzung in Innenräumen
Hörverlust	Reduzierung der beruflichen Exposition gegenüber hohen Geräuschpegeln
Körperliche Inaktivität und Fettleibigkeit	Förderung der Aktivität auch am Arbeitsplatz, Verkehrsinfrastruktur und Landnutzung, Verfügbarkeit geeigneter Parks und Freiflächen

Tab. 8.2: (fortgesetzt)

Umweltbedingte Erkrankungen/Verletzungen	Wesentliche Interventionsbereiche
Unbeabsichtigte Verletzungen	
Verkehrsunfälle	Straßen- und Flächennutzungsplanung; Sicherheitsvorkehrungen insbesondere bei Verkehrsintensivierung in Entwicklungsgebieten
Unbeabsichtigte Vergiftungen	Sichere Handhabung und Lagerung von Chemikalien, angemessene Produktinformationen, angemessene Auswahl an Chemikalien, Arbeitnehmerschutz.
Brände, Hitze und heiße Substanzen	Sicherheit von Koch-, Beleuchtungs- und Heizgeräten, Brandschutzbestimmungen für Gebäude, Sicherheit von Arbeitsumgebungen und -praktiken, Bekämpfung des Klimawandels
Ertrinken	Gewässersicherung, Schutz vor Strömungen in freien Gewässern, Sensibilisierung der Öffentlichkeit, Arbeitssicherheit
Sonstige unbeabsichtigte Verletzungen	Schutz vor Tierbissen und Kontakt mit giftigen Pflanzen, Sicherheit mechanischer Geräte, Schutz vor ionisierender Strahlung und elektrischem Strom
Vorsätzliche Verletzungen	
Selbstverletzung	Verhinderung des Zugangs zu giftigen Chemikalien wie Pestiziden oder zu Schusswaffen
Zwischenmenschliche Gewalt	Verhinderung des Zugangs zu Schusswaffen, Stadtplanung (z. B. Mobilität, Sichtbarkeit), Schutz der Arbeitnehmer

8.5.2 Steuerungs- und Handlungs-Ebenen

Die Komplexität der Zusammenhänge zwischen Umweltfaktoren bzw. Umweltveränderungen und der Gesundheit der Menschen zeigt sich auch auf den verschiedenen Steuerungs- und Handlungsebenen.

Auch wenn der Umweltschutz und die Gesundheitsförderung sich gegenseitig beeinflussen und auch viele Umweltverträge mittlerweile gesundheitsbezogene Bestimmungen enthalten, sind die Verbindungen zwischen der (globalen) Umweltpolitik und der (globalen) Gesundheitspolitik, insbesondere auf institutioneller Ebene, noch nicht deutlich genug entwickelt. Hier hat es in den letzten Jahren einige positive Entwicklungen gegeben, die sich u. a. im Rahmen der UN-Nachhaltigkeitsagenda 2030 und den SDGs sowie in den Verhandlungen zu den UN-Klimaabkommen (z. B. Paris 2015) ergeben haben [55].

8.5.2.1 Globale Ebene

Eine umfassende, globale Diskussion zu Umweltschutzfragen wurde erstmals bei der Weltumweltkonferenz der Vereinten Nationen 1972 in Stockholm (UN Conference on the Human Environment) geführt. Hier wurde Umweltschutz als eine globale Menschheitsaufgabe definiert, die eine Vermeidung von grenzüberschreitenden Umweltbelastungen eine Zusammenarbeit zum Schutz von globalen öffentlichen Umweltgütern erfordert. Im selben Jahr wurde auch das UN-Umweltprogramm (*UN Environment Programme*, UNEP) mit Sitz in Nairobi, Kenia, gegründet. Einen wichtigen Perspektivwechsel in der globalen Umweltpolitik in Richtung auf eine ganzheitliche Betrachtungsweise bewirkte die von den Vereinten Nationen eingesetzte Weltkommission für Nachhaltige Entwicklung (*World Commission on Sustainable Development*, „Brundtland-Kommission"). Diese betonte in ihrem Abschlussbericht 1987 nachdrücklich den systematischen Zusammenhang von Umweltschutz und Entwicklung sowie das neue Leitbild der „Nachhaltigen Entwicklung" (s. Kap. 7). Des Weiteren wurden seit den 1970er Jahren zahlreiche multilaterale Umweltvereinbarungen mit globaler Reichweite zumeist unter Federführung oder mit Beteiligung von UNEP beschlossen. Hierzu zählen u. a. das Washingtoner Artenschutzübereinkommen (1973), der Wiener Vertrag (1985) und das Montrealer Protokoll (1987) zum Schutz der Ozonschicht, die Baseler Konvention über grenzüberschreitenden Transport von Sondermüll (1989) und das Abkommen über Biodiversität (1992) zum weltweiten Schutz der biologischen Artenvielfalt.

Das hochrangige politische Forum für nachhaltige Entwicklung (*High-level Political Forum on Sustainable Development*, „Nachhaltigkeitsforum") ist das entscheidende UN-Gremium zur Abstimmung der globalen Nachhaltigkeitspolitik. An den Sitzungen des Forums nehmen die Minister (jährlich) und die Staats- und Regierungschefs (alle 4 Jahre) aller UN-Mitgliedsstaaten teil. Eines der wesentlichen Ziele des Nachhaltigkeitsforums ist die Sicherstellung der verbesserten Integration der drei Dimensionen der nachhaltigen Entwicklung (Umwelt, Soziales, Ökonomie) [56].

Neben dem UN-Umweltprogramm (UNEP) sind noch weitere UN-Organisationen wie die Internationale Energieagentur (IEA), das Entwicklungsprogramm (UNDP), die Welthandelsorganisation (WTO), die Weltorganisation für Meteorologie (WMO), die Internationale Seeschifffahrtsorganisation (IMO) und insbesondere auch die Weltgesundheitsorganisation (WHO) im Umweltbereich tätig. UNEP soll zwar die führende Rolle bei der Initiierung und Gestaltung der globalen Umweltpolitik und der Koordinierung innerhalb des UN-Systems spielen, als ein sogenanntes UN-Nebenorgan verfügt UNEP aber nur über eine begrenzte formale Autorität. Zudem steht UNEP ein relativ geringes Budget von 961 Millionen US$ (für das Biennium 2018/2019) zur Verfügung, von dem, ähnlich wie bei der WHO, ca. 80 % nur zweckgebunden zur Verfügung gestellt wird [57]. Das höchste Entscheidungs- und Steuerungsgremium von UNEP ist seit 2013 die UN-Umweltversammlung (*UN Environment Assembly*, UNEA), die alle zwei Jahre in Nairobi tagt und an der alle 193 Mitgliedsstaaten teilnehmen, um Prioritäten für die globale Umweltpolitik festzulegen und das internationale Umweltrecht weiter zu entwickeln [58].

Die Auswirkungen des Klimawandels und der damit verbundenen Umweltveränderungen auf die Gesundheit spielen auch bei den UN-Klimakonferenzen eine wichtige Rolle. So bezeichnete der WHO Generaldirektor Tedros Ghebreyesus das Pariser Klimaabkommen von 2015 als „möglicherweise das wichtigste Gesundheitsabkommen des Jahrhunderts". Nach Berechnungen der WHO könnte die Erreichung der Ziele des Abkommens bis 2050 weltweit, alleine durch die damit verbundene Verringerung der Luftverschmutzung, jährlich etwa eine Million Menschenleben retten. Auch sei der Wert von Gesundheitsgewinnen durch den Klimaschutz auf der globalen Ebene etwa doppelt so hoch wie die Investitionen in die erforderlichen Maßnahmen, und dieses Kosten-Nutzen-Verhältnis in Ländern wie China und Indien sogar noch höher. Die WHO hat zudem in ihrem Sonderbericht zur UN-Klimakonferenz COP 24 2018 in Katowice, Polen, Empfehlungen für Regierungen formuliert, wie die gesundheitlichen Vorteile der Bekämpfung des Klimawandels maximiert und die schlimmsten gesundheitlichen Auswirkungen dieser globalen Herausforderung vermieden werden können [59]. Die WHO arbeitet im Bereich des Klimawandels mittlerweile auch eng mit UNEP und der Weltorganisation für Meteorologie (WMO) in der *Health, Environment and Climate Change coalition* (HECC) zusammen. Darüber hinaus wurde in der Weltgesundheitsversammlung 2019 von den WHO Mitgliedstaaten eine neue globale Strategie für diesen Bereich verabschiedet *(WHO global strategy on health, environment and climate change)* [60].

8.5.2.2 Internationale Ebene

Auch auf der internationalen Ebene sind zahlreiche Organisationen, wie die Afrikanische Union (AU) oder die Europäische Union (EU), oder politische Gruppen, wie die G7 oder G20 in den sich überlappenden Bereichen Umwelt, Nachhaltigkeit und Gesundheit aktiv. Zudem engagiert sich hier eine sehr hohe Anzahl an nationalen und internationalen Nichtregierungsorganisationen *(NB: wir dürfen an dieser Stelle aus Platzgründen auf die Internetseiten dieser sowie die Fachliteratur verweisen)*.

Die EU, zum Beispiel, betont als eines der vorrangigen Ziele ihres *Siebten Umweltaktionsprogramms* (7. UAP) den „Schutz der Unionsbürger vor umweltbedingten Belastungen, Gesundheitsrisiken und Risiken für die Lebensqualität". Zudem sei es aufgrund der starken Abhängigkeit der menschlichen Gesellschaft von den Leistungen der Ökosysteme das klare Ziel „im Jahr 2050 gut innerhalb der ökologischen Belastbarkeitsgrenzen des Planeten" zu leben. Zur Erreichung dieser Vision wurden auf der EU-Ebene verschiedene Strategien zur Prävention und Reduzierung von Umweltauswirkungen auf die Gesundheit beschlossen. Hierzu zählen z. B. ein *Maßnahmenpaket für saubere Luft in Europa*, die *EU-Strategie zur Anpassung an den Klimawandel*, die *Richtlinie über Umgebungslärm* oder die *Verordnung zur Registrierung, Bewertung, Zulassung und Beschränkung chemischer Stoffe* (REACH). Die EU arbeitet zur Förderung von Umwelt und Gesundheit eng mit dem WHO Regionalbüro für Europa in Kopenhagen zusammen. Gemeinsam mit den Mitgliedsländern der WHO/EURO-Region wurde, zum Beispiel, 2017 ein sektorübergreifendes und integriertes Konzept zur Verbesserung der Gesundheit vorgestellt [61].

8.5.2.3 Nationale Ebene

Alle auf den globalen und internationalen Ebenen beschlossenen Rahmenvereinbarungen, Strategien und Richtlinien werden von den daran beteiligten nationalen Regierungen, zumindest in der Theorie, in nationale Gesetze, Richtlinien und Programme umgesetzt. In der Praxis stellen nationale Prioritäten und anhaltende politische Diskussionen oftmals Hindernisse bei der Umsetzung dar. Zur Erreichung der national wie international vereinbarten Ziele, hat die deutsche Bundesregierung zum Beispiel 1999 ein Aktionsprogramm Umwelt und Gesundheit (APUG) initiiert, um die Kooperation mehrerer Ministerien und Bundesoberbehörden zu koordinieren. Neben dem Bundesministerium für Umwelt, Naturschutz und Reaktorsicherheit (BMU), dem Bundesministerium für Gesundheit (BMG) und dem Bundesministerium für Ernährung, Landwirtschaft und Verbraucherschutz (BMELV; seit 2002), sind das Bundesamt für Strahlenschutz (BfS), das Bundesinstitut für Risikobewertung (BfR), das Robert Koch-Institut (RKI) und das Umweltbundesamt (UBA) daran beteiligt. Das Aktionsprogramm fördert Forschungsprojekte und Informationskampagnen im Bereich Umwelt-, Gesundheits- und Verbraucherschutz [62]. Zum Zeitpunkt der Drucklegung dieses Buches wurde über eine im Koalitionsvertrag 2018 vereinbarte Fortentwicklung dieses ressortübergreifenden Aktionsprogramms beraten. Auch auf der nationalen Ebene sind neben den staatlichen Akteuren auch eine große Anzahl an Nichtregierungsorganisationen, akademische Institute und andere Akteure im Bereich Umwelt und Gesundheit aktiv (wie z. B. die Deutsche Allianz Klimawandel und Gesundheit).

8.5.2.4 Regionale Ebene

Da Umweltbedingungen und Umweltbelastungen in vielerlei Hinsicht besonders auch regionale Räume betreffen, z. B. durch die Verläufe von Flüssen, Straßen und weiteren Transport- und Verkehrswegen, durch die Urbanisierungsprozesse benachbarte Städte und Gemeinden enger zusammenwachsen und in vielen Ländern föderale Strukturen vorherrschen, spielt die regionale Ebene auch für den Umweltschutz eine sehr wichtige Rolle. Teilweise ist auch eine die nationalen Grenzen überschreitende Zusammenarbeit sinnvoll, wie sie z. B. die *Environmental Conference of the Regions of Europe* (ENCORE) durchführt. Hier arbeiten Vertreter von regionalen Umweltministerien in den Bereichen Umwelt und nachhaltige Entwicklung zusammen [63].

8.5.2.5 Lokale Ebene

Durch die anhaltende Urbanisierung werden in einigen Jahren bis zu 70 % der Weltbevölkerung in Städten leben. Fortschritte in den Bereichen Umwelt, Entwicklung
und Gesundheit müssen daher insbesondere durch die Umsetzung von vielfältigen
Maßnahmen auf der lokalen Ebene erreicht werden. Das UN-Nachhaltigkeitsziel 11
Städte und Siedlungen inklusiv, sicher, widerstandsfähig und nachhaltig zu gestalten, verdeutlicht dieses ebenso wie die *Healthy Cities* Programme der WHO und ihrer
Regionalbüros. Hierfür wurde folgende Definition festgelegt: *„Eine gesunde Stadt ist
eine Stadt, die kontinuierlich die physischen und sozialen Umgebungen schafft und verbessert sowie die Ressourcen der Gemeinschaft erweitert, die es den Menschen ermöglichen, sich gegenseitig bei der Erfüllung aller Funktionen des Lebens zu unterstützen
und ihr maximales Potenzial auszuschöpfen."* Gesunde Städte sollen dementsprechend auch sozial inklusiv sein und die Bürger mit ihren Bedürfnissen bei den Planungen und der Politikgestaltung mit einbeziehen, die weit über den traditionellen
Gesundheitssektor hinausgehen sollte. Diese sollte umweltfreundliche und gesundheitsfördernde Umgebungen durch einen ganzheitlichen und intersektoralen Ansatz
für alle Bewohner sicherstellen („Health in all policies") [64].

8.5.2.6 Individuelle Ebene

Letztendlich ist jeder von uns ein Akteur, der für die Umwelt, die eigene und die Gesundheit anderer Menschen, ob nah oder fern, einen wichtigen Beitrag leisten kann.
Eine nachhaltige Ernährung, ein ressourcenschonender Konsum, der Verzicht auf
klimaschädliche Prozesse (wie z. B. Flugreisen) oder die Teilnahme und Unterstützung von zivilgesellschaftlichem Engagement und sozialen Bewegungen sind nur einige Möglichkeiten, um die Umwelt zu schützen und die Gesundheit zu fördern. Dabei sollte besonders auch die deutliche Ungleichverteilung von Ursachen und Wirkungen in diesem Querschnittsfeld als Motivation für eine globale, ökologische
Transformation dienen. Ein Ansatz hier könnte auch das Konzept der Planetaren Gesundheit (*Planetary Health*) bieten (s. Kasten).

Das „Planetary Health" – Konzept

Das Konzept der Gesundheit bezieht sich typischerweise auf einzelne Personen, Gemeinschaften und Bevölkerungsgruppen oder gelegentlich auch Nationen. Es berücksichtigt dabei aber nicht, ob Gesundheitsgewinne auf Kosten der Erodierung von natürlichen Systemen der Erde geschehen, die der Bereitstellung wesentlicher natürlicher Dienstleistungen dienen. Hierzu gehören z. B. Nahrungsmittel, Kraftstoffe, Wasser und Baumaterialien, von denen der Erhalt der menschlichen Zivilisation abhängig ist. Erreicht eine Bevölkerung ein bestimmtes Gesundheitsniveau durch eine nicht nachhaltige Nutzung der Umwelt, geht dieser Fortschritt wahrscheinlich auf Kosten anderer Bevölkerungsgruppen, die zeitgleich und/oder in der Zukunft leben. Die Auswirkungen des menschlichen Handelns auf die Umwelt sollten daher bei der Beurteilung des Fortschritts in Bezug auf die Gesundheit und das Wohlbefinden (SDG 3) eine wichtige Rolle spielen. Ein ökologisches Modell für die Bevölkerungsgesundheit wurde von Lang und Rayner entwickelt („Ecological Public Health", 2012), welches die materiellen, biologischen, sozialen und kulturellen Aspekte der öffentlichen Gesundheit integriert und gleichzeitig dabei die Komplexität und Nichtlinearität der Dynamik natürlicher Systeme berücksichtigt. Dieses Modell betont nicht nur wie Ökosysteme die menschliche Gesundheit unterstützen, sondern auch die multidisziplinäre Verantwortung für die Gesundheit, die über die traditionellen Grenzen des Gesundheitssektors hinausgehen.

Das Konzept der Planetaren Gesundheit (*Planetary Health*) baut auf diesem Ansatz auf, um die bestehenden Herausforderungen zu untersuchen und Lösungen zum Schutz und zur Förderung der Gesundheit der Menschen im Zeitalter des Anthropozän zu finden. Die Planetare Gesundheit wird definiert als „das Erreichen des höchsten, erreichbaren Standards für die Gesundheit, das Wohlbefinden und die Gerechtigkeit weltweit, der durch besondere Aufmerksamkeit auf die die Zukunft der Menschheit prägenden Systeme (politisch, wirtschaftlich und sozial) einerseits und auf die natürlichen Systeme der Erde und die Einhaltung von sicheren Umweltgrenzen in der die Menschheit weiterhin gedeihen kann, erreicht werden kann". Vereinfacht ausgedrückt, beschreibt die Planetare Gesundheit die Gesundheit der menschlichen Zivilisation und den Zustand der natürlichen Systeme, von denen diese abhängt.

Quelle: Rockefeller Foundation–Lancet Commission on Planetary Health, 2015 [4].

8.6 Kernaussagen

- Es besteht ein sehr enger Zusammenhang zwischen den Umweltbedingungen und der Gesundheit.
- Viele Umweltbelastungen gehen mit einer Verschlechterung der Lebensbedingungen und der Gesundheit einher. Hierzu gehören die Luft-, Land- und Wasserverschmutzung, die Ausnutzung natürlicher Ressourcen, insbesondere zur Energiegewinnung und für den Transport, sowie die sich sehr schnell entwickelnde Klimakrise.
- Die Bekämpfung der Ursachen des Klimawandels ist eine essenzielle Voraussetzung für die nachhaltige Entwicklung und die Förderung und den Schutz der Gesundheit weltweit.
- Die Ungleichverteilung zwischen den Verursachern und den Betroffenen führt zunehmend auch zu Konflikten und Migrationsbewegungen.

- Lösungsansätze müssen auf verschiedenen Ebenen umgesetzt und weiterentwickelt werden, um nicht nur den Raubbau an der Natur, aber auch die gesundheitlichen Folgen dieses Handelns zu reduzieren.
- Jeder Einzelne kann jeden Tag, z. B. durch ein verändertes Konsumverhalten, eine Reduzierung des Energieverbrauchs und eine Rückbesinnung auf die Natur dazu beitragen.

8.7 Fragen

- Welchen Einfluss haben die verschiedenen Formen der Produktion und des Konsums auf die Umwelt und die Gesundheit?
- Wie ließe sich der Ansatz der politischen Ökologie der Gesundheit in praktische Lösungen entlang der Verbindungen zwischen Kapitalismus, Ungleichheiten, Umwelt und Gesundheit umsetzen?
- In Abb. 8.2 sind Beispiele für Veränderungen der Umwelt dargestellt. Inwiefern sind diese auch Grundlagen der UN-Nachhaltigkeitsagenda und der SDGs? Welche Zusammenhänge bestehen zwischen den einzelnen Bereichen?
- Erarbeiten Sie entlang der verschiedenen Steuerungs- und Handlungsebenen eine Übersicht für einen Umweltbereich Ihrer Wahl (z. B. Wasser, Ernährung etc.)!
- Was unterscheidet das Konzept der Globalen Gesundheit von dem Konzept der Planetaren Gesundheit?

Literatur

[1] Birn A-E, Pillay Y, Holtz TH. Textbook of global health: Oxford University Press; 2017.
[2] McNeill JR. An environmental history of the twentieth-century world. Something new under the sun. New York and London: WW Norton & Company. 2000.
[3] McMichael AJ. Globalization, Climate Change, and Human Health. New England Journal of Medicine. 2013;368(14):1335–43.
[4] Whitmee S, Haines A, Beyrer C, et al. Safeguarding human health in the Anthropocene epoch: report of The Rockefeller Foundation–Lancet Commission on planetary health. The Lancet. 2015;386(10007):1973–2028.
[5] BMU. Die Minamata-Konvention Berlin: Bundesministerium für Umwelt, Naturschutz und nukleare Sicherheit; 2018 [Available from: https://www.bmu.de/themen/gesundheit-chemikalien/chemikaliensicherheit/quecksilber-konvention/]
[6] Schlautmann C. Deutschland exportiert mehr Müll als Maschinen. 2019.
[7] UN. Sustainable Development Goal 12 New York, USA: UN Sustainable Development Knowledge Platform; 2019 [Available from: https://sustainabledevelopment.un.org/sdg12]
[8] Oberle B, Bringezu S, Hatfield-Dodds S, et al. Global Resources Outlook 2019: Natural Resources for the Future We Want. 2019.
[9] York R, McGee JA. Understanding the Jevons paradox. Environmental Sociology. 2016;2(1):77–87.
[10] Montgomery MR. The urban transformation of the developing world. science. 2008;319 (5864):761–4.
[11] UN-Environment. Global Environment Outlook-GEO-6: Cambridge University Press; 2019.

[12] BMZ. Städte nachhaltig gestalten. Bonn, Deutschland: Bundesministerium für wirtschaftliche Zusammenarbeit und Entwicklung; 2016.

[13] Ionesco D, Mokhnacheva D, Gemenne F. Atlas der Umweltmigration: oekom verlag; 2017.

[14] Crutzen PJ. Geology of mankind. Paul J Crutzen: A Pioneer on Atmospheric Chemistry and Climate Change in the Anthropocene: Springer; 2016. p. 211–5.

[15] IPCC. Climate Change 2013: The physical science basis: Working group I contribution to the fifth assessment report of the Intergovernmental Panel on Climate Change. Change IPOC, editor: Cambridge University Press; 2014.

[16] Hansen JE, Sato M. Paleoclimate implications for human-made climate change. Climate change: Springer; 2012. p. 21–47.

[17] BMZ. Durch den Klimawandel bedingte Mobilität Berlin Bundesministerium für wirtschaftliche Zusammenarbeit und Entwicklung; 2018 [Available from: https://www.bmz.de/de/themen/klimaschutz/Migration-und-Klima/index.html]

[18] Xu C, Kohler TA, Lenton TM, Svenning J-C, Scheffer M. Future of the human climate niche. Proceedings of the National Academy of Sciences. 2020:201910114.

[19] IPS. Q & A: Crisis and Climate Change Driving Unprecedented Migration Nairobi, Kenia: Inter Press Service, News Agency; 2016 [Available from: http://www.ipsnews.net/2016/06/qa-crisis-and-climate-change-driving-unprecedented-migration/]

[20] Holman C. Sources of air pollution. Air pollution and health: Elsevier; 1999. p. 115–48.

[21] WHO. Reducing global health risks through mitigation of short-lived climate pollutants. Genf, Schweiz: World Health Organization; 2015.

[22] UNICEF. Clear the air for children-The impact of air pollution on children; 2016. 2018.

[23] WWAP. The United Nations World Water Development Report 2019: Leaving No One Behind. UNESCO Paris; 2019.

[24] UNENV. Human health in dire straits if urgent actions are not made to protect the environment, warns landmark UN report Nairobi, Kenia: UN Environment Programme; 2019 [Available from: https://www.unenvironment.org/news-and-stories/press-release/human-health-dire-straits-if-urgent-actions-are-not-made-protect]

[25] WHO. 2.1 billion people lack safe drinking water at home, more than twice as many lack safe sanitation Genf, Schweiz: World Health Organization; 2017 [Available from: https://www.who.int/en/news-room/detail/12-07-2017-2-1-billion-people-lack-safe-drinking-water-at-home-more-than-twice-as-many-lack-safe-sanitation]

[26] Davidson NC. How much wetland has the world lost? Long-term and recent trends in global wetland area. Marine and Freshwater Research. 2014;65(10):934–41.

[27] Foley JA, DeFries R, Asner GP, et al. Global consequences of land use. science. 2005;309 (5734):570–4.

[28] Willett W, Rockström J, Loken B, et al. The Lancet Commissions Food in the Anthropocene: the EAT–Lancet Commission on healthy diets from sustainable food systems. 2019.

[29] LPH. The natural environment and emergence of antibiotic resistance. The Lancet Planetary health. 2018;2(1):e1.

[30] Massey R, Jacobs M, Gallagher L, et al. Global Chemicals Outlook–Towards Sound Management of Chemicals. UNEP, Nairobi, Kenya; 2013.

[31] Diamond ML, de Wit CA, Molander S, et al. Exploring the planetary boundary for chemical pollution. Environment international. 2015;78:8–15.

[32] Laville S, Taylor, Matthew. A million bottles a minute: world's plastic binge 'as dangerous as climate change' London, Vereinigtes Königreich: The Guardian; 2017 [Available from: https://www.theguardian.com/environment/2017/jun/28/a-million-a-minute-worlds-plastic-bottle-binge-as-dangerous-as-climate-change]

[33] FAO. State of the World's Forests 2016: Forests and agriculture: Land-use challenges and opportunities. Rom, Italien: Food and Agriculture Organization of the United Nations; 2016.

[34] Lal R. Managing soils and ecosystems for mitigating anthropogenic carbon emissions and advancing global food security. Bioscience. 2010;60(9):708–21.

[35] Mullan D. Soil erosion under the impacts of future climate change: Assessing the statistical significance of future changes and the potential on-site and off-site problems. Catena. 2013;109:234–46.

[36] Watson R, Albon S, Aspinall R, et al. UK National ecosystem assessment: technical report: United Nations Environment Programme World Conservation Monitoring Centre; 2011.

[37] Boillat S, Ifejika Speranza C. IPBES Global Assessment Report on Biodiversity and Ecosystem Services. Chapter 3. Assessing progress towards meeting major international objectives related to nature and nature's contributions to people. 2019.

[38] Trisos CH, Merow C, Pigot AL. The projected timing of abrupt ecological disruption from climate change. Nature. 2020;580(7804):496–501.

[39] Grooten M, Almond R. Living planet report-2018: aiming higher. Living planet report-2018: aiming higher. 2018.

[40] CDC. Climate Effects on Health Atlanta, USA: Centers for Disease Control and Prevention; 2020 [Available from: https://www.cdc.gov/climateandhealth/effects/]

[41] Landrigan PJ, Fuller R, Acosta NJ, et al. The Lancet Commission on pollution and health. The lancet. 2018;391(10119):462–512.

[42] Organization WH. Don't pollute my future! The impact of the environment on children's health. World Health Organization; 2017.

[43] WHO. Air pollution and child health: prescribing clean air: summary. World Health Organization; 2018.

[44] WHO. WHO global strategy on health, environment and climate change: the transformation needed to improve lives and wellbeing sustainably through healthy environments. Genf, Schweiz: World Health Organization; 2020. Report No.: 9240000372.

[45] WHO. Air Pollution, Overview Genf, Schweiz: World Health Organization; 2019 [Available from: https://www.who.int/health-topics/air-pollution#tab=tab_1]

[46] Myers SS, Patz JA. Emerging threats to human health from global environmental change. Annual Review of Environment and Resources. 2009;34:223–52.

[47] Kemf E. GCO–Global Chemicals Outlook: Towards Sound Management of Chemicals: United Nations Environment Programme; 2013.

[48] Jones KE, Patel NG, Levy MA, et al. Global trends in emerging infectious diseases. Nature. 2008;451(7181):990–3.

[49] Brown L, Medlock J, Murray V. Impact of drought on vector-borne diseases–how does one manage the risk? Public health. 2014;128(1):29–37.

[50] FAO I, WFP W, UNICEF. The state of food security and nutrition in the world 2019: safeguarding against economic slowdowns and downturns. 2019.

[51] Lancet T. A missed opportunity for urban health. The Lancet. 2016;388(10056):2057.

[52] Berkley S. More people in less space: rapid urbanisation threatens global health London, Vereinigtes Königreich: The Guardian; 2016 [Available from: https://www.theguardian.com/global-development/2016/jun/28/rapid-urbanisation-threatens-global-health-more-people-less-space-population-infectious-disease]

[53] Zylka-Menhorn V. MEDIZINREPORT. Luftverschmutzung: Komplexität erlaubt keine allgemeingültigen Aussagen. Deutsches Ärzteblatt. 2018;22/2019(116(22)).

[54] Prüss-Üstün A, Wolf J, Corvalán C, Bos R, Neira M. Preventing disease through healthy environments: a global assessment of the burden of disease from environmental risks: World Health Organization; 2016.

[55] Morin J-F, Blouin C. How environmental treaties contribute to global health governance. Globalization and health. 2019;15(1):47.

[56] UN. About the High-level Political Forum on Sustainable Development New York, USA: United Nations; 2020 [Available from: https://sustainabledevelopment.un.org/hlpf/about]

[57] UNEP. Funding Facts New York, USA: United Nations Environment Programme; 2020 [Available from: https://www.unenvironment.org/about-un-environment/funding-and-partnerships/funding-facts]

[58] UN. UN Environment Assembly New York, USA: United Nations; 2020 [Available from: https://environmentassembly.unenvironment.org/]

[59] WHO. Health benefits far outweigh the costs of meeting climate change goals Genf, Schweiz: World Health Organization; 2018 [Available from: https://www.who.int/news-room/detail/05-12-2018-health-benefits-far-outweigh-the-costs-of-meeting-climate-change-goals]

[60] WHO. WHO global strategy on health, environment and climate change: the transformation needed to improve lives and wellbeing sustainably through healthy environments. Genf, Schweiz: World Health Organization; 2020.

[61] EU. Umwelt und Gesundheit Brüssel, Belgien: Europäische Umweltagentur; 2019 [Available from: https://www.eea.europa.eu/de/themes/human/intro]

[62] APUG. Das Aktionsprogramm Umwelt und Gesundheit (APUG) Berlin: Umweltbundesamt (UBA), Aktionsprogramm Umwelt und Gesundheit – Geschäftsstelle; 2017 [Available from: https://www.apug.de/apug/index.htm]

[63] ENCORE. Environmental Conference of the Regions of Europe München: Bayrisches Ministerium für Umwelt und Verbraucherschutz; 2020 [Available from: https://www.encoreweb.bayern.de/structure/structure_and_organisation/index.htm]

[64] WHO. Health as the Pulse of the New Urban Agenda: united Nations Conference on Housing and Sustainable Urban Development. WHO Geneva, Switzerland; 2016.

9 Welternährung und Globale Gesundheit

Mathias B. Bonk, Wilfried Bommert, Ines Reinisch

9.1 Einleitung

Das Recht auf Nahrung ist ein grundlegendes Menschenrecht, welches bereits 1948 in der *Allgemeinen Erklärung der Menschenrechte* von vielen Staaten anerkannt worden ist. Artikel 11 des internationalen Pakts über wirtschaftliche, soziale und kulturelle Rechte (auch Sozialpakt genannt), der 1966 von den Mitgliedsstaaten in der UN-Vollversammlung angenommen wurde, besagt, dass jeder „das Recht auf einen angemessenen Lebensstandard für sich und seine Familie, einschließlich ausreichender Ernährung, Bekleidung und Unterbringung, sowie auf eine stetige Verbesserung der Lebensbedingungen" hat. Zudem sind die Staaten dazu verpflichtet, „das grundlegende Recht eines jeden, vor Hunger und Mangelernährung geschützt zu sein" zu gewährleisten. Das Recht auf Nahrung wurde im Verlauf durch weitere Konventionen und Menschenrechtsinstrumente gestützt. Jedoch gibt es kein internationales Abkommen, das dieses Menschenrecht auch absichert und auch deshalb besteht in vielen Ländern weiterhin eine große Lücke zwischen Anspruch und Wirklichkeit.

Durch die Verwirklichung zahlreicher Programme und Initiativen, die u. A. im Rahmen der UN-Millennium-Entwicklungsziele entwickelt wurden, ist eine Verbesserung der globalen Ernährungssituation erreicht worden. Trotzdem leiden weiterhin mehr als 820 Millionen Menschen weltweit Hunger. Insgesamt haben laut Schätzung der Ernährungs- und Landwirtschaftsorganisation der Vereinten Nationen (FAO) ca. 2 Milliarden Menschen keinen regelmäßigen Zugang zu sicherer, nahrhafter und ausreichender Nahrung [1]. Deshalb wurde in der neuen UN-Nachhaltigkeitsagenda diesem Problem eine große Bedeutung zugeschrieben. Insbesondere das Nachhaltigkeitsziel 2 (SDG 2) widmet sich dieser komplexen Problematik: *„Hunger beenden, Ernährungssicherheit und eine bessere Ernährung erreichen und eine nachhaltige Landwirtschaft fördern".*

Neben dem Hunger gibt es im Ernährungsbereich noch weitere globale Herausforderungen, wie z. B. eine dramatische Zunahme von übergewichtigen Personen und den damit oftmals verbundenen nichtübertragbaren Erkrankungen. Zudem spielen eine nicht ausreichende Qualität der Nahrung, inadäquate Hygieneverhältnisse bei der Herstellung und Verarbeitung von Nahrungsmitteln und nicht zuletzt die Auswirkungen auf die Umwelt durch eine industrielle, nicht ökologisch nachhaltige Landwirtschaft eine zunehmende Rolle. Die Auswirkungen des Klimawandels (wie z. B. Dürren oder Extremwetterereignisse, Verschiebung der Vegetationszonen), Spekulationen mit Nahrungsmitteln, die Ausbeutung von Feldarbeitern und anderen Fachkräften, nicht nur in den Entwicklungs- und Schwellenländern, sowie der demographische Wandel und seine Folgen sind weitere Aspekte, die den engen Zusam-

https://doi.org/10.1515/9783110448474-010

menhang zwischen der globalen Ernährungssituation, der ökonomisch geprägten Globalisierung und Entwicklung und der Gesundheit deutlich machen.

Wie kann die Weltgemeinschaft es schaffen, all diesen wachsenden Herausforderungen im 21. Jahrhundert gerecht zu werden? Werden die Anstrengungen im Rahmen der Agenda 2030 ausreichen, um den Hunger auf der Welt zu beenden? Wie können bis zu 10 Milliarden Menschen nachhaltig und sicher ernährt werden?

9.2 Hunger Beenden

Die Organisation für Ernährung und Landwirtschaft der Vereinten Nationen (FAO) definiert Hunger als einen Zustand, der eintritt, wenn die tägliche Energiezufuhr für einen längeren Zeitraum unter dem Bedarf liegt, der für einen gesunden Körper und ein aktives Leben benötigt wird. Die FAO verwendet die Begriffe Hunger und chronische Unterernährung dabei synonym [1].

Die Anzahl hungernder Menschen ist seit Anfang der 90er Jahre trotz eines signifikanten Bevölkerungswachstums kontinuierlich gesunken. Dieser Trend wurde jedoch 2007 unterbrochen als sich die erste Welternährungskrise im 21. Jahrhundert ereignete. Die Ursachen hierfür waren vielschichtig: eine wachsende Weltbevölkerung, ein deutlicher Anstieg des Fleischkonsums in den Schwellenländern, die Flächennutzung für neue Biokraftstoffe, zunehmende Nahrungsmittelspekulationen an den Börsen, sowie ein deutlicher Anstieg der Energie- und Düngemittelpreise führten zu einer Überhitzung des Marktes. Die Preise für Nahrungsmittel am Weltmarkt stiegen dadurch dramatisch an, der Food Price Index der FAO stieg innerhalb weniger Wochen rasant, bei Reis um über 300 Prozent, wodurch die Zahl der Hungernden wieder auf über eine Milliarde Menschen anstieg. Dieses führte zu Hungerprotesten und Revolten in mehr als 20 Staaten. 2011 kam es dann zu einem erneuten Preishoch. Mangelnde Lagerbestände und Spekulation trieben die Preise. Seither ist das Vertrauen in die Stabilität der Weltmärkte gesunken. Länder wie China, Indien, Südkorea und die Golfstaaten, die in hohem Maße von Nahrungsmittelimporten abhängig sind, begannen sich vor allem in Afrika und Südamerika, Ländereien für die Versorgung ihrer Bevölkerung zu sichern, eine Entwicklung, die als „Land grabbing" Schlagzeilen machte [2].

Im Jahr 2018 gab es immer noch rund 820 Millionen vom Hunger betroffene Menschen (ca. 11 % der Weltbevölkerung), die vorwiegend in den Entwicklungs- und Schwellenländern leben. Die meisten dieser Menschen leiden unter chronischer Unterernährung und sind nicht von einer akuten Notlage oder Katastrophe betroffen. Die Gründe hierfür sind mannigfaltig: So können beispielsweise schlechte Ernten, hohe Nahrungsmittelpreise, Versorgungsengpässe, Arbeitslosigkeit, Krankheiten oder politische Instabilität dazu führen, dass einzelne Menschen, Familien oder ganze Bevölkerungsgruppen über längere Zeiträume keine ausreichende und ausgewogene Ernährung zur Verfügung haben. Paradoxerweise leben fast 75 % aller unter-

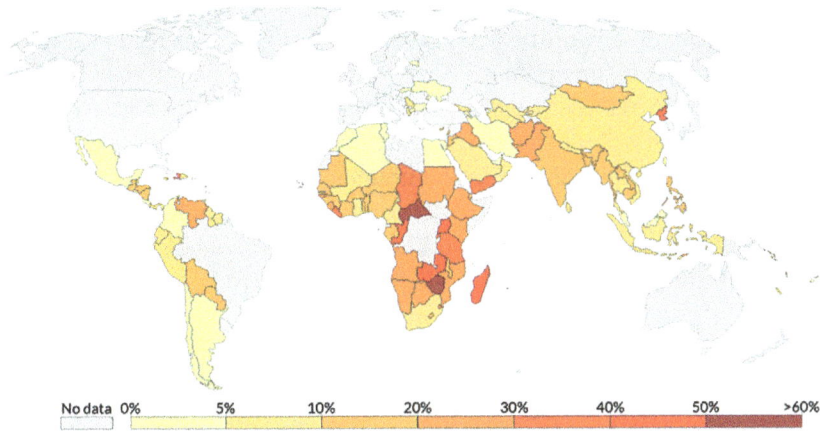

Abb. 9.1: Anteil der unterernährten Bevölkerung, 2017, Food and Agriculture Organization of the United Nations. Quelle: Our World in Data, Max Roser und Esteban Ortiz-Ospina (2017), Veröffentlicht online unter: https://ourworldindata.org/hunger-and-undernourishment [4].

ernährten Menschen in kleinbäuerlichen Familien in ländlichen Gebieten. Aufgrund von familiären Strukturen und kulturellen Bräuchen sind es dabei meistens Frauen, Kinder und alte Menschen, die am meisten vom Hunger betroffen sind [3].

Betrachtet man die globale Verteilung chronisch unterernährter Menschen (Abb. 9.1), so zeigt sich, dass insbesondere Länder in Afrika südlich der Sahara und Länder in Südostasien einen hohen Anteil an Hungernden aufgrund einer nicht ausreichenden Nahrungsmittelversorgung oder -verteilung in der Bevölkerung haben. Hierzu zählen auch eine Reihe von Schwellenländern mit einem mittleren Einkommensniveau, aber großen Ungleichheiten in der Bevölkerung, wie Indien oder China. Viele der am meisten betroffenen Länder, wie z. B. der Südsudan, Tschad, Somalia oder Afghanistan, verzeichnen trotzdem ein sehr hohes Bevölkerungswachstum, welches das bereits bestehende Ungleichgewicht zwischen Nahrungsmittelangebot und -nachfrage noch weiter verstärkt.

9.2.1 Hungersnot

Viele der vorwiegend vom Hunger betroffenen Länder sind ebenfalls sehr anfällig für akute Hungersnöte, die durch Dürren, Naturkatastrophen und bewaffnete Konflikte schnell entstehen können. Diese führen meist zur Zerstörung von Märkten und Versorgungsstrukturen und zwingen ganze Bevölkerungsgruppen zur Flucht. Die Vereinten Nationen beschreiben eine Hungersnot, also die nicht mehr ausreichende Ernährungssicherheit eines Landes oder einer Region, anhand verschiedener Indikatoren, die für die Einstufung in ein Phasen-Klassifikationssystem genutzt werden. Entsprechend der laufend überprüften Klassifikation werden dann Hilfsmaßnahmen durch das Welternährungsprogramm (WFP), die FAO, nationale Regierungen und durch Nichtregierungsorganisationen initiiert. Die höchste Stufe in dieser Klassifikation (Stufe 5) beschreibt eine humanitäre Katastrophe, bei der

- mindestens 30 % der Bevölkerung akut unterernährt sind,
- die Menschen keinen ausreichenden Zugang zu sauberem Trinkwasser (< 4 Liter/Tag) und Nahrungsmitteln (< 2100 Kilokalorien/Tag) haben,
- ein Großteil der Bevölkerung keine Möglichkeit hat ein Einkommen zu erwirtschaften,
- und mindestens zwei von 10.000 Menschen täglich am Nahrungsmittelmangel sterben.

Von einer solchen humanitären Katastrophe waren u. A. der Jemen und Teile des Südsudans (2017), Somalia (1991 und 2011), die Demokratische Volksrepublik Korea (1996) sowie Äthiopien und Eritrea (1984/85) zumeist aufgrund von dürrebedingten Ernteausfällen und bewaffneten politischen Konflikten betroffen [5].

Zur genaueren Betrachtung und Beurteilung der Hungersituation eines Landes wurde der Welthunger-Index (*Global Hunger Index*, GHI) durch das Internationale Forschungsinstitut für Ernährungs- und Entwicklungspolitik (IFPRI), die Welthungerhilfe und Concern Worldwide entwickelt (Abb. 9.2). Dieser berücksichtigt die Versorgungslage der Bevölkerung insgesamt und verwendet vier Indikatoren:

1. prozentualer Anteil der Unterernährten an der Bevölkerung
2. prozentuale Verbreitung von Auszehrung bei Kindern < 5 Jahren (zu niedriges Gewicht im Verhältnis zur Körpergröße als Hinweis auf *akute* Unterernährung)
3. prozentuale Verbreitung von Wachstumsverzögerung bei Kindern < 5 Jahren (d. h. zu geringe Körpergröße im Verhältnis zum Alter als Hinweis auf *chronische* Unterernährung)
4. Sterblichkeitsrate von Kindern unter 5 Jahren

Hier wird insbesondere die Ernährungslage von Kindern betrachtet, da diese von einer Unterversorgung mit Nahrungsenergie, Proteinen oder lebenswichtigen Vitaminen und Mineralstoffen besonders betroffen sind. Eine solche Unterversorgung führt oft zu einer erhöhten Gefährdung durch Krankheit, einer mangelhaften körperlichen und geistigen Entwicklung und ist auch ein wesentlicher Grund für den Tod von mehreren Millionen Kindern (< 5 Jahre) pro Jahr. Insgesamt wurde im Jahr 2017 noch in 50 Ländern der Welt eine ernste oder sehr ernste Hungersituation beobachtet. Davon betroffen sind insbesondere afrikanische Länder südlich der Sahara, wie die Zentralafrikanische Republik oder der Tschad. Zudem sind Länder betroffen, deren Versorgungssituation durch Naturkatastrophen (Haiti, Erdbeben 2010) oder langjährige Bürgerkriege (Jemen, Sierra Leone) stark eingeschränkt wurde oder sogar zusammengebrochen ist [7].

Welthunger-Index-Wert 2019

Mehr Hunger

Weniger Hunger

Zentralafrikanische Republik

Jemen

Tschad

Madagaskar

Sambia

Liberia   Haiti   Simbabwe
Afghanistan

Dschibuti   Uganda   Kongo, Rep.
Sierra Leone   Niger   Indien
Angola   Guinea-Bissau
Ruanda   Äthiopien
Mosambik   Tansania   Pakistan
Guinea   Nigeria   Nordkorea
Bangladesch   Mauretanien
Laos   Burkina Faso   Côte d'Ivoire
Kenia   Namibia
Mali   Togo   Benin   Botsuana
Malawi   Lesotho
Kambodscha   Kamerun
Gambia
Nepal   Eswatini   Philippinen
Myanmar   Guatemala   Indonesien
Irak
Senegal   Sri Lanka   Venezuela
Gabun
Bolivien   Vietnam   Ägypten
Ghana   Südafrika
Nicaragua   Honduras   Malaysia
Turkmenistan   Guyana   Oman   Libanon
Usbekistan   Ecuador   Suriname   Jordanien
Algerien

gravierend   sehr ernst   ernst   mäßig   niedrig

WHI-Schweregradskala

← Stärkere Reduzierung des Hungers ——— Geringere Reduzierung des Hungers ——— Anstieg des Hungers →

Absolute Veränderung des WHI-Werts seit 2000

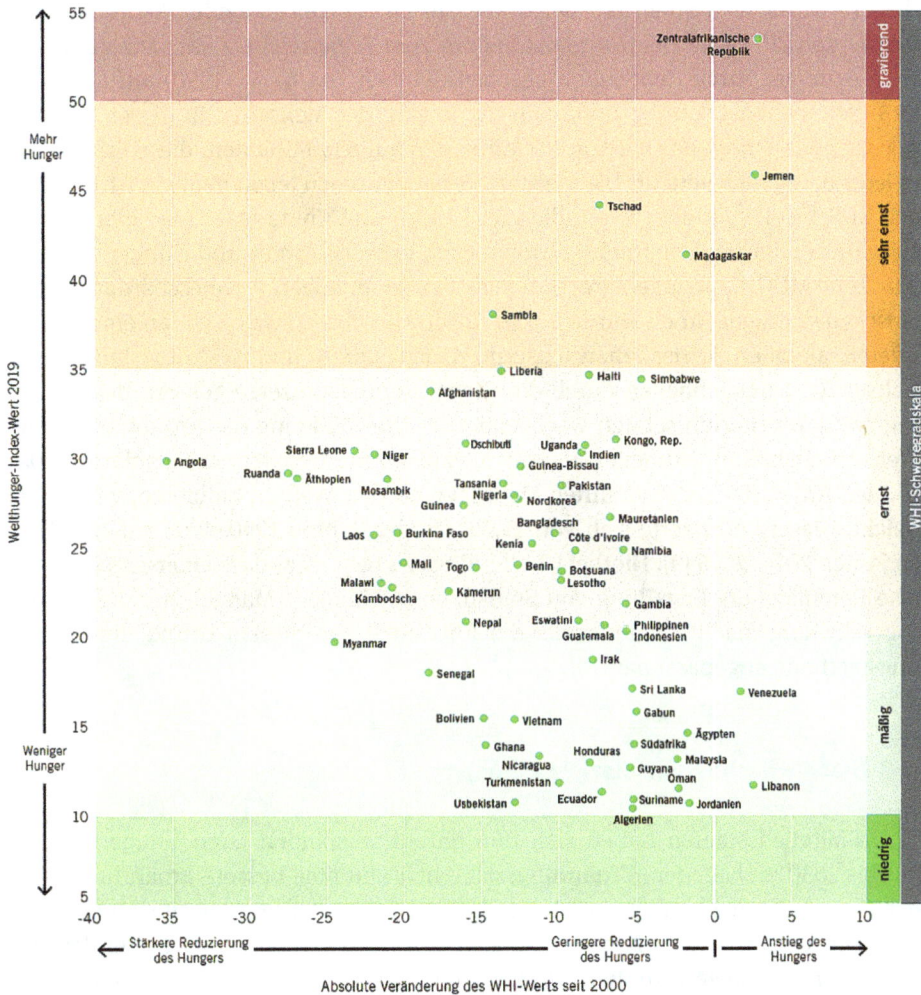

Abb. 9.2: Aktuelle WHI-Werte und die Entwicklung der Länder seit 2000. Abbildung im Welthunger-Index 2019: Wie der Klimawandel den Hunger verschärft, Deutsche Welthungerhilfe, Concern Worldwide. Quelle: [6].

9.2.2 Millennium-Entwicklungsziele (MDGs)

Ein wesentliches Ziel der Millenniums-Entwicklungsagenda war die Beseitigung der extremen Armut und des Hungers (MDG1). Die UN-Mitgliedsstaaten wollten gemeinsam zwischen 1990 und 2015 den Anteil der Menschen halbieren, deren Einkommen weniger als 1,25 US$ pro Tag beträgt. Es sollten zudem die produktive Vollbeschäftigung und menschenwürdige Arbeit für alle, einschließlich Frauen und junger Menschen verwirklicht werden und der Anteil der an Hunger leidenden Menschen halbiert werden [8]. Diese Ziele wurden aber nur zum Teil erreicht. Zwar sank der Anteil der in extremer Armut lebender Menschen deutlich von 47 % (1990) auf fast 14 % (2015) der Weltbevölkerung und auch die Anzahl der Menschen in dieser Bevölkerungsgruppe verringerte sich von 1,9 Milliarden auf 836 Millionen, diese Erfolge waren jedoch ungleich verteilt. Die meisten dieser Menschen leben heute in Afrika, aber auch in Schwellenländern wie Indien (ca. 30 %) und China (ca. 13 %) gibt es trotz beeindruckender wirtschaftlicher Erfolge noch extreme Armut und Hunger. Das erst 2008 zum MDG 1 hinzugefügte Unterziel der produktiven Vollbeschäftigung und menschenwürdigen Arbeit wurde nur in Ansätzen erreicht, was u. A. an einem langsameren globalen Wirtschaftswachstum, Finanzmarkt- und Währungskrisen und wachsenden Ungleichheiten durch die Globalisierungsprozesse gelegen hat. Zudem stieg mit der weiterhin schnell wachsenden Weltbevölkerung die Anzahl an verfügbaren Arbeitskräften schneller als die Anzahl an verfügbaren Arbeitsplätzen. Das Ziel, den Anteil der unterernährten Menschen auf der Welt zu halbieren, wurde fast erreicht. Dieser verringerte sich von 23,3 % in den Jahren 1990–1992 auf 12,9 % in den Jahren 2014–2016 [9]. Hierbei ist allerdings zu beachten, dass einerseits die komplexe Datenlage die Erstellung von Statistiken zu Hunger-, Mangel- und Fehlernährung schwierig macht, andererseits die FAO auch aus diesem Grund die Berechnungsmethode angepasst hat [10].

9.2.3 Globale Nachhaltigkeitsziele (SDGs)

Die UN-Mitgliedsstaaten haben sich nun darauf verständigt „den Hunger auf der Welt bis 2030 zu beenden, Ernährungssicherheit und eine bessere Ernährung zu erreichen und eine nachhaltige Landwirtschaft zu fördern". Dieses zweite der globalen Nachhaltigkeitsziele (SDG 2) hat dabei acht Unterziele [11] (s. Tab. 9.1). Bei Betrachtung dieser Unterziele wird deutlich, dass diese eng mit fast allen der anderen SDGs verknüpft sind und daher auch nicht solitär betrachtet werden sollten. So sind die Beendigung der Armut (SDG 1), eine gute Gesundheitsversorgung (SDG 3), hochwertige Bildung (SDG 4), die Gleichberechtigung der Geschlechter (SDG 5), sauberes Wasser und sanitäre Einrichtungen (SDG 6), verantwortlicher Konsum (SDG 12), Maßnahmen zum Klimaschutz (SDG 13) und zum Erhalt von Bodenfruchtbarkeit und Biodiversität (SDG 15) nur einige der Grundvoraussetzungen um den Hunger auf der Welt zu beenden.

Globales Nachhaltigkeitsziel 2. Quelle: [12].

SDG 2	Den Hunger beenden, Ernährungssicherheit und eine bessere Ernährung erreichen und eine nachhaltige Landwirtschaft fördern.
2.1	Ganzjähriger Zugang zu ausreichend Nahrungsmitteln für alle Menschen
2.2	Hunger von Kindern stoppen und dessen Langzeitfolgen vorbeugen
2.3	Landwirtschaftliche Produktivität verdoppeln
2.4	Auffangsysteme für Krisenzeiten schaffen
2.5	Biodiversität von Saatgut, Pflanzen und Tieren erhalten
2.6	Investitionen und Partnerschaften in Forschung, Technologie und landwirtschaftliche Infrastruktur verstärken
2.7	Handelshemmnisse wie Subventionen und Zölle abschaffen
2.8	Maßnahmen ergreifen, die für funktionierende Rohstoffmittelmärkte sorgen und Nahrungsmittelreserven aufzubauen, um massiven Preisschwankungen vorzubeugen

9.3 Ernährungssicherheit erreichen

Die FAO definiert Ernährungssicherheit als einen Zustand, indem alle Menschen zu jeder Zeit physischen, sozialen und wirtschaftlichen Zugang zu ausreichenden, sicheren, nahrhaften und von ihnen bevorzugten Lebensmitteln haben, die ihren Ernährungsbedürfnissen für ein aktives und gesundes Leben entsprechen. Die Konzentration und Verteilung der Ernährungssicherheit verteilt nach Schweregraden und Regionen ist in Abb. 9.3 dargestellt. Eine moderate Ernährungsunsicherheit liegt laut FAO dabei bei Menschen vor, die mit Unsicherheiten in Bezug auf ihre Fähigkeit Nahrung zu erhalten konfrontiert und daher dazu gezwungen sind, Kompromisse bei der Qualität und/oder der Menge der Lebensmittel, die sie konsumieren, einzugehen. Eine schwere Ernährungsunsicherheit liegt bei Menschen vor, die über keine Lebensmittel mehr verfügen und die im schlimmsten Fall bereits einen oder mehrere Tage auf Essen verzichten müssen [13].

Die oben genannten Zusammenhänge werden auch deutlich, wenn man die Determinanten der Ernährungssicherheit betrachtet (Abb. 9.4). Die zugrundeliegenden Bedingungen für die Ernährungssicherheit werden im Wesentlichen auf der globalen und nationalen Ebene geschaffen. Essentielle Grundlagen für die Erreichung der Ernährungssicherheit sind politische und ökonomische Rahmenbedingungen sowie eine gute Governance im Allgemeinen und eine ausgewogene Politik in allen die Ernährung direkt (z. B. Landwirtschaft, Umwelt, Gesundheit) oder indirekt betreffenden Politikbereichen (z. B. Infrastruktur, Handel, soziale Sicherung). Eine stabile, kontinuierliche Versorgung von Nahrungsmitteln in einem krisensicheren Versorgungssystem ist die Voraussetzung für politische Stabilität, Frieden und innere Si-

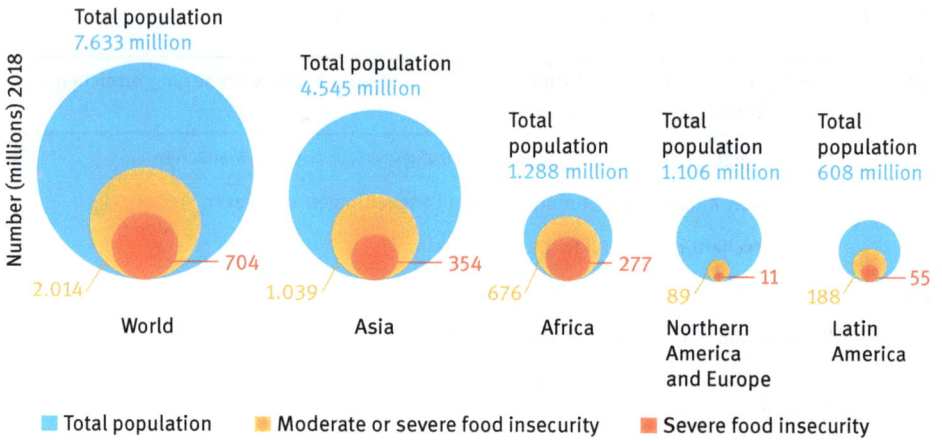

Abb. 9.3: Konzentration und Verteilung der Ernährungssicherheit nach Schweregraden und Regionen. Quelle: modifiziert nach [13].

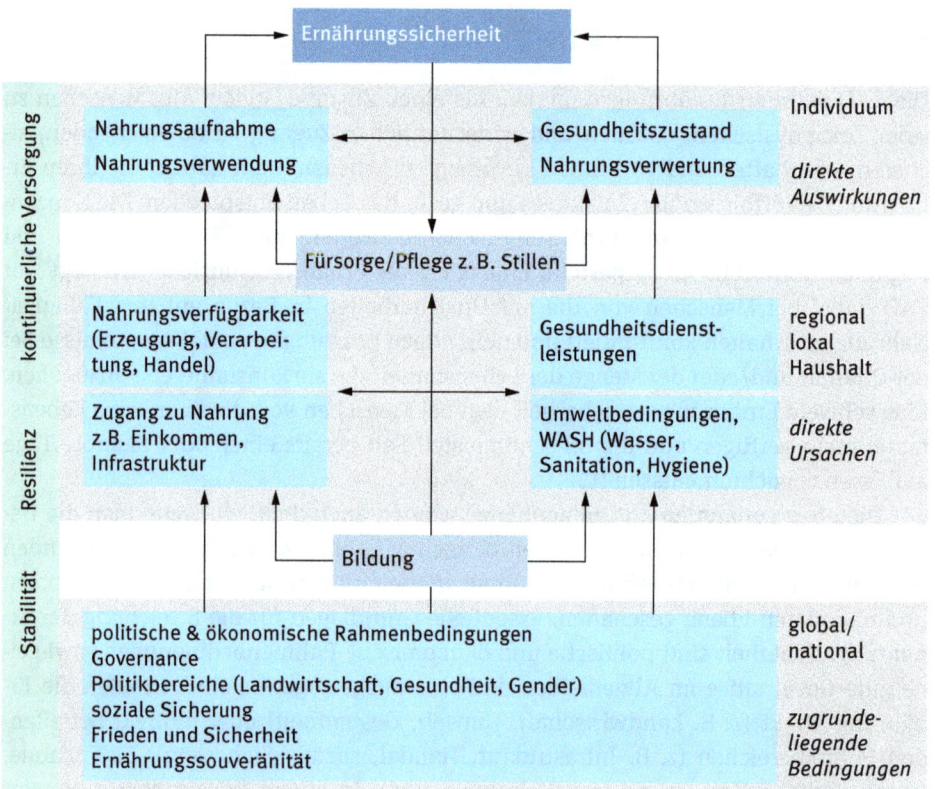

Abb. 9.4: Determinanten der Ernährungssicherheit. Quelle: eigene Grafik.

cherheit. Von zentraler Bedeutung sind in diesem Kontext stabile Nahrungsmittel-preise, die es allen Bürgern eines Landes ermöglichen sich ausreichend und ausgewogen zu ernähren [14].

Als Ernährungssouveränität bezeichnet man das Recht aller Völker, Länder und Ländergruppen, ihre Landwirtschafts- und Ernährungspolitik selbst zu definieren. Dieses politische Konzept wurde anlässlich der Welternährungskonferenz 1996 von der internationalen Kleinbauern- und Landarbeiterbewegung La Via Campesina geprägt. Das Konzept der Ernährungssouveränität beinhaltet u. a. den unabhängigen Zugang zu Saatgut und das Recht der eigenen Saatgutvermehrung, das Recht der freien Viehzucht in kleinbäuerlichen Strukturen sowie den Vorrang lokaler Nahrungsmittelerzeugung für die Ernährung der lokalen Bevölkerung. Je größer die Souveränität über die eigene Lebensmittelerzeugung ist, desto stärker kann sich eine Ernährungssicherheit herausbilden [15,16].

Die Verfügbarkeit von Nahrung ist eine der unabdingbaren Voraussetzungen für die Ernährungssicherheit einer Bevölkerung. Die Nahrungsverfügbarkeit ist von vielen Faktoren abhängig: von der Verfügbarkeit von Saatgut und der pflanzlichen Primärproduktion, Veredelungsverlusten (bei Verfütterung von pflanzlichen Produkten an Tiere zur Erzeugung von Fleisch, Milch oder Eiern) sowie Lager- und Transportbedingungen. Betrachtet man die Entwicklung im Bereich der Nahrungsmittelerzeugung im Verlauf der letzten Jahrzehnte, zeigt sich, dass durch eine stetige Zunahme der globalen Produktion die theoretisch pro Person zur Verfügung stehende Menge an Nahrungsmitteln relativ stabil geblieben ist. Die Grundlagen für eine faire und gleichmäßige Verteilung von Nahrungsmitteln sind also theoretisch vorhanden, so dass weltweit kein Mensch Hunger leiden müsste. Wie bereits oben beschrieben, stehen weltweit aber fast 820 Millionen unterernährten Menschen mehr als 2 Milliarden Menschen gegenüber, die übergewichtig oder fettleibig sind. Es liegt also weiterhin ein deutliches *Verteilungsproblem* vor, welches in absehbarer Zukunft noch durch ein *Versorgungsdefizit* verschlimmert werden könnte.

Auch das Konsumverhalten hat einen starken Einfluss auf die Verfügbarkeit von Nahrung. Ein Aspekt davon ist das Wegwerfen einer großen Menge an Nahrungsmitteln vom Handel und den Privathaushalten in Industrieländern und der damit einhergehende, folgenreiche hohe Ressourcenverbrauch („Food waste"). Die wachsende Weltbevölkerung, veränderte Ernährungsgewohnheiten, die zunehmende Nutzung von Biomasse zur Energieerzeugung und die Auswirkungen des Klimawandels sowie der Verlust der Biodiversität sind weitere Faktoren, die die Nahrungsverfügbarkeit negativ beeinflussen [17].

Zur Erreichung der Ernährungssicherheit muss auch ein ausreichender Zugang zur Nahrung für alle Bevölkerungsschichten gewährleistet werden. Trotz ausreichender Nahrungsmittel kommt es immer wieder zu Hungerkatastrophen, wie z. B. in Bangladesch 1974 mit ca. 1,5 Millionen Toten oder die Hungersnöte im Jemen und Somalia 2017), die durch politische Krisen oder Naturkatastrophen ausgelöst worden waren. Hierbei kommt es durch eine starke Erhöhung der Nahrungsmittelpreise, das

Wegbrechen einer Einnahmequelle (z. B. durch Krankheit) oder Ernteausfälle zu einer akuten Verschlechterung der Situation für ärmere Bevölkerungsgruppen, die ohnehin bereits einen Großteil ihrer finanziellen Ressourcen für die tägliche Nahrung verwenden müssen. Der Zugang zur Nahrung ist u. a. von der vorhandenen Infrastruktur, Transport- und Lagerkapazitäten und der damit verbundenen Marktanbindung abhängig. Investitionen in diesen Bereichen führen somit zu einer mittel- bis langfristigen Sicherung der Ernährungssituation.

Nahrungsmittelpreise sind das Ergebnis des Zusammenspiels von Angebot und Nachfrage, die im Nahrungsmittelsektor sehr stark auch von der Erwartungshaltung zur Marktentwicklung geprägt ist, da die landwirtschaftliche Produktion wetterabhängig ist, Ernteerträge daher oft Schwankungen unterliegen und sich kurzfristig kaum steigern lassen. Eine Knappheit an Nahrungsmitteln führt bei gleichbleibender Nachfrage zu einer Erhöhung der Preise. Das belastet am meisten die ärmere Bevölkerung, insbesondere Kleinbauern in Entwicklungsländern. Sie müssen ihre Ernte für noch niedrigere Preise an Händler verkaufen, um ein Einkommen zur Sicherstellung der Lebensgrundlagen ihrer Familie zu erwirtschaften. Die Agrarmärkte werden durch staatliche Eingriffe wie Subventionen, Zölle oder vorgeschriebene Produktions- und Handelsbedingungen beeinflusst. Durch den globalen Handel vieler Lebensmittel (z. B. Grundlebensmittel wie Weizen, Mais und Reis), der zunehmend durch Spekulanten und große Konzerne geprägt wird, wirken sich globale Preisänderungen sehr schnell auch auf nationaler und lokaler Ebene aus. Dieser Trend führt insbesondere in ärmeren Teilen der Bevölkerung zu einer abnehmenden Planungssicherheit, finanziellen Schwierigkeiten, der Kürzung von Ausgaben für Gesundheit und Bildung sowie dem Konsum von qualitativ minderwertigen Nahrungsmitteln [18,19].

Weitere Grundlagen der Ernährungssicherheit sind gute Umweltbedingungen und die damit eng verbundenen WASH Elemente (Wasser, Sanitäre Verhältnisse, Hygiene). Diese sind sowohl für die sichere Herstellung, Weiterverarbeitung und Lagerung von Nahrungsmitteln notwendig, als auch für die Erhaltung der Gesundheit der Bevölkerung. Hierzu sind natürlich auch präventive, therapeutische und rehabilitative Gesundheitsdienstleistungen notwendig. Diese Einflussfaktoren können direkte Auswirkungen auf die Nahrungsaufnahme und den Gesundheitszustand des Einzelnen haben, die sich wiederum gegenseitig beeinflussen können. Dieser direkte Zusammenhang zeigt sich auch im Fürsorge- oder Pflegefall, bei dem eine Person (z. B. eine das Baby stillende Mutter) sich um die Ernährung und Gesundheit einer anderen Person nur dann ausreichend kümmern kann, wenn sie ebenfalls gesund und hinreichend ernährt ist [20].

Die Bildung und der Status von Frauen werden als wesentliche Faktoren zur Erreichung der Ernährungssicherheit angesehen [21]. In vielen Entwicklungsländern sind hauptsächlich Frauen an der Erzeugung, Verarbeitung und Zubereitung der Nahrung für ihre Familien und Gemeinden beteiligt. Gleichzeitig sind diese jedoch häufig sozioökonomisch und kulturell benachteiligt, sie besitzen deutlich weniger Land, haben weniger Zugang zu Bildung, und werden von den verantwortlichen Entscheidungsträgern in der Politik und Wirtschaft oft benachteiligt. Der substanzielle Beitrag von Frauen in der kleinbäuerlichen Landwirtschaft wird in vielen Ländern unterschätzt und nicht ausreichend gefördert. Internationale Organisationen und Nichtregierungsorganisationen fordern daher eine Stärkung von Frauen, damit diese Agrarland erwerben, sich weiterbilden und Zugang zu Technologien erhalten können [22].

9.3.1 Vereinte Nationen (UN)

Die durch die weltweite Finanzkrise dramatisch angestiegenen Nahrungsmittelpreise und die dadurch bedingte Versorgungskrise führte 2008 zur Schaffung einer hochrangigen Task-Force für den Bereich der Nahrungsmittel- und Ernährungssicherheit, die durch den UN-Generalsekretär persönlich geleitet wird. Die Mitglieder dieser Gruppe setzen sich aus UN-Organisationen (u. A. FAO, WHO, UNICEF) und UN-Sonderorganisationen (z. B. Weltbank) sowie weiteren internationalen Finanzinstitutionen und Organisationen zusammen. Das wesentliche Ziel dieser Task-Force ist es, eine umfassende und einheitliche Antwort der internationalen Gemeinschaft auf die Herausforderungen zur Erreichung einer globalen Nahrungsmittel- und Ernährungssicherheit zu erreichen. Dieses Ziel soll durch eine verbesserte Koordination, den Ausbau der Zusammenarbeit zwischen den beteiligten und weiteren Organisationen sowie durch Maßnahmen erreicht werden, die zu einer verstärkten Aufmerksamkeit auf die Problematik führen sollen [23]. Hierzu gehört auch die „Zero Hunger Challenge", eine 2012 von der UN ins Leben gerufene, globale Initiative, die fünf wesentliche Ziele hat [24]:

1. Kein Kind unter 2 Jahren leidet mehr unter Wachstumsstörungen durch Mangelernährung.
2. 100 %-iger Zugang zu angemessener und gesunder Nahrung – für alle Menschen, das ganze Jahr.
3. Alle Nahrungssysteme sind nachhaltig: von der Produktion bis zum Verbrauch.
4. 100 %-ige Steigerung der Produktion und des Einkommens von Kleinbauern.
5. Kein Verlust und keine Verschwendung von Nahrungsmitteln.

Die Generalversammlung der Vereinten Nationen beschloss im April 2016 eine *Dekade für Ernährung 2016–2025* mit dem Ziel, das Thema Ernährung global sichtbarer zu machen und die Mitgliedsstaaten zu mehr Anstrengungen zur Bekämpfung von Hunger und Unter-, Mangel- oder Überernährung zu animieren. Unter der Federführung der WHO und FAO und in enger Zusammenarbeit mit dem WFP, IFAD und UNICEF sollen die bereits 2014 in der Rom-Deklaration verabschiedeten Ziele betont und der zugehörige Aktionsplan verstärkt umgesetzt werden. Hierfür ist politisches Handeln in sechs zentralen Bereichen gefordert:

1. Schaffung von nachhaltigen, belastbaren Nahrungsmittelsystemen für eine gesunde Ernährung.
2. Bereitstellung von sozialem Schutz und ernährungsbezogener Bildung für alle.
3. Angleichung der Gesundheitssysteme an die Ernährungsbedürfnisse und die Gewährleistung von universellem Zugang zu wesentlichen Ernährungsinterventionen.
4. Sicherstellung, dass Handel- und Investitionspolitik die Ernährung verbessern.
5. Aufbau von sicheren und unterstützenden Umgebungen für die Ernährung in allen Altersgruppen.
6. Stärkung und Förderung der Ernährungs-Governance und der Rechenschaftspflicht.

Nationale Regierungen und andere relevante Akteure wie internationale und regionale Organisationen, die Zivilgesellschaft, Wissenschaftler und der Privatsektor werden dazu aufgefordert, die Implementierung der UN-Dekade für Ernährung aktiv zu unterstützen [25]. Einzelne Länder wie z. B. Brasilien haben bereits nationale Ziele und Maßnahmen formuliert, die bis 2019 erreicht werden sollen. Hierzu gehören den Anstieg der Rate an übergewichtigen Erwachsenen zu stoppen, den Konsum von zuckerhaltigen Getränken um mindestens 30 % zu senken und den Anteil der Erwachsenen, die regelmäßig Gemüse und Obst zu sich nehmen um mindestens 17,8 % zu erhöhen. Diese Ziele folgen dem sogenannten *SMART Prinzip* (SMART = *specific, measurable, achievable, relevant and time-bound*). Zur Erreichung der Ziele werden u. a. Steuern und Subventionen eingeführt, Mikrokredite an kleinbäuerliche Familien vergeben, arme Familien finanziell unterstützt und die Bildung im Ernährungsbereich gefördert [26].

Die WHO unterstützt ihre Mitgliedsstaaten durch eine Reihe von Programmen und Initiativen mit dem Ziel, eine Welt frei von allen Formen der Fehlernährung zu schaffen. Hierzu zählen neben der Festlegung von Normen und Standards auch die Entwicklung von Leitlinien und die technische Beratung zur Implementierung und Überwachung dieser auf der nationalen Ebene. Um den komplexen Anforderungen und der sich verändernden Akteure im Ernährungsbereich gerecht zu werden, wurde 2017 erstmals eine umfassende und kohärente WHO Ernährungsstrategie erarbeitet (*WHO's Ambition and Action in Nutrition 2016–2025*). Hierbei werden die Schwerpunkte der WHO Arbeit im Rahmen der UN-Dekade für Ernährung und der SDG Agenda hervorgehoben. Hierzu gehören die globalen Ziele zur Verbesserung der Ernährung von Müttern, Säuglingen und Kleinkindern sowie die auf die Ernährung bezogenen Ziele im Kontext der nichtübertragbaren Erkrankungen. Zudem versucht die WHO, ihre Aktivitäten im Ernährungsbereich, die auch über viele andere ihrer Arbeitsbereiche und über die verschiedenen WHO Ebenen verteilt sind, durch eine übergreifende Strategie effektiver zu gestalten [27].

Eine sehr wichtige Rolle spielt bei dieser Initiative auch das Welternährungsprogramm (WFP), indem es Ernährungshilfe leistet (u. a. durch die Verteilung von Spezialnahrung an Mangelernährte, Schulspeisungen oder Nahrungsmittelgutscheine) und Kleinbauern dabei unterstützt, die Ernteerträge zu verbessern und Ernteverluste zu vermeiden. Insgesamt versorgt das WFP über 80 Millionen Menschen in mehr als 80 Ländern weltweit mit dringend benötigten Nahrungsmitteln und ist dabei in zahlreichen Krisen- und Notfallgebieten tätig. Das WFP arbeitet dabei sehr eng mit Regierungen, weiteren UN-Organisationen wie z. B. der FAO und dem *International Fund for Agricultural Development* (IFAD) sowie vielen Nichtregierungsorganisationen (z. B. Deutsche Welthungerhilfe, Malteser International) zusammen [28].

Die Ernährungs- und Landwirtschaftsorganisation der Vereinten Nationen (*Food and Agriculture Organization*, FAO) ist eine UN-Sonderorganisation mit Sitz in Rom, Italien. Sie wurde 1945 mit dem Ziel gegründet, weltweit für die Sicherung der Ernährung zu sorgen. Zu den Hauptaufgaben der FAO zählen: den Hunger auf der Welt zu eliminieren, die Entwicklung einer produktiven, ökonomisch und ökologisch nachhaltigen Landwirtschaft zu fördern, effiziente Agrar- und Nahrungssysteme zu ermöglichen, die Armut in ländlichen Gebieten zu reduzieren und Krisenvorsorge zu leisten. Die FAO arbeitet sehr eng mit der WHO zusammen. So wurde bereits 1963 gemeinsam die Codex Alimentarius Kommission geschaffen (siehe Kasten) und 1992 die erste, globale Ernährungskonferenz abgehalten (*International Conference on Nutrition*). Bei der Folgekonferenz, dem Welternährungsgipfel 1996 in Rom, wurden von den anwesenden Staats- und Regierungschefs die Rom-Deklaration zur Welternährungssicherheit und ein globaler Aktionsplan zur Beendigung des Hungers weltweit verabschiedet. Bei einer weiteren Folgekonferenz 2014 wurden diese erneuert und gemeinsam mit Vertretern der Zivilgesellschaft und aus dem Privatsektor verabschiedet. In der Rom-Deklaration ist das Recht eines jeden Menschen auf den Zugang zu einer sicheren, ausreichenden und nährstoffreichen Nahrung verankert. Zudem verpflichten sich die Regierungen jeder Form von Fehlernährung vorzubeugen [29].

Zu den weiteren an der weltweiten Ernährungssicherheit beteiligten UN-Organisationen oder Sonderorganisationen gehören u. A. der Internationale Fonds für landwirtschaftliche Entwicklung (IFAD), die Weltbank, der Internationale Währungsfond (IMF), das UN-Umweltprogramm (UNEP), das UN-Entwicklungsprogramm (UNDP) und die Welthandelsorganisation (WTO).

Codex Alimentarius

Der technologische Fortschritt und die Globalisierung haben zu einem großen Zuwachs des internationalen Handels mit Nahrungsmitteln geführt. Es wird geschätzt, dass durch die Produktion, den Transport und die Vermarktung von Nahrungsmitteln jedes Jahr etwa 200 Milliarden US$ umgesetzt werden. Neben der Sicherstellung der Nahrungsmittelversorgung ist die Qualität der verfügbaren und gehandelten Nahrungsmittel von entscheidender Bedeutung. Um die Gesundheit der Verbraucher zu schützen und einen fairen, internationalen Handel mit Nahrungsmitteln zu gewährleisten, haben die FAO und die WHO 1963 die Codex Alimentarius Kommission ins Leben gerufen. Diese UN-Kommission, bestehend aus Vertretern von 187 Mitgliedsstaaten und der Europäischen Union, trifft sich jährlich, um über Themen der Lebensmittelsicherheit und Qualitätsstandards zu diskutieren, Leitlinien zu verabschieden und Empfehlungen auszusprechen. Aspekte wie die Verwendung der Biotechnologie, der Einsatz von Pestiziden, die Zuführung von Nahrungsmittelzusätzen oder die Kontamination von Lebensmitteln werden hier auf globaler Ebene erörtert. Die von der Kommission erarbeiteten Empfehlungen sind zwar für die Mitgliedsstaaten rechtlich nicht bindend, dienen aber oft als Grundlage für die nationale Gesetzgebung in diesen Bereichen. Quelle: [30].

9.3.2 Multilaterale und bilaterale Organisationen

Eine wichtige Rolle für die internationale Ernährungssicherheit spielen internationale Organisationen wie die Europäische Union (EU) oder die Afrikanische Union (AU) durch ihre gemeinsame Handels- und Agrarpolitik. Auch in anderen Politikfeldern wie der Gesundheit, dem Verbraucherschutz und der Entwicklungszusammenarbeit (z. B. durch Agrarförderprogramme) nehmen internationale Organisationen Einfluss auf die Ernährungssituation in vielen Staaten, auch außerhalb ihrer jeweiligen Region. Die Weltbank und regionale Entwicklungsbanken wie die African Development Bank oder die Inter-American Development Bank unterstützen durch eine Reihe von Programmen auch die Agrarwirtschaft und die kleinbäuerliche Landwirtschaft mit dem Ziel Ernährungssicherheit zu erreichen. Die G7/G8 Länder haben 2009 im Rahmen des Gipfeltreffens in Italien die „L'Aquila Food Security Initiative" beschlossen, für die sie gemeinsam mit weiteren Staaten etwa 22 Milliarden US$ an Entwicklungsleistungen zugesagt haben. Etwa 93 % hiervon wurden bis 2015 durch multilaterale und bilaterale Kanäle in verschiedene die Ernährung betreffende Bereiche investiert [31]. Die Deutsche Gesellschaft für Internationale Zusammenarbeit (GIZ) arbeitet beispielsweise intensiv mit Partnerländern zusammen, um diese bei der Sicherung der Grundlagen für eine sichere und nachhaltige Nahrungsmittelproduktion zu unterstützen. Diese Arbeit umfasst neben der Entwicklung von rechtlichen Rahmenbedingungen zur Konsumorientierung, der Verstärkung von Bildungs- und Öffentlichkeitsarbeit auch die Zusammenarbeit mit der Privatwirtschaft und den Produzenten z. B. bei der Verbesserung der Logistik zur Vermeidung von Nachernteverlusten.

9.3.3 Nichtregierungsorganisationen

Zahlreiche Nichtregierungsorganisationen (NGOs) beschäftigen sich zunehmend mit Fragen der Ernährungssicherheit. Diese übernehmen oft essenzielle Basisarbeit zur Förderung der Landwirtschaft, die bis in die 80er Jahre vorwiegend staatliche Institutionen und internationale Geldgeber geleistet hatten. Die NGOs arbeiten dabei zumeist mit der armen ländlichen Bevölkerung und Kleinbauern zusammen und vertreten deren Interessen auch auf politischer Ebene oder im Rahmen von öffentlich-privaten Partnerschaften. Ein exemplarisches Beispiel ist die Deutsche Welthungerhilfe, die seit ihrer Gründung 1962 nach dem Grundprinzip „Hilfe zur Selbsthilfe" über 8500 Projekte in mehr als 70 Ländern in Afrika, Asien und Lateinamerika durchgeführt hat. Die Organisation ist dabei hauptsächlich in den Bereichen der ländlichen Entwicklung und der Ernährungssicherung aktiv und wird vom Welternährungsprogramm, der deutschen Regierung, der GIZ, der EU Kommission und auch vielen nationalen Partnern unterstützt [32]. Um das Recht auf eine ausreichende und gesunde Ernährung für alle Menschen weltweit zu verwirklichen, wurde 1986 die Menschenrechtsorganisation FIAN International gegründet, die mittlerweile Mitglieder aus über 50 Ländern und nationale Vertreter in 19 Ländern hat [33]. Auch kirchliche Organisationen wie Brot für die Welt – Evangelischer Entwicklungsdienst oder Misereor, das Entwicklungshilfswerk der katholischen Kirche, haben sich der Bekämpfung der Armut und des weltweiten Hungers verpflichtet.

9.3.4 Privatsektor

Der Privatsektor spielt im Rahmen der Ernährungssicherung eine bedeutsame Rolle. Dieses gilt sowohl in Bezug auf die Erzeugung, die Verarbeitung, den Transport und den Handel von Nahrungsmitteln, als auch in Bezug auf das Konsumverhalten der Menschen. Ein Beispiel hierfür ist der deutlich gesteigerte Fleischkonsum in den Industrie- und einigen Schwellenländern, der nur durch die industrielle Massentierhaltung, die Abholzung von Waldflächen und der Schaffung von großflächigen Monokulturen zur Futtermittelproduktion (insb. Soja und Mais) ermöglicht wurde. So werden auf den für die lokale Ernährungssicherung dringend benötigten Agrarflächen in ärmeren Ländern, hochkalorische Erzeugnisse für den globalen Markt produziert. Damit die Preise attraktiv für den Endkonsumenten in reicheren Ländern bleiben, sparen die großen Nahrungsmittelunternehmen zumeist bei den Löhnen der Arbeiter und Kleinbauern. Zudem tragen sie u. a. durch *land grabbing* zu großflächigen Umweltzerstörungen bei [34]. Global trägt dieser Prozess zu einer Überernährung der Menschen in reicheren Ländern und gleichzeitig zu einer Mangel- oder Unterernährung der Menschen in ärmeren Ländern bei, in deren Folge es zu negativen gesundheitlichen Konsequenzen kommt.

Im Rahmen der zunehmenden Internationalisierung der Agrar- und Ernährungssicherungspolitik engagiert sich der Privatsektor mittlerweile stärker im Bereich der Ernährungssicherung, z. B. im Rahmen von Selbstverpflichtungen gegenüber den Vereinten Nationen oder durch öffentlich-private Partnerschaften. Ein Beispiel hierfür ist die *Global Alliance for Improved Nutrition* (GAIN), eine unabhängige, in der Schweiz ansässige Stiftung, die 2002 gegründet wurde, um durch die Bereitstellung von finanziellen Mitteln und technischer Unterstützung den am meisten vom Hunger bedrohten Menschen eine nahrhafte Ernährung zu ermöglichen. GAIN nutzt dafür einen Markt-orientierten Ansatz, arbeitet mit der Zivilgesellschaft, nationalen Regierungen, UN-Organisationen, Entwicklungshilfeorganisationen, privaten Stiftungen (z. B. der Bill und Melinda Gates Stiftung) und einer großen Zahl von privaten Unternehmen zusammen. Neben Unternehmen aus der Nahrungsmittelindustrie sind hier Chemie- und Pharmaunternehmen, Banken und Kommunikationsunternehmen beteiligt [35]. Ein weiteres Beispiel für eine öffentlich-private Zusammenarbeit stellt die *New Alliance on Food and Nutrition* dar (s. Kasten).

Die „**New Alliance for Food Security and Nutrition**" wurde 2012 als Antwort auf eine schwere Ernährungskrise in vielen Ländern 2007/2008 gegründet. Diese Krise, die durch einen dramatischen Anstieg der Preise für essenzielle Nahrungsmittel entstanden war, hatte die Zahl der Hungernden weltweit in kürzester Zeit um mehr als 20 % ansteigen lassen. Um „Hunger und Armut in Afrika zu bekämpfen" schlossen sich daraufhin die Regierungen der G8-Staaten mit einer ausgewählten Gruppe von 10 afrikanischen Staaten und führenden, multinationalen Unternehmen zu einer Partnerschaft zusammen. Hierzu gehören einige der größten Akteure aus Agrar- und Chemieindustrie sowie der Lebensmittelwirtschaft (u. A. Danone, Monsanto, Nestle und Unilever).
Die Interessen dieser Unternehmen, die industrielle Landwirtschaft voranzutreiben und neue Märkte für sich zu erschließen, stehen jedoch im Widerspruch zu den bisherigen Entwicklungsprogrammen vieler Staaten. Bei diesen steht die Förderung der ländlichen Entwicklung und der Kleinbauern im Vordergrund. Hierdurch soll die Ernährungssicherheit in ländlichen Gebieten gesichert und somit auch die zunehmende Landflucht in die rasant wachsenden Städte verringert werden. Nach Schätzungen des Instituts für Welternährung müssten durch die G8-Initiative aber mehr als 100 Millionen Kleinbauern ihre Existenz aufgeben und mit ihren Familien in die Slums der großen Städte abwandern.
Die zehn an der New Alliance beteiligten, afrikanischen Ländern mussten sich zu bedeutenden politischen Reformen verpflichten. Neben Steuerreformen und der Öffnung ihrer Märkte, sollten Regeln für die Produktion, Verteilung und Anwendung von „verbessertem" Saatgut, Kunstdünger und Pestiziden eingeführt, sowie den Investoren Zugang zu Land und Wasser fest zugesichert werden. Diese Aspekte kommen in der Öffentlichkeitsarbeit der New Alliance aber kaum vor. Stattdessen wird wiederholt auf den Nutzen der Initiative für die Kleinbauern und die Hungernden hingewiesen. Internationale und nationale NGOs fordern daher eine Reform der New Alliance, die auch die Berücksichtigung der Menschenrechte, größere Transparenz und ein Mitspracherecht der Zivilgesellschaft und der Kleinbauern beinhalten sollte. Quelle: [36].

9.4 Bessere Ernährung erreichen

Eines der wichtigsten Ziele der UN-Nachhaltigkeitsagenda ist, die Ernährungssicherheit für alle zu gewährleisten. Mindestens 12 der 17 Ziele beinhalten Indikatoren, die für die Ernährung sehr relevant sind. Im *SDG 2* wird dabei nicht nur von einer ganzjährlich verfügbaren und ausreichenden Nahrung und einem Ende des Hungers insbesondere bei Kindern gesprochen, sondern ebenso davon, dass man eine „bessere Ernährung erreichen" möchte. Was versteht man unter dieser besseren Ernährung? Wie viele „schlecht" ernährte Menschen gibt es? Die verschiedenen Formen der Fehlernährung, die Anzahl der weltweit Betroffenen sowie die von der WHO festgelegten Globalen Ernährungs- und NCD-Ziele sind in Tab. 9.2 aufgeführt.

Jeder dritte Mensch auf der Welt ist schlecht ernährt bzw. fehlernährt. Dabei wird eine doppelte Belastung durch Fehlernährung beobachtet. Während 2016 mehr als 462 Millionen Erwachsene (> 18 Jahre) unterernährt waren, waren bereits etwa 2 Milliarden Menschen übergewichtig. Von diesen waren mehr als 650 Millionen bereits extrem übergewichtig (auch fettleibig genannt). Während 2018 40 Millionen Kinder (< 5 Jahre) übergewichtig oder fettleibig waren, waren 149 Millionen Kinder unterentwickelt (zu klein für ihr Alter) und etwa 50 Millionen Kinder ausgezehrt (zu leicht für ihre Körpergröße). Eine schlechte Ernährung ist weiterhin für etwa die Hälfte aller Todesfälle von Kindern unter 5 Jahren verantwortlich. Auch in vielen Entwicklungs- und Schwellenländern werden neben den unterernährten Kindern mittlerweile auch eine schnell zunehmende Zahl an übergewichtigen und fettleibigen Kindern beobachtet. Dieses Nebeneinander der Fehlernährten kann dabei auf verschiedenen Ebenen vorliegen. Auf der individuellen Ebene, wenn z. B. ein übergewichtiger Mensch einen Mangel an Vitaminen oder Mineralien aufweist, in einem Haushalt, wenn z. B. ein Sohn bevorzugt ernährt wird oder bereits übergewichtig ist und eine Tochter oder ein anderes Familienmitglied daher unterernährt ist, oder auf der Bevölkerungsebene, wenn es in einer Gemeinde, Region oder Nation sowohl Unterernährte als auch Übergewichtige gibt.

Um dem wachsenden Problem der weltweiten Fehlernährung gerecht zu werden, wurde von den WHO Mitgliedsstaaten 2012 ein umfassender Plan mit sechs globalen Zielen zur Verbesserung der Ernährung von Müttern, Säuglingen und Kleinkindern beschlossen [38]. Ergänzend zu diesen Zielen wurden auch für den Bereich der Überernährung spezifische Ziele durch die Weltgesundheitsversammlung festgelegt. Diese Ziele sind in Tab. 9.2 dargestellt.

Tab. 9.2: Formen der Fehlernährung, Anzahl der Betroffenen (2014) und Globale Ernährungsziele bis 2025. Quellen: Hunger and Food Security 2019 [1,37,38].

Formen der Fehlernährung		Anzahl der weltweit Betroffenen	Globale Ernährungsziele bis 2025 [1–6] und NCD Ziele
Unterernährung im Mutterleib	zu geringes Geburtsgewicht im Verhältnis zur Schwangerschaftsdauer	20,5 Millionen/Jahr (= 14,3 % aller Neugeborenen, 2015)	3. Verringerung der Anzahl an untergewichtigen Neugeborenen um 30 %
Unterernährung bei Kindern (< 5 J.)	zu klein für das Lebensalter („Stunting")	148,9 Millionen (= 21,9 % aller Kinder, 2018)	1. Verringerung der Anzahl unterernährter Kinder (< 5 Jahre) um mindestens 40 %
	zu leicht für die Körpergröße („Wasting")	49,5 Millionen (= 7,3 % aller Kinder, 2018)	6. anhaltende Reduzierung auf unter 5 % aller Kinder
Anteil der vollgestillten Kinder (bis zum 6. Lebensmonat)		41,6 % (2018)	5. Erhöhung des Anteils an vollgestillten Kindern (bis zum 6. Lebensmonat) auf mindestens 50 %
Übergewicht bei Kindern (< 5 J.)	zu schwer für die Körpergröße	40 Millionen (= 5,9 % aller Kinder, 2018)	4. keine weitere Zunahme der Anzahl der übergewichtigen Kinder
Übergewicht bei Kindern (5–9 J.)	zu schwer für die Körpergröße	131 Millionen (= 20,6 % aller Kinder, 2018)	4. keine weitere Zunahme der Anzahl der übergewichtigen Kinder
Übergewicht bei Adoleszenten (10–19 J.)	zu schwer für die Körpergröße	207 Millionen (= 17,3 % aller Adoleszenten, 2018)	4. keine weitere Zunahme der Anzahl der übergewichtigen Kinder
Unterernährung bei Erwachsenen	zu leicht für die Körpergröße (BMI ≤ 20)	462 Millionen (= 9,5 % aller Erwachsenen, 2016)	
Übergewicht bei Erwachsenen	zu schwer für die Körpergröße (BMI ≥ 25)	1,35 Milliarden (= 27 % aller Erwachsenen, 2016)	keine weitere Zunahme des Anteils übergewichtiger Erwachsener
Fettleibigkeit bei Erwachsenen	deutlich zu schwer für die Körpergröße (BMI ≥ 30)	650 Millionen (= 13 % aller Erwachsenen, 2016)	keine weitere Zunahme des Anteils fettleibiger Erwachsener
Anteil erwachsener Diabetiker		8,8 % (= 422 Millionen Erw. weltweit, 2017)	keine weitere Zunahme des Anteils erwachsener Diabetiker
Mikronährstoffmangel	Mangel an z. B. Eisen, Folsäure, Vitamin A, Zink, Iod	z. B. Eisenmangelanämie bei 41 % der Frauen (15–49 J.)	2. Reduzierung des Anteils an anämischen Frauen im gebärfähigen Alter um 50 %

9.4.1 Unterernährung

Trotz einer – global gesehen – mehr als ausreichenden Nahrungsmittelproduktion, sind weiterhin Millionen von Menschen von Unterernährung betroffen. Wie bereits oben beschrieben, sind die Determinanten der Ernährungssicherheit sehr komplex und ein Nahrungsmittelmangel wird dabei innerhalb von Haushalten und zwischen Generationen unterschiedlich kompensiert. Oftmals beginnt die Unterernährung eines Kindes bereits im Mutterleib, wenn während der Schwangerschaft nicht ausreichende Nahrung zur Verfügung steht, um die Schwangere und ihr ungeborenes Kind entsprechend zu versorgen. Eine häufige Ursache ist hier die Eisenmangelanämie. Im Jahr 2015 kamen ca. 20 Millionen Neugeborene mit einem zu geringen Geburtsgewicht zur Welt. Viele dieser Kinder werden entweder zu früh geboren (vor der 37. Schwangerschaftswoche) oder sind bei der Geburt zu leicht für das entsprechende Schwangerschaftsalter. Häufig kommen beide dieser Faktoren zusammen. Bei diesen Neugeborenen wird eine sehr hohe Krankheits- und Sterblichkeitsrate beobachtet. Die meisten dieser Kinder werden in Entwicklungs- und Schwellenländern geboren, wobei große, regionale Unterschiede beobachtet werden, die u. A. durch eine unzureichende Erfassung der Geburten zustande kommen. Eine verbesserte Betreuung der Schwangeren durch Hebammen und lokale Gesundheitsstationen, regelmäßige Kontrolluntersuchungen und eine entsprechend angepasste Ernährung sind kostengünstige und seit langem bewährte Maßnahmen, um einer Unterernährung von Neugeborenen und Säuglingen vorzubeugen. Die WHO und UNICEF empfehlen Neugeborene direkt nach der Geburt und Säuglinge bis mindestens zur Vollendung des 6. Lebensmonats voll zu stillen, um eine adäquate Nahrungszufuhr für das Wachstum und die kognitive Entwicklung zu ermöglichen (siehe Kasten S. 272) [39].

Unterernährung bei Kindern kann unterschiedliche Formen annehmen. Wenn Kinder aufgrund einer anhaltend schlechten Ernährungssituation zu klein für ihr Lebensalter sind (im Englischen als „Stunting" bezeichnet), besteht die Gefahr, dass sie nie ihre eigentlich mögliche Körpergröße erreichen und sie auch geistig nicht mehr ihr volles Potenzial entwickeln können. Mehr als jedes vierte Kind unter fünf Jahren weltweit ist hiervon betroffen und beginnt, wenn es denn überhaupt überlebt, sein Leben mit deutlichen Nachteilen, wie Lerndefiziten, geringeren Verdienstmöglichkeiten und damit auch weniger Möglichkeiten der Teilhabe in der Gesellschaft. Wenn Kinder aufgrund einer Unterernährung zu leicht für ihr Alter sind (im Englischen als „Wasting" bezeichnet), kommt es zu einer Schwächung ihres Immunsystems, zu anhaltenden Entwicklungsverzögerungen und einem höheren Risiko zu erkranken oder zu versterben. Hiervon waren 2018 ca. 50 Millionen Kinder weltweit betroffen. Diese benötigen eine dringende Therapie und Pflege zum Überleben und oftmals ist dieses nur durch die Unterstützung durch internationale Organisationen wie UNICEF, WHO, das Welternährungsprogramm, die Weltbank oder NGOs wie Ärzte ohne Grenzen möglich [40].

Diese unterstützen auch die fast 10 % der Erwachsenen, die weltweit als unterernährt eingestuft werden, weil sie einen Body Mass Index von weniger als 20 haben, also deutlich zu leicht für ihre Körpergröße sind. Wie die Kinder leiden auch viele der unterernährten Erwachsenen zudem unter dem Mangel an wichtigen Mikronährstoffen, wie z. B. Eisen, erkranken häufiger an Infektionen und sind weniger leistungsfähig, so dass sie sich oft selbst nicht mehr helfen können. Die Produktivität und Wirtschaftskraft ganzer Länder kann durch eine chronisch unterernährte Bevölkerung sinken, wodurch sich wiederum die Nahrungsmittelversorgung verschlechtern kann.

Nationale Regierungen werden bei der Bekämpfung der Unterernährung durch bi- und multilaterale Projekte und Initiativen unterstützt. Die von der UN koordinierte „Scaling Up Nutrition"-Bewegung (SUN) ist ein Beispiel hierfür. Hier wird durch eine multisektorale Zusammenarbeit zwischen Regierungen, der Zivilgesellschaft, der UN, Geldgebern, Unternehmen und Forschern versucht, geeignete Maßnahmen zur Verbesserung der Ernährungssituation einer Bevölkerung zu entwickeln und umzusetzen. Dabei sind neben der Schaffung von politischen und rechtlichen Rahmenbedingungen, eine Verständigung auf gemeinsame Ziele und die Verfügungstellung finanzieller Mittel notwendig [41].

Frühkindliche Ernährung
Das Stillen von Neugeborenen und Säuglingen (bis 6 Monate) und das bedarfsweise Stillen von Kleinkindern (< 2 Jahren) zusätzlich zu einer normalen Kost hat viele Vorteile. Durch die Muttermilch werden neben Nährstoffen auch wichtige Antikörper übertragen, die die Kinder vor Krankheiten, wie z. B. Durchfällen oder Atemwegserkrankungen schützen. Alleine hierdurch könnten schätzungsweise bis zu 800.000 Kinderleben (< 5 Jahren) jedes Jahr gerettet werden. Viele Studien haben auch gesundheitliche Vorteile für die Mütter nachgewiesen (z. B. eine Reduzierung von Diabetes Typ 2, Brust- und anderen Krebsarten oder postnataler Depression). Zudem profitieren Länder auch ökonomisch durch geringere Krankheitskosten und die Sicherstellung einer gesunden Entwicklung von Mutter und Kind. Es wird geschätzt, dass für jeden US$, der in die Förderung des Stillens investiert wird, 35 US$ an wirtschaftlichem Wert entstehen. Die Stillbereitschaft ist trotzdem in vielen Ländern in den letzten Jahrzehnten insbesondere durch die Einführung von preisgünstigen Muttermilchersatzprodukten zurückgegangen. Diese Muttermilchersatzprodukte, die anstelle oder nach sechs Monaten zusätzlich zur Muttermilch gegeben werden können, müssen dem jeweiligen Lebensalter entsprechend eine ausreichende Menge an Proteinen, Kalorien und Mikronährstoffen enthalten, um dem schnellen Wachstum des Säuglings oder Kleinkinds gerecht zu werden. Andernfalls kann es nicht nur zu einer akuten Unterernährung, aber auch zu einem unzureichenden Wachstum und/oder einer mangelnden Gewichtszunahme führen, die langhaltende oder sogar bleibende Folgen für die Entwicklung eines Kindes haben kann. Die Entscheidung zwischen dem Stillen oder der Gabe von industriell hergestellten Muttermilchersatzprodukten ist dabei von vielen Faktoren abhängig. Zu diesen zählen neben dem Ernährungszustand und der Entscheidungsbefugnis der Mutter, den finanziellen Möglichkeiten, den Umgebungs- und Arbeitsbedingungen auch die teilweise aggressive Vermarktung der industriellen Säuglingsnahrung. Daher wurde 1981 der „International Code of Marketing of Breastmilk Substitutes" von fast allen WHO Mitgliedsstaaten (außer den USA) verabschiedet. Dieser freiwillige, nicht rechtsverbindliche Kodex verbietet den Herstellern unlautere Marketingpraktiken, wie das Vorgeben von wissenschaftlichen nicht nachgewiesenen, gesundheitlichen Vorteilen oder eine kostenfreie Verteilung dieser Produkte an die Eltern sowie Geldzahlungen an Gesundheitspersonal. Trotz mehrfacher Überarbeitung des Kodex und verstärkten Anstrengungen der Zivilgesellschaft haben seit 1981 nur 84 von 194 WHO Mitgliedsländern entsprechende nationale Gesetze und Regelungen verabschiedet, um sowohl das Stillen zu fördern als auch die unangemessene Vermarktung von Muttermilchersatzprodukten zu unterbinden. Quelle: [42].

9.4.2 Mikronährstoffmangel

Ein Mangel an Mikronährstoffen, die für ein gesundes Leben essentiell sind, wie z. B. Eisen, Jod, Zink, Folsäure oder Vitamin A, betrifft nach Schätzung der WHO ca. 2 Milliarden Menschen weltweit, insbesondere schwangere Frauen und Kinder unter fünf Jahren. Dieser tritt oft in Kombination auf und die Folgen können schwerwiegend sein: schlechtes Wachstum, geistige Behinderung, perinatale Komplikation, erhöhtes Risiko von Morbidität und Mortalität.

Von einer durch Eisenmangel bedingten Anämie (Blutarmut) sind z. B. etwa 50 % aller Schwangeren und 40 % aller Kleinkinder (< 5 J.) in Entwicklungsländern betroffen. Diese äußert sich durch eine verminderte Leistungsfähigkeit, ein beeinträchtigtes Immunsystem und durch hormonelle Störungen. Auch Jodmangel, der zu Schilddrüsenerkrankungen, kognitiven Einschränkungen bis zu geistiger Retardierung führen kann, ist weltweit verbreitet. Es wird vermutet, dass selbst in Europa bei der Hälfte der Bevölkerung ein zumindest leichter Jodmangel vorliegt, weshalb häufig jodiertes Speisesalz empfohlen wird. Von einem Mangel an Zink, das für eine optimale Funktion des Immunsystems notwendig ist, sind schätzungsweise 17,3 % der Weltbevölkerung betroffen, insbesondere Schwangere und Kleinkinder in Afrika und Asien. Der Zinkmangel ist mit einer erhöhten Inzidenz von Durchfall- und Atemwegserkrankungen verbunden, welche die Haupttodesursachen bei Kleinkindern sind und deren Therapie durch die 14-tägige Gabe von Zinktabletten unterstützt werden sollte. Ein Mangel an Folsäure, der u. A. in der frühen Schwangerschaft zu schweren Entwicklungsstörungen des ungeborenen Kindes führen kann, wird weltweit beobachtet, genaue Zahlen oder Schätzwerte liegen nicht vor. Vitamin-A-Mangel ist die häufigste Ursache für Blindheit weltweit und beeinträchtigt auch die Immunfunktion, Zelldifferenzierung und das Wachstum [43].

Der Mikronährstoffmangel führt damit sowohl zu gesundheitlichen Folgen für die Individuen, die oft generationsübergreifend sind, als auch zu Auswirkungen auf die Gesellschaft und die wirtschaftliche Entwicklung. Durch eine ausgewogene und ausreichende Ernährung, die Anreicherung von Lebensmitteln mit Mikronährstoffen (u. A. jodiertes Speisesalz) oder Gaben von Nahrungsergänzungsmitteln (z. B. Folsäure- oder Zinktabletten) können viele dieser Mangelerscheinungen und Erkrankungen kostengünstig verhindert werden. Um die für die jeweilige Bevölkerungsgruppe und die entsprechenden Lebens- und Umweltbedingungen passende Interventionsstrategie anwenden zu können, sind wissenschaftliche Studien, politischer Wille und ein koordiniertes Vorgehen im Ernährungssektor notwendig [44].

9.4.3 Übergewicht und Fettleibigkeit

Die WHO definiert Übergewicht und Fettleibigkeit als eine „abnormale oder exzessive Ansammlung von Fett, die zur Beeinträchtigung der Gesundheit führt." Zur Einstufung wird dabei der Körpermassenindex (*Body Mass Index*, BMI) berechnet, der Quotient aus Gewicht und Körpergröße zum Quadrat (kg/m²). Übergewicht besteht bei einem BMI ≥ 25, Fettleibigkeit bei einem BMI von ≥ 30. Im Jahr 2016 waren weltweit 1,35 Milliarden Erwachsene übergewichtig und 650 Millionen Erwachsene fettleibig. Zudem waren bereits 380 Millionen Kinder übergewichtig oder fettleibig, davon bereits mehr als 20 % von den 5 bis 9-jährigen Kindern und 17 % der Adoleszenten. Zusammen entspricht das ca. 2,4 Milliarden Menschen, also fast einem Drittel der gesamten Weltbevölkerung. Im Vergleich zu 1980 haben sich diese Prävalenzen mehr als verdoppelt, was auch durch einen rapiden Anstieg an Übergewichtigen in Entwicklungs- und Schwellenländern, insbesondere in urbanen Gegenden zu erklären ist. Mittlerweile sind – global gesehen – mehr Menschen übergewichtig als untergewichtig. Dieses gilt für alle Regionen, bis auf einzelne Teile Afrikas südlich der Sahara und Asiens. Die Gründe hierfür sind vielschichtig: eine erhöhte Kalorienzufuhr, eine Reduzierung von körperlicher Aktivität, Urbanisierung, neue Transportmöglichkeiten, gesellschaftliche und wirtschaftliche Veränderungen usw. Die gesundheitlichen Auswirkungen umfassen ein breites Spektrum der Nichtübertragbaren Erkrankungen (NCDs), von kardiovaskulären Erkrankungen, Diabetes, muskuloskelettalen Störungen bis hin zu verschiedenen Karzinomen [45]. Diese Krankheitsfolgen und ihre gesellschaftlichen Auswirkungen werden zusammen mit den möglichen Interventionen und den globalen Initiativen im Kap. 12 (*Nichtübertragbare Erkrankungen*) beschrieben.

9.4.4 Determinanten der Fehlernährung

Epidemiologische Daten und wissenschaftliche Studien haben gezeigt, dass es viele physiologische Zusammenhänge zwischen der Unterernährung auf der einen und Übergewicht und Fettleibigkeit auf der anderen Seite gibt. Kommt es z. B. bereits im Mutterleib oder in den ersten Lebensjahren zu einer Unterernährung kann dieses im späteren Leben zu Übergewicht und einem höheren Risiko für nichtübertragbare Erkrankungen wie z. B. Diabetes oder Herzkrankheiten führen. Dieses kann auch der Fall sein, wenn Mütter übergewichtig sind.

Neben diesen biologischen Mechanismen, können natürlich auch Umweltbedingungen und soziale Einflüsse zu jeder Lebenszeit zu einer Fehlernährung führen. Hierbei spielen auch wirtschaftliche Gründe (z. B. die Einkommenssituation), die Urbanisierung, der demographische Wandel und der auch durch die Globalisierung geprägte Nahrungsmittelmarkt eine große Rolle. Das ebenfalls durch die Nahrungsmittelindustrie gesteuerte Konsumverhalten, die durch Spekulanten beeinflusste Preisentwicklung und die damit eng verbundene Auswahl der Ernährung haben in den letzten Jahrzehnten zu deutlichen Veränderungen der Ernährungssituation weltweit geführt [37].

Ökonomische Faktoren müssen dabei nicht nur als Ursachen, sondern auch als Konsequenzen von Fehlernährung betrachtet werden. Im Welternährungsbericht (*Global Nutrition Report*), der von unabhängigen Experten unter der Federführung des International Food Policy Research Institutes in Washington, DC, USA, 2016 herausgegeben wurde, wurde festgestellt, dass durch die Folgen der Unterernährung Länder in Afrika und Asien bis zu 11 % ihres Bruttoinlandsprodukts verlieren. Aber auch auf der individuellen Ebene hat Fehlernährung oft finanzielle Folgen. So muss z. B. ein Haushalt in den USA, wenn ein Familienmitglied fettleibig ist, ca. 8 % des jährlichen Einkommens für zusätzliche Gesundheitsdienstleistungen ausgeben. In China verliert ein Diabetiker im Schnitt über 16 % seines Jahreseinkommens durch Fehlzeiten und Krankheitskosten. Die Autoren des Berichts gehen aber davon aus, dass für jeden US$, der in die Prävention von Fehlernährung investiert wird, US$ 16 an Kapitalrendite erzielt werden könnten [46].

9.5 Eine ökologisch nachhaltige Landwirtschaft erreichen

Die Landwirtschaft hat sich in den letzten Jahrzehnten sehr schnell verändert. Zugleich ist sie mit neuen globalen Herausforderungen konfrontiert, auf die sie reagieren muss, um weiterhin die Basis für die Ernährungssicherheit zu garantieren. Der fortschreitende Klimawandel, Land- und Umweltzerstörung, Wasserknappheit und anhaltende Armut bedrohen zunehmend die landwirtschaftliche Produktivität, insbesondere auf den mehr als 500 Millionen, von Familien geführten Kleinbetrieben, die noch für fast 80 % der weltweiten Nahrungsmenge verantwortlich sind. Diese müssen sich daher nicht nur den o. g. Herausforderungen anpassen, sie müssen auch versuchen wettbewerbsfähig zu bleiben, ohne dabei ihre oftmals noch nachhaltige Bewirtschaftungsweise aufzugeben [18]. Die in den letzten Jahrzehnten deutlich gesteigerte globale Erzeugung von Nahrungsmitteln ist allerdings weitestgehend durch eine zunehmende Industrialisierung der Landwirtschaft, die intensive Ausnutzung der Böden und von natürlichen Ressourcen, die intensive Nutzung von Chemikalien sowie Medikamenten in der Massentierhaltung erreicht worden. Es stehen sich mittlerweile im globalen Markt – vereinfacht gesagt – eine durch wenige, multinationale Konzerne beherrschte Agrar- und Lebensmittelindustrie im globalen Norden einer großen Anzahl an relativ mittellosen Kleinbauern im globalen Süden gegenüber, deren Produktion oft gerade einmal zur Selbstversorgung reicht [2].

Die Lebensmittelproduktion, vor allem durch die industrielle Landwirtschaft, ist für einen Großteil der globalen Umweltveränderungen verantwortlich. Hierzu zählen u. a. die das Klima beeinflussenden Treibhausgasemissionen, die Land- und Wasserausnutzung, Stickstoff- und Phosphorverwendung, die chemische Verschmutzung durch Herbizide und Pestizide sowie der Verlust der biologischen Vielfalt [19]. Neben der wachsenden Weltbevölkerung ist die Veränderung der Ernährungsgewohnheiten ein weiterer sehr wichtiger Faktor. Der Konsum von Fleisch und Milchprodukten nimmt in fast allen Weltregionen, insbesondere in den bevölkerungsreichsten Staaten China und Indien, weiter zu, und bleibt auch in Nordamerika, der Europäischen Union, Brasilien und Russland auf einem hohen Niveau stabil. Für die Erzeugung von Fleisch und Milchprodukten werden deutlich mehr Ressourcen (insbesondere Wasser) und Flächen benötigt als für pflanzliche Nahrungsmittel [47].

Dieses veränderte Konsum- und Ernährungsverhalten und die damit verbundenen Bedingungen der Nahrungsmittelerzeugung haben bereits starke, negative Auswirkungen auf die Umwelt und das Klima. 30 % des gesamten Energieverbrauchs und 22 % aller klimaschädlichen Treibhausgase weltweit entfallen auf den Nahrungsmittelsektor. Durch eine intensivierte, industrielle Landwirtschaft, der Erschöpfung und dem Rückgang von nutzbaren Agrarflächen sowie dem übermäßigen Verbrauch von Trinkwassermengen kommt es zu einer zunehmenden Belastung der natürlichen Ökosysteme [48]. Zudem werden die weltweiten Agrarflächen aus einer Vielzahl von Gründen immer knapper. Bodenerosion (Verlust von fruchtbaren Boden durch Abschwemmungen oder Verwehungen), Bodenverdichtung durch das Befahren von Ackerböden mit zu schweren Landmaschinen bei unzureichenden Witterungsbedingungen, Bodenversalzung und Wüstenbildung durch eine Erwärmung des Klimas bei gleichzeitigem hohen Grundwasserverbrauch, Verlust von organischer Substanz (Humus) durch Monokulturen sowie einem hohen Flächenschwund durch Bodenversiegelung (z. B. Straßenbau, Städtebau) haben dazu geführt, dass 2016 mehr als 52 % der weltweiten Agrarflächen bereits als bedroht eingestuft wurden. Zudem werden eine verstärkte Bodendegradation (Verschlechterung der Ökosystemdienstleistung des Bodens) mit zunehmendem Nährstoffmangel (insbesondere Phosphat, Kalium) festgestellt. Diese Veränderungen können sowohl durch die intensive Bewirtschaftung, aber auch durch natürliche Prozesse wie Klimaveränderungen hervorgerufen werden. Gefördert wird diese Entwicklung auch durch den großflächigen Anbau von Monokulturen. Die hierbei eingesetzten Herbizide, Pestizide und Fungizide verursachen einen teilweise irreversiblen Artenschwund, fördern das Bienensterben und die Verminderung der Biodiversität in Feld und Flur [49].

Für eine bessere Ernährungssituation muss daher nicht nur die Beziehung zwischen den Menschen und ihrer Nahrung betrachtet werden, sondern auch die gesamte, globalisierte Kette der Lebensmittelerzeugung mit ihren Auswirkungen auf die Umwelt und damit auch die Gesundheit der Menschen. Das Erreichen einer ökologisch nachhaltigen Landwirtschaft ist daher ein wichtiges Unterziel des SDG 2 in der UN-Nachhaltigkeitsagenda 2030: „Den Hunger beenden, Ernährungssicherheit und eine bessere Ernährung erreichen und eine nachhaltige Landwirtschaft fördern". Was versteht man unter dieser ökologisch nachhaltigen Landwirtschaft? Und wie unterscheidet sich diese von der konventionellen und der industriellen Landwirtschaft? Welche Zusammenhänge bestehen zwischen der Landwirtschaft und dem Klimawandel sowie weiteren Umweltveränderungen? Und welche Bedeutung haben diese Entwicklungen für die Gesundheit? Diese und weitere Fragen versuchen wir auf den folgenden Seiten zu beantworten.

9.5.1 Konventionelle und industrielle Landwirtschaft

Als konventionelle Landwirtschaft bezeichnet man eine aus der traditionellen Landwirtschaft entstandene Betriebsform, die unter Berücksichtigung regionaler Gegebenheiten und unter Einhaltung der nationalen und ggf. auch internationalen Landwirtschaftsgesetze (z. B. EU-Verordnungen), Nahrungs- und Futtermittel erzeugt und gleichzeitig die Kulturlandschaft pflegt. Es werden dabei die allgemein üblichen und verbreiteten Verfahren des Ackerbaus und der Viehhaltung, die nicht an bestimmte Wirtschaftsweisen wie z. B. der biologischen Landwirtschaft oder dem integrierten Landbau gebunden sind, angewendet. Der Begriff „konventionell" wurde zur Abgrenzung gegenüber diesen neueren Verfahren eingeführt und ist mittlerweile auch nicht mehr ganz passend, weil diese Art der traditionellen Landwirtschaft durch den technologischen Fortschritt und der damit verbundenen zunehmenden Mechanisierung und Automatisierung der Arbeitsabläufe zumindest im globalen Norden immer seltener wird. Gerade hier werden zudem auch bio- und gentechnische Veränderungen an Nutztieren und -pflanzen zur Ertragssteigerung und -sicherung durchgeführt.

In vielen Ländern wird mittlerweile ein Trend zur industrialisierten Landwirtschaft beobachtet. In immer größer werdenden „Agrarfabriken" wird das Vieh mit hochtechnisierter Stalltechnik mit Klimatisierung, Fütterungssteuerung, Melkrobotern und Flüssigentmistung gehalten. Dieser Trend zu immer größeren und moderneren Betrieben wird durch hohe staatliche und zum Teil auch durch internationale Subventionen gefördert. In der EU, zum Beispiel, stellen die Agrarsubventionen den mit Abstand größten Haushaltsposten dar. Die Auswirkungen auf die Umwelt, das Klima oder die Gesundheit der Tiere werden dabei oft nicht ausreichend beachtet [50].

Die industrielle Landwirtschaft mit ihren überregionalen und internationalen Märkten führt auch zu einer zunehmenden Veränderung der biogeochemischen Kreisläufe. Am Beispiel der Nährstoffkreisläufe für Stickstoff und Phosphor lässt sich dieses sehr deutlich darstellen. Diese werden zur intensiven Düngung eingesetzt und sollten idealerweise weder in das Grundwasser noch in Flüsse oder andere Gewässer gelangen. Durch die deutliche Zunahme der Lebensmitteltransporte und eine oftmals nicht ausreichende Abwasserbehandlung, verlassen große Mengen dieser Stoffe ihre natürlichen Kreisläufe und beeinflussen damit die Gewässer und Ökosysteme in weit entfernten Orten sowie durch die veränderte Kohlenstoffbindung im Boden die gesamte Biosphäre [19].

Zudem tragen die Viehhaltung und die zur Futtermittelerzeugung notwendige Flächenexpansion maßgeblich zu einer weltweit stattfindenden Landnutzungsänderung bei. So wird beispielsweise für den flächendeckenden Soja- und Maisanbau der Regenwald gerodet sowie Savannen (Cerrado, Brasilien) und Grassteppen (Pampa, Argentinien) zu Ackerland umgebrochen. Schätzungsweise 71 % der Rodung des Regenwaldes in Südamerika fallen auf die Umnutzung zur Viehhaltung und etwa 14 % auf den kommerziellen Ackerbau, inkl. des Sojaanbaus für die Tierfütterung. Der

Verlust von Regenwald, Savannen, Grassteppen und weiteren Dauergrünlandflächen bedeutet einen hohen Verlust von Biodiversität sowie den großflächigen Verlust von wichtigen CO_2-bindenen und -umwandelnden Flächen. Im Vergleich zur Erzeugung pflanzlicher Nahrungsmittel verursacht die Fleischerzeugung aufgrund ihres Veredelungsprozesses höhere Treibhausgasemissionen pro Energieeinheit [51].

Zu einer weiteren Verknappung der Agrarflächen kommt es durch das sogenannte „land grabbing", ein Phänomen, das auch durch die Nahrungsmittelpreiskrise in den Jahren 2007/2008 ausgelöst wurde. Hierbei kommt es zu großen, ausländischen Investitionen in landwirtschaftliche Flächen vor allem in Afrika südlich der Sahara und in Südostasien. Diese Übernahme der Flächen geht dabei insbesondere zu Lasten der kleinbäuerlichen und regionalen Strukturen. Die nationalen Regierungen verkaufen oder verpachten den multinationalen Konzernen oder staatlichen Organisationen, die vorrangig in den Nahrungsdefizitländern, wie in den Golfstaaten, Japan, Südkorea, Indien und China beheimatet sind, große Flächen an fruchtbaren Böden, die in einigen Fällen nur durch Enteignung der ländlichen Bevölkerung zur Verfügung gestellt werden konnten. Dabei verlieren viele Kleinbauern und andere in der Landwirtschaft tätige Menschen, die insgesamt fast 30 % der Weltbevölkerung darstellen, ihre Ackerflächen und damit auch ihre Lebensgrundlage an große, gewinnorientierte, multinationale Konzerne [52]. Die Mehrheit dieser Investoren zielt neben dem Anbau der o. g. Produkte auf die Energiegewinnung aus nachwachsenden Pflanzen für Agrotreibstoffe, die in die Industrieländer geliefert werden. Dem vermeintlichen Nutzen durch diese Investitionen Arbeitsplätze und Infrastrukturförderung zu erhalten, stehen große Nachteile wie der Verlust der Ernährungssicherheit eines Landes, eine zunehmende Landflucht der arbeitssuchenden Landbevölkerung und die Gefahr der Umweltzerstörung und -verschmutzung durch eine industrielle Form der Landwirtschaft gegenüber [2].

Diese intensive, industrielle Form der Landwirtschaft führt durch einen unwirtschaftlichen Verbrauch von ca. 80 % des weltweit verfügbaren Süßwassers auch zum sogenannten „Wasserstress". Um die Produktivität des Anbaus deutlich zu steigern, werden große Mengen an Grundwasser gefördert, die mittlerweile zu einer gefährlichen Erschöpfung der Grundwassermengen in vielen Regionen der Welt geführt hat. Dieses birgt insbesondere bei ausbleibendem Regen und längeren Dürreperioden, die durch die globale Erwärmung verstärkter auftreten, zu weiteren Gefahren für Mensch, Tiere und Pflanzen. Die zu erwartende Erderwärmung, die sich besonders in den Ländern des Südens bemerkbar machen wird, wird die Notwendigkeit einer ausgeprägten Bewässerung weiter erhöhen. Dieser zunehmende „Wasserstress" kann die landwirtschaftliche Produktivität in wenigen Jahren dramatisch verringern und steht zudem im Widerspruch zum ansteigenden Wasserbedarf der schnell wachsenden Megastädte, die vor allem in Asien und Afrika entstehen. Umso wichtiger erscheint daher die Rückbesinnung auf den Anbau von standortangepassten Kulturen und regionalen Nutzpflanzen, die mit deutlich weniger Wasser auskommen. Auch der erhöhte Fleischkonsum vieler Menschen spiegelt sich im Wasserverbrauch wieder: Während beispielsweise für die Produktion von einem Kilogramm Kartoffeln ca. 250 Liter Wasser benötigt werden, müssen 15.500 Liter Wasser eingesetzt werden, um 1 kg Fleisch zu produzieren [53].

Die weltweite Nachfrage nach Fleisch und anderen tierischen Produkten haben in den letzten Jahrzehnten deutlich zugenommen und es wird erwartet, dass sich dieser Trend auch durch die weiter fortschreitende Urbanisierung noch verschärfen wird. Die Urbanisierung und die damit verbundenen Lebensbedingungen führen zu einer Umstellung der Ernährungsgewohnheiten und einer fast vollständigen Abhängigkeit vom nationalen und internationalen Nahrungsmittelmarkt. Durch einen Mangel an langfristiger Planung zur Ernährungssicherheit und die fehlenden Ausweichmöglichkeiten auf selbst erzeugte Nahrungsmittel besteht in Industrieländern, wie auch in vielen Megastädten in Afrika und Asien nur noch eine Versorgungssicherheit von 3–4 Tagen. Eine Unterbrechung der Nahrungsmittelkette oder eine durch Spekulanten hervorgerufene, drastische Preiserhöhung können dann nur kurzfristig durch Lagerbestände oder staatliche Interventionen aufgefangen werden. Hunger, gesundheitliche Probleme und politische Instabilität können die Folge sein. Die Urbanisierung und das damit verbundene, enge Zusammenleben auch zwischen Menschen und Tieren bringt auch gewisse Gesundheitsrisiken mit sich, wie z. B. die Influenza-A-Virus-Epidemie („Vogelgrippe") in China im Winter 2016/2017 gezeigt hat. Hier wurde die Viruserkrankung von Geflügel auf Menschen übertragen. Von den mehr als 1400 Erkrankten, starben mindestens 530, was einer außergewöhnlich hohen Mortalitätsrate entsprach [54].

Insgesamt betrachtet gibt es also eine ganze Reihe von Herausforderungen für die Umwelt und für die Gesundheit durch die (industrielle) Landwirtschaft, die nur durch eine internationale oder globale Zusammenarbeit gelöst werden können. Zudem haben der Weltmarkt, vor allem die großen Nahrungsmittelkonzerne und Spekulanten dabei einen großen Einfluss auf die Ernährungssouveränität und die Ernährungssicherheit vieler Länder. Fusionierte Konzerne wie Bayer/Monsanto, DuPont/Dow, Chemchina/Syngenta werden in Zukunft mehr als 60 % des Saatgutes und Pestizidmarktes und damit auch die Arbeitsbedingungen von Millionen von Bauern, Landarbeitern und Verkäufern bestimmen. Zudem beeinflussen sie durch ihre Lobbyarbeit die Handelsbedingungen in ihrem Sinne und wirken einer beständigen Ernährungssouveränität insbesondere in Entwicklungs- und Schwellenländern entgegen.

9.5.2 Klimawandel: Die Rolle der Landwirtschaft

Wissenschaftliche Studien haben gezeigt, dass die industrialisierte Landwirtschaft mit zu den Hauptverursachern des Klimawandels gehört. Im Rahmen der Lebensmittelproduktion werden z. B. große Mengen an Treibhausgasen (z. B. Kohlendioxid, Methan und Lachgas) direkt in die Atmosphäre freigesetzt.

Kohlendioxid wird in der Landwirtschaft u. a. freigesetzt durch
- die Bodenbearbeitung,
- beim Verbrennen zur Beseitigung von Pflanzenresten, organischen Stoffen und landwirtschaftlichen Rückständen,
- bei der Verbrennung fossiler Brennstoffe durch landwirtschaftliche Maschinen,
- zur Herstellung von Düngemitteln,
- beim Transport landwirtschaftlicher Erzeugnisse,
- bei der Umwandlung natürlicher Ökosysteme in Landwirtschaft (insbesondere durch die Rodung von Wäldern, die Entwässerung von Feuchtgebieten und die Weiterbearbeitung von Böden), und
- die deutlich verlängerten Transportwege innerhalb nationaler und internationaler Märkte

Die Lebensmittelproduktion ist auch eine Hauptquelle für Methan und Lachgas, die das 56-fache bzw. 280-fache des globalen Erwärmungspotenzials (über 20 Jahre gerechnet) von Kohlendioxid aufweisen. Methan entsteht während der Verdauung von Wiederkäuern, wie Kühen und Schafen, oder während der anaeroben Zersetzung von organischem Material in überfluteten Reisfeldern.

Lachgas entsteht hauptsächlich aus Bodenmikroben in Ackerland und Weiden und wird u. a. durch die Ausbringung von Düngemitteln beeinflusst. Viele dieser biologischen Prozesse, die Treibhausgasemissionen verursachen, sind für die Pflanzen- und Tierproduktion von wesentlicher Bedeutung und lassen sich daher nur schwer und nicht gänzlich reduzieren. Hierfür wäre eine grundlegende Umstellung der Ernährungsweise möglichst vieler Menschen weltweit notwendig. Um das Ziel des Pariser Klimaabkommens von weniger als 2° C globaler Erwärmung erreichen zu können, müssten durch ein Umdenken der Konsumenten die Methoden der Lebensmittelproduktion vor allem im Hinblick auf die Kohlendioxidfreisetzung deutlich verändert und ökologisch nachhaltiger gestaltet werden [19].

Der Klimawandel wiederum hat bereits jetzt enorme Auswirkungen auf die Landwirtschaft, vor allem in vielen der am stärksten vom Hunger betroffenen Ländern.

Durch höhere Durchschnittstemperaturen kommt es
- zu einer Verschiebung von Vegetationszonen
- Dürren und Wüstenbildung (z. B. durch den El Niño 2015/2016)
- einer verminderten Saisonalität
- einer zunehmenden Wasserknappheit
- zur Austrocknung von Böden, damit zum Verlust von fruchtbarem Boden durch Bodenerosion und
- einer erhöhten Gefahr von Waldbränden (z. B. in Australien 2019/2020).

Die globale Klimaerwärmung führt lokal zu
- einer veränderten Intensität des Niederschlags
- zu starken Stürmen, Überflutungen, starker Bodenerosion, die auch durch den Anstieg des Meeresspiegels hervorgerufen werden können.

Die kumulativen Auswirkungen von Klimaveränderungen beeinflussen alle Dimensionen der Ernährungssicherheit – die Verfügbarkeit, den Zugang, die Nutzung und die Haltbarkeit von Nahrungsmitteln. Aufgrund dieser Veränderungen erwarten Experten einen möglichen Rückgang der Ernten um bis zu 40 % bis zum Jahr 2080. Die Klimavariabilität und die Exposition gegenüber komplexeren, häufigeren und intensiveren Klimaextremen drohen damit die Erfolge im Kampf gegen Hunger und Unterernährung, die in den letzten Jahrzehnten erreicht worden sind, wieder umzukehren. Die FAO und ihre Mitgliedsländer arbeiten daher bereits jetzt daran, durch verstärkte Partnerschaften und mehrjährige, groß angelegte Finanzierungen integrierter Programme, Vorbereitungen für die Risiken und die kurz-, mittel- und langfristigen Auswirkungen des Klimawandels auf die Landwirtschaft und damit auch der Nahrungsmittelproduktion und Ernährungssicherheit zu treffen [55].

Die Vermeidung von Nahrungsmittelverlusten („Food waste") ist ein weiterer Faktor, der zur Ernährungssicherheit und dem Schutz der Umwelt und des Klimas beitragen kann. Wissenschaftliche Studien zeigen, dass global etwa 1,3 Milliarden Tonnen Lebensmittel pro Jahr, also etwa 30 % der erzeugten Nahrung verschwendet wird. Die hierfür aufgewendeten natürlichen und finanziellen Ressourcen und die dadurch erzeugten Emissionen könnten bei größerer Sorgfalt vermieden werden. Während es in ärmeren Ländern oft an technischen Hilfs- und Transportmitteln, Lagerungs- und Kühlmöglichkeiten oder an Energie mangelt, um die Nahrung für den Konsumenten verfügbar zu machen, liegen die Gründe für die Verschwendung in reicheren Ländern an der geringen Wertschätzung der im Übermaß vorhandenen und kostengünstig verfügbaren Lebensmittel [56].

Ernährungswende

Den Gegenpol zum Wegwerfen bildet in Deutschland seit 2014 eine neue Bewegung, deren Grundlage die Wertschätzung von Lebensmitteln ist. Ihr Ziel ist, das Thema Ernährung wieder zu einer Aufgabe der lokalen Politik zu machen und neue lokale Ernährungskreisläufe aufzubauen. Begünstigt wird dies durch eine wachsende Skepsis gegenüber den globalen Ketten der Agrar- und Lebensmittelindustrie. Die Nachrichten von immer neuen Lebensmittelskandalen, vom Elend der Tiere in den Mastfabriken der Industrielandwirtschaft, vom Verlust von Bodenfruchtbarkeit, Wasserreserven, Artenvielfalt, nicht erneuerbaren Düngervorräten, der Klimaverantwortung des Agrarsystems von 25 Prozent und die mangelnde Resilienz der Monokulturen gegenüber Klimaveränderungen, haben das Bewusstsein der Zivilgesellschaft erreicht. Sie beginnt sich neu zu organisieren, und zwar in Ernährungsräten nach nordamerikanischem Vorbild.

Dort mischen sich die Bürger schon seit 1982 in die lokale Ernährung ein. Der erste Ernährungsrat entstand in Knoxville, Tennessee. 2017 ist ihre Zahl auf über 270 gestiegen. Sie bestimmen die Ernährungspolitik in vielen Städten der USA und Kanadas. In Toronto geht kein Beschluss mehr durch den Stadtrat, ohne auf seine Folgen für die Stadternährung abgeklopft worden zu sein.

Wichtig ist den Ernährungsräten die regionale Souveränität wiederherzustellen. Selbst zu bestimmen, was in den Küchen der Region zubereitet wird. Sie knüpfen neue Netze zwischen Verarbeitern, Handel, Gastronomie, Bauern und Gärtnern im Umfeld der Städte. Regionale Ernährungskonzepte dienen auch dem Umwelt- und Klimaschutz. Sie fördern kurze Wege, ökologisches Denken und Handeln bei Produzenten wie Konsumenten und den fairen Umgang mit Menschen und Tieren.

In Deutschland bildet Köln den Vorreiter der Bewegung, gefolgt von Berlin, Hamburg und München. 2017 haben sich bereits Initiativen aus 25 deutschen Städten der neuen Ernährungsbewegung angeschlossen. Sie verstehen sich als Treiber einer Ernährungswende, ähnlich der Energiewende in Deutschland. Extremwetterlagen begünstigen diese Entwicklung. Sie stellen die Zuverlässigkeit globaler Ernährungsketten in Frage. Die Versorgungssicherheit von Städten in den Industriestaaten liegt heute bei maximal 3 Tagen, länger reichen die Reserven, der „just-in-time" Kalkulation der Ernährungsindustrie nicht. Die Forderung nach mehr Resilienz im Ernährungssystem treibt die Konzepte der Regionalisierung und damit die Ernährungswende nicht nur in Deutschland weiter voran. (Institut für Welternährung e. V.)

9.5.3 Ökologisch nachhaltige Landwirtschaft

Die ökologisch nachhaltige Landwirtschaft, die auch als biologischer oder organischer Landbau bezeichnet wird, hat sich seit den 1920er Jahren aus einer Reihe von unterschiedlichen Weltanschauungen und agrarpolitischen Motivationen entwickelt. Das gemeinsame Ziel ist es dabei unter Schonung der natürlichen Ökosysteme und der Erhaltung der Biodiversität gesunde Lebensmittel zu erzeugen. Zudem sollen die Böden geschützt, das Wasser sauber gehalten und die Belastung des Klimas reduziert werden. Hierfür wird auf die Nutzung externer Betriebsmittel, wie z. B. künstlichen Mineraldünger, verzichtet. Zudem soll die Bodenfruchtbarkeit verbessert und die Ertragsfähigkeit des Standorts gesichert werden [57]. Die ökologisch nachhaltige Landwirtschaft bezeichnet auch ein System, das neben der Umwelt auch besonders auf den Tierschutz achtet und zugleich alle anderen Stufen der Lebensmittelversorgungskette miteinbezieht (wie z. B. die Versorgung mit Rohstoffen, Verarbeitung, Lagerung, Transport, Vertrieb oder Einzelhandelsdienstleistungen).

Durch den Verzicht auf chemisch-synthetische Pflanzenschutzmittel werden in der organischen Landwirtschaft keine Wirkstoffe mit einer potenziell hohen Umwelttoxizität freigesetzt. Dieses gilt auch für die Verwendung von Tierarzneimitteln. Aufgrund der Produktionsvorschriften für die ökologische Tierhaltung werden diese in deutlich geringerem Umfang als in konventionell oder industriellen Landwirtschaftsbetrieben genutzt, in denen der Einsatz von z. B. Antibiotika in der Tierzucht auch präventiv und in großem Stil erfolgen kann [58].

Die industrielle Landwirtschaft gilt zudem als Hauptverursacher für den Artenrückgang in vielen Kulturlandschaften. Für die ökologisch nachhaltige Landbauweise sind dagegen positive Effekte für den Artenschutz und die Biodiversität nachgewiesen worden. Dieses bezieht sich z. B. auf die Samenbanken, Saumvegetationen, die Zahl und Vielfalt an Feldvögeln oder blütenbesuchende Insekten. Hierbei ist allerdings auch zu berücksichtigen, dass die Landschaftsstruktur und weitere Standortfaktoren erhebliche Einflüsse auf die Artenvielfalt, insbesondere bei der Fauna, haben und diese die Effekte der Landnutzung dementsprechend überlagern können. Von der ökologischen Bewirtschaftung scheint auch die Bodenfruchtbarkeit zu profitieren. Die Oberböden zeigen eine geringere Versauerung und deutliche höhere Regenwurmpopulationen, welches ein wichtiger Indikator für die „Gesundheit" des Bodens sind. Zudem wird eine deutlich größere Humusschicht erzeugt als in der konventionellen Landwirtschaft. Diese ist für eine langfristige und nachhaltige Bodennutzung von essenzieller Bedeutung. Die ökologische Landwirtschaft zeigt zudem ein hohes Potenzial für den Schutz von Grund- und Oberflächenwasser, was insbesondere für den Eintrag von Nitrat- und Pflanzenschutzmitteln nachgewiesen werden konnte.

Positive Effekte der ökologischen Landwirtschaft können auch für den Klimaschutz und die Klimaanpassung in gemäßigten Klimazonen gezeigt werden. Die bodenbezogenen Treibhausgasemissionen sind durch eine erhöhte Speicherung von organischem Bodenkohlenstoff und deutlich niedrigere Lachgasemissionen geringer als in der konventionellen Landwirtschaft. In der Tierhaltung, wo die stoffwechselbedingten Methanemissionen z. B. von Rindern eine nicht unerhebliche Rolle für den Klimawandel spielen, werden die Gesamtemissionen pro kg Milch aus ökologischer und konventioneller Milchproduktion als wahrscheinlich vergleichbar eingestuft. Die ökologische Bewirtschaftung führt vermutlich auch zu verbesserten Eigenschaften des Oberbodens, welche für die Erosionsvermeidung und zum Hochwasserschutz von Bedeutung sind. Dieses ist insbesondere für die bereits jetzt notwendige Klimaanpassung sehr wichtig. Neben der landwirtschaftlichen Bewirtschaftung sind hierfür auf der Landschaftsebene weitere Faktoren wie die Landschaftsstruktur und -form sowie das Niederschlags- und Abflussregime zu beachten.

Weitere Unterschiede zwischen der ökologischen und konventionellen Landwirtschaft zeigen sich im Bereich des Umwelt- und Ressourcenschutzes sowie des Tierwohls, die sich durch den ganzheitlichen Ansatz im ökologischen Landbau und der damit verbundenen verminderten Produktionsintensität ergeben. Dieses wird deutlich, wenn man die engen Zusammenhänge zwischen den oben aufgeführten Punkten betrachtet. Die Biodiversität, zum Beispiel, wird durch eine geringere Düngungsintensität und den Verzicht auf Herbizide und Fungizide gefördert. Ausgesuchte Fruchtfolgen mit organischer Düngung fördern die Bodenfruchtbarkeit und beugen damit auch den Auswirkungen des Klimawandels vor. Zudem reduziert der Verzicht auf chemische Pflanzenschutzmittel und die Minimierung der Nutzung von Tierarzneimitteln das Risiko einer Verunreinigung der Grund- und Oberflächengewässer. Eine ökologische Bewirtschaftung kann also verschiedene Umweltbelastungen gleichzeitig reduzieren und damit einen relevanten Beitrag zur Lösung der umwelt- und ressourcenpolitischen Herausforderungen der heutigen Zeit leisten [59].

Für viele, insbesondere kleinere Betriebe ist es vor allem eine Kostenfrage, ob ökologisch oder konventionell gewirtschaftet wird. Für die ökologische Bewirtschaftung gelten in den meisten Ländern deutlich strengere Regeln und Gesetze, deren Umsetzung meist auch mit höheren Produktionskosten verbunden ist. Dafür können, aufgrund der geringeren Anzahl an Anbietern und der mittlerweile höheren Akzeptanz der Konsumenten, auch höhere Marktpreise erzielt werden [58].

9.5.4 Vergleich zwischen der ökologischen und der konventionellen Landwirtschaft

Betrachtet man die wissenschaftliche Literatur zu den wesentlichen Indikatoren in der Landwirtschaft, so zeigt sich, dass die ökologische Landwirtschaft gegenüber den konventionellen und industriellen Formen der Landwirtschaft in zahlreichen Bereichen, wie z. B. dem Umwelt- und Ressourcenschutz, Vorteile aufweist. Im Bereich der Tierhaltung dagegen wurden keine eindeutigen Unterschiede festgestellt, wobei hier bislang nur relativ wenige Studien zur Nutzung in Vergleichsstudien zur Verfügung stehen [59]. Die wesentlichen Unterschiede zwischen den beiden hier betrachteten (Haupt-)Formen der Landwirtschaft sind in Tab. 9.3 dargestellt.

Tab. 9.3: Ökologische und konventionelle/industrielle Landwirtschaft im Vergleich.

	Ökologische Landwirtschaft	Konventionelle/Industrielle Landwirtschaft
Vorgehensweise	Systemischer, ganzheitlicher Ansatz Ökologisch orientierte Landschaftsgestaltung (z. B. Hecken, Obstwiesen usw.)	Vorwiegend ökonomischer Ansatz Häufig großflächige Monokulturen
Düngung	Nährstoffversorgung der Pflanzen durch Wirtschaftsdünger, Gründüngung, Leguminosen	Nutzung von leichtlöslichem Mineraldünger, Wirtschaftsdünger
Pflanzenschutz	Anbau weniger anfälliger Sorten, Einsatz von Nützlingen, Zwischenfrüchten und Untersaaten Verbot chemisch-synthetischer Mittel Biologische Schädlingsbekämpfung	Nutzung von chemisch-synthetischer Mittel (Herbizide, Fungizide und Insektizide)
Artenschutz & Biodiversität	Positive Auswirkungen durch ganzheitliche und schonende Bewirtschaftung	Rückgang der Artenvielfalt durch Einsatz chemischer Mittel und Monokulturen

Tab. 9.3: (fortgesetzt)

	Ökologische Landwirtschaft	Konventionelle/Industrielle Landwirtschaft
Bodenschutz & Bodenfruchtbarkeit	Fruchtfolgen und höhere Dichte an Mikroorganismen fördern ausgeprägte Humuswirtschaft und eine lockere Bodenstruktur bessere Wasseraufnahme	Negativ bis wenig Humusaufbau, Verlust an Bodenfruchtbarkeit Bodenerosion, Bodenverdichtung, intensive Nutzung führt zu reduzierter Wasseraufnahmekapazität
Wasserschutz	Gesunder Boden filtert und reinigt Regenwasser, schützt das Grundwasser	Hoher Wasserverbrauch, insb. bei Tierprodukten, Verminderung der Wasserqualität durch Verschmutzung mit Düngemitteln und Pflanzenschutzmitteln
Klimaschutz & CO_2-Bindung	Geringere bodenbezogene, Treibhausgasemissionen	Höhere Treibhausgasemissionen
Klimaanpassung	Höherer Erosionsschutz und besserer Hochwasserschutz (gesundere Bodenstruktur)	Höhere Bodenverdichtung und geringere Humusschicht führen zu mehr Erosion und Überschwemmungen
Umweltschutz	Geringerer Verbrauch von Energie und natürlicher Ressourcen	Höherer Verbrauch von Energie (Maschinen etc.) und natürlicher Ressourcen
Tierhaltung	Flächengebundener Viehbesatz, vorgeschriebener Auslauf, Weidehaltung	Meist ganzjährig im Stall, kein vorgeschriebener Auslauf, Rinder teilweise auf der Weide
Fütterung	Mindestens 95 % Biofutter Verbot von genverändertem Futter	Genverändertes Futter zugelassen
Medikation in der Tierhaltung	Einzeltierbehandlung, keine vorbeugenden Medikamente erlaubt	Vorbeugende Medikamente erlaubt
Erträge	Geringer, aber weniger schwankend bei extremen Witterungsbedingungen (u. a. durch bessere Böden, andere Kulturen)	Höher, aber deutlich anfälliger bei extremen Witterungsbedingungen
Kosten/Preise	Höhere Produktionskosten (Auflagen, Zertifizierungen usw.) höhere Marktpreise erzielbar	Niedrigere Produktionskosten größerer Wettbewerb

9.5.5 Weitere Ansätze zur Förderung einer ökologisch nachhaltigen Landwirtschaft

Um eine ökologisch und sozial nachhaltige Landwirtschaft und damit die essenzielle Grundlage der Ernährungssicherheit erreichen zu können, sind eine Vielzahl von Optionen vorhanden, deren Einsatz von lokalen, regionalen und nationalen Faktoren abhängen. Auf der individuellen und lokalen Ebene erscheint eine Rückbesinnung auf eine mehr traditionelle Nahrungsauswahl und gesündere Ernährungsweise sowie die Stärkung der kleinbäuerlichen Landwirtschaft und lokaler Marktstrukturen sinnvoll, auch um eine größere Unabhängigkeit von Großkonzernen und Spekulanten erreichen zu können. Durch die Planung einer standortangepassten, mehrgliedrigen Fruchtfolge mit regionalen Sorten können die Bodenfruchtbarkeit und der Wasserhaushalt verbessert, der Unkraut- und Schädlingsdruck natürlich reduziert, stabile Erträge erwirtschaftet und durch den Aufbau von organischer Bodensubstanz klimaschädliches CO_2 gespeichert werden [60].

Auf der regionalen Ebene könnten durch eine verbesserte Zusammenarbeit die Wertschöpfungskette von Nahrungsmitteln effektiver und ressourcenschonender aufgebaut werden, so dass die produzierten Lebensmittel sicher gelagert, lokal verarbeitet, schnell transportiert und regional vermarket werden können. Auf der nationalen Ebene sollte durch Regelungen und Gesetze ein stabiles Nahrungsumfeld sichergestellt werden, um allen Bürgerinnen und Bürgern eine qualitativ gute und erschwingliche Nahrung in ausreichender Menge zu ermöglichen. Zudem muss der Gesetzgeber für die Einhaltung von Umweltrichtlinien, sicheren Arbeitsbedingungen und fairen Handelsbeziehungen sorgen [61].

Global gesehen ist zur Erreichung einer ökologisch und sozial nachhaltigen Landwirtschaft und zur Bekämpfung von Armut und Hunger auch die Stärkung der Frauen in vielen Ländern von enormer Bedeutung. Laut einer FAO-Studie machen Frauen etwa 43 % der landwirtschaftlichen Arbeitskräfte in Entwicklungsländern aus. Die Arbeitsbelastung der ländlichen Frauen übersteigt die der Männer, da diese einen höheren Anteil an unbezahlten Haushaltsaufgaben im Zusammenhang mit der Zubereitung von Nahrungsmitteln und dem Sammeln von Brennmaterialien und Wasser beinhaltet. Frauen verdienen bei ihren Tätigkeiten in den ländlichen Arbeitsmärkten für die gleiche Arbeit häufig weniger als Männer. Sie müssen mit weniger Erträgen auf ihren Feldern auskommen, da Ihnen meist der Zugang zu Ressourcen wie z. B. standortangepassten Saatgut, Düngemittel, Geräten oder zu Krediten zur Finanzierung dieser oder zum Kauf von eigenem Land fehlt. In Kamerun, zum Beispiel, stellen Frauen 75 % der in der Landwirtschaft Beschäftigten, aber nur 10 % des Ackerlandes sind im Besitz von Frauen. Weiterbildungsmöglichkeiten für Frauen und die Bildung von Netzwerken und lokalen Vermarktungsstrategien sind weitere Schlüsselfaktoren für den Erfolg in landwirtschaftlichen Strukturen [22]. Die FAO-Studie kommt zu dem Fazit, dass die Förderung der Gleichberechtigung im Agrarsektor essenziell für eine nachhaltige Entwicklung ist und bis zu 150 Millionen weniger

Menschen hungern müssten, wenn Frauen die gleichen Rechte und Ressourcen hätten wie Männer [62].

9.6 Landwirtschaft, Ernährung und Gesundheit

In den vorangegangenen Abschnitten wurden bereits einige direkte und indirekte Wechselwirkungen zwischen der Landwirtschaft, der Ernährung und der Gesundheit dargestellt. Diese Beziehungen und die daraus resultierenden, intersektoralen Möglichkeiten zur Verbesserung der Gesundheit und des Lebens insbesondere von ärmeren Bevölkerungsgruppen, deren Ernährungsoptionen meist limitiert sind, sind noch nicht hinreichend erforscht worden. Ein Modell dieser Beziehungen wurde entwickelt, um vereinfacht darzustellen, wie landwirtschaftliche Methoden und Interventionen zu direkten (ernährungsbezogenen) und indirekten Auswirkungen u. a. auf die Gesundheit führen können (s. Abb. 9.5). Das wesentliche und messbare Ziel

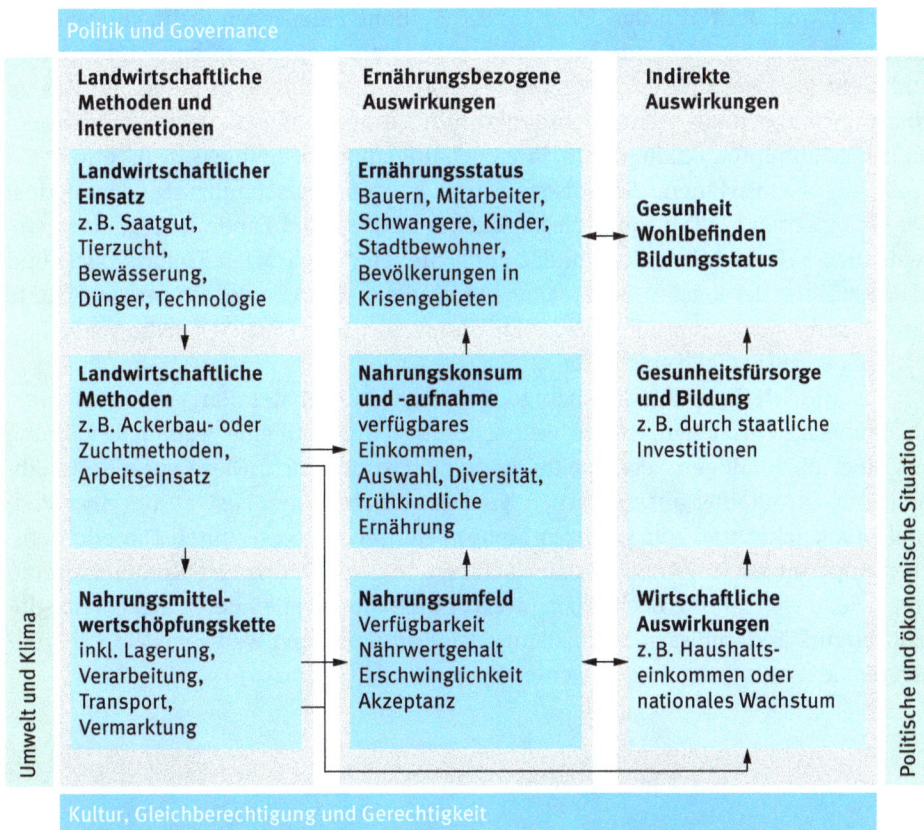

Abb. 9.5: Exemplarische Beziehungen zwischen Landwirtschaft, Ernährung und Gesundheit. adaptiert und übersetzt nach [63].

dieser Interventionen ist die Verbesserung des Ernährungsstatus. Dieser kann durch anthropometrische und biochemische Messungen der jeweiligen Mitglieder einer Population erfasst werden. Der Ernährungsstatus hängt insbesondere vom Nahrungskonsum und der Nahrungsaufnahme ab, die wiederum durch das Nahrungsumfeld und die gesamte Wertschöpfungskette beeinflusst werden. Ein guter Ernährungsstatus ist die Grundlage für die Gesundheit eines Individuums und dessen Leistungsfähigkeit und für die wirtschaftliche Entwicklung der Gemeinschaft und des Landes. Darüber hinaus spielen in diesem Kontext politische, soziokulturelle, ökologische und ökonomische Determinanten eine wichtige Rolle [63].

9.7 Zusammenfassung

Die weiterhin ungleiche und ungerechte Verteilung der weltweiten Nahrungsmittel sowie der schnell zunehmende Konsum von ungesunden und nicht nachhaltig produzierten Lebensmitteln stellt mittlerweile ein großes Risiko für das Überleben der Menschen und der Natur dar. Mehr als 820 Millionen Menschen verfügen weiterhin nicht über eine ausreichende Nahrungsmenge, viele mehr ernähren sich ungesund und mehr als zwei Milliarden Menschen sind übergewichtig oder fettleibig, was zu vorzeitigem Tod und erhöhter Morbidität führt. Darüber hinaus stellt die weltweite Nahrungsmittelproduktion durch ihre vielfältigen Auswirkungen z. B. durch die Treibhausgasemissionen, die Stickstoff- und Phosphorverschmutzung, den Verlust der biologischen Vielfalt sowie die veränderte Wasser- und Landnutzung, einen wesentlichen Faktor im Hinblick auf das Fortschreiten des globalen Klimawandels und die Zerstörung der lokalen Ökosysteme der Erde dar. Das von der UN prognostizierte Bevölkerungswachstum auf etwa 10 Milliarden Menschen bis 2050 wird diese Entwicklungen zusätzlich verschärfen.

Um die UN-Ziele für nachhaltige Entwicklung und des Pariser Klimaschutzabkommens zu erreichen, ist eine weltweite Umstellung auf eine gesunde Ernährung aus einer nachhaltigen Lebensmittelproduktion erforderlich. Diese gesunde Ernährung basiert auf einer angemessenen Kalorienaufnahme und besteht aus einer Vielzahl pflanzlicher und nur geringen Mengen tierischer Lebensmittel. Die erforderlichen Änderungen von Angebot und Nachfrage in der Nahrungsmittelproduktion unterscheiden sich zwar je nach Region stark, durch die in vielen Bereichen bereits globalisierten Märkte müssen zur Lenkung des Konsums auch weltweite Vereinbarungen und Maßnahmen getroffen werden.

9.8 Fragen

- Beurteilen Sie die Auswahl der Indikatoren des Welthunger-Index. Welche weiteren Indikatoren könnten hierfür genutzt werden?
- Betrachten Sie die Determinanten der Ernährungssicherheit. Auf welchen Ebenen könnte man das Problem der Lebensmittelverschwendung („Food waste") am sinnvollsten lösen?
- Welche transdisziplinären Maßnahmen können die Wechselwirkungen zwischen der Landwirtschaft, der Ernährung und der Gesundheit beeinflussen?
- Bis zu 15.000 Kinder sterben täglich auch an den direkten und indirekten Folgen der Unterernährung. Warum stört das so wenige?

Literatur
[1] FAO. Hunger and food security Rom, Italien: Food and Agriculture Organization of the United Nations; 2019 [Available from: http://www.fao.org/hunger/en/]
[2] Bommert W. Bodenrausch: die globale Jagd nach den Äckern der Welt: BASTEI LÜBBE; 2012.
[3] Schneider R. Hunger in der Welt. Bonn, Deutschland: Bundeszentrale für politische Bildung; 2014.
[4] OWiD. Share of the population that is undernourished Oxford, Vereinigtes Königreich: Our World in Data; 2020 [Available from: https://ourworldindata.org/hunger-and-undernourishment]
[5] WFP. Hunger/Hungersnot Berlin, Deutschland: World Food Programme; 2017 [Available from: https://de.wfp.org/zero-hunger]
[6] von Grebmer KJB, Mukerji R, Patterson F, et al. Welthunger-Index 2019: Wie der Klimawandel den Hunger verschärft. Bonn, Deutschland: Concern Worldwide; 2019.
[7] Welthungerhilfe D. Über den Welthunger-Index Bonn, Deutschland: Welthungerhilfe; 2017 [Available from: http://ghi.ifpri.org/de/about/]
[8] BMZ. MDG 1: Beseitigung der extremen Armut und des Hungers Berlin, Deutschland: Bundesministerium für wirtschaftliche Zusammenarbeit und Entwicklung; 2017 [Available from: https://www.bmz.de/de/ministerium/ziele/2030_agenda/historie/MDGs_2015/fortschritte/mdg1/index.html]
[9] UN. Millenium-Entwicklungsziele, Bericht 2015. New York, USA: Vereinte Nationen; 2015.
[10] Wanner N, Cafiero C, Troubat N, Conforti P. Refinements to the FAO methodology for estimating the prevalence of undernourishment indicator. Documento de trabajo. 2014(2014):14–05.
[11] UN. Sustainable Development Knowledge Platform New York, USA: United Nations; 2017 [Available from: https://sustainabledevelopment.un.org/?page=view&nr=164&type=230&menu=2059]
[12] BMZ. Die Agenda 2030 für Nachhaltige Entwicklung Berlin, Deutschland: Bundesministerium für wirtschaftliche Zusammenarbeit und Entwicklung; 2019 [Available from: http://www.bmz.de/de/ministerium/ziele/2030_agenda/17_ziele/index.html]
[13] FAO I, WFP W, UNICEF. The state of food security and nutrition in the world 2019: safeguarding against economic slowdowns and downturns. 2019.
[14] FAO. The State of Food Insecurity in the World 2001. Rom, Italien: Food and Agricultural Organization of the United Nations 2001.
[15] Windfuhr M, Jonsén J. Food Sovereignty: Towards democracy in localized food systems. 2005.
[16] Gordillo G, Gerinimo O. Food security and sovereignty. Rome: Food and Agriculture Organizaton2013.

[17] WFP. 10 Mythen über den Welthunger Berlin, Deutschland: World Food Programme; 2017 [Available from: https://kontext.wfp.org/10-mythen-%C3%BCber-den-welthunger-231816a8d70d]
[18] FAO. World Agriculture Watch Rom, Italien: Food and Agriculture Organization of the United Nations; 2019 [Available from: http://www.fao.org/world-agriculture-watch/en/]
[19] Willett W, Rockström J, Loken B, et al. The Lancet Commissions Food in the Anthropocene: the EAT–Lancet Commission on healthy diets from sustainable food systems. 2019.
[20] WHO. Water, sanitation and hygiene in health care facilities: status in low and middle income countries and way forward. Geneva, Switzerland: World Health Organization; 2015. Report No.: 9241508477.
[21] Smith LC, Haddad L. How potent is economic growth in reducing undernutrition? What are the pathways of impact? New cross-country evidence. Economic Development and Cultural Change. 2002;51(1):55–76.
[22] FAO. The role of Women in Agriculture. Rom, Italien The Food and Agriculture Organization of the United Nations; 2011.
[23] UN. High Level Task Force on Global Food and Nutrition Security New York, USA: United Nations; 2015 [Available from: http://www.un.org/en/issues/food/taskforce/]
[24] UN. Zero Hunger Challenge. New York, USA: United Nations; 2015.
[25] UNGA. Resolution 70/259. United Nations Decade of Action on Nutrition (2016–2015). New York, USA: United Nations General Assembly; 2016.
[26] WHO. Brazil first country to make specific commitments in UN Decade of Action on Nutrition Genf, Schweiz: World Health Organization; 2017 [Available from: http://www.who.int/nutrition/decade-of-action/brazil-commitment-22may2017/en/]
[27] WHO. Ambition and action in nutrition 2016–2025. Genf, Schweiz: World Health Organization; 2017.
[28] WFP. Über WFP – Den Hunger bekämpfen Rome, Italy: World Food Programme; 2017 [Available from: http://de.wfp.org/über-wfp.]
[29] FAO. FAO – Our strategic objectives Rom, Italien: Food and Agriculture Organization of the United Nations; 2017 [Available from: http://www.fao.org/about/en/]
[30] FAO. Codex Alimentarius – International Food Standards Rome, Italy: Food and Agriculture Organization of the United Nations; 2016 [Available from: http://www.fao.org/fao-who-codexalimentarius/about-codex/en/]
[31] BMZ. Tracking the L'Aquila Food Security Initiative Pledge and Related Funding. Berlin, Germany: Federal Ministry for Economic Cooperation and Development; 2015.
[32] Welthungerhilfe. Wer wir sind – Unsere Arbeit, Strukturen und Werte Bonn, Deutschland: Deutsche Welthungerhilfe; 2017 [Available from: http://www.welthungerhilfe.de/welthungerhilfe-profil.html]
[33] FIAN. About our organisation Heidelberg, Deutschland: FIAN International; 2019 [Available from: http://www.fian.org/en/who-we-are/who-we-are/]
[34] Borras S, Seufert P, Backes S, et al. Land grabbing and human rights: The involvement of European corporate and financial entities in land grabbing outside the European Union. 2016.
[35] SUN. Business Network – Commitments London, Großbritanien: Scaling Up Nutrition, Business Network; 2017 [Available from: http://sunbusinessnetwork.org/business-commitment/.
[36] IfW. Unter falscher Flagge? – Entwicklungspolitik der New Alliance for Food Security and Nutrition. In: Welternährung If, editor. Berlin, Deutschland2015.
[37] WHO. Double burden of malnutrition Geneva, Switzerland: World Health Organization; 2017 [Available from: http://www.who.int/nutrition/double-burden-malnutrition/en/]
[38] WHO. Global Nutrition Targets 2025: Policy brief series Genf, Schweiz: World Health Organization; 2014 [Available from: http://www.who.int/nutrition/publications/globaltargets2025_policy-brief_overview/en/]

[39] UNICEF. Breastfeeding New York, USA: UNICEF; 2017 [Available from: https://www.unicef.org/nutrition/index_24824.html]

[40] WHO. Levels and Trends in Child Malnutrition. Genf, Schweiz: WHO, UNICEF, World Bank; 2017.

[41] SUN. The history of the SUN Movement New York, USA: Scaling Up Nutrition 2015 [Available from: http://scalingupnutrition.org/about-sun/the-history-of-the-sun-movement/]

[42] WHO. The International Code of Marketing of Breast-Milk Substitutes – 2017 Update. Genf, Schweiz: World Health Organization; 2017.

[43] Bailey RL, West Jr KP, Black RE. The Epidemiology of Global Micronutrient Deficiencies. Annals of Nutrition and Metabolism. 2015;66(Suppl. 2):22–33.

[44] WHO. Micronutrients Genf, Schweiz: World Health Organization; 2017 [Available from: http://www.who.int/nutrition/topics/micronutrients/en/]

[45] WHO. Obesity and Overweight Genf, Schweiz: World Health Organization; 2016 [Available from: http://www.who.int/mediacentre/factsheets/fs311/en/]

[46] IFPRI. Global Nutrition Report 2016 – From Promise to Impact – Ending Malnutrition by 2030. Washingrton DC, USA: International Food Policy Research Institute; 2016.

[47] Godfray HCJ, Aveyard P, Garnett T, et al. Meat consumption, health, and the environment. Science. 2018;361(6399):eaam5324.

[48] LPH. Sustainable food for a sustainable planet. The Lancet Planetary Health. 2017;1(4):e123.

[49] EC. Soil threats in Europe, Status, methods, drivers and effects on ecosystem services. In: Center JR, editor. Brüssel, Belgien: European Commission; 2016.

[50] Spektrum. Konventionelle Landwirtschaft Heidelberg, Deutschland: Spektrum Akademischer Verlag; 2001 [Available from: https://www.spektrum.de/lexikon/geographie/konventionelle-landwirtschaft/4336]

[51] WRI. World Resources Report Washington DC, USA: World Resources Institute; 2013 [Available from: http://www.wri.org/our-work/project/world-resources-report]

[52] Rulli MC, Saviori A, D'Odorico P. Global land and water grabbing. Proceedings of the National Academy of Sciences. 2013;110(3):892–7.

[53] BMEL. Welternährung verstehen; Fakten und Hintergründe. Berlin, Deutschland: Bundesministerium für Ernährung und Landwirtschaft; 2015.

[54] RKI. Das RKI zu humansen Erkrankungsfällen mit aviärer Influenza A (H7N9). Berlin, Deutschland: Robert Koch – Institut; 2017.

[55] FAO I, UNICEF. WFP and WHO (2017) The State of Food Security and Nutrition in the World 2017: Building Resilience for Peace and Food Security. Rome: Food and Agriculture Organization of the United Nations (FAO). 2018.

[56] Hiç C, Pradhan P, Rybski D, Kropp JP. Food Surplus and Its Climate Burdens. Environmental Science & Technology. 2016;50(8):4269–77.

[57] Zerger U. Ökologische Landwirtschaft. Wachendorf M BA, Graß R, editor. Stuttgart, Deutschland: Verlag Eugen Ulmer; 2017.

[58] F & S. Ökologische und konventionelle Landwirtschaft im Vergleich Köln, Deutschland: Feld & Stall; 2017 [Available from: https://feldundstall.at/landwirtschaft/1939/]

[59] Sanders J, Heß J. Leistungen des ökologischen Landbaus für Umwelt und Gesellschaft. Thünen Report; 2019. Report No.: 3865761933.

[60] FAO. Conservation Agriculture, Africa Training Manual. Rom, Italien: Food and Agriculture Organization of the United Nations; 2015.

[61] BMU. Konsum und Ernährung Bonn, Deutschland: Bundesministerium für Umwelt, Naturschutz und nukleare Sicherheit; 2016 [Available from: https://www.bmu.de/themen/wirtschaft-produkte-ressourcen-tourismus/produkte-und-konsum/produktbereiche/konsum-und-ernaehrung/]

[62] FAO/SOFA, Doss C. The role of women in agriculture. Economic Development Analysis Division (ESA) Working Paper. 2011;11.

[63] Hawkes C, Haseen F, Homans H, et al. Current and planned research on agriculture for improved nutrition: a mapping and a gap analysis. 2012.

Teil III: **Gesundheit und Krankheit**

10 Gesundheit im Lebensverlauf

Mathias B. Bonk

10.1 Einleitung

Die Gesundheit ist eine grundsätzliche Voraussetzung für die menschliche Entwicklung. Sie resultiert aus einem kumulativen Prozess ständiger Wechselwirkungen zwischen Expositionen und Erfahrungen, die sich sowohl auf individueller Ebene als auch auf der Bevölkerungsebene nicht nur episodisch, sondern im Laufe der Zeit und mit generationsübergreifenden Auswirkungen darstellen [1]. Die Zunahme der durchschnittlichen Lebenserwartung der Menschen um etwa 30 Jahre im letzten Jahrhundert führte auch dazu, die gesundheitsbezogenen Ziele über das einfache Überleben hinaus auszudehnen und neben der Behandlung von Krankheiten den Fokus verstärkt auf den Bereich der Gesundheitsförderung in allen Lebensphasen zu legen [2,3].

Unter der Führung der Weltgesundheitsorganisation (WHO) wurde 1986 während einer Konferenz in Ottawa, Kanada, die Gesundheitsförderung folgendermaßen definiert:

„Gesundheitsförderung zielt auf einen Prozess, allen Menschen ein höheres Maß an Selbstbestimmung über ihre Gesundheit zu ermöglichen und sie damit zur Stärkung ihrer Gesundheit zu befähigen. Um ein umfassendes körperliches, seelisches und soziales Wohlbefinden zu erlangen, ist es notwendig, dass sowohl Einzelne als auch Gruppen ihre Bedürfnisse befriedigen, ihre Wünsche und Hoffnungen wahrnehmen und verwirklichen sowie ihre Umwelt meistern bzw. verändern können. In diesem Sinne ist die Gesundheit als ein wesentlicher Bestandteil des alltäglichen Lebens zu verstehen und nicht als vorrangiges Lebensziel. Gesundheit steht für ein positives Konzept, das in gleicher Weise die Bedeutung sozialer und individueller Ressourcen für die Gesundheit betont wie die körperlichen Fähigkeiten. Die Verantwortung für die Gesundheitsförderung liegt deshalb nicht nur beim Gesundheitssektor, sondern bei allen Politikbereichen und zielt über die Entwicklung gesünderer Lebensweisen hinaus auf die Förderung von umfassendem Wohlbefinden hin" (Ottawa Charter, 1986) [1].

Gesundheit zu ermöglichen bedeutet nicht nur Krankheiten zu verhindern, sondern auch die Entwicklung und Nachhaltigkeit körperlicher, geistiger und sozialer Fähigkeiten während des gesamten Lebens zu fördern. Diese Fähigkeit, obwohl sie eine genetische Komponente beinhaltet, ist nicht angeboren, da man nicht mit einer „maximalen Kapazität" geboren wird, die dann durch einen ungesunden Lebensstil und mit dem Alter allmählich verloren geht. Vielmehr wird diese Kapazität aktiv geschaffen, abhängig von ökonomischen, ökologischen und sozialen Determinanten, die es dem Einzelnen ermöglicht, sich an die Umweltanforderungen in seinem gegenwärtigen und zukünftigen Leben anzupassen.

https://doi.org/10.1515/9783110448474-011

Im sogenannten Lebensverlaufansatz („Life-course approach") wird die Gesundheit von Individuen und Bevölkerungen als Ergebnis dynamischer Interaktionen zwischen Expositionen und Ereignissen während des gesamten Lebens verstanden. Diese sind durch Mechanismen bedingt, die die positiven oder negativen Einflüsse verkörpern, die die individuellen Lebenswege und die Entwicklung der gesamten Gesellschaft prägen. Gesundheit ist nach diesem konzeptionellen Rahmen eine grundlegende Dimension der menschlichen Entwicklung und nicht nur ein Selbstzweck [1]. Dieser Lebensverlaufansatz spiegelt sich auch in der UN-Nachhaltigkeitsagenda und insbesondere in dem primären Gesundheitsziel, dem SDG 3, wider: „Ein gesundes Leben für alle Menschen jeden Alters gewährleisten und ihr Wohlergehen fördern" [2].

10.2 Der Lebensverlaufansatz

Der Lebensverlaufansatz umfasst den Einfluss der Gesundheitsdeterminanten auf Individuen und Bevölkerungen. Diese Determinanten, die nicht nur zu Krankheit und Tod führen, sind entscheidend für die Gewährleistung der Gesundheit. Des Weiteren wird hier gezeigt, dass sowohl durch aktives Handeln und Investitionen als auch durch Untätigkeit die Gesundheit kurz-, mittel- oder langfristig beeinflusst werden kann. In der heutigen Zeit muss Gesundheit in einem zunehmend unterschiedlichen Bevölkerungskontext betrachtet werden, der insbesondere durch die weltweit höheren durchschnittlichen Lebenserwartungen geprägt wird. Zum ersten Mal in der Geschichte leben fünf Generationen gleichzeitig auf der Welt [3]. Diese Generationen hatten unterschiedliche Lebenswege: Die erste wurde ohne Zugang zu Impfstoffen oder Antibiotika geboren; eine andere erlebte die doppelte Belastung durch Unterernährung und Übergewicht. Wieder andere begannen mit einem hohen Maß an Analphabetismus und müssen sich heute an die globale Konnektivität anpassen und mit anderen Generationen, die in dieser neuen Welt aufwachsen und erzogen werden, zusammenleben.

Halfon et al. definieren Gesundheit im gesamten Lebensverlauf als einen dynamischen Prozess, der vor der Konzeption beginnt und ein Leben lang andauert [4]. Dieses Konzept basiert, auch in der Evolution, auf biopsychosozialen und postgenomischen Modellen, in denen Gesundheit als ein Prozess betrachtet wird, der in komplexe Systeme integriert ist [5]. Um auf diese Betrachtungsweise von Gesundheit einzugehen, muss man über Interventionen hinausgehen, die auf bestimmte Krankheiten und ihre Folgen abzielen, und Gesundheit stattdessen als wesentliche Ressource für die Herstellung und Aufrechterhaltung von Kapazitäten und Reserven von Individuen und Bevölkerungen während des gesamten Lebenszyklus betrachten. Gesundheit ist sowohl eine Dimension als auch ein Marker für nachhaltige Entwicklung, da sie die kombinierten Auswirkungen sozialer, wirtschaftlicher und physischer Lebensbedingungen auf die Bevölkerung widerspiegelt (s. Kap. 3, Soziale Determinanten). Eine gesunde Bevölkerung weist eine höhere Arbeits- und Wirtschaftsproduktivität auf, was zu einem inklusiveren und nachhaltigeren Wachstum führt [6].

Der Lebensverlauf umfasst die Abfolge von Ereignissen, die sich während des Bestehens von Individuen und Bevölkerungen ereignen. Diese Ereignisse beeinflussen die Gesundheit bereits vor der Befruchtung der Eizelle bis hin zum Tod und können sich auch noch auf zukünftige Generationen auswirken. Die Lebensverlaufperspektive bietet eine Grundlage für die Vorhersage zukünftiger Gesundheitsszenarien. Lebenswege, temporäre Bedingungen, Übergänge, kritische Phasen, zwischenmenschliche Verbindungen und kumulative Wirkungen bilden hier eine konzeptionelle Plattform, die als Teil der verfügbaren wissenschaftlichen Nachweise zur Modellierung von Gesundheitsszenarien verwendet werden kann [7,8].

Es gibt seit Langem Bestrebungen, die enge Vorstellung von Gesundheit als bloße Abwesenheit von Krankheiten zu überwinden. Klinische Praxis, Organisation von Dienstleistungen, Indikatoren und Finanzierung sind einige der Schlüsselaspekte der Gesundheit, die sich weiterhin um Krankheiten drehen, auch wenn dieses „traditionelle Krankheitsmodell" für die heutige Zeit immer weniger anwendbar ist. Gesundheit herzustellen bedeutet, in die Schaffung einer Kapazität oder Ressource zu investieren, die es Einzelnen und Bevölkerungen ermöglicht, sich entsprechend den Erwartungen und den Anforderungen ihrer Umwelt zu entwickeln [9]. Sie bietet nicht nur für ihre Entwicklung die notwendigen Werkzeuge, sondern auch die Möglichkeit der Anpassung an unerwartete Situationen wie den Ausbruch von Infektionskrankheiten oder Naturkatastrophen. Dieses gilt auch für Herausforderungen, die lange Zeit andauern können, wie etwa chronische Krankheiten und Behinderungen oder auch den Klimawandel, Menschenrechtsverletzungen, mangelnde Arbeitsplatzsicherheit oder gewalttätige Situationen [10].

10.2.1 Konzeptioneller Rahmen für den Lebensverlaufansatz für die Gesundheit

Der Lebensverlaufansatz dient auch zur Optimierung der Funktionsfähigkeit von Individuen im Laufe des Lebens, er ermöglicht das Wohlbefinden und die Verwirklichung von Rechten. Zudem wird dadurch die kritische Interdependenz von individuellen, generationsübergreifenden, sozialen, Umwelt- und Zeitfaktoren berücksichtigt [2]. Der von Kuruvilla et al. entwickelte konzeptionelle Rahmen hierfür ist in Abb. 10.1 dargestellt. Das wesentliche Ziel besteht in der Aufrechterhaltung der Funktionsfähigkeiten, die im Wesentlichen daraus bestehen, was ein Mensch in Abhängigkeit seiner individuellen Eigenschaften und von seinen Umgebungsfaktoren imstande ist – entsprechend seiner eigenen Interessen und Werte – zu machen [11]. Die Funktionsfähigkeit ist die Grundlage für das Wohlbefinden und die Realisierung von Rechten, die sich je nach Altersstufe unterschiedlich gestalten. Sie ist insbesondere von den zwischenmenschlichen Interaktionen und der gegenseitigen Abhängigkeit sowie den soziokulturellen und umweltbedingten Determinanten der Gesundheit abhängig (s. Kap. 2 und 8). Die Funktionsfähigkeit wird durch die sog. intrinsische Kapazität (oder Eigenkapazität), der physischen und sozialen Umgebung sowie durch die Interaktionen zwischen dem Individuum und seiner Umwelt bestimmt. Die Eigenkapazität wiederum wird als die Summe aller körperlichen und geistigen (einschließlich psychologischen) Fähigkeiten definiert [12].

Die in der Abb. 10.1 dargestellten Verlaufsbögen der Funktionsfähigkeit und der Eigenkapazität im Lebensverlauf entsprechen idealisierten Verläufen. Diese können in verschiedenen Bereichen und Lebensabschnitten zwischen den Menschen variieren (vertikale Balken). Während die intrinsische Kapazität dabei einem biologisch vorbestimmten Verlauf von körperlichen und geistigen Fähigkeiten entspricht, kann die Funktionsfähigkeit dagegen während des ganzen Lebens durch eine unterstützende Umgebung noch weiter optimiert werden. Die Variabilität dieser Verläufe hängt auch von den jeweiligen Lebensumständen und kritischen, die Gesundheit direkt oder indirekt beeinflussenden Ereignissen ab [2].

Die Umsetzung eines Lebensverlaufansatzes umfasst im Wesentlichen vier Bereiche:

1. *Politische Strategien, gesetzliche Regelungen und Investitionen:* Diese sollten einen ganzheitlichen und langfristigen Ansatz zur Förderung der Gesundheit des Einzelnen und einer damit verbundenen, erhöhten Gesundheitsgerechtigkeit in der Bevölkerung verfolgen [13].
2. *Gesundheitssysteme und -dienstleistungen:* Hier kann durch die Berücksichtigung eines Lebensverlaufs-Ansatzes das Ziel der universellen Gesundheitsversorgung ohne finanzielle Risiken (*Universal Health Coverage*, UHC) effektiver erreicht werden. Daher sollten beide Konzepte gleichermaßen in die nationalen Gesundheitsplanungen mit einbezogen werden. In Tab. 10.1 sind die wesentlichen Verbindungen zwischen diesen exemplarisch dargestellt [2].
3. *Lokale und multisektorale Umsetzung:* Globale Strategien und nationale Richtlinien müssen in lokale, kontextspezifische und multisektorale Handlungen umgesetzt werden. Hierdurch können synergistische Effekte zur Verbesserung der Gesundheit und Bildung, der Reduzierung von Armut und von Ungleichheiten z. B. zwischen den Geschlechtern und zur Erreichung einer sozioökonomischen und ökologisch nachhaltigen Entwicklung sektorübergreifend erreicht werden [14].
4. *Messung, Überwachung und Forschung* sind zum besseren Verständnis und zur Optimierung des Lebensverlaufansatzes kontinuierlich notwendig. Dabei sollten sowohl objektive Indikatoren als auch subjektive Erfahrungen der Menschen erfasst werden, um Maßnahmen zur Erhaltung und Verbesserung der Funktionsfähigkeit bis ins hohe Alter zu optimieren. Hierfür können u. a. die UHC- und SDG-Indikatoren eine Grundlage bilden

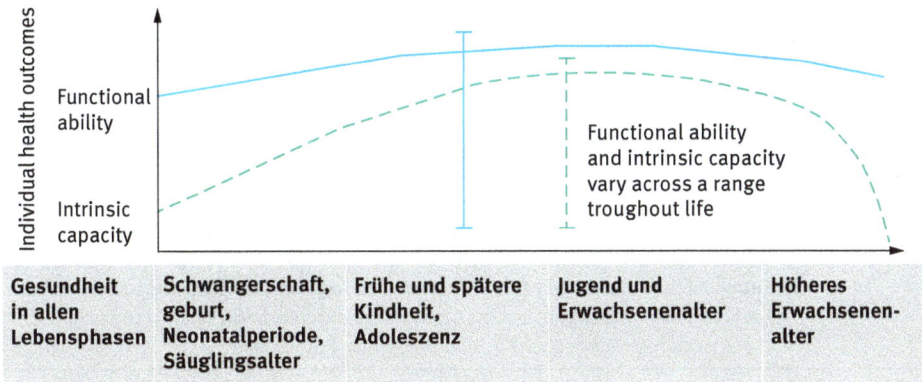

Abb. 10.1: Konzeptioneller Rahmen für den Lebensphasen-Ansatz für die Gesundheit.

Tab. 10.1: Planungen für eine universelle Gesundheitsversorgung (UHC) unter Berücksichtigung des Lebensverlaufansatzes für die Gesundheit. Quelle: Modifiziert und übersetzt von [16].

Gesundheit in allen Lebensphasen	Schwangerschaft, Geburt, Neonatalperiode, Säuglingsalter	Frühe und spätere Kindheit, Adoleszenz	Jugend und Erwachsenenalter	Höheres Erwachsenenalter
Gesundheitsbedürfnisse (kontextspezifisch)	**Im Zusammenhang mit gesundheitlichen Aspekten** wie: a) Übertragbaren und vernachlässigten Tropenkrankheiten b) Nicht übertragbaren Krankheiten und seelischer Gesundheit c) Sexueller und reproduktiver Gesundheit d) Ernährung e) Gesundheit am Arbeitsplatz f) Gesundheitliche Notfälle In **Bezug auf die Art der Gesundheitsdienstleistungen**: vorbeugend, heilend, notfallmäßig, begleitend (z. B. Management chronischer Krankheiten), rehabilitativ und palliativ.			
Gesundheitssysteme	**Plattformen für die Bereitstellung von Gesundheitsdiensten** wie: a) Kommunale und sektorübergreifende Dienste b) Regelmäßige, öffentliche Tätigkeiten c) Dienste der ersten oder primären Ebene d) Dienste auf der Überweisungsebene **Strategien für Gesundheitssysteme** wie: – Integrierte, personenbezogene Gesundheitsdienste – Der Systemstärkungsansatz der WHO, der die Stärkung von Grundlagen beinhaltet, einen kohärenten, institutionellen Rahmen und eine unterstützende Transformation – Wesentliche Funktionen der öffentlichen Gesundheit			

Tab. 10.1: (fortgesetzt)

Gesundheit in allen Lebensphasen	Schwangerschaft, Geburt, Neonatalperiode, Säuglingsalter	Frühe und spätere Kindheit, Adoleszenz	Jugend und Erwachsenenalter	Höheres Erwachsenenalter
Förderliches Umfeld	Andere soziale und ökologische **Determinanten der Gesundheit** wie Familien und Gemeinschaften, soziokulturelle Normen, politische, ökonomische und kommerzielle Determinanten der Gesundheit, physische Umwelt und nachhaltige Entwicklung **Grundsätze in der Praxis für die Verwirklichung von Rechten**, wie auf Menschenrechten basierende, geschlechtsspezifische Faktoren berücksichtigende, gerechtigkeitsorientierte Ansätze für Richtlinien und Programme.			

10.3 Lebensphasen

Der oben beschriebene konzeptionelle Rahmen für einen Lebensverlaufansatz macht deutlich, dass die Sicherung der Gesundheit des Einzelnen und von Bevölkerungsgruppen von kontextspezifischen Bedürfnissen, dem Zugang zu einem funktionierenden Gesundheitssystem und einer förderlichen Umwelt abhängig sind. In den nächsten Abschnitten soll dieses anhand von Beispielen aus verschiedenen Lebensphasen und aus einer globalen Perspektive näher betrachtet werden.

10.3.1 Schwangerschaft und Geburt

Die maternale Gesundheit (oder Müttergesundheit) beschreibt die Gesundheit von Frauen während der Schwangerschaft, Geburt und der postnatalen Zeit (bis 6 Wochen nach der Geburt). Die Grundlagen hierfür basieren auf dem allgemeinen Gesundheitszustand und dem Lebensstil der Eltern vor der Schwangerschaft. Diese wirken sich u. a. auf die Fruchtbarkeit, die Gesundheit der Schwangeren und des ungeborenen Kindes sowie auch auf die mögliche Entwicklung von chronischen Erkrankungen der Kinder im späteren Leben aus. Daher sollten die Eltern auf eine gesunde Ernährung, ausreichende körperliche Aktivität und die Vermeidung von ungesundem Verhalten, wie z. B. Alkohol-, Tabak- oder Drogenkonsum, achten [15].

Zudem sollte eine Schwangere regelmäßige Vorsorgeuntersuchungen wahrnehmen, damit frühzeitig mögliche gesundheitliche oder auch psychologische Probleme entdeckt, beobachtet und rechtzeitig behandelt werden können. Hierzu zählt u. a. eine Untersuchung auf eine Eisenmangelanämie (Blutarmut), von der z. B. etwa 50 % aller Schwangeren und 40 % aller Kleinkinder (< 5 J.) in Entwicklungsländern betroffen sind. Diese äußert sich durch eine verminderte Leistungsfähigkeit, ein beeinträchtigtes Immunsystem, durch hormonelle Störungen und ein geringeres Geburtsgewicht des Kindes (s. Kap. 9). Bei bestimmten Gruppen von Frauen, die häufig keine oder nur eine unzureichende Schwangerschaftsvorsorge erhalten, wird häufig ein höheres Risiko für nachteilige Folgen der Schwangerschaft und Geburt beobachtet. Hierzu zählen insbesondere Jugendliche, Migranten und Flüchtlinge und allgemein Frauen mit einem niedrigen sozioökonomischen Status oder einfachem Bildungsniveau. Armut ist ein entscheidender Faktor, der zu großen Ungleichheiten in der reproduktiven Gesundheit führt. Gerade in Entwicklungsländern haben Frauen aus der untersten sozialen Schicht den größten ungedeckten Bedarf an Möglichkeiten zur Familienplanung bzw. einen deutlich schlechteren Zugang zu Dienstleistungen der sexuellen und reproduktiven Gesundheit [16].

Auch die Betreuung der Schwangeren durch medizinisches Fachpersonal (insb. Hebammen) während und nach der Geburt spielt eine sehr wichtige Rolle. Der Anteil der von medizinischem Fachpersonal betreuten Geburten (MDG 5.2) ist nach Schätzungen der UN bzw. WHO weltweit von 59 % (1990) auf 71 % (2013) gestiegen. Es ist aber aufgrund von fehlenden Erfassungen von Geburten in vielen ärmeren Ländern davon auszugehen, dass ein noch höherer Anteil an Schwangeren nicht ausreichend medizinisch betreut wird. Dadurch kommt es weiterhin zu sehr vielen vermeidbaren und, bei guter Vorbereitung, auch behandelbaren Komplikationen und Todesfällen von Müttern und Neugeborenen während und nach der Geburt. Hierzu zählen in den entwickelten Ländern vorwiegend Blutungen, Infektionen, eine Eklampsie (lebensbedrohliche Krampfanfälle oder Schlaganfälle [17]). In weniger entwickelten Ländern kommt es zudem bei ca. 50.000 bis 100.000 Frauen im Jahr durch verzögerte oder unprofessionell durchgeführte Geburten zu einer Fistelbildung zwischen dem Genitaltrakt und den Harnwegen oder dem Darm. Diese Frauen leiden oftmals jahrelang unter Inkontinenz, Schamgefühlen, sozialer Ausgrenzung und weiteren gesundheitlichen Problemen [18].

Die Müttersterblichkeitsrate (= Anzahl der Todesfälle pro 100.000 Lebendgeburten) ist zwar weltweit im Zeitraum zwischen 1990 und 2013 um ca. 45 % von 380 auf 210 pro 100.000 Lebendgeburten gesunken, aber selbst 2015 starben immer noch 302.680 Frauen während der Schwangerschaft, unter der Geburt und in den 42 Tagen im Anschluss an die Geburt (postpartale Zeit). Das Ziel die Müttersterblichkeit bis 2015 um mindestens 75 % zu senken (MDG 5.1) wurde somit deutlich verfehlt. Das bedeutet, dass in etwa alle 1,75 Minuten eine Frau an einer zumeist vermeidbaren Ursache im Rahmen einer Schwangerschaft oder Geburt verstirbt [19] (s. Abb. 10.2). Bis 2030 soll die weltweite Müttersterblichkeit auf unter 70 je 100.000 Lebendgeburten gesenkt werden (SDG 3.1).

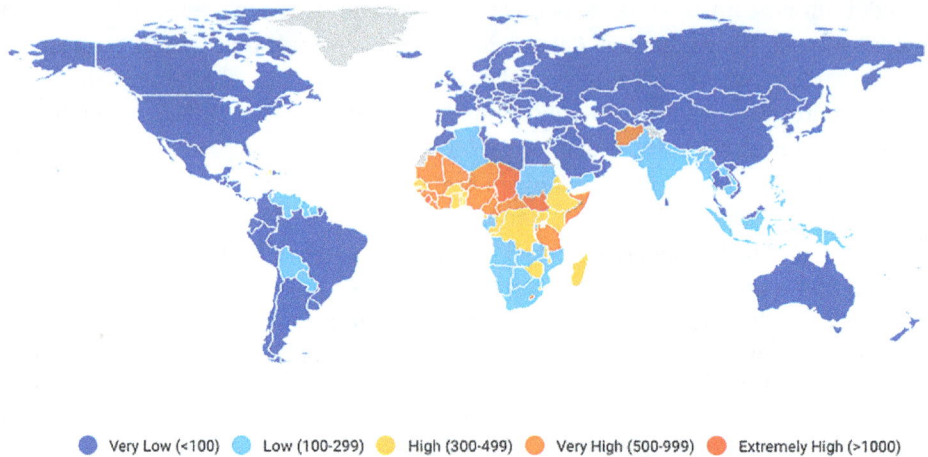

Abb. 10.2: Müttersterblichkeitsrate (pro 100.000 Lebendgeburten), 2017. Quelle: WHO, UNICEF, UNPF, World Bank, Trends in Maternal Mortality 2000–2017; © World Health Organization 2019 im Rahmen der CC BY-NC-SA 3.0 IGO Lizenz [19].

10.3.2 Neonatalzeit

Die ersten vier Wochen im Leben eines Kindes werden als Neonatalzeit (Neugeborenzeit) bezeichnet. Die Erstversorgung im Anschluss an die Geburt und die weitere Betreuung und Begleitung durch ausgebildete Fachkräfte sind essenziell, um das Überleben und die Gesundheit in dieser kritischen Lebensphase sicherzustellen. Wie bei der Müttergesundheit spielen auch hier soziokulturelle und ökonomische Determinanten für die Gesundheit, wie Armut, Ernährung und der Zugang zu sauberem Wasser und sanitären Einrichtungen sowie zu qualitativ hochwertigen Gesundheitsdienstleistungen, eine sehr wichtige Rolle. Die Förderung der Gesundheit und der Schutz vor Krankheiten (z. B. durch Impfungen) und die Behandlung von häufig auftretenden Kinderkrankheiten (wie z. B. Durchfall, Atemwegsinfekten etc.) sind gleichermaßen von großer Bedeutung.

Jedes Jahr sterben weltweit etwa 2,7 Millionen Neugeborene. Das entspricht ca. 45 % der Todesfälle bei Kindern unter fünf Jahren. Zudem sterben in den letzten drei Monaten der Schwangerschaft oder während der Geburt (Totgeburten) etwa 2,6 Millionen Föten. Die meisten der Kinder, die im ersten Lebensmonat (Neonatalzeit) versterben, könnten durch einfache Hygienemaßnahmen und eine gute, fachkundige Betreuung vor, während und nach der Geburt gerettet werden [20]. Im Rahmen der UN-Nachhaltigkeitsagenda sollen bis 2030 die vermeidbaren Todesfälle bei Neugeborenen mindestens auf 12 je 1.000 Lebendgeburten gesenkt werden (SDG 3.2). Wesentlich dafür sind Maßnahmen zur Vermeidung von Frühgeburten und zur Reduzierung der Anzahl von Neugeborenen, die bei der Geburt ein zu niedriges Gewicht aufweisen.

Die WHO schätzt, dass jedes Jahr etwa 15 Millionen Kinder zu früh, also vor der vollendeten 37. Schwangerschaftswoche, geboren werden. Je nach Land sind es ca. 5–18 % aller Neugeborenen. Ungefähr eine Million dieser Kinder versterben aufgrund von Komplikationen während oder kurz nach der Geburt, z. B. durch Geburtsstillstand, Sauerstoffmangel, Blutungen oder Infektionen. Viele der überlebenden Frühgeborenen weisen lebenslange Probleme wie Behinderungen, Lernschwächen, Seh- oder Hörprobleme auf. Diese treten insbesondere in Ländern mit mittlerem Einkommen auf, wenn es zu einem suboptimalen Einsatz von neu eingeführten Technologien kommt. Die meisten dieser frühgeburtlichen Todesfälle und Komplikationen wären vermeidbar durch eine verbesserte Betreuung während der Schwangerschaft, eine fachkundig begleitete Geburt und einfache, kosteneffektive Maßnahmen wie durch die Zuführung von Wärme, einfacher Unterstützung der Beatmung, Anleitung zum Stillen, Infektionsprophylaxe oder einer antibiotischen Behandlung [21].

Ein niedriges Geburtsgewicht von weniger als 2500 g ist ein wichtiger Indikator für die Gesundheit von Mutter und Kind. Hieraus lassen sich auch Vorhersagen für das Risiko im Kindesalter zu erkranken oder zu versterben sowie im späteren Leben an chronischen Erkrankungen zu leiden, ableiten. Der prozentuale Anteil von Neugeborenen, die bei der Geburt ein zu niedriges Gewicht aufweisen, gilt auch als ein wichtiger Indikator für die Funktionstüchtigkeit und Qualität eines Gesundheitssystems. In einer systematischen Analyse mit Daten aus 148 Ländern wurde die weltweite Prävalenz eines niedrigen Geburtsgewichts auf ca. 14,6 % aller Neugeborenen im Jahr 2015 geschätzt. Das entsprach etwa 20,5 Millionen Lebendgeborenen, von denen 91 % in Ländern mit niedrigem oder mittlerem Einkommen zur Welt gekommen sind. Die Autoren dieser Studie weisen darauf hin, dass zwar einige Fortschritte bei der Reduzierung des Anteils der Kinder mit niedrigem Geburtsgewicht seit dem Jahr 2000 erzielt worden sind, die Datenlage aber in den ärmeren Ländern vielfach nicht ausreicht, um die Entwicklungen ausreichend verfolgen zu können [22].

10.3.3 Säuglingsalter

Frühgeburtlichkeit und ein niedriges Geburtsgewicht führen auch zu einer erhöhten Morbidität und Mortalität im ersten Lebensjahr, dem Säuglingsalter. In diesem Zeitraum wachsen und entwickeln sich die Kinder sehr schnell: das Geburtsgewicht verdreifacht sich, die Körperlänge nimmt um ca. die Hälfte zu und wichtige motorische, soziale und sprachliche Entwicklungsschritte werden vollzogen. Hierfür ist eine saubere, sichere und förderliche Umgebung ebenso wichtig, wie eine altersgemäße und ausreichende Ernährung. Diese Voraussetzungen sind trotz vieler Bemühungen auch im Rahmen der Millennium-Entwicklungsagenda leider immer noch nicht für alle Kinder gegeben. Es kommt daher weiterhin zu einer Vielzahl von vermeidbaren Entwicklungsverzögerungen, Krankheiten und Todesfällen. Jährlich sterben etwa 4,1 Millionen Kinder innerhalb des ersten Lebensjahres (Stand 2017). Die Säuglingssterblichkeitsrate (Todesfälle pro 1000 Lebendgeburten) sank zwar global von 65/ 1000 im Jahr 1990 um mehr als 50 % auf 29/1000 im Jahr 2017, es bestehen hier aber große Ungleichheiten. So ist das Risiko, dass ein Kind innerhalb des ersten Lebensjahres stirbt, in der afrikanischen Region sechsmal höher als in der europäischen Region der WHO (51 vs. 8/1000 Lebendgeburten) [23].

Eine der Hauptursachen hierfür ist die Unterernährung (s. Kap. 9), deren direkte und indirekte Folgen für ungefähr die Hälfte aller Todesfälle von Kindern unter 5 Jahren verantwortlich ist. Die WHO und UNICEF empfehlen daher einen frühzeitigen Beginn des Stillens innerhalb von einer Stunde nach der Geburt und exklusives Stillen für die ersten 6 Lebensmonate. Danach sollte dann neben der Einführung ernährungsphysiologisch angemessener und sicherer ergänzender (fester) Lebensmittel das Stillen bis zu einem Alter von 2 Jahren oder darüber fortgesetzt werden. Das Stillen schützt zudem das Kind durch die Übertragung von Antikörpern vor Infektionen, die z. B. Durchfallerkrankungen hervorrufen können. Darüber hinaus konnte nachgewiesen werden, dass Kinder und Jugendliche, die als Babys gestillt wurden, weniger wahrscheinlich übergewichtig oder fettleibig werden, bei Intelligenztests und in der Schule besser abschneiden und sogar ein höheres Einkommen im Erwachsenenalter erzielen. Auch für die Gesundheit der Mütter tragen längere Stillzeiten bei. So verringern diese das Risiko für Eierstock- und Brustkrebs. Trotz all dieser Vorteile wurden weltweit nur ca. 36 % der Säuglinge im Alter von 0–6 Monaten exklusiv gestillt (Beobachtungszeitraum 2007–2014). Dieses liegt zum einen an den Lebensumständen der Mutter (z. B. dem Ernährungszustand, finanziellen Ressourcen, Arbeitsbedingungen), zum anderen an den z. T. unlauteren Vermarktungsstrategien für Muttermilchersatzprodukte durch die Industrie. Um letztere zu unterbinden und das Stillen zu fördern, wurde 1981 der „International Code of Marketing of Breastmilk Substitutes" von fast allen WHO Mitgliedsstaaten (außer den USA) verabschiedet (s. Kap. 9, S. 272) [24].

10.3.4 Frühe Kindheit

Die Gesundheit von Kindern während der ersten fünf Lebensjahre bekam nicht nur durch die MDGs eine besondere Aufmerksamkeit, da diese Altersgruppe durch den fehlenden oder noch nicht ausreichenden Schutz vor Infektionskrankheiten, durch Mangel- und Fehlernährung sowie durch Umwelteinflüsse im Vergleich zu anderen Altersgruppen eine relativ hohe Krankheitslast und Sterberate selbst heute noch aufweist. Die Sterblichkeitsrate von Kindern unter fünf Jahren (Todesfälle pro 1000 Lebendgeburten) ist global von 93 (1990) auf 39 Todesfälle pro 1000 LG (2018), also um mehr als die Hälfte gesunken. Die Anzahl der Todesfälle sank zeitgleich von 12,6 Millionen auf 5,3 Millionen pro Jahr. Das bedeutet, dass trotz enormer Erfolge immer noch ca. 15.000 Kleinkinder jeden Tag an zumeist vermeidbaren Erkrankungen versterben. Kinder aus Ländern südlich der Sahara sind hiervon 15-mal häufiger betroffen als Kinder in Ländern mit einem hohen Einkommen.

Etwa die Hälfte dieser Todesfälle tritt während oder innerhalb der ersten vier Wochen nach der Geburt durch Frühgeburtlichkeit, geburtsbedingte Komplikationen, Infektionen oder kongenitale Anomalien auf. Die Hauptursachen für kindliche Todesfälle nach dieser Neonatalzeit sind Infektionskrankheiten, insbesondere Lungenentzündungen, Durchfallerkrankungen oder Malaria, die insbesondere für mangelernährte Kinder bedrohlich werden können. Mehr als die Hälfte dieser frühen Todesfälle bei Kindern sind vermeidbar oder können mit einfachen, erschwinglichen Maßnahmen behandelt werden. Hierzu gehören Impfungen, eine angemessene Ernährung, sauberes Wasser und Nahrungsmittel sowie die Betreuung durch einen ausgebildeten Gesundheitsdienstleister (z. B. eine Hebamme) [25].

Bei Kindern unter 5 Jahren werden auch besonders schwere Verläufe von Malaria festgestellt. Mehr als $2/3$ aller weltweiten Malaria-Todesfälle (272.000; 2018) entfallen weiterhin auf diese Bevölkerungsgruppe [26]. Aufgrund dessen wurden auch im Rahmen der MDGs umfangreiche Maßnahmen zur Bekämpfung der Malaria, wie z. B. die Verteilung von mehr als 900 Millionen imprägnierter Moskitonetze in Ländern südlich der Sahara, durchgeführt. Trotz dieser Bemühungen schlafen schätzungsweise nur 37 % der Kinder unter 5 Jahren unter einem dieser Moskitonetze. Die Verfügbarkeit der medikamentösen Behandlung der Malaria hat sich zwar insgesamt auch durch die Einrichtung des Globalen Fonds (GFATM) seit den 2000er Jahren deutlich verbessert, geeignete und sichere Malariamittel stehen aber trotzdem nur für ca. 37 % der Kinder unter 5 Jahre mit Fieber zur Verfügung (Umfrage in 40 Ländern) [27]. Ein Impfstoff gegen Malaria wird mittlerweile in Ghana, Kenia und Malawi an Kindern im Alter von 5–17 Monaten getestet [28].

Impfstoffe können natürlich alle Menschen, nicht nur Kinder, vor Krankheit und Tod schützen. Die Anzahl einiger der tödlichsten Kinderkrankheiten wie Masern, Kinderlähmung, Diphtherie, Tetanus, Pertussis oder Lungenentzündungen (durch Haemophilus influenzae Typ B oder Streptokokken), konnten durch hohe Durchimpfungsraten deutlich reduziert werden. Groß angelegte nationale Immunisierungsprogramme, die von der WHO, UNICEF und GAVI unterstützt werden, haben alleine zwischen 2000 und 2018 schätzungsweise 23 Millionen Masern-Todesfälle verhindern können. Trotzdem sterben weltweit weiter z. B. etwa 140.000 Menschen pro Jahr, zumeist Kinder unter 5 Jahren, an Masern [29]. Auch durch die mittlerweile in sehr vielen Ländern eingeführte Impfung gegen das Rotavirus, das häufig zu schweren Durchfällen bei Kleinkindern führt, konnte eine deutliche Verringerung der Erkrankungen erreicht werden [30].

10.3.5 Spätere Kindheit

Durch Umweltbedingungen und Umweltverschmutzung bedingte Erkrankungen und Todesfälle im Kindesalter treten weltweit auf, nicht nur in Entwicklungsländern, sondern auch in ärmeren Bevölkerungsgruppen in entwickelteren Ländern, wo es oft am Wissen und am Bewusstsein über die gesundheitlichen Auswirkungen von Umweltgefahren mangelt. Diese Gesundheitsprobleme resultieren häufig aus der Exposition der Kinder gegenüber einer Reihe von Umweltrisikofaktoren an den Orten, an denen sie leben, arbeiten, spielen und lernen. Kinder sind dabei aufgrund ihres natürlichen Verhaltens und einer oft noch unzureichenden Einschätzung von Risiken besonders anfällig für Erkrankungen durch unsauberes Wasser, Hygienemängel, Luftverschmutzung, gefährliche Chemikalien und Abfälle sowie Strahlung, die neben akuten Erkrankungen auch zu Entwicklungsstörungen und irreversiblen Schäden führen können. Dieses gilt insbesondere auch für Kinder, die z. B. auf Mülldeponien arbeiten müssen und dort mit hochtoxischen Substanzen dauerhaft in Berührung kommen. Verantwortlich für diese umweltbedingten Erkrankungen sind in vielen Fällen Industrieländer, die ihren Müll (z. B. Elektroschrott) und weitere Schadstoffe in ärmere Länder zur Entsorgung bzw. zum Recycling exportieren. Die Reduzierung von Umweltrisiken könnte ca. 25 % aller Todesfälle bei Kindern verhindern. 2012 starben ca. 1,7 Millionen Kinder unter fünf Jahren durch umweltbedingte Infektionen der Atemwege, Durchfall, Malaria und durch unbeabsichtigte Verletzungen [31].

Es wird geschätzt, dass mehr als 250 Millionen Kinder unter 5 Jahren in Ländern mit niedrigem und mittlerem Einkommen ihr Entwicklungspotenzial aufgrund ihrer Lebens- und Umweltbedingungen nicht erreichen können [32]. Oft mangelt es dabei an Zuwendung und Betreuung, weil den Eltern die finanziellen Möglichkeiten oder die eigene Bildung fehlen, um den Kindern bessere Bedingungen wie eine sichere und fördernde Umgebung bieten zu können. Gerade bei Kindern mit Behinderungen oder Funktionsstörungen müssen frühzeitig Maßnahmen ergriffen werden, damit auch sie ihr volles Potenzial entfalten können. Studien mit armutsgefährdeten Kindern aus einer Vielzahl von Ländern zeigen die positiven Auswirkungen dieser frühkindlichen Interventionen auf ihre kognitiven und schulischen Leistungen, ihre Gesundheit und ihr späteres Einkommen. Auch wurde hier eine Verringerung von Gewalt und sozialem Fehlverhalten sowie eine Reduzierung von depressiven Symptomen festgestellt [33]. Dieses zeigt deutlich die Bedeutung des Lebensverlaufansatzes, in dem die frühzeitige Schaffung eines fördernden Umfeldes es den Kindern ermöglicht, Fähigkeiten zu erlernen und positive Erfahrungen zu machen, die für sie im späteren Leben von Vorteil sein werden. Investitionen in die frühkindliche Entwicklung bewirken also auch synergistische Effekte für die Individuen und die Gesellschaft im weiteren Lebensverlauf [32].

Im Gegensatz dazu, können frühkindliche Ereignisse auch zu langjährigen oder lebenslangen gesundheitlichen Schäden und seelischen Traumata führen. Ein Beispiel hierfür ist die weibliche Genitalverstümmelung (*Female Genital Mutilation*,

FGM), die aus unterschiedlichen soziokulturellen Gründen durchgeführt wird. Diese umfasst die teilweise oder vollständige Entfernung der äußeren weiblichen Genitalien oder anderer Verletzungen der weiblichen Geschlechtsorgane aus nichtmedizinischen Gründen und wird hauptsächlich bei jungen Mädchen zwischen dem Säuglingsalter und dem 15. Lebensjahr durchgeführt. In den 30 Ländern Afrikas, des Nahen Ostens und Asiens, wo diese traditionelle Praxis vorwiegend durchgeführt wird, wurden schätzungsweise mehr als 200 Millionen der heute lebenden Mädchen und Frauen oftmals ohne eine Narkose und unter schlechten hygienischen Bedingungen beschnitten. Bei diesen Genitalverstümmelungen treten schwere Blutungen und Infektionen auf. Im weiteren Verlauf kommt es dann oft zu Problemen beim Wasserlassen, zur Zystenbildung, wiederkehrenden Infektionen und teilweise schweren Komplikationen bei der Geburt. Die Genitalverstümmelung ist international als Verletzung der Menschenrechte von Mädchen und Frauen anerkannt. Die WHO, UNICEF, UNFPA und andere UN-Organisationen arbeiten gemeinsam mit nationalen Regierungen intensiv daran diese traditionelle Praxis durch multisektorale Programme und Maßnahmen in den Bereichen Gesundheit, Bildung und Justiz sowie durch die Stärkung von Frauen zu unterbinden [34].

10.3.6 Das Adoleszentenalter

Derzeit leben etwa 1,2 Milliarden Adoleszenten (10- bis 19-Jährige) auf der Welt, so viele wie noch nie zuvor. Etwa 90 % davon leben in Ländern mit niedrigem und mittlerem Einkommen. Diese sich schnell entwickelnde Gruppe hat jetzt bereits einen großen Einfluss auf das derzeitige und zukünftige Weltgeschehen. Die Adoleszenten werden wiederum von einer Vielzahl an Faktoren nachhaltig beeinflusst, wie z. B. durch die Nutzung der sozialen Medien, der zunehmenden Urbanisierung, einer ungesunden Ernährungsweise, dem Klimawandel und bewaffneten Konflikten, die auch zu einer Zunahme der Migration national, regional und global führen. Trotz der insgesamt verbesserten Möglichkeiten für eine gesunde Entwicklung, erkranken viele noch an zumeist durch sauberes Wasser, Sanitär- und Hygienemaßnahmen oder Impfungen zu vermeidenden Ursachen, wie z. B. durch Malaria, Cholera oder HIV. Schätzungsweise 1,2 Millionen Adoleszenten sterben pro Jahr, auch weil Ihnen der Zugang zu Informationen, Bildung und zu einem qualitativ guten Gesundheitssystem fehlen und sie sich nicht ausreichend schützen oder rechtzeitig behandelt werden können. Mit dem Beginn der Pubertät kann es bei jugendlichen Mädchen durch diskriminierende kulturelle Normen zu einer Einschränkung ihrer Bildungschancen und ihrer sozialen und wirtschaftlichen Möglichkeiten kommen. Bei ca. 23 Millionen kommt es jedes Jahr zu einer sehr frühen Schwangerschaft und in vielen Fällen zu einer (meist) ungewollten Eheschließung. Schwangerschafts- und Geburtskomplikationen gehören zu den häufigsten Todesursachen bei Mädchen zwischen 15–19 Jahren, die u. a. durch Genitalverstümmelungen mitbedingt sind (s. o.).

Im Adoleszentenalter spielen auch psychische Erkrankungen eine sehr große Rolle. Mehr als die Hälfte dieser Erkrankungen tritt zum ersten Mal im zweiten Lebensjahrzehnt auf, wobei Depressionen weltweit mittlerweile eine der Hauptursachen für Krankheiten und schwerwiegende Beeinträchtigungen bei Jugendlichen sind. Selbstverletzungen und Suizide gehören bei den 15- bis 19-Jährigen zu den häufigsten Todesursachen. Darüber hinaus sind rund 70 % der vorzeitigen Todesfälle im weiteren Lebensverlauf auf Verhaltensweisen wie Rauchen oder Alkoholexzesse zurückzuführen, die oftmals in der Pubertät ihren Ursprung hatten [35].

Hierzu zählen auch eine ungesunde Ernährungsweise und ein Mangel an körperlichen Aktivitäten. Laut einer von der WHO durchgeführten Studie ist die Mehrheit der Jugendlichen weltweit nicht ausreichend körperlich aktiv und gefährdet damit ihre aktuelle und zukünftige Gesundheit. Die Studie zeigt, dass mehr als 80 % der schulpflichtigen Jugendlichen weltweit die aktuellen Empfehlungen von mindestens einer Stunde körperlicher Aktivität pro Tag nicht erfüllten – darunter 85 % der Mädchen und 78 % der Jungen. In fast allen der 146 Länder, die zwischen 2001 und 2016 untersucht wurden, waren Mädchen weniger aktiv als Jungen (Ausnahmen: Afghanistan, Sambia, Samoa und Tonga). In 73 % der Länder hat sich diese Kluft zwischen den Geschlechtern innerhalb des Beobachtungszeitraums weiter vergrößert (s. Abb. 10.3). Zu den gesundheitlichen Vorteilen eines körperlich aktiven Lebensstils im Jugendalter zählen eine verbesserte kardiorespiratorische und muskuläre Fitness, die Gesundheit der Knochen und des Kardiometabolismus sowie positive Auswirkungen auf das Gewicht. Es gibt auch zunehmend Hinweise darauf, dass körperliche Aktivität sich posi-

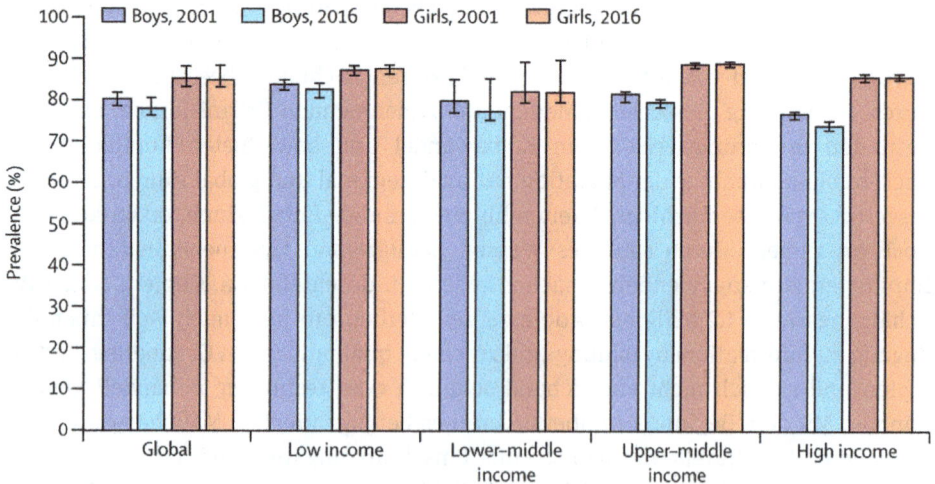

Abb. 10.3: Prävalenz der unzureichenden körperlichen Aktivität von Jugendlichen im Alter von 11–17 Jahren, global und verteilt nach den Einkommensgruppen der Weltbank, 2001 und 2016. Quelle: [36], Creative Commons Attribution IGO (CC BY 3.0 IGO).

tiv auf die kognitive Entwicklung und die Geselligkeit auswirkt, und dass viele dieser Eigenschaften auch das spätere Erwachsenenalter prägen.

Bei jugendlichen Mädchen und Frauen im fortpflanzungsfähigen Alter (weltweit etwa 1,9 Milliarden im Alter von 15–49 Jahren) spielt die Menstruation eine wichtige Rolle im Leben. Dieses Thema stellt aber in vielen Ländern und Regionen immer noch ein enormes Tabu dar und ist mit einem erheblichen Stigma verbunden. Daher ist es für Mädchen und Frauen oft schwierig, eine optimale Menstruationshygiene zu praktizieren. Hierfür gibt es verschiedene Ursachen, etwa mangelndes Wissen über die Menstruation, unzureichende sanitäre Einrichtungen und sehr häufig auch die Tatsache, dass die notwendigen Menstruationsprodukte oft lokal nicht zur Verfügung stehen oder bezahlbar sind. Dieses hat u. a. zur Folge, dass Mädchen im Schulalter häufiger den Unterricht versäumen. In der ehemaligen jugoslawischen Republik Mazedonien, zum Beispiel, hat eine Studie gezeigt, dass während ihrer Periode 90 % der Schülerinnen in ländlichen Gebieten vier bis fünf Tage und in städtischen Gebieten 75 % zwei bis drei Tage lang dem Unterricht fernbleiben, weil sie sich keine entsprechenden Hygieneprodukte leisten können. Im Gegensatz dazu stellt die schottische Regierung kostenlose Menstruationsprodukte für Schülerinnen und Studentinnen zur Verfügung, um die Gleichheit, Menschenwürde und Menschenrechte der Betroffenen zu gewährleisten. Auch digitale Foren zur Verbreitung von Informationen zu diesem Thema werden von einigen Ländern angeboten. So unterstützt z. B. Kirgistan mit Unterstützung von UNICEF die Aufklärung speziell auch für Kinder mit Seh- und Hörbehinderungen [37].

Allerdings bestehen in einigen Ländern noch diskriminierende Traditionen wie das Menstruationsexil der „Unberührbarkeit" in Nepal („Chhaupadi"), wo es Mädchen und Frauen während ihrer Menstruation verboten ist, andere Personen und Gegenstände zu berühren. Sie dürfen zudem keine Milchprodukte zu sich nehmen und müssen oft außerhalb der Gemeinschaft, normalerweise in einem unbeheizten Viehstall leben. Dieses führt u. a. zu Infektionskrankheiten und psychischen Problemen. Menschenrechtsorganisationen kämpfen darum, diese Tradition zu beenden, die Verbote der nepalesischen Regierung werden allerdings nur langsam umgesetzt [38].

10.3.7 Junge Erwachsene

Im jungen Erwachsenenalter übernehmen die meisten Menschen endgültig die eigene Verantwortung für ihre Gesundheit, vorausgesetzt, dass ihnen dieses Recht auch zugestanden wird und ihnen ausreichende Möglichkeiten zur Entfaltung dieses Rechts zur Verfügung stehen. Hierbei spielen neben ökonomischen Determinanten (z. B. Arbeitsplätze, finanzielle Ressourcen) und sozialen Sicherungssystemen (z. B. Krankenversicherung) sowie der vorhandenen Gesundheitsinfrastruktur auch soziokulturelle Determinanten, insbesondere die Gleichstellung der Geschlechter eine sehr wichtige Rolle. Die Stärkung von geschlechtsspezifischen Gesundheitsdiensten, insbesondere einem ausreichenden Zugang zu Verhütungsmitteln und einer Reduzierung der Geburtenrate bei Jugendlichen und jungen Erwachsenen sollte auch im Rahmen der Millenniumentwicklungsagenda erreicht werden. Die gesetzten Ziele wurden dabei allerdings nicht ausreichend erreicht (s. Tab. 10.2)

Tab. 10.2: MDG 5, Verbesserung der Gesundheit von Müttern, Ergebnisse der Unterziele 5.3–5.6, 2014; EWL = Entwicklungsländer. Quelle: BMZ, [41].

MDG	Ziel	Ergebnis
5.3	Verwendungsrate von Verhütungsmitteln (Frauen 15–49 Jahre, in einer Partnerschaft)	– weltweit stieg die Rate von 55,3 % (1990) auf 63,4 % (2013), (in EWL: 51,8 % → 62,5 %)
5.4	Geburtenrate bei Jugendlichen (Lebendgeburten pro 1000 Frauen zw. 15–19 J.)	– global sank die Geburtenrate von 58,8 (1990) auf 51,0 (2012), (in EWL: 63,7 → 55,7)
5.5	Zugang zur Schwangerenvorsorge (in EWL, mind. ein Besuch und mind. vier Besuche)	– ein Besuch: 64 % (1990) → 83 % (2014) – vier Besuche: 35 % (1990) → 52 % (2014)
5.6	Ungedeckter Bedarf an Familienplanungs-diensten (Frauen 15–49 Jahre, in einer Partnerschaft)	– weltweit: 15,1 % (1990) → 11,9 % (2013) – in EWL: 16,4 % (1990) → 12,2 % (2013)

Daher sollen nun im Rahmen der UN-Nachhaltigkeitsagenda bis 2030 der allgemeine Zugang zu sexual- und reproduktionsmedizinischer Versorgung, einschließlich der Familienplanung, Information und Aufklärung, sowie die Einbeziehung der reproduktiven Gesundheit in nationale Strategien und Programme gewährleistet werden (SDG 3.7). Dieses Ziel kann nur durch eine enge, multisektorale Zusammenarbeit, z. B. mit dem Bildungs- oder Transportsektor, erreicht werden. Zudem sollte möglichst vielen jungen Leute durch umfangreiche Präventionsmaßnahmen, wie Impfungen z. B. gegen Humane Papillomviren (HPV) oder Hepatitis B, oder durch die Zurverfügungstellung von Kondomen, die Möglichkeit gegeben werden, sich vor sexuell übertragbaren Erkrankungen, insbesondere vor HIV, Herpesviren oder Chlamydien sowie bakteriellen Erkrankungen wie Syphilis oder Gonorrhoe zu schützen (SDG 3.3). Bei der Prävalenz von HIV zum Beispiel zeigen sich deutliche globale Unterschiede. Während in Deutschland 2018 nur 0,1 % der Bevölkerung im Alter zwischen 15 und 49 Jahren mit HIV infiziert waren, waren es in Brasilien ca. 0,5 %, in Nigeria ca. 1,5 %, in Malawi ca. 9,2 % und in Südafrika 20,4 % [39].

Die häufigste Todesursache bei jungen Erwachsenen im Alter von 15 bis 29 Jahren sind Verkehrsunfälle, die auch zu den zehn häufigsten Todesursachen weltweit gehören. Zudem führen Unfälle auch zu 20 bis 50 Millionen nicht tödlichen Verletzungen, die in vielen Fällen auch mit langfristigen Folgen und Behinderungen ein-

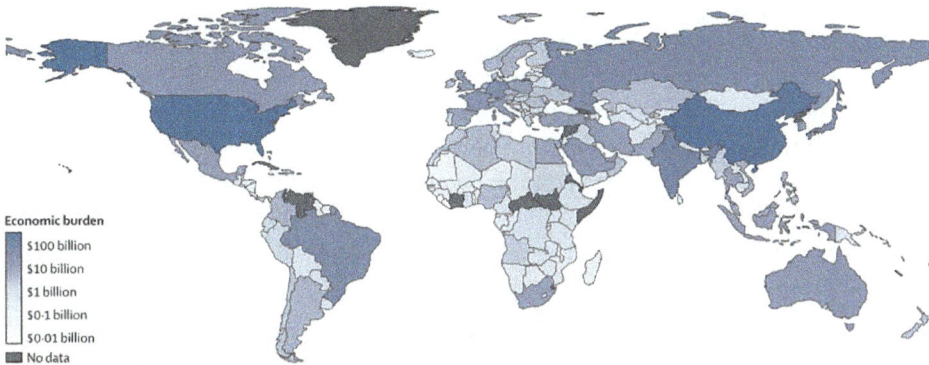

Abb. 10.4: Makroökonomische Folgen durch Verkehrsunfälle 2015–2030 (in Milliarden US$, kalkuliert mit einem konstanten Preisniveau aus dem Jahre 2010). Quelle: [40], Creative Commons Attribution (CC BY 4.0).

hergehen. Laut WHO starben 2013 weltweit 1,25 Millionen Menschen bei Verkehrsunfällen. Neben den Schmerzen und Leiden der von Verkehrsunfällen Betroffenen, der Opfer, ihrer Familien und ihrer Freunde, verursachen diese auch einen hohen wirtschaftlichen Schaden. Die Autoren einer umfangreichen Studie aus dem Jahr 2019 schätzen, dass Straßenverkehrsunfälle die Weltwirtschaft in den Jahren 2015–2030 ca. 1,8 Billionen US-Dollar kosten werden (bei einem Kostenniveau von 2010), was einer jährlichen Steuer von 0,12 % auf das globale Bruttoinlandsprodukt entsprechen würde (s. Abb. 10.4). Obwohl Länder mit einem niedrigen und mittleren Einkommen die größte Gesundheitsbelastung durch Straßenverkehrsunfälle aufweisen, beträgt ihr Anteil an der globalen wirtschaftlichen Belastung dieser nur 46,4 %. Dieses ist zum einen auf eine höhere Produktivität (und ein höheres Einkommen), zum anderen aber auch auf deutlich höhere Behandlungskosten in einkommensstarken Ländern zurückzuführen [40].

10.3.8 Erwachsenenalter

Krankheitsbedingte Ausfälle und vorzeitige Todesfälle sind gerade im Erwachsenenalter sozial und ökonomisch oft schwerwiegender, da die betroffenen Personen entweder erwerbstätig sind oder sich um den Haushalt, die Kinder und Älteren kümmern. Durch den Ausfall des Haushaltseinkommens oder den Mangel an Versorgung der hilfsbedürftigen Menschen entstehen somit indirekte Folgen für die Gesundheit und das Wohlbefinden anderer Menschen. Um dieses zu vermeiden, müssen insbesondere auch umfangreiche Maßnahmen zum Arbeitsschutz und zur Absicherung im Krankheitsfall ergriffen werden. Idealerweise umfassen die Beschäftigungs- und Arbeitsbedingungen wichtige soziokulturelle und ökonomische Determinanten für die Gesundheit, wie z. B. die Regelung der Arbeitszeit, des Gehaltes, der Sozial-, Kranken- und Arbeitslosenversicherungen, Arbeitsplatzrichtlinien in Bezug auf Elternzeiten bzw. die Betreuung von Kindern und Senioren, die Gesundheitsförderung und allgemeine wie arbeitsplatzspezifische Schutzbestimmungen. Diese sollten Risikofaktoren am Arbeitsplatz miteinschließen, die z. B. zu Unfällen, Erkrankungen des Bewegungsapparates, Atemwegserkrankungen, zum Seh- oder Hörverlust, zu Krebs, Kreislauferkrankungen, stressbedingten Störungen und übertragbaren Krankheiten führen können. Die WHO arbeitet in diesem Bereich eng mit der Internationalen Arbeitsorganisation (*International Labour Organization*, ILO) zusammen.

Die Internationale Arbeitsorganisation ist eine Sonderorganisation der Vereinten Nationen und hat den Auftrag, soziale Gerechtigkeit sowie Menschen- und Arbeitsrechte weltweit zu fördern. Laut Angaben der ILO sterben jährlich mehr als 2,8 Millionen Menschen an den Folgen von Arbeitsunfällen oder arbeitsbedingten Erkrankungen. Zudem ereignen sich jedes Jahr ca. 374 Millionen nicht tödliche arbeitsbedingte Verletzungen, die zu mehr als vier Tagen Abwesenheit von der Arbeit führen. Die Organisation schätzt die ökonomische Belastung durch schlechte Arbeitsschutzpraktiken auf fast 4 Prozent des globalen Bruttoinlandsprodukts pro Jahr. Die ILO arbeitet daher daran, ein weltweites Bewusstsein für die Dimensionen und Folgen arbeitsbedingter Unfälle, Verletzungen und Krankheiten zu schaffen und die Gesundheit und Sicherheit aller Arbeitnehmer auf die internationale Agenda zu setzen, um damit praktische Maßnahmen auf allen Ebenen anzuregen und zu unterstützen [41]. Ähnlich wie bei der Arbeit der WHO kommt es bei der Umsetzung auf die Mitarbeit der einzelnen Mitgliedsstaaten und letztendlich auch den einzelnen Arbeitgeber an. Weltweit gibt es weiterhin Hunderte von Millionen von Arbeitnehmern, die über keinen ausreichenden Arbeitsschutz und keine Absicherung im Krankheitsfall verfügen. Hierfür sind auch die Konsumenten und Nutzer von Dienstleistungen auf allen Ebenen, lokal bis global, mit verantwortlich.

Eine Reihe von Arbeitsbedingungen führen direkt und indirekt durch Faktoren wie Fehlbelastungen, Bewegungsmangel, ungesunde Ernährungsweisen oder Stress nicht nur zu kurzfristigen krankheitsbedingten Ausfällen, sondern auch zu einem Anstieg der Anzahl von nichtübertragbaren Erkrankungen (NCDs) und einer damit verbundenen höheren Frühsterblichkeit (siehe Kap. 12). Zum Beispiel hat sich die Zahl der an Typ-2-Diabetes erkrankten Erwachsenen seit 1980 auf 422 Millionen fast vervierfacht. Zu den Hauptursachen hierfür zählen Übergewicht und Fettleibigkeit. Diabetes ist global gesehen die siebthäufigste Todesursache und eine Hauptursache für kostspielige und den Körper weiter schwächende Komplikationen wie Herzinfarkte, Schlaganfälle, Nierenversagen, Blindheit oder Amputationen der unteren Extremitäten. Ungefähr 65 Millionen Menschen mit Typ-2-Diabetes benötigen Insulin, aber nur etwa die Hälfte von ihnen hat Zugang dazu, was im Wesentlichen auf die hohen Preise zurückzuführen ist. Zum Beispiel muss ein Arbeitnehmer in Accra, Ghana, für seine monatliche Insulinversorgung ungefähr 22 % seines monatlichen Einkommens ausgeben. Die hohen Preise für Insulin entstehen dadurch, dass der globale Markt hauptsächlich von nur drei Herstellern kontrolliert wird. Um den Zugang zu dieser essenziellen Behandlung in Ländern mit niedrigem und mittlerem Einkommen zu beschleunigen und zu verbessern sowie deren Qualität sicherzustellen, hat die WHO 2019 das erste Programm zur Präqualifizierung von Insulin gestartet. Hierdurch sollen weitere Insulin-produzierende Unternehmen den Wettbewerb beleben, was zu niedrigeren Preisen führen soll. Die WHO-Bewertung und Präqualifizierung von Gesundheitsprodukten wie dem Insulin ermöglicht zudem den internationalen Beschaffungsagenturen wie dem Global Fund, Gavi, der Impfallianz, und UNICEF oder einzelnen Ländern, Masseneinkäufe von Impfstoffen, Diagnostika und anderen kritischen Produkten zu niedrigeren Preisen zu tätigen. Neben dem Präqualifikationsprogramm führt die WHO gemeinsam mit ihren Mitgliedsländern und weiteren Partnern umfangreiche Maßnahmen zur Behandlung, aber auch zur Vorbeugung von Diabetes (Typ 2) durch. Hierzu zählen u. a. die Aktualisierung von Leitlinien, die Verbesserung der Diagnostika und der Insulin Verabreichungssysteme sowie die Förderung einer gesünderen Ernährung und der körperlichen Aktivität in jedem Lebensalter [42].

Die Reduzierung der Frühsterblichkeit aufgrund von nichtübertragbaren Krankheiten wie Diabetes durch Prävention und Behandlung um ein Drittel zu senken und die psychische Gesundheit und das Wohlergehen bis 2030 zu fördern, ist auch ein Ziel der UN-Nachhaltigkeitsagenda (SDG 3.4). Eng damit verknüpft ist auch das Ziel, die Prävention und Behandlung des Substanzmissbrauchs, insbesondere den Konsum und die Abhängigkeit von Tabak, Alkohol oder psychoaktiven Substanzen zu senken (SDG 3.5). Laut Schätzungen der WHO haben im Jahr 2019 ca. 270 Millionen Menschen (= 5,5 % der Weltbevölkerung im Alter von 15 bis 64 Jahren) Psychopharmaka konsumiert und bei ca. 35 Millionen Menschen lag eine Drogenkonsumstörung bzw. eine Drogenabhängigkeit vor. Die Anzahl der jährlichen Todesfälle durch Drogenkonsum wird auf ca. 500.000 geschätzt (70 % Männer, 30 % Frauen) [43]. Dabei wurde in den letzten Jahren eine deutliche Zunahme an Todesfällen in einigen Ländern mit hohem Einkommen wie den USA beobachtet, die auf den Konsum von synthetischen Opioiden zurückzuführen ist. Diese wurden von einigen Pharmaunternehmen aggressiv vermarktet [44].

Der Konsum und die Abhängigkeit von Drogen stellen gerade auch bei inhaftierten Menschen ein großes Problem dar. Diese leiden zudem unter schlechteren gesundheitlichen Bedingungen und einem oftmals eingeschränkten Zugang zu medizinischer Versorgung, was sich auch nach ihrer Freilassung auf sie und ihre Umgebung auswirken kann. In der WHO Europaregion (hierzu zählen u. a. auch Russland, die Türkei und zentralasiatische Staaten), zum Beispiel, befinden sich derzeit schätzungsweise 6 Millionen Menschen in Gefängnissen. Die Prävalenzen vieler Krankheiten sind hier deutlich höher als in der Gesamtbevölkerung, da viele Gefängnisinsassen bereits vorher zu den vernachlässigten Randgruppen der Gesellschaft zu zählen waren, die möglicherweise nur einen begrenzten Zugang zum Gesundheitssystem hatten. Neben Infektionskrankheiten (z. B. Tuberkulose, Hepatitis oder HIV), nichtübertragbaren und seelischen Erkrankungen (z. B. Depressionen, erhöhter Suizidalität) sind auch gesundheitsgefährdende Verhaltensmuster, wie Tabak- und Drogenkonsum, deutlich häufiger zu beobachten. Die Sterberate unter Gefängnisinsassen liegt laut einer WHO/EURO Studie bei ca. 45/10.000 Individuen pro Jahr und damit deutlich höher als in der Gesamtbevölkerung (27/10.000). Die Gründe hierfür sind allerdings nicht klar, zudem fehlen umfassende Studien, um generelle Empfehlungen zur Verbesserung dieser Situation zu entwickeln. Gefängnisse und andere Haftanstalten können allerdings auch eine Möglichkeit darstellen, diesen Menschen präventive und risikoreduzierende Maßnahmen näher zu bringen sowie notwenige Behandlungen durchzuführen [45].

10.3.9 Hohes Erwachsenenalter

Die Alterung der Bevölkerungen entwickelt sich zunehmend zu einer globalen Herausforderung nicht nur für den Gesundheitsbereich. Die Vereinten Nationen schätzen, dass die derzeitige Weltbevölkerung von 7,3 Milliarden Menschen im Jahr 2030 auf 8,5 Milliarden und im Jahr 2050 auf 9,7 Milliarden ansteigen wird. Der Anteil der über 60-Jährigen wird voraussichtlich von 12,3 % im Jahr 2015 auf 16,5 % im Jahr 2030 und 21,5 % im Jahr 2050 steigen und in den Industrieländern dann sogar ca. 32,8 % erreichen. Mittlerweile gibt es mehr Menschen auf der Welt, die 65 Jahre oder älter sind als Kinder unter 5 Jahren [46]. Dieser relativ schnelle Anstieg an älteren Menschen stellt eine bedeutende menschliche und soziale Ressource dar, führt aber auch zu vielen Herausforderungen in Bereichen wie Gesundheit, Langzeitpflege, soziale Sicherheit, Rente, Finanzen und Wirtschaft. Die Veränderungen sind beispiellos in der Geschichte und werden tiefgreifende Auswirkungen nicht nur auf das alternde Individuum selbst, sondern auch auf die Gesellschaft insgesamt haben. Das Ausmaß der Herausforderungen und Chancen, die sich aus einer längeren Lebensdauer ergeben, hängen dabei hauptsächlich von der Gesundheit als Schlüsselfaktor ab [47].

Die Gesundheitssysteme stehen daher vor einer Vielzahl von Herausforderungen. Die Anzahl von Patienten mit einer oder meist mehreren, nichtübertragbaren Erkrankungen (z. B. Schlaganfällen, Diabetes) und mit neurodegenerativen Erkrankungen (z. B. Demenz, Parkinson) werden deutlich zunehmen. Es wird eine zunehmende Anzahl von Patienten mit multiplen Morbiditäten geben, einschließlich Hör- und Sehbehinderungen sowie zunehmenden körperlichen Behinderungen. Die Kosten für Arzneimittel werden steigen und es wird an spezialisierten geriatrischen Gesundheitspersonal mangeln [48]. Zudem müssen Langzeitpflegesysteme auf einen signifikanten Anstieg der absoluten Zahl älterer, pflegebedürftiger Menschen vorbereitet werden. Lebensverlaufsinterventionen zur Förderung der Gesundheit und zur Vorbeugung von Krankheiten in jedem Alter sollten daher dazu beitragen, dass ältere Erwachsene wesentlich länger gesund bleiben [49]. Um dieses zu erreichen werden bereits jetzt in einigen Ländern, insbesondere in Südostasien (z. B. Japan, Korea, Singapur) altersfreundliche Umgebungen entwickelt und Gesundheits- und Langzeitpflegesysteme speziell an den Bedürfnissen der älteren Bevölkerung ausgerichtet. Multisektorale Maßnahmen sind dabei erforderlich, um ein altersfreundliches Umfeld zu schaffen, die Autonomie älterer Menschen zu fördern und das Engagement älterer Menschen in und für die Gesellschaft zu ermöglichen. Neue Formen des Zusammenlebens bzw. altersgerechte Wohnlösungen, eine geeignete Verkehrsinfrastruktur und unterstützende Technologien müssen weiterentwickelt werden, um ältere Menschen unter Berücksichtigung ihrer unterschiedlichen Funktionskapazitäten zu unterstützen. Zudem müssen ältere Menschen vor einer altersbedingten Diskriminierung geschützt und ihre soziale Teilhabe erleichtert werden [46]. Auch die Arbeitsfähigkeit älterer Menschen sollte unterstützt werden, um ihre Existenzsicherung und ihren sozialen Schutz zu sichern [50].

Am 1. Oktober 2015, dem Internationalen Tag älterer Menschen, veröffentlichte die WHO ihren ersten „World Report on Ageing and Health". Die Autoren betonen, dass es nur sehr wenige Hinweise darauf geben würde, dass die zusätzlichen Lebensjahre bei besserer Gesundheit erlebt werden als dies bei früheren Generationen im gleichen Alter der Fall gewesen sei. Daher seien umfassende Maßnahmen im Bereich der öffentlichen Gesundheit notwendig, um ein gesundes Altern zu ermöglichen. Diese sollten dabei auf den beiden bereits am Anfang dieses Kapitels beschriebenen Konzepten der intrinsischen Kapazität und der Funktionsfähigkeit basieren. Die intrinsische Kapazität bezieht sich auf die Zusammensetzung aller körperlichen und geistigen Fähigkeiten, auf die ein Individuum zurückgreifen kann. Die Funktionsfähigkeit wird durch die intrinsische Kapazität (oder Eigenkapazität), der physischen und sozialen Umgebung sowie durch die Interaktionen zwischen dem Individuum und seiner Umwelt bestimmt. Basierend auf diesen beiden Konzepten definiert die WHO „gesundes Altern" als „den Prozess der Entwicklung und der Aufrechterhaltung der Funktionsfähigkeit, die das Wohlbefinden im Alter ermöglicht" [51]. In Abb. 10.5 sind die Rahmenbedingungen für ein gesundes Altern dargestellt. Hierbei wird auch deutlich, dass die Entwicklung der „Lebenskurven" eines jedes Einzelnen besonders von den Entscheidungen oder Interventionen im Lebensverlauf abhängen, während sich gleichzeitig die intrinsische Kapazität und Funktionsfähigkeit im Laufe des Lebens ständig ändern. Mit zunehmendem Alter sollten sich die Menschen darüber Gedanken machen, wie sie die letzten Jahre ihres Lebens gestalten bzw. erleben möchten. Betreuungsvollmachten oder klare Bekenntnisse zu einem würdevollen Sterben, z. B. begleitet durch eine palliative Versorgung, sollten frühzeitig mit den Angehörigen, Freunden und Fachleuten (wie dem Hausarzt) besprochen werden.

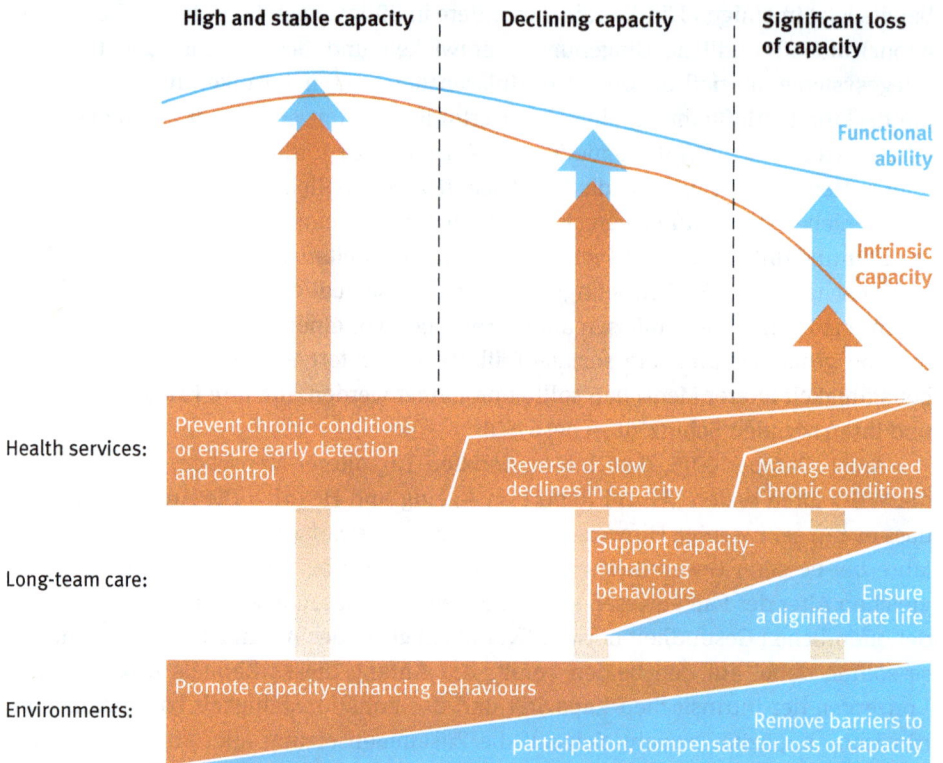

Abb. 10.5: Rahmenbedingungen für ein gesundes Altern im Bereich der öffentlichen Gesundheit: Möglichkeiten für Maßnahmen im Bereich der öffentlichen Gesundheit im Laufe des Lebens. Quelle: modifiziert nach [51].

10.4 Zusammenfassung

Der Lebensverlaufansatz lässt sich gut mit der UN-Nachhaltigkeitsagenda 2030 und den SDGs verbinden. Das SDG 3 „ein gesundes Leben für alle Menschen jeden Alters gewährleisten und ihr Wohlergehen fördern" macht dieses sehr deutlich. Auch die Verwirklichung der anderen SDGs bietet eine einzigartige Gelegenheit für einen ganzheitlichen, personenbezogenen und multisektoralen Ansatz für Gesundheit und Entwicklung. In Tab. 10.3 sind einige Beispiele für die Verknüpfung der beiden Ansätze dargestellt. Die Operationalisierung eines Lebensverlaufansatzes würde dadurch nicht nur zu nachhaltigen Verbesserungen der Gesundheit und des Wohlbefindens bei den Menschen führen, sondern auch zur Erhaltung der wichtigsten natürlichen Systeme beitragen. Dieses müsste laut der Lancet Planetary Health-Kommission durch gute Regierungsführung unterstützt werden und angemessene Richtlinien beinhalten [52].

Tab. 10.3: Beispielhafte Angleichung der Ziele für eine nachhaltige Entwicklung an einen Lebensverlaufsansatz für die Gesundheit. Quelle: adaptiert und übersetzt von [53].

Aspekt des Lebensverlaufs-ansatz für die Gesundheit	Nachhaltiges Entwicklungsziel	Beispiele für die Verknüpfung der beiden Ansätze
Gesundheit und Wohlbefinden	SDG 2 Kein Hunger	Beseitigung von Unterernährung und Befriedigung der Ernährungsbedürfnisse von Kindern, jugendlichen Mädchen sowie schwangeren und stillenden Frauen
	SDG 3 Gute Gesundheit und Wohlbefinden	Verbesserung der Gesundheit von Müttern und Neugeborenen, Verringerung der Kindersterblichkeit, Bekämpfung von HIV-Infektionen, Tuberkulose, Malaria, vernachlässigten Tropenkrankheiten, anderen übertragbaren und nichtübertragbaren Krankheiten, Verbesserung der psychischen Gesundheit
	SDG 4 Hochwertige Bildung	Sicherstellung der frühkindlichen Entwicklung
	SDG 5 Gleichberechtigung	Gewährleistung eines universellen Zugangs zu sexuellen und reproduktiven Gesundheitsdiensten und reproduktive Rechte
Soziale und ökologische Determinanten der Gesundheit	SDG 1 Keine Armut	Beseitigung der extremen Armut, Gewährleistung der Grundversorgung, Umsetzung national angemessener sozialer Sicherungssysteme, Maßnahmen für alle, insbesondere den zu schützenden (Kinder, Schwangere usw.) und oft vernachlässigte Personengruppen (Arbeitslose, ältere Menschen, Menschen mit Behinderungen, Obdachlose usw.)
	SDG 3 Gute Gesundheit und Wohlbefinden	Förderung der allgemeinen Krankenversicherung (UHC) und Verbesserung der Gesundheitssysteme durch Erhöhung sowohl der finanziellen als auch der personellen Ressourcen
	SDG 4 Hochwertige Bildung	Sicherstellung einer kostenlosen, gerechten und qualitativ guten Sekundarschulbildung für alle Mädchen und Jungen
	SDG 6 Sauberes Wasser und Sanitäreinrichtungen	Erreichen eines universellen und gerechten Zugangs zu sicherem und erschwinglichem Trinkwasser, Sicherstellung angemessener sanitärer Einrichtungen und Hygiene
	SDG 7 Erschwingliche und saubere Energie	Gewährleistung eines universellen Zugangs zu erschwinglichen, zuverlässigen und modernen Energiedienstleistungen

Tab. 10.3: (fortgesetzt)

Aspekt des Lebensverlaufs-ansatz für die Gesundheit	Nachhaltiges Entwicklungsziel	Beispiele für die Verknüpfung der beiden Ansätze
	SDG 11 Nachhaltige Städte und Gemeinden	Gewährleistung eines ganzheitlichen Katastrophen- und Risikomanagements auf allen Ebenen
	SDG 13 Klimaschutz	Integration von Klimaschutzmaßnahmen in nationale Strategien, Gesetze und Planungen
	SDG 14 Leben unter Wasser	Vermeidung der Meeresverschmutzung, insbesondere durch Aktivitäten an Land, einschließlich der Reduzierung der Nährstoffverschmutzung, die in die Nahrungskette gelangen und die Gesundheit der Menschen sowie die Biosphäre beeinträchtigen kann
	SDG 15 Leben an Land	Bekämpfung der Wüstenbildung, Wiederherstellung von degradiertem Land und Boden, Förderung von Fairness und gerechte Aufteilung der Vorteile, die sich aus der Nutzung von genetischen Ressourcen ergeben und Förderung eines angemessenen Zugangs zu diesen Ressourcen
	SDG 17 Partnerschaften	Verbesserung der globalen Partnerschaften für nachhaltige Entwicklung
Grundsätze in der Praxis für die Verwirklichung von Rechten	**SDG 5** Gleichberechtigung	Beseitigung aller schädlichen Praktiken, Diskriminierung und Gewalt gegen Frauen und Mädchen, Gewährleistung der Beteiligung von Frauen und der Chancengleichheit auf allen Ebenen der Entscheidungsfindung
	SDG 10 Reduzierte Ungleichheiten	Gewährleistung der sozialen, wirtschaftlichen und politischen Eingliederung aller, unabhängig vom Alter, Geschlecht, Behinderung, Rasse, ethnischer Zugehörigkeit, Herkunft, Religion oder wirtschaftlicher oder sonstiger Status
	SDG 16 Frieden, Gerechtigkeit und starke Institutionen	Sicherstellung einer legalen Identität für alle (einschließlich Geburtsregistrierung), Entwicklung effektiver und rechenschaftspflichtiger Institutionen, die den Zugang der Öffentlichkeit zu Informationen gewährleisten und den Schutz der Grundfreiheiten gewährleisten

10.5 Fragen

- Welche Überschneidungen gibt es zwischen dem Lebensverlaufansatz, dem UHC-Konzept und den SDGs? Welche Chancen und Herausforderungen ergeben sich hierdurch?
- Welche Bedeutung haben die ökonomischen Auswirkungen auf die betroffenen Individuen bzw. ihre Angehörigen und die Gesellschaft in den einzelnen Lebensphasen?
- Zu welchen Folgen werden gesundheitliche Ungleichheiten im Lebensverlauf national und international führen?
- In welchen anderen Bereichen wäre ein Lebensverlaufansatz denkbar?

Literatur

[1] PAHO. Building health throughout the life course Washington DC, USA: Pan American Health Organization; 2020 [Available from: https://www.paho.org/salud-en-las-americas-2017/?p=69]
[2] Kuruvilla S, Sadana R, Montesinos EV, et al. A life-course approach to health: synergy with sustainable development goals. Bulletin of the World Health Organization. 2018;96(1):42.
[3] Johnson M, Johnson L. Generations, Inc.: From boomers to linksters–Managing the friction between generations at work: Amacom; 2010.
[4] Halfon N, Hochstein M. Life course health development: an integrated framework for developing health, policy, and research. The Milbank Quarterly. 2002;80(3):433–79.
[5] Halfon N, Larson K, Lu M, Tullis E, Russ S. Lifecourse health development: past, present and future. Maternal and child health journal. 2014;18(2):344–65.
[6] Bloom DE, Canning D. The health and wealth of nations. Science. 2000;287(5456):1207–9.
[7] Elder GH. Life course dynamics: Trajectories and transitions, 1968–1980: Cornell University Press Ithaca, NY; 1985.
[8] Elder Jr GH. The life course as developmental theory. Child development. 1998;69(1):1–12.
[9] Organization WH. World report on ageing and health: World Health Organization; 2015.
[10] Korc M, Hubbard S, Suzuki T, Jimba M. Health, resilience, and human security: moving toward health for all 2016.
[11] 69 W. Resolution 3. The global strategy and action plan on ageing and health 2016–2020: towards a world in which everyone can live a long and healthy life. Sixty-ninth World health assembly, Geneva. 2016:23–8.
[12] WHA. Resolution: The global strategy and action plan on ageing and health 2016–2020: towards a world in which everyone can live a long and healthy life. Genf, Schweiz: World Health Organization; 2016.
[13] Marmot M, Friel S, Bell R, et al. Closing the gap in a generation: health equity through action on the social determinants of health. The lancet. 2008;372(9650):1661–9.
[14] WHO. Adelaide statement II on health in all policies: implementing the Sustainable Development Agenda through good governance for health and well-being: building on the experience of health in all policies. World Health Organization; 2019.
[15] WHO/EURO. Maternal and newborn health Kopenhagen, Dänemark: WHO Regional Office for Europe; 2020 [Available from: http://www.euro.who.int/en/health-topics/Life-stages/maternal-and-newborn-health/maternal-and-newborn-health]
[16] DSW. UNFPA-WELTBEVÖLKERUNGSBERICHT 2017, „Gespaltene Welt – Reproduktive Gesundheit und Rechte in Zeiten der Ungleichheit". Hannover, Deutschland: Deutsche Stiftung Weltbevölkerung / UNFPA; 2017.

[17] Romanzi L, Meara JG, Anastasi E, Knutsson AT. Meeting the SDG challenge to end fistula and preventable childbirth-related morbidity and mortality. The Lancet Global Health. 2019;7(7):e835-e6.

[18] WHO. Obstretic fistula Genf, Schweiz: World Health Organization; 2018 [Available from: https://www.who.int/news-room/facts-in-pictures/detail/10-facts-on-obstetric-fistula]

[19] UNICEF. Maternal Health, Current Status and Progress New York, USA: UNICEF; 2017 [Available from: https://data.unicef.org/topic/maternal-health/maternal-mortality/#]

[20] WHO. Newborn Health Genf, Schweiz: World Health Organization; 2020 [Available from: https://www.who.int/health-topics/newborn-health/#tab=tab_3]

[21] WHO. Preterm birth Genf, Schweiz: World Health Organization; 2016 [Available from: https://www.who.int/en/news-room/fact-sheets/detail/preterm-birth]

[22] Blencowe H, Krasevec J, de Onis M, et al. National, regional, and worldwide estimates of low birthweight in 2015, with trends from 2000: a systematic analysis. The Lancet Global Health. 2019;7(7):e849-e60.

[23] WHO. Global Health Observatory data Genf, Schweiz: World Health Organization; 2017 [Available from: https://www.who.int/gho/child_health/mortality/neonatal_infant_text/en/]

[24] WHO. Infant and young child feeding Genf, Schweiz: World Health Organization; 2020 [Available from: https://www.who.int/en/news-room/fact-sheets/detail/infant-and-young-child-feeding]

[25] WHO. Children: reducing mortality Genf, Schweiz: World Health Organization; 2019 [Available from: https://www.who.int/news-room/fact-sheets/detail/children-reducing-mortality]

[26] WHO. Malaria, Key facts Genf, Schweiz: World Health Organization; 2020 [Available from: https://www.who.int/news-room/fact-sheets/detail/malaria]

[27] BMZ. HIV/Aids, Malaria und andere schwere Krankheiten bekömpfen Bonn, Deutschland: Bunderministerium für wirtschaftliche Zusammenarbeit und Entwicklung; 2015 [Available from: http://www.bmz.de/de/themen/2030_agenda/historie/MDGs_2015/fortschritte/mdg6/index.html]

[28] Ärzteblatt. WHO: Drei Länder in Afrika sollen Malaria-Impfung einführen Köln, Deutschland: Deutsches Ärzteblatt; 2017 [Available from: https://www.aerzteblatt.de/nachrichten/74310/WHO-Drei-Laender-in-Afrika-sollen-Malaria-Impfung-einfuehren]

[29] WHO. Measles, key facts Genf, Schweiz: World Health Organization; 2019 [Available from: https://www.who.int/news-room/fact-sheets/detail/measles]

[30] Aliabadi N, Antoni S, Mwenda JM, et al. Global impact of rotavirus vaccine introduction on rotavirus hospitalisations among children under 5 years of age, 2008–16: findings from the Global Rotavirus Surveillance Network. The Lancet Global Health. 2019;7(7):e893-e903.

[31] WHO. Children's environmental health Genf, Schweiz: World Health Organization; 2020 [Available from: https://www.who.int/health-topics/children-environmental-health#tab=tab_1]

[32] Black MM, Walker SP, Fernald LC, et al. Early childhood development coming of age: science through the life course. The Lancet. 2017;389(10064):77–90.

[33] Clark H, Coll-Seck AM, Banerjee A, et al. A future for the world's children? A WHO–UNICEF–Lancet Commission. The Lancet. 2020;395(10224):605–58.

[34] WHO. Female Genital Mutilation Genf, Schweiz: World Health Organization; 2020 [Available from: https://www.who.int/news-room/fact-sheets/detail/female-genital-mutilation]

[35] UNICEF. Adolescent health and well-being New York, USA: UNICEF; 2020 [Available from: https://www.unicef.org/health/adolescent-health-and-well-being]

[36] Guthold R, Stevens G, Riley L, Bull F. Global trends in insufficient physical activity among adolescents: a pooled analysis of 298 population-based surveys with 1·6 million participants. Lancet Child and Adolescent Health. 2019; Online.

[37] WHO/EURO. Beseitigung des Tabus der Menstruationshygiene in der Europäischen Region Kopenhagen, Dänemark: WHO Regionalbüro für Europa; 2018 [Available from: http://www.euro.who.int/de/health-topics/environment-and-health/water-and-sanitation/news/news/2018/11/tackling-the-taboo-of-menstrual-hygiene-in-the-european-region]

[38] Amatya P, Ghimire S, Callahan KE, Baral BK, Poudel KC. Practice and lived experience of menstrual exiles (Chhaupadi) among adolescent girls in far-western Nepal. PloS one. 2018;13(12).

[39] UNAIDS. HIV Prevalence Genf, Schweiz: Joint United Nations Programme on HIV/AIDS (UNAIDS) 2020 [Available from: https://aidsinfo.unaids.org/]

[40] Chen S, Kuhn M, Prettner K, Bloom DE. The global macroeconomic burden of road injuries: estimates and projections for 166 countries. The Lancet Planetary Health. 2019;3(9):e390-e8.

[41] ILO. Safety and health at work Genf, Schweiz: International Labour Organization; 2020 [Available from: https://www.ilo.org/global/topics/safety-and-health-at-work/lang—en/index.htm]

[42] WHO. WHO launches first-ever insulin prequalification programme to expand access to life-saving treatment for diabetes Genf, Schweiz: World Health Organization; 2019 [Available from: https://www.who.int/news-room/detail/13-11-2019-who-launches-first-ever-insulin-prequalification-programme-to-expand-access-to-life-saving-treatment-for-diabetes]

[43] WHO. Drugs (psychoactive) Genf, Schweiz: World Health Organization; 2020 [Available from: https://www.who.int/health-topics/drugs-psychoactive#tab=tab_3]

[44] Armenian P, Vo KT, Barr-Walker J, Lynch KL. Fentanyl, fentanyl analogs and novel synthetic opioids: a comprehensive review. Neuropharmacology. 2018;134:121–32.

[45] Europe WROf. Status report on prison health in the WHO European Region. Kopenhagen, Dänemark: WHO Regional Office for Europe; 2019.

[46] UN. Profiles of Ageing 2015 New York: United Nations Department of Economic and Social Affairs, Population Division; 2015 [Available from: https://esa.un.org/unpd/popdev/Profilesofageing2015/index.html]

[47] Beard JR, Officer AM, Cassels AK. The World Report on Ageing and Health. The Gerontologist. 2016;56(Suppl 2):163-6.

[48] OECD. Health Reform – Meeting the challenge of ageing and multiple morbidities. Paris: OECD; 2011.

[49] Suzman R, Beard JR, Boerma T, Chatterji S. Health in an ageing world; what do we know? The Lancet.385(9967):484–6.

[50] HelpAge. Global AgeWatch Policy Brief 2: Global ageing – its implications for growth, decent work and social protection beyond 2015. London: HelpAge International; 2015.

[51] WHO. World Report on Ageing and Health. Geneva: World Health Organization; 2015.

[52] Whitmee S, Haines A, Beyrer C, et al. Safeguarding human health in the Anthropocene epoch: report of The Rockefeller Foundation–Lancet Commission on planetary health. The Lancet. 2015;386(10007):1973–2028.

[53] Kuruvilla S, Schweitzer J, Bishai D, et al. Success factors for reducing maternal and child mortality. Bulletin of the World Health Organization. 2014;92:533–44.

11 Infektionskrankheiten

Timo Ulrichs

11.1 Einleitung

Weltweit verursachen Infektionskrankheiten immer noch die größte Krankheitslast – vor den beiden anderen Krankheitsgruppen, den Nichtübertragbaren Erkrankungen und den Verletzungen. Dabei sind sie im Vergleich zu den letzteren viel leichter und kostengünstiger zu vermeiden oder zu behandeln! 2001 betrug der Anteil der Infektionskrankheiten (*communicable diseases*, übertragbare Erkrankungen) 40 % der globalen Krankheitslast (*Global burden of disease*) (vgl. Kap. 1). 2017 ist ihr Anteil zwar gesunken, trotzdem stellen sie immer noch die wichtigste Krankheitslast in Afrika südlich der Sahara und in Südostasien dar (Abb. 11.1). Unter den Infektionskrankheiten haben HIV/AIDS, Malaria und Tuberkulose die größte Bedeutung, man spricht auch von den drei großen Killern der Menschheit. Durchfallerkrankungen (Diarrhoe) bedrohen Leben und Gesundheit v. a. von Kindern. Zu diesen chronischen Seuchen kommen noch Ausbrüche von neu auftretenden Infektionskrankheiten (*newly emerging infectious diseases*, z. B. Zika-Virus, Chikungunya-Virus) oder von wieder an Bedeutung gewinnenden Infektionskrankheiten (*re-emerging infectious diseases*, z. B. Pest, Cholera) hinzu. Während nichtübertragbare Erkrankungen arme und reiche Menschen gleichermaßen betreffen, sind Infektionskrankheiten v. a. armutsassoziiert. Menschen mit höheren Einkommen schützen sich besser vor verunreinigtem Wasser (Quelle für Durchfallerkrankungen), überfüllten Wohnsituationen (Nährboden für Tuberkulose), Risikosituationen für die Übertragung von Malaria und ungeschütztem Geschlechtsverkehr (*unsafe sex* = Übertragungsweg für HIV/AIDS). Außerdem lassen sie ihre Kinder impfen und verfügen über ein generelles Gesundheitswissen (*health literacy*). Arme Menschen haben durch Infektionskrankheiten über die direkte Gesundheitsbedrohung hinaus ein höheres Risiko, unter den ökonomischen Auswirkungen von Infektionskrankheiten zu leiden (vgl. Armutskreisläufe in Kap. 18). Besonders HIV/AIDS, Malaria und Tuberkulose haben große Auswirkungen auf die Produktivität und verursachen hohe direkte und indirekte Krankheitskosten. Dabei wäre diese prekäre Situation durchaus vermeidbar. Viele Infektionskrankheiten sind durch Impfungen präventabel, die meisten durch Antibiotika gut behandelbar. Sauberes Wasser und andere Bedingungen im Lebensumfeld wären verhältnismäßig kostengünstig herstellbar, sodass mit wenig Aufwand große Anteile der durch Infektionskrankheiten verursachten globalen Krankheitslast (*Global burden of disease*) abgebaut werden könnten, ein Vorhaben, dass im Nachhaltigkeitsziel Nr. 3 (SDG 3) festgelegt wurde und bis 2030 umgesetzt werden soll. Auf dem Weg zur Erreichung dieses Zieles sind noch weitere Hürden zu nehmen: Epidemiologische, demographische, ökonomische und gesellschaftliche Einflussfaktoren, akute Ausbrüche mit hohem Bedrohungspotential wie Ebola oder Influenza und auch die

https://doi.org/10.1515/9783110448474-012

durch unsachgemäße Anwendung von Antibiotika hervorgerufene, gefährliche antimikrobielle Resistenzlage. Diese Zusammenhänge sollen im Folgenden vorgestellt werden.

SDG 3, Unterziele mit Bezug zur Bekämpfung von Infektionskrankheiten

–   Ziel 3: Ein gesundes Leben für alle Menschen jeden Alters gewährleisten und ihr Wohlergehen fördern.
–   3.1: Bis 2030 die weltweite Müttersterblichkeit auf unter 70 je 100.000 Lebendgeburten senken.
–   3.2: Bis 2030 den vermeidbaren Todesfällen bei Neugeborenen und Kindern unter 5 Jahren ein Ende setzen, mit dem von allen Ländern zu verfolgenden Ziel, die Sterblichkeit bei Neugeborenen mindestens auf 12 je 1.000 Lebendgeburten und bei Kindern unter 5 Jahren mindestens auf 25 je 1.000 Lebendgeburten zu senken.
–   3.3: Bis 2030 die Aids-, Tuberkulose- und Malariaepidemien und die vernachlässigten Tropenkrankheiten beseitigen und Hepatitis, durch Wasser übertragene Krankheiten und andere übertragbare Krankheiten bekämpfen.
–   3.8: Die allgemeine Gesundheitsversorgung, einschließlich der Absicherung gegen finanzielle Risiken, den Zugang zu hochwertigen grundlegenden Gesundheitsdiensten und den Zugang zu sicheren, wirksamen, hochwertigen und bezahlbaren unentbehrlichen Arzneimitteln und Impfstoffen für alle erreichen.
–   3.b: Forschung und Entwicklung zu Impfstoffen und Medikamenten für übertragbare und nichtübertragbare Krankheiten, von denen hauptsächlich Entwicklungsländer betroffen sind, unterstützen, den Zugang zu bezahlbaren unentbehrlichen Arzneimitteln und Impfstoffen gewährleisten, im Einklang mit der Erklärung von Doha über das TRIPS-Übereinkommen und die öffentliche Gesundheit, die das Recht der Entwicklungsländer bekräftigt, die Bestimmungen in dem Übereinkommen über handelsbezogene Aspekte der Rechte des geistigen Eigentums über Flexibilitäten zum Schutz der öffentlichen Gesundheit voll auszuschöpfen, und insbesondere den Zugang zu Medikamenten für alle zu gewährleisten

([1], https://sustainabledevelopment.un.org/sdg3)

11.2 Definitionen und Begriffsklärungen

Vor der Betrachtung der Zusammenhänge von Krankheitslast durch Infektionskrankheiten, Risikofaktoren, Determinanten und Strategien zu ihrer Bekämpfung sollen noch einige Definitionen und Begriffe eingeführt werden, die das Verständnis dieser Zusammenhänge erleichtern.

Infektionskrankheiten werden durch Erreger verursacht. In der medizinischen Mikrobiologie werden Bakterien, Viren, Pilze und Parasiten unterschieden (auf in-

fektiöse Proteine soll hier nicht eingegangen werden). Erreger können *infektiös* sein, d. h. eine Infektion verursachen. Dazu werden sie von *kontagiösen* Quellen auf den Menschen übertragen. Das kann auf direktem Wege geschehen,
-   von Mensch zu Mensch (z. B. Masern),
-   von unbelebten Oberflächen zu Mensch (z. B. Staphylokokken in Krankenhäusern),
-   von Tier zu Mensch (= Zoonosen, z. B. einige Wurmerkrankungen),

oder auf indirektem Wege, z. B. durch Vektoren, wie etwa durch die Anopheles-Mücke bei Malaria, die den Erreger (Plasmodien species) überträgt, selbst aber nicht an Malaria erkrankt. Ein Infizierter kann also *kontagiös* sein, aber nicht selber *infektiös*.

Bei einigen Infektionskrankheiten wird zwischen Infektion und Erkrankung unterschieden. Bei der Tuberkulose z. B. kann eine Infektion mit dem Erreger *Mycobacterium tuberculosis* vorliegen, ohne dass eine Erkrankung ausgelöst wird (latente Infektion, „friedliche Koexistenz"). Erst bei einer Schwächung des Immunsystems und/oder Vorliegen weiterer Faktoren kann der bereits im Körper vorhandene Erreger seine Krankheitsaktivität entfalten.

Für die Betrachtung und Einschätzung von Infektionskrankheiten bezüglich ihrer Auswirkungen auf die globale Gesundheit ist die Kenntnis der jeweiligen Übertragungswege hilfreich. Dazu gehören:
-   Nahrungsmittel (z. B. Salmonellen, *Escherichia coli*)
-   Wasser (z. B. Cholera, einige Durchfallerreger wie Rotaviren)
-   Geschlechtsverkehr, Blut und Blutprodukte (z. B. HIV, Hepatitisviren)
-   Inhalation (z. B. Tuberkulose, Influenzaviren)
-   direkter Kontakt (z. B. *Bacillus anthracis*)
-   direkter Kontakt über Verletzung (z. B. Tollwutvirus)
-   über Vektoren (z. B. über Mücken bei Malaria, Wasserschnecken bei Wurmerkrankungen)
-   über Tiere (z. B. Fruchtfledermaus bei Ebola)

Für die Ausbreitung eines Erregers in einer menschlichen Population sind verschiedene Faktoren notwendig. Dazu zählen
-   die Pathogenität des Erregers und seine Mechanismen des Eindringens in den menschlichen Organismus, der Verbreitung in einem oder mehreren Organsystemen, seiner Behauptung gegen das Wirtsimmunsystem und schließlich seiner Vermehrung und Weiterverbreitung;
-   die Abwehrfähigkeiten eines Individuums oder einer ganzen Population durch Mechanismen des jeweiligen individuellen Immunsystems und der Resilienz der exponierten Population (etwa in Form von Hygiene- und Behandlungsmaßnahmen, Absonderungen, Quarantäne etc., s. o.).

Die Kenntnis der Übertragungs- und Ausbreitungswege versetzt uns in die Lage, diese zu unterbrechen. Daraus leiten sich folgende Möglichkeiten ab, Infektionskrankheiten zu bekämpfen:

– Suche nach dem Indexpatienten bei direkten Übertragungen, Umgebungsuntersuchungen zum Aufspüren weiterer Infizierter;
– konsequente Behandlung, um die Übertragung durch Infizierte/Erkrankte zu vermindern;
– Surveillance und Monitoring zur Einschätzung der Ausbreitung von Infektionskrankheiten in Populationen;
– Förderung von Verhaltensänderungen, z. B. zur Verhütung sexuell übertragbarer Infektionskrankheiten;
– Massenbehandlung mit Antibiotika, z. B. bei Wurmerkrankungen zur Senkung der Erregerlast in einer Population;
– Verbesserung der Qualität des Trinkwassers, der Abwasserentsorgung und der Hygienestandards (water, sanitation, hygiene, WASH, vgl. Kap. 18);
– Vektorkontrolle, z. B. Bekämpfung von Mücken;
– Impfungen im Kindes- und Erwachsenenalter.

Ergänzend sind nachfolgend die wichtigsten Begriffe aufgeführt und erläutert, die bei der Beschreibung von Infektionskrankheiten und ihrer Bekämpfung verwendet werden.

Begriffsbestimmungen (vgl. auch Kap. 1):
– Fall: ein Individuum mit einer Infektionserkrankung
– Letalität: Anteil der Todesfälle durch eine Infektionskrankheit bezogen auf die Erkrankten (*case fatality rate*, CFR)
– Mortalität: Anteil der Todesfälle durch eine Infektionskrankheit bezogen auf die dem Erreger exponierte Population (*mortality rate*, MR)
– Kontrolle: Maßnahmen zur Reduktion von Inzidenz und Prävalenz einer Infektionskrankheit, sodass die durch sie verursachte Krankheitslast sinkt
– Eliminierung (einer Infektionskrankheit): Inzidenz in einer bestimmten Region = 0
– Eradikation: Eliminierung eines Erregers in der bestimmten Region (weltweit ist das bisher nur für die Pockenviren gelungen)

11.3 Übersichten zur globalen Krankheitslast durch Infektionskrankheiten

Die ökonomischen und sozialen Kosten dieser enormen Krankheitslast durch Infektionskrankheiten schränken die Entwicklungsfähigkeit armer Länder sehr ein (Abb. 11.1). Die Infektionsbekämpfung nimmt daher bei den Nachhaltigen Entwicklungszielen einen breiten Raum ein (vgl. Kap. 7). Folgende Auswirkungen können allgemein beschrieben werden:

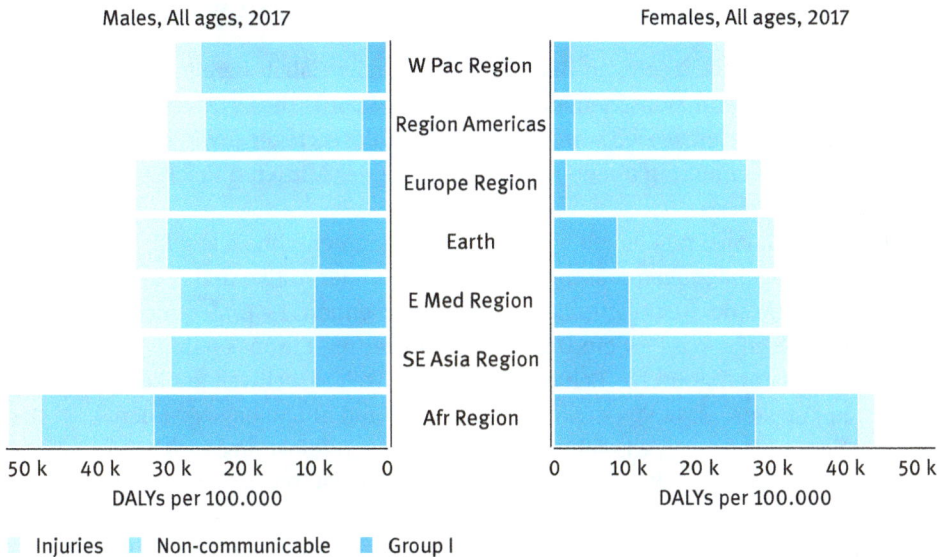

Abb. 11.1: Übersicht über den *Global Burden of Disease* und den Anteil der Gruppe (Infektionskrankheiten und perinatale Störungen) in den sechs WHO-Weltregionen.

– Infektionskrankheiten schränken die Gesundheit und Entwicklungsfähigkeit von Kindern und Jugendlichen ein, was negative Auswirkungen auf ihre Schulbildung und spätere Produktivität als Erwachsene hat;
– Stigmatisierung und Diskriminierung von Infizierten/Erkrankten (soziale Kosten) sind weit verbreitet, z. B. bei HIV/AIDS, Tuberkulose, Lepra, sodass die gesellschaftlichen Auswirkungen enorm sind;
– Infektionskrankheiten schränken die Produktivität und Erwerbsfähigkeit von Erwachsenen ein, sodass das Einkommen betroffener Familien sinkt;
– umgekehrt wenden Familien in ärmeren Ländern mit unzureichenden finanziellen Absicherungen innerhalb ihrer Gesundheitssysteme einen erheblichen Anteil ihrer Einkommen auf, um die Behandlung von Infektionskrankheiten bezahlen zu können;
– In Länder mit hohen Inzidenzen und Prävalenzen von Infektionskrankheiten wird weniger investiert;
– Infektionskrankheiten haben direkte und indirekte Auswirkungen auf ganze Volkswirtschaften sowie auf die Stabilität der betroffenen Länder, wie das Beispiel des Ebolaausbruchs in Westafrika in Guinea, Liberia und Sierra Leone 2014/2015 zeigt.

11.4 Infektionskrankheiten und antimikrobielle Resistenz

Infektionskrankheiten begleiten den Menschen nachweislich bereits seit Anbeginn. In Knochenresten von Menschen aus der Steinzeit konnte die DNA verschiedener Infektionserreger nachgewiesen werden. Der Tuberkuloseerreger sowie typische Tuberkuloseläsionen konnten in altägyptischen Mumien des Mittleren Reiches nachgewiesen werden.

Einige Infektionskrankheiten waren im Laufe der Menschheitsgeschichte in unterschiedlichen Ausprägungen präsent, z. B. die Pest. In der Antike und Spätantike ist sie als Antoninische oder Justinianische Pest gut dokumentiert. 1348/49 raffte die aus Zentralasien eingeschleppte Pest ein Drittel der Bevölkerung Europas dahin. Heute ist die Pest dank guter antibiotischer Behandlungsmöglichkeiten weltweit gut kontrolliert. Es werden in jüngster Zeit einige Ausbrüche in Indien und auf Madagaskar berichtet. Das Beispiel der Cholera zeigt, wie sehr die Ausbreitung von Infektionskrankheiten von der Migration der (empfänglichen) Menschen abhängig ist [2]. Bis ins 19. Jahrhundert war die Cholera nur in Zentralindien und am Ganges endemisch und auch nur dort bekannt. Durch die zunehmende Globalisierung im 19. Jahrhundert und die höhere Verkehrsdichte zu Wasser (im Rahmen des British Empire) und zu Lande (über die Handelswege der Seidenstraße und über das expandierende Russland) breitete sich die Cholera jedoch in fünf großen Zügen von Indien bis nach Europa aus. Mangelnde hygienische Zustände etwa in London (1854) oder Hamburg (1892) sorgten für eine hohe Fallzahl und Letalität. Einige Infektionskrankheiten beschränkten sich bis ins ausgehende Mittelalter auf einzelne Regionen oder Kontinente. Die Entdeckung Amerikas durch Kolumbus und die nachfolgende Eroberung durch die Europäer schleppten die Pocken auf dem amerikanischen Kontinent ein. Ihr fiel der Großteil der Ureinwohnerschaft zum Opfer. Umgekehrt wurde über die heimkehrenden Schiffe der Spanier die Syphilis nach Europa importiert. Da die Europäer bisher keinen Kontakt mit dem Erreger hatten, konnte sie sich ähnlich ungebremst ausbreiten wie die Pocken in Amerika, der die Ureinwohner schutzlos ausgeliefert waren. Die Immunsysteme mussten jeweils erst lernen, mit dem neuen Eindringling umzugehen. Die Syphilis (je nach Erstkontakt Mal de Naples, italienische oder französische Krankheit genannt) verursachte in der Frühphase ihrer Ausbreitung in Europa entstellende Hautläsionen und führte häufig zum Tode. Dies führte fast dazu, dass sie sich selbst wieder eliminierte, da zu wenige Übertragungen auf dem Geschlechtswege stattfanden. Der Erreger wechselte daraufhin seine Pathogenitätsstrategie, indem er weniger Hautläsionen verursachte und stattdessen eine Infektionsphase ohne Krankheitssymptome folgen ließ ([3], latente Infektion, s. o.). Auch die Letalität von Syphilispatienten nahm sehr ab, sodass ein ausreichendes und durch Promiskuität stetig wachsendes Erregerreservoir entstehen konnte. Bis ins 18. Jahrhundert nahm die Durchseuchung mit dem Syphiliserreger in Europa kontinuierlich zu. In Frankreich trug die Französische Revolution 1789 (unwissentlich) zur Syphilisbekämpfung bei, indem viele Überträger aus dem Adel getötet wurden. Erst in der antibiotischen Ära konnte die Syphilis durch Behandlung mit Penizillin (ab den

1940er Jahren) wirksam bekämpft werden. Seitdem kann eine zyklische Dynamik in der Inzidenz der Syphilis beobachtet werden. Diese hat zum einen soziale Ursachen, etwa eine zyklisch auftretende Sorglosigkeit im Umgang mit sexuell übertragbaren Erkrankungen. Zum anderen spielen aber auch die o. g. Faktoren eine Rolle, d. h. die Fähigkeiten des Immunsystems und die sich zyklisch verändernde Pathogenität des Erregers. Die Beispiele aus der Vergangenheit illustrieren die Dynamik der Ausbreitung und Bekämpfung von Infektionskrankheiten.

Eine weitere Einflussgröße neben der Pathogenität des Erregers ist seine Fähigkeit zur Entwicklung von Resistenzen – gegen Abwehrmaßnahmen des Immunsystems wie gegen eingesetzte Antibiotika. Letzteres kann direkt vom Menschen beeinflusst werden. Ein rationaler Einsatz von Antibiotika kann neben den o. g. Abwehraktivitäten des Immunsystems und der Resilienz in einer betroffenen Population zu einer effektiven Kontrolle einer Infektionskrankheit beitragen, bis hin zu ihrer Eliminierung. Ein falscher Einsatz von Antibiotika hingegen kann zur Vermehrung antimikrobieller Resistenzen beitragen, ebenso kann das Unterlassen des Einsatzes von Antibiotika zur vermehrten Ausbreitung des Erregers führen. Der Einführung neuer Antibiotika folgt schon bald die Entstehung resistenter Erreger (z. B. Penizillin-resistente Staphylokokken oder Chloroquin-resistente Malariaerreger), sodass sich Forschung und Entwicklung von Antibiotika und Resistenzentwicklung seitens der Erreger einen ständigen Wettkampf liefern und eine spiralförmige Eskalation der eingesetzten Mittel zu beobachten ist. Das Problem der antimikrobiellen Resistenzen wird die Menschheit in den kommenden Jahrzehnten zunehmend beschäftigen ([4], Abb. 11.2).

Neu- und/oder wiederauftretende Infektionskrankheiten (*newly and re-emerging infectious diseases*) stellen eine massive Herausforderung für die globale Gesundheit dar [5]. Sie können (scheinbar) spontan entstehen, sich zum Teil sehr schnell und ungehindert ausbreiten und das über sämtliche natürlichen und menschengemachten Grenzen hinweg. Nur ein abgestimmtes inter- und supranationales Vorgehen in der Infektionskontrolle kann hier neben der Entwicklung neuer wirksamer Antibiotika Erfolg haben. Die Infektionskrankheiten stellen also ein globales und keinesfalls ein auf arme und unterentwickelte Weltregionen beschränktes Problem dar. Eine retrospektive Analyse von Infektionsgeschehen zwischen den Jahren 1940 und 2004 ergab, dass die Mehrheit (60 %) dieser Ausbrüche und Infektionsausbreitungen auf Zoonosen zurückzuführen war, also eine Übertragung Tier zu Mensch ursprünglich oder dauerhaft zur Ursache hatte, und davon wiederum hatten die Übertragungen aus dem Wildtierreservoir den größten Anteil. 23 % der untersuchten Infektionsgeschehen der betrachteten 64 Jahre wurden durch Vektoren übertragen, also Mücken, Fliegen, Zecken etc. Gemessen an diesen Erkenntnissen sind die bisherigen Maßnahmen zur Ursachenbekämpfung bei Zoonosen und bei vektorübertragenen Infektionskrankheiten unzureichend [6]. Die Mittel und Maßnahmen der WHO und der übrigen Akteure in der globalen Bekämpfung von Infektionskrankheiten werden hauptsächlich in der Behandlung humaner Fälle eingesetzt und zu wenig in der Behandlung und Sanierung von Tieren oder Vektoren.

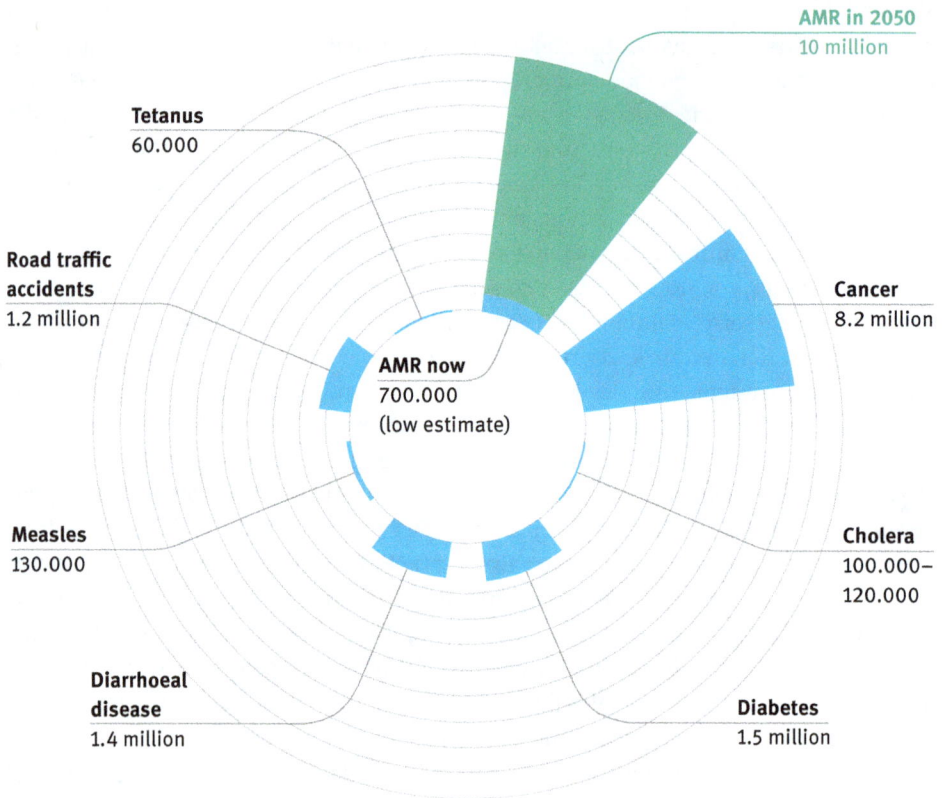

Abb. 11.2: Todesfälle durch verschiedene Krankheiten, Krankheitsgruppen und Risiken, darunter Antimikrobielle Resistenzen (AMR) im Jahr 2050 (Schätzung, AMR-Review, Wellcome Trust, 2016). Quelle: https://amr-review.org

Das *Global Outbreak Alert and Response Network* (GOARN) der WHO verzeichnet alle Infektionsgeschehen und muss täglich einschätzen, wie gefährlich ein neuer Ausbruch für die betroffene Region und für die globale Gesundheit werden kann, und entscheiden, welche Gegenmaßnahmen eingeleitet werden. Die Bedrohung durch *newly and re-emerging infectious diseases* ist also permanent und real [7].

Veränderungen in Tierpopulationen führen zu Veränderungen der Bedrohungslage durch Infektionserreger. Die Ausbreitung des Bergbaus in den Regionen im Kongo, in denen die Fruchtfledermaus heimisch ist, führte zu einem Ausweichen dieser Tierpopulation bis in neue Habitate in Westafrika. Dort konnte eine Übertragung des Ebolavirus' von einer infizierten Fruchtfledermaus auf den Menschen in der Grenzregion zwischen Guinea, Liberia und Sierra Leone stattfinden. Der dann folgende Ebolaausbruch in den Jahren 2015/16 wurde zunächst von der WHO und der Staatengemeinschaft falsch eingeschätzt [5]. Erst später hat die WHO mit einer „Ebola Roadmap" eine Strategie zur Ebola-Bekämpfung entwickelt.

Coronapandemie 2020 und Covid-19

In China verbreitete sich Ende 2019 ein neuartiges Coronavirus, das dem SARS-Virus von 2002 ähnelt, aber eine andere Ausbreitungsdynamik und Pathogenese besitzt. Von China aus verbreitete sich das Virus zu Beginn des Jahres 2020 v. a. in Europa und von dort ausgehend in alle Erdteile, sodass die WHO das neue Coronavirus SARS-CoV-2 zum globalen Gesundheitsnotfall und zur Pandemie erklärte (s. o.). Nur ca. 20 % der Infizierten zeigen Symptome und erkranken an einer Lungeninfektion, *corona-virus infectious disease* 2019, Covid-19, doch kann diese Erkrankung schwerwiegend verlaufen und in Beatmungspflichtigkeit und Tod münden. Ein schwerer Verlauf ist häufig verknüpft mit einer überschießenden Immunreaktion. Auch können Störungen im Gerinnungssystem zu einem Multiorganversagen führen. Risikopatienten sind ältere Menschen und solche mit Vorerkrankungen, wie z. B. Diabetes, Fettleibigkeit, Bluthochdruck oder Herzerkrankungen. Länder, die rigorose Maßnahmen zur Hemmung der Virusausbreitung einleiteten (Ausgangssperre, Kontaktsperre, soziale Distanzierung, Mund-Nasen-Schutz-Tragepflicht), waren bald erfolgreich in der Eindämmung und verzeichneten rückläufige Zahlen, sodass nach und nach Lockerungen dieses sogenannten „Lockdown" eingeleitet werden konnten. Länder, die zu Beginn der Virusausbreitung besonders stark betroffen waren wie z. B. Italien und Spanien, benötigten längere Zeit und entschiedenere Kontaktsperremaßnahmen, um einen Rückgang der Neuinfiziertenzahlen zu erreichen. Wieder andere Länder, deren Eindämmungsmaßnahmen verzögert oder unzureichend eingeleitet wurden, kämpfen zum Zeitpunkt der Drucklegung dieses Lehrbuches noch gegen die Virusausbreitung und melden steigende Covid-19-Erkrankungs- und Todeszahlen (z. B. USA, Brasilien, Schweden). In den ärmeren Weltregionen breitet sich das Virus zunehmend aus. Insgesamt ist die epidemiologische Lage in Ostasien stabil bei anhaltenden Kontaktsperremaßnahmen, ebenso in Europa sowie in Australien und Neuseeland. In Amerika, dem Nahen Osten sowie in Subsahara-Afrika ist das Virus weiter in schneller Ausbreitung begriffen. In den USA zeigen die Morbiditäts- und Mortalitätszahlen von Covid-19, dass überproportional viele Afroamerikaner betroffen sind. Das wiederum zeigt die gesundheitliche Ungleichheit im Land: Afroamerikaner haben häufiger Vorerkrankungen, weil sie weniger Zugang zu Gesundheitsleistungen haben, sind häufiger dem Virus ausgesetzt, weil sie eher auf den öffentlichen Personennahverkehr und das weitere Ausüben ihrer Berufe vor Ort angewiesen sind. Und sie sind überdurchschnittlich häufig von den wirtschaftlichen und sozialen Folgen der Corona-Pandemie betroffen. Das Unvermögen, die Virusausbreitung in einer frühen Phase wirksam zu bekämpfen, lag in den USA am Missmanagement der föderalen Regierung, aber auch an Defiziten im US-amerikanischen Gesundheitssystem.

Bis Juni 2020 können folgende Lehren aus dem bisherigen Verlauf der Corona-Pandemie gezogen werden:

- Abstandsregeln, Schutzmasken und durchdachte Hygienekonzepte helfen, die epidemiologische Lage zu stabilisieren.
- Eine frühzeitige Absage von Großveranstaltungen und die Einführung weitgehender Kontaktsperremaßnahmen sind sinnvoll, um die Virusverbreitung zu hemmen.
- Transparente und zeitgerechte Krisenkommunikation trägt dazu bei, eine breite Akzeptanz der Eindämmungsmaßnahmen in der Bevölkerung zu erreichen.
- Eine Bevorratung von medizinischer Schutzausrüstung, u. a. Schutzmasken, sowie nationale oder EU-weit koordinierte Kapazitäten, eine Eigenproduktion zu beginnen, helfen, Engpässe in der Anfangsphase einer Pandemie zu vermeiden.
- Die Prävention und frühzeitige Bekämpfung von Ausbrüchen sind deutlich kosteneffektiver als eine unzureichende Vorbereitung und eine verzögerte Reaktion. Dieses gilt im Übrigen für die allermeisten Erkrankungen.

Auch das zunehmende Auftreten resistenter oder multiresistenter Erreger (s. o.) stellt die Weltgemeinschaft vor neue, bisher ungeahnte Probleme. Die Ursachen für die zunehmende Verbreitung von Resistenzen sind bekannt [4]. Zu ihnen zählen

- eine stetige Zunahme des Antibiotikaverbrauches – sowohl in humanen als auch im veterinären Bereich;
- ein laxer Umgang mit Antibiotika bei der Verschreibung und bei der Anwendung – verschreibende Ärzte setzen Antibiotika sinnlos, inadäquat oder nicht zielgerichtet ein, und Patienten nehmen die Antibiotika oft nicht konsequent genug ein;
- gepanschte oder gefälschte Antibiotika, die keine ausreichenden Wirkstoffkonzentrationen beinhalten;
- unzureichende Gesundheitssysteme, sodass Verschreibungsvorschriften nicht eingehalten und mikrobiologische Diagnostik, Infektionskontrolle, Hygienemaßnahmen und konsequente Surveillance nicht in adäquater Form durchgeführt werden.

In den Jahrzehnten nach dem Ende des Zweiten Weltkrieges wurden die Infektionskrankheiten in der Gesundheitsvor- und -fürsorge eher vernachlässigt, da man annahm, mit Einführung der Antibiotika wären sie besiegt. Erst mit dem massenhaften Auftreten (multi-)resistenter Erreger hat die Bekämpfung von Infektionskrankheiten allgemein und der drei großen Erkrankungen HIV/AIDS, Malaria und Tuberkulose im Besonderen wieder an Bedeutung gewonnen.

Zusammenfassend und unter Verweis auf die entsprechenden Kapitel in diesem Buch können folgende Faktoren identifiziert werden, die dem Auftreten von Infektionskrankheiten allgemein Vorschub leisten:

1. Armut und soziale Ungerechtigkeit (= schlechte Hygiene von Wasser, Nahrung und Wohnbedingungen, z. B. in Afrika südlich der Sahara);
2. militärische Konflikte, Naturkatastrophen, Hunger (= geschwächte Abwehr, zusammengebrochene Gesundheitsversorgung; z. B. Kriege im Jemen und in Syrien, Erdbeben in Haiti);
3. schwache oder inadäquate Gesundheitssysteme (= unzureichende Prävention, Diagnostik, Therapie, unzureichende Kontrolle der Resistenzentstehung, z. B. einige Länder Osteuropas, Zentralasien);
4. fehlender politischer Wille (= unzureichende Infektionsbekämpfung, inadäquates Gesundheitssystem, s. Faktor 3; z. B. USA, einige Länder Afrikas);
5. ökonomische Entwicklung, Landverbrauch, demographische Entwicklung (= Veränderung von Ökosystemen, Veränderung in Population und geographischer Ausbreitung von Tieren bei Zoonosen oder von Vektoren; z. B. Ebolaausbruch in Westafrika);
6. Klimawandel (= neue Lebensräume für Vektoren; z. B. zunehmende Verbreitung von Anopheles-Mücke [Malaria], Asiatischer Tigermücke [Zika-Virus] in Südeuropa);

7. Globalisierung in Handel und Verkehr (= schnelle und unkontrollierbare Verbreitung von Erregern über Infizierte/Erkrankte; z. B. Influenza-Pandemie 2009, Ebola-Fälle außerhalb Westafrikas, SARS, MERS-Epidemie in Ostasien);

8. Genetische Veränderung der Erreger (= Veränderung ihrer Pathogenität und der Resistenz gegen Antibiotika, des Krankheitsverlaufes, Ermöglichung einer Übertragung auf den Menschen; z. B. Entstehung der HIV-Pandemie in den 1980er Jahren, Vogelgrippe-Ausbrüche in Indonesien, multiresistente Tuberkulose weltweit);

9. Veränderung der Empfänglichkeit für Infektionen beim Menschen (= Schwächung des Immunsystems und/oder der Resilienz eines Gesundheitswesens; z. B. opportunistische Infektionen wie Tuberkulose bei Immunschwäche infolge HIV-Infektion, Schwächung der Gesundheitssysteme infolge Faktoren 2 bis 4, s. o.).

Betrachtet man die durch neue oder wieder auftretende Infektionskrankheiten verursachten gesellschaftlichen Kosten, so unterteilt man diese in direkte und indirekte. In den meisten Fällen sind die indirekten Kosten sehr viel höher, also die Auswirkungen auf die Ökonomie eines betroffenen Staates [8,9]. Die direkten Kosten, also die Auswirkungen der Infektionskrankheit auf die Gesundheit einer Population, lassen sich am besten in Form von verlorenen gesunden Lebensjahren (DALYs, vgl. Kap. 1 und s. o.) messen. Die so gemessene Krankheitslast gibt also die tatsächlich verursachten gesellschaftlichen Kosten einer Infektionskrankheit wieder und nicht die gefühlten oder geschätzten. Das wird besonders deutlich bei Ausbrüchen in reicheren Ländern. Rinderwahnsinn oder die SARS-Epidemie von 2002 verursachten nur eine geringe Mortalität und Morbidität, die indirekten Kosten zur Eindämmung ihrer Ausbreitung waren allerdings sehr hoch. Das Prinzip „low probability – high impact", also geringe Wahrscheinlichkeit des Auftretens, aber hohe Kosten bei Eintritt dieses Ereignisses, gilt besonders für einige neue Infektionskrankheiten, da hier oft noch keine geeigneten Werkzeuge und Strategien für ihre Bekämpfung existieren. Die verursachten indirekten Kosten korrelieren also weniger mit den direkten (gemessen an der Krankheitslast) als vielmehr vor der (berechtigten oder unberechtigten) Sorge oder Furcht vor der jeweiligen Infektionskrankheit.

Diese Korrelation gilt auch für die mediale Aufmerksamkeit. Aus mikrobiologischer Sicht könnte sogar festgestellt werden, dass die mediale Aufmerksamkeit geradezu indirekt proportional zur Krankheitslast ist: Während der Rinderwahnsinn seinerzeit journalistisch intensiv begleitet wurde, aber dabei so gut wie keine direkten Kosten verursachte, wird den chronischen Katastrophen, die durch HIV/AIDS, Tuberkulose, Malaria oder Durchfallerreger verursacht werden, kaum journalistisches Interesse entgegengebracht.

Je früher neu auftretende Infektionskrankheiten erkannt werden, desto eher können wirksame Gegenmaßnahmen eingeleitet und desto geringer die direkten und indirekten Kosten gehalten werden. Deshalb ist jeder WHO-Mitgliedsstaat angehalten, ein qualitätsgesichertes Surveillance-System vorzuhalten und mögliche Ereignisse dem GOARN (s. o.) zu melden. Dies setzt ein funktionierendes Gesundheitswesen voraus, das über Surveillance und Monitoring hinaus auch wirksame Eindämmungsmaßnahmen einleiten kann. Das wird besonders am Beispiel des Ebola-Ausbruches in Westafrika 2014/2015 deutlich: Nigeria war in der Anfangsphase von vereinzelten Ausbrüchen von Ebola genauso betroffen wie Sierra Leone und Liberia, konnte diese jedoch sofort isolieren und die Infektionsherde wirksam löschen, während Guinea, Sierra Leone und Liberia nur sehr vereinzelte Kapazitäten für eine Eindämmung hatten. Diese Kapazitäten und die systemischen Voraussetzungen für eine wirksame Infektionskontrolle von „alten" und „neuen" Infektionskrankheiten sind in den Internationalen Gesundheitsvorschriften der WHO niedergelegt (*International Health Regulations*, IHRInternationale Gesundheitsvorschriften (International Health Regulations, IHR), s. S. 432). Zusammen mit den rechtlich verbindlichen IHR soll das Universal Health Coverage Programm der WHO sicherstellen, dass jeder Mitgliedstaat der WHO über eine ausreichende Resilienz des eigenen Gesundheitswesens gegen neue und alte Infektionskrankheiten verfügt.

Die zunehmende Globalisierung in Handel, Verkehr und Politik hat aufgrund der oben geschilderten neun Faktoren dazu geführt, dass Infektionskrankheiten schneller und mehr Schäden verursachen können als früher und dass das Zeitfenster für wirksame Gegenmaßnahmen immer kleiner wird. Das gilt auch für das Auftreten (neuer) Resistenzen, sodass die Frage gestellt werden muss, ob neben der Forschung und Entwicklung neuer Antibiotika und wirksamer Public Health-Maßnahmen auch neue generelle Konzepte für die Infektionskontrolle entwickelt werden müssen. Gerade in Zeiten wirtschaftlicher Krisen nimmt die Bereitschaft der meisten Länder, in die Resilienz ihrer Gesundheitssysteme zu investieren, ab. Deshalb sollten zur Bekämpfung und Lösung dieser globalen Probleme die supranationalen Institutionen (WHO etc., s. Kap. 14) weiter gestärkt werden.

11.5 Beispiele global relevanter Infektionskrankheiten

Am Beispiel der drei großen Infektionskrankheiten HIV/AIDS, Malaria und Tuberkulose soll der Impact von Infektionskrankheiten im komplexen Gefüge der globalen Gesundheit im Folgenden verdeutlicht werden.

11.5.1 HIV/AIDS

Das Humane Immundefizienz-Virus (HIV) hat seit seinem Auftreten in den 1980er Jahren eine enorme Krankheitslast verursacht und die menschliche Gesundheit so stark beeinflusst wie kaum ein Erreger vor ihm. Zwar lässt sich mittlerweile bei HIV-

Infizierten die Viruslast mit einer Kombination aus Medikamenten stark vermindern, jedoch existiert weiterhin keine kurative Behandlung.

HIV kann übertragen werden durch:

- ungeschützten Geschlechtsverkehr,
- die Mutter auf das Kind (beim Ungeborenen über die Blut-Plazenta-Schranke, unter der Geburt oder über die Muttermilch),
- Blut und Blutprodukte (durch Transfusionen, gemeinsames Benutzen von Nadeln bei Drogenabhängigen oder Nadelstichverletzungen),
- Transplantation von HIV-infiziertem Gewebe.

Die Übertragung kann durch das Vorliegen einer sexuell übertragbaren Erkrankung erleichtert werden. Frauen haben ein höheres biologisches und soziales Risiko, sich mit HIV zu infizieren, als Männer. Die Wahrscheinlichkeit, bei einer (HIV-haltigen) Bluttransfusion mit HIV infiziert zu werden, liegt bei 90 %, bei einer Nadelstichverletzung bei < 1 %.

HIV befällt die T-Lymphozyten des Wirtsimmunsystems und vermehrt sich dort. Dadurch nimmt im Verlaufe vieler Reproduktionszyklen die Zahl besonders der T-Helferzellen ab, sodass das Immunsystem nicht mehr adäquat auf Infektionen reagieren kann. Das Immunsystem ist dann so geschwächt, dass sich sogenannte opportunistische Infektionserreger im Körper festsetzen und ausbreiten können. Dazu zählen u. a. die Tuberkuloseerreger (s. u.), aber auch verwandte Mykobakterien, die normalerweise nicht humanpathogen sind, oder eine durch Kryptokokken verursachte Meningitis. Auch bestimmte Krebsarten können sich bei Immunschwäche leichter ausbreiten, z. B. das Kaposi-Sarkom. In diesem Stadium bezeichnet man den Krankheitskomplex als erworbenes Immundefizienzsyndrom (*Acquired Immune Deficiency Syndrome*, AIDS), das unbehandelt zum Tode führt.

HIV/AIDS wurde in den verschiedenen Weltregionen auf verschiedene Art und Weise zum Problem: In den Ländern südlich der Sahara hat sich HIV zumeist auf (hetero-)sexuellem Wege ausgebreitet, gefördert durch Promiskuität. In den Industrieländern und in Brasilien erfolgte die Ausbreitung zunächst unter homosexuellen Männern, in Russland zunächst unter i. v.-Drogenabhängigen, die sich ihre Nadeln/Spritzen geteilt hatten. Danach erfolgte jeweils die Verbreitung über ungeschützten Geschlechtsverkehr in andere Bevölkerungsgruppen.

Die WHO unterscheidet bei der Ausbreitung zwischen einer begrenzten Epidemie (< 1 % der Gesamtbevölkerung), die sich auf die o. g. Bevölkerungsgruppen (*most at risk populations*, MARP) beschränkt, und einer generalisierten Epidemie (> 5 % der Bevölkerung), die im Prinzip alle Bevölkerungsgruppen erreicht hat. Dazwischen wird ein „point of no return" angenommen, ab dem eine Kontrolle der Ausbreitung durch Public Health-Maßnahmen nicht mehr möglich erscheint. Während in Kambodscha die HIV-Epidemie konstant begrenzt ist, hat sie sich in Ländern südlich der Sahara generalisiert ausgebreitet, z. B. in Südafrika oder Simbabwe, wo von einer Durchseuchung von ca. 20 % ausgegangen wird. In Russland und der Ukraine wird die HIV-Durchseuchung derzeit auf 1 bis 4 % geschätzt. Da in Russland kaum Gegenmaßnahmen ergriffen werden, nimmt die WHO an, dass dort der *point of no return* bereits überschritten wurde.

UNAIDS hat 2018 folgende Daten zur globalen Ausbreitung von HIV veröffentlicht ([10] und WHO):

– Menschen, die mit HIV/AIDS leben: 36,9 Millionen
– Neuinfektionen 2017: 1,8 Millionen
– Todesfälle durch AIDS 2017: 940.000
– Zahl der HIV-Positiven, die zurzeit eine antiretrovirale Kombinationstherapie erhalten: 59 % der Erwachsenen, 51 % der Kinder

Das vom *Global Fund to Fight AIDS, Tuberculosis and Malaria* (GFATM) und der WHO unterstützte Bekämpfungsprogramm strebt eine stringente Diagnostik und Therapie an: In jedem Land sollen mindestens 90 % aller tatsächlichen HIV-Positiven auch diagnostiziert werden. Von diesen sollen mindestens 90 % eine antiretrovirale Therapie erhalten (diese soll kostenlos zur Verfügung gestellt werden). Und unter den (lebenslang) Therapierten soll bei mindestens 90 % die Viruslast unter die Nachweisgrenze fallen (90-90-90-Regel).

Bei einer Durchseuchung von 20 bis 25 % erreicht diese ein Maximum und nimmt dann langsam wieder ab, da viele HIV-Infizierte wegen ihrer Krankheit und ohne Behandlung nicht das reproduktive Alter erreichen. Global gesehen hat die HIV-Neuerkrankungsrate 1999 einen Gipfel erreicht. Die Bekämpfungsprogramme zeigen mittlerweile in einigen Ländern Wirkung, während andere Länder, v. a. in Osteuropa, immer noch Jahr für Jahr hohe Inzidenzen aufweisen.

Dabei betrifft HIV/AIDS fast alle Bereiche des familiären und gesellschaftlichen Lebens: Ökonomie, Arbeitsumfeld, Regierung und Verwaltung, Streitkräfte, landwirtschaftliche Produktion, Bildungswesen, öffentlicher Dienst etc. Im Verlauf ihrer HIV-Infektion und besonders im Falle des Ausbruches des AIDS-Vollbildes benötigen HIV-Positive Pflege und medizinische Versorgung und belasten so die ohnehin oft schwachen Gesundheitssysteme in den Hochprävalenzländern. Es entstehen direkte und indirekte Krankheitskosten durch Fehlzeiten und eingeschränkte Leistungsfähigkeit. Ein weiteres Problem in vielen armen Ländern ist die zunehmende Zahl von AIDS-Waisen, die selbst durch Verarmung und Verwahrlosung Gefahr laufen, sich mit HIV zu infizieren. Die Stigmatisierung und Diskriminierung HIV-Positiver tragen ebenfalls dazu bei, die HIV/AIDS-Kontrolle weiter zu erschweren. In vielen Ländern sind Vorurteile und Fehlinformationen ihre Grundlage. Und durch sie wird die Diagnostik behindert, viele HIV-Positive erhalten durch sie keine adäquate Therapie. In vielen Hochprävalenzländern ist HIV/AIDS so prominent, dass andere Gesundheitsprobleme in den Hintergrund gedrängt und infolgedessen vernachlässigt werden. Da in vielen von HIV betroffenen armen Ländern die Familien durch ihr Erspartes für die Behandlung HIV-positiver Familienangehöriger aufkommen müssen, hat HIV/AIDS auch einen indirekten negativen Einfluss auf das ökonomische Wachstum des ganzen Landes [11].

Bis heute gibt es keinen wirksamen Impfstoff gegen HIV. Das liegt v. a. an der Wandlungsfähigkeit seiner Oberflächenstrukturen, die einerseits das betroffene Immunsystem mittelfristig erschöpfen und andererseits keine Zielstrukturen erkennen lassen, gegen die ein Impfstoff entwickelt werden könnte. Die konsequente Anwendung der antiretroviralen Therapie zeigt immerhin Wirkung. Darüber hinaus konnte gezeigt werden, dass stringente Präventionsprogramme durchaus Erfolg haben können. Um erfolgreich zu sein, wurden folgende notwendige Faktoren identifiziert:
- breite und kontinuierliche Unterstützung durch politische Entscheidungsträger;
- Ausführung durch staatliche und zivilgesellschaftliche Institutionen (auch durch Meinungsbilder in Religion und Gesellschaft);
- offene und transparente Diskussion über HIV/AIDS in der Gesellschaft;
- Veränderung sozialer Normen durch die Programme;
- Bekämpfung von Stigmatisierung und Diskriminierung durch die Programme.

Die Präventionsprogramme können sich auf *safer sex* (Verwendung von Kondomen etc.) oder auf die Vermeidung der Benutzung gebrauchter Nadeln bei Drogenabhängigen beziehen, auf die Reduktion der Viruslast bei Schwangeren abzielen, die Diagnostik verbessern (sowohl in niedrigschwelligen Angeboten als auch durch eine Erhöhung der Nachfrage infolge Aufklärung) oder Blut- und Blutprodukte sicherer machen. Studien zu diesen Programmen haben ergeben, dass eine engmaschige Surveillance sowie regelmäßige Erfolgskontrollen hilfreich sind. Außerdem sollte einem Präventionsprogramm eine ausführliche Analyse der jeweiligen HIV-Epidemie vorausgehen (inkl. Risikoverhalten, betroffene Bevölkerungsgruppen, Interventionsmöglichkeiten, Stigmatisierung etc.). Erst die Kombination der auf die jeweilige Art der HIV-Epidemie (s. o.) zugeschnittenen Präventionsprogramme mit der konsequenten antiretroviralen Therapie HIV-Infizierter und weiterer Maßnahmen zur Verringerung der Übertragungsrisiken (z. B. Förderung der Beschneidung bei Männern) führt zur erfolgreichen Eindämmung von HIV [12].

11.5.2 Tuberkulose

Nach der Einführung von Antituberkulotika in den 50er und 60er Jahren des 20. Jahrhunderts erklärte der US-amerikanische Surgeon General, dass nun eine komplette Eradizierung der Tuberkulose in Sicht sei. 1993 jedoch erklärte die WHO die Tuberkulose zum globalen Gesundheitsnotfall. Tatsächlich gehört die Tuberkulose zusammen mit HIV/AIDS und Malaria zu den drei wichtigsten, durch Infektionen verursachten Todesursachen, und der Erreger der Tuberkulose, das *Mycobacterium tuberculosis,* ist das Bakterium mit den höchsten Opferzahlen weltweit (zurzeit 1,6 Millionen Tote). Zwei große Konstellationen haben verhindert, dass die Tuberkulose in den letzten Jahrzehnten wirksam eingedämmt wurde: Zum einen gibt es gut wirksame und preisgünstige Antituberkulotika (Medikamente der ersten Wahl), doch eine unzureichende oder falsche Behandlung von Tuberkulosepatienten gerade in Osteuropa und Zentralasien nach dem Fall der Sowjetunion 1991 hat dazu beigetragen, dass sich Resistenzen gebildet haben. Multiresistente Erreger (*multidrug-resistant pathogens*, MDR), also Erreger, die gegen mehr als ein Tuberkulosemedikament Resistenzen entwickelt haben, machen einen stetig steigenden Anteil der klinischen Isolate in den Nachfolgestaaten der ehemaligen Sowjetunion aus. Zum anderen hat die Ausbreitung von HIV/AIDS südlich der Sahara dazu beigetragen, dass sich die Tuberkulose als opportunistische Infektion insbesondere bei den immungeschwächten HIV-positiven Patienten ausbreiten konnte. In den letzten Jahren haben sich zudem die Problemstellungen in den zwei Weltregionen südliches Afrika und Osteuropa/Zentralasien in die jeweils andere Weltregion ausgebreitet: Russland, die Ukraine und einige andere osteuropäische Staaten erleben gerade eine steigende Durchseuchung mit HIV, und das bei sehr vielen TB-Patienten mit oft multiresistenter TB. Und etwa 2007 wurden erstmals sehr multiresistente TB-Erreger (*extensively multidrug resistant TB*, XDR-TB) nach Südafrika eingeschleppt, wo sie sich leicht unter den vielen HIV-Positiven ausbreiten konnten. Mittlerweile haben MDR-/XDR-TB-Erreger viele weitere afrikanische Länder erreicht, und in Südafrika wurden mittlerweile TDR-TB-Erreger beschrieben („totally drug resistant"), gegen die so gut wie keine Medikamente mehr helfen [13].

M. tuberculosis wird durch Tröpfcheninfektion von Mensch zu Mensch übertragen. In Hochprävalenzländern sind größere Menschenansammlungen, öffentliche Verkehrsmittel und beengte Wohnverhältnisse häufige Übertragungsorte. Hierzu zählen insbesondere auch Gefängnisse in Entwicklungs- oder Schwellenländern, wo das Risiko an einer Tuberkulose zu erkranken bis zu 50-mal höher ist als außerhalb. Auch die TB-Mortalität ist hier bis zu 35-mal höher.

In seltenen Fällen kann *M. tuberculosis* auch durch infizierte Milch oder andere Nahrungsmittel übertragen werden (Zoonose), jedoch sind solche Fälle durch das Pasteurisieren von Milch und die flächendeckende Überprüfung von Rindern sehr selten geworden. Ein unbehandelter TB-Patient steckt pro Jahr durchschnittlich 10 bis 15 weitere Personen an. Dabei entspricht eine Infektion mit dem Erreger nicht automatisch einer Erkrankung. Vielmehr kann sich der Erreger in den meisten Fällen in den Lungen Infizierter einrichten, und das Immunsystem des Wirts ist nicht in der Lage, ihn von dort zu eliminieren. Diese friedliche Koexistenz mündet in eine latente Infektion ohne Krankheitswert. Durch Schwächung der zellulären Immunantwort (z. B. durch Unterernährung, HIV-Infektion, Alter oder immunsuppressive Medikamente) kann der schlafende Erreger jedoch reaktiviert werden und eine TB-Erkrankung bewirken. Die WHO geht davon aus, dass weltweit über 2 Milliarden Menschen

M. tuberculosis bereits in ihren Lungen tragen. Die Zahlen aus dem Welttuberkulosebericht geben durchaus Anlass zur Sorge (Global Tuberculosis Report 2018, [14]):
Menschen mit Tuberkulose 2017:
- Neuinfektionen 2017: 10 Millionen (5,8 Mill. Männer; 3,2 Mill. Frauen; 1 Mill. Kinder)
- Todesfälle durch TB 2017: 1,6 Millionen
- MDR-TB-Fälle: 558.000
- XDR-TB-Fälle: 560.000 (davon 24 % in Indien, 13 % in China und 10 % in Russland)
- Zahl der TB-Patienten, die zurzeit eine Therapie erhalten: von 10 Mill. Neuinfektionen wurden 6,4 Mill. behandelt, 3,6 Mill. nicht; bei MDR-TB-Fällen erhielt nur jeder vierte Patient eine Therapie

Das Risiko einer Infektion und einer Erkrankung an Tuberkulose ist weltweit sehr ungleich verteilt. Bewohner ärmerer Länder und ärmere Menschen überall haben ein sehr viel höheres Risiko als wohlhabende Menschen. Zudem sind besonders vulnerable Gruppen in einer Population wie Obdachlose, Arbeitslose, Alkoholiker oder Drogenabhängige überproportional häufig betroffen. Äußere Umstände können eine Verbreitung der TB in Populationen begünstigen. Dazu zählen ein schwaches oder geschwächtes Gesundheitssystem (wie z. B. in den Nachfolgestaaten der ehemaligen Sowjetunion), wirtschaftliche Krisensituationen, politische Instabilität oder finanzielle Notlagen. Das Vorliegen einer hohen HIV-Prävalenz und das Vorliegen von Resistenzen begünstigen eine schnelle Ausbreitung der Tuberkulose, da diese sowohl die Therapie als auch die Eindämmung dieser deutlich erschweren.

M. tuberculosis ohne Resistenzen lässt sich gut mit einer Kombinationstherapie aus vier Standardmedikamenten behandeln. Bei MDR-TB müssen darüber hinaus schlechter wirksame Nicht-Standardmedikamente verwendet werden, die darüber hinaus wesentlich teurer sind. Insgesamt sinken in diesen Fällen die Heilungschancen deutlich. Stellen sich Patienten nach abgeschlossener Therapie erneut mit einer (MDR-)TB vor, beträgt diese nur noch 50 %.

Der Global Fund (GFATM) unterstützt die Hochprävalenzländer daher mit Programmen zur Stärkung der TB-Diagnostik und der stringenten Kombinationstherapie bei sensiblen und resistenten Erregern. Die Diagnostik ist sehr komplex und als Goldstandard werden immer noch Mikroskopie und kulturelle Anzucht verwendet, so dass es oft einige Wochen dauert, bis eine sichere Diagnose gestellt werden kann. Die *Foundation for Innovative New Diagnostics* (FIND) hat sich deshalb zum Ziel gesetzt, durch Forschungsprojekte im Rahmen von sogenannten *public-private partnerships* verbesserte Verfahren auf den Markt zu bringen, die u. a. die Zeit bis zur sicheren Diagnose deutlich verkürzen. Dadurch konnten u. a. bereits einige molekularbiologische Verfahren erfolgreich auch in Hochprävalenzländern eingeführt werden. Neben der diagnostischen Frage muss zwingend auch eine Empfindlichkeitstestung (*drug sensitivity testing*, DST) durchgeführt werden, um die für den jeweiligen Fall noch wirksamen und verfügbaren Antituberkulotika zu identifizieren. Diese aufwendigen Verfahren gestatten dann, durch die anstehende Therapie wenigstens sicher keine neuen Resistenzen zu erzeugen. Die WHO hat in den 90er Jahren ein Programm gestartet, um die Diagnostik und nachfolgende Therapie weltweit abzusichern und so der Resistenzentwicklung vorzubeugen: DOTS, *Directly Observed Therapy, Short course*. Mit DOTS sollen die TB-Patienten ihre täglichen Medikamentendosen stets vor den Augen des Arztes einnehmen, um zu verhindern, dass es Lücken in der Einnahme gibt (*non-compliance, non-adherence*), die Resistenzen begünstigen würden. Außerdem ist mit dem Programm eine Standardisierung und Qualitätssicherung der Diagnostik verknüpft, sodass immer nur in Kenntnis der DSTs eine Behandlung begonnen wird. Länder, die rechtzeitig DOTS eingeführt haben, wie z. B. Ghana, konnten ihre Resistenzraten dauerhaft niedrig halten. In den Ländern Osteuropas dagegen wurde dieses Programm zu spät eingeführt, so dass hier weiterhin hohe Resistenzraten zu beobachten sind.

Insgesamt nimmt die Zahl der Resistenzen pro klinischem Isolat und der Anteil resistenter Fälle unter allen Neuerkrankungen weltweit stetig zu. Deshalb ist die Entwicklung neuer Medikamente, am besten solcher mit neuem Wirkmechanismus, wichtig, um die Tuberkulose wirksam zu kontrollieren. So wurden 2014 zwar zwei neue Medikamente auf den Markt gebracht, allerdings wurden bereits in den Folgejahren neue Resistenzen gegen diese beobachtet [15], wodurch die Verwendung dieser wiederum nur eingeschränkt und nach einer Empfindlichkeitstestung erfolgen sollte. Diese nicht selten auftretende, relativ schnelle Einschränkung der Verwendbarkeit von neuen Medikamenten ist auch ein weiterer Grund für das geringe Interesse der Pharmafirmen Antibiotika gegen eine armutsassoziierte Infektionserkrankung wie die Tuberkulose zu entwickeln. Es müssen daher zusätzliche Anreize gesetzt und die Forschung intensiv gefördert werden, um neue Medikamente in diesem Bereich zu erhalten. Dazu hat sich u. a. die TB-Alliance gegründet, eine Initiative der Johns Hopkins University, die als Produktentwicklungspartnerschaft (*Product Development Partnership*, PDP) die Zusammenarbeit zwischen dem öffentlichen, privaten, akademischen und philanthropischen Sektor bei der Entwicklung neuer Medikamente und anderer Produkte für unterversorgte Märkte koordiniert.

Trotz aller Bemühungen wächst seit einigen Jahren die Zahl von TB-Patienten, die austherapiert sind und bei denen keine Medikamentenkombination mehr wirkt, wieder an. Die palliative Versorgung dieser Patienten wird daher von der WHO und den betroffenen Ländern intensiv diskutiert [16].

Vor diesem Hintergrund ist auch die Entwicklung eines wirksamen Impfstoffes dringend geboten. Einige vielversprechende Kandidaten befinden sich derzeit in der klinischen Testphase. Allerdings fehlt für eine stringente Testung ein messbares Korrelat des Schutzes, das gestattet, solche Testungen in einigermaßen überschaubaren Zeitrahmen durchzuführen. Auch müssen die Impfstoffe besser vor einer Infektion und Erkrankung schützen als eine natürliche, latente Infektion, denn Studien haben eindrücklich gezeigt, dass eine latente Infektion nicht vor einer exogenen Reinfektion mit nachfolgender Erkrankung schützen kann.

Die WHO bemüht sich mit einer Reihe von Programmen die weltweite Eindämmung der Tuberkulose zu koordinieren, insbesondere Maßnahmen zur Begrenzung der Ausbreitung von MDR-TB. Dazu gehört auch die Festlegung des Zieles der Eliminierung von TB als Public Health-Problem bis 2030 im SDG 3. Die oben geschilderten Probleme in der TB-Bekämpfung machen die großen und vielfältigen Herausforderungen zur Erreichung dieses Zieles deutlich. Es gibt allerdings auch positive Entwicklungen bei konsequenter Anwendung der von der WHO propagierten Public Health-Instrumente, zu denen insbesondere auch eine politische Unterstützung des jeweiligen überregionalen Programms, die konsequente Finanzierung der diagnostischen und präventiven Infrastruktur und eine umfassende Betreuung der TB-Patienten gehören.

11.5.3 Malaria

Die Malaria ist eine parasitäre Erkrankung, die durch Plasmodien hervorgerufen wird. *Plasmodium falciparum, P. vivax, P. ovale* und *P. malariae* sind unterschiedlich in den tropischen und subtropischen Regionen verteilt. Sie werden von der Anopheles-Mücke durch einen Stich bzw. eine Blutmahlzeit von infizierten auf noch nicht infizierte Menschen übertragen.
– Menschen mit Malaria 2018: 219 Millionen Fälle in 87 Ländern
– Todesfälle durch Malaria 2017: 435.000, davon 70 % bei Kindern < 5 Jahre

Malaria verursacht eine hohe Krankheitslast, besonders bei Kindern. 82 % der Malaria-Todesfälle bei Kindern treten im südlichen Afrika auf. Dort und in fünf asiatischen Ländern treten 98 % aller Malaria-Fälle auf. Ein besonderes Risiko besteht bei Schwangeren, indem Malaria auch den Fetus schädigen kann. Die Malariaerreger verbleiben auch nach einer überstandenen Infektion im Körper des Erkrankten (z. B. in der Leber oder Milz) und können auch noch Jahre nach der Erstinfektion zu Rückfällen (Rezidiven) führen.

Malaria wird durch den Stich einer infizierten Anopheles-Mücke übertragen, d. h. das Risiko einer Erkrankung hängt auch von deren Verbreitung, tageszeitlichen Aktivitäten und deren Durchseuchung mit Plasmodien ab. Die Verbreitung der Mücke wiederum hängt stark von den klimatischen Bedingungen ab. Zum Beispiel waren bis in die 1920er Jahre u. a. die Sümpfe rund um Rom malariaverseucht und die Krankheit in Italien noch endemisch. Seitdem sind durch die Trockenlegung von Sümpfen und andere Maßnahmen zur Hemmung der Ausbreitung der Anopheles-Mücken nur noch importierte Malariafälle aufgetreten. Durch den Klimawandel breitet sich die Anopheles-Mücke nun aber wieder kontinuierlich nach Norden aus.

Malaria kann in Hochprävalenzländern einzelne Personen in einem Haushalt bis zu fünfmal pro Jahr betreffen, was oftmals mit langen Krankheitszeiten verbunden ist, in denen nicht gearbeitet oder gelernt werden kann. Studien in Endemiegebieten zeigen, dass dies zu einem Verlust von ca. 2 % des jährlichen Haushaltseinkommens pro Krankheitsfall führen kann. Malaria hat so auch einen direkten Einfluss auf die gesamte Wirtschaftsleistung eines Landes, weil Arbeitskräfte ausfallen, ausländische Investitionen und den Tourismus in vielen afrikanischen Ländern.

In der Malaria-Bekämpfung, die auch durch die globale „Roll-back Malaria"-Initiative vorangetrieben wird, haben sich folgende Vorgehensweisen als essenziell herausgestellt:
– sofortige Behandlung nach eindeutiger Diagnosestellung,
– präventive medikamentöse Therapie bei Schwangeren,
– insektizidgetränkte Bettnetze für Menschen in Malariagebieten, besonders in der Nähe von Gewässern,
– Sprays und andere Insektenbekämpfungsmaßnahmen in den Häusern und Hütten.

Die unverzügliche Behandlung senkt das Risiko, dass eine Mücke durch die nächste Blutmahlzeit neu mit dem Erreger beladen wird. Die Medikamente gegen Plasmodien wirken therapeutisch und prophylaktisch, doch werden auch hier, wie bei der Tuberkulose, zunehmend Resistenzen beobachtet. Die globalen Malariagebiete werden je nach Resistenzentwicklung in Zonen eingeteilt, um eine Risikoabschätzung und die Gabe der richtigen Medikamente zu ermöglichen.

Die Verwendung von insektizidgetränkten Bettnetzen gegen Malaria gehört zu den effizientesten Instrumenten in der Infektionsbekämpfung überhaupt. Auch die Reduktion der globalen Malaria-Last ist im SDG 3 niedergelegt. Ein Malaria-Impfstoff würde zusätzlich zu den o. g. Maßnahmen die Erreichung dieses Zieles befördern. Einige Kandidaten wurden bereits getestet, es hat sich jedoch bislang keiner dieser Impfstoffe als ausreichend wirksam und nebenwirkungsarm erwiesen. Daher ist auch die Entwicklung neuer Anti-Malaria-Medikamente weiterhin von größter Bedeutung [17,18].

11.5.4 Durchfallerkrankungen

Durchfallerkrankungen, die „Krankheit der schmutzigen Hände", wird in ihrer Bedeutung angesichts der großen Aufmerksamkeit auf die Krankheitslast durch die drei oben beschriebenen Infektionskrankheiten, oft unterschätzt. Dabei führen Durchfallerkrankungen, vor allem bei Kindern in armen Ländern, zu einer besonders hohen Krankheitslast, die z. B. zu Mangelernährung und Entwicklungsverzögerungen führt. Zudem sterben jedes Jahr ca. 1,5 Millionen Kinder an den direkten oder indirekten Folgen einer Durchfallerkrankung.

Das Erregerspektrum von Durchfällen (Diarrhoe) ist sehr heterogen. Bakterien wie Salmonellen, Shigellen (blutige Diarrhoe) und *E. coli* sind dafür verantwortlich, aber auch Viren, wie das Rotavirus, und sogar einige Parasiten. Bei bakteriell bedingten Durchfällen können Antibiotika helfen (s. u.).

Schlechte wohnhygienische Bedingungen, kein Zugang zu sauberem Wasser, keine Entsorgungsstrukturen für Abwasser, keine ausreichenden Möglichkeiten für Hygiene im Allgemeinen, keine Kühlmöglichkeiten für Lebensmittel oder das enge Zusammenleben mit Nutztieren leisten der Ausbreitung von Durchfallerkrankungen Vorschub. Die hierdurch entstehende große Krankheitslast ließe sich durch vergleichsweise geringe Investitionen wirksam bekämpfen. In den letzten Jahrzehnten wurden diesbezüglich auch schon Fortschritte erzielt: So konnte die Mortalität der Durchfallerkrankungen durch verbesserte Ernährungsbedingungen für Kinder drastisch gesenkt werden. Auch die konsequente Rehydrierung betroffener Kinder als erste Maßnahmen trug wesentlich zur Senkung der Mortalität bei.

Zur Prävention der Durchfallerkrankungen werden folgende Strategien empfohlen:
- Ernährung von Säuglingen mit Muttermilch in den ersten sechs Monaten – Muttermilch enthält neben sämtlichen relevanten Nährstoffen auch Antikörper für den immunologischen Schutz des Neugeborenen;
- Zufütterung ab dem Alter von sechs Monaten mit sicherer Babynahrung;
- Impfung gegen Rotaviren, einen wichtigen Durchfallerreger besonders im Kleinkindalter;
- konsequente Durchimpfung mit Masernimpfstoff – fehlende Masernimpfungen sind mit einer erhöhten Erkrankungs- und Todesrate durch Durchfallerkrankungen korreliert;
- sicherer Zugang zu sauberem Wasser, gute Abwasserentsorgung (WASH, vgl. Kap. 17);
- konsequentes Händewaschen.

Bei der Behandlung von Durchfallerkrankungen wird von der WHO die konsequente Rehydrierung der Patienten durch die orale Gabe von Flüssigkeit empfohlen, denn die meisten Komplikationen und Todesfälle treten durch den hohen Flüssigkeitsverlust auf (*oral rehydration therapy*, ORT). Des Weiteren ist die Gabe von Zink sinnvoll, denn gerade in der Akutphase tritt ein Mangel an diesem Spurenelement auf. Die Gabe von Antibiotika ist vorwiegend bei blutigen Durchfällen sinnvoll, die u. a. durch Shigellen hervorgerufen werden [19].

11.5.5 Vernachlässigte Tropenkrankheiten

Unter den vernachlässigten Tropenkrankheiten (*Neglected Tropical Diseases*, NTDs) werden Infektionskrankheiten zusammengefasst, die zwar regional und vorwiegend

in armen Ländern eine hohe Krankheitslast verursachen, aber global nur unzureichend beachtet werden, sodass wenig in ihre Diagnostik, Therapie und Prävention investiert wird. Die Liste der WHO umfasst 20 verschiedene NTDs, darunter relativ seltene wie Dracunculiasis (Guineawurm-Krankheit) oder das Buruli-Ulkus. Das Deutsche Netzwerk für die vernachlässigte Tropenkrankheiten (DNTD), listet die fünf wichtigsten Infektionskrankheiten auf, die für 90 % aller NTDs verantwortlich sind:
– Lymphatische Filariose (Elephantiasis),
– Flussblindheit (Onchozerkose),
– Trachom (verursacht durch das Bakterium *Chlamydia trachomatis*),
– Bilharziose (Schistosomiasis)
– Befall mit Geohelminthen

Die meisten NTDs sind durch Würmer hervorgerufene, armutsassoziierte Erkrankungen, die hauptsächlich in den armen Ländern der tropischen und subtropischen Regionen auftreten. 1,4 Milliarden Menschen sind von NTDs betroffen, etwa 500.000 sterben jährlich an den direkten oder indirekten Folgen einer dieser Erkrankungen. Einige Wurmerkrankungen, wie die Flussblindheit oder die Bilharziose, werden über Erreger oder Vektoren im Flusswasser übertragen. Die Durchseuchung mit Würmern ist in diesen Regionen sehr hoch und häufig wird die Infektion durch andere Infektionen, die den geschwächten Organismus befallen können, verkompliziert. Chronisch wurminfizierte Kinder weisen oft körperliche und geistige Entwicklungsstörungen auf. NTD-Patienten werden oft stigmatisiert. Die Filarien, zum Beispiel, verursachen Verstopfungen der Lymphwege, sodass es zu Stauungen besonders in den Beinen kommt, was Vergrößerungen und Entstellungen derselben zur Folge hat (Elephantiasis).

Ganze Landstriche und damit auch landwirtschaftliche Nutzflächen werden durch die Erreger von NTDs unbenutzbar, sodass auch die wirtschaftlichen Schäden durch diese Erreger beträchtlich sind.

Zudem führen NTDs in den betroffenen Regionen zu einem signifikanten Rückgang der Produktivität, der durchaus vergleichbar mit den Effekten von HIV/AIDS, Malaria und Tuberkulose ist. Allein das Trachom, eine bakterielle Augeninfektion, wird für weltweite Produktivitätsausfälle in Höhe von ca. 3 Milliarden US$ verantwortlich gemacht.

Die NTDs werden im Vergleich zu anderen Erkrankungen wie HIV/AIDS, Tuberkulose oder Malaria zwar als vernachlässigt betrachtet, doch existieren auch hier stringente Programme der WHO und anderer internationaler Akteure und Organisationen zu ihrer Bekämpfung. So verfolgt die WHO seit den 1990er Jahren die Reduzierung der Krankheitslast durch Trachom mit Hilfe des Programms SAFE (*surgery, antibiotics, face-washing, environmental change*), also durch eine chirurgische Behandlung befallener Augen, die antibiotische Eradikation des Erregers im Wirt, konsequente Gesichtshygiene und durch Veränderungen in der Lebensumwelt in Gebieten mit hoher Prävalenz, um die Übertragungsrate zu senken. Damit konnte die Zahl der weltweit von Trachom bedrohten Menschen von 1,5 Milliarden (2002) auf 142 Millionen (2019) gesenkt werden. Zudem konnte durch die Behandlung mit Antibiotika das Fortschreiten der zur Sehbehinderung und Erblindung führenden Erkrankung in vielen Fällen verhindert werden, so dass nur noch 2,5 Millionen Menschen (2019) operiert werden mussten (im Vgl. zu 7,6 Millionen 2002) (https://www.aerzteblatt.de/nachrichten/104228/Zahl-der-vom-Trachom-bedrohten-Menschen-deutlich-zurueckgegangen).

Zur Behandlung der durch Filarien erzeugten Erkrankungen werden bakterizid wirksame Antibiotika eingesetzt, da die Würmer eine bakterielle Flora in ihrem Inneren zu ihrer Fortpflanzung im Wirt benötigen. Trotzdem gibt es immer noch zu wenig gegen Würmer wirksame Antibiotika, um konsequent in den Endemiegebieten behandeln und damit auch die Erregerlast in der Population wirksam senken zu können. Auch existieren keine Impfstoffe z. B. gegen Schistosomiasis oder andere endemische Erreger von NTDs, deswegen wurden in letzter Zeit größere Forschungsprojekte dazu aufgelegt, die u. a. von der *Bill & Melinda Gates Foundation* gefördert werden [20].

11.6 Fragen

- Erklären Sie den Unterschied zwischen infektiös und kontagiös!
- Ordnen Sie das Problem der antimikrobiellen Resistenzen (AMR) in seiner Bedeutung ein in die Herausforderungen für die globale Gesundheit im 21. Jahrhundert!
- Beschreiben Sie Funktion und Arbeitsweise des *Global Outbreak Alert and Response Network* GOARN!
- Nennen Sie Gründe für das Ausbilden von Resistenzen gegen Antibiotika!
- Welche Faktoren gibt es, die der Ausbreitung von Infektionskrankheiten Vorschub leisten? Gruppieren Sie diese nach international, national, gesellschaftlich/sozial, individuell, erregerseitig!
- Was versteht man unter der 90-90-90-Regel?
- Welche Funktion erfüllt die TB-Alliance?
- Nennen Sie Instrumente zur wirksamen Malaria-Bekämpfung!

Literatur

[1] Sustainable Development Goals, hier goal no. 3, https://sustainabledevelopment.un.org/sdg3
[2] Lekshmi N, Joseph I, Ramamurthy T, Thomas S. Changing facades of *Vibrio cholerae*: an enigma in the epidemiology of cholera. Indian J Med Res. 2018;147(2):133–148.
[3] Gogarten JF, Düx A, Schuenemann VJ, et al. Tools for opening new chapters in the book of *Treponema pallidum* evolutionary history. Clin Microbiol Infect. 2016;22(11):916–921.
[4] Anderson M, Clift C, Schulze K, et al. Averting the AMR crisis: What are the avenues for policy action for countries in Europe? Copenhagen: European Observatory on Health Systems and Policies; 2019.
[5] Jacobsen KH, Aguirre AA, Bailey CL, et al. Lessons from the Ebola outbreak: Action items for emerging infectious disease preparedness and response. Ecohealth. 2016 Mar;13(1):200–12.
[6] Jones KE, et al. Global trends in emerging infectious diseases. Nature. 2008;451:990–3.
[7] GOARN; https://www.who.int/ihr/alert_and_response/outbreak-network/en/
[8] Neumann PJ, Thorat T, Zhong Y, et al. A systematic review of cost-effectiveness studies reporting cost-per-DALY averted. PLoS One. 2016;11(12):e0168512.
[9] Shaw APM, Rushton J, Roth F, Torgerson PR. DALYs, dollars and dogs: how best to analyse the economics of controlling zoonoses. Rev Sci Tech. 2017;36(1):147–161.
[10] UNAIDS Report 2018; www.unaids.org/en/resources/documents/2018/unaids-data-2018
[11] Bekker LG, et al. Advancing global health and strengthening the HIV reposne in the era of the sustainable development goals: the international AIDS society – Lancet Commission. Lancet. 2018;392(10144):312–358.
[12] Holmes CB, Hallett TB, Walensky RP, et al. Effectiveness and cost-effectiveness of treatment as prevention of HIV. In: Holmes KK, Bertozzi S, Bloom BR, Jha P, editors. Major Infectious Diseases. 3 rd edition. Washington (DC): The International Bank for Reconstruction and Development / The World Bank; 2017 Nov 3. Chapter 5.
[13] Reid MJA, et al. Building a tuberculosis-free world: The Lancet Commission on tuberculosis. Lancet. 2019;393(10178):1331–1384.
[14] WHO Global Tuberculosis Report 2018, www.who.int/tb/publications/global_report/en/
[15] Collaborative Group for the Meta-Analysis of Individual Patient Data in MDR-TB treatment–2017 et al. Treatment correlates of successful outcomes in pulmonary multidrug-resistant tuberculosis: an individual patient data meta-analysis. Lancet. 2018;392(10150):821–834.
[16] Connor S, Foley K, Harding R, Jaramillo E. Declaration on palliative care and MDR/XDR-TB. Int J Tuberc Lung Dis. 2012;16(6):712–3.
[17] Apinjoh TO, Ouattara A, Titanji VPK, Djimde A, Amambua-Ngwa A. Genetic diversity and drug resistance surveillance of *Plasmodium falciparum* for malaria elimination: is there an ideal tool for resource-limited sub-Saharan Africa? Malar J. 2019;18(1):217.
[18] Benelli G, Beier JC. Current vector control challenges in the fight against malaria. Acta Trop. 2017;174:91–96.
[19] Estimate of the global, regional and national morbidity, mortality and etiologies of diarrhea in 195 countries: a systematic analysis for the Global Burden of Disease Study 2016. Lancet Inf Dis. 2018;18:1211–28.
[20] Deutsches Netzwerk für vernachlässigte Tropenkrankheiten, DNTDs, https://dntds.de/publikationen.html.

12 Nichtübertragbare Erkrankungen

Timo Ulrichs

12.1 Einleitung

Nichtübertragbare Erkrankungen (*Non-Communicable Diseases*, NCD) umfassen alle nichtinfektiösen Krankheitsbilder, außer den Verletzungen. So werden alle internistischen Bereiche zusammengefasst und gegenüber allen übertragbaren Erkrankungen (also Infektionserkrankungen) abgegrenzt. Viele dieser Erkrankungen sind vermeidbar. Sie weisen ähnliche Determinanten und Risikofaktoren auf, die Möglichkeiten ihrer Bekämpfung sind auch ähnlich. Ihre Bedeutung ist als gesamte Krankheitsgruppe weltweit sehr groß, und gemessen an den Neuerkrankungszahlen und der Krankheitslast ist diese im Steigen begriffen (vgl. Abb. 12.3 weiter unten). Während in den ärmsten Entwicklungsländern (*very low income countries*) die Krankheitslast durch Infektionskrankheiten (noch) am größten ist, sind die Länder mit mittleren Einkommen (*middle income countries*) in ihrer Krankheitslast am stärksten durch nichtübertragbare Krankheiten betroffen. Gleiches gilt auch für die Industrieländer, in denen verglichen mit den nichtübertragbaren Erkrankungen Infektionskrankheiten und Verletzungen nur am Rande vorkommen ([1], Abb. 12.1). Die generelle Wahr-

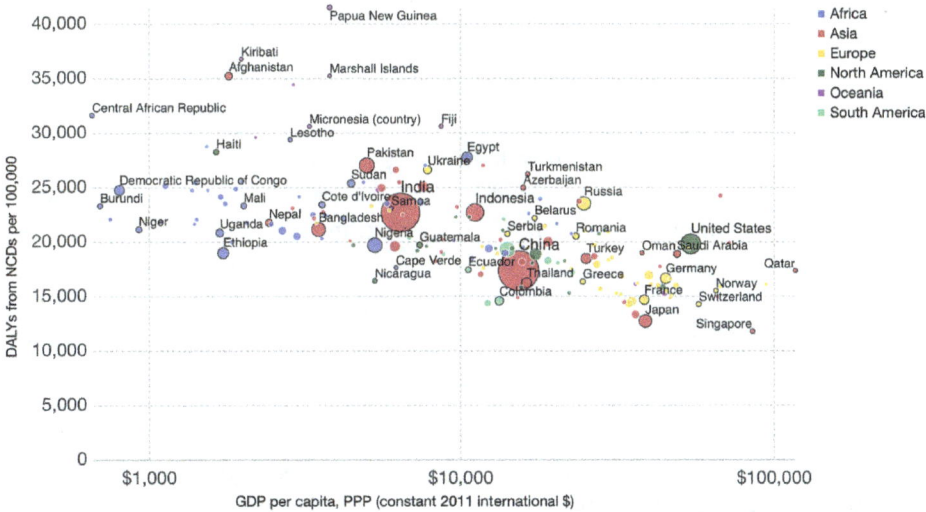

Disease burden to non-communicable diseases (NCDs), measured in DALYs (Disability-Adjusted LifeYears) per 100,000 individuals versus gross domestic product (GDP) per capita, measured in 2011 international-$.

Source: IHME, Global Burden of Disease, World Bank – WDI   CC BY

Abb. 12.1: Krankheitslast durch NCDs und Bruttoinlandseinkommen pro Kopf 2017, Quelle: Our World in Data, Max Roser und Esteban Ortiz-Ospina (2017), Veröffentlicht online unter: vgl.https://ourworldindata.org/burden-of-disease#income-and-disease-burden-to-non-communicable-diseases-ncds

https://doi.org/10.1515/9783110448474-013

nehmung, wonach in Entwicklungsländern hauptsächlich Infektionen zur Krankheitslast beitrügen und nichtübertragbare Erkrankungen keine Bedeutung hätten, da Infektionen als Erkrankungs- und Todesursache letztere überwögen, ist so nicht richtig. Vielmehr wird das Gegenteil für die Zukunft erwartet: Die WHO rechnet damit, dass selbst im südlichen Afrika ab 2020 die Krankheitslast durch die Gruppe I-Erkrankungen (also Infektionskrankheiten, perinatale Komplikationen) und durch Gruppe II-Erkrankungen (also NCDs) etwa gleich groß sein werden [2]. Bereits heute ist die Krankheitslast durch NCDs in vielen armen Ländern etwa so groß wie in reichen, d. h. die Gesundheitssysteme in armen Ländern werden zusätzlich zu ihrer enormen Belastung durch Infektionskrankheiten auch noch durch eine rapide wachsende Anzahl an Herzkreislauferkrankungen, Rheuma, Diabetes belastet („Double burden of disease"), in einem Ausmaß wie in einem reichen Industrieland, wo diese Krankheitsbilder überwiegend im Fokus stehen [3].

12.2 Risikofaktoren für nichtübertragbare Erkrankungen

Für die NCDs gibt es einige Risikofaktoren, die in Abb. 12.2 dargestellt sind und sich in folgende drei Bereiche eingeteilt werden können:
1. Genetische Risiken (z. B. genetische Prädispositionen für Diabetes Typ I oder einige Brustkrebsarten),
2. Verhaltensrisiken (z. B. Ernährungsgewohnheiten, Sucht, Bewegung),
3. Umweltrisiken (z. B. Lärm, Feinstaub).

12.2.1 Genetische Risiken

Die genetische Ausstattung variiert weltweit sowohl von Individuum zu Individuum als auch zwischen verschiedenen Bevölkerungsgruppen. So vertragen viele Menschen in Asien Alkohol nicht so gut wie Menschen in Europa. Der Grund dafür ist eine Isoform des Enzyms Alkoholdehydrogenase im Magen, das normalerweise bereits etwa 10 % der aufgenommenen Alkoholmenge im Magen abbaut. Menschen, die unter einer Sichelzellanämie leiden, einer genetischen Störung in der Struktur der roten Blutkörperchen, sind weniger empfänglich für den Malariaerreger. Die genetische Variabilität kann gut am Beispiel Rembrandts verdeutlicht werden: Seine Frau Saskia sowie alle gemeinsamen Kinder sind nach und nach an Tuberkulose gestorben. Rembrandt selbst ist in dieser ganzen Zeit nicht erkrankt, obwohl er sicher einer hohen Erregerdichte in der Luft ausgesetzt war. Lange wurde angenommen, Afroamerikaner erkrankten deshalb häufiger an Tuberkulose als weiße Amerikaner, weil sie unter schlechten wohnhygienischen und generell ärmeren Verhältnissen lebten (Umweltrisiko, s. u.). Kürzlich konnte gezeigt werden, dass sie öfter eine genetische Varianz im Vitamin-D-Rezeptor aufwiesen mit der Folge, dass der Tuberkulose-

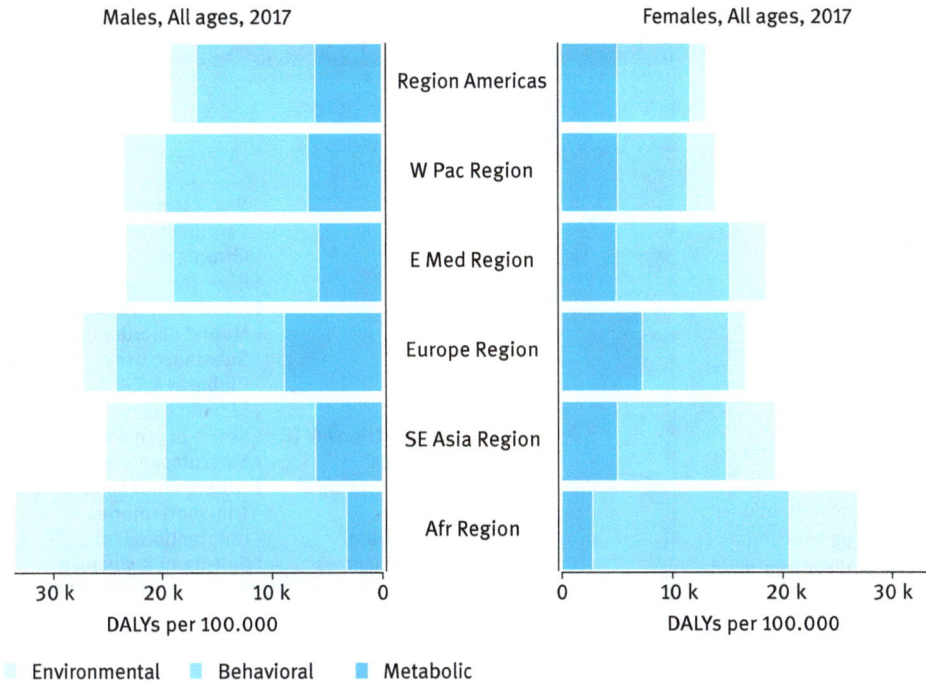

Abb. 12.2: Risikofaktoren und ihre nachfolgende Krankheitslast, gemessen in DALYs: Umweltrisiken, Verhaltensrisiken und Ernährungsrisiken.

erreger schlechter abgewehrt werden kann. Die unterschiedliche genetische Ausstattung kann also von eher harmlosen Varianten des jeweiligen Genproduktes bis hin zu angeborenen Gendefekten mit Krankheitswert reichen. Darüber hinaus kann mit dieser Varianz ein unterschiedliches genetisches Risiko für übertragbare und nichtübertragbare Erkrankungen einhergehen, also auch im Bereich von Krebserkrankungen, kardiovaskulären, stoffwechselbedingten, endokrinologischen oder psychiatrischen Erkrankungen.

12.2.2 Verhaltensrisiken

Die Verhaltensrisiken betreffen außer Ernährungsgewohnheiten auch den „Lifestyle" allgemein, also auch das Gesundheitsverhalten, körperliche Bewegung, Alkohol-, Tabakkonsum, generelles Risikoverhalten bei Sportarten, im Straßenverkehr etc. (Abb. 12.3). Von den drei Risikofaktoren sind die Verhaltensrisiken für die größte Krankheitslast verantwortlich.

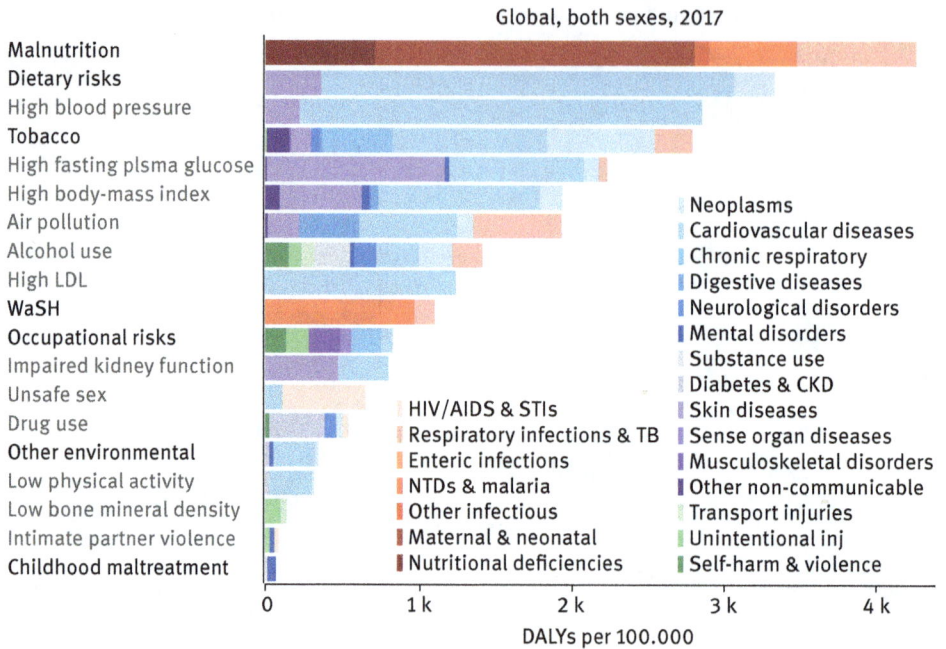

Abb. 12.3: Verteilung der Krankheitslast auf die einzelnen Risikofaktoren; in blau sind die daraus resultierenden Anteile der NCDs dargestellt.

Das Ernährungsverhalten in reicheren Ländern bedingt eine ganze Reihe von NCDs, v. a. kardiovaskuläre. Ernährungsgewohnheiten und -verhalten lassen sich nur sehr schwer beeinflussen. Verhaltensrisiken liegen aber auch im Sexualverhalten. Die gute Behandelbarkeit von HIV/AIDS mit antiretroviralen Medikamenten haben dem Krankheitsbild den Schrecken genommen und dazu geführt, dass der Schutz vor sexuell übertragbaren Erkrankungen weniger ernst genommen wird. Das gilt allerdings eher in den reicheren Ländern, wo die Medikamente verfügbar sind, als in Subsahara-Afrika. Im Risikoverhalten lassen sich generell regionale und globale Unterschiede feststellen (vgl. Kap. 2, Kultur), die wiederum in unterschiedlicher Krankheitslast resultieren. Das betrifft auch die Bereitschaft, sich gegen bestimmte Infektionskrankheiten impfen zu lassen, sodass die Verbreitung impfpräventabler Krankheiten auch vom jeweiligen (Risiko-)Verhalten abhängig ist. Das eigene Verhalten betrifft in diesem Fall dann auch das Risiko für die gesamte Population, v. a. für diejenigen, die aus verschiedenen Gründen nicht geimpft werden können.

Unter den Verhaltensrisiken nehmen Alkohol- und Tabakkonsum bezogen auf die damit verbundene Krankheitslast die ersten Plätze ein (Abb. 12.4).

12.2.2.1 Tabak

Der Konsum von Tabak, also v. a. das Rauchen, aber auch der Genuss von Kautabak, ist einer der wichtigsten Risikofaktoren für eine ganze Reihe von Erkrankungsgruppen: kardiovaskuläre Erkrankungen (besonders Herzinfarkt und Schlaganfall), Lungenerkrankungen (hier besonders die chronisch obstruktive Lungenerkrankung, COPD), Krebs (besonders Lungenkrebs, s. o.), Diabetes und andere endokrinologische Erkrankungen. Etwa fünf Millionen Tote weltweit pro Jahr werden dem Risikofaktor Rauchen zugeschrieben. Die WHO schätzt, dass weltweit mehr als 1 Milliarde Menschen rauchen. Dabei rauchen Männer mehr als Frauen, Rauchen ist über die WHO-Weltregionen ungleich verteilt: In Subsahara-Afrika rauchen 29 % aller Männer, in der Pazifik-/Ostasien-Region 63 %. In dieser Region rauchen nur 5 % der Frauen, die niedrigste Rate weltweit – die höchste ist in Lateinamerika zu finden, wo 24 % aller Frauen rauchen. Diese beobachteten Unterschiede haben soziokulturelle und ökonomische Ursachen, und neben der WHO und den nationalen Gesundheitssystemen reagiert auch die Tabakindustrie auf diese Unterschiede: Sie investiert sehr in Werbung und besondere Angebote für junge Frauen in Südostasien (wo bisher nur 5 % der Frauen rauchen).

Kaum ein Risikofaktor ist so gut untersucht wie das Rauchen. Es ist lange bekannt, dass das Risiko, mit dem Rauchen anzufangen, bei niedrigen sozioökonomischen Status und Bildungsferne am größten ist. Bei den meisten heutigen Rauchern lag der Start im jugendlichen oder jungen Erwachsenenalter. Tabak verursacht eine physische und psychische Abhängigkeit. Die Mitgliedsstaaten der WHO haben 2005 eine global verbindliche Tabakrahmenkonvention verabschiedet (*Framework Convention on Tobacco Control*, s. Kap. 15), die die meisten Länder mittlerweile in nationales Recht umgesetzt haben. Diese beinhaltet den Jugendschutz, ein weitgehendes Tabakwerbeverbot, Warnhinweise auf Zigarettenpackungen sowie ein Rauchverbot im öffentlichen Raum. Daraufhin ging der Tabakkonsum in vielen Industrieländern zurück. In vielen Ländern Osteuropas und Zentralasiens nimmt der Anteil rauchender Männer hingegen zu.

12.2.2.2 Alkohol

Etwa vier Prozent der globalen Krankheitslast werden dem Alkohol zugeschrieben. Immer wieder werden für die beiden Geschlechter Obergrenzen für moderaten Alkoholkonsum beschrieben, unterhalb derer die gesundheitlichen Auswirkungen überschaubar bleiben sollen. Nach einer gängigen Definition entspricht die danach berechnete Alkoholmenge dem täglichen Genuss von 0,33 l Bier für Frauen und 0,5 l Bier für Männer. Allerdings wird auch empfohlen, pro Woche mindestens zwei Tage ohne jeglichen Alkoholkonsum zu leben und das Konsumieren größerer Mengen Alkohol möglichst zu vermeiden („Komasaufen", „binge drinking"). Übermäßiger Alkoholkonsum hat eine ganze Reihe gesundheitlicher Konsequenzen: Leberschäden, akute und chronische Schädigungen der Bauchspeicheldrüse, des zentralen und peripheren Nervensystems, des Hormonhaushaltes, Bluthochdruck und kardiovaskuläre Schädigungen [11,12]. Außerdem ist Alkoholkonsum assoziiert mit Straßenverkehrsunfällen, Verletzungen, Unfällen mit Todesfolge allgemein sowie mit sozialen Problemen: Gewalt in der Ehe, ungeschützter Geschlechtsverkehr. Das Abhängigkeitspotential ist enorm und durchaus mit dem Konsum harter Drogen vergleichbar. Alkoholkonsum in der Schwangerschaft führt zu Schädigungen des Fetus bis hin zu geistiger und körperlicher Retardierung. Die Prävalenz von risikohaftem Trinkverhalten ist sehr heterogen zwischen den Geschlechtern und über die WHO-Weltregionen verteilt. Am gefährdetsten sind Männer in Europa und Zentralasien, am geringsten ist das Risiko in Ländern des Nahen und Mittleren Ostens. Geringer sozioökonomischer Status und Bildungsferne erhöhen das Risiko für risikohaftes Trinkverhalten.

12.2.3 Umweltrisiken

Neben dem epidemiologischen Übergang (s. Kap. 1) und auch dem Risiko-Übergang (also der Veränderung des Spektrums von Gesundheitsrisiken bei Veränderung der wirtschaftlichen Lage einer Population, s. o.) verschieben sich die Krankheitslasten zudem durch die ökonomische Entwicklung eines sehr armen hin zu einem reicheren Land: Die Risiken, in einem armen Land krank zu werden, liegen vorwiegen in Umweltrisiken, wie z. B.

– mangelnder Hygiene und nicht ausreichend vorhandenen sanitären Einrichtungen
– einer unzureichenden oder nicht bezahlbaren Gesundheitsversorgung
– höhere Exposition gegenüber Infektionserregern oder ihren Vektoren
– höheres Risiko, verletzt zu werden (durch Kriminalität, Kriege, Bürgerkriege, Naturkatastrophen)
– Mangel- oder Unterernährung, insbesondere bei Kindern, Frauen im gebärfähigen Alter und älteren Menschen

Infolgedessen stehen daher allgemein akute Krankheitsrisiken durch Infektionskrankheiten oder Verletzungen im Vordergrund. Die Mortalität in den armen Ländern ist daher weiterhin höher als in reicheren Ländern. In reichen Ländern hingegen verschieben sich die Risiken für die Gesundheit weg von Hygiene und Verletzungsrisiken hin zu Risiken durch Zeitmangel und durch Bewegungsmangel, also Verhaltensrisiken, s. o. Ersteres verursacht einen Anstieg neuropsychiatrischer Erkrankungen (z. B. Stress, Burnout, Depression etc.), letzteres verursacht Erkrankungen durch u. a. Adipositas (z. B. Herzkreislauferkrankungen, Stoffwechselerkrankungen etc., zusammengefasst als Metabolisches Syndrom bzw. Syndrom X). Beim Risikospektrum stehen in reicheren Ländern also eher Verhaltensrisiken im Vordergrund, also Zeitmanagement, Ernährungsgewohnheiten, Alkohol und Tabak etc.). Nicht akute Krankheitsbilder bilden in reicheren Ländern die Hauptkrankheitslast, sondern chronische. Die Mortalität insgesamt ist in reicheren Ländern geringer als in ärmeren, die Lebenserwartung höher.

12.3 Einteilung und Bedeutung

Zu den NCDs gehören folgende Bereiche:
- Kardiovaskuläre Erkrankungen (z. B. Bluthochdruck, Herzinsuffizienz)
- Endokrinologische und Stoffwechselerkrankungen (z. B. Diabetes mellitus Schilddrüsenerkrankungen)
- Onkologische Erkrankungen (z. B. Brustkrebs, Prostatakrebs)
- Neuropsychiatrische Erkrankungen (z. B. Alzheimer, Demenz)
- Muskuloskelettale Erkrankungen (z. B. rheumatoide Arthritis, Polymyositis)

Im Folgenden werden an einigen Beispielen aus dem Spektrum der NCDs Krankheitslast und Folgen für die populationsbezogene und die individuelle Gesundheit sowie für andere Krankheitsbereiche vorgestellt [3].

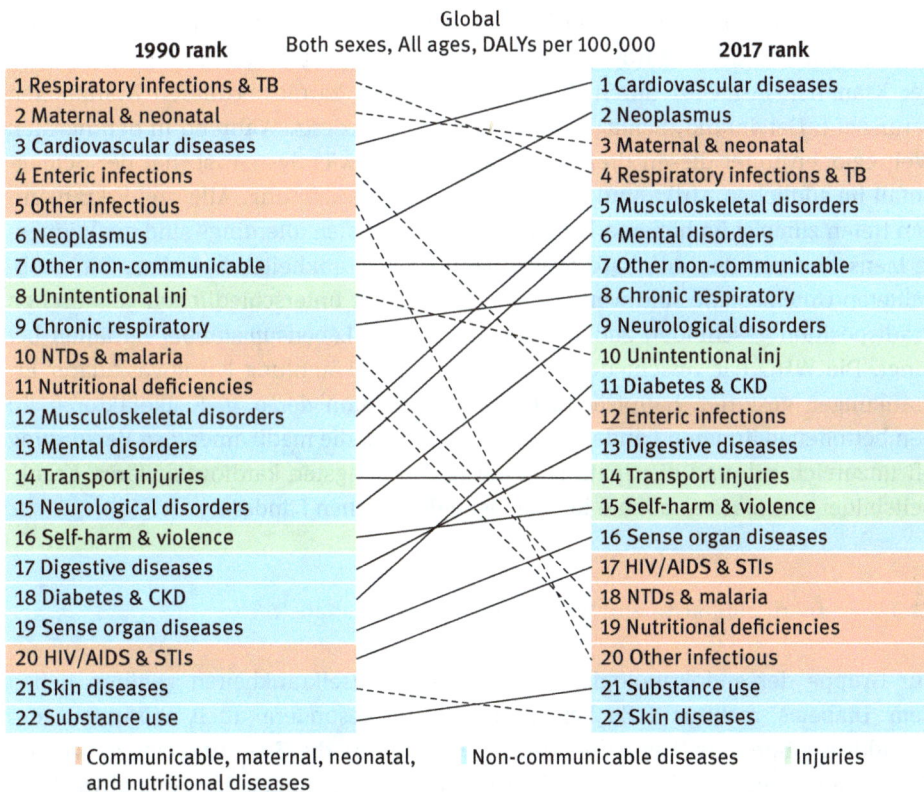

Global
Both sexes, All ages, DALYs per 100,000

1990 rank	2017 rank
1 Respiratory infections & TB	1 Cardiovascular diseases
2 Maternal & neonatal	2 Neoplasms
3 Cardiovascular diseases	3 Maternal & neonatal
4 Enteric infections	4 Respiratory infections & TB
5 Other infectious	5 Musculoskeletal disorders
6 Neoplasms	6 Mental disorders
7 Other non-communicable	7 Other non-communicable
8 Unintentional inj	8 Chronic respiratory
9 Chronic respiratory	9 Neurological disorders
10 NTDs & malaria	10 Unintentional inj
11 Nutritional deficiencies	11 Diabetes & CKD
12 Musculoskeletal disorders	12 Enteric infections
13 Mental disorders	13 Digestive diseases
14 Transport injuries	14 Transport injuries
15 Neurological disorders	15 Self-harm & violence
16 Self-harm & violence	16 Sense organ diseases
17 Digestive diseases	17 HIV/AIDS & STIs
18 Diabetes & CKD	18 NTDs & malaria
19 Sense organ diseases	19 Nutritional deficiencies
20 HIV/AIDS & STIs	20 Other infectious
21 Skin diseases	21 Substance use
22 Substance use	22 Skin diseases

Communicable, maternal, neonatal, and nutritional diseases   Non-communicable diseases   Injuries

Abb. 12.4: Entwicklung der Krankheitslast in den letzten Jahren, Zunahme der Bedeutung der NCDs (in blau). Kardiovaskuläre, onkologische, rheumatische und neuropsychiatrische Erkrankungen haben in den letzten 27 Jahren anteilig stark zugenommen und die Infektionskrankheiten von den oberen Plätzen verdrängt. Dieser Trend wird nach Berechnungen des Burden-of-disease-Modelles in den nächsten Jahren noch zunehmen.

12.3.1 Kardiovaskuläre Erkrankungen

Die mit Abstand häufigste Todesursache weltweit sind kardiovaskuläre Erkrankungen, Tendenz steigend. Ca. 30 % aller Todesfälle in reichen und bis zu 28 % in armen Ländern werden mit dieser Krankheitsgruppe assoziiert, v. a. durch Herzinfarkt und Schlaganfall, mittelbar auch durch Bluthochdruck und Herzinsuffizienz. Herzinfarkt und Schlaganfall führen die Todesursachenstatistik weltweit an und werden in Zukunft noch mehr an Bedeutung gewinnen. Bis auf Subsahara-Afrika, wo Infektionskrankheiten die größte Todesursache darstellen, sind kardiovaskuläre Erkrankungen die häufigste Todesursache weltweit: 58 % in Europa und Zentralasien, 30 % in Ostasien und der Pazifik-Region, 10 % in Subsahara-Afrika (detaillierte Informationen in Shia et al., 2016; [4]).

Auch bei der Krankheitslastverteilung nehmen kardiovaskuläre Erkrankungen eine vordere Position ein, in armen Ländern zusammen mit Erkrankungen um die Geburt (*perinatal disorders*), in reicheren zusammen mit Depression und anderen Erkrankungen aus dem neuropsychiatrischen Bereich (s. u.). Der überwiegende Teil der Krankheitslast wird durch die drei wichtigsten kardiovaskulären Krankheiten verursacht: Herzinfarkt, Schlaganfall und Herzinsuffizienz. Während in den meisten Weltregionen unter diesen drei der Herzinfarkt am wichtigsten ist, hat der Schlaganfall im südlichen Afrika und in China die größte Bedeutung. Alle drei Erkrankungen treten zumeist im höheren Lebensalter auf, in Indien allerdings sind auch jüngere Menschen von den drei kardiovaskulären Hauptkrankheiten betroffen. Die beobachteten Unterschiede sind wenigstens anteilig einer unterschiedlichen genetischen Prädisposition geschuldet, zudem aber auch durch Lebensumstände/Verhalten bedingt. Die WHO hat verschiedene Initiativen zur Bekämpfung kardiovaskulärer Erkrankungen gestartet, hauptsächlich durch Reduktion der o. g. Risikofaktoren. In den betroffenen ärmeren Ländern, v. a. in Indien, ist die medikamentöse Versorgung oft unzureichend, und die Spätfolgen der drei wichtigsten kardiovaskulären Krankheitsbilder verursachen höhere Kosten als in den reichen Ländern.

12.3.2 Endokrinologische und Stoffwechselerkrankungen

Zur Gruppe der endokrinologischen und Stoffwechselkrankheiten gehören neben dem Diabetes mellitus („Zucker-Krankheit") insbesondere auch Störungen der Schilddrüsenhormone (Hyperthyreose, Hypothyreose), die Gicht und eine ganze Reihe von anderen, zumeist genetisch bedingten Erkrankungen im Fettstoffwechsel, Aminosäuren- und Eiweißstoffwechsel, Kohlenhydrat- und Mineralstoffwechsel. Was die globale Krankheitslast betrifft, ist dabei der Diabetes mellitus am bedeutsamsten.

Beim Diabetes mellitus produziert der Körper kein oder nicht ausreichend Insulin, ein Hormon, das zur Senkung des Blutzuckerspiegels und generell für den Energiehaushalt und die Koordination des Stoffwechsels benötigt wird. Es werden zwei

Formen von Diabetes unterschieden: Typ-I-Diabetes, auch jugendlicher Diabetes genannt, tritt meist vor dem 30. Lebensjahr auf. Die insulinproduzierenden Zellen in der Bauchspeicheldrüse können aufgrund autoimmuner Prozesse oder genetischer Defekte gar kein Insulin produzieren. Es muss von außen in adäquaten Dosen zugeführt werden [5]. Typ-II-Diabetes tritt meist im höheren Lebensalter auf, die insulinproduzierenden Zellen haben bis dahin normal gearbeitet. Aber durch Fehlernährung (zu viel Fett und Kohlenhydrate) wurden die insulinproduzierenden Zellen überbeansprucht und sind erschöpft. Der Körper produziert keine adäquaten Insulinmengen mehr und die Patienten werden ebenfalls insulinpflichtig [6]. Weltweit leiden ca. 5 % aller Erwachsenen an Diabetes, davon mehr als 90 % am Typ-II-Diabetes. Die Tendenz ist aus mehreren Gründen steigend:

- Typ-I-Diabetes: Die Patienten werden mit externem Insulin gut eingestellt und erreichen problemlos (anders als noch vor 100 Jahren) das fortpflanzungsfähige Alter. Damit geben sie die Gene weiter, die Typ-I-Diabetes auslösen können. Der Genpool einer Population erhält anteilig immer mehr dieser Gene [5].
- Typ-II-Diabetes: Das Verhaltensrisiko Ernährungsgewohnheiten ist für die Entwicklung dieser Diabetesform allein verantwortlich. Mit der Zunahme von Adipositas und Überernährungssituationen weltweit steigt auch die Zahl von Typ-II-Diabetikern [6].
- Die durchschnittliche Lebenserwartung ist weltweit im Rahmen der Industrialisierung und Globalisierung aufgrund u. a. einer dadurch verbesserten Gesundheitsversorgung signifikant angestiegen. Es treten daher nicht auch vermehrt chronische Erkrankungen wie Typ-II-Diabetes auf, die üblicherweise erst in einem höheren Lebensalter zu erwarten wären.
- Durch eine verbesserte und günstigere Diagnostik werden mittlerweile in vielen ärmeren Ländern vermehrt Diabetesdiagnosen gestellt. Die hohen Kosten für die Diagnostik wurden früher häufiger gespart, da die Diagnose auch oftmals keine therapeutische Konsequenz hatte, da auch die Medikamente nicht erhältlich oder unerschwinglich waren.

Ein schlecht eingestellter Diabetes kann eine Reihe von gesundheitlichen Auswirkungen verursachen: schlechtere Wundheilung, schlechtere Durchblutung durch Gefäßwandschädigungen, kardiovaskuläre Komplikationen bis hin zu Herzinfarkt und Schlaganfall, Augenerkrankungen etc. D. h. die Krankheitslast durch Diabetes ist viel höher als die allein über die Diagnose Diabetes Gemessene. Die o. g. Zunahme an Fällen wird durch eine Zunahme an Folgeerkrankungen verkompliziert. Die rasche Zunahme der Fallzahlen weltweit erinnert an die Dynamik einer Epidemie.

12.3.3 Onkologische Erkrankungen

Es gibt viele verschiedene Formen von onkologischen Erkrankungen, wie z. B. Brustkrebs, Prostatakrebs oder auch Leukämien („Blutkrebs"). Mit „Krebs" werden bösartige Geschwüre (Tumore) bezeichnet, die sich durch unkontrolliertes Wachstum entarteter Zellen auszeichnen, die auch Absiedelungen über Lymph- oder Blutbahnen verursachen können (Metastasen). Außerdem wachsen sie im Gegensatz zu gutartigen Geschwüren meist infiltrativ und schädigen so zusätzlich das benachbarte Gewebe. Zu den häufigsten Tumoren zählen diejenigen von Lunge, Darm, Brust, Prostata, Leber, Magen und Gebärmutterhals. Ihre jeweilige Häufigkeit ist auf der Welt unterschiedlich verteilt:

In der WHO-Euro-Region zum Beispiel ist Lungenkrebs am häufigsten, in Ostasien und im Pazifikraum Magenkrebs, während in Südasien der Mund- und der Rachenraum am häufigsten von Tumoren betroffen sind. Es werden auch Unterschiede zwischen reichen und armen Ländern in den Häufigkeiten gemessen: Während in reichen Ländern besonders Lungenkrebs im Vordergrund steht, sind es in armen Ländern eher Tumore in Leber und Magen [7].

Für die unterschiedlichen Krebsarten konnten verschiedene Risikofaktoren beschrieben werden (s. o. und Abb. 12 5): Rauchen und Tabakkonsum allgemein sind mit Lungen- und Speiseröhrenkrebs assoziiert. Auch Infektionserreger sind mit bestimmten Krebsarten verbunden: Hepatitis-B-Virus mit Leberkrebs, humane Papillomviren mit Gebärmutterhalskrebs (Zervixkarzinom), das Bakterium *Helicobacter pylori* mit Magenkrebs. Leberkrebs kann darüber hinaus ausgelöst werden durch Infektionen mit Schistosomen (Pärchenegel), die zu einer Bilharziose-Erkrankung führen an der weltweit mehrere Millionen Menschen pro Jahr erkranken. Auch bestimmte Umweltrisiken sind mit dem Entstehen von Krebs assoziiert, z. B. kann eine chronische Inhalation von Asbest zu Lungenkrebs führen oder radioaktive Strahlung zu Leukämien und Schilddrüsenkrebs führen.

Je reicher ein Land ist, desto höher ist die Wahrscheinlichkeit, dass der Konsum von Tabak und Alkohol, Ernährungsgewohnheiten und Umweltfaktoren Krebsarten auslösen, während in armen Ländern eher die o. g. Infektionserreger als Ursache im Vordergrund stehen. Auch Ernährungsgewohnheiten können in ärmeren Ländern mit Krebs assoziiert sein, z. B. das Kauen der Betelnuss in Südasien mit Tumoren der Mundhöhle.

Maßnahmen zur Vorbeugung und Behandlung von Krebserkrankungen sowie zur anschließenden Rehabilitation unterscheiden sich global in vielerlei Hinsicht. Abhängig von den identifizierten Risikofaktoren werden Präventionsprogramme implementiert, die darauf abzielen, diese Risikofaktoren zu reduzieren. Dabei werden unterschiedliche Strategien angewendet: gesetzliche Beschränkungen und Verbote, Aufklärungskampagnen und Gesundheitsinformation sowie Nudging, d. h. Anreize für gesundheitsförderndes Verhalten.

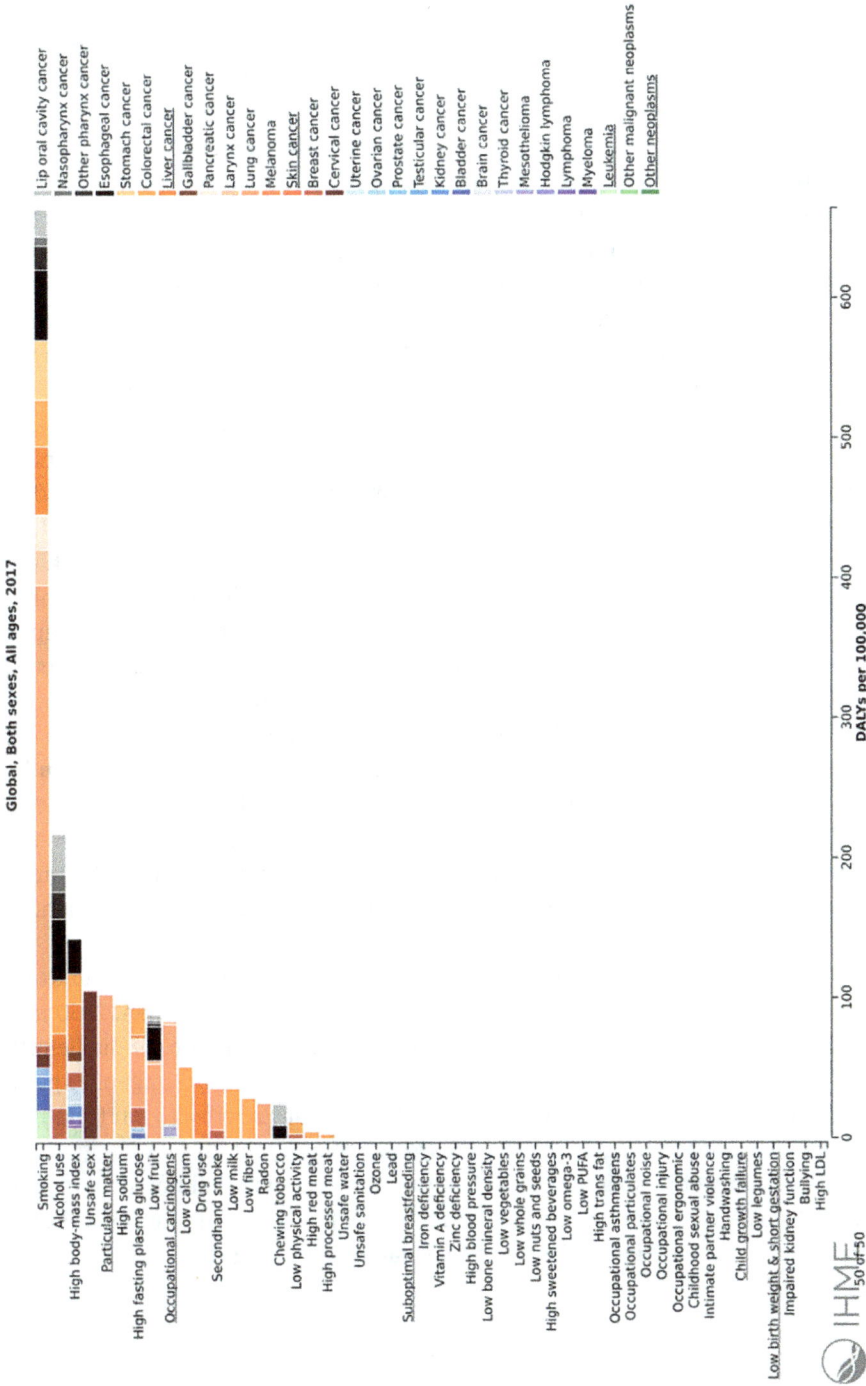

Abb. 12.5: Risikofaktoren für verschiedene Krebsarten.

12.3.4 Neuropsychiatrische Erkrankungen

Die Krankheitsgruppe mit der am stärksten steigenden globalen Krankheitslast in den letzten Jahren ist diejenige der Erkrankungen des Nervensystems und der Psyche (neuropsychiatrische Erkrankungen). In dieser sehr heterogenen Krankheitsgruppe sind vier psychiatrische Erkrankungen besonders von Bedeutung: Depression (verbunden mit Traurigkeit, Einsamkeit, Verzweiflung, verzerrtem Selbstbild), Schizophrenie (verbunden mit Halluzinationen, Wahnvorstellungen und Persönlichkeitsstörungen), Angststörungen und bipolare Störungen (z. B. eine manische Depression). Die Krankheitslast dieser vier psychiatrischen Störungen ist besonders hoch, weil sie Menschen auch bereits im jüngeren Lebensalter betreffen und lebenslang begleiten kann. Die Tendenz ist sowohl in reichen als auch in armen Ländern steigend. Erhöhte Todesraten bei jüngeren Patienten mit einer psychiatrischen Erkrankung sind zumeist durch nachfolgenden Suizid bedingt. Die psychiatrischen Erkrankungen sind in ihren Häufigkeiten ungleich in der Welt verteilt. Die Ursachen für diese heterogene Verteilung liegen in der unterschiedlichen Altersstruktur, im Stress durch gesellschaftliche, wirtschaftliche oder politische Umstände und am unterschiedlichen Bildungsniveau. Viele Ursachen für das Auftreten psychiatrischer Erkrankungen sind regionenspezifisch sowie allgemein noch unzureichend untersucht. Depressionen sind besonders in der WHO-Region Südasien häufig, am seltensten in der Region Subsahara-Afrika. Aufgrund der Dynamik der Burden-of-Disease-Daten wird erwartet, dass auch in Zukunft die Depressionen weltweit stark zunehmen werden [8].

Unter den neurologischen Erkrankungen sind Morbus Alzheimer und andere Formen von Demenz am wichtigsten. Besonders in reichen Ländern stellen sie die am stärksten wachsende Krankheitsgruppe dar, und es wird auch hier eine weitere Steigerung ihrer Bedeutung in den nächsten Jahren erwartet. Die Ursachen für die geradezu endemische Verbreitung von Alzheimer und Demenz sind unzureichend erforscht.

2017 waren mehr als 47 Millionen Menschen weltweit an einer Demenz erkrankt, bis 2030 werden es Schätzungen der WHO zufolge mehr als 75 Millionen, 2050 mehr als 150 Millionen Menschen sein. Dieses hat nicht nur Konsequenzen für die Betroffenen und das persönliche Umfeld, es hat auch ökonomische Auswirkungen. Experten schätzen die Kosten zur Behandlung und den Ausfall der Erwerbstätigen (Erkrankte und pflegende Angehörige) auf ca. 818 Milliarden US$ pro Jahr [9].

Da bisher nur wenig über ihre Ursachen bekannt und eine Heilung nicht möglich ist, empfiehlt die WHO vorbeugende Maßnahmen wie die Bekämpfung von Fettleibigkeit und das regelmäßige Trainieren der Gedächtnisleistung [10].

12.3.5 Muskuloskelettale Erkrankungen

Muskuloskelettale Erkrankungen betreffen Knochen, Gelenke und die Muskulatur, Sehnen und Bänder. Sie lassen sich einteilen in orthopädische Krankheitsbilder und chronisch-entzündliche. Die Orthopädie kümmert sich hauptsächlich um Fehlstellungen und Fehlhaltungen, Abnutzungserscheinungen v. a. der Gelenke (Arthrose) sowie um andere mechanische Schädigungen. Die Rheumatologie umfasst mehr als 300 verschiedene Krankheitsbilder, in denen es zu Autoimmunprozessen kommt, also zu Reaktionen des Abwehrsystems gegen den eigenen Körper, die dann zu chronischen Entzündungsprozessen führen mit nachfolgender Schädigung der betroffenen Strukturen des Haltungs- und Bewegungsapparates (Gelenkentzündungen wie bei rheumatoider Arthritis, Muskelentzündungen bei Polymyositis), aber auch des Gefäßsystems (Vaskulitis) und bindegewebiger Strukturen (z. B. in der Haut bei Dermatitis oder im Darm bei Colitis ulcerosa oder Morbus Crohn). Beide Bereiche muskuloskelettaler Erkrankungen tragen in wachsendem Maße zur Krankheitslast v. a. in reicheren Ländern bei: So nehmen Beschwerden an der unteren Wirbelsäule (Rückenschmerzen), hauptsächlich infolge v. a. sitzender Tätigkeiten, einen immer breiteren Raum in der Orthopädie ein. Chronisch-entzündliche Erkrankungen sind zunehmend verbreitet und können nicht ursächlich behandelt werden, sodass sie meist die Betroffenen bis zum Lebensende begleiten und so zu einer (oft erheblichen) Einschränkung gesunder Lebensjahre führen.

12.4 Globale Krankheitslast und Maßnahmen

Da die meisten NCDs chronisch verlaufen und eine Heilung oftmals nicht möglich ist, verursachen sie eine hohe Belastung durch Morbidität (gemessen in DALYs, s. S. 39), und damit eine hohe Belastung für die jeweiligen nationalen Gesundheitssysteme. Dieser Umstand macht die NCDs auch sehr interessant für die Pharmaindustrie, denn ein neues Medikament zur Behandlung z. B. eines Diabetes-Typ-II oder einer Herzinsuffizienz hat einen sicheren Absatzmarkt mit steigenden Patientenzahlen, die dieses Medikament lange, manchmal bis zu ihrem Lebensende, einnehmen werden. Deshalb wird sehr viel Forschung und Aufwand in die Entwicklung neuer Medikamente und Verfahren für die Behandlung von NCDs investiert, und verhältnismäßig nur sehr wenig in neue Antibiotika zur Behandlung der Infektionskrankheiten.

NCDs verursachen eine enorme Krankheitslast und dadurch sowohl hohe direkte Kosten durch die Notwendigkeit einer kontinuierlichen Versorgung der Patienten als auch hohe indirekte Kosten durch verminderte Produktivität. Das gilt im Übrigen für reiche und arme Länder gleichermaßen, und zwar in steigendem Maße (Abb. 12.6). Gemeinhin wird angenommen, arme Länder hätten eine geringere Krankheitslast durch NCDs als reiche Länder. Diese Annahme ist falsch. Burden of disease-Berechnungen zeigen eindeutig, dass die Krankheitslast durch NCDs in armen Ländern et-

Total disease burden from non-communicable diseases (NCDs), measured in DALYs (Disability-Adjusted Life Years) per year. DALYs are used to measure total burden of disease - both from years of life lost and years lived with a disability. One DALY equals one lost year of healthy life.

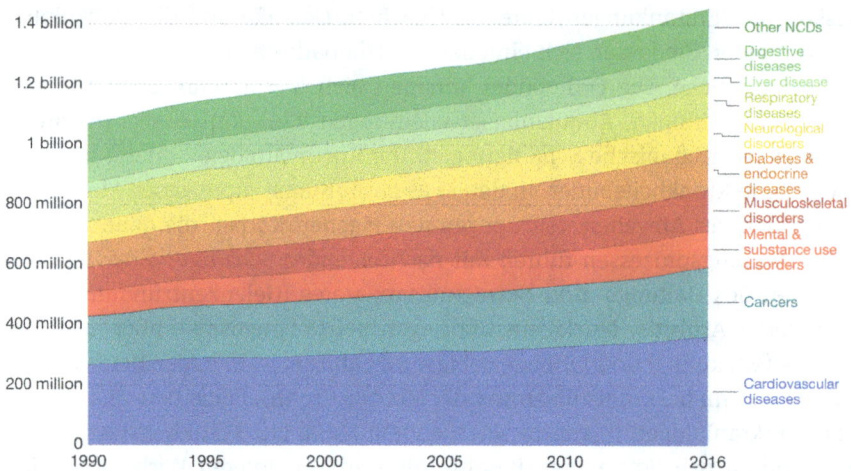

Abb. 12.6: Zunahme der weltweiten Krankheitslast durch NCDs in den letzten 25 Jahren. Quelle: Our World in Data, Max Roser und Esteban Ortiz-Ospina (2017), Veröffentlicht online unter: https://ourworldindata.org/burden-of-disease#non-communicable-diseases-ncds

wa genauso hoch ist wie in reichen (s. Abb. 12.1). Hinzu kommt aber eine zusätzliche, sehr viel größere Belastung durch Infektionskrankheiten und Verletzungen.

Viele Ansätze werden weltweit verfolgt, um Risikofaktoren für NCDs, wie den Alkohol- und Tabakkonsum einzudämmen. Steuer auf Tabak z. B. wirkt in ärmeren Ländern besser als in reichen, und einige Studien haben gezeigt, dass eine Anhebung der Tabaksteuer zu einer Reduktion des Zigarettenverbrauches führen kann. Allerdings hängt die erreichte Reduktion auch davon ab, wie konsequent Steuern eingenommen und Gesetze eingehalten werden können. In einem schwachen Staat kann die Umgehung von beidem dazu führen, dass Zigaretten über den Schwarzmarkt gehandelt werden und der Verbrauch durch Steuern und Gesetze unbeeinflusst bleibt. Gute Erfahrungen wurden auch mit einem Werbeverbot für Zigaretten sowie einem Rauchverbot im öffentlichen Raum gemacht. Auch Gesundheitsaufklärung, die besonders junge Menschen über die Risiken des Rauchens informiert, hat gute Effekte in reichen Ländern erzielt. Während die Verhinderung, mit dem Rauchen anzufangen, eher mittel- bis langfristige Effekte auf tabakbedingte Krankheitslasten haben wird, haben restriktive Maßnahmen über Steuern und Gesetze zur Einschränkung des Zigarettenrauchens auch Auswirkungen auf Erkrankungs- und Todeszahlen unter den bereits vorhandenen Rauchern in einer Population.

Im Gegensatz zur Tabakbekämpfung, für die die bereits erwähnte, global für alle Länder rechtlich verbindliche Tabakrahmenkonvention existiert, die die meisten Mitgliedstaaten der WHO auch umgesetzt haben, gibt es nur in wenigen Ländern eine ähnlich intensive und effektive Bekämpfung anderer Risikofaktoren, wie z. B. des Alkoholkonsums. Die Besteuerung alkoholischer Getränke, die Einführung von Fahrverboten nach Alkoholgenuss, das Verbot des Alkoholverkaufs in bestimmten Geschäften, zu bestimmten Zeiten und an bestimmte Zielgruppen sind einige der Maßnahmen, die in wenigen Ländern konsequent angewendet werden. Werbeeinschränkungen oder -verbote bzw. ein Verbot von Alkoholkonsum in der Öffentlichkeit werden nur sehr selten angewendet. Erfahrungen in den skandinavischen Ländern haben unterschiedliche Effekte dieser Maßnahmen gezeigt: Höhere Steuern auf alkoholhaltige Getränke führten zu Aktivitäten, sich Alkohol auf anderen Wegen zu beschaffen, z. B. durch Schmuggel, durch Kurzreisen in Nachbarländer mit lockeren Gesetzen oder durch Eigenproduktion (letzteres mit den Risiken, die Gesundheit durch falsches Brennen zu gefährden, indem versehentlich Methanol hergestellt wird, dessen Genuss zu Erblindung führen kann). Während in einigen Bundesstaaten der USA Alkohol nur zu bestimmten und limitierten Tageszeiten verkauft werden kann, ist er in Russland oder Deutschland rund um die Uhr verfügbar. Es konnte gezeigt werden, dass die zeitliche Beschränkung des Verkaufs zu einem leichten Rückgang des Konsums führt. Ein komplettes Alkoholverbot wurde bisher von keiner Gesellschaft akzeptiert, vgl. die Zeiten der Prohibition in den USA. Also bleibt nur, mit Public-Health-Interventionen ähnlich vorzugehen wie z. B. bei der Eindämmung des Zigarettenkonsums. Neuere Untersuchungen haben ergeben, dass die o. g. Maßnahmen stufenweise eingeführt werden sollten, um erfolgreich zu sein, also zunächst eine Verteuerung des Alkohols durch Steuern, dann eine Verknappung durch limitierten Verkauf, danach die Entfernung von öffentlichen Orten, möglicherweise könnten die drei Schritte durch eine stufenweise Reduktion der Werbung für Alkohol begleitet werden.

Metabolisches Syndrom
Das Metabolische Syndrom (auch Syndrom X genannt) ist ein Zusammentreffen mehrerer Risikofaktoren in Ernährung und kardiovaskulärem System: hoher Blutdruck, hohe Cholesterinwerte im Blut, Übergewicht und Fettsucht (hoher Body Mass Index, BMI) gefördert durch Fehlernährung (also kohlenhydrat- und fettreiche Ernährung bei gleichzeitig geringer Aufnahme von Gemüse und Obst), Bewegungsmangel und ggf. parallel durch Alkohol- und Tabakkonsum. Übergewicht ist wie oben beschrieben der wichtigste Risikofaktor für Diabetes Typ II. Das Metabolische Syndrom hat außer Diabetes aber noch eine Reihe weiterer Folgeerkrankungen wie Arteriosklerose, Herzinfarkt, Schlaganfall, Gelenkschäden infolge Übergewichtes etc. Deshalb ist es umso wichtiger, über eine Beeinflussung der Ernährung die Krankheitslast durch diesen Komplex zu senken. Dazu gehören die üblichen Empfehlungen: salzarm sollte die Ernährung sein, arm an Fetten (besonders gesättigten Fettsäuren) und Kohlenhydraten (besonders raffinierte Zucker), reich an Ballaststoffen sowie Gemüse und Obst. Entscheidend für eine Gewichtsreduktion sind darüber hinaus auch eine dauerhafte Drosselung der Kalorienzufuhr sowie eine Erhöhung des Kalorienverbrauchs, z. B. durch körperliche Bewegung.
Die WHO hat „physical inactivity" als ein Problem von globaler Bedeutung für die öffentliche Gesundheit eingestuft und dazu ein umfassendes Programm gestartet, um v. a. in den WHO-Weltregionen mit besonders ausgeprägtem Bewegungsmangel, insbesondere in der Region der panamerikanischen Staaten (PAHO) und in der Eastern Mediterranean Region (EMRO), die Krankheits-

last an NCDs durch mehr Bewegung zu bekämpfen. Bewegungsmangel wird durch viele externe Faktoren mitverursacht: steigende Urbanisierung, zunehmende Motorisierung, lange Bildschirmzeiten bzw. langer Fernsehkonsum usw. Hier kann v. a. in den großen Städten gegengesteuert werden. Etwa durch Erschwerung der Autobenutzung in Innenstädten („City-Maut") oder durch gezielte Förderung von sportlichen Aktivitäten in Städten, z. B. durch den Ausbau des Radwegenetzes. Auch altersgruppengerechte Interventionen können eingeführt werden, etwa durch eine bereits im Kindesalter einsetzende Gesundheitserziehung, die sich dann angepasst über die weiteren Lebensaltersgruppen fortsetzt.

Diese Programme hatten bisher unterschiedliche Effekte, je nach Land und Vorgeschichte, insbesondere auch in Bezug auf die Ernährungsgewohnheiten. So konnten in den USA in diesem Bereich bislang nur geringe Erfolge erzielt werden (in der Tat breitet sich die Fettsucht epidemieartig im Land aus), während einige EU-Mitgliedstaaten hier mittel- bis langfristige Erfolge verbuchen konnten (gemessen am mittleren BMI). Erfolge von Kampagnen können erst mittel- bis langfristig gemessen werden, wenn als Indikatoren neben dem BMI auch Blutdruck und Cholesterin-Blutwerte herangezogen werden sowie die Folgeerkrankungen wie Diabetes Typ II. Die Analyse solcher Kampagnen ergab, dass für den Erfolg eine Kooperation mit der Lebensmittelindustrie entscheidend ist. Das gilt insbesondere für Zucker- und Fettanteile in der Nahrung. Während die negativen Auswirkungen von Nahrungsfetten immer wieder herausgestellt (und häufig Fette durch Zucker ersetzt) wurden, wurde erst in den letzten Jahren klar, wie schädlich Zucker in der Nahrung ist. Der übermäßige Zuckerkonsum wurde v. a. von der US-amerikanischen Zuckerindustrie gezielt gefördert, und infolgedessen sind Versuche einer Gesundheitserziehung bzw. einer Aufklärung über die Wirkungen des Zuckers sehr langwierig. Neben den reichen Ländern gibt es übergewichtige Menschen auch in Entwicklungs- und Schwellenländern. Hier sind Kampagnen zur Gesundheitserziehung und zur Gewichtsreduktion verkompliziert durch die Tatsache, dass neben übergewichtigen auch untergewichtige Kinder und Erwachsene in diesen Ländern leben. Häufig herrscht die Fehleinschätzung vor, dass Übergewicht nur ein Problem der wohlhabenden Bevölkerungsteile sei. Neben den mittel- bis langfristigen Effekten müssen auch kurzfristige in Angriff genommen werden, um Menschen, die bereits an den Folgeerkrankungen des Metabolischen Syndroms leiden, in den Blick zu nehmen. Hier kann die Krankheitslast an diesen NCDs durch optimierte Behandlungsstrategien reduziert werden.

Extrapolationen des *Institute for Health Metrics and Evaluation* (IHME) zeigen eine starke Zunahme der Krankheitslast durch neuropsychiatrische Erkrankungen bis 2030. Diese Problematik wird in den meisten Gesundheitssystemen nur unzureichend wahrgenommen ([10], Abb. 12.1). Entsprechend den gültigen WHO-Empfehlungen sollten daher zu einer adäquaten Antwort auf die zunehmende Krankheitslast durch psychische Erkrankungen gehören (s. auch Kap. 13, Seelische Gesundheit):

- Einbeziehung psychischer Erkrankungen in die nationalen Gesundheitsprogramme;
- Entwicklung einer eigenständigen Strategie zur mentalen Gesundheit;
- Einrichtung von fachspezifischen Strukturen in der Gesundheitsverwaltung und der Regierung;
- Finanzielle Sicherung von Programmen, Medikamentenversorgung und Ausbildung von Personal;
- Trainings- und Ausbildungsprogramme im öffentlichen Gesundheitsdienst;

Weitere Maßnahmen sollten gegen Risikofaktoren gerichtet sein, die für psychische Erkrankungen verantwortlich sind, z. B. zur Verhinderung von sexueller Gewalt gegen Frauen und Kinder. Auch die Förderung elterlicher Kompetenzen in der Erziehung der Kinder kann hilfreich sein. In vielen armen Ländern werden psychische Erkrankungen angesichts der vorherrschenden Infektionskrankheiten und anderer NCDs als nicht prioritär wahrgenommen. Programme, die gezielt auf die Bedeutung dieser Krankheitsgruppe für die Gesamtkrankheitslast hinweisen und Lösungsstrategien anbieten, könnten hier sinnvoll sein.

12.5 Verhaltensprävention und Risikodiagnostik

Die Risikofaktoren Tabak- und Alkoholkonsum sowie gesundheitsschädliche Ernährungsgewohnheiten können wie oben beschrieben mit Appellen zu gesundheitsförderndem Verhalten im Sinne von Public-Health-Interventionen bekämpft werden. Allerdings sind die Effekte von Appellen an die Einsicht in die Notwendigkeit, das eigene Verhalten zu ändern, eher gering. Messbare Erfolge in den Bereichen Gesundheitsförderung und Umweltschutz wurden eher durch Zwangsmaßnahmen wie Steuern oder gesetzliche Vorschriften erzielt.

Neuere Entwicklungen in der medizinischen Diagnostik erlauben nun zunehmend präzisere Aussagen über das individuelle Erkrankungsrisiko, und das nicht nur hinsichtlich genetischer Prädispositionen zu bestimmten Krebserkrankungen (vgl. den Fall von Angelina Jolie), sondern auch hinsichtlich der Konsequenzen gesundheitsschädigenden Verhaltens. Diese sogenannte Risikodiagnostik hat allerdings oftmals das Problem, dass dieser höheren Präzision (noch) keine adäquate Therapie/Heilung folgen kann, um Erkrankungen ursächlich zu behandeln. Sie könnte aber zur Folge haben, dass nach Informationen über das individuelle Risiko die Bereitschaft wächst, auch individuelle Präventionsmaßnahmen in Angriff zu nehmen, z. B. eine Umstellung auf gesundheitsförderndes Verhalten (Einschränkung von Tabak- und Alkoholkonsum, Umstellung auf gesunde Ernährung, Abb. 12.3 und 12.5).

Viele NCDs können heutzutage zwar gut und detailliert diagnostiziert, aber häufig leider nicht ursächlich behandelt werden (z. B. in der Rheumatologie oder Onkologie). Diese Diskrepanz ist in etwa derjenigen in der präantibiotischen Ära um 1900 vergleichbar, als Infektionserkrankungen wie die Tuberkulose zwar genauestens diagnostiziert, aber überhaupt nicht behandelt werden konnten (außer in den Sanatorien mit Sonnenlicht, frischer Luft und gutem Essen, = „therapeutischer Nihilismus"). Allerdings erlauben die diagnostischen Informationen zunehmend auch eine Diagnose in sehr frühen, präklinischen und Prodromalstadien einer Erkrankung. Dies wiederum eröffnet neue Möglichkeiten, sehr frühzeitig einzugreifen und die spätere eigentliche Erkrankung möglichst zu verhindern oder zumindest abzuschwächen. Dieses Prinzip der „Disease Interception" wird zurzeit intensiv in reichen Ländern wissenschaftlich verfolgt und könnte einen wirksamen Hebel gegen eine ganze Reihe von NCDs darstellen. Allerdings müsste in diesem Zusammenhang der Begriff der Krankheit neu gefasst werden, sodass z. B. auch hohe Cholesterinwerte im Blut bereits darunterfallen könnten, um Maßnahmen im Sinne einer (früh- und rechtzeitigen) *Disease Interception* zu rechtfertigen bzw. vom jeweiligen Gesundheitssystem abzudecken. Dazu wären auch ein neuer gesellschaftlicher Konsens über das Leistungsspektrum des Gesundheitssystems und Dialoge zu Fragen in Bezug auf die Gleichheit und Gerechtigkeit notwendig [13].

12.6 Globale Zusammenarbeit im Kampf gegen NCDs

Analog zu einem multisektoralen Vorgehen bei der Bekämpfung (armutsassoziierter) Infektionskrankheiten gibt es auch bei den NCDs eine Reihe von Initiativen, die ihre Bekämpfung koordinierter und effektiver machen sollen. 2011 fand ein erstes UN-High-level-Meeting zu NCDs statt, das Ausgangspunkt für mehrere Aktionspläne und Strategien von WHO und anderen supranationalen Organisationen war. Beim 3. UN-High-level-Meeting on NCDs wurde ein globaler Aktionsplan verabschiedet. Mit ihm soll die globale Krankheitslast durch NCDs bis 2025 um 25 % reduziert werden („25 by 25"). Außerdem wurden neun freiwillige Ziele im Kampf gegen NCDs formuliert [14,15]:

- Reduktion der Mortalität durch NCDs um 25 %;
- Reduktion des schädigenden Alkoholkonsums um 10 % weltweit;
- Reduktion des Bewegungsmangels („physical inactivity") um 10 %;
- Reduktion der Salzaufnahme mit der Nahrung um 30 %;
- Reduktion des Tabakkonsums um 30 %;
- Reduktion des Bluthochdrucks um 25 %;
- kein weiterer Anstieg des Prozentanteils von Menschen mit Übergewicht und/ oder Diabetes;
- Therapie und Beratung von > 50 % von Menschen mit NCDs;
- Vorhalten essenzieller Medikamente und Technologien zur Behandlung von NCDs für > 80 %.

Verschiedene NGOs haben sich 2009 zur besseren Koordination ihrer Programme und Aktivitäten zu einer Allianz zusammengeschlossen [16]. Die Allianz vertritt die Interessen der auf diesem Gebiet Tätigen sowie der Patientenverbände auf großen internationalen Konferenzen und Institutionen wie G7 und G20 sowie UN/WHO. Auch die Privatwirtschaft im Pharma- sowie im gesamten Gesundheitsbereich und die Nahrungsmittelindustrie haben sich mit Blick auf die Bekämpfung von NCDs bzw. ihre Positionierung dazu zusammengeschlossen [17].

Insgesamt zeigen die jüngsten Aktionspläne und ihre Umsetzung, dass eine zielgerichtete Abstimmung der einzelnen Sektoren sinnvoll ist. Ein multisektorales Vorgehen, dass zudem die Einbettung in die laufenden SDGs und in das Universal Health Coverage-Programm der WHO anstrebt, erlaubt den Abgleich der Aktivitäten zur NCD-Bekämpfung mit den übergeordneten Zielen der globalen Gesundheit [18].

12.7 Zusammenfassung

Nach dem in Kap. 1 beschriebenen epidemiologischen Übergang und dem Risikoübergang ist mit einer weltweiten relativen und absoluten Zunahme der Krankheitslast durch NCD auch in den nächsten Jahrzehnten zu rechnen. Darüber hinaus wird diese Zunahme durch den demographischen Übergang begünstigt. Die Verringerung von Fertilität und Mortalität mit zunehmender Entwicklung eines Landes führen zu einer Unterjüngung (zu wenig junge Menschen infolge sinkender Geburtenrate) und Überalterung – mit allen sozialen, wirtschaftlichen und finanziellen Konsequenzen für eine Gesellschaft, wie sie auch in Deutschland beobachtet werden können. Da viele NCDs üblicherweise erst im höheren Lebensalter auftreten (wie z. B. verschiedene Krebsarten, Diabetes Typ II, einige rheumatische Erkrankungen), nimmt die Krankheitslast und damit auch die Ressourcen, die eine Gesundheitssystem zur Versorgung dieser aufbringen muss, mit zunehmender Lebenserwartung ebenfalls zu.

Frühzeitige, insbesondere präventive Maßnahmen sollten daher geplant werden, um die globalen Auswirkungen dieser „NCD-Epidemie" einzudämmen und deren Ausbreitung zu verlangsamen. Hierfür ist eine multisektorale Zusammenarbeit zwingend notwendig. Ohne die Kooperation mit der Agrar- und Nahrungsmittelindustrie, dem Handel, mit Architekten und Stadtplanern, Schulen und Universitäten sowie den Finanz- und Steuerbehörden, wird es unmöglich sein im Kampf gegen die NCDs erfolgreich zu sein.

Literatur

[1] Williams J, Allen L, Wickramasinghe K, et al. A systematic review of associations between noncommunicable diseases and socioeconomic status within low- and lower-middle-income countries. J Glob Health. 2018;8(2):020409. doi:10.7189/jogh.08.020409

[2] https://www.who.int/gho/ncd/mortality_morbidity/en/

[3] WHO Library Cataloguing-in-Publication Data, Global status report on noncommunicable diseases 2010, https://www.who.int/nmh/publications/ncd_report_full_en.pdf

[4] Shi A, Tao Z, Wei P, Zhao J. Epidemiological aspects of heart diseases. Exp Ther Med. 2016;12 (3):1645–1650. doi:10.3892/etm.2016.3541

[5] Maahs DM, West NA, Lawrence JM, Mayer-Davis EJ. Epidemiology of type 1 diabetes. Endocrinol Metab Clin North Am. 2010;39(3):481–497. doi:10.1016/j.ecl.2010.05.011

[6] Zhengi Y, Ley SH, Hu FB. Global aetiology and epidemiology of type 2 diabetes mellitus and its complications. Nature Reviews Endocrinology vol 14, pp. 88–98, 2018.

[7] Torre LA, Siegel RL, Ward EM, Jemal A. Global Cancer Incidence and Mortality Rates and Trends —An Update. Cancer Epidemiol Biomarkers Prev. 2016;25(1);16–27 doi: 10.1158/1055-9965.EPI-15-0578.

[8] Malhi GS, Mann JJ. Depression. Lancet Seminar, Vol 392, 10161, pp. 2299–2312, https://doi. org/10.1016/S0140-6736(18)31948-2, 2018.

[9] www.who.int/features/factfiles/dementia/en/

[10] Zachary Steel, Claire Marnane, Changiz Iranpour, et al. The global prevalence of common mental disorders: a systematic review and meta-analysis 1980–2013, International Journal of Epidemiology. 2014;43(2):476–493, https://doi.org/10.1093/ije/dyu038

[11] Burton R, Henn C, Lavoie D, et al. The Public Health Burden of Alcohol and the Effectiveness and Cost-Effectiveness of Alcohol Control Policies: An evidence review; in: About Public Health England. Wellington House, www.gov.uk/phe, 2018.

[12] Burton R, Sheron N. No level of alcohol consumption improves health. The Lancet;2018;392 (10152):987–88. https://doi.org/10.1016/S0140-6736(18)31571-X.

[13] Jessen F, Bug C (Hrsg.) Disease Interception. Schriftenreihe Monitor Versorgungsforschung, Verlag eRelation AG, 2019.

[14] https://www.who.int/nmh/events/ncd_action_plan/en/

[15] https://www.who.int/ncds/governance/third-un-meeting/en/

[16] https://ncdalliance.org

[17] http://www.wcrf.org/sites/default/files/PPA_NCD_Alliance_Nutrition.pdf

[18] http://www.who.int/global-coordination-mechanism/ncd-themes/multi-sectoral-actions/en/

13 Globale Seelische Gesundheit

Adrian P. Mundt

13.1 Einleitung

Das folgende Kapitel ist eine Einführung in den Themenkomplex Globale Seelische Gesundheit. Es liefert eine Standortbestimmung der Globalen Seelischen Gesundheit als junge Forschungsrichtung, die Menschen in Entwicklungs- und Schwellenländern sowie sozial benachteiligte Gruppen in hochentwickelten Ländern in Forschung und Versorgung einbezieht. Historische Aspekte bis hin zu modernen Forschungsansätzen werden dargelegt.

Studien über die weltweite Erkrankungslast zeigen hohe Werte für psychische Störungen an, während Forschung über verfügbare Ressourcen zur Behandlung von psychischen Störungen einen Mangel aufgezeigt hat. Diese Diskrepanz wird Versorgungslücke genannt. Evidenz für die Wirksamkeit und Kosteneffektivität von Interventionen für psychische Störungen in Entwicklungs- und Schwellenländern sowie von Versorgung benachteiligter Populationen wird aufgezeigt. Der weltweite demographische Wandel und der Trend zur Urbanisierung stellen neue Herausforderungen für Versorgungssysteme dar. Die Weiterentwicklung von angemessener Versorgung für psychisch Kranke weltweit erfordert die Diskussion rechtlicher, politischer und ethischer Aspekte. Zukünftige Herausforderungen für die weitere Entwicklung von Versorgungsystemen werden exploriert.

13.2 Globale seelische Gesundheit als junge Forschungsrichtung

Die Globale Seelische Gesundheit ist eine junge Forschungsrichtung, die zum Ziel hat, psychiatrische und psychotherapeutische Versorgung zu erproben, zu verbessern und umfassend weltweit zugänglich zu machen. Die Forschungsrichtung zielt auf Bevölkerungen ab, die benachteiligt sind in psychiatrischer Versorgung, insbesondere in Entwicklungs- und Schwellenländern. In diesen Ländern fehlen Strukturen, um weite Teile der Bevölkerung mit psychiatrischer Forschung und Versorgung zu erreichen. Die Globale Seelische Gesundheit zielt auch auf den Einbezug von sozial benachteiligten Gruppen innerhalb von hoch entwickelten Ländern ab, die oft hohe Raten von psychischer Erkrankungslast, jedoch geringen Zugang zu Versorgungssystemen haben. Das Wort „Global" hat daher eine doppelte geographische sowie soziale Bedeutung. Es verweist einerseits darauf, international grenzenlos zu arbeiten, andererseits alle, einschließlich marginalisierter Gruppen, innerhalb von Gesellschaften in Forschung und Versorgung einzubeziehen. Menschen, die mit psychischen Störungen oder psychosozialen Behinderungen leben, ohne adäquate Versorgung zu erhalten, erleiden häufig Menschenrechtsverletzungen. Die globale see-

https://doi.org/10.1515/9783110448474-014

lische Gesundheit folgt zwei grundlegenden Prinzipien (http://globalmentalhealth.org):

1. Verbesserung der Menschenrechtssituation von psychisch Kranken
2. Schaffung von wissenschaftlicher Evidenz in der Versorgung von psychisch Kranken

Die globale seelische Gesundheit beinhaltet das Aufzeigen von Versorgungslücken und -missständen durch epidemiologische Studien, die Erprobung von Prävention und Interventionen in klinischen Studien, sowie die Erforschung der Implementation von Interventionen in komplexen Situationen. Sie beinhaltet außerdem die Entwicklung innovativer Gesundheitspolitik, die Ausgleich und Gerechtigkeit in der Versorgung herstellen kann. Es gibt dadurch Schnittstellen mit der psychiatrischen Epidemiologie, Sozialpsychiatrie, Versorgungsforschung und mit der transkulturellen Psychiatrie. Es handelt sich um eine Forschungsrichtung, die gezielt Bevölkerungsgruppen anspricht, wie zum Beispiel Migranten, Strafgefangene, Obdachlose und anderen Gruppen, die auf Grund ihrer sozialen Situation oder Lebenslage erschwert Zugang zu Versorgungsstrukturen haben oder im Verhältnis zu den für sie verfügbaren Strukturen überproportional von psychischen Erkrankungen betroffen sind und damit einer relativen Unterversorgung ausgesetzt sind. Es gibt darüber hinaus Schnittstellen mit anderen Disziplinen außerhalb von Psychiatrie und Medizin, wie zum Beispiel der Politik, Menschenrechtsinitiativen und Entwicklungszusammenarbeit.

Im Kern der Globalen Seelischen Gesundheit steht die internationale Zusammenarbeit mit Einbezug von Entwicklungs- und Schwellenländern, aber sie ist nicht darauf begrenzt. Forschung in *Globaler Seelischer Gesundheit* beinhaltet meist die Kooperation akademischer Einrichtungen in Hocheinkommensländern mit akademischen Einrichtungen in Niedrig- und Mitteleinkommensländern.

Die Globale seelische Gesundheit geht über die reine Wissenschaft hinaus. Sie versteht sich als Bewegung, die Menschenrechte und Interessen von Menschen mit psychischen Störungen vertritt und sich politisch für sie einsetzt.

13.3 Historische Aspekte

Bereits zu Beginn des 20. Jahrhunderts gab es ein Interesse von Psychopathologen daran, wie die psychischen Erkrankungen in verschiedenen Kulturen unterschiedlich zum Ausdruck kommen und welche Aspekte von Erkrankungen transkulturell stabil verlaufen. Kraepelin, einer der großen Namen in der beschreibenden Psychopathologie, gilt mit seinen Studien auf Java zu Beginn des 20. Jahrhunderts als einer der Begründer der transkulturellen Psychiatrie [1]. Er führte vergleichende Studien durch, um psychopathologische Prozesse besser zu verstehen. Unterschiede in der Inzidenz und der Präsentation von psychopathologischen Phänomenen führte er auf die unterschiedlichen ethnischen, kulturellen und sozialen Kontexte zurück. Arbeiten aus den 1960er Jahren von westlichen Psychoanalytikern in Afrika erreichten große Aufmerksamkeit und begründeten die Forschungsrichtung der Ethnopsychoanalyse [2]. Sie beschäftigten sich mit dem Unbewussten und Symbolisierungen in vollkommen unterschiedlichen, von den westlichen kaum beeinflussten Kulturen. Obwohl aus heutiger Sicht die Terminologie und das Vorgehen rassistisch und kolonial geprägt anmuten, waren die Forscher an Reziprozität und Austausch interessiert, wie es die Reflexivität der psychoanalytischen Methode vorgibt. So lautet der Titel eines Buches von Parin et al. „Die Weißen denken zu viel" [2], der die Sichtweise der zu Untersuchenden auf den Untersucher zeigt. Modernere rigorose Methoden der psychiatrischen Epidemiologie wurden in der Globalen Seelischen Gesundheit zunächst von Forschungseinrichtungen im angelsächsischen Raum eingesetzt. Protagonisten in dieser Forschungsrichtung wurden die *London School of Hygiene and Tropical Medicine* und das *Institute of Psychiatry am King's College of London*, die ihre Aktivitäten in einem gemeinsamen *Centre for Global Mental Health* zusammenschlossen (http://www.centreforglobalmentalhealth.org). Die Stärke dieses Feldes in London scheint zum einen mit der Multikulturalität und zum anderen mit dem historisch gewachsenen Verantwortungsbewusstsein für das Commonwealth zusammenzuhängen. Es gibt inzwischen auch an dem *National Institute of Mental Health* in den USA ein *Office for Research on Disparities and Global Mental Health* (https://www.nimh.nih.gov/about/organization/gmh/index.shtml) sowie große Summen für Forschungsförderungen in dem Bereich. Die Weltgesundheitsorganisation (WHO) hat in den letzten Jahrzehnten zunehmend eine führende Rolle übernommen. Besonders hervorzuheben sind die Atlasprojekte von 2005 und 2011 [3,4] und die Entwicklung eines Instrumentes für die Evaluierung von Gesundheitssystemen (WHO-*Assessment Instrument for Mental Health Services* AIMS). Die WHO hat sich wesentlich dafür eingesetzt, die weltweit verfügbaren Ressourcen für die Behandlung von psychischen Störungen aufzuzeigen.

13.4 Weltweite Erkrankungslast durch psychische Störungen

Mit dem eingängigen Slogan „No health without mental health" beginnt eine Serie von Publikationen in der renommierten Fachzeitschrift The Lancet, die im Jahr 2007 eine komplette Ausgabe dem Thema Globale Seelische Gesundheit gewidmet hat [5]. Hintergrund für die Ausgabe war, dass die Erkrankungslast der psychischen Störungen weltweit lange unterschätzt wurde und als von physischen Erkrankungen getrennt betrachtet wurden. Die Autoren legen dar, wie sehr psychische und physische Erkrankungen miteinander einhergehen und verwoben sind [5]. Die Arbeiten bezogen sich besonders auf Entwicklungs- und Schwellenländer, da früher häufig fälschlicherweise davon ausgegangen wurde, dass psychische Störungen ein Problem von hochentwickelten westlichen Ländern seien. Veröffentlichungen der Weltgesundheitsorganisation über die globale Erkrankungslast hatten zu dieser Neueinschätzung geführt [6]. Berechnungen zur Erkrankungslast ermöglichen Planern von Gesundheitssystemen Ressourcen zuzuteilen und Gebiete mit besonderem Entwicklungsbedarf zu identifizieren, wenn Diskrepanzen zwischen dem Anteil an Erkrankungslast und dem Anteil der zugeschriebenen Ressourcen bestehen. Von zunächst einfachen Mortalitätsstatistiken war die Forschung über weltweite Erkrankungslast zu komplexeren Messeinheiten wie DALYs (*disease adjusted life years*) fortgeschritten, die sowohl Verlust von Lebensjahren durch vorzeitigen Tod, als auch Lebensjahre, die auf Grund von Erkrankung oder Behinderung mit Beeinträchtigung verbracht werden, einbeziehen. Auf Grund dieser Berechnungen hatte sich für viele überraschend gezeigt, dass 14 % der weltweiten Erkrankungslast auf neuropsychiatrische Erkrankungen zurückzuführen war [5]. Aktuelle Schätzungen der weltweiten Krankheitslast beruhen auf dem „Global Burden of Disease Projekt (http://www.healthdata.org/gbd)", dem Konsortium aus über 1800 Forschern aus 120 Ländern, die fortlaufend Daten zur Erkrankungslast in 195 Ländern erheben und auswerten. Sie zeigen, dass psychische Störungen und Suchterkrankungen für über 162 Millionen DALYs verantwortlich sind, davon gehen über 54 Millionen allein auf depressive Störungen zurück [7]. Depressive Störungen sind damit auf Rang 15 weltweit der Ursachen für DALYs [7]. Neuere Schätzungen, die psychische Erkrankungsgruppen einschließen, die nicht vom Global Burden of Disease Projekt erfasst werden, gehen von einem weltweiten Anteil von 13 % der Erkrankungslast alleine durch die psychischen Störungen aus (Abb. 13.1) [8].

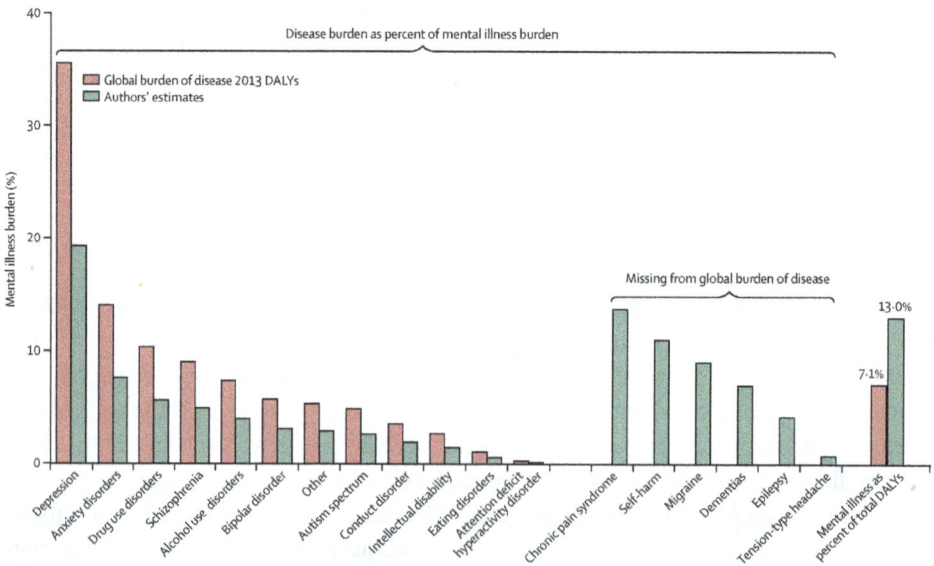

Abb. 13.1: Disease Adjusted Life Years DALYs durch psychische Erkrankungen. (Vigo D et al. Estimating the true global burden of mental illness, Lancet Psychiatry, 2016 Feb;3(2):171–8).

Wenn jedoch für die Zuteilung der Ressourcen weniger die durch vorzeitiges Versterben als vielmehr die Lebensjahre, die mit Beeinträchtigung oder Behinderung verbracht werden (YLD: *years lived with disability*), als maßgeblich genommen werden, da nur in dieser Zeit von medizinischen Interventionen profitiert werden kann, fällt das Gewicht der neuropsychiatrischen Erkrankungen noch höher aus. Im Jahr 2005 wurden 31,7 % der mit Behinderung verbrachten Lebensjahre weltweit neuropsychiatrischen Erkrankungen zugesprochen. Die unipolare Depression lag mit einem Gewicht von 11,8 % an der Spitze, gefolgt von alkoholassoziierten Störungen (3,3 %), Schizophrenien (2,8 %), bipolaren Störungen (2,4 %) und Demenzen (1,4 %) [5]. Nach neuesten Daten gelten Depressionen mit fast 52 Millionen YLD nach Lumbago als die zweithäufigste Ursache von YLD weltweit [9]. Die psychischen und Verhaltensstörungen sind als Erkrankungsgruppe mit 22,7 % die häufigste Ursache von YLD weltweit (Abb. 13.2) [10].

Auch die Mortalität durch psychische Störungen ist erheblich. Es wird geschätzt, dass jährlich 828.000 Menschen weltweit Suizid begehen [11]. Die Suizide und Suizidversuche wurden in WHO Berichten den Verletzungen und somit den körperlichen Erkrankungen zugeschrieben, obwohl sie in der Regel Folge von psychischen Störungen sind und sich ihre Häufigkeit durch Interventionen auf dem Gebiet der seelischen Gesundheit reduzieren lassen. Die nationalen und offiziellen Statistiken von Suiziden in Entwicklungs- und Schwellenländern sind nicht verlässlich und es ist möglich, dass die tatsächlichen Zahlen noch deutlich höher liegen. Die direkte Mortalität durch Alkohol und Drogen wurde auf 182.000 Menschen im Jahr geschätzt [5].

Die Interaktionen zwischen psychischer und körperlicher Gesundheit sind vielschichtig und in Statistiken der Erkrankungslast nur unzureichend bedacht. Sie zeigen sich nicht nur bei psychosomatischen, somatomorphen, dissoziativen oder medizinisch nicht erklärbaren Syndromen [12]. Häufig sind nichtübertragbare und übertragbare körperliche Erkrankungen sowie Verletzungen und Unfälle Folge von psychischen Störungen wie Depressionen, Suchterkrankungen oder Psychosen. Umgekehrt führen körperliche Erkrankungen häufig zu psychischen Störungen wie Depressionen, die wiederum den Verlauf und Prognose der körperlichen Erkrankungen beeinflussen. Depression bei älteren Menschen ist ein wichtiger Prädiktor für körperliche Behinderung und soziale Beeinträchtigung. Umgekehrt ist körperliche Behinderung bei älteren Menschen ein wichtiger Prädiktor für Depression [13].

1990

Diarrhea, lower respiratory
infections, and other common
infectious diseases
3.2%

Unintentional injuries
3.3%

Other
causes
10.1%

Mental and
behavioral
disorders
22.2%

Neglected tropical
diseases and malaria
4.0%

Neurologic disorders
5.0%

Musculoskeletal
disorders
19.7%

Chronic respiratory
diseases
6.0%

Other
noncom-
municable
diseases
11.4%

Diabetes; urogenital,
blood, and endocrine
diseases
6.6%

Nutritional
deficiencies
8.6%

(a)

2010

Cardiovascular and
circulatory diseases
2.8%

Neglected tropical
diseases and malaria
2.9%

Other
causes
10.0%

Mental and
behavioral
disorders
22.7%

Unintentional injuries
3.4%

Neurologic disorders
5.5%

Musculoskeletal
disorders
21.3%

Chronic respiratory
diseases
6.3%

Nutritional
deficiencies
6.4%

Other
noncom-
municable
diseases
11.2%

Diabetes; urogenital,
blood, and endocrine
diseases
7.3%

(b)

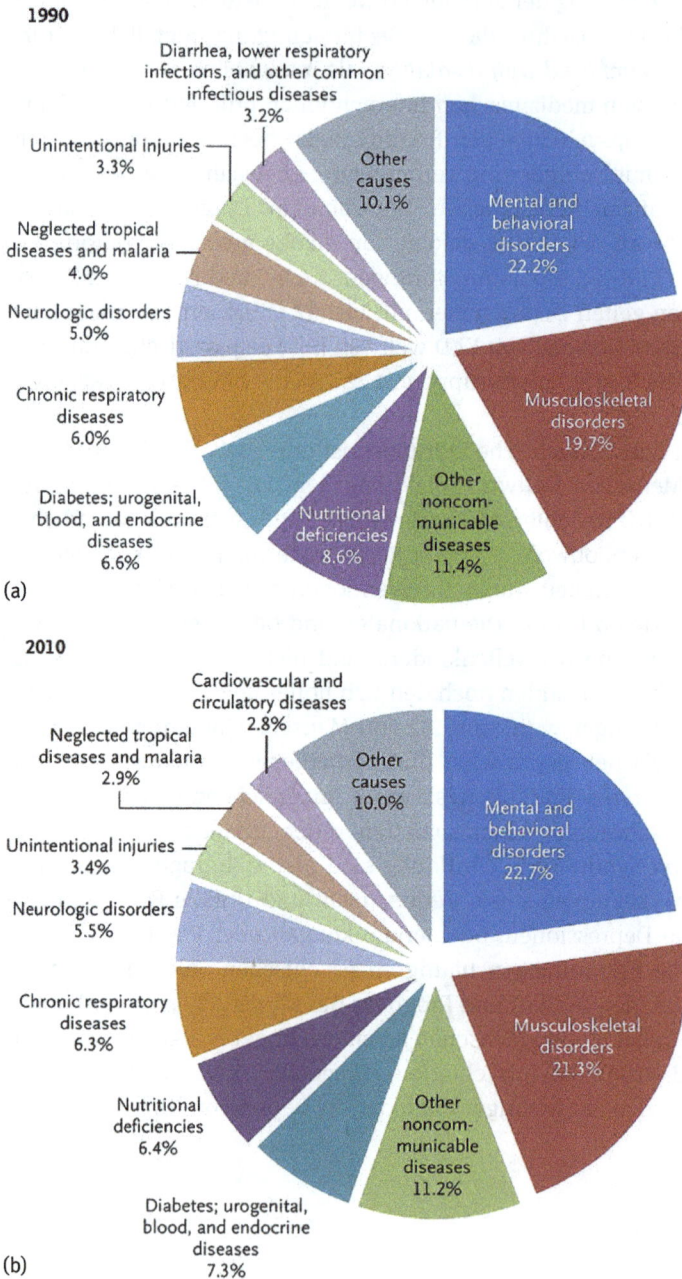

Abb. 13.2: Prozentanteil von Erkrankungsgruppen an der globalen Last an Lebensjahren mit Behinderung YLD (2013 Becker A, Kleinman A. Mental Health and the Global Agenda, New England Journal of Medicine).

13.5 Psychische Störungen und Demographie in Entwicklungs- und Schwellenländern

Geburtenraten sind höher in Entwicklungs- und Schwellenländern. Durch die pyramidale Altersverteilung leben überproportional viele Kinder (90 % der Kinder weltweit) in Entwicklungs- und Schwellenländern, wo sie bis zu 50 % der Bevölkerung ausmachen [14]. Armut von Kindern erhöht das Risiko an psychischen und körperlichen Erkrankungen zu leiden. Bis zu 10–20 % der Kinder weltweit sind von neuropsychiatrischen Erkrankungen betroffen [14]. In vielen Entwicklungs- und Schwellenländern sind Frauen weiterhin diskriminiert und sozial benachteiligt. Häufige psychische Störungen wie Angststörungen und Depression sind bei Frauen häufiger, insbesondere in der perinatalen Phase, die mit besonderer Vulnerabilität für psychische Störungen einhergeht. Auf Grund der abnehmenden Mortalität durch Infektionserkrankungen sind Entwicklungs- und Schwellenländer besonders vom demographischen Wandel betroffen. Absolute Zahlen und Raten an Demenzkranken sind in steilem Anstieg begriffen [15]. Auf dieses Problem hat besonders die Internationale Demenzforschungsgruppe 10/66 aufmerksam gemacht (https://www.alz.co.uk/1066/).

13.6 Ressourcenknappheit und Behandlungslücke

Der relativ hohen Erkrankungslast von psychischen Störungen stehen weltweit unterproportional medizinische Ressourcen gegenüber [16]. Dieses Ungleichgewicht wird im Englischen als „Treatment Gap" bezeichnet. Für den im Jahr 2005 von der WHO publizierten Atlas wurden erstmals die zur Behandlung von psychischen Störungen zur Verfügung stehenden Ressourcen weltweit zusammengetragen [3]. Besonders in Entwicklungs- und Schwellenländern zeigte sich eine Knappheit, Ungleichverteilung und Ineffizienz in der Nutzung von Ressourcen für die Behandlung psychischer Störungen [16]. Innerhalb der einzelnen Länder werden im Verhältnis zur Erkrankungslast nur unterproportionale, in niedrig entwickelten Ländern häufig vernachlässigbare Anteile des medizinischen Gesamtbudgets der Behandlung psychischer Erkrankungen zugeschrieben. Im Jahr 2011 wurde von der WHO erneut ein weltweiter Atlas publiziert, um die vorhandenen Ressourcen aufzuzeigen [4]. Obwohl die Daten zu Behandlungskapazitäten in Entwicklungs- und Schwellenländern immer noch dürftig sind, kann man sagen, dass Erkenntnisse über die Erkrankungslast nicht dazu geführt haben, dass in Entwicklungs- und Schwellenländern der Anteil der Ausgaben innerhalb der medizinischen Budgets für die Behandlung von psychischen Störungen gewachsen sei [17]. Für die Entwicklung von Systemen zur Behandlung psychischer Störungen gilt ein Gleichgewicht zwischen Kapazitäten in Krankenhausbehandlung und in Gemeindeversorgung als effizient [18]. In den meisten Entwicklungs- und Schwellenländern existieren zwar psychiatrische Krankenhäuser, die gemeindenahe Versorgung ist jedoch kaum vorhanden. In Hocheinkommensländern bestehen 58-mal mehr Kapazitäten für ambulante psychiatrische Behandlung im Vergleich zu Niedrigeinkommensländern [4]. Es besteht ein Ungleichgewicht zugunsten der teureren Krankenhausversorgung beim Einsatz der wenigen Ressourcen in Entwicklungs- und Schwellenländern [4]. Die Krankenhausbetten sind häufig in wenigen großen psychiatrischen Krankenhäusern zentralisiert und nicht in Form von Abteilungspsychiatrien dezentral in Allgemeinkrankenhäuser integriert, wie in den entwickelten Ländern seit den Psychiatriereformen üblich. In Ermangelung von Heimen und unterstützten Wohnformen werden die wenigen Betten häufig für die Langzeitbehandlung von chronisch Kranken und nicht zur effizienteren Kurzzeit- und Akutbehandlung genutzt. Es fehlt Fachpersonal wie Ärzte, klinische Psychologen, Arbeitstherapeuten, Sozialarbeiter und Fachkrankenpflege [16]. Insbesondere in Entwicklungs- und Schwellenländern arbeitet das wenige Fachpersonal häufig im privaten Sektor, so dass es für die Versorgung großer Teile der Bevölkerung nicht zur Verfügung steht. Die Ressourcenknappheit in Niedrigeinkommensländern wird durch Abwanderung von Fachkräften hin zu Hocheinkommensländern verschärft. Es besteht nicht nur eine Ungleichverteilung der Versorgung zwischen den Ländern, sondern auch innerhalb der Länder und Gemeinden. Menschen aus sozial schwachen Schichten haben den geringsten Zugang zu Behandlungen und die höchste Dichte an Erkrankungen. In vielen Entwicklungs- und Schwellenländern fehlt die Ausbildung in der Behandlung von psychischen Störungen bei primärärztlichem Personal. Psychische Störungen werden daher nur in spezialisierten Zentren behandelt. Häufig sind auch günstige Basismedikamente zur Behandlung von Depressionen und Psychosen nicht durchgehend verfügbar, weder in der gemeindenahen Versorgung, noch in den spezialisierten Zentren.

Psychische Störungen sind mit Armut und niedrigem Bildungsstatus assoziiert [19]. Psychische Störungen und Armut sind in Entwicklungs- und Schwellenländern in sich gegenseitig verstärkenden Kreisläufen verbunden. In systematischen Reviews hat sich noch keine sichere Evidenz gezeigt, ob Interventionen zur Armutsreduktion Auswirkungen auf die seelische Gesundheit haben. Umgekehrt jedoch konnte gezeigt werden, dass Interventionen zur seelischen Gesundheit die Armut reduzieren [20]. Es wurde daher empfohlen Interventionen zur seelischen Gesundheit nicht nur im Zusammenhang von öffentlicher Gesundheit und Menschenrechtsfragen zu sehen, sondern auch in der allgemeinen Entwicklungszusammenarbeit zu priorisieren [20]. Für die Behandlung von Kindern ist der Mangel an Fachkräften und der Mangel an Evidenz durch Forschung besonders ausgeprägt. Interventionen sind von großer Bedeutung, auch um psychische Störungen bei zukünftigen Generationen von Erwachsenen zu vermeiden [14]. Auf den demographischen Wandel mit einem schnellen Anstieg der Demenzerkrankungen sind Entwicklungs- und Schwellenländer besonders wenig vorbereitet, so dass die Versorgung von Demenzkranken im Wesentlichen auf den Angehörigen beruht. Eine globale Antwort auf das Problem der Unverhältnismäßigkeit zwischen Erkrankungslast und Behandlungsressourcen (*treatment gap*) wurde das WHO *Mental Health Gap* Aktionsprogramm (mhGAP , http://www.who. int/mental_health/mhgap/en/).

13.7 Effektivität von Behandlungen psychischer Störungen in Entwicklungs- und Schwellenländern

Weltweit werden die meisten Studien zur Wirksamkeit von Interventionen und Behandlungen von psychischen Störungen in Hochentwickelten Ländern durchgeführt. Durch soziokulturelle Faktoren und durch die Unterschiede in den Behandlungssystemen ist Übertragbarkeit dieser Evidenz auf Entwicklungs- und Schwellenländer nicht unbedingt zulässig. Jedoch gibt es inzwischen so viele Interventionsstudien aus Entwicklungs- und Schwellenländern, dass solide Evidenz für die Wirksamkeit und Kosteneffektivität von Interventionen zur Behandlung psychischer Störungen in diesem Kontext angenommen werden kann [21].

Zur Behandlung von Depressionen werden selektive Wiederaufnahmehemmer von Serotonin und psychologische Behandlungen wie kognitive Verhaltenstherapie oder interpersonelle Therapien empfohlen. Methodisch solide und große randomisierte Studien zur Behandlung von Depressionen wurden in einem systematischen Review zusammengetragen [21]: Eine cluster-randomisierte Studie aus Uganda zeigte Überlegenheit für interpersonelle Gruppenpsychotherapie gegenüber Nichtbehandlung [22]. Eine große randomisierte Studie aus Indien zeigte Überlegenheit von Fluoxetin gegenüber Placebo zur Behandlung von Depression [23]. Ein multimodales Interventionsprogramm in Chile unter Einbezug von Psychoedukation und bei schwer Erkrankten auch von Antidepressiva zeigte Überlegenheit gegenüber der üblichen Behandlung von depressiven Frauen [24]. Von Armut betroffene Frauen im Peripartum stellen eine besondere Zielgruppe für Behandlungsinterventionen dar [25,26]. Die Interventionen können auch von nichtspezialisierten, strukturiert ausgebildeten Laien gemeindenah erbracht werden [26]. In Pakistan konnte eine Einzelpsychotherapie von acht Sitzungen, die von minimal ausgebildeten Therapeuten durchgeführt wurde, zu einer Besserung von Depressionen führen [27]. Eine Studie aus Mexiko mit sechs Sitzungen von Gruppenpsychoedukation bei depressiven Frauen zeigte keine Überlegenheit gegenüber einer Kontrollbedingung von einer Sitzung mit Vermittlung von Information [28]. Alle genannten Studien wurden in armen sozialen Schichten innerhalb der Länder durchgeführt.

Für die Behandlung von Schizophrenien werden Antipsychotika der ersten und Generika der zweiten Generation empfohlen [21]. Eine Studie aus Thailand konnte zeigen, dass generisch hergestelltes Risperidon, wenn es für unter 10 Bath (0,28 US-Dollar) pro 2 mg Tablette hergestellt werden kann, die kosteneffizienteste pharmakologische Behandlung der Schizophrenie darstellt, da es im Vergleich zu den noch günstigeren typischen Antipsychotika Krankenhauskosten einsparen kann [29]. Die Behandlungen werden durch psychosoziale Interventionen ergänzt, die auf der all-

gemeinärztlichen Ebene, gemeindenah erbracht werden. Insbesondere den psycho-
therapeutischen Familieninterventionen kommt eine besondere Bedeutung zu, da
Familien in Entwicklungs- und Schwellenländern die wichtigsten sozialen Netzwerke
darstellen. Kurzinterventionen und Pharmaka sind auch für die Behandlung von Al-
koholerkrankungen und Sucht erfolgreich in Entwicklungs- und Schwellenländern
einsetzbar [21].

Zusammenfassend lässt sich sagen, dass psychische Störungen weltweit häufig
sind und dass wirksame und kosteneffektive Behandlungen auch in Entwicklungs-
und Schwellenländern möglich sind. Die Gesellschaftliche Akzeptanz dieser Behandlungen, die Stigmatisierung psychischer Erkrankungen und Kapazitätsprobleme
schränken die Verfügbarkeit der Interventionen ein. Psychische Erkrankungen sind
ein in Entwicklungs- und Schwellenländern lange vernachlässigtes Problem. Die
WHO hat daher einen umfassenden Aktionsplan 2013–2020 vorgestellt (http://www.
who.int/mental_health/action_plan_2013/en/), der die Menschenrechte von psychisch Kranken in den Vordergrund stellt und zu Veränderungen aufruft. Die Veränderungen betreffen die Politik, integrative gemeindenahe Gesundheits- und Sozial-
interventionen, Prävention und Forschung.

13.8 Interventionen in humanitären Krisengebieten

Wenn Naturkatastrophen oder bewaffnete Konflikte in ressourcenarmen Ländern
vorkommen, entstehen besondere Notsituationen und Herausforderungen für die
seelische Gesundheit. Gleichzeitig können punktuell durch Spenden Ressourcen mobilisiert werden und für Interventionen bereitstehen. Ein wichtiger Aspekt im Kontext
von Katastrophen ist der Wegfall sozialer Netze und bestehender Versorgungsstrukturen für schwer psychisch Kranke mit beispielsweise psychotischen Störungen, deren Erkrankungen bereits vor und unabhängig von der Katastrophe bestanden, sich
aber durch äußere Faktoren verschlechtern können [30,31]. Wichtig ist es beim Aufbau von Interventionen Zugang für diese besonders vulnerable Personengruppe zu
ermöglichen.

Focus der humanitären Einsätze sind diejenigen psychischen Störungen, die
durch die Katastrophe selbst hervorgerufen werden. Darunter fallen Traumafolgestörungen wie akute Trauer- und Belastungsreaktionen sowie mit etwas zeitlichem Abstand die posttraumatischen Belastungsstörungen. Es können aber auch Depressionen, Angststörungen und Somatisierungsstörungen als Folge von Katastrophen auftreten [32]. Bei extremer und langanhaltender Traumatisierung besonders in vulnerablen Phasen der Entwicklung, wie zum Beispiel bei Kindersoldaten können auch
komplexe Traumafolgestörungen und Persönlichkeitsstörungen auftreten [33].

Gesichter des Bürgerkriegs in Syrien
Eine Generation von Kindern, die derzeit im schon über 8 Jahre andauernden syrischen Bürgerkrieg aufwachsen und praktisch nichts anderes außer Krieg kennengelernt haben, wurde auch
als „Generation Trauma" bezeichnet. Die Schwere der Traumafolgen ist so außergewöhnlich und
zerstörerisch, dass von Ärzten in Hilfsorganisationen der Begriff „Human Devastation Syndrome"
geprägt wurde. Experten warnen vor eine Krise der seelischen Gesundheit mit permanenten und
irreversiblen Folgen. Der Hilfsbedarf unter den Kindern in Syrien wird auf 5,8 Millionen geschätzt.
Viele haben Angehörige verloren, erhalten keine Schulbildung, werden für Kriegshandlungen re-
krutiert und konsumieren Drogen, um den Stress zu ertragen.
https://www.theguardian.com/global-development/2017/mar/06/syria-children-suffering-stag-
gering-levels-of-trauma-save-the-children-report-warns#img-1

Viele psychosoziale Interventionen werden von humanitären Nichtregierungsorganisationen durchgeführt und sind hinsichtlich ihrer Effektivität nur wenig untersucht.
Die Forschung bezüglich der Effektivität von Interventionen hat sich besonders auf
posttraumatische Belastungsstörungen gerichtet. Eine deutsche Gruppe von der Universität Konstanz hat auf diesem Gebiet Pionierarbeit geleistet und erste Evidenz für
die Effektivität der narrativen Expositionstherapie zur Behandlung von Traumafolgestörungen in Krisen- und Konfliktgebieten geschaffen [34,35]. Multimodale Gruppen-
interventionen für Kinder, die in Schulen durchgeführt werden, können ebenfalls
wirksam bezüglich der Symptomreduktion von posttraumatischen Belastungsstörungen sein [36]. Die Integration spezifischer symptomorientierter Ansätze und psychosozialer Interventionen scheint besonders wirksam zu sein [37]. Limitierungen der
herkömmlichen Forschungsdesigns bezüglich der Kontrollierbarkeit von Bedingungen und Standardisierung von Interventionen unter teils chaotischen Bedingungen
in der Folge von Katastrophen und erheblicher transkultureller Unterschiede in der
Traumabewältigung sind diskutiert worden [38]. Es besteht noch weiterer Forschungsbedarf und die Notwendigkeit für mehr Zusammenarbeit zwischen praktisch
intervenierenden Gruppen und Forschungsgruppen zur Schaffung von weiterer Evidenz für psychosoziale Interventionen [30]. Studien werden zunehmend mit gemein-
denahem Gesundheitspersonal (*community health workers*) durchgeführt, die ein ge-
zieltes Training und Supervision erhalten, sonst aber keine komplexe Ausbildung haben [39].

13.9 Behandlung von Flüchtlingen und Migranten

Mit der Zunahme der Flüchtlingsströme gewinnt die Versorgung psychischer Störungen bei Flüchtlingen und Migranten weltweit zunehmend an Bedeutung. Obwohl die
Studienlage heterogen ist, gibt es Hinweise, dass besonders Kriegsflüchtlinge sehr
hohe Raten psychischer Störungen haben [40]. Gewaltexposition wurde als Risikofaktor für die seelische Gesundheit von Flüchtlingen identifiziert [41,42], wohingegen

soziale Netzwerke und Unterstützung im aufnehmenden Land als Resilienzfaktoren gelten. Kognitive Verhaltenstherapie und narrative Expositionstherapie sind erprobt für die Behandlung von traumaassoziierten Symptomen bei Flüchtlingen [43].

Die Risiken bezüglich seelischer Gesundheit bestehen vor, während und nach der Migration [44]. Vor der Migration sind vor allem die Traumatisierung und Gewaltexposition als Risikofaktoren untersucht. Es kann vor allem bei Wirtschafts- und Arbeitsmigration aber auch eine Selektion der Gesunden stattfinden [45]. Die Umstände der Migration selbst spielen eine Rolle und sind bei Flucht häufig traumatisch, wohingegen sie bei internationaler Entsendung unter vollkommen anderen Bedingungen stattfinden. Binnenmigration vom Land in die Städte ist von internationaler Migration zu unterscheiden, die andere Akkulturationsprozesse verlangt. Nach der Migration kommen spezifische Anforderungen, wie Sprachbarriere, Anpassung und Integration in die aufnehmende Gesellschaft hinzu. Aspekte der aufnehmenden Gesellschaft beeinflussen, wie diese Prozesse gelingen. Kulturelle Unterschiede können dazu führen, dass psychische Symptome unterschiedlich ausgeprägt werden. Unterschiede in den Familienstrukturen zwischen den Kulturen können zu transgenerationalen Konflikten bei Migranten beitragen. Migranten haben auch in Hocheinkommensländern oft nur unterproportional Zugang zu psychiatrischer und psychotherapeutischer Behandlung bei hoher Erkrankungslast. Der Einbezug von Migranten in epidemiologische Studien erfordert besondere Anstrengungen [46]. Von klinischer Forschung, die nicht gezielt auf Minderheiten abzielt, werden sie häufig ausgeschlossen. Sprachbarriere, kulturelle Faktoren, unterschiedliche Krankheitsmodelle, Traumatisierung, soziale Deprivation, fehlende Versicherung, fehlende Vertrautheit mit den Gesundheitssystemen sind Hindernisse für eine effektive Behandlung [47,48]. Ethnische Diskriminierung von Migranten ist unabhängig von anderen sozialen Faktoren ein Risikofaktor für das Auftreten von psychischen Störungen [49]. Neben individuellen Faktoren ist in innerstädtischen Situationen die seelische Gesundheit von Migranten auch von der Armut des Stadtteils abhängig [50]. Migrationshintergrund in der ersten und zweiten Generation gilt als gesicherter Risikofaktor für psychotische Störungen [51]. Bei depressiven Störungen und Angststörungen ist das Bild weniger einheitlich. Depressive Störungen haben eine Prävalenz von 20 % bei Arbeitsmigranten und 44 % bei Flüchtlingen. Angststörungen, und darunter fällt auch die posttraumatische Belastungsstörung, sind mit Prävalenzen von 21 % bei Arbeitsmigranten und 40 % bei Flüchtlingen ebenfalls sehr häufig [52]. Wenn Gesundheitsdienste keine speziellen Angebote für Migranten implementieren, besteht das Risiko, dass sie vermindert in Behandlung kommen oder sie frühzeitig beenden und daher schlechtere Ergebnisse zeigen [53]. Erste Evidenz für psychotherapeutische Interventionen bei Migranten stammt überwiegend aus den USA und bezieht sich meist auf Immigranten aus Lateinamerika [54]. Die Interventionen sind besonders effektiv, wenn sie kulturell angepasst werden. Daher scheint die Generalisierbarkeit dieser Daten begrenzt. Eine Reihe von Ansätzen zur guten klinischen Praxis wurden identifiziert, jedoch nicht immer implementiert [48]. Dazu gehören:

- Flexibilität in der Zeiteinteilung und Ressourcenzuteilung in der Organisation von Diensten
- gute Dolmetscherdienste
- Zusammenarbeit mit Familien und Sozialdiensten
- kultursensitives Vorgehen
- Informationsmaterial für Betroffene
- stabile und positive Beziehungen zu therapeutischem Personal

13.10 Psychische Störungen bei Strafgefangenen weltweit

Die Trennung von psychisch krankem und kriminellem Verhalten wurde erstmals in der Neuzeit systematisch vollzogen. Der französische Arzt Philippe Pinel gilt als der Befreier psychisch Kranker aus den Ketten, als Begründer der Psychiatrie und Gründer des ersten psychiatrischen Krankenhauses [55]. Im 19. Jahrhundert wurden in Europa zur Versorgung psychisch Kranker eine Vielzahl psychiatrischer Krankenhäuser meist etwas außerhalb der großen Städte gebaut. In der Kolonialzeit wurde dieses Modell der Versorgung auf Entwicklungs- und Schwellenländer übertragen. Zu Beginn des 20. Jahrhunderts wohnten viele psychisch Kranke in psychiatrischen Krankenhäusern und Asylen von zum Teil gigantischem Ausmaß mit tausenden von Bewohnern. Die Überbelegung in diesen Krankenhäusern und die Einsicht, dass dort keine guten Bedingungen zur Heilung von psychischen Erkrankungen bestünden, gab Anlass zu psychiatrischen Reformen. Erstmals wurden in den 1950er Jahren in den angelsächsischen Ländern systematisch psychiatrische Reformen implementiert, in den 1970er Jahren im Anschluss an die Psychiatrie-Enquête in Deutschland und seit den 1990er Jahren auch in Entwicklungs- und Schwellenländern [56]. Ziele der psychiatrischen Reformen waren eine Reduktion der psychiatrischen Bettenzahlen, die Deinstitutionalisierung von psychisch Kranken mit besserer Teilhabe in der Gesellschaft, der Aufbau von gemeindenaher ambulanter Versorgung, Integration psychiatrischer Versorgung in die primärärztliche Versorgung und Integration psychiatrischer Betten zur Kurzzeitbehandlung in Allgemeinkrankenhäuser. Zu Beginn des 21. Jahrhunderts kamen erstmals Studien auf, die nahelegten, dass es eine Reinstitutionalisierung von psychisch Kranken in forensischen Einrichtungen und in Gefängnissen geben könnte [57]. Neuere Untersuchungen zeigen, dass es einen Zusammenhang zwischen psychiatrischem Bettenabbau und Anstieg der Gefangenenraten geben könnte [58,59]. Dieser Zusammenhang könnte stärker in Entwicklungs- und Schwellenländern ausgeprägt sein, möglicherweise weil dort psychiatrische Betten abgebaut wurden, ohne dass adäquate Sozialsysteme und ambulante Versorgungssysteme implementiert waren, um diesen Bettenabbau zu kompensieren [58,88].

Die weltweiten Gefangenenzahlen steigen stetig weiter an [60]. Strafgefangene haben hohe Raten an schweren psychischen Störungen und erschwert Zugang zu psychiatrischer Versorgung [61]. Die Prävalenz von Psychosen wird auf knapp 4 %

geschätzt, die Prävalenz der majoren Depression auf 14 % bei Frauen und 10 % bei Männern [61]. In Ländern mit niedrigen und mittleren Pro-Kopf-Einkommen wird die Prävalenz von Psychosen sogar auf 6,2 % und die von majoren Depressionen auf 16,0 % geschätzt [62]. Posttraumatische Belastungsstörungen sind besonders bei strafgefangenen Frauen häufig [63]. Besorgniserregend sind die sehr hohen Prävalenzraten an Suchterkrankungen [64,65] und Persönlichkeitsstörungen [66], die bei Strafgefangenen eher die Regel als die Ausnahme sind [67]. Störungen aus verschiedenen Diagnosegruppen liegen meist als Komorbiditäten vor [68,89]. Suizide sind bei Strafgefangenen eine der häufigsten Todesursachen und deutlich häufiger als in der Allgemeinbevölkerung [69,90]. Auch nach Haft ist das Mortalitätsrisiko von Gefangenen deutlich erhöht, insbesondere in der Zeit unmittelbar nach Entlassung [70]. Suizidprävention stellt eine große klinische Herausforderung in der Versorgung dar [71]. Bei Strafgefangenen liegt nicht nur ein Risiko für gewalttätiges Verhalten vor. Über ein Drittel der strafgefangenen Männer und 40 % der strafgefangenen Frauen waren vor Inhaftierung sexueller oder physischer Gewalt ausgesetzt [72], viele von ihnen bereits in der Kindheit. Gewaltexposition in der Kindheit kann die kognitive Entwicklung und Lesefähigkeit beeinträchtigen [73]. Die Gewaltexposition erhöht das Risiko für Gewaltstraftaten in einem Kreislauf der Gewalt [74]. Insbesondere Traumabehandlungen haben das Potenzial diesen Negativkreislauf zu durchbrechen [75]. Medizinische Versorgungssysteme für Strafgefangene entsprechen nicht der hohen Erkrankungslast von psychischen Störungen in dieser Bevölkerung. Das betrifft Entwicklungs- und Schwellenländer noch mehr als die entwickelten Länder [76]. Ressourcen sind in der Regel deutlich geringer als für die Behandlung in der Allgemeinbevölkerung. Die wenigen verfügbaren Ressourcen werden meist für die Begutachtung und Bewertung von Kriminalprognosen und kaum für therapeutische Interventionen eingesetzt. Menschenrechtsverletzungen sind an der Tagesordnung. Erste Interventionsstudien aus hochentwickelten Ländern geben Anlass zur Hoffnung [75]. Interventionsstudien aus Entwicklungs- und Schwellenländern fehlen.

13.11 Psychische Störung und Urbanisierung

Seit 2008 lebt mehr als die Hälfte der Weltbevölkerung in Städten. Ab 2030 werden mehr als zwei Drittel der Menschen in Städten leben [77]. Die stärkste Zunahme der Verstädterung geschieht in Asien und Afrika. Vor allem in Entwicklungs- und Schwellenländern ist die Städteplanung hinter dem rasanten Wachstum der Städte zurückgeblieben. Informelle und improvisierte Wohnformen gehen häufig mit Überbevölkerung, Ungleichheit und Unsicherheit einher.

Die Veränderungen in den Lebensbedingungen wurden in Zusammenhang mit psychischen Störungen gebracht. Depressionen und generalisierte Angststörungen kommen häufiger in städtischer als ländlicher Bevölkerung vor [78]. Epigenetische Mechanismen wie DNA-Methylisierung wurden damit in Zusammenhang gebracht

[77]. Neben der baulichen Umgebung spielen auch soziale Interaktion, Isolierung und Gewalt in der Nachbarschaft eine Rolle [79]. Städtisches Umfeld gilt neben früher Traumatisierung, Migration und Cannabiskonsum als einer der Umweltfaktoren, die das Risiko für Schizophrenie erhöhen [80]. In Städten aufgewachsen zu sein und in Städten zu leben, ist assoziiert mit veränderter Aktivität in Hirnregionen, die an der Verarbeitung von sozialem Stress beteiligt sind [81] und eine erhöhte Vulnerabilität für Schizophrenie bedingen könnten [82].

Zwischen der Langzeitexposition von Luftverschmutzung mit Feinstaubpartikeln, die durch den Autoverkehr freigesetzt werden, und kognitiven Störungen scheint es einen dosisabhängigen Zusammenhang zu geben [83]. Die Umweltverschmutzung in Städten könnte daher zu einem erhöhten Risiko für Demenzen führen [84].

13.12 Politische und rechtliche Aspekte

Die Entwicklung effektiver und humaner Versorgung von psychisch Kranken erfordert politischen Willen, rechtliche Rahmenbedingungen und spezifische Krankengesetze. Menschenrechtsverletzungen von psychisch Kranken sind insbesondere in Entwicklungs- und Schwellenländern an der Tagesordnung. Man denke zum Beispiel an die jüngst öffentlich vom Präsidenten der Philippinen legitimierten Exekutionen von Suchtkranken in den Straßen von Armenvierteln durch Polizeieinheiten. Zur Verbesserung solcher Missstände bedarf es politischer Interessensvertretung, Aktivismus, Entstigmatisierung und Aufklärung. Nur eine Minderheit der Menschen in Niedrigeinkommensländern ist durch spezifische psychiatrische Krankengesetzte geschützt, wohingegen dies für den überwiegenden Anteil der Bevölkerung in Hocheinkommensländern der Fall ist [4]. Für eine Weiterentwicklung der Versorgungssysteme müssen Zielvorgaben für die Entwicklung psychiatrischer Versorgung in politischen Plänen und Dokumenten definiert werden, die den Charakter von gesetzlichen Vorgaben haben [85]. Die anschließende Implementierung der Vorgaben muss dann weiter evaluiert werden. Die Unterbringung psychisch Kranker sollte klaren gesetzlichen Vorgaben folgen. In den Ländern ohne psychiatrische Krankengesetze wird Zwang an psychisch Kranken informell ohne rechtliche Rahmenbedingungen ausgeübt [86].

Gegenüber einer Dezentralisierung von Gesundheitsdiensten gibt es oft Vorbehalte bei medizinischem Personal [17]. Um gemeindenahe dezentrale Versorgung nachhaltig aufzubauen, ist es nötig, Möglichkeiten zur Ausbildung, Supervision, Intervision und ein System der Unterstützung von allgemeinmedizinischem Personal zu implementieren. Derzeit gibt es nur in einer Minderheit der Niedrigeinkommensländer Selbsthilfeorganisationen psychisch Kranker [4]. Informelle gemeindenahe Ressourcen von nicht formal geschultem Personal, Selbsthilfeorganisationen und Angehörigenverbänden sollten in den Aufbau der Versorgungssysteme einbezogen werden und sind eine wichtige Ergänzung zu dem auf nicht absehbare Zeit fehlenden Fachpersonal.

In einem weltweit durchgeführten Delphi-Prozess konnten die 25 wichtigsten Herausforderungen für die Globale Seelische Gesundheit herausgearbeitet werden [87]. Zu den priorisierten Zielen bezüglich der Dringlichkeit, Machbarkeit und des Potenzials zur Reduktion der Erkrankungslast zählen

- bessere Integration von Erkennung und Behandlung psychischer Störungen im primärärztlichen Kontext
- Kostenreduktion und Verbesserung der Verfügbarkeit effektiver Medikation
- Implementierung von effektiver und kostengünstiger Gemeindeversorgung und Rehabilitation
- Verbesserung des Zugangs von Kindern zu evidenzbasierten Behandlungen
- stärkere Gewichtung der seelischen Gesundheit in der Ausbildung von Personal in medizinischen Berufen

Damit wurde ein Fahrplan für zukünftige Forschungsfragen entworfen [87].

13.13 Kernaussaugen

1. Die weltweite Krankheitslast durch psychische Störungen ist hoch. Sie wird auf bis zu 13 % der gesamten weltweiten Krankheitslast in DALYs (*disease adjusted life years*) geschätzt. Unter den psychischen Erkrankungen hat die unipolare Depression weltweit das größte Gewicht.
2. In Entwicklungs- und Schwellenländern wurde die Versorgung von psychischen Störungen auf Grund von Stigmatisierung der Erkrankungen lange vernachlässigt und ist innerhalb der Medizin nur unterproportional entwickelt. Menschenrechtsverletzungen von psychisch Kranken sind häufig.
3. Es gibt klare Evidenz für die Wirksamkeit und Kosteneffizienz von Interventionen für psychische Störungen in Entwicklungs- und Schwellenländern.
4. Gesundheitssysteme müssen gezielt entwickelt werden, um schwer zu erreichende, sozial benachteiligte und überproportional von psychischen Störungen betroffene Gesellschaftsgruppen zu erreichen. Dazu gehören Strafgefangene, Wohnungslose, Flüchtlinge und Migranten.
5. Bewaffnete Konflikte, Urbanisierung und demographischer Wandel stellen besondere Herausforderungen für die globale seelische Gesundheit dar.

13.14 Fragen

- Wie können Gesundheitssysteme weltweit dahingehend weiterentwickelt werden, dass sie die Versorgung von Menschen mit psychischen Störungen besser gewährleisten?
- Welchen besonderen Versorgungsbedarf haben vulnerable demographische Gruppen wie Kinder und ältere Menschen?

- Wie können Gesundheitssysteme die psychosoziale Versorgung in benachteiligten Gruppen wie Strafgefangenen, Flüchtlingen und Migranten verbessern?
- Welche Verantwortung und Möglichkeiten bestehen in hochentwickelten Ländern und internationalen Organisationen, die Versorgung psychischer Störungen in Entwicklungs- und Schwellenländern weiter voranzutreiben.

Literatur

WHO Mental Health Gap Action Programme (mhGAP) http://www.who.int/mental_health/mhgap/en/
The Lancet Global Mental Health Series 2011 http://www.thelancet.com/series/global-mental-health-2011

[1] Jilek WG. Emil Kraepelin and comparative sociocultural psychiatry. Eur Arch Psychiatry Clin Neurosci. 1995;245:231–238.
[2] Parin P, Morgenthaler F, Parin-Matthay G. Die Weißen denken zuviel. Psychoanalytische Untersuchungen bei den Dogon in Westafrika. Europäische Verlagsanstalt, 2006.
[3] World Health Organization (2005). Mental Health Atlas. http://www.who.int/mental_health/evidence/mhatlas05/en/. Accessed January 14 2014.
[4] World Health Organization (2011). Mental Health Atlas. http://www.who.int/mental_health/publications/mental_health_atlas_2011/en/. Accessed January 14 2014.
[5] Prince M, Patel V, Saxena S, et al. No health without mental health. Lancet. 2007;370:859–877. doi:10.1016/S0140-6736(07)61238-0.
[6] Mathers CD, Loncar D. Projections of global mortality and burden of disease from 2002 to 2030. PLoS Med. 2006;3:e442. doi:10.1371/journal.pmed.0030442.
[7] GBD 2015 DALYs and HALE Collaborators. Global, regional, and national disability-adjusted life-years (DALYs) for 315 diseases and injuries and healthy life expectancy (HALE), 1990–2015: a systematic analysis for the Global Burden of Disease Study 2015. Lancet. 2016;388:1603–1658. doi:10.1016/S0140-6736(16)31460-X.
[8] Vigo D, Thornicroft G, Atun R. Estimating the true global burden of mental illness. Lancet Psychiatry. 2016;3:171–178. doi:10.1016/S2215-0366(15)00505-2.
[9] Global Burden of Disease Study C. Global, regional, and national incidence, prevalence, and years lived with disability for 301 acute and chronic diseases and injuries in 188 countries, 1990–2013: a systematic analysis for the Global Burden of Disease Study 2013. Lancet. 2015;386:743–800. doi:10.1016/S0140-6736(15)60692-4.
[10] Becker AE, Kleinman A. Mental health and the global agenda. N Engl J Med. 2013;369:66–73. doi:10.1056/NEJMra1110827.
[11] GBD 2015 Mortality and Causes of Death Collaborators. Global, regional, and national life expectancy, all-cause mortality, and cause-specific mortality for 249 causes of death, 1980–2015: a systematic analysis for the Global Burden of Disease Study 2015. Lancet. 2016;388:1459–1544. doi:10.1016/S0140-6736(16)31012-1.
[12] Kroenke K, Price RK. Symptoms in the community. Prevalence, classification, and psychiatric comorbidity. Arch Intern Med. 1993;153:2474–2480.
[13] Prince MJ, Harwood RH, Thomas A, Mann AH. A prospective population-based cohort study of the effects of disablement and social milieu on the onset and maintenance of late-life depression. The Gospel Oak Project VII. Psychol Med. 1998;28:337–350.
[14] Kieling C, Baker-Henningham H, Belfer M, et al. Child and adolescent mental health worldwide: evidence for action. Lancet. 2011;378:1515–1525. doi:10.1016/S0140-6736(11)60827-1.
[15] Sosa-Ortiz AL, Acosta-Castillo I, Prince MJ. Epidemiology of dementias and Alzheimer's disease. Arch Med Res. 2012;43:600–608. doi:10.1016/j.arcmed.2012.11.003.

[16] Saxena S, Thornicroft G, Knapp M, Whiteford H. Resources for mental health: scarcity, inequity, and inefficiency. Lancet. 2007;370:878–889. doi:10.1016/S0140-6736(07)61239-2.

[17] Saraceno B, van Ommeren M, Batniji R, et al. Barriers to improvement of mental health services in low-income and middle-income countries. Lancet. 2007;370:1164–1174. doi:10.1016/S0140-6736(07)61263-X.

[18] Thornicroft G, Tansella M. Components of a modern mental health service: a pragmatic balance of community and hospital care: overview of systematic evidence. Br J Psychiatry. 2004;185:283–290. doi:10.1192/bjp.185.4.283.

[19] Patel V, Kleinman A. Poverty and common mental disorders in developing countries. Bulletin – World Health Organization. 2003;81:609–615.

[20] Lund C, De Silva M, Plagerson S, et al. Poverty and mental disorders: breaking the cycle in low-income and middle-income countries. Lancet. 2011;378:1502–1514. doi:10.1016/S0140-6736(11)60754-X.

[21] Patel V, Araya R, Chatterjee S, et al. Treatment and prevention of mental disorders in low-income and middle-income countries. Lancet. 2007;370:991–1005. doi:10.1016/S0140-6736(07)61240-9.

[22] Bolton P, Bass J, Neugebauer R, et al. Group interpersonal psychotherapy for depression in rural Uganda: a randomized controlled trial. JAMA. 2003;289:3117–3124. doi:10.1001/jama.289.23.3117.

[23] Patel V, Chisholm D, Rabe-Hesketh S, et al. Efficacy and cost-effectiveness of drug and psychological treatments for common mental disorders in general health care in Goa, India: a randomised, controlled trial. Lancet. 2003;361:33–39. doi:10.1016/S0140-6736(03)12119-8.

[24] Araya R, Rojas G, Fritsch R, et al. Treating depression in primary care in low-income women in Santiago, Chile: a randomised controlled trial. Lancet. 2003;361:995–1000. doi:10.1016/S0140-6736(03)12825-5.

[25] Rojas G, Fritsch R, Solis J, et al. Treatment of postnatal depression in low-income mothers in primary-care clinics in Santiago, Chile: a randomised controlled trial. Lancet. 2007;370:1629–1637. doi:10.1016/S0140-6736(07)61685-7.

[26] Chowdhary N, Sikander S, Atif N, et al. The content and delivery of psychological interventions for perinatal depression by non-specialist health workers in low and middle income countries: a systematic review. Best Pract Res Clin Obstet Gynaecol. 2014;28:113–133. doi:10.1016/j.bpobgyn.2013.08.013.

[27] Ali BS, Rahbar MH, Naeem S, et al. The effectiveness of counseling on anxiety and depression by minimally trained counselors: a randomized controlled trial. Am J Psychother. 2003;57:324–336.

[28] Lara MA, Navarro C, Rubi NA, Mondragon L. Outcome results of two levels of intervention in low-income women with depressive symptoms. Am J Orthopsychiatry. 2003;73:35–43.

[29] Phanthunane P, Vos T, Whiteford H, Bertram M. Cost-effectiveness of pharmacological and psychosocial interventions for schizophrenia. Cost Eff Resour Alloc. 2011;9:6. doi:10.1186/1478-7547-9-6.

[30] Tol WA, Barbui C, Galappatti A, et al. Mental health and psychosocial support in humanitarian settings: linking practice and research. Lancet. 2011;378:1581–1591. doi:10.1016/S0140-6736(11)61094-5.

[31] Chan EY, Sondorp E. Medical interventions following natural disasters: missing out on chronic medical needs. Asia Pac J Public Health. 2007;19:45–51.

[32] de Jong JT, Komproe IH, Van Ommeren M. Common mental disorders in postconflict settings. Lancet. 2003;361:2128–2130. doi:10.1016/S0140-6736(03)13692-6.

[33] Bayer CP, Klasen F, Adam H. Association of trauma and PTSD symptoms with openness to recon-
ciliation and feelings of revenge among former Ugandan and Congolese child soldiers. JAMA.
2007;298:555–559. doi:10.1001/jama.298.5.555.

[34] Ertl V, Pfeiffer A, Schauer E, Elbert T, Neuner F. Community-implemented trauma therapy for former child soldiers in Northern Uganda: a randomized controlled trial. JAMA. 2011;306:503–512.
doi:10.1001/jama.2011.1060.

[35] Robjant K, Fazel M. The emerging evidence for Narrative Exposure Therapy: a review. Clin Psychol Rev. 2010;30:1030–1039. doi:10.1016/j.cpr.2010.07.004.

[36] Tol WA, Komproe IH, Susanty D, et al. School-based mental health intervention for children af-
fected by political violence in Indonesia: a cluster randomized trial. JAMA. 2008;300:655–662.
doi:10.1001/jama.300.6.655.

[37] Miller KE, Rasmussen A. War exposure, daily stressors, and mental health in conflict and postconflict settings: bridging the divide between trauma-focused and psychosocial frameworks.
Soc Sci Med. 2010;70:7–16. doi:10.1016/j.socscimed.2009.09.029.

[38] Mundt AP, Wünsche P, Heinz A, Pross C. Evaluating interventions for posttraumatic stress disorder in low and middle income countries. Intervention. 2014;12:250–266. doi:10.1097/
wtf.0000000000000001.

[39] Chiumento A, Hamdani SU, Khan MN, et al. Evaluating effectiveness and cost-effectiveness of a
group psychological intervention using cognitive behavioural strategies for women with common mental disorders in conflict-affected rural Pakistan: study protocol for a randomised controlled trial. Trials. 2017;18:190. doi:10.1186/s13063-017-1905-8.

[40] Bogic M, Njoku A, Priebe S. Long-term mental health of war-refugees: a systematic literature
review. BMC Int Health Hum Rights. 2015;15:29. doi:10.1186/s12914-015-0064-9.

[41] Fazel M, Reed RV, Panter-Brick C, Stein A. Mental health of displaced and refugee children resettled in high-income countries: risk and protective factors. Lancet. 2012;379:266–282.
doi:10.1016/S0140-6736(11)60051-2.

[42] Reed RV, Fazel M, Jones L, Panter-Brick C, Stein A. Mental health of displaced and refugee children resettled in low-income and middle-income countries: risk and protective factors. Lancet.
2012;379:250–265. doi:10.1016/S0140-6736(11)60050-0.

[43] Slobodin O, de Jong JT. Mental health interventions for traumatized asylum seekers and refugees: What do we know about their efficacy? Int J Soc Psychiatry. 2015;61:17–26. doi:10.1177/
0020764014535752

[44] Kirmayer LJ, Narasiah L, Munoz M, et al. Common mental health problems in immigrants and
refugees: general approach in primary care. CMAJ. 2011;183:E959-967. doi:10.1503/
cmaj.090292.

[45] Machleidt W, Sieberer M. From Kraepelin to a modern and integrative scientific discipline: the
development of transcultural psychiatry in Germany. Transcult Psychiatry. 2013;50:817–840.
doi:10.1177/1363461513508597.

[46] Mundt AP, Aichberger MC, Kliewe T, et al. Random sampling for a mental health survey in a de-
prived multi-ethnic area of Berlin. Community Ment Health J. 2012;48:792–797. doi:10.1007/
s10597-012-9483-4.

[47] Schouler-Ocak M, Reiske SL, Rapp MA, Heinz A. Cultural factors in the diagnosis and treatment
of traumatised migrant patients from Turkey. Transcult Psychiatry. 2008;45:652–670.
doi:10.1177/1363461508100787.

[48] Priebe S, Sandhu S, Dias S, et al. Good practice in health care for migrants: views and experiences of care professionals in 16 European countries. BMC Public Health. 2011;11:187.
doi:10.1186/1471-2458-11-187.

[49] Aichberger MC, Bromand Z, Rapp MA, et al. Perceived ethnic discrimination, acculturation, and psychological distress in women of Turkish origin in Germany. Soc Psychiatry Psychiatr Epidemiol. 2015;50:1691–1700. doi:10.1007/s00127-015-1105-3.

[50] Rapp MA, Kluge U, Penka S, et al. When local poverty is more important than your income: Mental health in minorities in inner cities. World Psychiatry. 2015;14:249–250. doi:10.1002/wps.20221.

[51] Bourque F, van der Ven E, Malla A. A meta-analysis of the risk for psychotic disorders among first- and second-generation immigrants. Psychol Med. 2011;41:897–910. doi:10.1017/S0033291710001406.

[52] Lindert J, Ehrenstein OS, Priebe S, Mielck A, Brahler E. Depression and anxiety in labor migrants and refugees–a systematic review and meta-analysis. Soc Sci Med. 2009;69:246–257.

[53] Balkir Neftci N, Barnow S. One Size Does Not Fit All in Psychotherapy: Understanding Depression Among Patients of Turkish Origin in Europe. Noro Psikiyatr Ars. 2016;53:72–79. doi:10.5152/npa.2016.12666.

[54] Antoniades J, Mazza D, Brijnath B. Efficacy of depression treatments for immigrant patients: results from a systematic review. BMC Psychiatry. 2014;14:176. doi:10.1186/1471-244X-14-176.

[55] Pelletier JF, Davidson L. [At the very roots of psychiatry as a new medical specialty: the Pinel-Pussin partnership]. Sante Ment Que. 2015;40:19–33.

[56] Larrobla C, Botega NJ. Psychiatric care policies and deinstitutionalization in South America. Actas Esp Psiquiatr. 2000;28:22–30.

[57] Priebe S, Frottier P, Gaddini A, et al. Mental health care institutions in nine European countries, 2002 to 2006. Psychiatr Serv. 2008;59:570–573. doi:10.1176/appi.ps.59.5.570.

[58] Mundt AP, Chow WS, Arduino M, et al. Psychiatric hospital beds and prison populations in South America since 1990: does the Penrose hypothesis apply? JAMA Psychiatry. 2015;72:112–118. doi:10.1001/jamapsychiatry.2014.2433.

[59] Chow WS, Priebe S. How has the extent of institutional mental healthcare changed in Western Europe? Analysis of data since 1990. BMJ Open. 2016;6:e010188. doi:10.1136/bmjopen-2015-010188.

[60] World Prison Population List (eleventh edition) (2016) Institute for Criminal Policy Research. http://www.prisonstudies.org/sites/default/files/resources/downloads/world_prison_population_list_11th_edition.pdf. Accessed 26.03.2016.

[61] Fazel S, Seewald K. Severe mental illness in 33 588 prisoners worldwide: systematic review and meta-regression analysis. Br J Psychiatry. 2012;200:364–373. doi:10.1192/bjp.bp.111.096370.

[62] Baranyi G, Scholl C, Fazel S, et al. Severe mental illness and substance use disorders in prisoners in low-income and middle-income countries: a systematic review and meta-analysis of prevalence studies. Lancet Glob Health. 2019;7:e461-e471. doi:10.1016/S2214-109X(18)30539-4.

[63] Baranyi G, Cassidy M, Fazel S, Priebe S, Mundt AP. Prevalence of Posttraumatic Stress Disorder in Prisoners. Epidemiol Rev. 2018;40:134–145. doi:10.1093/epirev/mxx015.

[64] Fazel S, Bains P, Doll H. Substance abuse and dependence in prisoners: a systematic review. Addiction. 2006;101:181–191. doi:10.1111/j.1360-0443.2006.01316.x.

[65] Mundt AP, Baranyi G, Gabrysch C, Fazel S. Substance Use During Imprisonment in Low- and Middle-Income Countries. Epidemiol Rev. 2018;40:70–81. doi:10.1093/epirev/mxx016.

[66] Moran P. The epidemiology of antisocial personality disorder. Soc Psychiatry Psychiatr Epidemiol. 1999;34:231–242.

[67] Mir J, Kastner S, Priebe S, et al. Treating substance abuse is not enough: comorbidities in consecutively admitted female prisoners. Addict Behav. 2015;46:25–30. doi:10.1016/j.addbeh.2015.02.016.

[68] Ignatyev Y, Baggio S, Mundt AP. The Underlying Structure of Comorbid Mental Health and Substance Use Disorders in Prison Populations. Psychopathology. 2019:1–8. doi:10.1159/000495844.

[69] Marzano L, Hawton K, Rivlin A, Fazel S. Psychosocial influences on prisoner suicide: a case-control study of near-lethal self-harm in women prisoners. Soc Sci Med. 2011;72:874–883. doi:10.1016/j.socscimed.2010.12.028.

[70] Binswanger IA, Stern MF, Deyo RA, et al. Release from prison–a high risk of death for former inmates. N Engl J Med. 2007;356:157–165. doi:10.1056/NEJMsa064115.

[71] Daniel AE. Preventing suicide in prison: a collaborative responsibility of administrative, custodial, and clinical staff. J Am Acad Psychiatry Law. 2006;34:165–175.

[72] Caravaca Sánchez F, Luna A, Mundt A. Exposure to physical and sexual violence prior to imprisonment predicts mental health and substance use treatments in prison populations. J Forensic Leg Med. 2016;42:56–62. doi:10.1016/j.jflm.2016.05.014.

[73] Delaney-Black V, Covington C, Ondersma SJ, et al. Violence exposure, trauma, and IQ and/or reading deficits among urban children. Arch Pediatr Adolesc Med. 2002;156:280–285.

[74] Ardino V, Milani L, Di Blasio P. PTSD and re-offending risk: the mediating role of worry and a negative perception of other people's support. European Journal of Psychotraumatology. 2013;4. doi:http://dx.doi.org/10.3402/ejpt.v4i0.21382.

[75] Wolff N, Huening J, Shi J, et al. Implementation and effectiveness of integrated trauma and addiction treatment for incarcerated men. J Anxiety Disord. 2015;30:66–80. doi:10.1016/j.janxdis.2014.10.009.

[76] Mundt AP, Kastner S, Larrain S, Fritsch R, Priebe S. Prevalence of mental disorders at admission to the penal justice system in emerging countries: a study from Chile. Epidemiol Psychiatr Sci. 2016;25:441–449. doi:10.1017/S2045796015000554.

[77] Galea S, Uddin M, Koenen K. The urban environment and mental disorders: Epigenetic links. Epigenetics. 2011;6:400–404.

[78] Zijlema WL, Klijs B, Stolk RP, Rosmalen JG. (Un)Healthy in the City: Respiratory, Cardiometabolic and Mental Health Associated with Urbanity. PloS one. 2015;10:e0143910. doi:10.1371/journal.pone.0143910.

[79] Mair C, Diez Roux AV, Galea S. Are neighbourhood characteristics associated with depressive symptoms? A review of evidence. J Epidemiol Community Health. 2008;62:940–946, 948 p following 946. doi:10.1136/jech.2007.066605.

[80] van Os J, Kenis G, Rutten BP. The environment and schizophrenia. Nature. 2010;468:203–212. doi:10.1038/nature09563.

[81] Lederbogen F, Kirsch P, Haddad L, et al. City living and urban upbringing affect neural social stress processing in humans. Nature. 2011;474:498–501. doi:10.1038/nature10190.

[82] Haddad L, Schafer A, Streit F, et al. Brain structure correlates of urban upbringing, an environmental risk factor for schizophrenia. Schizophr Bull. 2015;41:115–122. doi:10.1093/schbul/sbu072

[83] Ranft U, Schikowski T, Sugiri D, Krutmann J, Kramer U. Long-term exposure to traffic-related particulate matter impairs cognitive function in the elderly. Environ Res. 2009;109:1004–1011. doi:10.1016/j.envres.2009.08.003.

[84] Oudin A, Forsberg B, Adolfsson AN, et al. Traffic-Related Air Pollution and Dementia Incidence in Northern Sweden: A Longitudinal Study. Environ Health Perspect. 2016;124:306–312. doi:10.1289/ehp.1408322.

[85] Jacob KS, Sharan P, Mirza I, et al. Mental health systems in countries: where are we now? Lancet. 2007;370:1061–1077. doi:10.1016/S0140-6736(07)61241-0.

[86] Valenti E, Banks C, Calcedo-Barba A, et al. Informal coercion in psychiatry: a focus group study of attitudes and experiences of mental health professionals in ten countries. Soc Psychiatry Psychiatr Epidemiol. 2015. doi:10.1007/s00127-015-1032-3.

[87] Collins PY, Patel V, Joestl SS, et al. Grand challenges in global mental health. Nature. 2011;475:27–30. doi:10.1038/475027a.

[88] Siebenförcher M, Fritz FD, Irarrázaval M, et al. Psychiatric beds and prison populations in 17 Latin American countries between 1991 and 2017: rates, trends and an inverse relationship between the two indicators. Psychol Med. 2020;1–10. doi:10.1017/s003329172000269x in press.

[89] Mundt AP, Baranyi G. The Unhappy Mental Health Triad: Comorbid Severe Mental Illnesses, Personality Disorders, and Substance Use Disorders in Prison Populations. Front Psychiatry. 2020;11:804. doi:10.3389/fpsyt.2020.00804.

[90] Fritz FD, Fazel S, Benavides Salcedo A, et al. 1324 prison suicides in 10 countries in South America: incidence, relative risks, and ecological factors. Soc Psychiatry Psychiatr Epidemiol. 2020. doi:10.1007/s00127-020-01871-3 in press.

Teil IV: **Führung und Steuerung**

14 Organisierte Akteure der Globalen Gesundheit

Mathias B. Bonk

14.1 Einleitung

Die Globale Gesundheit ist ein transnationaler, multisektoraler und interdisziplinärer Bereich, in dem eine Vielzahl unterschiedlicher Akteure sich zur Verbesserung der Gesundheit aller Menschen weltweit engagiert. Die rasante Entwicklung der Menschheit, die durch die Industrialisierung und Globalisierung vorangetrieben wurde, hat neben dem zunehmenden Wohlstand auch komplexe Herausforderungen und Bedrohungen mit sich gebracht. Trotz vieler Fortschritte sind gesundheitliche Probleme durch Infektionen, Unterernährung und den Mangel an reproduktiver Gesundheit weiterhin noch nicht gelöst. Zeitgleich wachsen die weltweiten Herausforderungen durch nichtübertragbare Krankheiten und die damit eng verbundenen Risikofaktoren wie Rauchen, Alkoholkonsum und Fettleibigkeit. Zudem zeigen sich verstärkt auch gesundheitliche Auswirkungen durch Umweltverschmutzung, industrielle Landwirtschaft und den Klimawandel sowie durch eine gewinnorientierte Wirtschafts- und Handelspolitik, also wichtigen Politikbereichen, die ein Engagement außerhalb des traditionellen Gesundheitssektors erfordern. All diese globalen Herausforderungen und Bedrohungen entwickeln sich in einem sehr heterogenen und dynamischen Kontext, der dadurch geprägt ist, dass unterschiedliche Staaten und Gesellschaften eine große Vielfalt an Normen, Werten und Interessen vertreten. Des Weiteren bestehen große Ungleichheiten bei der Verteilung der Gesundheitsrisiken und der für die Reduzierung dieser zur Verfügung stehenden Ressourcen. Letztendlich sind wir alle Akteure der Globalen Gesundheit, da sehr viele unserer täglichen Entscheidungen direkt oder indirekt einen Einfluss nicht nur auf die eigene Gesundheit, sondern auch auf die Gesundheit anderer Menschen, ob nah oder fern, haben.

Betrachtet man die Landschaft der organisierten Akteure in der Globalen Gesundheit, so sind die nationalen Regierungen sowie die internationale Kooperation und Koordination von großer Bedeutung. Während traditionell UN-Organisationen, wie die WHO, hier die führende Rolle spielten, ist die Architektur der Akteure seit den 1980er Jahren zunehmend gewachsen und deutlich unübersichtlicher geworden (s. Abb. 14.1). Neben den traditionellen multilateralen und bilateralen Akteuren bringen sich immer mehr internationale Gremien, Nichtregierungsorganisationen (NGOs), Stiftungen, globale Gesundheitsinitiativen (GHI), die Privatwirtschaft, öffentlich-private Partnerschaften (*Public Private Partnerships*, PPPs) oder auch die Medien ein. Hierdurch sind auch viele Doppel- bzw. Parallelstrukturen entstanden, die die nationalen Regierungen in einigen Ländern vor weitere Herausforderungen stellt. Zu den Akteuren in der globalen Gesundheit gehören auch solche, die man nicht dem traditionellen Gesundheitssektor zuordnen würde. Teilweise haben diese Akteure auch einen negativen Einfluss auf die Gesundheit (z. B. Nahrungsmittelindustrie,

https://doi.org/10.1515/9783110448474-015

Agrarindustrie). Es wird aber auch deutlich, dass durch internationale Abkommen, Initiativen und Programme in diesen Sektoren die Gesundheit der Menschen weltweit verbessert werden könnte (z. B. durch Zuckersteuern, fairen Handel, Maßnahmen gegen den Klimawandel usw.).

Dieses Kapitel kann natürlich nur eine Einführung in diese sehr weitreichende und dynamische Akteurslandschaft, die einzelnen Akteursgruppen, deren Ziele und Tätigkeiten sowie deren Zusammenarbeit geben. Für detaillierte Beschreibungen und kritische Analysen hierzu muss aufgrund der Kürze des Kapitels leider verzichtet und auf die weiterführende Fachliteratur verwiesen werden. Auf die Weltgesundheitsorganisation als zentraler Akteurin, die globale Gesundheitspolitik aus analytischer und anwendungsorientierter Sicht sowie auf die Aspekte der Humanitären Hilfe und Entwicklungszusammenarbeit wird in den folgenden Kapiteln näher eingegangen.

14.2 Akteursgruppen in der Globalen Gesundheit

Durch die sehr dynamische Entwicklung der Globalen Gesundheit, die durch die Globalisierungsprozesse und die MDGs deutlich geprägt und vorangetrieben worden ist, hat sich auch die Landschaft der Akteure in diesem Bereich deutlich verändert. Wie

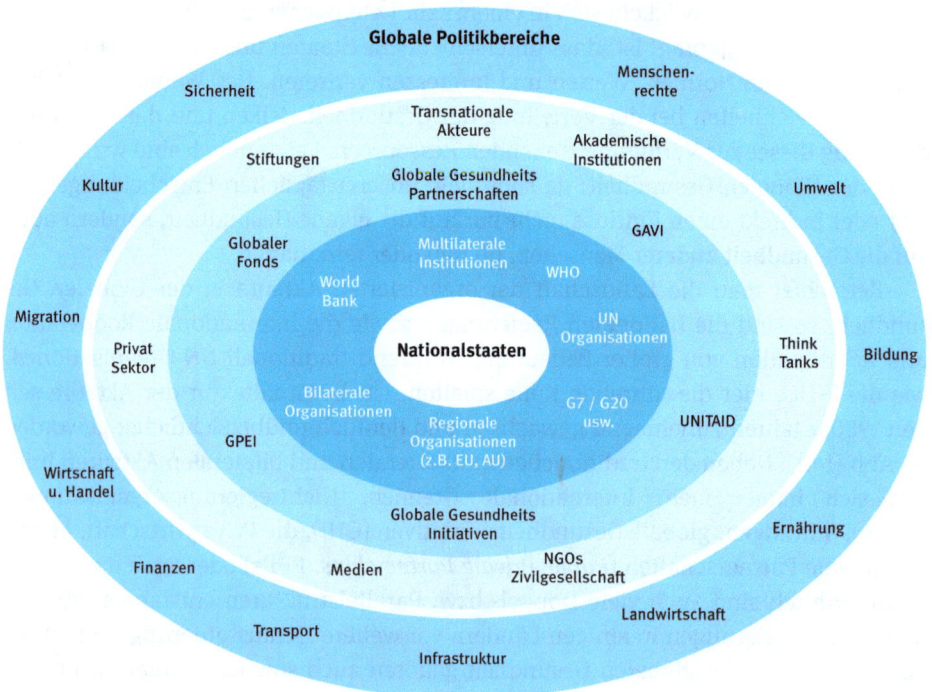

Abb. 14.1: Übersicht der organisierten Akteure und Bereiche im Globalen „Gesundheitssystem".
Quelle: eigene Grafik.

in Abb. 14.1 dargestellt, stehen die Nationalstaaten im Zentrum dieses Konzeptes. Diese kooperieren traditionell zumeist über multilaterale und bilaterale Institutionen und regionale Organisationen miteinander. Diese Form der Zusammenarbeit ist seit den 1990er Jahren durch einen breiteren Ansatz mit einer Vielzahl an neuen Gremien, Foren, globalen Initiativen und Partnerschaften ergänzt worden [1]. Diese zeichnen sich insbesondere durch ihre multisektorale und transnationale Zusammenarbeit aus.

14.2.1 Nationalstaaten

Die globale Gesundheitspolitik wird maßgeblich von nationalen Regierungen bestimmt (s. auch Kap. 15). Durch die zunehmende Bedeutung dieses Themenfelds für die Außen-, Entwicklungs- und Sicherheitspolitik haben einige einflussreiche Länder in den letzten Jahren nationale Strategien und Konzepte für diesen Bereich entwickelt. In Tab. 14.1 sind einzelne Beispiele mit dem Jahr der Erstveröffentlichung und dem aktuellsten Strategiedokument aufgeführt.

Tab. 14.1: Nationale Strategien und Konzepte zur globalen Gesundheitspolitik. Quelle: Webseiten der Nationalstaaten.

Land	Erste Strategie Jahr	Aktuelle Strategie Jahr	Titel
Schweiz	2006	2019	Gesundheitsaußenpolitik der Schweiz 2019–2024
Großbritannien	2008	2014	Global Health Strategy 2014–2019
USA	2009	2011	US Government Global Health Initiative
Frankreich	2011	2017	France´s Strategy for Global Health
Norwegen	2012	2012	Global Health in foreign and development policy
Schweden	2011	2018	Global Strategy for Sustainable Social Development
Japan	2011	2013	Japan´s Strategy on Global Health Diplomacy
Deutschland	2013	2020	Globale Gesundheitspolitik gestalten – Gemeinsam handeln – Verantwortung wahrnehmen
China	2014	2020	White Paper on China´s Foreign Aid/White Paper on Fighting COVID-19

Während diese Strategien sich in einigen Punkten relativ ähnlich sind, wie z. B. in der Unterstützung eines multilateralen Ansatzes, dem Schutz der eigenen Bevölkerung oder bei Zielen wie der Stärkung von Gesundheitssystemen, der Verbesserung der Kinder- und Müttergesundheit oder dem Kampf gegen HIV/AIDS, so unterscheiden sie sich auch in einigen Punkten voneinander. Länder wie die USA sehen ihren Beitrag für die Globale Gesundheit auch als außenpolitische bzw. geostrategische Maßnahme an. Auch Norwegen und Frankreich nutzen einen eher außenpolitischen Ansatz, wie Sie es zusammen mit Brasilien, Indonesien, Senegal, Südafrika and Thailand 2007 in einer gemeinsamen Erklärung verdeutlicht haben *(Oslo Ministerial Declaration – Global Health: A Pressing Foreign Policy Issue of Our Time)* [2]. Frankreich und Großbritannien unterstützen insbesondere Länder, mit denen sie historische Beziehungen verbindet (Kolonialzeit, Commonwealth). Schweden und auch Deutschland (s. Kap. 14.2.2) sehen die Globale Gesundheit in einem engen Zusammenhang mit den Entwicklungs- bzw. Nachhaltigkeitsagenden. Auch regionale Organisationen wie die Europäische Union oder die Afrikanische Union sind in enger Zusammenarbeit mit ihren Mitgliedstaaten im Bereich der Globalen Gesundheit aktiv.

14.2.1.1 Deutschland als Akteur der Globalen Gesundheit

Deutschland hat in den letzten Jahren durch seine G7- und G20-Präsidentschaften eine gewisse Führungsrolle im Bereich der Globalen Gesundheit eingenommen und gehört zu den größten Geldgebern in der gesundheitsbezogenen Entwicklungszusammenarbeit. Die deutsche Bundeskanzlerin hat auch in ihrer Rede vor der Weltgesundheitsversammlung 2015 die große Bedeutung der multilateralen Zusammenarbeit und der Weltgesundheitsorganisation hervorgehoben. Die Bundesregierung hat in ihrem Koalitionsvertrag für den Zeitraum 2017–2021 die Globale Gesundheit als einen wichtigen Sektor festgelegt [3]. Bereits 2013 veröffentlichte die damalige Bundesregierung ihr erstes Konzept mit dem Titel: *„Globale Gesundheit gestalten, gemeinsam handeln, Verantwortung übernehmen, Strategiepapier der Bundesregierung"* [4]. Dieses Konzept orientierte sich an drei Leitgedanken: a) Schutz und Verbesserung der Gesundheit der Bevölkerung in Deutschland durch globales Handeln, b) Wahrnehmung globaler Verantwortung durch die Bereitstellung deutscher Erfahrungen, Expertise und Mittel und c) Stärkung internationaler Institutionen der Globalen Gesundheit. Zu den wesentlichen Schwerpunkten in diesem Konzept gehören

1. Wirksame Bekämpfung grenzüberschreitender Gesundheitsgefahren.
2. Stärkung von Gesundheitssystemen weltweit zur Ermöglichung von Entwicklung.
3. Ausbau der intersektoralen Kooperationen.
4. Förderung von Gesundheitsforschung und Gesundheitswirtschaft.
5. Stärkung der Globalen Gesundheitsarchitektur.

Die Entwicklung einer neuen Strategie der Bundesregierung hat 2018 begonnen und umfasst im Gegensatz zur ersten Strategie von 2013 einen umfassenden Konsultationsprozess mit einer Vielzahl von Interessensgruppen. Dabei soll die Unterstützung der Agenda 2030 und insbesondere die Umsetzung der gesundheitsbezogenen Ziele für eine nachhaltige Entwicklung im Mittelpunkt stehen. Experten erwarten, dass Deutschland sich nachdrücklich für die Stärkung der Weltgesundheitsorganisation als führende und koordinierende Institution in der Globalen Gesundheit einsetzt.

Die Zusammenarbeit mit dieser wird vom Bundesministerium für Gesundheit (BMG) koordiniert, welches auch federführend für die Entwicklung der Globalen Gesundheitspolitik der Bundesregierung ist. Das Bundesministerium für wirtschaftliche Zusammenarbeit und Entwicklung (BMZ) arbeitet im Bereich der Globalen Gesundheit sowohl mit multilateralen Institutionen wie der Weltbank als auch mit bilateralen Partnerprogrammen zusammen, die zumeist über die Gesellschaft für Internationale Zusammenarbeit (GIZ) und die Kreditanstalt für Wiederaufbau (KfW) durchgeführt werden. Zudem ist das BMZ für die Zusammenarbeit mit UNICEF, UNAIDS, dem Globalen Fonds, GAVI und einer Reihe von zivilgesellschaftlichen Partnern verantwortlich. Das Bundesministerium für Bildung und Forschung (BMBF) kümmert sich insbesondere um die Förderung der Forschung zu vernachlässigten Tropenkrankheiten und armutsbedingten Krankheiten. Hier erfolgt eine enge Zusammenarbeit mit dem BMG, dem BMZ und auch dem Robert Koch-Institut (RKI). Für die humanitäre Hilfe und die Unterstützung und Koordinierung von Maßnahmen der Bundesregierung in Krisensituationen (z. B. während der Ebola- oder SARS-CoV-2-Pandemien) ist das Auswärtige Amt zuständig. Eine Übersicht zur Verteilung der Aufgaben in der Globalen Gesundheit innerhalb der Bundesregierung sowie einiger nachgeordneter Behörden und dem Bundestag ist in Tab. 14.2 dargestellt.

Vom Bundesministerium für Gesundheit (BMG) wurde 2017 ein spezielles Gremium (*International Advisory Board on Global Health*, IAB) zur Beratung der Bundesregierung eingerichtet. Dieses besteht aus Vertretern und ehemaligen Führungskräften von internationalen Institutionen (WHO/AFRO, PAHO, GFATM), Wissenschaftlern, einer NGO-Vertreterin und hochrangigen Führungskräften von finanzkräftigen und einflussreichen Stiftungen (Bill und Melinda Gates Stiftung, Wellcome Trust). Des Weiteren hat das BMG in Zusammenarbeit mit weiteren Ministerien 2019 den Global Health Hub Germany ins Leben gerufen. In dieser offenen Multi-Stakeholder-Plattform sollen aktuelle und aufkommende Themen wie die Digitale Gesundheit, Antimikrobielle Resistenzen oder die Herausforderungen der Nichtübertragbaren Erkrankungen diskutiert und Lösungen erarbeitet werden [5].

Tab. 14.2: Verteilung der Aufgaben in der Globalen Gesundheit innerhalb der deutschen Bundesregierung, ausgewählter Behörden und dem Bundestag.

	Aufgaben in der Globalen Gesundheit	Beispiele für die Zusammenarbeit auf der internationalen Ebene
Bundeskanzleramt	Politische Leitlinien	Globale Foren und Gremien: u. a. UNGV EU, G7, G20
Bundeskabinett	Koordination zwischen den Ministerien	Entsprechend der Arbeit der jeweiligen Ministerien
Bundesministerien		
Gesundheit (BMG)	Koordination der Politik und Strategie	WHO, Partnerländer, Global Health Security Agenda
Bildung und Forschung (BMBF)	Forschung u. Entwicklung von z. B. Medikamenten	Produktentwicklungspartnerschaften (PDPs), BMGF, Wellcome Trust
Wirtschaftliche Zusammenarbeit und Entwicklung (BMZ)	Gesundheitssystemstärkung, Entwicklungspolitik, Nachhaltigkeitsagenda, SDGs	Partnerländer, UNAIDS, UNICEF, UNFPA, Weltbank, WFP, GFATM, GAVI, GPEI usw.
Auswärtiges Amt (AA)	Humanitäre Hilfe, Krisen- und Katastrophenarbeit	UN-Organisationen, andere Länder
Weitere Ministerien (Umwelt, Agrar, Familie usw.)	Entsprechend ihren gesundheitsbezogenen Aufgaben	Umweltschutz, Familienplanung, Ernährung, Landwirtschaft, Technologietransfer, Sicherheit usw.
Nachgeordnete Behörden und weitere Institutionen		
Gesellschaft für Internationale Zusammenarbeit (GIZ)	Gesundheitssystemstärkung, Entwicklungszusammenarbeit	Bilaterale Entwicklungsprojekte in gesundheitsrelevanten Bereichen
Kreditanstalt für Wiederaufbau (KfW)	finanzielle Zusammenarbeit mit Partnerländern	Finanzierung von Entwicklungs-, Umwelt-, Klima- und Gesundheitsprojekten
Robert Koch-Institut (RKI)	Gesundheitssicherheit, Pandemievorsorge	WHO, ECDC, Partnerländer
Paul-Ehrlich-Institut (PEI)	Zulassung von Impfstoffen und biomed. Arzneimitteln	WHO, Europäische Arzneimittelbehörde (EMEA), Partnerländer
Friedrich Löffler-Institut (FLI)	Tiergesundheit (Prävention, Diagnose und Behandlung)	OIE, Europäische Kommission, Partnerländer

Tab. 14.2: (fortgesetzt)

	Aufgaben in der Globalen Gesundheit	Beispiele für die Zusammenarbeit auf der internationalen Ebene
Bundestag		
Bundestag	Bundeshaushaltsplan	Beschlussfassung zur Ausrichtung und Finanzierung des deutschen Beitrags
Ausschuss für wirtschaftliche Zusammenarbeit u. Entwickl.	Entwicklungszusammenarbeit, Nachhaltigkeit, Bildung usw.	Beobachtung der Umsetzung dt. Entwicklungsprojekte
Ausschuss für Gesundheit (AfG)	Nationale Gesundheitspolitik, Gesundheitssystem	Austausch mit internationalen Partnern, insb. auf EU-Ebene
Unterausschuss (des AfG) für Globale Gesundheit	Interparlamentarische Zusammenarbeit	Austausch mit internationalen Partnern, insb. auf EU-Ebene, WHO, NGOs

Globaler Aktionsplan für ein gesundes Leben und Wohlergehen aller Menschen
Im September 2019 wurde der „Globale Aktionsplan für ein gesundes Leben und das Wohlergehen aller Menschen" am Rande der 74. UN-Generalversammlung vorgestellt. Im April 2018 hatten die deutsche Bundeskanzlerin Angela Merkel, der ghanaische Präsident Nana Addo Dankwa Akufo-Addo und die norwegische Premierministerin Erna Solberg in einem Brief den Generaldirektor der WHO Tedros Adhanom Ghebreyesus dazu aufgefordert, einen Aktionsplan zu erstellen, um die Umsetzung von Maßnahmen zur Erreichung des SDG 3 der UN-Nachhaltigkeitsagenda zu beschleunigen. Gemeinsam mit 11 weiteren Organisationen (GAVI, Global Financing Facility, Global Fund, UNAIDS, UNDP, UNFPA, UNICEF, UNIAID, UNWomen, Weltbankgruppe, WFP) wurde dieser von der WHO federführend erarbeitet. Ziel dieses Aktionsplans ist es, die Arbeit der einzelnen Organisationen, die gemeinsam über einen Jahresetat von ca. 12,7 Milliarden US-Dollar verfügen, besser aufeinander abzustimmen. Bis 2023 sollen diese ihre weltweiten Aktivitäten effektiver koordinieren und ihre Strukturen nach Themen und Regionen neu ordnen. [6]

14.2.2 Multilaterale Organisationen

14.2.2.1 Vereinte Nationen
Die Vereinten Nationen (*United Nations*, UN) wurden nach Ende des 2. Weltkriegs (am 26. Juni 1945) mit dem Ziel gegründet, den Weltfrieden dauerhaft zu sichern. Als zwischenstaatlicher Zusammenschluss mit derzeit 193 Mitgliedsstaaten ist die UN global tätig und ein eigenständiges Völkerrechtssubjekt. Zu ihren wichtigsten Aufgaben zählen laut der UN-Charta neben der Sicherung des Friedens, der Schutz der Menschenrechte (s. Kap. 4), die Einhaltung des Völkerrechts und die Förderung der internationalen Zusammenarbeit [7]. Zudem unterstützen die Vereinten Nationen die ökonomische, soziale, humanitäre und ökologische Entwicklung weltweit, wie es

auch durch die Millenniumentwicklungsagenda (bis 2015) und die Agenda 2030 für Nachhaltige Entwicklung (2015–2030) deutlich gemacht wurde bzw. wird. Mit der Festlegung der Millenniums-Entwicklungsziele im Jahr 2000 bekam der Gesundheitsbereich, insbesondere die Gesundheit von Frauen und Kindern sowie die Bekämpfung von Infektionskrankheiten wie HIV/Aids, Tuberkulose und Malaria durch die Vereinten Nationen eine erhöhte Aufmerksamkeit (s. Kap. 7).

Die Entwicklungsagenden der UN führten sowohl direkt als auch indirekt zu weiteren, die Gesundheit fördernden, politischen Verpflichtungen (z. B. im Rahmen der G7/G8), internationalen gesundheitspolitischen Instrumenten (wie dem Tabakrahmenabkommen), neuen Organisationen (wie dem Globalen Fonds) und Initiativen (wie der *Global Polio Eradication Initiative*, GPEI). Viele dieser entstanden auch als Reaktion auf die immer komplexer werdenden, globalen Herausforderungen, wie einer zunehmenden Ungleichheit, dem epidemiologischen und demographischen Wandel und einer steigenden Belastung durch chronische, nichtübertragbare Erkrankungen. Aber auch die anhaltend hohe Krankheitslast durch Infektionskrankheiten und die zunehmende Gefahr der schnellen, globalen Ausbreitung von Krankheitserregern, wie beim SARS-Coronavirus 2, bedürfen einer globalen und solidarischen Reaktion. Die Vereinten Nationen und die WHO, als UN-Sonderorganisation für Gesundheit, spielen hier als führende und koordinierende Autoritäten sowie durch ihre Funktionen zur Setzung von Normen und Standards eine bedeutende Rolle. Daher wurde in den letzten Jahren auch im Rahmen der Generalversammlung der Vereinten Nationen (UNGV) eine Reihe von Resolutionen zu globaler Gesundheit und gesundheitsrelevanten Themen diskutiert und verabschiedet [8].

Hierzu zählen z. B.
- Nichtübertragbare Erkrankungen, New York, 2011, 2014, 2018
- Klimawandel, Paris 2015
- Finanzierung für Entwicklung, Addis Abeba, 2015
- Nachhaltige Entwicklung, 2015
- HIV/Aids, New York, 2016
- Antimikrobielle Resistenzen, New York, 2016
- Universal Health Coverage, New York, 2019

Eine Vielzahl an UN-Fonds, UN-Programmen, UN-Sonderorganisationen und weiteren Organisationen, an denen die meisten der UN-Mitgliedsstaaten ebenfalls als Mitglieder oder Beobachter beteiligt sind, kümmern sich um internationale Hilfsprogramme, um die technische Zusammenarbeit und um die Vereinbarung von international gültigen Standards und Normen. Eine Auswahl der auch im Gesundheitsbereich tätigen UN-Organisationen und speziellen Programme ist in Tab. 14.3 aufgeführt. Hierzu zählen insbesondere die Weltgesundheitsorganisation (WHO), die im Kap. 15 näher beschrieben wird, das Kinderhilfswerk (UNICEF), das Entwicklungsprogramm (UNDP), der Bevölkerungsfonds der Vereinten Nationen (UNFPA), das Gemeinsame Programm der Vereinten Nationen für HIV/AIDS (UNAIDS) sowie die Weltbank.

Tab. 14.3: Auswahl von UN-Fonds, UN-Sonderorganisationen und UN-Programmen sowie von weiteren multilateralen Organisationen. Quelle: United Nations System, Expenditure by Agency [9].

Fonds und Programme	Name/Funktion	seit	Hauptsitz	Budget in US $/Jahr
UNAIDS	Gemeinsames Programm der UN für HIV/ Aids (Joint United Nations Programme on HIV/AIDS)	1994	Genf, Schweiz	184 Millionen (2018)
UNDP	Entwicklungsprogramm (UN Development Programme)	1965	New York, USA	5,4 Milliarden (2020)
UNEP	Umweltprogramm (UN Environment Programme)	1972	Nairobi, Kenia	558 Millionen (2018)
UNFPA	Bevölkerungsfonds der Vereinten Nationen (United Nations Population Fund)	1967	New York, USA	1,1 Milliarden (2018)
UN-Habitat	Zentrum der Vereinten Nationen für menschliche Siedlungen (UN Centre for Human Settlements)	1978	Nairobi, Kenia	186 Millionen (2018)
UNHCR	Hochkommissar der Vereinten Nationen für Flüchtlinge (Office of the UN High Commissioner for Refugees)	1950	Genf, Schweiz	4,1 Milliarden (2018)
UNICEF	Kinderhilfswerk (UN International Children's Fund)	1946	New York, USA	6,1 Milliarden (2019)
WFP	Welternährungsprogramm (World Food Programme)	1961	Rom, Italien	6,8 Milliarden (2018)
UN-Sonderorganisationen				
FAO	Ernährungs- und Landwirtschaftsorganisation (Food and Agriculture Organisation)	1945	Rom, Italien	1,4 Milliarden (2018)
ILO	Internationale Arbeitsorganisation (International Labour Organisation)	1919	Genf, Schweiz	625 Millionen (2018)
UNESCO	Organisation für Erziehung, Wissenschaft und Kultur (United Nations Educational, Scientific and Cultural Organization)	1945	Paris, Frankreich	682 Millionen (2018)
WHO	Weltgesundheitsorganisation (World Health Organization)	1948	Genf, Schweiz	2,5 Milliarden (2018)
World Bank	Weltbank Gruppe (World Bank Group)	1944	Washington DC, USA	45,1 Milliarden (2019)
Andere UN-Institutionen				
UNWOMEN	(United Nations Entity for Gender Equality and the Empowerment of Women)	2010	New York, USA	380 Millionen (2018)

Tab. 14.3: (fortgesetzt)

Fonds und Programme	Name/Funktion	seit	Hauptsitz	Budget in US $/Jahr
Weitere multilaterale Organisationen				
IOM	Internationale Organisation für Migration (International Organization of Migration)	1951	Genf, Schweiz	1,8 Milliarden (2018)
WTO	Welthandelsorganisation (World Trade Organization)	1995	Genf, Schweiz	263 Millionen (2018)
OIE	Weltorganisation für Tiergesundheit (Office International des Epizooties)	1924	Paris, Frankreich	25 Millionen (2016)

UNICEF, das Kinderhilfswerk der Vereinten Nationen, wurde bereits 1946 aufgebaut, um nach dem 2. Weltkrieg Kinder im zerstörten Europa mit Nahrung und Kleidung zu versorgen. 1953 wurde UNICEF dann zu einem festen Bestandteil der UN mit dem Auftrag sich weltweit um die Belange und insbesondere die Gesundheit von Kindern zu kümmern. UNICEF wird seit der Gründung nur durch freiwillige Beiträge der Mitgliedsstaaten und Spenden von Unternehmen und Privatpersonen finanziert. Der Hauptsitz ist in New York, USA, und weitere Büros sind auf 190 Länder verteilt. Zu den wesentlichen Aufgabenbereichen gehören die Sicherung des Überlebens und der Entwicklung von Kleinkindern, die Stärkung der Grundbildung und Geschlechtergerechtigkeit, der Schutz von Kindern und Jugendlichen vor Ausbeutung und Gewalt, das Eintreten für und Partnerschaftsprogramme für Kinderrechte, humanitäre Hilfe für Kinder in Notlagen sowie die Förderung der Familienplanung, der vorgeburtlichen Vorsorge und der Unterstützung von Müttern während und nach der Geburt [10]. UNICEF arbeitet eng mit anderen UN-Organisationen, wie der WHO oder UNFPA, nationalen Regierungen und Nichtregierungsorganisationen zusammen und hatte 2019 ein Budget von etwa 6,1 Milliarden US$ zur Verfügung. Geleitet wird die Organisation durch einen traditionell von der US-Regierung vorgeschlagenen Exekutivdirektor und einem Exekutivkomitee, welches aus 36 Mitgliedern besteht.

UNAIDS, das Gemeinsame Programm der Vereinten Nationen für HIV/Aids (*Joint United Nations Programme on HIV/AIDS*) wurde 1994 gegründet, um die verschiedenen Aktivitäten der UN und der einzelnen Länder zu koordinieren. Neben der Vermeidung weiterer HIV-Infektionen und der Verbesserung der Behandlung von Menschen, die mit HIV leben, stehen auch die sozialen und wirtschaftlichen Auswirkungen der Epidemie im Fokus der Arbeit. Dieses multisektorale Vorgehen erfolgt in enger Zusammenarbeit mit 11 weiteren UN-Organisationen (ILO, UNHCR, UNICEF, UNDP, UNESCO, UNFPA, UN Office on Drugs and Crime, UN Women, Weltbank, WFP und WHO), die UNAIDS gemeinsam mit einer Reihe von UN-Mitgliedsstaaten finanzieren. Außer den Vertretern dieser Organisationen gehören auch das Sekretariat, Vertreter von Nationalstaaten und fünf Nichtregierungsorganisationen zum Programmkomitee von UNAIDS. Neben der Erstellung von Informationen und Analysen, dem Setzen von Standards, der technischen Unterstützung von Ländern und der Mobilisierung von finanziellen Ressourcen, stellt auch die Kampagnenarbeit eine wichtige Aufgabe des Programms dar. Darüber hinaus unterstützt UNAIDS gemeinsam mit weiteren Partnern die Entwicklung neuer Technologien und Medikamente zur Prävention und Behandlung [11].

Auch multilaterale Entwicklungsbanken, die Ländern und Volkswirtschaften mit niedrigem und mittlerem Einkommen Zuschüsse und Kredite gewähren, um deren wirtschaftliche und soziale Entwicklung zu fördern, sind im Gesundheitsbereich aktiv. Hierzu zählt insbesondere die Weltbank, die gemeinsam mit dem Internationalen Währungsfonds (IWF) 1944 als Sonderorganisation der Vereinten Nationen gegründet worden ist. Die Weltbank hat 187 Mitgliedstaaten, der Hauptsitz der Weltbankgruppe ist Washington D.C., USA, wo ein Großteil der 10.000 Mitarbeiter beschäftigt ist. Zudem unterhält die Weltbankgruppe mehr als 120 Länderbüros in den Kooperationsländern. Sie ist, neben der Bill und Melinda Gates Stiftung und dem Globalen Fonds zur Bekämpfung von AIDS, TB und Malaria, der wichtigste Geldgeber für Gesundheitsprojekte in der Entwicklungszusammenarbeit. Im Gesundheitsbereich setzt sich die Weltbank auf der politischen Ebene für wichtige Anliegen ein, generiert und verbreitet Informationen und Wissen, leistet technische Hilfe für Länder und finanziert spezifische Investitionen, die direkt oder indirekt die Gesundheit, die Gesundheitssysteme und deren Finanzierung betreffen. Dabei konzentriert sich ihre Arbeit weitgehend auf die Zusammenhänge zwischen Gesundheit und Armut und auf das Ziel der Gewährleistung einer universellen Absicherung im Krankheitsfall (*Universal Health Coverage*, UHC). Neben der Unterstützung von allgemeinen Entwicklungsprogrammen zur Förderung der Ernährung, der Landwirtschaft, der Bildung oder der Privatwirtschaft, tätigt die Weltbank auch spezifische Investitionen in Projekte zur Förderung der Gesundheit von Müttern und Kindern, der Familienplanung und der Infektionsbekämpfung. Sie ist daher auch Partner in einer Reihe von globalen Gesundheitsinitiativen wie GAVI, STOP TB und UNAIDS [12].

14.2.2.2 Weitere multilaterale Organisationen

Weitere multilaterale Organisationen, wie die Afrikanische Union (AU), der Verband Südostasiatischer Nationen (ASEAN) oder die Europäische Union (EU) sind für die Globale Gesundheit in mehrfacher Hinsicht von Bedeutung. Die EU, zum Beispiel, ist hier auf drei wesentlichen Ebenen aktiv. Erstens unterstützen die EU-Kommission und die EU-Mitgliedsstaaten eine Reihe von multilateralen Organisationen wie die WHO, UNICEF, den Globalen Fonds, GAVI oder die Globale Polio Eradikations-Initiative finanziell und durch ihr politisches Gewicht. Dieses geschieht auch durch einen von der EU-Kommissionen koordinierten Abstimmungsprozess zwischen den einzelnen Mitgliedsstaaten zum Beispiel in der Vorbereitung der Weltgesundheitsversammlung (WHA, s. Kap. 15). Zweitens ist die EU ein wichtiger Akteur bei der Erstellung und Implementierung von globalen Abkommen wie der UN-Nachhaltigkeitsagenda, dem Pariser Klimaschutzabkommen oder dem Rahmenübereinkommen der WHO zur Eindämmung des Tabakgebrauchs (FCTC, s. S. 432). Und drittens hat die EU einen großen Einfluss auf viele gesundheitsrelevante Politikbereiche auf der globalen Ebene, wie z. B. Handelsabkommen, die Währungs- und Finanzpolitik, die Entwicklungszusammenarbeit und Migrationspolitik, die Agrarpolitik, den Umweltschutz, die Sicherheitspolitik oder die Förderung von Bildung, Wissenschaft, Forschung und Innovationen [13].

14.2.3 Bilaterale Zusammenarbeit

Zusätzlich zu den Programmen und Projekten, die von den multilateralen Organisationen unterstützt werden, unterhalten die meisten Industrieländer eigene Entwicklungshilfeorganisationen für die bilaterale Zusammenarbeit. Der größte Teil der offiziellen Entwicklungshilfe (*Official Development Assistance*, ODA), die sowohl die bilaterale als auch die multilaterale Unterstützung umfasst, stammt von den Mitgliedsländern der Organisation für wirtschaftliche Zusammenarbeit und Entwicklung (OECD). In den letzten Jahren wurden aber auch vermehrt Süd-Süd-Kooperationen aufgebaut (z. B. von China, Indien, Brasilien oder Kuba). Bilaterale Organisationen sind zumeist direkte Tochterorganisationen von Außen-, Entwicklungs- oder Handelsministerien oder, obwohl eigenständig, finanziell direkt von diesen abhängig. In Zusammenarbeit mit den nationalen Regierungen in den Empfängerländern fördern sie eine Reihe von Gesundheits- und Entwicklungsaktivitäten. Darüber hinaus sind die bilateralen Agenturen häufig für die Weiterleitung freiwilliger nationaler Beiträge an multilaterale und internationale Institutionen zuständig.

Bilaterale Organisationen unterscheiden sich in ihren Zielen, Strukturen, Schwerpunkten und ihren finanziellen Ressourcen (s. Tab. 14.4). Während einige dieser Organisationen mit einem höheren Personalaufwand aktiv Projekte in den Partnerländern umsetzen (z. B. CIDCA, FD), finanzieren, begleiten und überwachen andere Organisationen vorwiegend die von zwischengeschalteten Organisationen wie NGOs oder Beratungsfirmen umgesetzten Projekte (z. B. GIZ, JICA). Verschiedene Länder verknüpfen ihre Schwerpunkte in der Entwicklungspolitik eng mit ihrer Außenwirtschaftspolitik und somit auch mit Investitionsinteressen. Bilaterale Programme werden regelmäßig dafür kritisiert, dass sie in erster Linie den Geberinteressen dienen und die Prioritäten der Empfängerländer nicht ausreichend unterstützen [14].

Tab. 14.4: Auswahl von bilateralen Organisationen; Quelle: Webseiten der Organisationen.

Land	Bilaterale Organisation	Schwerpunkte	Budget* in US$/Jahr
China	China International Development Cooperation Agency (CIDCA)	Infrastruktur, Transport, Agrarsektor, ländliche Entwicklung, Armut	ca. 2,6 Milliarden (2018)
Deutschland	Gesellschaft für Internationale Zusammenarbeit (GIZ)	Technische Zusammenarbeit, Wirtschaftsförderung, Bildung Nachhaltige Entwicklung	ca. 2,8 Milliarden (2017)
Frankreich	Agence Française de Développement (FD)	Armut, Wirtschaftsförderung, Klimawandel	ca. 7,3 Milliarden (2016)
Großbritannien	UK Department for International Development (DFID)	Armut, Arbeitsmarkt, Förderung von Frauen und Mädchen, Humanitäre Hilfe	ca. 16,3 Milliarden (2018)
Japan	Japanese International Cooperation Agency (JICA)	Armut, Wirtschaftsförderung, Regierungsführung, Humanitäre Hilfe	ca. 12,0 Milliarden (2018)
Schweden	Swedish International Development Cooperation Agency (SIDA)	Förderung der Regierungsführung und Zivilgesellschaft, Flüchtlinge, Humanitäre Hilfe	ca. 2,6 Milliarden (2018)
USA	US Agency for International Development (USAID)	Wirtschaftswachstum, Agrarsektor und Handel, Demokratie, Globale Gesundheit, Humanitäre Hilfe	ca. 24,3 Milliarden (2018)

*Anmerkung: Aufgrund verschiedener Strukturen und Finanzierungsmodelle sind diese Budgets nur eingeschränkt miteinander vergleichbar.

14.2.4 Internationale Gremien und Gruppierungen

Außerhalb der multilateralen Foren und der bilateralen Zusammenarbeit, arbeiten einige Länder in Gremien und Gruppierungen, wie z. B. in den G7-/G8-, G20- oder G77-Formaten zusammen, um eine Reihe von Themen zu besprechen und ein koordiniertes Vorgehen in diesen, zumeist die Wirtschaft und Finanzen betreffenden Bereichen miteinander abzustimmen. Aber auch der Gesundheitsbereich hat hier in den letzten Jahren eine größere Bedeutung erhalten. Die Gruppe der G7 ist ein informelles Forum der Staats- und Regierungschefs aus Deutschland, Frankreich, Großbritannien, Italien, Japan, Kanada und den USA. Zudem nimmt die EU als Gast an den Treffen teil. Für einige Jahre war im Rahmen der G8 auch Russland daran beteiligt. In den G7-Ländern werden ca. 46 % des globalen Bruttoinlandsprodukts erwirtschaftet. Auch die Gruppe der 20 (G20) wird zunehmend im Bereich der Globalen Gesundheit aktiv. Die G20 ist, entsprechend der G7, ein informelles Forum, das sich selbst als das zentrale Forum für die internationale wirtschaftliche Zusammenarbeit beschreibt. Zur G20 gehören neben den o. g. G7-Staaten auch Argentinien, Australien, Brasilien, China, Indien, Indonesien, Mexiko, Russland, Saudi-Arabien, Südafrika, Südkorea und die Türkei sowie die EU [15].

Seit den 2000er Jahren finden bei den G7- und G20-Gipfeln zunehmend auch Diskussionen zu Gesundheitsthemen statt, die sich in den entsprechenden Abschlusserklärungen oder Initiativen, wie z. B. der G8-Muskoka-Initiative zur Verbesserung der Kinder- und Müttergesundheit aus dem Jahr 2010, widerspiegeln [16]. Weitere in diesen Foren diskutierten Themen waren u. A.:

- Stärkung von Gesundheitssystemen/Universal Health Coverage
- Infektionskrankheiten (z. B. HIV/AIDS, Tuberkulose, Malaria, Polio, vernachlässigte Tropenkrankheiten und Impfungen)
- Antimikrobielle Resistenzen (AMR) / One Health-Ansatz
- Krisen im Bereich der öffentlichen Gesundheit, globale Gesundheitssicherheit, Pandemievorsorge und -reaktion
- Globale Gesundheitsarchitektur, internationale Gesundheitsvorschriften

Andere Gesundheits- und gesundheitsrelevante Themen, wie die nichtübertragbaren Erkrankungen (NCDs), die Tabakkontrolle, der Zugang zu essenziellen Arzneimitteln, die Umweltverschmutzung, Gerechtigkeit, die Förderung von Frauen und Mädchen oder die sozialen Determinanten der Gesundheit wurden dagegen nicht ausreichend thematisiert. Zudem werden die auf den G7- und G20-Gipfeln getroffenen Beschlüsse als zu unspezifisch oder nicht ausreichend messbar kritisiert [17].

Eine weitere internationale Gruppierung ist die Global Health Security Agenda (GHSA)) die die Umsetzung der Internationalen Gesundheitsvorschriften (*International Health Regulations*, s. S. 432) der WHO unterstützen soll. Die GHSA wurde 2014 als Reaktion auf die globale Bedrohung durch Infektionskrankheiten wie z. B. SARS (2002), H1N1-Influenza (2009), MERS-CoV (2012), H7N9-Influenza (2013) und Ebola (2014) gegründet. Das Ziel war es, die Welt besser vor Epidemien bzw. Pandemien und deren verheerenden menschlichen, sicherheitstechnischen und ökonomischen Auswirkungen zu schützen und entsprechende Gegenmaßnahmen vorzubereiten. Die GHSA Initiative umfasst 11 Maßnahmenpakete („Action Packages") zu bestimmten Themen der globalen Gesundheitssicherheit wie z. B. Antibiotikaresistenzen, Impfungen oder der Aus- und Weiterbildung des Gesundheitspersonals. An der GHSA sind neben mittlerweile 67 Nationalstaaten auch internationale Organisationen wie die WHO, FAO oder OIE, sowie Nichtregierungsorganisationen und Privatunternehmen beteiligt [18].

14.2.5 Globale Gesundheitsinitiativen

Eine ganze Reihe von globalen Gesundheitsinitiativen ist in den letzten Jahrzehnten aufgrund von hohen Krankheitslasten (z. B. durch HIV/AIDS, Tuberkulose, Malaria, Polio) oder Epidemien (z. B. Ebola 2014) und/oder im Rahmen der Millennium-Entwicklungsagenda entstanden. Diese globalen Gesundheitsinitiativen werden zwar unterschiedlich definiert, sie verbindet aber zum einen der Fokus auf spezifische Krankheiten oder auf bestimmte Interventionen, Produkte oder Dienstleistungen und zum anderen die Mobilisierung großer finanzieller Mittel, die zumeist eng mit Leistungs- und Erfolgsindikatoren verknüpft sind [1]. Sie sind zumeist Teil eines multilateralen oder bilateralen Programms, wie im Fall von PEPFAR (dem Notfallplan des Präsidenten der Vereinigten Staaten für AIDS-Hilfe), oder wurden wie der Global Fund als öffentlich-private Partnerschaft gegründet [19]. In Tab. 14.5 ist eine Auswahl dieser Initiativen aufgeführt, von denen die folgenden gleich noch genauer dargestellt werden: der Notfallplan des US-Präsidenten für die AIDS-Hilfe (PEPFAR), die Globale Polio-Eradikations-Initiative (GPEI) und UNITAID. Auf GAVI sowie auf den Globalen Fonds wird weiter unten im Kap. 14.2.8 noch näher eingegangen werden.

Tab. 14.5: Auswahl von Globalen Gesundheitsinitiativen nach Funktion, Gründung und Budget. Quellen: Webseite der Organisationen/Initiativen.

Name/Funktion	Tätigkeitsfelder	seit	Budget in US$
Global Polio Eradication Initiative	Poliomyelitis	1988	940 Millionen (2019)
GAVI, die Impfallianz	Impfungen, Gesundheitssysteme	2000	ca. 1,9 Milliarden (2019)
Globaler Fonds zur Bekämpfung von AIDS, Tuberkulose und Malaria	HIV/AIDS, Tuberkulose, Malaria, Gesundheitssysteme	2002	ca. 4,7 Milliarden (2020)
US President's Emergency Plan for AIDS Relief (PEPFAR)	Prävention, Behandlung und Forschung für HIV / AIDS	2003	6,78 Milliarden (2019)
UNITAID	HIV/AIDS, Tuberkulose, Malaria	2006	ca. 300 Millionen (2019)
Every Woman Every Child Initiative	Gesundheit von Müttern, Kindern und Adoleszenten, MDGs/SDGs	2010	40 Milliarden (Insg. seit 2010)
G8 Muskoka-Initiative	Kinder- und Müttergesundheit	2010	5 Milliarden (2010–2015)

Der Notfallplan des US-Präsidenten für AIDS-Hilfe (*US President´s Emergency Plan for AIDS Relief*, PEPFAR) ist eine von der US-Regierung unter dem damaligen Präsidenten George W. Bush 2013 gegründete Initiative zur Bekämpfung der globalen HIV/ AIDS-Pandemie. Diese hat seit ihrer Gründung mehr als 90 Milliarden US$ für die Prävention, Behandlung und Forschung zur Verfügung gestellt und ist damit das mit Abstand größte globale, auf eine bestimmte Krankheit fokussierte Gesundheitsprogramm der Geschichte. Verschiedene US-Regierungsbehörden arbeiten mit ca. 65 Partnerländern bilateral zusammen, um insbesondere antiretrovirale Medikamente zur Verfügung zu stellen. Durch PEPFAR sollen insgesamt mehr als 18 Millionen Menschenleben gerettet worden sein [9].

Zur weltweiten Bekämpfung der Kinderlähmung (Poliomyelitis) wurde 1988 die Globale Polio Eradikations-Initiative (GPEI) durch die WHO, UNICEF, das humanitäre Netzwerk Rotary International und dem *US Center for Disease Control and Prevention* (CDC) gegründet. Im Verlauf wurden neben einigen Nationalstaaten insbesondere die *Bill & Melinda Gates Foundation* zu den größten, finanziellen Unterstützern der GPEI. Das Ziel dieser öffentlich-privaten Partnerschaft war es, die Erkrankung bis zum Jahr 2000 durch flächendeckende, nationale Impfprogramme für alle Kinder auszurotten. Während 1988 noch ca. 350.000 Fälle akuter Poliomyelitis in 125 Ländern weltweit registriert worden waren, waren es 2017 nur noch 22 in drei Ländern (Nigeria, Pakistan und Afghanistan) [20]. Der relativ hohe bürokratische und finanzielle Aufwand zur Bekämpfung einer singulären Infektionserkrankung und der unverhältnismäßig große Einfluss dieser Initiative auf die Arbeit der WHO und die Gesundheitssysteme in den betroffenen Ländern, wird mittlerweile vielfach kritisiert. Auch stellt die Sicherheitslage in den verbliebenen Ländern eine große Gefahr für die Impfteams dar [21].

UNITAID ist eine globale Gesundheitsinitiative, die in Innovationen zur Vorbeugung, Diagnostik und Behandlung von HIV/AIDS (inkl. von Koinfektionen wie z. B. mit dem Hepatitis-C-Virus), Tuberkulose und Malaria investiert. Durch diese Finanzierung sollen z. B. Medikamente schneller und effektiver entwickelt werden und auch für Patienten in Ländern mit niedrigen und mittleren Einkommen erschwinglicher sein (z. B. durch Generika). So wurde u. a. erreicht, dass der Preis für antiretrovirale Medikamente zur Behandlung einer HIV-Infektion um das zehnfache gesunken ist. Zudem konnten durch die Unterstützung von UNITAID Verfahren zur besseren Diagnostik der Tuberkulose und Malaria die Nachweisraten erhöht, die Behandlungen früher eingeleitet und die Sterblichkeit dadurch reduziert werden. UNITAID wurde 2006 von den Regierungen Brasiliens, Chiles, Frankreichs, Norwegens und des Vereinigten Königreichs gegründet. Mittlerweile sind u. a. auch die Bill und Melinda Gates Stiftung und eine Reihe von afrikanischen Staaten Partner der Initiative, die ihren Sitz bei der WHO in Genf hat („hosted Partnership") und sich insbesondere über eine Solidaritätsabgabe bei der Buchung von Flugtickets finanziert [22].

14.2.6 Zivilgesellschaft und Nichtregierungsorganisationen

Die Zivilgesellschaft wird definiert als ein „Bereich innerhalb der Gesellschaft, der zwischen den staatlichen, dem wirtschaftlichen und dem privaten Sektor angesiedelt ist" und „die Gesamtheit des Engagements der Bürger eines Landes", z. B. in Vereinen, Verbänden, sozialen Projekten und Bewegungen umfasst. Die Aktivitäten der Zivilgesellschaft sind üblicherweise nicht profitorientiert und unabhängig von parteipolitischen Interessen [23]. Viele Vertreter der Zivilgesellschaft sind in Nichtregierungsorganisationen gesellschaftspolitisch engagiert. Zu den wesentlichen Aktionsfeldern gehören neben der Menschenrechtspolitik, die Entwicklungs- und Umweltpolitik. Eine große Anzahl an nationalen und internationalen NGOs ist auch im Bereich der Globalen Gesundheit aktiv. Diese unterscheiden sich in vielerlei Hinsicht, wie z. B. in ihren Zielen, ihren Arbeitsschwerpunkten, ihrem geographischen Tätigkeitsfeld oder ihrer Finanzierung. Zur groben Orientierung lassen sich die NGOs in unterschiedliche Kategorien entsprechend ihrer Mission und ihren Arbeitsschwerpunkten eingruppieren (s. Tab. 14.6).

BRAC wurde 1972 in Dhaka, Bangladesch, gegründet und ist mittlerweile mit über 120.000, zumeist weiblichen Beschäftigten eine der größten humanitären Entwicklungsorganisationen weltweit (früherer Name: *Bangladesh Rural Advancement Committee*). Die Organisation ist insbesondere in den Bereichen Armutsbekämpfung, Bildung, Stärkung von Frauen und Mädchen, Gesundheit und nachhaltiger Entwicklung aktiv und bietet eine Reihe von Programmen an, wie z. B. Mikrofinanzierungen zur Gründung von Kleinunternehmen. Allein in Bangladesch sind mehr als 7 Millionen Menschen Mitglieder eines solchen Mikrofinanzprogramms. Zudem unterhält BRAC 37.500 Grundschulen und bildet u. a. auch Gesundheitshelfer aus. Die Organisation, die sich überwiegend aus selbst erwirtschafteten Mitteln finanziert, ist mittlerweile in mehr als 11 Ländern Asiens und Afrikas engagiert und erreicht mit ihrer Arbeit 135 Millionen Menschen [24].

Die Internationale Rotkreuz- und Rothalbmondbewegung ist das größte humanitäre Netzwerk weltweit, dessen Mitgliedsorganisationen sich insbesondere bei bewaffneten Konflikten und anderen Not- und Katastrophenfällen wie Überschwemmungen, Erdbeben oder Epidemien engagieren. Die Bewegung besteht aus dem Internationalen Komitee vom Roten Kreuz (IKRK), der Internationalen Föderation der Rotkreuz- und Rothalbmondgesellschaften sowie 190 einzelnen nationalen Gesellschaften, die sich dazu verpflichtet haben die Grundsätze der Menschlichkeit, Überparteilichkeit, Neutralität, Unabhängigkeit, Freiwilligkeit, Einheit und Universalität zu respektieren und zu bewahren.

Tab. 14.6: Übersicht über Nichtregierungsorganisationen im Bereich globalen Gesundheit.

Kategorien	Arbeitsschwerpunkte	Beispiele
Humanitäre Organisationen	Humanitäre Hilfe, Entwicklungszusammenarbeit, Lobbyarbeit	BRAC Brot für die Welt Save the Children International World Vision International
Not- und Katastrophenhilfe	Akute Hilfsmaßnahmen bei Naturkatastrophen, Epidemien u. kriegerischen Konflikten, Vorsorgemaßnahmen, Gesundheitsversorgung auf lokaler Ebene	Deutsche Welthungerhilfe Int. Rotkreuz- und Rothalbmond-Bewegung Johanniter-Unfall-Hilfe Malteser Hilfsdienst Heilsarmee (Salvation Army)
Dienstleistungs-NGOs mit sozialer und politischer Agenda	Entwicklungszusammenarbeit Humanitäre, medizinische Hilfe Politische Kampagnen	Ärzte ohne Grenzen (Médecins Sans Frontières, MSF) Oxfam International Partners in Health
Menschenrechts- und Gesundheitsgruppen	Menschenrechtskampagnen Politische Arbeit	Amnesty International Human Rights Watch People´s Health Movement Intern. Baby Food Action Network (IBFAN) Women in Global Health
Wissenschaftler-, Aktivisten-Organisationen	Forschung, Fachkonferenzen, Kampagnenarbeit, politische Arbeit	Third World Network South Centre International Physicians for the Prevention of Nuclear War (IPPNW) Deutsche Allianz Klima u. Gesundheit (KLUG)
Studierendengruppen	Kampagnenarbeit u. a. für Public Health, SRHR, Zugang zu Forschungsergebnissen und Medikamenten	Universities Allied for Essential Medicines (UAEM) Int. Federation of Medical Students' Associations (IFMSA) Globalization and Health Initiative (GandHI)
Interessensgruppen	Lobby- und Kampagnenarbeit zu allgemeinen u. spezifischen Themen, oftmals mit Beteiligung des Privatsektors	ONE NCD Alliance Global Health Council

Diese nationalen Gesellschaften unterstützen die jeweiligen nationalen Behörden im humanitären Bereich, indem sie eine Reihe von Dienstleistungen wie z. B. die Katastrophenhilfe sowie Gesundheits- und Sozialprogramme anbieten. In Kriegszeiten können sie sowohl der Zivilbevölkerung helfen als auch den medizinischen Dienst der bewaffneten Kräfte unterstützen. Dabei leitet und koordiniert das bereits 1863 gegründete IKRK die internationalen Hilfsaktionen der Bewegung [25].

Auch die Organisation Ärzte ohne Grenzen (*Médecins Sans Frontieres*, MSF) leistet humanitäre und medizinische Unterstützung in akuten Krisensituationen, in denen das Überleben von Erwachsenen und Kindern gefährdet und das nationale Gesundheitssystem nicht mehr in der Lage ist, den Betroffenen ausreichend zu helfen. Lebensrettende Aktivitäten stehen im Mittelpunkt der Arbeit von MSF, das einen patientenzentrierten, integrierten Behandlungsansatz verfolgt. Präventive Maßnahmen wie Impfprogramme, Ernährungsprojekte, psychologische Hilfen und krankheitsorientierte Behandlungsprojekte werden, falls möglich, ebenso durchgeführt. In Ausnahmefällen, wenn weder nationale Akteure noch internationale Organisationen wie die Vereinten Nationen oder andere Nichtregierungsorganisationen vor Ort tätig sind, werden von MSF auch Hilfsgüter und Nahrungsmittel verteilt sowie Latrinen errichtet. Durch die Standardisierung vieler medizinischer Abläufe, Mitarbeiterschulungen und eine hochprofessionelle Logistik mit verschiedenen Material-Kits wird ein schneller und effektiver Einsatz in verschiedenen Krisensituationen gewährleistet [26].

MSF Access Campaign
MSF engagiert sich auch politisch und setzt sich dabei insbesondere dafür ein, dass die betroffenen Menschen Zugang zu effektiven Medikamenten, Diagnostika und Impfstoffen erhalten. Diese sollten ausreichend vorhanden, erschwinglich und an die Menschen und deren Lebenssituationen angepasst sein. Durch eine sehr öffentlichkeitswirksame Kampagnenarbeit und die Zusammenarbeit mit anderen NGOs hat MSF u. A. erreicht, dass Millionen von HIV-infizierten Personen Zugang zu antiretroviralen Medikamenten erhalten haben, die zuvor nicht bezahlbar gewesen waren. Die Access-Kampagne setzt sich auch für andere Erkrankungen, wie die Tuberkulose, Schlafkrankheit und Malaria oder für die Impfstoffentwicklung ein. [27]

14.2.7 Private und öffentliche Stiftungen

Stiftungen und vergleichbare Organisationen, die teilweise über große finanzielle, zumeist von wohlhabenden Personen, Personengruppen oder Unternehmen zur Verfügung gestellten Ressourcen verfügen, sind schon seit Jahrzehnten im Bereich der internationalen und Globalen Gesundheit engagiert. In Tab. 14.4 werden die Prioritäten und Budgets einer Auswahl der größten und einflussreichsten privaten und öffentlichen Stiftungen aufgeführt, die im Bereich der Globalen Gesundheit tätig sind. Trotz vieler positiver Ergebnisse, die durch die Arbeit der Stiftungen erreicht werden konnten (z. B. bei den MDGs oder bei der Poliobekämpfung), werden diese aufgrund ihres offensichtlichen Einflusses auf die Agenda der Globalen Gesundheit oftmals sehr kritisch betrachtet. Im Gegensatz zu Regierungsbehörden, die einer öffentlichen Kontrolle unterliegen, sind private Stiftungen nur gegenüber ihren selbst gewählten Gremien rechenschaftspflichtig. Zudem genießen Stiftungen in vielen Ländern Steuerbefreiungen, werden also indirekt von der Öffentlichkeit subventioniert, ohne dass diese einen Einfluss auf die Prioritäten und Entscheidungsprozesse hat. Die Bill und Melinda Gates Stiftung zum Beispiel, investiert jedes Jahr über drei Milliarden US$ im Bereich der Globalen Gesundheit und ist einer der größten Beitragszahler bei der WHO, GAVI, dem Globalen Fond, und der Global Financing Facility. Zudem unterstützt die Stiftung zahlreiche Nichtregierungsorganisationen, Allianzen und weitere,

Tab. 14.7: Informationen zu ausgewählten Stiftungen und stiftungsähnlichen Organisationen mit Aktivitäten im Bereich der Globalen Gesundheit. Quellen: Webseiten und Jahresberichte der Stiftungen.

Stiftung	Gründungs-jahr	Prioritäten im Bereich der Globalen Gesundheit	Gesamt-Budget in US$/Jahr
Institut Pasteur	1887	Grundlagenforschung Biologie, Medizin, Impfstoffe, Infektionskrankheiten, HIV/AIDS, Epidemiologie	289 Millionen (2018)
Rotary International	1905	Kinderlähmung (Global Polio Eradication Initiative), Bildung, Frieden und Konfliktlösung	335 Millionen (2019)
Rockefeller Foundation	1913	Gesundheitssysteme, Universal Health Coverage, Infektionskrankheiten, Bildung, Ernährungssicherheit, Förderung des Privatsektors	4,1 Milliarden (2016)
Wellcome Trust	1936	Biomedizin, Tiergesundheit, Innovationsförderung, Förderung der Forschung und Entwicklung	ca. 1,4 Milliarden (2019)
Aga Khan Foundation	1967	Armutsbekämpfung, Ernährungssicherheit, Mütter- und Kindergesundheit, Bildung, Informationstechnologie, ländliche Entwicklung	ca. 1 Milliarde (2018)
Open Society Foundations	1993	Unterstützung der Zivilgesellschaft, Förderung der Menschenrechte, Pressefreiheit, Migration	ca. 1,2 Milliarden (2019)
Bill & Melinda Gates Foundation	2000	Gesundheitsversorgung, Armutsbekämpfung, Entwicklungshilfe, Landwirtschaft, Bildung, Informationstechnologien	ca. 5,5 Milliarden (2018)
Clinton Foundation	2001	HIV/AIDS, Frauenrechte, Entwicklungshilfe, Klimaschutz	ca. 250 Millionen (2016)
Fondation Botnar	2003	Gesundheit und Entwicklung von Kindern und Adoleszenten in Entwicklungs- und Schwellenländern	ca. 70 Millionen (2019)

die Politik beeinflussende und beratende Organisationen und Unternehmen [28]. Aus der Perspektive der sozialen Gerechtigkeit, die Gesundheit als Recht und nicht als Gegenstand der Nächstenliebe betrachtet, haben philanthropische Stiftungen jedoch nur eine begrenzte Legitimität und ihre wachsende direkte und indirekte Kontrolle wird daher kritisch beobachtet [14].

14.2.8 Öffentlich-Private Partnerschaften

Aufgrund der Tatsache, dass (finanzielle) Anreize und Mechanismen zur Entwicklung, Herstellung und Verbreitung von neuen Impfstoffen, Medikamenten (z. B. Antibiotika), Diagnostika und weiteren Medizintechnologien insbesondere für Krankheiten, die in ärmeren Ländern zu einer hohen Krankheitslast führen, nicht ausreichen, wurden seit den 1990er Jahren eine Reihe von Öffentlich-Privaten Partnerschaften (*Public-Private Partnerships*, PPPs) gegründet. Hierunter versteht man „relativ institutionalisierte Initiativen zur Bewältigung globaler Gesundheitsprobleme, bei denen Organisationen des öffentlichen und insbesondere des privaten, gewinnorientierten Sektors eine Stimme bei der kollektiven Entscheidungsfindung haben" [29]. Eine Auswahl dieser institutionellen Initiativen bzw. Partnerschaften ist in Tab. 14.5 aufgeführt, die Kategorisierung der Ziele dient dabei zur Orientierung. Einige dieser PPPs könnte man auch mehreren Kategorien zuordnen. Zumeist sind hier neben nationalen Regierungen, internationale Organisationen, die Privatwirtschaft, Nichtregierungsorganisationen und Betroffene beteiligt. Die Ursprünge, Ziele, Vorgehensweisen, die Zusammensetzung ihrer Partnerschaften und die Finanzierung dieser PPPs unterscheiden sich in vielerlei Hinsicht. Gemeinsam haben diese Partnerschaften aber das übergeordnete Ziel, die Gesundheit der Menschen effektiv zu verbessern ohne dabei einen maximalen finanziellen Gewinn anzustreben. Zu den bekanntesten Partnerschaften gehören der Globale Fonds zur Bekämpfung von Aids, Tuberkulose und Malaria und die Impfallianz GAVI.

Um die Unterziele des MDG 6 (Bekämpfung von HIV/AIDS, Malaria und anderen übertragbaren Krankheiten, s. Kap. 7) zu erreichen, wurde 2001 auf der UN-Sondergeneralversammlung zu HIV und Aids die Einrichtung eines Globalen Fonds zur Bekämpfung von Aids, Tuberkulose und Malaria (*Global Fund to Fight Aids, Tuberculosis and Malaria*, GFATM) beschlossen. Der Globale Fonds dient der Finanzierung nationaler Maßnahmen zur Bekämpfung dieser Erkrankungen und zur Stärkung der Gesundheitssysteme. Zudem fördert er die Eigenverantwortung der Regierungen, die Mitwirkung der Zivilgesellschaft und des privaten Sektors. Seit 2002 konnte der Globale Fonds weltweit Finanzmittel in Höhe von 44 Milliarden US-Dollar für rund 1000 Programme in mehr als 140 Staaten zur Verfügung stellen. Damit wurde bisher rund 19 Millionen HIV-infizierten Menschen der Zugang zu antiretroviralen Medikamenten ermöglicht und 15,1 Millionen Menschen mit Tuberkulose konnten behandelt werden. Zudem wurden rund 659 Millionen Moskitonetze zur Eindämmung der Malaria verteilt. Der Globale Fonds finanziert sich aus freiwilligen Beiträgen von National-staaten sowie weiteren, zumeist privaten Geldgebern [30].

Tab. 14.8: Auswahl von Öffentlich-Privaten Partnerschaften in der Globalen Gesundheit. Quellen: Webseiten der Partnerschaften.

Ziel der Partnerschaft	Beispiele
Globale Koordinations- und Finanzierungsmechanismen	GAVI, die Impfallianz Global Alliance for Improved Nutrition (gain) Global Fund to Fight AIDS, Tuberculosis and Malaria (GFATM)
Produktentwicklung (PDP)	Coalition for Epidemic Preparedness Innovations (CEPI) Drugs for Neglected Diseases Initiative (DNDi) Foundation for Innovative New Diagnostics (FIND) International AIDS Vaccine Initiative (IAVI) Medicines for Malaria Venture (MMV) TB Alliance
Verbesserter Zugang zu Gesundheitsprodukten	Partnership for Maternal, Newborn and Child Health (PMNCH) Global Alliance to Eliminate Leprosy (GAEL) Accelerated Access Initiative (AAI)
Stärkung von Gesundheitsdienstleistungen	Roll Back Malaria (RBM) Alliance for Health Policy and Systems Research (AHPSR)
Öffentlichkeitsarbeit und Bildung	Alliance for Microbicide Development (AMR) African Malaria Partnership (AMP) Stop TB Partnership

GAVI, die Impfallianz, wurde als öffentlich-private Partnerschaft im Jahr 2000 gegründet, um den Zugang zu erschwinglichen Impfstoffen für Menschen, vor allem in den ärmeren Ländern, zu verbessern. Zu den Gründungsmitgliedern gehören u. a. die WHO, UNICEF, die Weltbank und die Bill und Melinda Gates Stiftung, die neben einigen nationalen Regierungen zu den größten Beitragszahlern der Impfallianz gehört. Durch die Partnerschaft werden nationale Impfprogramme unterstützt und neue Impfstoffe eingeführt sowie zusätzliche Finanzierungsmöglichkeiten eröffnet. GAVI handelt als einer der größten Abnehmer von Impfstoffen weltweit günstige Preise mit den Pharmaunternehmen aus. Zudem arbeitet GAVI eng mit den Partnerländern zusammen, damit diese zunehmend unabhängiger von internationaler Hilfe, eine hohe Impfrate aufrechterhalten und einen gleichberechtigten Zugang zu lebensrettenden Impfstoffen gewährleisten können. Bis 2020 konnten etwa eine Milliarde Kinder in Entwicklungsländern durch die Arbeit von GAVI die wichtigsten Impfungen erhalten und ca. 5–6 Millionen Leben dadurch gerettet werden [31].

14.2.9 Privatwirtschaftliche Unternehmen

Als Privatwirtschaft wird die Gesamtheit der Unternehmen bezeichnet, die von Einzelpersonen und privaten Institutionen, wie z. B. Firmen, Aktionären oder Investorengruppen finanziert und kontrolliert werden. Im Bereich der Gesundheit sind dieses neben den Krankenversorgungseinrichtungen vor allem Unternehmen aus den Bereichen der pharmazeutischen Industrie, der Medizintechnik, des Versicherungswesens oder der Nahrungsmittelindustrie. Für den Bereich der Globalen Gesundheit spielt dem ganzheitlichen Ansatz entsprechend fast die gesamte Privatwirtschaft eine Rolle, insbesondere wenn man auch die negativen Folgen auf die Gesundheit durch z. B. schlechte Arbeitsbedingungen, der Umweltverschmutzung oder der durch den Finanzkapitalismus verstärkten Ungleichheit in der Welt betrachtet [32].

Eine Zusammenarbeit mit privatwirtschaftlichen Unternehmen ist also aus vielerlei Gründen in der Globalen Gesundheit notwendig. Dieses wird auch im Hinblick auf die Erreichung der UN-Nachhaltigkeitsziele und des für den Gesundheitsbereich besonders bedeutsamen Leitrahmens der universellen Versorgung im Krankheitsfall (*Universal Health Coverage*, UHC, s. Kap. 17) deutlich. Um dieses Unterziel (SDG 3.8) zu erreichen und somit möglichst allen Menschen eine sichere und qualitativ hochwertige Gesundheitsversorgung zu gewährleisten, müssen private Unternehmen in diesen Prozess mit einbezogen werden. Gerade in Ländern mit niedrigem und mittlerem Einkommen spielen diese eine wesentliche Rolle für die Gesundheitsversorgung der Bevölkerung. Hier können durch privatwirtschaftliche Unternehmen und Investitionen Versorgungslücken in den Gesundheitssystemen gefüllt werden. Allerdings ergeben sich durch dieses privatwirtschaftliche Engagement auch eine Reihe von Herausforderungen. So stehen die Unternehmen teilweise in Konkurrenz zu staatlichen Institutionen, z. B. in Bezug auf die Anstellung von Fachkräften wie Ärztinnen und Pflegern. Zudem stellen sich Fragen der Rechenschaftspflicht, der Regulierung oder dem gleichberechtigten Zugang für alle Bürger. Letztendlich steht bei vielen privatwirtschaftlichen Unternehmen weiterhin die Gewinnmaximierung mehr im Vordergrund als die Gesundheit einer gesamten Bevölkerung, wie es bei öffentlichen Institutionen der Fall ist [33].

Auch aus diesem Grund wurden eine Reihe von Öffentlich-Privaten Partnerschaften im Bereich der Globalen Gesundheit gegründet (s. Kap. 14.2.8). Hier sind eine Reihe von großen Pharmaunternehmen auf unterschiedliche Weise engagiert. Einige spenden Medikamente für Erkrankungen, die zumeist die ärmsten Bevölkerungsgruppen betreffen (wie z. B. bei Lepra über die *Global Alliance to Eliminate Leprosy*). Andere Unternehmen bieten Medikamente zu einem deutlich vergünstigten Preis für Patienten in Ländern mit niedrigem und mittlerem Einkommen an (z. B. antiretrovirale Medikamente zur Behandlung von HIV/AIDS). Zudem unterstützten privatwirtschaftliche Unternehmen Gesundheitsprogramme auf verschiedenen Ebenen (lokal, regional, global) direkt, z. B. durch zweckgebundene Spenden, oder indirekt, etwa durch den Verzicht auf Patentrechte. Da die Patentrechte den Zugang zu Medikamenten und anderen gesundheitsfördernden Produkten insbesondere für finanzschwache Länder erheblich erschweren, wurde 2001 die sogenannte *Doha Deklaration zum TRIPS-Übereinkommen und zur öffentlichen Gesundheit* von der Ministerkonferenz der Welthandelsorganisation (WTO) verabschiedet (TRIPS = *Agreement on Trade-Related Aspects of Intellectual Property Rights*, 1994). Diese Vereinbarung, die auch auf großen Druck von NGOs, wie z. B. Ärzte ohne Grenzen (MSF), getroffen wurde, ermöglicht den TRIPS-Mitgliedstaaten bestimmte Ausnahmeregelungen in Bezug auf Patentrechte, um einen besseren Zugang zu wesentlichen Arzneimitteln für die Bevölkerung zu gewährleisten (z. B. durch den Import von Generika) [34].

14.2.10 Wissenschaft

Globale Gesundheit bearbeitet transnationale Gesundheitsprobleme, Determinanten und Lösungen an den Schnittstellen zwischen Politik, Wissenschaft und Gesellschaft und fördert die multidisziplinäre Zusammenarbeit. Dieser ganzheitliche, sektorübergreifende Ansatz wird auch zunehmend von Universitäten und anderen akademischen Institutionen und Organisationen verfolgt. Zwar steht an vielen dieser Institutionen noch die biomedizinische Forschung, also die Entwicklung von Medikamenten, Impfstoffen und Diagnostika, im Vordergrund, sozialwissenschaftliche und ökologische Querschnittsthemen, wie z. B. die gesundheitlichen Auswirkungen des Klimawandels, werden aber mittlerweile in einer Reihe von Forschungsinstituten und Programmen in multidisziplinären Gruppen erforscht und geleert. Beispiele hierfür sind z. B. das *Centre on Climate Change and Planetary Health* an der London School of Hygiene and Tropical Medicine, das *Harvard Global Health Institute*, das *Heidelberg Institute of Global Health* oder die *University of Global Health Equity* in Butaro, Uganda. Zahlreiche akademische Forschungs- und Bildungsprogramme im Bereich der Globalen Gesundheit werden durch große philanthropische Stiftungen, wie den Wellcome Trust und die Bill und Melinda Gates Stiftung, finanziell unterstützt. Auch die WHO arbeitet mit Forschungsinstituten, Universitäten und Nationalakademien in vielen ihrer Arbeitsbereiche zusammen, wie z. B. der Krankenpflege, der Gesundheit am Arbeitsplatz, übertragbaren Krankheiten, der Ernährung oder bei der Entwicklung von Gesundheitstechnologien. Mittlerweile gibt es über 800 dieser sogenannten WHO-Kooperationszentren in über 80 Mitgliedsstaaten [35].

14.2.11 Think Tanks

Als Think Tank („Denkfabrik") werden Institute oder Organisationen bezeichnet, die sich auf bestimmte Themen spezialisieren und auf ihren Themengebieten durch Analysen und Diskussionen Einfluss auf die öffentliche Meinungsbildung und politische Entscheidungsprozesse nehmen. Im Gegensatz zu vielen universitären Einrichtungen steht bei den meisten Think Tanks die multidisziplinäre Zusammenarbeit im Mittelpunkt. Seit den 2000er Jahren ist die Anzahl der Think Tanks, die sich vorwiegend oder teilweise mit der Globalen Gesundheit beschäftigen, weiter gewachsen. Diese beschäftigen sich mit einer Vielzahl von Fragestellungen, z. B. aus dem Bereich der Epidemiologie, Entwicklungszusammenarbeit, internationalen politischen Gesundheitsthemen oder sozialen Gerechtigkeits- oder Befähigungsprogrammen. Während im Bereich der Globalen Gesundheit traditionell angloamerikanische Think Tanks dominierten, sind mittlerweile auch in europäischen und asiatischen Ländern weitere hinzugekommen. Einige dieser Denkfabriken sind in Tab. 14.6 dargestellt. In Deutschland, zum Beispiel, wurde 2017 das Institut für Globale Gesundheit Berlin (IGGB), mit dem Ziel das gesamte Themenfeld politisch, akademisch und gesellschaftlich zu fördern und weiterzuentwickeln, gegründet. Das IGGB begleitet u. a. die Entwicklung der Strategie der Bundesregierung für Globale Gesundheit und arbeitet mit Partnerorganisationen und Wissenschaftlern u. A. in Frankreich und China zusammen [36].

Tab. 14.9: Auswahl an Think Tanks auf dem Gebiet der Globalen Gesundheit.

Australien	Schweiz
George Institute for Global Health	Graduate Institute for International and Development Studies – Global Health Center
China	**Spanien**
China National Health Development Research Center DC Health Systems Board for Development Cooperation and International Public Health	ISGlobal Barcelona
Deutschland	**USA**
Institut für Globale Gesundheit Berlin Wissenschaftszentrum Berlin für Sozialforschung Deutsches Institut für Entwicklungspolitik	Center for Strategic and International Studies Council on Foreign Relations Center for Global Development
Frankreich	**Vereinigtes Königreich**
Santé Mondiale 2030 IRIS – French Institute for International and Strategic Affairs	Chatham House – Centre on Global Health Security Overseas Development Institute

14.2.12 Medien und Fachpublikationen

Massenmedien wie Tageszeitungen, Fernseh- und Radiosender, Webseiten und in zunehmendem Maße auch die „sozialen" Medien (Facebook, Twitter usw.) spielen in vielerlei Hinsicht eine bedeutende Rolle im Bereich der Globalen Gesundheit. Sie haben eine Informationsfunktion (z. B. über aktuelle Ereignisse und Entwicklungen), eine möglichst unabhängige Meinungsbildungs- sowie eine kritisch begleitende Kontrollfunktion (z. B. über politische Prozesse). Idealerweise werden Informationen und komplexe Zusammenhänge entsprechend der gesellschaftlichen Bedeutung aufbereitet und in verständlichen Formaten vermittelt. Da die hierfür notwendige Gründlichkeit und Objektivität nicht immer geboten sind, ist ein gewisser Grad an Medienkompetenz in der Bevölkerung wichtig, damit diese sich eine kritische Haltung bewahren und sich z. B. über unterschiedliche Medienkanäle informieren.

Dass die Medienkompetenz gerade auch im Gesundheitsbereich von großer Bedeutung ist, hat z. B. die Covid-19-Pandemie gezeigt, wo es zu einer wahren „Infodemie" gekommen ist, die zu einer großen Verunsicherung von Milliarden von Menschen fast überall auf der Welt geführt hat. Insbesondere während der ersten Wochen der Pandemie verbreiteten sich unvollständige und falsche Informationen, Gerüchte und Verschwörungstheorien über die sozialen Medien und andere Informationsplattformen, die den Kampf gegen das Virus von der lokalen bis zur globalen Ebene zusätzlich erschwerten. Die WHO, die Europäische Kommission, das Robert Koch-Institut oder die Bundeszentrale für gesundheitliche Aufklärung mussten daher ihre Kommunikationsaktivitäten deutlich ausbauen, um nicht nur die notwendigen evidenzbasierten Informationen professionell und zeitnah der Öffentlichkeit zu präsentieren, sondern auch um einer hohen Zahl an Falschinformationen entgegenzuwirken [37]. Zudem müssen auch die Medien gerade in neuen Krisen-Szenarien, wie Pandemien fortlaufend dazulernen, z. B. was den Umgang mit Zahlen, die Analyse und Bewertung von Forschungsergebnissen oder die Formulierung von Aussagen angeht. Die Medien sollten dabei immer auch die Folgen ihres Handelns zwar im Auge behalten, diese aber nicht in das Zentrum der redaktionellen Überlegungen und Entscheidungen stellen [38].

Auch Fachpublikationen spielen als wichtige Organe für die Wissenschaftskommunikation in der Globalen Gesundheit eine wichtige Rolle. Durch ihre Peer-Review-Verfahren, der Begutachtung von Studienergebnissen und anderen Publikationen durch Experten vor der Veröffentlichung, erreichen sie eine hohe Qualität und Glaubwürdigkeit. Darüber hinaus beauftragen einige der führenden Fachpublikationen wie das New England Journal of Medicine, das British Medical Journal oder The Lancet einzelne Experten oder Expertenkommissionen mit der Bearbeitung bestimmter Themen mit einer hohen Priorität für die Globale Gesundheitsagenda. Insbesondere The Lancet arbeitet mit einer Vielzahl von Expertenkommissionen und anderen Organisationen (wie der WHO und UNICEF) in verschiedenen Themengebieten zusammen [39].

14.3 Governance und Außenpolitik

In diesem Kapitel wurde die große Diversität der Akteure in der Globalen Gesundheit und deren komplexe Verflechtung miteinander ansatzweise beschrieben. Um einen ersten Einblick in die Steuerungs- und Regelungssysteme (Governance) innerhalb dieser transnationalen und multidisziplinären Akteurslandschaft zu geben, bietet sich eine Unterteilung in drei verschiedene Ebenen an:

1. *Global Health Governance* bezieht sich hauptsächlich auf diejenigen Institutionen und Steuerungsprozesse, die mit einem expliziten Gesundheitsmandat verbunden sind, wie es beispielsweise bei der Weltgesundheitsorganisation der Fall ist.
2. *Global Governance for Health* bezieht sich hauptsächlich auf diejenigen Institutionen und Steuerungsprozesse, die direkte und indirekte Auswirkungen auf die Gesundheit haben, wie die Vereinten Nationen, die Welthandelsorganisation oder Globale Gesundheitspartnerschaften und Initiativen.
3. *Governance for Global Health* bezieht sich auf die auf einer beliebigen Ebene eingerichteten Institutionen und Mechanismen, die zu Globaler Gesundheit beitragen – wie z. B. regionale, nationale oder subnationale (einzelstaatliche oder kommunale) Strategien für die Globale Gesundheit.

In diesen drei politischen Governance-Bereichen ist eine große Anzahl an staatlichen und nichtstaatlichen Akteuren aktiv, wodurch Fragen der Rechtmäßigkeit, der Rechenschaftspflicht und der Transparenz fortwährend hervorgehoben werden. An den Schnittstellen zwischen diesen drei Bereichen werden die Prioritäten für die Globale Gesundheitsagenda diskutiert. Hier werden auch richtungsweisende Entscheidungen, insbesondere durch die Nationalstaaten, in Bezug auf die Strukturen und die Finanzierung der Organisationen, Partnerschaften, Programme und Initiativen für die Globale Gesundheit, gefällt. Zudem wird hier der Diskurs zur Produktion und Sicherung von globalen öffentlichen Gütern für die Gesundheit, wie z. B. Antibiotika gegen multiresistente Keime oder Impfstoffe gegen Pandemieerreger (z. B. Ebola, SARS-Cov-2) geführt [40].

Auch die globalen Politikbereiche, die einen direkten und indirekten Einfluss auf die Gesundheit haben (s. Abb. 14.2) sowie die hiermit eng verbundenen politischen Rahmenvereinbarungen, wie die UN-Millenniumentwicklungsziele (MDGs) und die UN-Nachhaltigkeitsziele (SDGs) hatten bzw. haben einen großen Einfluss auf die Globale Gesundheit und deren drei Governance-Ebenen (s. Kap. 7). Während bei den auf die Entwicklungsländer fokussierten MDGs die Gesundheit eine zentrale Rolle gespielt hat, scheint diese durch die große Anzahl der global gültigen SDGs an Bedeutung eingebüßt zu haben. Es wird befürchtet, dass durch diese weiter gewachsene Komplexität der globalen und multisektoralen Zusammenarbeit die Debatten zur Priorisierung von Aktionsfeldern (z. B. Globale Gesundheit vs. Klimawandel vs. Migration), umso schwieriger werden. Allerdings könnten positive Veränderungen in vielen der SDG-Aktionsfelder auch zur Verbesserung der Gesundheit weltweit führen [41].

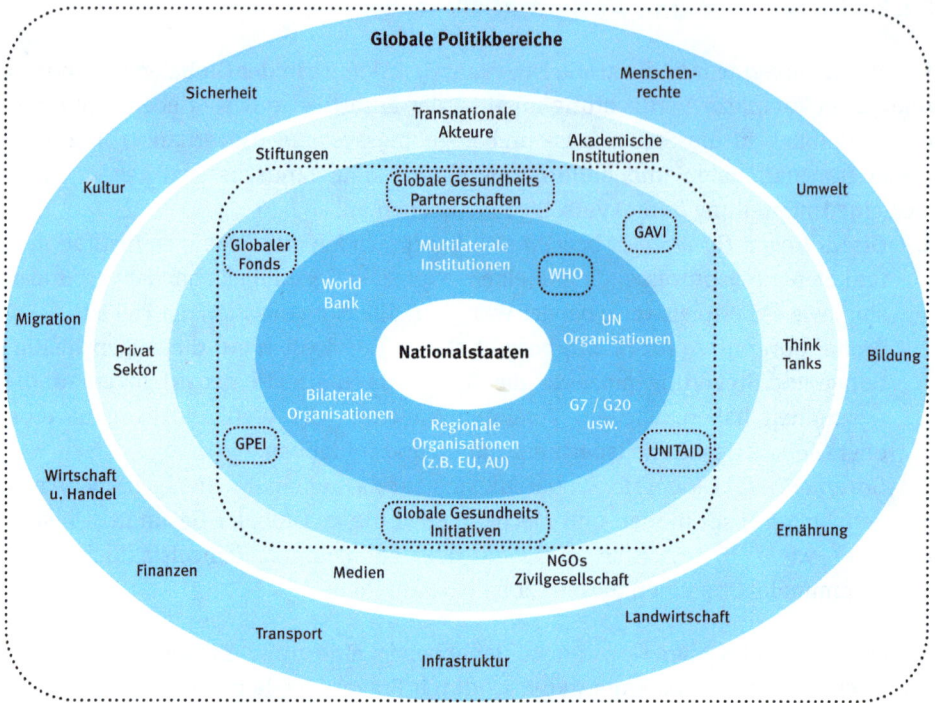

Abb. 14.2: Übersicht der Akteure und Bereiche im Globalen „Gesundheitssystem" mit den drei Governance-Ebenen (1–3), gepunktete Linien von innen nach außen. Quelle: eigene Grafik.

Auch in der Außenpolitik spielt nicht nur seit der Corona-Pandemie 2019/2020 die Globale Gesundheit eine zunehmend wichtige Rolle. Bereits im Jahre 2016 haben die Außenminister Brasiliens, Frankreichs, Indonesiens, Norwegens, Senegals, Südafrikas und Thailands am Rande der UN-Generalversammlung in New York die Initiative „Global Health and Foreign Policy" ins Leben gerufen, die sie durch die „Oslo Declaration" bei einem Treffen im März 2007 weiter konkretisierten. In dieser Erklärung heißt es:

„In der heutigen Zeit der Globalisierung und der gegenseitigen Abhängigkeit ist es dringend erforderlich, den Umfang der Außenpolitik zu erweitern. Gemeinsam stehen wir vor einer Reihe dringender Herausforderungen, die konzertierte Reaktionen und gemeinsame Anstrengungen erfordern. Wir müssen neue Ideen fördern, neue Partnerschaften und Mechanismen suchen und entwickeln und neue Paradigmen der Zusammenarbeit schaffen. Wir glauben, dass Gesundheit eines der wichtigsten und dennoch weitgehend vernachlässigten langfristigen außenpolitischen Themen unserer Zeit ist (...) Es wächst das Bewusstsein, dass Investitionen in die Gesundheit für das Wirtschaftswachstum und die Entwicklung von grundlegender Bedeutung sind. Es ist allgemein anerkannt, dass Gesundheitsbedrohungen die Stabilität und

Sicherheit eines Landes gefährden können. Wir glauben, dass Gesundheit als außenpolitisches Thema eine höhere Priorität auf der internationalen Agenda erhalten sollte." [42]

Zudem wurde von den Außenministern betont, dass ihre jeweiligen Länder ihre Außen- und Entwicklungspolitik auf deren Einfluss auf die Gesundheit untersuchen und entsprechend anpassen werden. Auch andere nationale Regierungen wie die Schweiz, die USA oder Deutschland haben in ihren Strategien für die Globale Gesundheit (s. Kap. 14.2.1) und in ähnlichen Konzepten und Leitlinien (wie z. B. Kooperationsverträgen mit der WHO) die Rolle der Außenpolitik für die Globale Gesundheit besonders hervorgehoben. Des Weiteren wurde auch der Begriff der globalen Gesundheitsdiplomatie geprägt, um die Prozesse zu beschreiben, *„mit denen staatliche, multilaterale und zivilgesellschaftliche Akteure versuchen, die Gesundheit in außenpolitischen Verhandlungen zu positionieren und neue Formen der globalen Gesundheits-Governance zu schaffen"* [43]. Die genannten Prozesse haben die Entwicklung der internationalen Zusammenarbeit im Gesundheitsbereich weiter vorangetrieben und die enge Verbindung mit außenpolitischen Handlungsfeldern wie der Sicherheit, der Menschenrechte, der Entwicklung, des Handels, der Gewährleistung von globalen öffentlichen Gütern sowie des ethisch-moralischen Denkens weiter verdeutlicht [44].

14.4 Zusammenfassung

Mit der Entwicklung des Themenfeldes der Globalen Gesundheit ist auch die Architektur der Akteure gewachsen und deutlich komplexer geworden. Neben den traditionellen multilateralen und bilateralen Akteuren bringen sich immer mehr internationale Gremien, philanthropische und zivilgesellschaftliche Organisationen, neue Institutionen und Initiativen, der Privatsektor und die Medien ein. Eine lenkende und koordinierende Rolle nimmt dabei die Weltgesundheitsorganisation ein, der das folgende Kapitel gewidmet ist. Wie auch aus diesem Kapitel ersichtlich ist, verbindet man viele Akteure, die man traditionell nicht dem Gesundheitssektor zuordnen würde, mit der Globalen Gesundheit. Teilweise können diese Akteure dabei einen negativen Einfluss auf die Gesundheit haben (z. B. Nahrungsmittelindustrie, Agrarindustrie). Es wird aber auch deutlich, dass durch internationale Abkommen in verschiedenen Bereichen (z. B. bei Patentrechten, fairem Handel, Klimawandel usw.) die Gesundheit der Menschen weltweit verbessert werden könnte. Letztendlich sollte dem ganzheitlichen Ansatz der Globalen Gesundheit folgend, die Gesundheit in allen Politikbereichen eine wichtigere Rolle spielen („Health in all policies").

Letztendlich ist es aber jeder einzelne Bürger dieser Erde, der durch sein tägliches Handeln nicht nur direkten Einfluss auf die eigene Gesundheit und die der Menschen in der eigenen Familie und der näheren Umgebung, sondern auch indirekt auf die Gesundheit von Menschen in entfernten Orten hat. Die Auswahl von nachhaltig angebauten und fair gehandelten Lebensmitteln, die unter gesundheitsschützenden

Arbeitsbedingungen produziert worden sind, der Verzicht auf unnötigen Konsum, z. B. von Billigtextilien, die Vermeidung von Plastikmüll und Elektroschrott oder die Reduzierung von Flug- oder exklusiven Schiffsreisen, sind nur einige Beispiele dafür, dass jeder Einzelne ein Akteur mit Einfluss auf die Globale Gesundheit ist.

14.5 Fragen

- Welche Bedeutung und welchen Einfluss hat der Globale SDG 3 Aktionsplan für ein gesundes Leben und Wohlergehen aller Menschen?
- Diskutieren Sie die Chancen und Herausforderungen sowie die Unterschiede zwischen der multilateralen und der bilateralen Zusammenarbeit im Bereich der Globalen Gesundheit.
- Welchen Einfluss haben große Stiftungen auf nationale Gesundheitssysteme, internationale Organisationen und die globale Gesundheitsagenda?
- Welche Vor- und Nachteile haben globale Gesundheitsinitiativen auf die Gesundheitssysteme in den Empfängerländern?

Danksagung
Ich danke Julian Eckl (Universität St. Gallen / Universität Hamburg) für seine hilfreichen Anmerkungen zu diesem Kapitel.

Literatur
[1] Merson MH, Black RE, Mills AJ. Global health: Jones & Bartlett Publishers; 2011.
[2] Pibulsonggram N, Amorim C, Douste-Blazy P, et al. Oslo Ministerial Declaration–global health: a pressing foreign policy issue of our time. Lancet. 2007;369(9570):1373–8.
[3] DT. Donor Tracker – France – Global Health Berlin, Germany: SEEK Development; 2018 [Available from: https://donortracker.org/france/globalhealth.
[4] Deutsche-Bundesregierung. Globale Gesundheitspolitik gestalten – gemeinsam handeln – Verantwortung wahrnehmen. In: (BMG) BfG, editor. Berlin, Germany 2013.
[5] Bundesgesundheitsminister Jens Spahn: „Starkes deutsches Netzwerk für Globale Gesundheit" [press release]. Berlin, Deutschland: Bundesministerium für Gesundheit 2019.
[6] BMG. UN-Generalversammlung – Globaler Aktionsplan zu Nachhaltigkeitszielen vorgelegt Berlin: Bundesministerium für Gesundheit; 2019 [Available from: https://www.bundesgesundheitsministerium.de/ministerium/meldungen/2019/un-generalversammlung.html]
[7] UN. United Nations, Global Issues Overview New York, USA: United Nations; 2020 [Available from: https://www.un.org/en/sections/issues-depth/global-issues-overview/index.html]
[8] Kickbusch I. Advancing the Global Health Agenda New York, USA: United Nations; 2020 [Available from: https://www.un.org/en/chronicle/article/advancing-global-health-agenda]
[9] UN. Expenditure by Agency New York, USA: United Nations; 2020 [Available from: https://www.unsceb.org/content/FS-F00-03?gyear=2018]
[10] UNICEF. UNICEF´s work in health New York, USA: United Nations Children´s Fund; 2020 [Available from: https://www.unicef.org/health]

[11] UNAIDS. About, Saving lives, leaving no one behind Genf, Schweiz: Joint United Nations Programme on HIV/AIDS; 2020 [Available from: https://www.unaids.org/en/whoweare/about]

[12] WB. Understanding poverty, topics, health Washington DC, USA: World Bank; 2020 [Available from: https://www.worldbank.org/en/topic/health]

[13] EC. EU in der Welt, Globale Gesundheitspolitik Brüssel, Belgien: Europäische Kommission; 2020 [Available from: https://ec.europa.eu/health/international_cooperation/global_health_de]

[14] Birn A-E, Pillay Y, Holtz TH. Textbook of global health: Oxford University Press; 2017.

[15] BMG. G20-Experten-Konferenz in Berlin, „Taking action against health threats – is the world better prepared?" Berlin: Bundesministerium für Gesundheit; 2018 [Available from: https://www.bundesgesundheitsministerium.de/themen/internationale-gesundheitspolitik/g20-gesundheit/g20-experten-konferenz.html]

[16] Kirton J, Kulik J, Bracht C. The political process in global health and nutrition governance: the G8's 2010 Muskoka Initiative on Maternal, Child, and Newborn Health. Annals of the New York Academy of Sciences. 2014;1331(1):186–200.

[17] McBride B, Hawkes S, Buse K. Soft power and global health: the sustainable development goals (SDGs) era health agendas of the G7, G20 and BRICS. BMC public health. 2019;19(1):815.

[18] BAG. Global Health Security Agenda Bern, Schweiz: Schweizerische Eidgenossenschaft, Bundesamt für Gesundheit; 2018 [Available from: https://www.bag.admin.ch/bag/de/home/strategie-und-politik/internationale-beziehungen/internationale-gesundheitsthemen/securite-sanitaire-internationale1/global-health-security-agenda.html]

[19] Cruz VO, McPake B. Global Health Initiatives and aid effectiveness: insights from a Ugandan case study. Globalization and Health. 2011;7(1):20.

[20] BMZ. Infektionskrankheiten, Bekämpfung der Poliomyelitis Berlin: Bundesministerium für wirtschaftliche Zusammenarbeit und Entwicklung; 2020 [Available from: https://www.bmz.de/de/themen/Infektionskrankheiten/polio/index.html]

[21] Bristol N, Simoneau, Michaela. Orchestrating Global Polio Eradication Washington DC, USA: Center for Strategic and International Studies; 2020 [Available from: https://www.csis.org/features/orchestrating-global-polio-eradication]

[22] UNITAID. About us Genf, Schweiz: UNITAID; 2020 [Available from: https://unitaid.org/about-us/#en]

[23] BMZ. Zivilgesellschaft Berlin: Bundesministerium für wirtschaftliche Zusammenarbeit und Entwicklung; 2020 [Available from: http://www.bmz.de/de/service/glossar/Z/zivilgesellschaft.html]

[24] BRAC. Who we are Dhaka, Bangladesh: BRAC; 2020 [Available from: http://www.brac.net/]

[25] ICRC. Die IKRK-Bewegung Genf, Schweiz: Internationales Komitee vom Roten Kreuz; 2020 [Available from: https://www.icrc.org/de/wer-wir-sind/die-bewegung]

[26] MSF. Über uns – Aufgaben Berlin: Medicins sans frontieres; 2020 [Available from: https://www.aerzte-ohne-grenzen.de/aufgaben]

[27] MSF. MSF Access Campaign, Our story Genf, Schweiz: Médecins Sans Frontiéres; 2020 [Available from: https://msfaccess.org/about-us]

[28] Tichenor M, Sridhar D. Global health disruptors: the Bill and Melinda Gates Foundation. The BMJ Opinion (blog). 2018.

[29] Buse K, Harmer AM. Seven habits of highly effective global public–private health partnerships: practice and potential. Social science & medicine. 2007;64(2):259–71.

[30] BMZ. Globaler Fonds zur Bekämpfung von Aids, Tuberkulose und Malaria Berlin: Bundesministerium für wirtschaftliche Zusammenarbeit und Entwicklung; 2020 [Available from: https://www.bmz.de/de/ministerium/wege/multilaterale_ez/akteure/wio/gfatm/index.html]

[31] BMZ. Impfallianz Gavi Berlin: Bundesministerium für wirtschaftliche Zusammenarbeit und Ent-
      wicklung 2020 [Available from: http://www.bmz.de/de/ministerium/wege/multilaterale_ez/ak-
      teure/wio/GAVI_Alliance/index.html]
[32] Hessel S. Empört euch!: Ullstein eBooks; 2011.
[33] Wadge H, Roy R, Sripathy A, et al. How to harness the private sector for universal health covera-
      ge. The Lancet. 2017;390(10090):e19-e20.
[34] BMZ. Das Übereinkommen über handelsbezogene Aspekte der Rechte des geistigen Eigentums
      (TRIPS) Berlin: Bundesministerium für wirtschaftliche Zusammenarbeit und Entwicklung; 2017
      [Available from: https://www.bmz.de/de/themen/welthandel/welthandelssystem/WTO/TRIPS/
      index.html]
[35] WHO. Collaborating Centres Genf, Schweiz: World Health Organization; 2020 [Available from:
      https://www.who.int/about/who-we-are/structure/collaborating-centres]
[36] IGGB. Das Institut Berlin: Institut für Globale Gesundheit Berlin e. V.; 2017 [Available from:
      www.igg.berlin]
[37] Zarocostas J. How to fight an infodemic. The Lancet. 2020;395(10225):676.
[38] Meier K, Wyss V. Journalismus in der Krise: die fünf Defizite der Corona-Berichterstattung. mee-
      dia de-Deutschlands großes Medien-Portal. 2020.
[39] Lancet. Global Health Commissions London, Vereinigtes Königreich: The Lancet, Elsevier; 2020
      [Available from: https://www.thelancet.com/global-health/commissions]
[40] Kickbusch I, Szabo MMC. A new governance space for health. Glob Health Action.
      2014;7:23507.
[41] Koivusalo M. Global health policy in Sustainable Development Goals. Global Social Policy.
      2017;17(2):224–30.
[42] Ministers of Foreign Affairs B, France, Senegal SA. Oslo Ministerial Declaration—global health:
      a pressing foreign policy issue of our time. The Lancet. 2007;369(9570):1373–8.
[43] Kickbusch I, Silberschmidt G, Buss P. Global health diplomacy: the need for new perspectives,
      strategic approaches and skills in global health. Bulletin of the World Health Organization.
      2007;85:230–2.
[44] Labonté R, Gagnon ML. Framing health and foreign policy: lessons for global health diplomacy.
      Globalization and Health. 2010;6(1):14.

15 Die WHO als zentrales Forum der globalen Gesundheitspolitik

Mathias B. Bonk

15.1 Einleitung

Die Weltgesundheitsorganisation (WHO) ist die für Gesundheit zuständige Sonderorganisation der Vereinten Nationen. Ihre Aufgabe ist es insbesondere weltweite Standards und Normen für die großen Herausforderungen im Bereich der Gesundheit zu erarbeiten. Die WHO hat 194 gleichberechtigte Mitgliedstaaten, die durch Ihre Vertreterinnen und Vertreter in der Weltgesundheitsversammlung, dem Exekutivrat und den jeweiligen Regionalkomitees die Arbeit der Organisation steuern. Diese wird durch das Sekretariat in Genf, sechs Regionalbüros und knapp 150 Länderbüros ausgeführt. Die WHO finanziert ihren Zweijahreshaushalt aus festgelegten Pflichtbeiträgen der Mitgliedsstaaten und freiwilligen Beitragszahlungen durch Regierungen, andere internationale Organisationen, Stiftungen und der Privatwirtschaft. Der Anteil an freiwilligen Beitragszahlungen ist im Laufe der letzten 40 Jahre stark gestiegen, während die Pflichtbeiträge weitestgehend stagnierten. Die WHO ist daher mittlerweile sehr stark von der Finanzierungsbereitschaft weniger staatlicher und nichtstaatlicher Geber abhängig.

Die Ausrottung der Pocken und die stetig sinkende Kindersterblichkeit gehören zu den Erfolgsgeschichten der WHO. Dennoch wird die Organisation auch kritisiert, u. A. dafür zu langsam auf Gesundheitsnotfälle wie z. B. den Ebola-Ausbruch in Westafrika 2014/2015 reagiert zu haben, zu nah mit der Industrie zusammenzuarbeiten und in Teilen zu ineffizient und zu bürokratisch zu sein. Daraus resultieren Reformen und Umstrukturierungen innerhalb der Organisation und in der Zusammenarbeit mit den Mitgliedsländern und den sogenannten Nichtregierungsakteuren (Non-State Actors).

15.2 Rolle und Mandat der WHO

Die Weltgesundheitsorganisation (WHO) ist als Sonderorganisation der Vereinten Nationen ein zentraler Akteur für Gesundheit und ein wichtiges Forum globaler Gesundheitspolitik. Gesundheit definiert die WHO als „einen Zustand vollkommenen körperlichen, geistigen und sozialen Wohlbefindens und nicht allein das Fehlen von Krankheit und Gebrechen".

Die WHO wurde als „leitende und koordinierende Stelle des internationalen Gesundheitswesens" 1948 in Genf gegründet. Die Verfassung der WHO trat am 7. April 1948 in Kraft [1]. Mittlerweile wird der 7. April als Weltgesundheitstag jährlich dafür genutzt, auf spezifische Gesundheitsthemen hinzuweisen. Die Gründung der WHO

https://doi.org/10.1515/9783110448474-016

fiel in eine Zeit, die bestimmt war durch die Geschehnisse des Zweiten Weltkrieges. Zu diesem Zeitpunkt war die globale Gesundheitspolitik vor allem durch staatliche Akteure geprägt [2].

Übergeordnete Zielsetzung der WHO ist es, „allen Völkern zur Erreichung des bestmöglichen Gesundheitszustandes zu verhelfen" (s. Artikel 1, WHO Verfassung, [1]). Sie unterstützt Mitgliedstaaten auf entsprechende Bitte beim Aufbau und der Stärkung von Gesundheitsdiensten und leistet technische Unterstützung und Hilfe in Gesundheitskrisen. Sie fördert und lenkt die Gesundheitsforschung. Darüber hinaus hat sie den Auftrag, Normen und Standards im Gesundheitsbereich zu entwickeln sowie ggf. erforderliche völkerrechtliche Regelungen zu entwerfen.

15.3 Struktur der WHO

Die WHO hat derzeit 194 gleichberechtigte Mitgliedstaaten. Gemäß Artikel 3 ihrer Verfassung steht die Mitgliedschaft in der Organisation allen Staaten offen. Für die Aufnahme eines neuen Staates ist die einfache Mehrheit aller Mitgliedstaaten eine Voraussetzung. Supranationale Zusammenschlüsse mehrerer Staaten, wie z. B. die Europäische Union, erhalten zwar nur einen Beobachterstatus, können als ein zentraler Finanzgeber aber trotzdem wichtigen strategischen Einfluss auf die WHO ausüben. Dieses gilt auch für einige Nichtstaatliche Akteure, die insbesondere seit Mitte der neunziger Jahre gerade im Rahmen des Globalisierungsprozesses einen immer stärkeren Einfluss auf Aspekte der globalen Gesundheit und auch auf die Arbeit der WHO gewonnen haben (z. B. die Bill und Melinda Gates Stiftung oder Rotary International).

Die Zentrale der WHO (Sekretariat) ist in Genf, Schweiz. Dort arbeiten ca. 2.500 der insgesamt etwa 8.000 Mitarbeiterinnen und Mitarbeiter. Die restlichen Mitarbeiterinnen und Mitarbeiter verteilen sich auf die sechs WHO-Regional- und 150 Länderbüros weltweit. Das WHO Sekretariat wird vom WHO-Generaldirektor geleitet. Dieser wird von der Weltgesundheitsversammlung, bestehend aus allen 194 Mitgliedstaaten, gewählt. Seine Amtszeit beträgt 5 Jahre mit der Option der einmaligen Wiederwahl. Zu seinem engsten Mitarbeiterstab (Kabinett) gehören u. a. eine ständige Vertretung (*Deputy Director-General*) und mehrere Abteilungsleiterpositionen (*Assistant Director-General*). Diese vom Generaldirektor direkt ausgewählten Abteilungsleiter sind in der Genfer WHO Zentrale für einzelne thematische und strukturelle Abteilungen und zugehörige Unterabteilungen zuständig (s. Abb. 15.1). Zudem gibt es bereichsübergreifende Abteilungen zu Themenbereichen wie z. B. Antimikrobielle Resistenzen und die Primäre Gesundheitsversorgung. Hinzu kommen andere WHO Einrichtungen, die ihren Sitz nicht am Hauptquartier in Genf haben, wie z. B. die Internationale Agentur für Krebsforschung (IARC) in Lyon, Frankreich. Außerdem arbeitet die WHO sehr eng mit Organisationen zusammen, die zwar in der WHO ihren Sitz haben, aber nicht formal zur WHO gehören, wie die *Partnership for Maternal,*

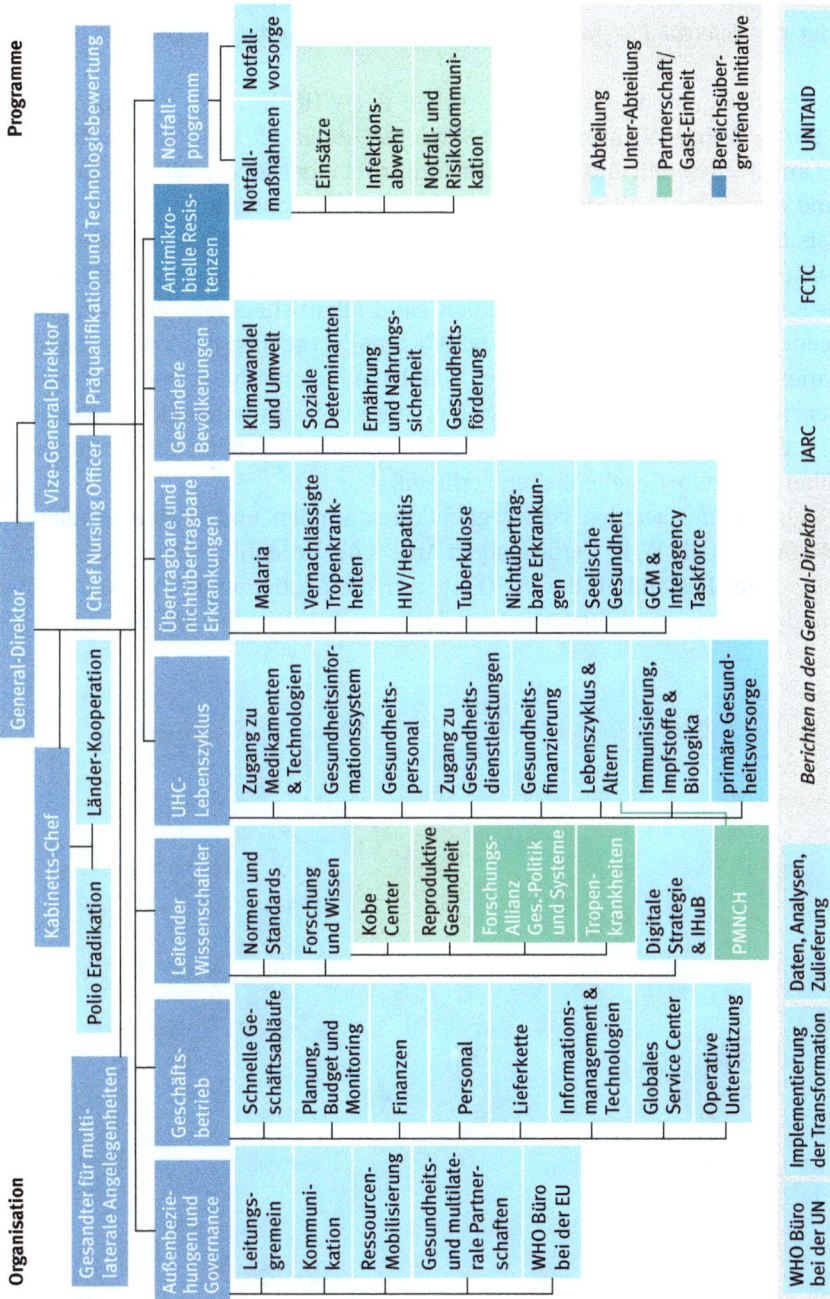

Abb. 15.1: Struktur der WHO (6.3.2019). Quelle: eigene Graphik adaptiert und übersetzt [3], https://pages.devex.com/rs/685-KBL-765/images/WHO-HQ-Structure-20190306.pdf

Newborn and Child Health (PMNCH), die *Alliance for Health Policies and Systems Research* oder das *Special Programme for Research and Training in Tropical Diseases* (TDR).

Die sechs Regionalbüros setzen die Arbeit der WHO in ihren jeweiligen Weltregionen um (s. Abb. 15.2). Wesentliche Säule der Arbeit der WHO sind zudem ihre über 150 Länderbüros. Mit Ausnahme der Industrieländer ist die WHO in praktisch jedem Land durch ein Länderbüro vertreten. Die Größe, das Tätigkeitsfeld und der Mitarbeiterstamm der WHO-Länderbüros variieren sowohl zwischen den sechs Regionen als auch innerhalb der verschiedenen Länder. So beschäftigte die WHO im Jahr 2015 in seinem WHO-Länderbüro in Indien 2.041 Mitarbeiterinnen und Mitarbeiter (wovon jedoch nur 51 feste WHO Angestellte waren) verglichen mit kleinen Ländern wie Bulgarien oder Slowenien mit je nur 2 WHO Mitarbeiterinnen und Mitarbeitern [4]. Tendenziell versucht die WHO in vielen Ländern festes nationales Personal zu engagieren, die die Landessprachen sprechen und über ein breites Spektrum an Erfahrung über kulturelle Gegebenheiten verfügen.

Die Regionalbüros werden von Regionaldirektorinnen und Regionaldirektoren geführt. Auch wenn die WHO Verfassung in Artikel 45 verdeutlicht, dass jedes Regionalbüro integraler Bestandteil der WHO ist, war die Abstimmung zwischen Genfer Zentrale und den Regionalbüros seit Gründung der WHO immer wieder Anlass für

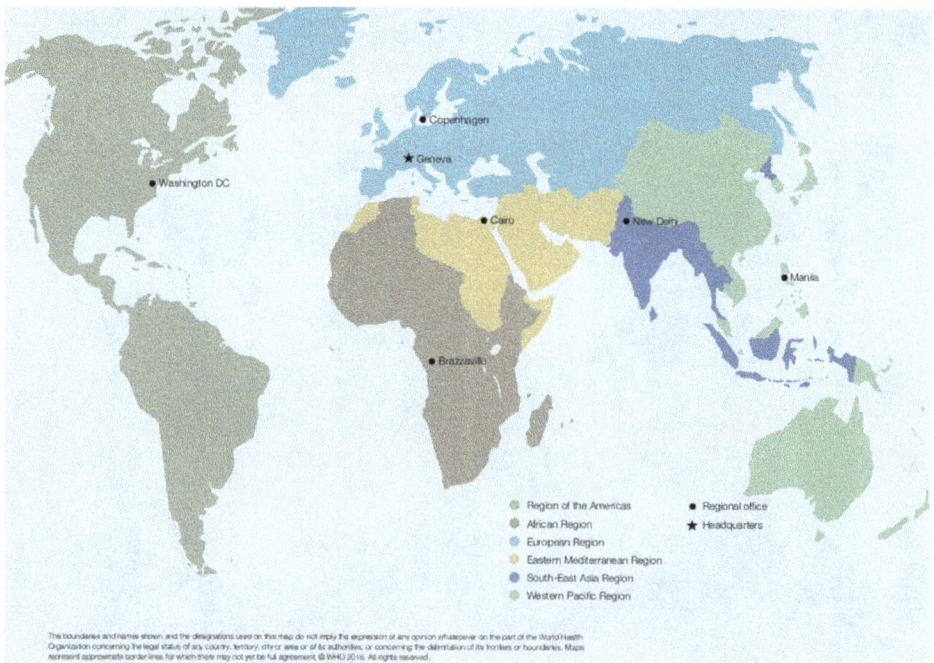

Abb. 15.2: WHO Regionen, Hauptquartier und Regionalbüros. Quelle: WHO: https://www.who.int/docs/default-source/documents/about-us/global-guardian-of-public-health.pdf?sfvrsn=f59a271_2

Verbesserungsvorschläge. Hintergrund ist, dass – anders als bei allen anderen UN-Organisationen mit regionaler Ausprägung – die Regionaldirektorinnen und Regionaldirektoren nicht von der Generaldirektorin oder vom Generaldirektor ausgewählt werden.

Vielmehr werden die Regionaldirektorinnen und Regionaldirektoren der WHO von den Mitgliedstaaten der jeweiligen Region bzw. ihrem jeweiligen Regionalkomitee gewählt. Diese eher politische Wahl und die fehlende Möglichkeit der WHO-Generaldirektorin oder des WHO-Generaldirektors hierauf Einfluss nehmen zu können, führt zu einer relativ großen Autonomie der einzelnen Regionalbüros. Ein wesentlicher Grund hierfür ist, dass die *Pan American Health Organization* (PAHO) bereits 1902 gegründet worden war und diese sich und damit auch den anderen Regionalbüros bei der Gründung der WHO 1948 eine große Autonomie gesichert hat. Viele zentrale Reformvorhaben seit der Gründung der WHO hatten zum Ziel, die Rolle der WHO Generaldirektion in Genf gegenüber den sechs Regionen zu stärken. Wesentliche Änderungen wurden aber bisher nicht erzielt. Die WHO-Generaldirektorin Margaret Chan führte deshalb 2008 die sogenannte „Global Policy Group" ein. Dies ist ein quartalsweise stattfindendes Abstimmungstreffen der Generaldirektion mit den sechs Regionaldirektionen. Die „Global Policy Group" dient der Diskussion und Beratung aktueller globaler Herausforderungen für die WHO und soll die interne Abstimmung und Kohärenz zwischen den verschiedenen Ebenen der WHO sicherstellen.

Die Arbeit der WHO wird von über 700 WHO Kollaborationszentren in mehr als 80 Ländern unterstützt. WHO-Kollaborationszentren sind universitäre Fakultäten, Forschungseinrichtungen und Behörden, die von der WHO benannt werden, um die WHO im Rahmen ihres globalen Mandats zu unterstützen. Über die Kollaborationszentren wird ein Zugriff auf wissenschaftliche Erkenntnisse ermöglicht, die weit über die eigentlichen WHO-Ressourcen hinausgehen. Durch dieses globale wissenschaftliche Netzwerk kann die WHO die wissenschaftliche Validität ihrer Arbeit sicherstellen. Auch in Deutschland unterstützen zahlreiche WHO-Kollaborationszentren die Arbeit der WHO. So ist z. B. die Gesellschaft für Internationale Zusammenarbeit (GIZ) WHO-Kollaborationszentrum für Gesundheitssystemstärkung und das Robert Koch-Institut (RKI) für neu auftretende Infektionen und biologische Gefahren.

15.3.1 Steuerung der WHO

Höchstes Steuerungsgremium der WHO ist die Weltgesundheitsversammlung (World Health Assembly, WHA). Die WHA ist ein jährliches Treffen aller 194 Mitgliedstaaten, das im Mai in Genf abgehalten wird. Auf dieser Mitgliederversammlung werden alle zentralen Beschlüsse getroffen. Während die WHA in den ersten Jahren nach Gründung der WHO bis zu einem Monat lang tagte, sind die Sitzungen heute zeitlich auf eine Woche begrenzt. Dieses Vorgehen wird insbesondere durch eine effizientere

Vorbereitung durch das WHO Sekretariat und durch eine verbesserte Abstimmung der Mitgliedsstaaten untereinander im Vorfeld der WHA ermöglicht.

Zentrale Aufgaben der WHA sind insbesondere die:
- Festlegung der inhaltlichen Prioritäten und Arbeitsweise der WHO
- Billigung von Berichten zur Arbeit des WHO-Sekretariats
- Verabschiedung des WHO-Haushalts (alle 2 Jahre)
- Wahl des Generaldirektors (alle 5 Jahre)
- Bestätigung der von den jeweiligen Regionalkomitees gewählten Mitglieder des Exekutivrats (Executive Board = EB)

Die Entscheidungen der WHA werden fast ausschließlich im Konsens getroffen. Die WHO versteht sich nicht als politische, sondern als evidenzbasierte Institution. Daher kommt es üblicherweise nur in wenigen Einzelfällen zu strittigen Abstimmungen, auch wenn die Verfassung diese ausdrücklich vorsieht. Bei einigen Themen wie z. B. der sexuellen und reproduktiven Gesundheit, dem Umgang der WHO mit nicht staatlichen Akteuren und der Verteilung der Mittel gibt es Meinungsverschiedenheiten zwischen den Staaten. Soweit es zu Abstimmungen kommt, gilt bei der WHO der Grundsatz, dass jede Stimme eines Mitgliedstaates gleiches Gewicht hat, unabhängig von seiner Größe oder seinem finanziellen Mitgliedsbeitrag (so hat z. B. San Marino mit ca. 32.000 Einwohnern gleiches Stimmengewicht wie China mit ca. 1,37 Milliarden Einwohnern). Letzteres unterscheidet die WHO wesentlich von anderen, jüngeren Institutionen der globalen Gesundheit (z. B. GAVI o. GFATM), bei denen zum Teil der finanzielle Beitrag Einfluss auf die Mitentscheidungsrechte hat.

Im Vorfeld wichtiger Beschlüsse stimmen sich einige Gruppen von WHO Mitgliedsstaaten untereinander informell ab. Diese Gruppen setzen sich meist aus geopolitischen Gesichtspunkten zusammen. Beispiele hierfür sind z. B.:
- WEOG: die westeuropäischen und anderen Staaten (neben den EU-Mitgliedstaaten insbesondere die USA, Australien, Kanada, Norwegen, Schweiz, Türkei)
- BRICS: die Gruppe der Schwellenländer (Brasilien, Russland, Indien, China und Südafrika)
- Die Gruppe der 77: ein loser Zusammenschluss von mittlerweile 134 Schwellen- und Entwicklungsländern

Die WHA ist nicht nur das zentrale Entscheidungsgremium für die WHO, sondern auch die politisch wichtigste, regelmäßig stattfindende Konferenz in der globalen Gesundheitspolitik. Die überwiegende Mehrzahl der 194 Mitgliedstaaten ist durch die jeweilige Gesundheitsministerin oder den Gesundheitsminister vertreten. Während der WHA werden Resolutionen verabschiedet, Bestimmungen und Empfehlungen erarbeitet sowie einige wenige rechtlich bindende Übereinkommen getroffen.

Neben den mitgliedstaatlichen Delegationen nehmen Vertreterinnen und Vertreter von nichtstaatlichen Organisationen, wissenschaftlichen Institutionen und Stiftungen aus dem Privatsektor an der WHA teil.

Zwei zentrale rechtlich bindende Abkommen, die im Rahmen der WHA beschlossen wurden, sind das Rahmenabkommen der WHO zur Eindämmung des Tabakgebrauchs (WHO *Framework Convention on Tobacco Control*, FCTC) von 2003 und die Internationalen Gesundheitsvorschriften (*International Health Regulations*, IHR) von 2005 (s. Tab. 15.1). Hierbei handelt es sich um eigenständige völkerrechtliche Verträge, die von den Mitgliedstaaten ratifiziert werden müssen (und zu einem Großteil auch wurden).

Neben der WHA ist der Exekutivrat (*Executive Board*, EB) das wichtigste Entscheidungsgremium für die WHO (s. Abb. 15.3). Das EB trifft Entscheidungen in Bezug auf die Durchführung der WHA und bereitet diese auch inhaltlich vor. Hierfür erarbeitet der Rat Programmvorschläge, erwirkt Entscheidungen und bestimmt zudem Hilfsmaßnahmen in akuten Situationen. Er tagt in der Regel zweimal mit einer einwöchigen Sitzung im Januar und einer zweitägigen Sitzung unmittelbar im Anschluss an die WHA im Mai. Im Exekutivrat sind insgesamt 34 unabhängige Expertinnen und Experten, die für jeweils drei Jahre von den WHO Regionalkomitees gewählt werden, vertreten. Die Zusammensetzung des EB spiegelt die sechs WHO Regionen wider. Exekutivratsmitglieder müssen eine ausgewiesene Expertise auf dem Feld der Gesundheit mitbringen. Die Regionalkomitees legen fest, welche Vertreterin oder welcher Vertreter die jeweils vorgesehenen Plätze für die Regionen wahrnimmt. Die Teilnahme an den Sitzungen des EB steht allen WHO Mitgliedstaaten offen. Diese beteiligen sich auch aktiv an den Verhandlungen, haben jedoch als Nicht-EB-Mitglied keine Stimmrechte und geringere Einflussmöglichkeiten als die eigentlichen EB Mitgliedstaaten.

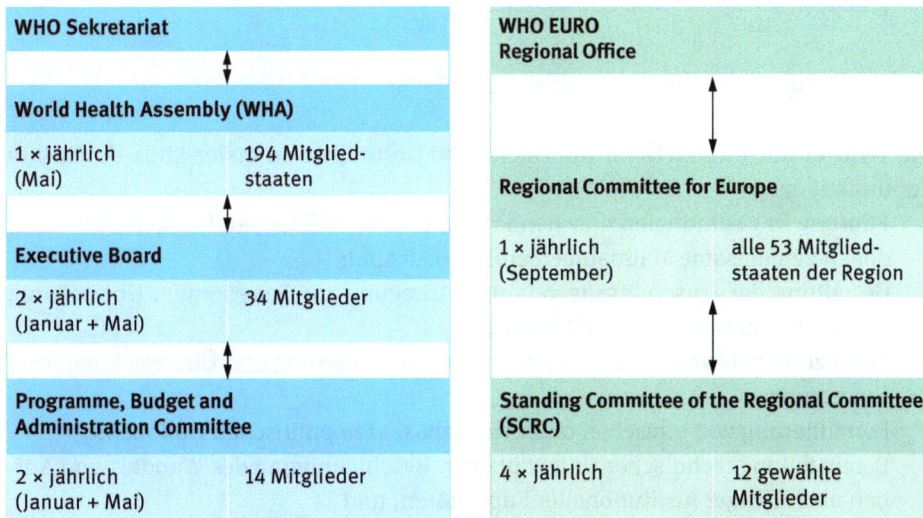

WHO Sekretariat		WHO EURO Regional Office	
World Health Assembly (WHA)			
1 × jährlich (Mai)	194 Mitgliedstaaten	Regional Committee for Europe	
Executive Board		1 × jährlich (September)	alle 53 Mitgliedstaaten der Region
2 × jährlich (Januar + Mai)	34 Mitglieder		
Programme, Budget and Administration Committee		Standing Committee of the Regional Committee (SCRC)	
2 × jährlich (Januar + Mai)	14 Mitglieder	4 × jährlich	12 gewählte Mitglieder

Abb. 15.3: Globale Steuerungsstruktur der WHO und des WHO Regionalbüros für Europa.

Ein nicht zuletzt aufgrund der Reformbestrebungen und der Finanzierungsherausforderungen in den letzten Jahren immer wichtiger gewordenes Steuerungsgremium ist der Programm-, Haushalts- und Verwaltungsausschuss (*Programme, Budget and Administration Committee*, PBAC). Dieser ist ein Unterausschuss des EB und berät diesen bzw. trifft für ihn Entscheidungen in den Bereichen Haushalt, Finanzen, Personal, Verwaltung und zu den institutionellen Reformen. Im PBAC ist jede Region mit jeweils zwei Mitgliedern vertreten. An seinen Sitzungen können sich alle Mitgliedstaaten aktiv, jedoch ohne Stimmrechte beteiligen. Üblicherweise nehmen an den Sitzungen des PBAC insbesondere diejenigen Mitgliedstaaten teil, die einen größeren finanziellen Beitrag für die WHO leisten.

Auf regionaler Ebene sind die WHO Regionalkomitees das höchste Steuerungsgremium. Diese setzen sich aus der Gesamtheit der Mitgliedstaaten einer jeweiligen Region zusammen. Die Regionalkomitees beraten und entscheiden über die Arbeit der Regionalbüros, also über die Tätigkeit der WHO auf regionaler Ebene. Die Regionalkomitees tagen jährlich nacheinander im Herbst und haben bei einigen globalen Initiativen und Entscheidungen, wie zum Beispiel der Verabschiedung des Haushalts, eine wichtige Rolle. Darüber hinaus wählen sie alle 5 Jahre die jeweilige Regionaldirektorin bzw. einen Regionaldirektor. Das Regionalkomitee der Europäischen Region der WHO hat insgesamt 53 Mitgliedsländer. Hierzu zählen neben den westeuropäischen Ländern auch die zentralasiatischen Staaten und Russland. Damit deckt die Europäische Region nahezu 900 Millionen Einwohner ab. Sitz des WHO-Regionalbüros für Europa ist Kopenhagen. In der Europäischen Region arbeiten ca. 500 WHO Mitarbeiterinnen und Mitarbeiter.

15.4 Aufgaben und Programme der WHO

15.4.1 Die Rolle der WHO für die öffentliche Gesundheit im Laufe der Jahre

Die WHO erfüllt ihre Ziele für die Öffentliche Gesundheit in erster Linie durch ihre Kernfunktionen:
– Führung in gesundheitskritischen Fragen und Beteiligung an Partnerschaften, in denen gemeinsame Maßnahmen erforderlich sind;
– Gestaltung der Forschungsagenda und Anregung zur Generierung, Übersetzung und Verbreitung wertvollen Wissens;
– Festlegung von Normen und Standards sowie Förderung und Überwachung ihrer Umsetzung;
– Formulierung von ethischen und evidenzbasierten politischen Optionen;
– Bereitstellung technischer Unterstützung, Beschleunigung des Wandels und Aufbau nachhaltiger institutioneller Kapazitäten; und
– Überwachung der Gesundheitssituation und Bewertung von Gesundheitstrends (z. B. im Rahmen des Global Health Observatory).

Diese Kernfunktionen werden auch im allgemeinen Arbeitsprogramm (*General Programme of Work*, GPW) für einen 6-Jahres-Zeitraum festgelegt, das den Rahmen für das organisationsweite Programm zur Organisation der Arbeit, des Budgets, der Ressourcen und Ergebnisse bildet. Das GPW 12 für den Zeitraum 2014 bis 2019 trägt den Titel „Not merely the absence of disease" (Nicht nur die Abwesenheit von Krankheiten [5]).

Seit Ihrer Gründung 1948 konnte die WHO einige Erfolge verbuchen, musste aber auch einige Misserfolge verzeichnen. Während zum Beispiel das 1955 initiierte Programm zur Ausrottung von Malaria in den siebziger Jahren als gescheitert erklärt wurde, so war das von 1967 bis 1977 durchgeführte Programm zur Ausrottung der Pocken sehr erfolgreich. Aufgrund eines umfangreichen Programms zur Impfung und Pockenbekämpfung der WHO konnte die Welt 1980 als pockenfrei erklärt werden.

In ihren Anfangsjahren hat sich die WHO insbesondere um die Bekämpfung von Malaria, die Mutter-Kind-Gesundheit, die Eindämmung von Tuberkulose und Geschlechtskrankheiten sowie um ernährungsbedingte Erkrankungen gekümmert. Im Laufe der Zeit hat sich die Organisation dann zunehmend mit den vielen neuen, globalen Herausforderungen beschäftigt. So haben auch Faktoren wie die Umwelt (Luftverschmutzung, Klimawandel etc.), soziale Determinanten (Arbeitsbedingungen, soziale Werte und Normen) oder kommerzielle Determinanten (Promotion von kalorienreicher Ernährung oder Tabakwerbung) weitreichende Auswirkungen auf die Gesundheit weltweit.

Diese Herausforderungen im Bereich der Gesundheit sind durch ein hohes Maß an Komplexität geprägt: Eine Vielzahl von staatlichen und nichtstaatlichen Akteuren arbeiten in unterschiedlichen Bereichen an verschiedenen Schwerpunkten und mit unterschiedlicher Intensität. Durch den demographischen Wandel, die schnelle, oftmals ungeplante Urbanisierung und die Zunahme von ungesunden Lebensstilen, nehmen nichtübertragbare Krankheiten (NCDs) weltweit zu und sind mittlerweile zur führenden Ursache der Mortalität geworden. Diese Entwicklung unterstreicht das Bedürfnis nach einer Sicherstellung von primärer Gesundheitsversorgung und mehr Maßnahmen zur Gesundheitsvorsorge (Prävention und Früherkennung). Zudem gibt es auch im Bereich der übertragbaren Krankheiten wie z. B. bei HIV/AIDS, Tuberkulose und Malaria noch immer sehr großen Handlungsbedarf.

Nach der für eine lange Zeit bevorzugten Implementierung von vertikalen Programmen mit sehr spezifischen thematischen Schwerpunktbereichen (z. B. das WHO Pocken Ausrottungsprogramm von 1967), wurden in den letzten Jahren zunehmend horizontale Programme bevorzugt (z. B. UHC, PHC). Das Vertrauen in bestehende Strukturen und sogenannte „spill-over"-Effekte von horizontalen Programmen (Auswirkungen von Aktivitäten auf andere Ebenen und Bereiche) nimmt zu. So argumentieren einige Expertinnen und Experten, dass das Programm zur weltweiten Ausrottung der Malaria (welches von der WHO 1972 als gescheitert erklärt wurde) dadurch ein Misserfolg war, dass es nicht in die flächendeckende Basisgesundheitsversorgung eingebettet wurde. Durch Ansätze wie die Stärkung von Gesundheitssystemen (*Health Systems Strengthening*) können z. B. auch Epidemien besser verhindert, erkannt und eingedämmt werden als durch spezifische Programme.

Unter dem Dach der WHO wurden insbesondere in den 1960er Jahren die Internationalen Gesundheitsvorschriften (*International Health Regulations*, IHR) erarbeitet und verhandelt (s. Tab. 15.1) [6]. Die IHR sind das zentrale, international verbindliche Rechtsinstrument zur Verhinderung der Ausbreitung grenzüberschreitender Krankheiten. Herzstück der IHR ist ein internationales Meldesystem. In der Weltgesundheitsversammlung 2005 beschlossen die WHO-Mitgliedstaaten eine überarbeitete Fassung der IHR. Nicht zuletzt aufgrund der Lehren aus der Ebola-Krise wird derzeit intensiv daran gearbeitet, die IHR noch konsequenter umzusetzen und die Länder bei der Umsetzung besser zu unterstützen (s. auch *Global Health Security Agenda*, S. 404).

Tab. 15.1: Verbindliche, im Rahmen der WHA beschlossene Abkommen, Ziele und Maßnahmen.

Die Internationalen Gesundheitsvorschriften (IHR)

Ziel: Die grenzüberschreitende Ausbreitung von Krankheiten zu verhüten und zu bekämpfen, davor zu schützen und dagegen Gesundheitsschutzmaßnahmen einzuleiten, und zwar auf eine Art und Weise, die den Gefahren für die öffentliche Gesundheit entspricht und auf diese beschränkt ist und eine unnötige Beeinträchtigung des internationalen Verkehrs und Handels vermeidet.

Maßnahmen (Auswahl): Allgemeine und besondere Bestimmungen für Maßnahmen, die von den Mitgliedstaaten in Bezug auf Beförderer oder Beförderungsmittel, Reisende oder Güter, Container oder Container-Verladeplätze durchgeführt werden können oder müssen, sowie die Einhaltung von Meldepflichten der Staaten an die WHO in bestimmten Fällen.

- bei einigen wenigen spezifischen Erregern (Pocken, Poliomyelitis verursacht durch den Wildtyp, neuer Subtyp einer humanen Influenza, SARS) liegt stets ein meldepflichtiges Ereignis vor
- liegt ein entsprechendes Ereignis vor, so ist dieses immer mitsamt den bereits durchgeführten Maßnahmen innerhalb von 24 Stunden nach der Bewertung an die WHO zu melden (Art. 6)
- an den designierten Flughäfen, Häfen und Grenzübergängen müssen für den Regelfall wie für den Ausnahmefall einer gesundheitlichen Notlage von internationaler Tragweite gesundheitsbezogene Kapazitäten bereitgestellt werden

---

Das Tabakrahmenübereinkommen (FCTC)

Ziel: Heutige und zukünftige Generationen vor den verheerenden gesundheitlichen, sozialen und die Umwelt betreffenden Folgen des Tabakkonsums und des Passivrauchens zu schützen.

Maßnahmen (Auswahl): Nationale, regionale und internationale Tabakkontrollmaßnahmen mit weitgehenden Verpflichtungen betreffend Produktion, Verkauf, Vertrieb, Werbung, Besteuerung und den Tabak betreffende politische Maßnahmen.

- steuerliche und andere Maßnahmen, um die Nachfrage nach Tabakerzeugnissen zu senken (Art. 6 und 7)
- die Inhaltsstoffe und die Emissionen von Tabakerzeugnissen reglementieren und die Zusatzstoffe veröffentlichen (Art. 10)
- Leitlinien zur Tabakentwöhnung und Behandlungsstrategien entwickeln und Rauchstoppprogramme fördern (Art. 14)
- Verpflichtung alle vor der Belastung durch Tabakrauch in geschlossenen Arbeitsplätzen, dem öffentlichen Transport und geschlossenen, öffentlich zugänglichen Räumen, sowie – soweit möglich – anderen öffentlichen Räumen schützen (Art. 8)

Wichtige Arbeit leistet die WHO zudem mit ihrem Notfallprogramm zur Vorbereitung und Reaktion auf grenzüberschreitende Gesundheitsgefahren. Beispiel hierfür ist die Koordinierung der globalen Maßnahmen bei der H1N1-Influenza-Pandemie 2009/2010, der Einsatz während der Ebola-Epidemie in Westafrika in den Jahren 2014/2015 oder die Bekämpfung der Zikavirus-Epidemie in Südamerika im Jahr 2016. Priorität genießt weiterhin die weltweite Ausrottung von Polio (siehe Kasten S. 406).

Ein weiterer Meilenstein für die globale und öffentliche Gesundheit war die Entwicklung der Tabakrahmenübereinkommen (FCTC), die im Rahmen der WHO verhandelt wurde und 2005 in Kraft trat [7]. Die Konvention setzte national wie international Maßstäbe in der Tabakkontrollpolitik (s. Tab. 15.1 und Kap. 6, S. 164).

Die Erfolge der WHO seit ihrer Gründung sind weitreichend. Durch die multisektorielle Arbeit der WHO und anderen UN-Organisationen wie zum Beispiel der Ernährungs- und Landwirtschaftsorganisation (*Food and Agriculture Organisation*, FAO) kam es zu einer erheblichen Verbesserung der Gesundheit für Menschen weltweit. Verbesserte Hygienezustände und Präventionsmaßnahmen sowie Ernährungssicherheit trugen maßgeblich zu einer Verbesserung der allgemeinen Gesundheit bei.

Dennoch blieb die WHO nicht frei von Kritik und bekam dies auch durch Einbußen ihrer Kompetenzen in manchen Feldern zu spüren. So wurde zum Beispiel das im Jahre 1987 initiierte WHO Programm zur Bekämpfung von HIV/AIDS 1996 vom gemeinsamen Programm der Vereinten Nationen (UNAIDS) ersetzt und weitere nichtstaatliche Akteure wie die Weltbank oder die Bill und Melinda Gates Stiftung wurden daran beteiligt. Dies wurde von vielen als ein Misstrauensvotum gegenüber der Führung und dem Management der WHO interpretiert, die nicht ausreichend auf die sich sehr schnell ausbreitende HIV/AIDS-Epidemie reagiert hatte. Auch der Umgang mit der Schweinegrippe Pandemie (2009/2010) hat der Glaubwürdigkeit der WHO geschadet. Sie wurde kritisiert, die Risiken der Krankheit überschätzt zu haben und dabei zu stark von den Interessen der Pharmaunternehmen beeinflusst worden zu sein. Die WHO hatte vorschnell die höchste Pandemiestufe ausgerufen, das H1N1-Virus stellte sich dann im Vergleich zu üblichen saisonalen Grippeerkrankungen aber als relativ harmlos dar, so dass alleine in Deutschland fast 30 Millionen ungenutzte Impfdosen im Wert von fast 250 Millionen Euro vernichtet werden mussten.

Spezifische Kritik erhielt die WHO auch in ihrer Bewertung der von den beiden Nuklearkatastrophen in Tschernobyl (April 1986) und Fukushima (März 2011) ausgehenden gesundheitlichen Folgen. Unter anderem kritisierten die Internationalen Ärzte für die Verhütung des Atomkriegs (IPPNW) die WHO, diese Unfälle aufgrund von Loyalität gegenüber den betroffenen Ländern zu verharmlosen und zu eng mit der Internationalen Atomenergiebehörde (IAEA) zusammenzuarbeiten. Ein Abkommen zwischen der WHO und der IAEA schränke die WHO in ihrer Unabhängigkeit ein und führe dazu, dass die WHO in Bezug auf Strahlenfolgen keine eigene unabhängige Forschung durchführen könne.

Das WHO Sekretariat, die WHO Mitgliedstaaten, aber auch der weitere Kreis der Akteure in der Globalen Gesundheit hat diese besondere Kritik nicht geteilt und dargestellt, dass die bestehenden üblichen Abstimmungsübereinkommen der WHO mit anderen internationalen Organisationen (wie auch der IAEA) die WHO nicht in ihrer Unabhängigkeit einschränke. Letzteres folgt bereits aus der WHO-Verfassung. Geteilt wurde aber die Hoffnung insbesondere aus dem Kreis der Zivilgesellschaft, dass die WHO auch gegenüber ihren eigenen Mitgliedstaaten im Falle von Gesundheitsmissständen und Gesundheitskrisen klarer als bisher und wo nötig auch öffentlich als „Hüterin und Wächterin" der öffentlichen Gesundheit Position beziehen solle.

15.4.2 Kernthemen und das 13. Allgemeine Arbeitsprogramm der WHO 2019–2023 (GPW 13)

Die Kernthemen mit denen sich die WHO heute beschäftigt, sind die flächendeckende Gesundheitsversorgung (*Universal Health Coverage*, UHC), die Internationalen Gesundheitsvorschriften (*International Health Regulations*, IHR), der verbesserte Zugang zu medizinischen Produkten, soziale und wirtschaftliche Determinanten von Gesundheit, nicht übertragbare Krankheiten sowie die Ziele für die nachhaltige Entwicklung (*Sustainable Development Goals*, SDGs). Mit der Verabschiedung der Ziele für nachhaltige Entwicklung im Jahr 2015, insbesondere dem Ziel Nummer 3 „Ein gesundes Leben für alle Menschen jeden Alters gewährleisten und ihr Wohlergehen fördern" und den neun konkreten Unterzielen (s. Kap. 7), steht die WHO bis 2030 vor einer ambitionierten Agenda. Mit dem im Mai 2017 gewählten, neuen Generaldirektor der WHO, Dr. Tedros Adhanom Ghebreyesus, werden zudem Themen wie die Gesundheit von Frauen, Jugendlichen und Kindern oder die Auswirkungen des Klimawandels und der Umweltverschmutzung auf die Gesundheit stärker priorisiert.

In der Weltgesundheitsversammlung 2018 wurde das 13. Allgemeine Arbeitsprogramm 2019–2023 (GPW 13) von den Mitgliedsstaaten verabschiedet (s. Abb. 15.4) [8].Dieses beinhaltet eine Zukunftsvision und die strategische Ausrichtung, die die Arbeit der WHO in den kommenden Jahren prägen werden. Die Mission der WHO wurde in drei prägnanten Punkten zusammengefasst: Verbesserung der Gesundheit; Sicherheit für die Welt; Hilfe für die Schwächsten. Zu den übergeordneten Themen des GPW 13 gehören die Hervorhebung und Stärkung der Arbeit in den Ländern und die Einbeziehung der Ziele für nachhaltige Entwicklung (SDG) in die Arbeit in sämtlichen Handlungsfeldern der WHO. Im GPW 13 wurden auch drei strategische Prioritäten festgelegt: die Verwirklichung einer allgemeinen Gesundheitsversorgung (UHC); die Bewältigung gesundheitlicher Notlagen; und eine gesündere Bevölkerung. Hierfür wurden auch die sogenannten „Tripple Billion" Ziele (3-Milliarden Ziele) festgelegt: eine Milliarde Menschen mehr, die von allgemeiner Gesundheitsversorgung (UHC) profitieren; eine Milliarde mehr Menschen, die besser vor gesundheitlichen Notlagen geschützt werden; und eine Milliarde mehr Menschen, die bessere Gesundheit und Wohlbefinden erreichen können. Diese Prioritäten und Ziele werden von einer Reihe geplanter strategischer und operativer Veränderungen begleitet.

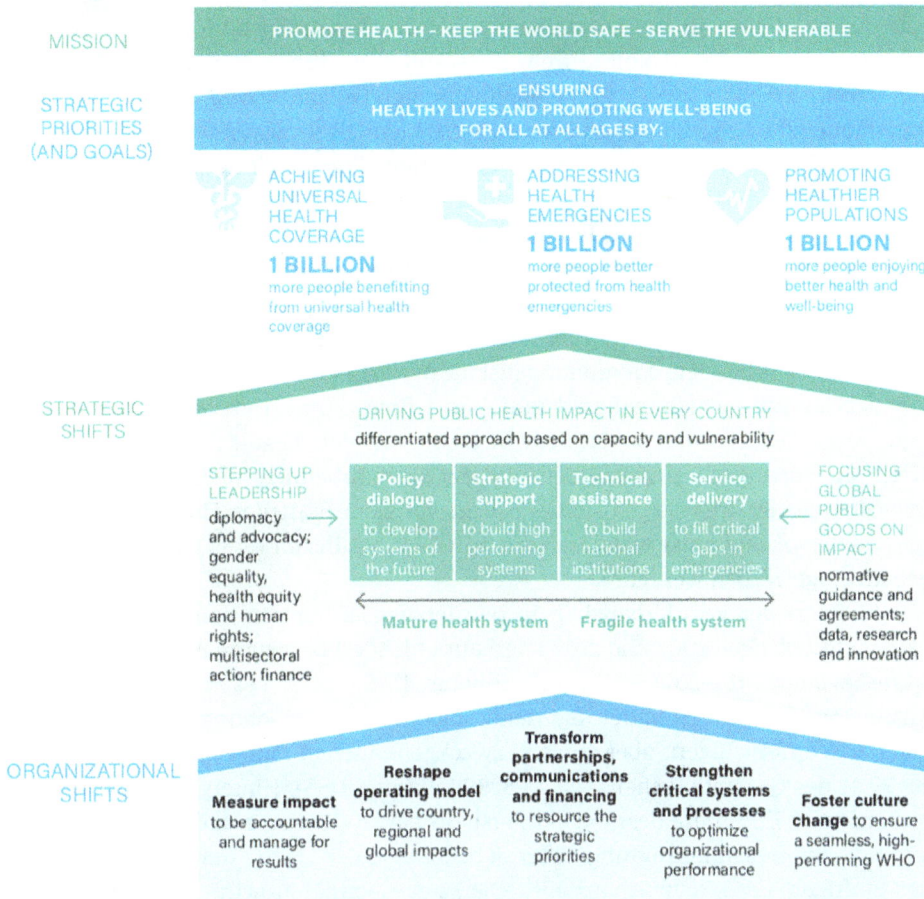

Abb. 15.4: Übersicht über das 13. Allgemeine Arbeitsprogramm 2019–2023: strategische Prioritären und Veränderungen. Quelle: [8] https://apps.who.int/iris/bitstream/handle/10665/324775/WHO-PRP-18.1-eng.pdf

15.5 Finanzierung der WHO

15.5.1 WHO Programmhaushalt

Der WHO Programmhaushalt setzt sich aus dem Regulärhaushalt und dem freiwilligen Haushalt zusammen [9]. Unter dem Regulärhaushalt versteht man die Summe der Pflichtbeiträge der WHO Mitgliedstaaten (*assessed contributions*, AC). Die Höhe des Regulärhaushalts wird auf Vorschlag der WHO-Generaldirektion von der WHA festgelegt. Der Anteil, den jeder einzelne Mitgliedstaat zum Regulärhaushalt beitragen muss, ist zwischen den Mitgliedstaaten verschieden und hängt insbesondere von der finanziellen Leistungsfähigkeit des Mitgliedstaats ab. Der jeweilige Anteil wird für alle UN-Institutionen einheitlich bei den Vereinten Nationen in New York ausverhandelt. Der sogenannte freiwillige Anteil am Programmhaushalt setzt sich aus freiwilligen, aber zweckgebundenen Beiträgen (*voluntary contributions*, VC), Programmunterstützungskosten und freiwilligen, nicht zweckgebundenen Beiträgen zusammen. Die Finanzierung aus festgelegten freiwilligen Beiträgen (VC) machte im Zeitraum 2016–2017 79 % der insgesamt verfügbaren Mittel aus (siehe Abb. 15.5).

Während früher der WHO Programmhaushalt zunächst nur und später zu einem Großteil aus dem Regulärhaushalt bestand, ist dieser Anteil innerhalb der letzten drei Jahrzehnte kontinuierlich zurückgegangen und beträgt mittlerweile nur noch etwas mehr als 21 Prozent (2017). Im Gegensatz zu vielen anderen UN-Organisationen handelt es sich bei dem Programmhaushalt der WHO um ein zum Zeitpunkt seiner Verabschiedung nicht annähernd umfassend finanzierten Haushalt. Absolute Planungssicherheit hat die WHO allein in Bezug auf den Regulärhaushalt, denn die WHO Mitgliedstaaten sind zur Leistung der Regulärbeiträge rechtlich verpflichtet. Der Großteil der freiwilligen Beiträge liegt vor dem Start des Haushaltszeitraums noch nicht vor und muss erst durch die WHO – oft mühsam – bei potenziellen Geldgebern eingeworben werden.

Während der Regulärhaushalt in den letzten Jahren von den Mitgliedsstaaten kaum und zwischen 2007 und 2017 überhaupt nicht erhöht wurde und im WHO Zweijahreshaushalt 2016–2017 bei ca. 928 Millionen US$ lag, kam es zu einem deutlichen Anstieg der freiwilligen Mittel und damit auch zu einer Erhöhung des Gesamthaushalts. Diese freiwilligen, aber zumeist zweckgebundenen Mittel machten 2016–2017 ca. 79 % des Gesamthaushalts aus (3,828 Milliarden US$). Hintergrund für das Ausbleiben einer Erhöhung des Regulärhaushalts seit 2008 ist die auch in anderen UN-Institutionen bekannte Haltung vieler Geberstaaten des „zero nominal growth", also des Einfrierens des Regulärhaushalts. Die „zero-nominal-growth"-Position ist einerseits nationalen Haushaltsrestriktionen geschuldet, andererseits versuchen Geberstaaten mittels dieser Politik die jeweilige internationale Organisation zu mehr Effizienz und Effektivität zu bewegen. Ein weiterer Schlag für die Handlungsfähigkeit der WHO war die Finanzkrise von 2011, welche drastische Auswirkungen auf die Finanzierung der Organisation (Rückgang von freiwilligen Beiträgen) und den Abbau von knapp 300 Arbeitsplätzen mit sich brachte (WHO, 2011). Erst während der 70. WHA im Jahr 2017 verständigten sich die WHO Mitgliedsstaaten auf eine Anhebung der Pflichtbeiträge um 3 %, was einer Erhöhung um ca. 30 Mio. US$ im Zweijahreshaushalt der WHO entsprach.

Das Programmbudget für den Zeitraum 2016–2017 wurde von der WHA im Mai 2015 in Höhe von 4,385 Milliarden US$ genehmigt (s. Abb. 15.6) [9]. Im Mai 2016 beschloss die WHA dann unter anderem das Budget auf 4,545 Milliarden US$ zu erhöhen und weitere 160 Mio. US$ für das WHO-Programm für Gesundheitsnotfälle bereitzustellen. Basisprogramme machten dabei 74 % des genehmigten Programmbudgets oder 3,354 Milliarden US$ aus. Das verbleibende Programmbudget war für die

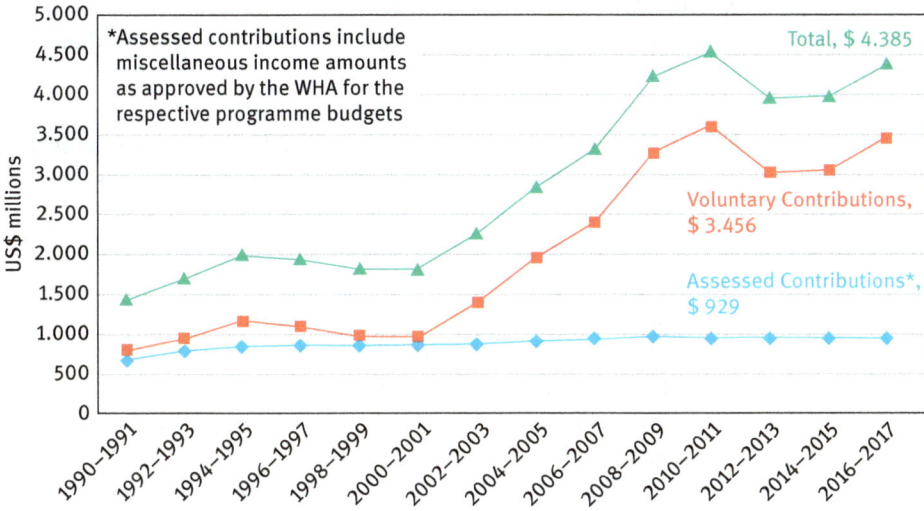

Abb. 15.5: WHO, Entwicklung des genehmigten Budgets von 1990–2017. Quelle: WHO Financing Dialogue 2015 [10], https://www.slideshare.net/WHO-EMRO/who-reform-partnership-and-financing-dialogue.

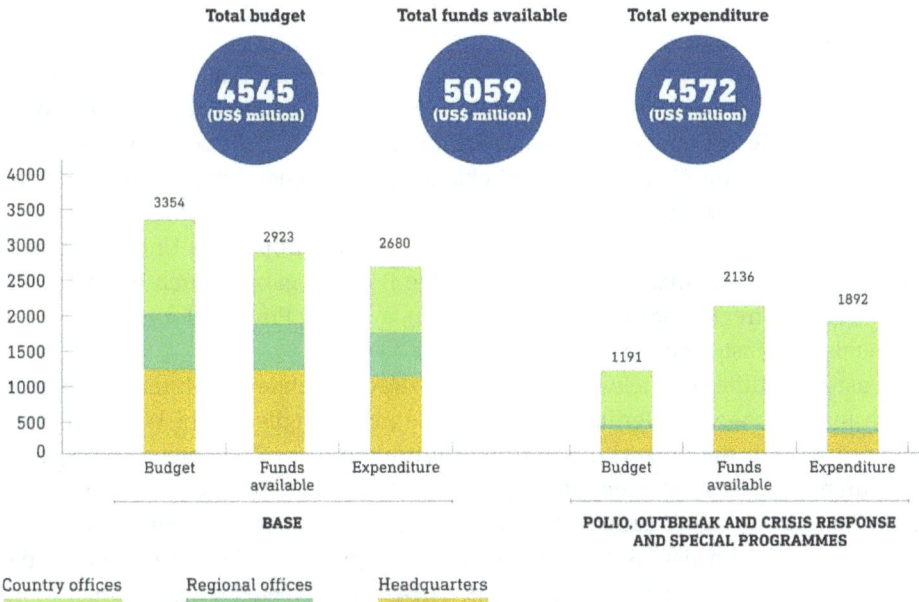

Abb. 15.6: Budget, Geldmittel und Ausgaben für das Programmbudget 2016–2017 (in Millionen US $), Quelle [11], https://www.who.int/images/default-source/infographics/budget/budget-funds-available.jpg.

Bekämpfung von Kinderlähmung (Polio), Ausbrüche und Krisenreaktionen sowie für Sonderprogramme vorgesehen. Über 50 % der verfügbaren Mittel gingen dabei an die Länderbüros der WHO.

Insgesamt standen für den Zeitraum 2016–2017 Mittel in Höhe von 5,059 Milliarden US$ zur Verfügung, von denen 2,923 Milliarden US$ für Basisprogramme zur Verfügung standen, was 87 % des Basisprogrammbudgets entspricht. Die verfügbaren Mittel für Nicht-Basisprogramme (d. H. Polio, Ausbrüche und Krisenreaktionen) sind aufgrund des ereignisorientierten Charakters der Arbeit üblicherweise höher als das Programmbudget. Diese waren zum Zeitpunkt der Aufstellung des Programmhaushalts nicht vorhersehbar. Für Polio waren zusätzliche Ressourcen erforderlich, um die Aktivitäten zur Beendigung der Übertragung in mehreren wichtigen Ländern wie Afghanistan, Nigeria und Pakistan zu verstärken. Der Anstieg bei Ausbrüchen und Krisenreaktionen ist auf eine Reihe erheblicher Sofortmaßnahmen in Ländern wie dem Südsudan, Syrien und Jemen zurückzuführen.

15.5.2 Einnahmen

Ein sehr hohes finanzielles Risiko der WHO besteht in ihrer finanziellen Abhängigkeit von einer sehr kleinen Anzahl von Gebern. 2016/2017 trugen die zehn führenden Geberstaaten mehr als zwei Drittel aller Beiträge der WHO-Mitgliedstaaten bei (s. Abb. 15.7).

Die Mitgliedstaaten waren im WHO Haushalt 2016–2017 mit 51 % die größte Quelle freiwilliger Beiträge. Philanthropische Stiftungen, insbesondere Rotary International und die Bill und Melinda Gates Stiftung, haben ca. 17 % der freiwilligen Beiträge vorwiegend für die Initiative zur Bekämpfung der Kinderlähmung (*Global Polio Eradication Initiative*) zur Verfügung gestellt. 15 % wurden durch andere UN-Organisationen, internationale Organisationen (wie z. B. die Europäische Union) und Entwicklungsbanken finanziert. Weitere freiwillige Beiträge gab es durch Partnerschaften (7 %), Nichtregierungsorganisationen (7 %), aus dem Privatsektor (3 %) und aus akademischen Institutionen (< 1 %).

Fast die Hälfte der freiwilligen, zumeist zweckgebundenen Mittel, wurde also durch Institutionen zur Verfügung gestellt, die nicht Mitglieder der WHO sind und damit nicht aktiv am Prozess der Haushaltsaufstellung und Prioritätensetzung beteiligt waren. Diese Institutionen nutzen die Kapazitäten der WHO also auch zur Umsetzung der eigenen Zielsetzungen. Dies führt dann nicht selten zu einem unausgeglichenen Haushalt in dem Sinne, dass einzelne Programme, die den Prioritäten der Mitgliedsstaaten entsprechen und auf der WHA verabschiedet wurden, unterfinanziert und andere Programme, die im Interesse der externen Geldgeber sind, oft sogar überfinanziert sind. Insgesamt hängt die Bereitschaft freiwillige finanzielle Mittel zu leisten von vielen auch kurzfristig auftretenden Faktoren ab, so dass es teilweise große Schwankungen bei einzelnen Gebern von Jahr zu Jahr gibt. Aufgrund dieser Ungewissheit der freiwilligen Leistungen, die fast 80 % des Gesamtbudgets ausmachen, ist es für die WHO sehr schwierig, endgültige finanzielle Planungen aufzustellen.

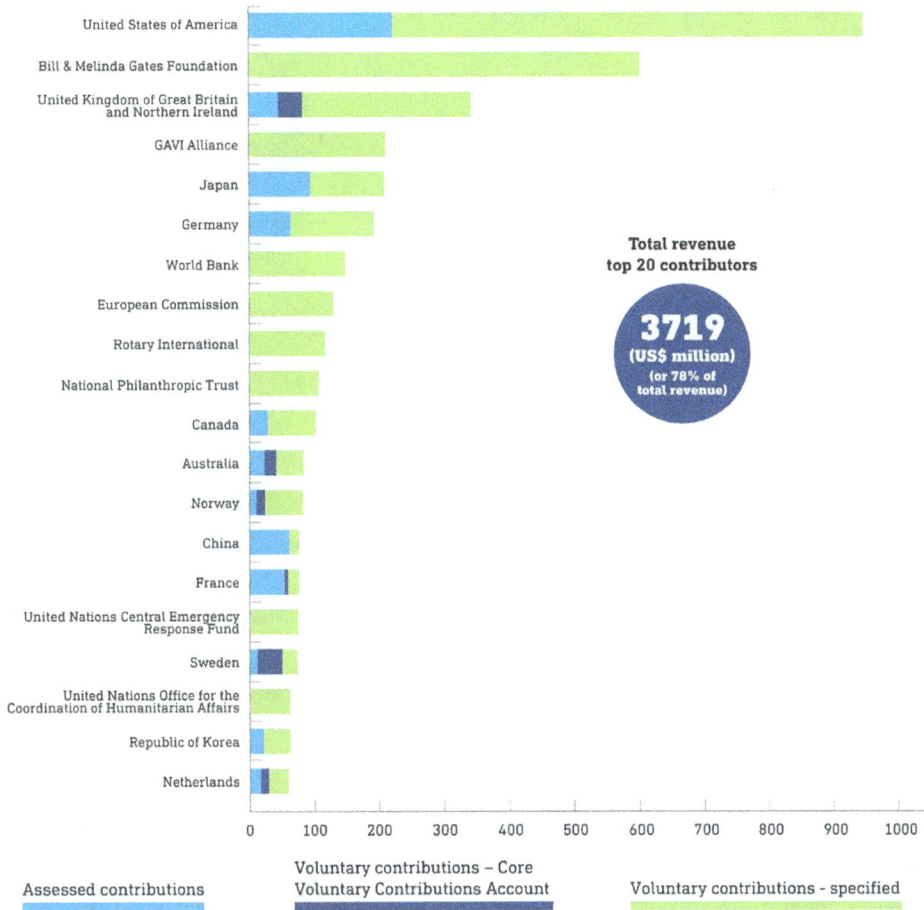

Abb. 15.7: Top 20 der finanziellen Unterstützer für das WHO Budget 2016–2017 (in Millionen US$); Pflichtbeiträge (hellblau), Freiwillige Beiträge (dunkelblau) und freiwillige, aber zweckgebundene Beiträge (grün). Quelle: [11], https://www.who.int/images/default-source/infographics/budget/top-20.jpg.

15.5.3 Ausgaben

In den Jahren 2016–2017 beliefen sich die Gesamtausgaben für das Programmbudget auf 4,572 Milliarden US$, was einer Steigerung von ca. 4 % gegenüber 2014–2015 entspricht. In Abb. 15.8 sind die die Ausgaben nach Regionen und Kategorien zusammengefasst. Basisprogramme machten 59 % der Ausgaben aus, während für Kinderlähmung, Notfälle und Sonderprogramme 41 % des Budgets ausgegeben wurden.

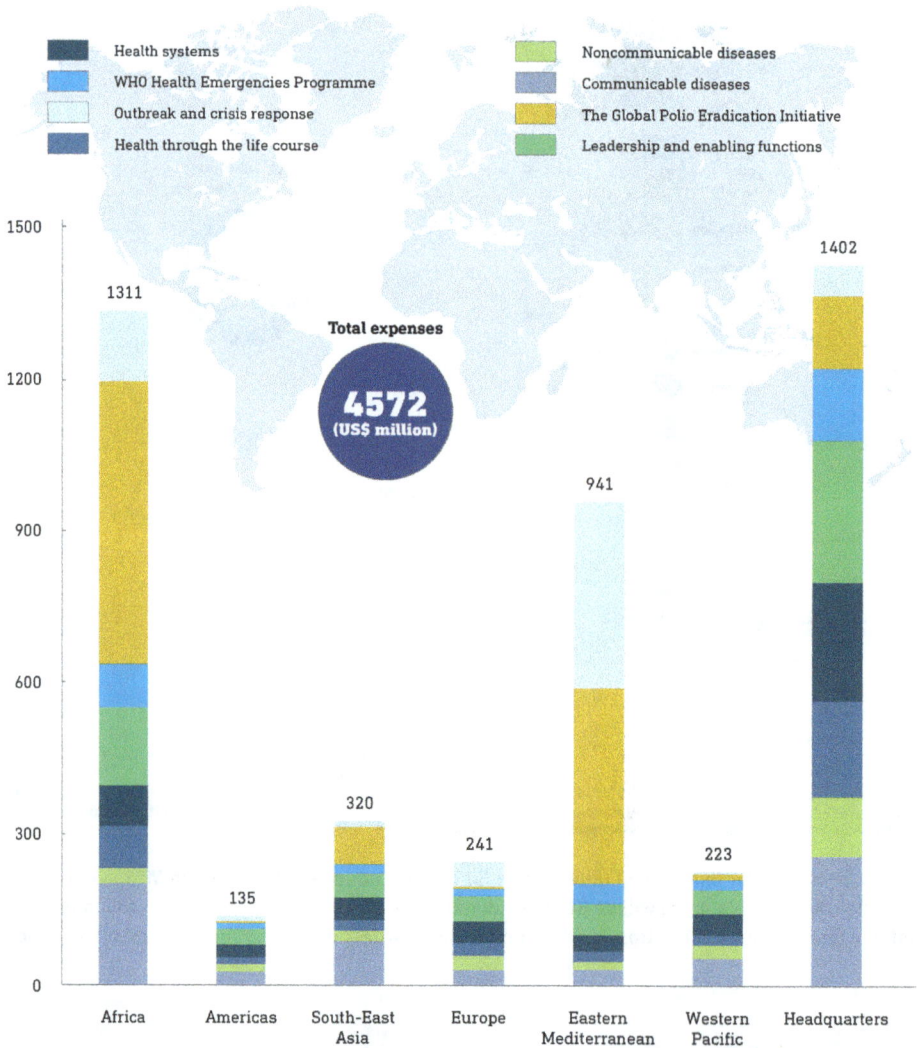

Abb. 15.8: Ausgaben im WHO Budget 2016–2017 (in Millionen US$), verteilt auf die Zentrale und die 6 Regionalbüros sowie die Kategorien; https://www.who.int/about/finances-accountability/budget-portal/rr_2016-17.pdf (S. 8), Quelle: [11].

Bestimmte WHO Regionen und einige von deren Länderbüros sind stark in die Globale Polio Eradikations-Kampagne eingebunden oder sind durch Kriegsgeschehen und/oder humanitäre Krisen auf eine große Unterstützung durch das WHO Notfallprogramm angewiesen. Zum Beispiel entfallen in der WHO-Region für den östlichen Mittelmeerraum (EMRO), zu dem auch viele arabische Staaten sowie Pakistan und Afghanistan gehören, 79 % der Ausgaben auf die Ausrottung der Kinderlähmung sowie auf die Bekämpfung von Ausbrüchen und Krisen. Nur 21 % des EMRO-Budgets stehen daher für die Basisfunktionen und alle anderen Programme zur Verfügung. Dies führt in einer Reihe von Länderbüros, die auf kurzfristige Notfallgelder angewiesen sind, zu einer gewissen finanziellen Unsicherheit.

15.6 WHO Reform

Aus dem oben beschriebenen bereits 2010 initiierten Diskursprozess zur Verbesserung der Finanzierung der WHO entwickelte sich eine umfassende Reformagenda, die alle Aspekte der WHO betrifft. Übergeordnete Zielsetzung der Reform ist es, die WHO an die neuen Herausforderungen des globalisierten Zeitalters anzupassen und ihre Rolle als zentraler Akteur in der globalen Gesundheitspolitik zu stärken, indem ihre Effizienz und Effektivität erhöht wird.

Die Reform umfasst drei wesentliche Säulen: 1.) eine programmatische Reform, bei der es darum geht, deutlichere Prioritäten für das Handeln der WHO zu identifizieren, 2.) Managementreformen, die primär das interne Handeln der WHO betreffen und 3.) Governance-Reformen. Dabei geht es einerseits um eine bessere Abstimmung der Genfer Zentrale mit den Regionen, andererseits um eine Verbesserung der Arbeitsweise der WHO-Steuerungsgremien und zuletzt die Frage, in welcher Art und Weise die WHO mit nichtstaatlichen Akteuren zusammenarbeiten darf.

Ob und unter welchen Umständen die WHO mit nichtstaatlichen Akteuren, also NGOs, Privatunternehmen, Stiftungen und wissenschaftlichen Einrichtungen zusammenarbeiten darf, ist im WHO-Kontext höchst umstritten. Einigkeit bestand unter allen WHO-Mitgliedstaaten, dass nichtstaatliche Akteure nicht in die Entscheidungsprozesse der WHO eingebunden sein dürfen, um die Unabhängigkeit und die Reputation der WHO nicht zu gefährden. Nach mehrjährigen Verhandlungen konnte im Mai 2016 das Rahmenwerk zur Interaktion der WHO mit nichtstaatlichen Akteuren (*Framework on the Engagement with Non-State Actors*, FENSA) verabschiedet werden. So müssen sich zum Beispiel nichtstaatlichen Akteure seit 2016 in ein WHO-Register eintragen, welches öffentlich zugänglich ist. Diese Maßnahme soll dazu beitragen die Transparenz in der Zusammenarbeit mit nichtstaatlichen Akteuren sicherzustellen und mögliche Interessenskonflikte offenzulegen. Dennoch besteht auch das Grundverständnis, dass nichtstaatliche Akteure in vielen Ländern in der Gesundheitsversorgung der Menschen eine essenzielle Rolle spielen.

Unumstritten ist, dass die WHO sich sowohl inhaltlich als auch strukturell und administrativ neu aufstellen muss, um den neuen Herausforderungen in einer globalisierten Welt gerecht zu werden. Die Frage der nachhaltigen und vorhersehbaren Finanzierung der Arbeit der WHO wird dabei ebenso im Vordergrund stehen, wie das Erfordernis einer klaren Prioritätensetzung. Obwohl die WHO einerseits ein umfassendes gesundheitspolitisches Mandat hat, ist es ebenso für die Zukunft der WHO essenziell, dass sie sich insbesondere auf ihre Kernaufgaben fokussiert. Dazu zählt auch die Umsetzung der UN-Nachhaltigkeitsagenda und eine Federführung bei der Koordinierung des SDG 3 im Kreis der globalen Gesundheitsakteure.

Das Nutzen von neuen Möglichkeiten im Bereich der Digitalisierung im Gesundheitsbereich (Datenanalysen, künstliche Intelligenz etc.) sowie eine Verstärkung der normativen und standardsetzenden Rolle der Organisation basierend auf wissenschaftlichen Erkenntnissen, sind neue Schwerpunkte der WHO-Struktur.

Mit dem Auftrag von Deutschland, Norwegen und Ghana an die WHO einen *Globalen Aktionsplan für ein gesundes Leben und das Wohlergehen aller Menschen* zur Erreichung des Nachhaltigkeitsziels 3 (SDG 3) zu entwickeln, wird der Organisation eine führende Koordinationsrolle verschiedener Gesundheitsakteure (wie UNAIDS, UNICEF, UNODOC, UNDP, der Weltbank, dem Globale Fonds zur Bekämpfung von Aids, Tuberkulose und Malaria, die Globale Allianz für Impfstoffe und Immunisierung sowie die Globale Finanzierungsfaszilität, u. a.) zugesprochen (s. Kap. 14, Akteure).

15.6.1 Das neue Notfall-Programm der WHO

In der Ebola-Krise in Westafrika in 2014/2015 stand die WHO wie selten zuvor in der öffentlichen Kritik. Die Ebola-Krise führte zu mehr als 11.000 Toten, mehr als 27.000 Infektionen und zur sozialen, politischen und wirtschaftlichen Destabilisation einer ganzen Region. Sowohl von Regierungen, aber auch von humanitären Akteuren wie Ärzte ohne Grenzen und internationalen Kommentatoren wurde bemängelt, dass die WHO den Ebola-Ausbruch zu spät ernst genommen und zunächst nicht konsequent genug reagiert habe. Obwohl die WHO in allen drei primär betroffenen Ländern mit Länderbüros vertreten war, sah sich der UN-Generalsekretär zur Schaffung der ersten Gesundheitskrisenmission der Vereinten Nationen gezwungen. Diese Mission, UNMEER (*UN Mission for Ebola Emergency Response*), übernahm dabei für die Zeit der Ebola-Krise die führende und koordinierende Rolle für Gesundheitsnotfälle innerhalb des UN Systems.

Bei der Evaluation der internationalen Krisenreaktion im Anschluss an die Ebola-Krise wurde festgestellt, dass die WHO aufgrund von Budgetkürzungen in den Vorjahren die erforderlichen Kapazitäten sowohl personell als auch finanziell nicht zur Verfügung gehabt hatte. Aufgrund dessen wurde eine umfassende Reform des Gesundheitskrisenmanagements innerhalb der WHO beschlossen. Das neue Programm ist nun über alle Ebenen der Organisation aufgebaut und wird von Genf aus geleitet. Es soll dauerhaft zu einer schnelleren und flexibleren Reaktion der WHO auf Gesundheitsnotfälle führen und beinhaltet auch einen Krisen-Notfallfonds (*Contingency Fund*). Dieser soll auf freiwilliger Basis mit insgesamt 100 Mio. USD aufgefüllt werden und sicherstellen, dass die WHO immer ausreichende finanzielle Mittel hat, um unmittelbar nach Feststellen einer Gesundheitskrise mit den notwendigen Aktivitäten beginnen zu können, ohne zuvor in einem langwierigen Prozess die hierfür erforderlichen Mittel bei möglichen Gebern einzutreiben.

15.7 Zusammenfassung

Die Weltgesundheitsorganisation (WHO), als Sonderorganisation der Vereinten Nationen, hat die Aufgabe im Namen von 194 Mitgliedsstaaten die größten und dringendsten Herausforderungen weltweit im Gesundheitsbereich zu adressieren und Strategien zu entwickeln diese in konkrete Maßnahmenpakete umzusetzen. Neben ihrem Hauptsitz in Genf, besitzt die WHO sechs Regionalbüros, über 150 Länderbüros und viele Kollaborationszentren. Die WHO unterstützt Mitgliedstaaten auf entsprechende Bitte beim Aufbau und der Stärkung von Gesundheitsdiensten und leistet technische Unterstützung und Hilfe in Gesundheitskrisen. Heutzutage besteht der Wunsch der WHO stärker umfassende horizontale Programme ins Leben zu rufen (z. B. die Stärkung von Gesundheitssystemen) und weniger in themenspezifischen „Silos" zu arbeiten. Dies wird jedoch dadurch erschwert, dass viele Geldgeber nur sehr spezifische Programme mit messbaren Ergebnissen zweckgebunden finanzieren wollen (z. B. die Ausrottung von Polio oder die Bekämpfung von HIV/AIDS). Trotz eines über die Jahre wachsenden Budgets, steht die WHO unter großem Finanzierungsdruck, um ihren stetig zunehmenden Aufgabengebieten gerecht zu werden. Die WHO finanziert sich heute immer stärker durch freiwillige Beitragsleistungen (u. A. durch Regierungen, Stiftungen und andere internationale Organisationen), die fast 80 % ihres Budgets umfassen. Dieser Trend führt zu einer Einschränkung der unabhängigen Themenschwerpunktsetzung durch die Organisation und behindert die effiziente Umsetzung von langfristigen und nachhaltigen Gesundheitsstrategien. Themenspezifische Programme von bestimmten Gebern (zum Beispiel zur Ausrottung von Polio) sind dagegen meistens gut finanziert. Neue Digitalisierungsprozesse und Innovationen wie Gensequenzierungen, Big Data oder der Einsatz von künstlicher Intelligenz werden von der Organisation in Zukunft Flexibilität und Anpassungsvermögen fordern.

15.8 Fragen

-   Welche Rolle spielt die WHO im Verhältnis zu anderen wichtigen Akteuren der Globalen Gesundheit wie Gavi, UNAIDS und dem GFATM?
-   Inwiefern müssen die Erwartungen an eine Organisation wie die WHO an die finanziellen und personellen Ressourcen angepasst werden?
-   Welche Auswirkungen können weltweite politische Veränderungen wie z. B. die Abkehr vom Multilateralismus auf die WHO haben?

Danksagung

Ich danke Herrn Björn Kümmel und Frau Elisabeth Schulte (Bundesministerium für Gesundheit) für Ihre Unterstützung bei der Erstellung dieses Kapitels.

Literatur

[1]   WHO. Constitution of the World Health Organization. New York, USA: World Health Organization; 1948.
[2]   Lee K. The World Health Organization (WHO): Routledge; 2008.
[3]   WHO. New HQ Structure. Genf, Schweiz: World Health Organization; 2019.
[4]   WHO. WHO Presence in countries, territories and areas, 2015 Report. Genf, Schweiz: World Health Organization; 2015.
[5]   WHO. The role of WHO in public health Genf, Schweiz: World Health Organization; 2012.
[6]   WHO. Revision of the International Health Regulations, 2005.
[7]   WHO. WHO framework convention on tobacco control. Geneva, Switzerland: World Health Organization; 2003.
[8]   WHO. 13th General Programme of Work 2019–2023; Promote Health, Keep the World Safe, Serve the Vulnerable. Genf, Schweiz: World Health Organization; 2018.
[9]   WHO. Programme Budget 2016 – 2017. Genf, Schweiz: World Health Organization; 2015.
[10] EMRO. WHO reform: Patership and Financing Dialogue. Kuwait: World Health Organization, Regional Office for the Eastern-Mediterranean; 2015.
[11] WHO. WHO Results Report, Programme Budget 2016–2017. Genf, Schweiz: World Health Organization; 2018.

16 Globale Gesundheitspolitik aus analytischer und anwendungsorientierter Sicht

Julian Eckl

16.1 Einleitung

Bevölkerungsgesundheit ist insbesondere deshalb ein komplexes Feld, da sie von unterschiedlichen Faktoren beeinflusst und nicht ausschließlich durch rein technisch-biomedizinische Maßnahmen verbessert wird. Dieses erweiterte Gesundheitsverständnis macht es wiederum schwierig, das Thema öffentliche Gesundheit klar von anderen gesellschaftlichen Themen abzugrenzen. Gleichzeitig entziehen sich auch die Themen Politik und politische Maßnahmen einer abschließenden Darstellung, da es zum Kern des politischen Handelns gehört, immer wieder neue Ideen zu entwickeln, wie eigene Ziele erreicht und wie Widerstände überwunden oder umgangen werden können. Dazu gehört auch, dass Rolle und Grenzen der Politik fortlaufend neu ausgehandelt werden. Diese Dynamik politischer Prozesse gilt für die globale (oder internationale) Ebene noch viel mehr als für die nationale Ebene, da globale Politik viel weniger vorstrukturiert ist als nationale Politik, die innerhalb eines hierarchisch organisierten politischen Systems stattfindet.

Grundsätzlich wird unter (globaler) Gesundheitspolitik im vorliegenden Kapitel mehr verstanden als formale Verhandlungen im Rahmen von einzelstaatlichen oder internationalen Organisationen. Mit anderen Worten wird eine breitere, aber dementsprechend auch weniger detaillierte Perspektive eingenommen als im Kapitel zur Weltgesundheitsorganisation (vgl. Kap. 15). Ganz ähnlich wird auch nicht auf unterschiedliche Akteure im Detail eingegangen; dies wird im Kapitel zu den Akteuren bereits abgedeckt (vgl. Kap. 14). Ziel ist es vielmehr, grundlegende Fragen und Aspekte der globalen Gesundheitspolitik herauszustellen, ohne die Komplexität zu ignorieren, die sich aus einem erweiterten Gesundheitsverständnis, aus der Bedeutung von politischer Kreativität und Dynamik sowie aus den Besonderheiten der grenzüberschreitenden Zusammenarbeit ergibt. Diese grundlegenden Überlegungen können dann dabei helfen, einzelne Teilprobleme der globalen Gesundheitspolitik in einen größeren Zusammenhang einzuordnen und gleichzeitig ihre jeweiligen Besonderheiten herauszuarbeiten. Dies kann entweder aus einer wissenschaftlich-analytischen oder aus einer praktisch-anwendungsorientierten Sicht geschehen.

Besonders wichtig ist in diesem Zusammenhang, dass sich Politik – mal mehr mal weniger bewusst – stets im Spannungsfeld zwischen dem Erkunden von Alternativen und der Festlegung auf eine dieser Alternativen bewegt (inklusive dem Verdrängen von ungewünschten Alternativen). Daraus ergibt sich ein Untersuchungsinteresse dafür, welche Alternativen theoretisch denkbar waren, welche Alternativen erkannt und offen diskutiert wurden, wie die Alternativen von den Beteiligten bewertet wurden, warum sich am Ende eine bestimmte Alternative durchgesetzt hat und

https://doi.org/10.1515/9783110448474-017

welche Folgen das hatte. Aus analytischer Sicht sind die damit einhergehenden kontrafaktischen Überlegungen deshalb wichtig, weil man sonst leicht übersehen könnte, dass politische Prozesse auch dann etwas mit unterschiedlichen Perspektiven, mit Konflikten und mit Macht zu tun haben, wenn es um edle Ziele wie öffentliche Gesundheit geht. Aus einer eher anwendungsorientierten Sicht ist es relevant, damit man sich vor Augen führen kann, dass es gewöhnlich eine große Bandbreite an Alternativen gibt, die mit spezifischen Vor- und Nachteilen verbunden sind; in einem zweiten Schritt kann man sich dann vergegenwärtigen, welche Alternative man selbst für sinnvoll erachtet und auf welchem Wege man sie erreichen könnte.

Das Kapitel ist in die folgenden Teilkapitel eingeteilt. In Kap. 16.2 wird es zunächst um die Determinanten der öffentlichen Gesundheit und ihre politische Beeinflussung gehen. Das Teilkapitel wird unter anderem mit einer Gegenüberstellung von nationaler und globaler Ebene arbeiten, um die Besonderheiten der globalen Gesundheitspolitik zu verdeutlichen. In Kap. 16.3 wird auf unterschiedliche Formen und Herausforderungen der grenzüberschreitenden Zusammenarbeit eingegangen. In Kap. 16.4 wird ein heuristisches Dreieck vorgestellt, mit dem der Prozess der Probleminterpretation als ein zentraler Aspekt der (globalen) Gesundheitspolitik eingefangen werden kann. In Kap. 16.5 wird der Politikzyklus als ein ergänzendes heuristisches Model diskutiert, das hervorhebt, dass politische Prozesse häufig einem typischen Spannungsbogen folgen und dabei bestimmte Phasen durchlaufen. In Kap. 16.6 werden die zuvor angesprochenen Punkte unter dem Gesichtspunkt der Macht zusammengeführt. Im Kern geht es darum, die Leserinnen und Leser für Aspekte zu sensibilisieren, die bei unterschiedlichen Teilproblemen der globalen Gesundheitspolitik immer wieder auftauchen und ihnen zweitens aufzuzeigen, wie diese entweder analysiert oder im Rahmen von eigenen politischen Kampagnen selbst bearbeitet werden können.

16.2 Determinanten der öffentlichen Gesundheit und ihre politische Beeinflussung

Die Gesundheit von Bevölkerungen wird durch unterschiedlichste Faktoren beeinflusst. Diese Faktoren werden in der Literatur häufig als Determinanten der öffentlichen Gesundheit bezeichnet, die dann wiederum in einzelne Gruppen eingeteilt werden. So unterscheidet ein zentraler Aufsatz zu den gesundheitlichen Auswirkungen der Globalisierung zwischen vier Arten von Determinanten: institutionelle, wirtschaftliche, sozial-kulturelle und ökologische Determinanten [1]. Zu den institutionellen Determinanten zählen insbesondere politische Maßnahmen, die innerhalb des institutionellen Rahmens getroffen werden. Grundsätzlich wird den (politisch-) institutionellen Determinanten insofern eine Sonderrolle zugeschrieben, dass politische Maßnahmen zielgerichtet sowie mit Blick auf gesamtgesellschaftliche Anliegen formuliert werden können und sie insgesamt ein großes Potenzial zur Veränderung haben, das sich auch auf den institutionellen Rahmen selbst bezieht. Im Zusammenhang mit dem gesamtgesellschaftlichen Ziel, die Bevölkerungsgesundheit zu verbessern, bezieht sich die Möglichkeit der bewussten und kollektiven Einflussnahme durch allgemeinverbindliche Entscheidungen nicht nur auf den Gesundheitssektor und auf die Gesundheitspolitik im engeren Sinne, sondern auch auf alle anderen Politikfelder, die Auswirkungen auf öffentliche Gesundheit haben. Mit anderen Worten kann – zumindest im Prinzip – zur Verbesserung von Bevölkerungsgesundheit nicht nur auf die politisch-institutionellen, sondern auch auf die wirtschaftlichen, auf die sozial-kulturellen und auf die ökologischen Determinanten politisch Einfluss genommen werden. Dementsprechend kann man zwischen Gesundheitspolitik im engeren und Gesundheitspolitik im weiteren Sinne unterscheiden, wobei gerade letztere keine „natürlichen Grenzen" kennt (siehe auch Kap. 3 zu den sozialen Determinanten).

Vor dem Hintergrund dieser Offenheit stellt sich die Frage, inwiefern sich Gesundheitspolitik über den Begriff der Politik bzw. über die politisch-institutionellen Determinanten eingrenzen und verorten lässt. Auf der nationalen Ebene kann man diese bis zu einem gewissen Grad mit dem Staat und mit staatlichen Maßnahmen gleichsetzen. Die herausragende Rolle des Staates in der nationalen Politik führt dazu, dass innerstaatliche Politik zunächst relativ übersichtlich erscheint. So kann man in demokratischen politischen Systemen davon ausgehen, dass wichtige Themen früher oder später im Parlament diskutiert werden und im Rahmen dieser Diskussionen auch deutlich wird, welche Perspektiven es auf ein bestimmtes Problem gibt, welche politischen Akteure sich wie positionieren und wer von den Entscheidungen auf welche Art betroffen sein wird. Diese relative Übersichtlichkeit gilt auch dann noch, wenn man der Tatsache Rechnung trägt, dass nicht nur Gesundheitspolitik im engeren Sinne Auswirkungen auf die öffentliche Gesundheit hat. Auch Umwelt- oder Wirtschaftspolitik laufen im Prinzip nach dem gleichen Muster ab.

Wenngleich die naheliegende Verbindung zwischen Politik und Staat eine gewisse Eingrenzung des Themas Gesundheitspolitik ermöglicht, ist sie gleichzeitig auch problematisch, da die staatliche Zuständigkeit in Fragen der Gesundheit politisch immer wieder umstritten ist. Konkret geht es hier um die Grenzziehung zwischen „öffentlich" und „privat". So gibt es insbesondere – aber nicht nur – in demokratisch-rechtsstaatlichen Gesellschaften die Auffassung, dass sich der Staat nicht unbegründet und grenzenlos in das Privat- und Wirtschaftsleben der Bevölkerung einmischen darf. Was sich im Einzelnen hinter dieser Vorstellung verbirgt und wo genau die Grenze verlaufen soll, ist allerdings nicht für alle Zeiten festgelegt. Mit anderen Worten ist es zwar im Prinzip so, dass man auf nationaler Ebene erwarten kann, dass sich der Staat um Fragen der öffentlichen Gesundheit kümmert und dass sich die entsprechenden Diskussionen im parlamentarischen Prozess nachvollziehen lassen, allerdings ist die staatliche Zuständigkeit mitunter umstritten und es muss immer wieder neu politisch festgelegt werden, welche Aspekte der öffentlichen Gesundheit stattdessen in die private Verantwortung der einzelnen Bevölkerungsmitglieder bzw. in den Zuständigkeitsbereich von kollektiven privaten Akteuren gelegt werden.

Aus analytischer Perspektive folgt daraus unter anderem, dass auch die politischen Auseinandersetzungen über diese Grenzziehung untersuchenswert sein können und dass neben staatlichen Maßnahmen auch die Abwesenheit von derartigen Maßnahmen aufschlussreich sein kann. Darüber hinaus sollte man darauf vorbereitet sein, dass Maßnahmen zur Verbesserung von öffentlicher Gesundheit nicht nur von staatlichen oder öffentlichen Akteuren vorangetrieben werden. Vielmehr werden sie mitunter auch von privaten Akteuren oder von privaten und öffentlichen Akteuren gemeinsam verfolgt. Unter anderem deshalb wird gerne auch von Gesundheits-*Governance* gesprochen. So oder so bleibt die politische Frage, unter wessen Verantwortung die Maßnahmen fallen sollen und wie sie bereitgestellt werden – beispielsweise als öffentliche Güter, zu denen die gesamte Bevölkerung Zugang hat, oder als private Güter, die im Markt gehandelt werden. Aus anwendungsorientierter Sicht bedeutet dies insbesondere, dass man sich den institutionellen Spielraum vergegenwärtigen sollte, den es bei der Ausarbeitung und Umsetzung von gesundheitspolitischen Maßnahmen gibt.

Der zweite Grund, aus dem die Gleichsetzung von Politik und politischen Maßnahmen mit dem Staat problematisch ist, ist die steigende Notwendigkeit zur internationalen oder globalen Zusammenarbeit, was uns direkt zum Thema globale Politik bringt. Grenzüberschreitende Zusammenarbeit wird aus zwei unterschiedlichen Gründen immer wichtiger. Zunächst können aufgrund der zunehmenden globalen Wechselwirkungen nicht mehr alle Determinanten, die einen Einfluss auf die Gesundheit der eigenen Bevölkerung haben, von den einzelnen Staaten selbst kontrolliert werden. Die Globalisierung der Politik wird an dieser Stelle also dadurch befördert, dass Staaten ein Interesse haben, grenzüberschreitende Probleme gemeinsam zu lösen (Stichwort: internationale Probleme). Zweitens gibt es die zusätzliche Herausforderung, dass manche Staaten – auch bei theoretisch national beeinflussbaren Determinanten – nicht dazu in der Lage sind, die notwendigen politischen Maßnahmen eigenständig durchzuführen. Dementsprechend sind einzelne Staaten auf grenzüberschreitende Hilfe angewiesen, die unterschiedliche Formen annehmen kann (Stichwort: fehlende Kapazitäten). Diese beiden Gründe für internationale Zusammenarbeit können sich natürlich auch überlagern und häufig wird gerade die Frage strittig sein, inwiefern internationale Probleme nur dann gelöst werden können, wenn gleichzeitig internationale Hilfe bereitgestellt wird. An derartigen Streitfragen zeigt sich auch, dass die prinzipielle Notwendigkeit zusammenzuarbeiten noch lange nicht bedeutet, dass es sich um einen konfliktfreien Prozess handeln wird.

Während an dieser Stelle festgehalten werden kann, dass sich auch Politik zunehmend globalisiert und in diesem Sinne öffnet, wird das nächste Teilkapitel genauer auf eine zentrale Herausforderung eingehen, die sich daraus ergibt: Globale Politik ist unvorhersehbarer und unübersichtlicher als nationale Politik; dies liegt insbesondere daran, dass sie auf sehr unterschiedliche Arten ausgestaltet werden kann.

16.3 Formen und Herausforderungen der grenzüberschreitenden Zusammenarbeit

Die einfachste Form der internationalen Zusammenarbeit ist bilateral. In diesem Falle arbeiten zwei Staaten im Hinblick auf ein gemeinsames Problem zusammen. Wenn eine größere Anzahl von Staaten – bis hin zu „allen Staaten" – beteiligt ist, dann spricht man von multilateraler Zusammenarbeit. Sowohl die bi- als auch die multilaterale Zusammenarbeit stehen somit den unilateralen Aktionen gegenüber, bei denen Staaten unabhängig voneinander aktiv werden. Der Vorteil von unilateralen Aktionen ist, dass man dazu nicht auf die Kooperation von anderen angewiesen ist. Gleichzeitig haben sie naturgemäß eine geringere Reichweite und eignen sich dementsprechend nur bis zu einem gewissen Grad und unter bestimmten Bedingungen als Problemlösungsstrategie.

Grenzüberschreitende Zusammenarbeit wird häufig nicht nur durch Abkommen formalisiert, sondern auch dadurch unterstützt, dass – spezialisierte – internationale Organisationen ins Leben gerufen werden, in deren Rahmen die Abkommen umgesetzt und weiterentwickelt werden. Dadurch werden einerseits Foren geschaffen, in denen Staaten zusammenarbeiten können, es entsteht aber gleichzeitig eine zusätzliche Gruppe von Akteuren, die neben den Staaten selbst auf der internationalen Ebene eine Rolle spielen (vgl. [2]). Im Bereich der globalen Gesundheitspolitik nimmt zwar die Weltgesundheitsorganisation weiterhin eine herausragende Rolle als Forum und als Akteur ein, aber selbst, wenn wir uns auf Gesundheitspolitik im engeren Sinne beschränken, ist eine Vielzahl von zusätzlichen Foren und Akteuren entstanden (vgl. Kap. 14). Wie wir gleich noch sehen werden, hat sich dieser Prozess durch die zunehmende Integration von privaten Akteuren in die globale Gesundheitspolitik noch intensiviert, aber der grundsätzliche Befund, dass es neben der Weltgesundheitsorganisation zunehmend weitere Foren und Akteure gibt, ist schon davor formuliert worden (vgl. [3]).

Die zusätzlichen Foren und Akteure sind oft thematisch fokussierter als die Weltgesundheitsorganisation und stehen zur ihr gewöhnlich in einem ambivalenten Verhältnis, das sich zwischen Ergänzung und Konkurrenz bewegt. Mit anderen Worten muss man nicht nur zwischen bi- und multilateraler Zusammenarbeit sowie zwischen Zusammenarbeit mit und ohne die Gründung von internationalen Organisationen unterscheiden, sondern man muss die zusätzliche Herausforderung von parallelen Prozessen und konkurrierender Zusammenarbeit im Auge behalten. Konkret bedeutet dies insbesondere, dass man für jedes Teilproblem der globalen Gesundheitspolitik rekonstruieren muss, welche Foren jeweils relevant sind. Im Gegensatz dazu laufen nationale politische Prozesse meist unabhängig vom Politikfeld in sehr ähnlichen und erwartbaren Bahnen ab.

Zu der bereits erläuterten Herausforderung durch parallele Prozesse und konkurrierende Zusammenarbeit kommt dann noch eine Zersplitterung auf der Ebene der involvierten Akteure hinzu. So wie auf der nationalen Ebene wird auch auf der internationalen Ebene immer wieder neu ausgehandelt, welche Rolle öffentliche und private Akteure spielen sollen, wobei es in der derzeitigen Phase der internationalen Zusammenarbeit zunehmend üblich geworden ist, auch private Akteure mit einzubeziehen. Dementsprechend kann man neben der bi- und der multilateralen Zusammenarbeit als den klassischen Formen auch noch von der polylateralen Zusammenarbeit sprechen, die sich durch den Einbezug von privaten und anderen nichtstaatlichen Akteuren auszeichnet (zum Begriff „polylateral", siehe [4]). Wie die polylaterale Zusammenarbeit im Einzelfall ausgestaltet wird, ist allerdings schwer vorhersehbar, da die genauen Bedingungen, zu denen private Akteure zugelassen werden, und die Frage, um welche Akteure es sich dabei konkret handelt, in unterschiedlichen Kontexten verschieden gehandhabt werden.

Als ein Zwischenfazit lässt sich an dieser Stelle festhalten, dass Gesundheitspolitik grundsätzlich vor der Herausforderung steht, dass die Gesundheit von Bevölkerungen von mehreren Determinanten beeinflusst wird und damit unterschiedlichste gesellschaftliche Bereiche für Gesundheitspolitik relevant werden; der Gesundheitspolitik sind also keine „natürlichen Grenzen" gesetzt. Der sich daraus ergebende Hang zur Komplexität ist bereits auf der nationalen Ebene sichtbar, allerdings wird er auf der internationalen Ebene noch klarer, weil sich Politik hier noch unterschiedlicher organisieren und ausgestalten lässt. Mit anderen Worten sind politische Prozesse auf der internationalen Ebene noch weniger prognostizierbar, da die Zuständigkeiten weniger klar sind und da das strukturierende Element der Hierarchie fehlt, das in der nationalen Politik eine zentrale Rolle spielt; daher sprechen manche Autorinnen und Autoren auch von der internationalen Gesellschaft als einer anarchischen Gesellschaft (vgl. [5]). Darüber hinaus ist der Handlungsspielraum der nichtstaatlichen Akteure oft weniger klar geregelt und hängt stark vom Kontext ab.

Vor dem Hintergrund dieser relativ offenen Ausgangslage kristallisieren sich allerdings in spezifischen politischen Prozessen konkrete Konstellationen von Problemen, Lösungen und Lösungsanbietern heraus. Besonders wichtig ist dabei auch, dass es selten um Bevölkerungsgesundheit als solche geht. Vielmehr wird dieses komplexe Phänomen, wie sich bereits weiter oben angedeutet hat, gewöhnlich auf spezifischere Teilprobleme (z. B. einzelne Krankheiten) heruntergebrochen, für die dann Lösungen gesucht werden. Diese Komplexitätsreduktion hat den Vorteil, dass die (Teil-)Probleme besser bearbeitbar werden, hat aber auch den Nachteil, dass die Querverbindungen zwischen den Teilproblemen damit leicht übersehen werden können. Dementsprechend kann man davon ausgehen, dass die Abgrenzung der einzelnen Teilprobleme immer politisch strittig sein wird. Im nächsten Teilkapitel werden wir uns einem heuristischen Dreieck zuwenden, das es ermöglicht, den Prozess, in dem sich bestimmte Problemdefinitionen etablieren, zu rekonstruieren sowie die unterschiedlichen Interpretationen von Gesundheitsproblemen zu strukturieren und zu vergleichen.

16.4 Das Dreieck der Probleminterpretation: Probleme, Lösungen und Lösungsanbieter

Im vorangegangenen Teilkapitel wurde bereits erwähnt, dass globale Gesundheitspolitik nicht in einem starren institutionellen Rahmen stattfindet. Die Dynamik der globalen Gesundheitspolitik wird noch dadurch verstärkt, dass auch die zu bearbeitenden Probleme nicht einfach als selbsterklärende Tatsachen vorliegen. Vielmehr werden sie im Prozess der Probleminterpretation erst ausgehandelt. Mit anderen Worten ist gewöhnlich nicht nur umstritten, welche Lösung für ein Problem angemessen ist, sondern ein erster Streitpunkt ergibt sich aus der Frage, inwiefern ein Problem vorliegt und was dieses ausmacht (vgl. [6]). Da Lösungen aber in erster Linie in einer bestimmten Hinsicht Probleme beheben, sind derartige Grundsatzfragen hochgradig relevant und konfliktreich.

Der Interpretationsspielraum ergibt sich aus unterschiedlichen Gründen, die im Folgenden auch noch vertieft werden, aber zunächst kann man zwei festhalten. Erstens gibt es generell sehr unterschiedliche Perspektiven auf Fragen der Bevölkerungsgesundheit und je nachdem, welche dieser Brillen man aufsetzt, sieht man sehr unterschiedliche Probleme. Zweitens sind diese Perspektiven nicht statisch, wodurch auch immer wieder neue Verwerfungen entstehen können; so können sich die Vorstellungen über gesundheitsrelevante Zusammenhänge durch neue Forschungsergebnisse ändern und auch Pandemien oder andere Gesundheitskrisen können Überzeugungen ins Wanken bringen. Daher lässt sich auch ganz grundsätzlich festhalten, dass der Prozess der Probleminterpretation immer wieder neu angestoßen werden kann.

Der Prozess der Probleminterpretation steht außerdem in einem engen Zusammenhang mit den relevanten Akteuren, da je nach Problemverständnis die Kooperation von bestimmten Akteuren notwendig ist, die in diesem Zusammenhang als Lösungsanbieter oder Problemlöser auftreten. Beispielsweise hat ein streng biomedizinisches Verständnis eine Tendenz dazu, Gesundheitsprobleme so zu betrachten, dass sie durch professionelles medizinisches Personal unter Zuhilfenahme von medizinischer Technologie lösbar werden, während ein sozialmedizinisches Verständnis eher mit der eingangs geschilderten Perspektive vereinbar wäre, dass eine Vielzahl an Determinanten relevant sein könnte und nicht alle Determinanten in den Zuständigkeitsbereich des professionellen medizinischen Personals fallen. Aber auch innerhalb dieser sehr breiten Perspektiven gibt es unterschiedliche Standpunkte und man kann generell festhalten, dass durch den immer wichtiger werdenden Präventionsgedanken grundsätzlich eine Erweiterung des Blickwinkels stattgefunden hat und die Relevanz von unterschiedlichen Sektoren fast schon zu einem Mantra geworden ist.

So oder so bedeuten diese Überlegungen jedenfalls, dass man sich für jedes gesundheitspolitische Teilproblem darüber verständigen muss, inwiefern ein Problem vorliegt und wer Teil des Lösungspaketes sein könnte; und in diesem Prozess kommen häufig sehr unterschiedliche Vorstellungen zu Tage. Um die Besonderheiten der unterschiedlichen Interpretationen klar herausarbeiten zu können, aber auch um den generellen Prozess der Probleminterpretation rekonstruieren zu können, hat es sich als hilfreich erwiesen, mit einem heuristischen Dreieck zu arbeiten, das diesen Prozess als ein Wechselspiel aus drei Elementen beschreibt (vgl. [7]): Probleme (oder Problemverständnisse), Lösungen (oder Lösungsvorschläge) und Lösungsanbieter (oder Problemlöser). Um diese drei Elemente (bzw. die Spitzen des Dreiecks) identifizieren zu können, kann man sich jeweils an einer Leitfrage orientieren – in der Abb. 16.1 unterstrichen –, die im Verlauf der Analyse wiederum zu weiteren Folgefragen führt – siehe die Beispiele in Klammern.

Wie bereits angedeutet wurde, ist der Prozess der Probleminterpretation gerade im Bereich der globalen Gesundheitspolitik relevant, da das strukturierende Element der Hierarchie fehlt und meist eine Vielzahl von Akteuren versucht, die eigenen Ressourcen für die Lösung bestimmter Probleme anzubieten, um dadurch politische Relevanz zu erhalten. Daran zeigt sich auch, inwiefern dieser Aushandlungsprozess folgenreich und damit so bedeutsam ist. Je nachdem, welche Probleminterpretation sich durchsetzt, werden unterschiedliche Akteure relevant oder eben irrelevant. Umgekehrt kann es aber auch passieren, dass man sich zuerst darauf verständigt, wer an dem Prozess beteiligt werden soll und dass man dadurch eine Vorentscheidung im Hinblick auf die denkbaren Lösungsvorschläge trifft.

In beiden Fällen zeigen sich die Wechselwirkungen zwischen den drei Fragestellungen bzw. zwischen den drei Ecken des heuristischen Dreiecks: Sobald sich für eine der Fragen eine bestimmte Antwort durchgesetzt hat, schränkt das auch die Flexibilität bei der Beantwortung der anderen beiden Fragen ein. Aus dieser zunehmenden Einschränkung ergibt sich im Verlauf des Aushandlungsprozesses auch typischerweise eine Schließung (oder Konsolidierung), die dann wiederum dazu führt, dass am Ende die Antworten auf die drei Fragen als ganz selbstverständlich erscheinen, obwohl zuvor genau darüber intensiv diskutiert wurde und sie von unterschiedlichen Akteuren unterschiedlich beantwortet wurden. Anhand von derartigen Prozessen der Schließung kann man auch nachvollziehen, wie es mitunter dazu kommen kann, dass Lösungen ein Eigenleben entwickeln und die ganze Aufmerksamkeit auf sich ziehen, während das ursprüngliche Problem aus dem Blick gerät.

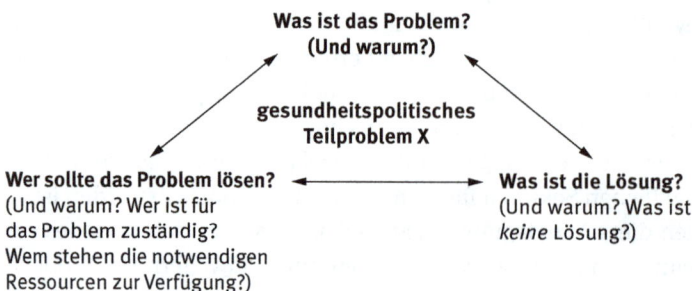

Was ist das Problem?
(Und warum?)

gesundheitspolitisches
Teilproblem X

Wer sollte das Problem lösen?
(Und warum? Wer ist für
das Problem zuständig?
Wem stehen die notwendigen
Ressourcen zur Verfügung?)

Was ist die Lösung?
(Und warum? Was ist
keine Lösung?)

Abb. 16.1: Das heuristische Dreieck der Probleminterpretation (angelehnt an [7]).

Der Aushandlungsprozess muss nicht unbedingt explizit und in Form einer Diskussion verlaufen. Vielmehr kann man sich diesen Prozess häufig auch als einen historischen Prozess vorstellen, der sich über einen längeren Zeitraum erstreckt und in dessen Verlauf sich bestimmte Vorstellungen punktuell durchsetzen, wodurch – eher unmerklich – Pfadabhängigkeiten entstehen, die man sich als implizite kulturelle und soziale Prägungen vorstellen kann. Mit anderen Worten ist das heuristische Dreieck sowohl für langfristige historische Entwicklungen als auch für eher kurzfristige politische Entscheidungsfindungsprozesse relevant. Letzteren wenden wir uns im nächsten Teilkapitel zu, in dem ein weiteres heuristisches Modell diskutiert wird, das dabei hilft, diese Prozesse trotz ihrer Komplexität zu rekonstruieren.

16.5 Der Politikzyklus als heuristisches Modell politischer Prozesse

Wie eingangs bereits erläutert wurde, geht es in diesem Kapitel um politische Prozesse im weiteren Sinne und nicht nur um politische Verhandlungen im engeren Sinne. Gleichzeitig spitzen sich politische Prozesse typischerweise irgendwann zu und es entsteht ein gewisser Druck, dahingehend eine Entscheidung zu fällen, auf welchem Wege ein bestimmtes Problem gelöst werden soll. Mit anderen Worten folgen politische Prozesse meist einem typischen Spannungsbogen und durchlaufen dabei bestimmte Phasen. In der Literatur wird in diesem Zusammenhang auch vom sogenannten Politikzyklus oder *policy cycle* gesprochen (für eine Diskussion unterschiedlicher Varianten, siehe [8]; für Überlegungen zum diplomatischen Verhandlungszyklus, siehe [9]: 25–97).

Als heuristisches Modell ist der Politikzyklus auch dann hilfreich, wenn konkrete politische Prozesse ihn nicht in dieser Form durchlaufen oder wenn – was häufig der Fall ist – zwischen einzelnen Phasen gesprungen wird oder mehrere davon parallel ablaufen. Es geht also weniger um eine präzise Abfolge von Schritten und eine genaue Abgrenzung der einzelnen Phasen; vielmehr hilft der Politikzyklus dabei zu sehen, welche Elemente typischerweise Teil eines politischen Prozesses sind, und darauf aufbauend der Frage nachzugehen, welche davon im Einzelfall jeweils zutreffen. Der Politikzyklus ergänzt das bereits besprochene Dreieck der Probleminterpretation dahingehend, dass er den zeitlichen Verlauf sowie die Ausgestaltung des Prozesses und die (zwischenzeitliche) Zuspitzung des Problems hervorhebt, während das Dreieck die Wechselwirkungen zwischen *Problemen*, *Lösungen* und *Lösungsanbietern* betont.

Wie aus Abb. 16.2 ersichtlich ist, besteht der Politikzyklus aus drei Hauptphasen. In der Phase I entsteht zunächst das Bewusstsein dafür, dass ein Problem vorliegt. In dieser Phase wird das Problem bereits in groben Zügen erfasst und in einen breiteren Kontext eingeordnet. Dabei wird es mit anderen Themen in Verbindung gebracht und gewöhnlich auch zu „einem Fall von" erklärt. Grundsätzlich zeichnet sich diese

Phase II: Politikformulierung
und Entscheidung

Phase I: Problemwahrnehmung ◄------------ Phase III: Umsetzung
und Agenda-Setting   und Bewertung

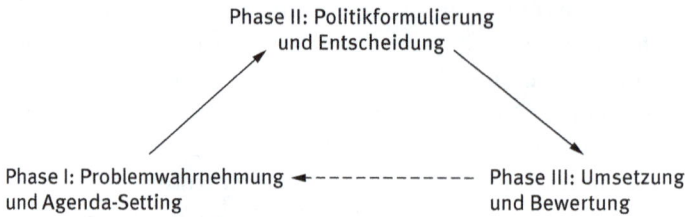

Abb. 16.2: Der Politikzyklus oder politische Spannungsbogen.

Phase durch einen größeren Interpretationsspielraum aus als die nächste Phase und es müssen gewöhnlich auch noch relativ grundsätzliche Fragen der Zuständigkeit geklärt werden. Gerade auf dem unübersichtlichen Gebiet der globalen Gesundheitspolitik ist nicht immer unmittelbar klar, wer aktiv werden muss. So steht häufig zunächst die Frage im Raum, ob bestimmte Probleme nicht von den einzelnen Staaten selbst, d. h. unilateral, gelöst werden sollten. Aber auch dann, wenn man die Notwendigkeit zur internationalen Zusammenarbeit sieht, ist die Weltgesundheitsorganisation nicht immer das einzige zur Verfügung stehende Forum. Darüber hinaus ist es auch immer eine Option, weitere Foren ins Leben zu rufen. Demgegenüber wären die Zuständigkeiten und der institutionelle Problemlösungsprozess auf der nationalen Ebene normalerweise viel klarer vorstrukturiert. Nachdem in dieser Phase dahingehend die Weichen gestellt werden, welche Themen unter welchen Prämissen auf der politischen Tagesordnung welcher Foren und Akteure landen, deckt sie neben der allgemeinen Problemwahrnehmung auch das konkrete Formulieren und Aufgreifen von Problemen in Form des Agenda-Setting ab.

In der Phase II wiederum geht es um die Entscheidungsfindung im engeren Sinne. Hier werden von den Akteuren und Foren, die in der vorangegangenen Phase für zuständig erklärt wurden, konkrete Lösungsvorschläge erarbeitet und bewertet. Auf der nationalen Ebene spielt sich die Phase typischerweise nach den Vorgaben des Gesetzgebungsprozesses ab. Auf der internationalen Ebene wird diese Phase häufig durch formale multilaterale Verhandlungen ausgefüllt. In beiden Fällen wird die Phase II häufig von sichtbaren Konflikten begleitet. Wenn die Verhandlungen nicht abrupt scheitern oder allmählich im Sande verlaufen, wird diese Phase durch die Auswahl eines Lösungsvorschlags oder durch eine vergleichbare Entscheidung abgeschlossen. Dabei kann gerade die Klärung von Detailfragen sehr zeitaufwendig sein.

In der Phase III erfolgt die Umsetzung der vorangegangenen Entscheidung. Diese Phase wird sowohl von den Beteiligten als auch von Analysten häufig nicht ausreichend gewürdigt, obwohl es sich um die praktischen Auswirkungen der Entscheidung handelt und obwohl an dieser Stelle eine Konkretisierung stattfindet, die wiederum neue Interpretationsspielräume und Konfliktpotentiale eröffnet, die sogar so weit gehen können, dass die Entscheidung nicht so umgesetzt wird, wie sie ursprünglich geplant wurde. Wer alles an der Umsetzung beteiligt ist, kommt sehr auf den Einzelfall an. Eine Besonderheit der globalen Politik ist, dass die Umsetzung von vielen internationalen Entscheidungen nicht hierarchisch durchgesetzt wird, sondern eigenständig durch die beteiligten Staaten (bzw. durch weitere Akteure, vgl. Kap. 14) erfolgt. Aus diesem Grunde spielt hier oft das Überwachen der Umsetzung (Monitoring) eine wichtige Rolle. Es gibt unterschiedliche Gründe dafür, dass Entscheidungen nicht oder nur teilweise umgesetzt werden, aber bei grenzüberschreitender Zusammenarbeit kommt es immer wieder vor, dass Akteure, deren Kooperation für die Umsetzung zentral ist, in den ersten beiden Phasen des Politikzyklus nicht beteiligt waren und ihre Position erst bei der Umsetzung deutlich wird. Dazu gehört auch die Möglichkeit, dass sehr unterschiedliche Vorstellungen von Krankheit und Gesundheit sichtbar werden, wodurch bereits die Formulierung von gemeinsamen Problemvorstellungen eine Herausforderung wird. Darüber hinaus bleibt hervorzuheben, dass viele internationale Entscheidungen nicht nur von Staaten, sondern auch, oder sogar in erster Linie, durch internationale Organisationen umgesetzt werden (sollten) – und auch dann verbleiben Interpretationsspielräume und Konfliktpotentiale. Aber selbst dann, wenn eine Entscheidung „korrekt" umgesetzt wird, muss sie nicht von Erfolg gekrönt sein. Dementsprechend ist die Bewertung – der Entscheidung, ihrer Umsetzung und ihrer Folgen – der zweite zentrale Aspekt der Phase III. Dies kann entweder als Verwaltungsroutine anhand von vorab definierten Erfolgskriterien und/oder eher diskursiv in politischen Debatten erfolgen, die mitunter die ersten Schritte zu einer neuen Problemwahrnehmungsphase darstellen. Diese mögliche Verbindung zwischen Phase III und Phase I wird in Abb. 16.2 durch den gestrichelten Pfeil angezeigt.

Die Entscheidung im engeren Sinne (Phase II) wird meist als der Höhepunkt des Prozesses wahrgenommen. Daher kann man auch von einem politischen Spannungsbogen sprechen, der in Abb. 16.2 mit den auf- und absteigenden Pfeilen angezeigt wird. Gleichzeitig betont die Darstellung auch, dass dieser gefühlte Höhepunkt nicht den Endpunkt darstellt, da die Umsetzung und die Bewertung noch ausstehen (Phase III). Genau genommen gibt es auch generell keinen klaren Endpunkt, da, wie der bereits erwähnte gestrichelte Pfeil anzeigt, an die Phase III jederzeit eine neue Phase I anschließen kann, was auch den Begriff Politikzyklus erklärt.

Im Sinne der Übersichtlichkeit wird in der Abbildung nicht visualisiert, dass parallel zu jedem Politikprozess viele weitere Politikprozesse ablaufen und auch Wechselwirkungen zwischen diesen entstehen können. Ganz ähnlich muss man auch einen zweiten Punkt gedanklich ergänzen, nämlich die oben angesprochenen kontrafaktischen Überlegungen und die Filterfunktion des Politikprozesses. So wird das vorliegende Problem immer weiter zugespitzt und konkretisiert, während alternative Interpretationen zunehmend ausgeklammert werden. Ganz ähnlich gibt es eine Vielzahl von verdeckten und latenten Problemen, die es erst gar nicht auf die Agenda der formalen politischen Organisationen schaffen. Dieser Punkt bringt uns direkt zum Thema Macht.

16.6 Politik und Macht: Grundlegende Aspekte der Machtanalyse

Während es einen breiten Konsens darüber gibt, dass Macht und Politik eng miteinander verwoben sind, gibt es eine fortwährende Diskussion über die Frage, was genau unter Macht verstanden werden soll und wie sie sich empirisch erforschen lässt. Die Auseinandersetzung über das Thema Macht lässt sich zumindest teilweise entwirren, indem man sich vergegenwärtigt, aus welchen Beweggründen man sich mit Macht beschäftigt und auf welches Konzept von Macht man (implizit) das Hauptaugenmerk legt. Das gängigste Konzept von Macht, das auch hier als Ausgangspunkt dient, beschäftigt sich mit der Macht von Menschen über Menschen (*power over*). Ein zweites Konzept von Macht beschäftigt sich mit der Macht von Menschen, etwas zu erreichen (*power to*); darauf wird am Ende dieses Teilkapitels noch kurz eingegangen werden. Ein drittes Konzept von Macht legt das Hauptaugenmerk auf die Macht von Menschen, gemeinsam mit anderen Menschen zu handeln (*power with*) (für eine vertiefende Diskussion, insbesondere im Hinblick auf die ersten beiden Konzepte, siehe [10]).

Im Kern geht es bei *power over* als dem gängigsten Konzept von Macht um Situationen und Beziehungen, in denen eine Gruppe (oder Person) *A* eine Gruppe (oder Person) *B* entscheidend beeinträchtigt (vgl. [11]). Diese Grundkonstellation wird auch gerne so formuliert, dass *A* dafür verantwortlich ist, dass *B* etwas gegen den eigenen Willen tut. Aufbauend auf dieser Grundkonstellation ergibt sich dann eine Vielzahl von Folgefragen, von denen die wichtigsten im nächsten Abschnitt aufgegriffen werden. Dabei werden vier unterschiedliche Perspektiven auf Macht herausgearbeitet werden, die sich in den Diskussionen über Macht herauskristallisiert haben. (Man spricht auch von unterschiedlichen Dimensionen oder Gesichtern der Macht. Im Folgenden beziehe ich mich insbesondere auf [11,12] und [13].)

16.6.1 Vier Perspektiven auf Macht

Bei der Analyse von Macht stellt sich zunächst die Frage, woran man Fälle von Macht(-ausübung) erkennen kann. Mit anderen Worten muss man sich darauf einigen, was sich hinter der Formulierung „entscheidend beeinträchtigen" konkret verbirgt. Aus der ersten Perspektive erkennt man Macht daran, dass es einen sichtbaren Konflikt gibt, in dem sich *A* gegen den Widerstand von *B* durchsetzt. Der geleistete Widerstand wird dabei als Anhaltspunkt dafür genommen, dass *B* „entscheidend beeinträchtigt" wurde. Aus der Analyse der in derartigen Konflikten vorgebrachten Vorschläge ergibt sich gleichzeitig die Antwort auf die Frage, welche Alternativen im Prinzip existieren. Da die Alternativen aus den im Konflikt vertretenen Positionen abgeleitet werden, ist es nicht notwendig, dass man als Beobachter eigene kontrafaktische Überlegungen anstellen muss. Im Hinblick auf das heuristische Dreieck (Abb. 16.1) würde die erste Perspektive somit erwarten, dass unterschiedliche Probleminterpretationen und die damit einhergehenden Antworten auf die zentralen Fragen des Dreiecks in Konflikten klar hervortreten. Offene Konflikte, wie sie von der ersten Perspektive erwartet werden, können prinzipiell in jeder Phase des Politikzyklus auftreten. Gleichzeitig wird der Analyse von Konflikten in formellen Verhandlungen innerhalb der Phase II traditionell besonders viel Aufmerksamkeit geschenkt, da der Abschluss dieser Phase durch das Treffen einer Entscheidung gerne als Höhepunkt gesehen wird. Während in offenen Konflikten der Phase II gewöhnlich die Frage im Vordergrund steht, wer sich mit seinem Lösungsvorschlag gegenüber anderen durchsetzt, geht es bei offenen Konflikten in Phase III meist um Widerstand gegenüber der Umsetzung der getroffenen Entscheidung oder um Uneinigkeit bei der Bewertung.

Die zweite Perspektive hebt hervor, dass viele Konflikte nicht offen zu Tage treten und dass es sich bei den offen ausgetragenen Konflikten immer nur um die Spitze des Eisberges handelt. Mit anderen Worten betont diese Perspektive insbesondere das Agenda-Setting und die Filterwirkung von Organisationen, die gerade in der Phase I des Politikzyklus eine wichtige Rolle spielen. Situationen und Beziehungen der „entscheidenden Beeinträchtigung", d. h. Fälle von Macht, werden aus dieser Sicht dadurch rekonstruiert, dass man nach Missständen sucht, die nicht offen ausgesprochen und dementsprechend auch nicht öffentlich thematisiert werden. Beispielsweise könnte man durch Interviews mit Betroffenen aufzeigen, dass es zwar ein weit verbreitetes gesundheitliches Problem (und vielleicht auch schon erste Lösungsideen) gibt, dass dieses Problem aber nicht öffentlich diskutiert wird. Daran wird auch deutlich, dass die zweite Perspektive unter analytischen Gesichtspunkten insofern anspruchsvoller ist als die erste, dass auch die Abwesenheit von Ereignissen und die fehlende Artikulation von Problemen relevant werden. Dementsprechend würde man aus dieser Sicht betonen, dass auch die Untätigkeit der Gruppe (oder Person) *A* eine wichtige Erklärung dafür sein kann, dass die Gruppe (oder Person) *B* Missstände ertragen muss. Analog dazu ergibt sich für die zweite Perspektive auf Macht beispielsweise die Aufgabe, auch in Phase III verdeckte Kritik an politischen Entscheidungen und an ihrer Umsetzung zu analysieren. Obwohl die Stimmen der Betroffenen in verdeckten Konflikten weniger sichtbar sind als bei offenen Konflikten, würden auch im Fall der zweiten Perspektive auf Macht die Betroffenen selbst diejenigen sein, die feststellen, dass sie „entscheidend beeinträchtigt" werden; die so artikulierten Missstände stellen gleichzeitig eine Quelle für kontrafaktische Überlegungen dar und zeigen, welche Alternativen es zur derzeitigen Situation (dem Status quo) geben würde. Anhand der so aufgedeckten – aber ursprünglich verdeckten – Alternativen könnte man darüber hinaus darlegen, inwiefern das Dreieck der Probleminterpretation mehr Spielraum zulässt, als sich im Rahmen der ersten Perspektive gezeigt hat, die nur auf die offenen Konflikte zurückgreift.

Die dritte Perspektive würde in dem Sinne sogar noch über die zweite hinausgehen, dass hier davon ausgegangen wird, dass selbst die Betroffenen nicht immer wissen, was gut für sie ist bzw. nicht unbedingt sehen können, dass es ihnen bessergehen könnte. Aus dieser Sicht gibt es neben den offenen und den verdeckten Konflikten auch noch latente Konflikte, die in erster Linie dadurch sichtbar werden, dass Beobachter (d. h. Außenstehende und nicht die Betroffenen selbst) feststellen, dass die Gruppe (oder Person) B „entscheidend beeinträchtigt" wird. Zu diesem Schluss können die Beobachter auf unterschiedlichen Wegen kommen, aber die zwei zentralen sind der empirische und der theoriebasierte Vergleich. Beim empirischen Vergleich zeigt man entweder durch Vergleich über Zeit (diachroner Vergleich) oder durch Vergleich zwischen Orten (synchroner Vergleich), dass die vorliegende Situation von B schlechter ist als in anderen Zeiten oder an anderen Orten und dementsprechend nicht im objektiven Interesse von B ist. Beim theoriebasierten Vergleich macht man den gleichen Punkt durch einen Vergleich zwischen dem Jetzt-Zustand und einem theoriebasierten Soll-Zustand. Bei der dritten Perspektive geht es also weniger um Agenda-Setting als eine bewusste Tätigkeit, sondern um grundlegende soziale und kulturelle Faktoren, welche bereits die Problemwahrnehmung behindern: Die Betroffenen können die Probleme im Rahmen ihrer gewohnten Denkmuster nicht erkennen. Dementsprechend fällt die Aufgabe, Alternativen zu formulieren und kontrafaktisch zu argumentieren, in der dritten Perspektive den Beobachtern zu. Die Überlegungen zur verhinderten Problemwahrnehmung treffen offensichtlich insbesondere für die Phase I des Politikzyklus zu, aber man könnte natürlich auch einen Schritt weitergehen und sagen, dass manche Alternativen sowie die Formulierung von Kritik nur unter anderen institutionellen Bedingungen möglich wären und dementsprechend auch die anderen beiden Phasen des Politikzyklus betroffen sind. Gleichzeitig kann man die Problemwahrnehmung auch sinnvoll durch die Brille des heuristischen Dreiecks betrachten: Die Beteiligten können in allen drei Ecken entweder nur eine Alternative oder nur eine sehr begrenzte Bandbreite an Alternativen erkennen, obwohl das Spektrum größer wäre. Ähnlich wie bei der zweiten Perspektive zeigt sich auch hier die Macht von A letztlich darin, dass es erst gar nicht zu offenen Konflikten kommt. Anders als bei der zweiten Perspektive werden sogar verdeckte Konflikte verhindert, was beispielsweise durch das Vorenthalten und/oder Verfälschen von Informationen erfolgen kann.

Die vierte und letzte Perspektive ähnelt der dritten sehr stark, ist aber insofern noch ein Stück radikaler, dass letztlich nicht nur die Problemwahrnehmung, sondern sogar das Selbstverständnis der Betroffenen als das Ergebnis von Machtprozessen gesehen wird. Beispielsweise könnte man aus der Sicht der dritten Perspektive herausstellen, dass Frauen in einem bestimmten Gesundheitsprogramm benachteiligt werden und ihnen selbst diese Tatsche nicht bewusst ist. Demgegenüber würde die vierte Perspektive betonen, dass die noch viel grundlegendere Frage ist, warum die betroffene Gesellschaft die Geschlechterunterschiede überhaupt so stark betont und warum es nur die Kategorien männlich und weiblich gibt. Mit anderen Worten würde nicht nur die Benachteiligung von bestimmten gesellschaftlichen Gruppen, sondern die Aufteilung der Gesellschaft in diese Gruppen thematisiert. Daran zeigen sich drei Besonderheiten der vierten Perspektive. Erstens wird Macht als allgegenwärtig erachtet und sie schlummert sozusagen in allen sozialen Beziehungen. Zweitens interessiert sich die vierte Perspektive für Alternativen und kontrafaktische Überlegungen ohne notwendigerweise aufzeigen zu wollen, welche der vorstellbaren Alternativen die eindeutig bessere ist. Vielmehr möchte sie herausstellen, dass Gesellschaften auch anders organisiert sein könnten und dass die vorliegenden Verhältnisse bestimmte Charakteristika aufweisen, die man als vor- oder nachteilig einstufen kann. Drittens geht die vierte Perspektive davon aus, dass Macht auch dezentral hervorgebracht und reproduziert wird, ohne dass es immer eine eindeutig identifizierbare Gruppe (oder Person) A geben muss, bei der alle Fäden zusammenlaufen.

Auch wenn die vierte Perspektive analytisch sehr anspruchsvoll ist, liefert sie doch sehr wichtige Impulse für die Analyse von gesundheitspolitischen Themen. Beispielsweise lohnt es sich aus dieser Perspektive kritisch über grundlegende Gesundheitsnormen nachzudenken. Dies gilt einerseits für die soziale Konstruktion von menschgemachten Kategorien – wie Idealgewicht, Übergewicht und Fettleibigkeit – und andererseits für den zunehmenden gesellschaftlichen Druck gesund leben zu müssen, der zwar aus einer gesundheitlichen Perspektive als plausibel erscheinen mag, aber gleichzeitig zu Stigmatisierungen führt und Menschen insofern in ihrer Handlungsfreiheit einschränkt, dass alle anderen Lebensziele der Gesundheit untergeordnet werden müssen. Selbstvermessung und Selbstoptimierung sind besonders deutliche Auswirkungen dieses gesellschaftlichen Drucks, der generell auf Eigenverantwortung setzt. Einerseits könnte man sagen, dass die Anliegen der vierten Perspektive insbesondere in der Phase I zum Tragen kommen. Andererseits könnte man aber auch sagen, dass sie sich mit den sozial-kulturellen Grundlagen des politischen Prozesses befasst und sich für implizite Annahmen interessiert, die in allen Phasen zum Ausdruck kommen. Im Hinblick auf das heuristische Dreieck würde diese Perspektive ähnliche Punkte aufwerfen wie die dritte Perspektive, aber insofern darüber hinausgehen, dass man tiefergehende Fragen über die Grundlagen der Wissensproduktion stellen und sich beispielsweise dafür interessieren würde, welche Voraussetzungen man erfüllen muss, um überhaupt als möglicher Problemlöser gesehen werden zu können, und welche Vorstellungen von Krankheit und Gesundheit keine realistische Chance haben im politischen Prozess ernst genommen zu werden.

16.6.2 Machtmechanismen und Machtquellen

Die zweite Frage, die sich bei der Analyse von Macht stellt, ist die Frage, wie genau sich ein bestimmter Machteffekt ergeben hat und welche Rolle dabei A und B gespielt haben. Nachdem die ersten drei Perspektiven davon ausgehen, dass sich Macht immer auf die (Un-)Tätigkeit von identifizierbaren Personen zurückführen lässt, beschäftigen sie sich in erster Linie mit akteursbezogenen Machtmechanismen, wobei die erste Perspektive aktives und bewusstes Handeln von A betont, während dies bei der zweiten und der dritten Perspektive zunehmend weniger der Fall ist. Die akteursbezogenen Machtmechanismen werden auch als Formen der Macht bezeichnet, die sich anhand von zwei Dimensionen unterscheiden lassen: Erstens gibt es Formen der Macht, die auf (positiven oder negativen) Sanktionen beruhen und solche, bei denen Sanktionen keine Rolle spielen. Zweitens gibt es Formen der Macht, bei denen die Kooperation von B nicht notwendig ist, und solche, bei denen sie notwendig ist; im zuletzt genannten Fall könnte man dementsprechend sagen, dass B eine – wenn auch unangenehme – Wahl hat, ob die Bedingungen von A akzeptiert werden oder nicht. (Das typische Beispiel für Kooperationsverweigerung wäre, dass man einer Aufforderung trotz angedrohter Sanktionen nicht nachkommt.) Wenn man diese beiden Dimensionen kombiniert, ergeben sich vier klassische Formen von Macht: *Zwang* beruht auf Sanktionen, benötigt aber auch Kooperation; demgegenüber kommt *Gewalt* ohne Kooperation aus; *Autorität* beruht nicht auf Sanktionen, benötigt aber Kooperation; demgegenüber kommt *Manipulation* ohne Kooperation aus. Gerade in der globalen Zusammenarbeit mit ihren parallelen Prozessen und alternativen Foren müssen diese vier klassischen Formen noch durch *Umgehung* als fünfte Form ergänzt werden; damit ist gemeint, dass man Widerstand nicht überwindet, sondern ihn umgeht.

Während bei diesen fünf generischen Formen der Macht die Annahme mitschwingt, dass A mehr oder weniger bewusst tätig wird und sich auch über die Konsequenzen des eigenen Handelns im Klaren ist, ist gerade auf dem Gebiet der Gesundheitspolitik die bereits erwähnte Untätigkeit ein eigenständiger Machtmechanismus, dem vor allem die zweite und die dritte Perspektive große Bedeutung zuschreiben würden. Gleichzeitig ist Untätigkeit analytisch sehr schwierig zu handhaben. Erstens muss kontrafaktisch gezeigt werden, welche Alternativen denkbar wären. Darüber hinaus muss man plausibel machen, dass A zumindest wissen könnte, welche Folgen die eigene Untätigkeit hat. Drittens steht die Frage im Raum, ob es für A möglich und zumutbar wäre, sich anders zu verhalten, d. h. tätig zu werden. An diesen Überlegungen zeigt sich, dass es bei der Analyse von Macht nicht nur um das Erklären von Ergebnissen, sondern auch um das Zuschreiben von Verantwortung geht (für eine ausführliche Diskussion siehe [11]: 48–58). Das ist unter anderem deshalb von zentraler Bedeutung, weil Verantwortung nicht nur aus wissenschaftlich-analytischer Sicht ein wichtiges Thema ist. Abgesehen davon, dass das Zuschreiben von Verantwortung ein wichtiger Aspekt von politischen Konflikten sein kann, ist eine Machtanalyse aus praktisch-anwendungsorientierter Sicht gerade deshalb wichtig, weil man dadurch herausarbeiten kann, welche Akteure mit welcher Verhaltensänderung dazu beitragen könnten, ein bestimmtes Ziel zu erreichen, und welche Möglichkeiten bestehen, diese Verhaltensänderung herbeizuführen.

Neben den fünf generischen Formen der Macht und der Untätigkeit, bei denen es sich allesamt um akteursbezogenen Machtmechanismen handelt, sind insbesondere aus der Sicht der vierten Perspektive auch noch alle anderen sozialen Mechanismen relevant, die dazu führen, dass bestimmte Alternativen ausgeschlossen werden bzw. dass B entscheidend beeinträchtigt wird. So würde sich die vierte Perspektive stark dafür interessieren, welche Lösungsvorschläge unter den jeweiligen Gegebenheiten nicht als Lösungsvorschläge (an-)erkannt werden können. Gegenwärtig könnte dies beispielsweise bei Gesundheitsinterventionen insbesondere dann der Fall sein, wenn sie nicht mit randomisierten Kontrollstudien – als dem momentanen Goldstandard der Evidenz – überprüft werden können. In diesem Sinne schwer greifbar sind beispielsweise alle Formen des historischen Wandels, die sich über einen langen Zeitraum erstrecken.

Im Zusammenhang mit den Mechanismen, die bestimmte Machteffekt hervorbringen, stellt sich auch die Frage nach den Machtressourcen. Während die abstrakte Unterscheidung zwischen Formen der Macht mit Sanktionen und Formen der Macht ohne Sanktionen hier eine sehr generelle Antwort liefert, ist das heuristische Dreieck insofern hilfreich, dass es betont, dass sich diese Machtquellen wandeln können und in einer engen Verbindung mit der Probleminterpretation stehen. So kann man viele Infektionskrankheit als ein Problem von fehlenden Medikamenten interpretieren, wodurch die Pharmaindustrie zu einem Akteur wird, der über zentrale Ressourcen verfügt. Andererseits kann man Infektionskrankheiten häufig auch als ein Problem von sozialen Determinanten sehen, wodurch die Kooperation ganz anderer Akteure notwendig wird, um das Problem zu lösen. Auch wenn zunächst der Eindruck entstehen könnte, dass diese Machtquellen erst in der Phase III des Politikprozesses relevant sein würden, fließen derartige Überlegungen gewöhnlich bereits in die vorherigen Phasen mit ein und ermöglichen es beispielsweise den Problemlösern, die Bedingungen ihrer Kooperation zu beeinflussen.

Ganz generell gesprochen ist es wichtig, im Auge zu behalten, dass Macht in allen Phasen eine Rolle spielt, dass die Einteilung in Phasen ohnehin eher ein heuristisches Hilfsmittel als eine strikte Abfolge von Ereignissen ist und dass jede der vier Perspektiven ihre „Lieblingsaspekte der Macht" hat; dementsprechend ist es am Ende sinnvoll, für den Einzelfall zu klären, wie hilfreich die jeweiligen Perspektiven für die Analyse sind und inwiefern die Relevanz von Machtmechanismen im Zuge des Politikzyklus variiert hat.

Die vorangegangene Diskussion über Macht stützt sich auf eine bestimmte Tradition der Machtanalyse, die sich insbesondere für das Schicksal der *Bs* interessiert. Es gibt aber auch eine andere, eher instrumentelle Tradition, die sich für die Frage interessiert, wie (und ob) die *As* ihre Ziele erreichen können. Mit anderen Worten geht es in dieser Tradition weniger um die Auswirkungen auf die *Bs* als um die Folgen für die *As*. Diese zweite Tradition ist nicht nur mit *power over*, sondern auch sehr gut mit *power to* als einem zweiten Konzept von Macht vereinbar. Zwar ist es prinzipiell möglich, Macht sowohl dem Blickwinkel der *As* als auch aus dem Blickwinkel der *Bs* zu untersuchen, aber man sollte sich immer Klarheit darüber verschaffen, warum man Macht im Einzelfall eigentlich untersucht. Wenn man jedenfalls Macht aus dem Blickwinkel der *As* untersuchen möchte, dann würde man erstens ein besonderes Augenmerk auf die Frage legen, welche Machtmechanismen von den *As* bewusst eingesetzt werden können; zweitens müsste man sich intensiv mit der Frage auseinandersetzen, was die *As* eigentlich wollen und was wirklich in ihrem Interesse ist, während die Interessen der *Bs* nur insofern relevant sind, dass sie zur Kooperation bewegt werden sollen (Joseph Nye ist ein bekanntes Beispiel für einen Autor, der eher in dieser instrumentellen Tradition steht; vgl. [14]). Die instrumentelle Tradition ist natürlich insbesondere aus anwendungsorientierter Perspektive bedeutend, da sie dabei helfen kann die Frage zu beantworten, wie man seine eigenen Ziele erreichen und wie man die Widerstände seiner Gegner überwinden (oder umgehen) kann.

Abschließend bleibt festzuhalten, dass man sich zwar vergegenwärtigen sollte, ob man Macht eher unter dem Gesichtspunkt untersucht, inwiefern die *As* ihre Ziele erreichen, oder ob man sich dafür interessiert, wie die Situation der *Bs* verbessert werden kann; gleichzeitig darf man diese heuristische Einteilung auch nicht zu essentialistisch sehen. Je nach Situation und Perspektive sind auch die *As* immer wieder *Bs* und auch die *Bs* können gegenüber bestimmten Personen als *As* auftreten: Die meisten Personen (und Gruppen) sind einerseits von der (Un-)Tätigkeit anderer betroffen und andererseits hat ihre eigene (Un-)Tätigkeit Auswirkungen auf andere. Während somit nur in strukturell gefestigten Konflikten immer wieder die gleichen Personen die *As* und die *Bs* sind, zeichnet sich gerade globale Gesundheitspolitik häufig dadurch aus, dass es in vielen Punkten eine gegenseitige Abhängigkeit gibt und man mal mehr mal weniger – sowie in unterschiedlichen Konstellationen – auf Kooperation angewiesen ist.

16.7 Zusammenfassung

In den vorangegangenen Teilkapiteln wurden einige grundlegende Fragen und Aspekte dargelegt, die bei unterschiedlichen Teilproblemen der globalen Gesundheitspolitik immer wieder auftauchen. Vor dem Hintergrund dieser Überlegungen wird es möglich, einzelne Teilprobleme in einen größeren Zusammenhang einzuordnen und dabei gleichzeitig ihre Besonderheiten sowie die allgemeine Komplexität der globalen Gesundheitspolitik herauszuarbeiten.

In einem ersten Schritt wurde das Thema Determinanten der Bevölkerungsgesundheit und ihre politische Beeinflussung aufgegriffen. Das Teilkapitel hat unter anderem mit einer Gegenüberstellung von nationaler und globaler Ebene gearbeitet, um die Besonderheiten der globalen Gesundheitspolitik zu verdeutlichen. Im Anschluss daran wurden Formen und Herausforderungen der grenzüberschreitenden Zusammenarbeit diskutiert. Auch hier wurde nochmals deutlich, dass politische Prozesse auf der globalen Ebene weniger strukturiert und dementsprechend schwerer vorhersehbar sind als auf der nationalen Ebene. Im dritten Teilkapitel wurde das heuristische Dreieck der Probleminterpretation eingeführt, welches das Zusammenspiel aus Problemen, Lösungen und Lösungsanbietern betont. Im vierten Teilkapitel wurde der Politikprozess als ein ergänzendes heuristisches Modell vorgestellt, das hervorhebt, dass politische Prozesse häufig einem typischen Spannungsbogen folgen und dabei bestimmte Phasen durchlaufen. Im fünften Teilkapitel wurde die Darstellung mit Überlegungen zur Machtanalyse abgeschlossen.

Im Prinzip können die Teilprobleme der globalen Gesundheitspolitik entweder aus einer eher wissenschaftlich-analytischen oder aus einer eher praktisch-anwendungsorientierten Sicht betrachtet werden. Welche der in diesem Kapitel diskutierten Fragen und Aspekte für das eigene Forschungsprojekt oder für die eigene politische Kampagne relevant sind, wird sich jeweils am konkreten Einzelfall zeigen.

Literatur

[1]   Huynen M, Martens P, Hilderink H. "The Health Impacts of Globalisation: A Conceptual Framework", in: Globalization and Health 1, August (2005):14 [pages not continuously numbered], available online at http://www.globalizationandhealth.com/content/1/1/14 [last visited on 17.10.2010].

[2]   Pigman GA. Contemporary Diplomacy: Representation and Communication in a Globalized World, Cambridge: Polity, 2010.

[3]   Lee K, Collinson S, Walt G, Gilson L. "Who Should Be Doing What in International Health: A Confusion of Mandates in the United Nations?", British Medical Journal (BMJ). 1996;312(7026):302–307.

[4]   Wiseman G. "'Polylateralism': Diplomacy's Third Dimension", Public Diplomacy Magazine.2010;2,:24–39.

[5]   Bull H. The Anarchical Society: A Study of Order in World Politics, London: Macmillan, 1977.

[6]   Bijker WE. Of Bicycles, Bakelites, and Bulbs: Toward a Theory of Sociotechnical Change, London: MIT Press, 1995.

[7]   Eckl J. "The Social Lives of Global Policies against Malaria: Conceptual Considerations, Past Experiences, and Current Issues", Medical Anthropology. 2017;36(5):422–435.

[8]   Jann W, Wegrich L. "Phasenmodelle und Politikprozesse: Der Policy-Cycle", in: Lehrbuch der Politikfeldanalyse, 3., aktualisierte und überarb. Auflage, herausgegeben von Klaus Schubert und Nils C. Bandelow, München: de Gruyter, 2014, 97–131.

[9]   Berridge G R. Diplomacy: Theory and Practice, Fourth Edition, Basingstoke: Palgrave Macmillan, 2010.

[10] Göhler G. "'Power to' and 'Power over'", in: The SAGE Handbook of Power, herausgegeben von Stewart R. Clegg and Mark Haugaard, London: Sage, 2009, 27–39.

[11] Lukes S. Power: A Radical View, Second Edition, Basingstoke: Palgrave Macmillan, 2005.

[12] Eckl J. "The Power of Private Foundations: Rockefeller and Gates in the Struggle against Malaria", Global Social Policy. 2014;14(1):91–116.

[13] Digeser P. "The Fourth Face of Power". The Journal of Politics. 1992;54(4):977–1007.

[14] Nye JS. The Future of Power, New York: Public Affairs, 2011.

17 Gesundheit in humanitärer Hilfe und Entwicklungszusammenarbeit

Timo Ulrichs

17.1 Einleitung

Internationale Hilfe wird bei verschiedenen akuten und chronischen Notlagen notwendig. Immer spielen dabei auch die Gesundheit der betroffenen Menschen sowie das betroffene Gesundheitssystem eine Rolle. Die humanitäre Hilfe nimmt sich dabei der akuten Notlagen an: Sie hilft bei Naturkatastrophen und bei militärischen Konflikten. In einem geschützten „humanitären Raum" bietet sie Wasser, Nahrungsmittel, Unterkünfte und auch medizinische Versorgung. Letztere bezieht sich meist und in erster Linie auf eine Notfallversorgung von Verletzungen und/oder die Prävention und Behandlung von Infektionskrankheiten. Die Entwicklungszusammenarbeit bemüht sich hingegen, strukturschwachen Regionen Hilfestellung in verschiedenen Bereichen zu geben, Armut zu überwinden und eine Weiterentwicklung in Richtung Wirtschaftswachstum, Bildung und Gesundheitsversorgung zu unterstützen. Letztere bedeutet hier, Gesundheitssysteme zu stärken, Versorgungsstrukturen aufzubauen, Prävention von Krankheiten zu fördern und dabei auf eine nachhaltige Entwicklung zu achten. Da die akuten und chronischen Krisen im 21. Jahrhundert immer komplexer werden, lassen sich diese beiden Ansätze – humanitäre Hilfe bei akuten Krisen, Entwicklungszusammenarbeit bei chronischen Krisensituationen oder generell zur Entwicklung in Gesundheit, Wirtschaft und Bildung – häufig nicht mehr klar voneinander abgrenzen. Ein neues Tätigkeitsfeld entwickelt sich, um den Bedürfnissen der Menschen in Krisensituationen gerecht zu werden: die Übergangshilfe, also eine Zwischenstellung zwischen Akutversorgung und Unterstützung bei der Entwicklung. Diese hat zum Ziel, bereits während einer akuten Krise die Grundlagen für den (Wieder-)Aufbau und die Stärkung der Abwehrkräfte gegen eine erneute akute Krise (Resilienz) zu legen. 2016 tagte der *World Humanitarian Congress* in Istanbul [1], um diese neuen Herausforderungen in der internationalen Hilfe zu bedenken. Die Ergebnisse des Kongresses sowie die aktuellen Debatten um eine Neuausrichtung der internationalen Hilfe, auch in Kooperation mit Friedenstruppen, sollen in diesem Kapitel dargestellt werden. Zunächst werden in den folgenden beiden Abschnitten Prinzipien der humanitären Hilfe sowie Strategien der Entwicklungszusammenarbeit mit einem spezifischen Fokus auf die Gesundheit vorgestellt. In den weiteren Kapiteln dieses Buches wird dann auf einzelne Instrumente eingegangen, zum Beispiel die Gesundheitssystementwicklung.

https://doi.org/10.1515/9783110448474-018

17.2 Gesundheit in der humanitären Hilfe

17.2.1 Geschichtliche Entwicklung der humanitären Hilfe

Am 24. Juni 1859 tobte bei Solferino in Norditalien eine Schlacht zwischen dem Königreich Sardinien und Frankreich unter Napoleon III. auf der einen und Österreich auf der anderen Seite. Österreich verlor sie, damit war der Weg frei für eine Einigung Italiens. Die Schlacht bei Solferino war die größte militärische Auseinandersetzung seit derjenigen von Waterloo 1815. Zufällig in die Kampfhandlungen hineingeraten war der Schweizer Kaufmann Henry Dunant (1828–1910), der vor Ort miterleben musste, dass beide Seiten unzureichende bis keine Vorkehrungen für die Versorgung von Verwundeten auf dem Schlachtfeld getroffen hatten. Verwundete wurden meist sich selbst überlassen. Henry Dunant leistete spontan Hilfe und organisierte eine medizinische Erstversorgung zusammen mit der Errichtung eines geschützten Raumes, gekennzeichnet durch ein rotes Kreuz auf weißem Grund (dem „Negativ" der Schweizer Flagge). Seine Überlegungen zu menschlichem, humanitärem Handeln legte er in seinem Buch „Eine Erinnerung an Solferino" von 1862 nieder [2]. 1863 gründete er dann das Rote Kreuz, nachdem zuvor Verhandlungen mit den europäischen Mächten stattgefunden hatten, diese Bewegung als neutral und unabhängig zu akzeptieren. Tatsächlich lockte Henry Dunant die Machthaber seiner Zeit auch damit, dass die Übernahme der Versorgung von Verletzten im Krieg Ressourcen in den Armeen für andere Aufgaben freisetzen würde. Diese Verhandlungsposition wurde später von Florence Nightingale (1820–1910), die sich für die Eigenverantwortung der Verwundetenversorgung in den britischen Streitkräften und deren Organisation einsetzte, heftig kritisiert. Menschlichkeit, Unabhängigkeit im humanitären Handeln, Neutralität und Unparteilichkeit sind die vier wesentlichen Merkmale humanitärer Hilfe (Tab. 17.1). Sie bedingen und eröffnen den humanitären Raum, in dem die Bedürftigen versorgt werden können.

Tab. 17.1: Eigenschaften humanitärer Hilfe.

Merkmal	Bedeutung	Konsequenz
Humanitarismus	lat. humanitas, Menschlichkeit	Hilfe für Menschen in Not als Gebot der (Mit-)Menschlichkeit
Unabhängigkeit	Unabhängigkeit (von Regierungen jeder Art – vor Ort im Krisengebiet und von denen der Geberländer)	Humanitäre Hilfe kann ohne Rücksicht auf die Partikularinteressen von Staaten durchgeführt werden, allein im Interesse der Hilfsbedürftigen
Neutralität	Unabhängigkeit von militärischen Machthabern/Seiten	keine Parteinahme für eine Seite bedeutet Akzeptanz auch von der anderen
Unparteilichkeit	alle Menschen werden gleich behandelt, um ihre Not zu lindern, keiner wird bevorzugt	Zugehörigkeit zu einer (militärischen) Seite, Rasse/Ethnie, Religion oder Kultur hat keinen Einfluss auf humanitäres Handeln

Menschliches (Mit-)Leiden, also Barmherzigkeit im christlichen Sinne oder „Mitmenschlichkeit" im Verständnis des Humanismus', ist nicht alleine die Grundlage für humanitäres Handeln. Nach der Gründung des Roten Kreuzes und unter dem Eindruck des Sardinischen Krieges (1859) sowie des Amerikanischen Bürgerkrieges (1861–1865) fanden die Großmächte im ausgehenden 19. Jahrhundert zusammen, um in der Haager Landkriegsordnung einen Minimalkonsens zum Umgang mit Menschen in Kriegssituationen – Kombattanten und Zivilisten – zu beschließen. Leider verhinderte dies nicht die Grausamkeiten der beiden folgenden Weltkriege. Die Gründung des Völkerbundes (1920) nach dem Ersten Weltkrieg ging einher mit der Niederlegung von humanitären Prinzipien. Diese wurden in der Charta der Vereinten Nationen 1945 [3] nach dem Zweiten Weltkrieg wieder aufgegriffen. Diese bilden zusammen mit den Genfer Konventionen und ihrer Zusatzprotokolle 1948/49 [4] sowie der Flüchtlingskonvention der Vereinten Nationen 1951 [5] den rechtlichen Rahmen für humanitäres Handeln und fügen so der Grundlage des Mitleidens eine des internationalen Rechtes hinzu. 1976 kam nach 30 Jahren Verhandlungen noch die Allgemeine Erklärung der Menschenrechte hinzu (*International Bill of Human Rights*, [6]). Dieses internationale Recht, bestehende aus UN-Charta, Genfer Konventionen, Flüchtlingskonvention und Int. Bill of Rights, bildet die juristische Grundlage für humanitäres Handeln und für den Umgang mit Flüchtlingen, Binnenvertriebenen (*Internally displaced people*, IDPs), Zivilisten und Kombattanten bei militärischen Konflikten und Naturkatastrophen (Tab. 17.2).

Tab. 17.2: Übersicht über internationales Recht in humanitären Situationen.

	Humanitäres Völkerrecht, internationales Recht im Krieg	Flüchtlingsrecht	Allgemeine Erklärung der Menschenrechte
Dokument(e)	Genfer Konventionen und Zusatzprotokolle, 1945/1949	Flüchtlingskonvention der UN, 1951	International Bill of Human Rights, 1976
Hauptinhalt	Recht auf Schutz und Sicherheit	Recht auf Non-refoulement (Keine Zurücksendung in gefährliche Umgebungen)	Recht auf ein Leben in Würde
Wer hat Rechte?	Zivilisten, aber auch Kriegsgefangene, Kombattanten und Non-Kombattanten	Flüchtlinge und in erweitertem Sinn auch Binnenflüchtlinge	Jeder
Wer hat Pflichten?	Staat und Kriegsparteien	Staat, der Flüchtlinge aufnimmt	Staat (rechtlich), jeder (moralisch)
Wann werden die Rechte angewendet?	nur in bewaffneten Konflikten	wo immer Flüchtlinge sind	immer (manche Menschenrechte können im Notfall außer Kraft gesetzt werden)

Die zweite Hälfte des 20. Jahrhunderts wies einige dieser Krisen auf: Die bewusst als militärisches Mittel eingesetzte Hungersnot in Biafra, Nigeria, forderte 1969 humanitäres Handeln von der Weltgemeinschaft, das allerdings nur unzureichend erfolgte. Im Nachgang wurde die Organisation Ärzte ohne Grenzen (*Médecins sans frontières*, MSF, [7]) gegründet mit dem Ziel, nie wieder Defizite in der medizinischen Versorgung Hilfsbedürftiger in der Welt zuzulassen. 1984 folgte eine Hungerkatastrophe in Äthiopien, auch hier gestaltete sich ein Einsatz humanitärer Hilfe schwierig. Zum größten Versagen humanitärer Hilfe kam es indes 1994 beim Völkermord in Ruanda. Die Weltgemeinschaft griff nicht ein, weder militärisch (Friedenskonsolidierung/Friedenssicherung) noch humanitär. Die meisten humanitären Organisationen waren nicht vor Ort. Die Diskussion um Verantwortung angesichts humanitärer Notlagen, um Rechenschaft und Qualitätssicherung humanitären Handelns führte im Gefolge zur Veröffentlichung von Verhaltensregeln, des *Code of Conduct* des Roten Kreuzes/ Roten Halbmondes [8]. In diesem Verhaltenskodex wurden die ethischen und rechtlichen Prinzipien humanitärer Hilfe niedergelegt und zum ersten Mal systematisch die Eigenschaften humanitären Handelns beschrieben.

Daraus entwickelte sich eine Arbeitsgemeinschaft, die Standards in der humanitären Hilfe erarbeitete und zusammen mit den ethischen und rechtlichen Grundlagen zu einem Handbuch der humanitären Hilfe zusammenfasste [9]. 1997 erschien die erste Auflage dieses Werkes, an dem über 4000 Personen aus über 400 verschiedenen humanitären Hilfsorganisationen beteiligt waren. Das erste Kapitel des Handbuches behandelt die humanitäre Charta mit grundsätzlichen Aussagen zum humanitären Handeln. Darin heißt es: Die humanitäre Charta stellt die ethische und rechtliche Grundlage für humanitäres Handeln dar. Zum einen werden die Grundprinzipien internationalen Rechts in der Charta niedergelegt (s. o., Tab. 17.2), zum anderen die gemeinsamen Überzeugungen all derjenigen, die sich in der humanitären Hilfe engagieren.

Dazu gehört auch der humanitäre Imperativ: Das oberste Ziel jeglicher humanitären Hilfe ist es, den von militärischem Konflikt oder Naturkatastrophe Betroffenen zu helfen, ein Leben in Würde zu führen. Diese Hilfe soll unter Anwendung der humanitären Prinzipien geschehen (s. o., Tab. 17.1), und keine äußeren Umstände können diese Handlungsmaxime außer Kraft setzen oder wichtiger sein. Die Betroffenen haben ein Recht auf Schutz sowie humanitären Beistand. Dieser humanitäre Imperativ gilt universell, fußt auf internationalem Recht und bezieht seine Stärke aus dem moralischen Prinzip der Humanität (humanitas), d. h. dass alle Menschen frei und gleich in ihrer Würde und in ihren (Menschen-)Rechten geboren wurden und daher alle ein Recht auf menschliche Behandlung haben [9].

17.2.2 Prinzipien der humanitären Hilfe

Das Recht auf menschliche Behandlung umfasst im humanitären Kontext folgende drei Teile:
- Recht auf ein Leben in Würde,
- Recht auf humanitäre Hilfe,
- Recht auf Schutz und Sicherheit (von Zivilisten in militärischen Konflikten).

Das Recht auf ein Leben in Würde nach dem humanitären Imperativ basiert auf den allgemeinen Menschenrechten. Damit soll ein adäquater Lebensstandard angestrebt werden, auch in einem Flüchtlingslager. Das Recht auf ein Leben in Würde schließt jegliche Grausamkeit oder Folter aus, aber die Verpflichtung, unter allen Umständen Leben zu erhalten, ein. Die Menschenwürde umfasst nicht nur körperliche Unversehrtheit, sondern auch psychisches und soziales Wohlbefinden (vgl. Gesundheitsdefinition der WHO).

Das Recht auf humanitären Beistand umfasst Hilfe bei der Versorgung mit sauberem Wasser, Lebensmitteln, Kleidung, Unterkunft und Gesundheit. Wenn die primär zuständigen Stellen diese Versorgung nicht gewährleisten können, müssen sie anderen Organisationen erlauben, dies an ihrer Stelle zu tun. Bei der Versorgung gelten die humanitären Prinzipien, besonders Unparteilichkeit und Nichtdiskriminierung (s. o., Tab. 17.1).

Das Recht auf Schutz und Sicherheit in bewaffneten Konflikten basiert ebenfalls auf internationalem Recht: die Immunität der Zivilbevölkerung, die klare Unterscheidung zwischen Zivilisten und Kombattanten, die Verhältnismäßigkeit der im bewaffneten Kampf eingesetzten Mittel, das Recht auf Asyl und/oder sicheren Räumen sowie das Recht auf Non-Refoulement (s. Tab. 17.2).

Humanitäre Hilfe von auswärtigen (Nichtregierungs-)Organisationen kann dann geleistet werden, wenn ein betroffenes Land international darum ersucht hat (im Falle einer Naturkatastrophe ist das Hilfeersuchen meistens eindeutig, in einem militärischen Konflikt, besonders in einem Bürgerkrieg, meistens nicht, denn dann ist unklar, wer für das betroffene Land spricht). Eine humanitäre Hilfeleistung muss auch nach dem Hilfeersuchen die Hauptverantwortung der jeweiligen Regierung für die Hilfeleistungen berücksichtigen. Dabei gilt, dass die offizielle Hilfe von Regierungsseite und diejenige der Nichtregierungsorganisationen aus dem In- und Ausland gut zusammenpassen müssen, um effektiv und effizient zu sein. Das gilt besonders bei der humanitären Hilfe im Bereich Gesundheit, denn hier treffen äußere Hilfsleistungen auf interne Strukturen des jeweiligen Gesundheitssystems. Generell gilt, dass Hilfe der internationalen Gemeinschaft immer subsidiär sein muss, also nur dann eingesetzt werden soll, wenn die eigenen Ressourcen für die o. g. Ansprüche an humanitäre Hilfe nicht oder nicht mehr ausreichen. Das Rote Kreuz/der Rote Halbmond (ICRC) spielen in der Zusammenarbeit mit den öffentlichen Stellen/Regierungen eine Schlüsselrolle. Bei der Gesamtkoordination haben ICRC sowie relevante UN-Organisationen (z. B. WHO oder UNHCR) die Oberhoheit. Zu jedem Zeitpunkt sollten die humanitären Prinzipien berücksichtigt werden. Sollten nationale rechtliche oder praktische Hindernisse für die Durchführung humanitärer Hilfe vorhanden sein, müssen diese vor und während eines Einsatzes beseitigt werden. Die internationale Staatengemeinschaft ist dann aufgefordert, den betreffenden Staat aufzufordern, uneingeschränkten Zugang zu den Menschen in Not zu ermöglichen. Nach dem Hilfeersuchen kann es gerade in autoritären Staaten, wie Myanmar, oder *failing/failed states* wie Somalia oder Jemen, zu solchen Hindernissen kommen.

Jegliche Hilfsleistung muss immer auch dahin überprüft werden, ob sie nicht möglicherweise (auch) Schaden verursacht (*no harm policy*). Diese Überprüfungen sollen zu Anpassungen der humanitären Aktionen führen, um mögliche Schädigungen zu minimieren oder zu eliminieren. Alle humanitären Hilfeleistungen sollen im Einklang mit dem *Code of Conduct* des ICRC erfolgen [8]. Dazu gehören die Ziele
– Verminderung menschlichen Leides,
– Hilfeleistung für alle gleichermaßen und bedürfnisgerecht,
– keine Instrumentalisierung der humanitären Hilfe für andere Zwecke,
– Berücksichtigung der soziokulturellen Gegebenheiten
– Nutzung lokalen Wissens für eine möglichst hohe Effektivität und Effizienz.

17.2.3 Standards für den Gesundheitsbereich in der humanitären Hilfe

Eine ausreichende gesundheitliche Versorgung im Kontext mit weiteren Maßnahmen zur Erreichung eines Lebens in Würde für die Geflüchteten ist integraler Bestandteil humanitärer Hilfe. Die Standards der gesundheitlichen Versorgung lassen sich im Detail formulieren und dienen als Vorlage zur Gestaltung der jeweiligen Maßnahmen.

Das Sphere-Project der humanitären Hilfe [9] wird als Multi-Input-Projekt (s. o.) ständig anhand der Erfahrungen aus Einsätzen aktualisiert. Es hat neben den grundsätzlichen Rückversicherungen in der humanitären Charta auch Standards in der humanitären Hilfe zum Inhalt, an denen sich der Aufbau von Strukturen humanitärer Hilfe sowie die eigentlichen Hilfeleistungen orientieren können. Dazu gehören die fünf Hauptaktivitätsfelder:
– Schutz und Sicherheit
– sicheres Wasser, sanitäre Einrichtungen und Hygiene (*Safe Water, Sanitation and Hygiene*, WASH)
– Versorgung mit Nahrungsmitteln
– Unterkunft
– medizinische Versorgung

Die im Sphere-Project formulierten Standards werden in den o. g. Aktivitätsbereichen behandelt. Die einzelnen Kapitel enthalten darüber hinaus Handlungsempfehlungen zur Erreichung der Standards, sowie Indikatoren, die die Einzelaktivitäten auf diesem Weg überprüfbar machen. Darüber hinaus geben Erfahrungsberichte Beispiele, wie die Standards im Einzelnen erreicht werden können.

Eine Sonderposition nehmen die Standards zum Bereich Schutz und Sicherheit ein (*protection principles*). Denn sie bilden die Voraussetzung für alle weiteren Aktivitäten und damit den humanitären Raum. Die *Protection principles* umfassen Maßnahmen, die

- präventiv sind, also Gefährdung und Gewalt verhindern sollen (*do no harm*-Prinzip)
- gleichen Zugang zu humanitärer Hilfe einfordern,
- auf Gefährdungen der Sicherheit reagieren (Schutz vor äußeren Beeinträchtigungen) und
- vermitteln, also helfen, Rechte einzufordern.

Diese drei Maßnahmenbereiche (*preventive, responsive, remedial*) gehen inhaltlich ineinander über und sollen sicherstellen, dass die anderen Maßnahmen der humanitären Hilfe, also WASH, Versorgung mit Nahrungsmitteln, Unterkunft und medizinische Hilfe, gut angewendet werden können.

Häufig beziehen sich dabei die Standards auf durchschnittlich ernährte, einigermaßen gesunde und körperlich belastbare Menschen, die humanitäre Hilfe suchen. Für diese Durchschnittsdaten können quantitative Angaben und Empfehlungen berechnet werden für Unterkünfte, Wasser- und Sanitärversorgung, medizinische Hilfe und Ernährungssicherstellung. Doch gibt es darüber hinaus Menschen und Situationen, die alle fünf Hauptaktivitätsfelder berühren und bei der täglichen Arbeit berücksichtigt werden. Diese Querschnittsthemen umfassen:

- Geschlecht (Anteil Männer und Frauen im Flüchtlingslager)
- Altersgruppen, besonders ältere Menschen und Kinder
- Menschen mit Behinderungen
- HIV-Positive

Insgesamt handelt es sich also primär um Merkmale, die vorwiegend Menschen aus vulnerablen Gruppen zugerechnet werden können und die besondere Bedürfnisse haben. Weitere Querschnittsthemen umfassen Fragestellungen, die personenunabhängig über die o. g. fünf Hauptaktivitätsfelder hinausgehen:

- Risikominimierung der Bedrohung durch Naturkatastrophen etc.
- Fragen des Umweltschutzes in direkter Umgebung (z. B. Müllentsorgung, Abholzungen, Landschaftsveränderungen durch das Flüchtlingslager etc.)
- Fragen der psychologischen Betreuung von Geflüchteten und Personal

Beim Aufbau eines Flüchtlingslagers kommt dem sogenannten „Entry screening" eine besondere Bedeutung zu. Neben der Registrierung ist dabei die medizinische Untersuchung besonders wichtig und mit ihr die möglicherweise notwendige direkte medizinische Versorgung. Deshalb sollten die Verwaltungs- und medizinischen Einrichtungen gleich am Eingang in das (im Aufbau begriffene) Flüchtlingslager liegen. Die Versorgung von Verletzungen und die akute Notfallrettung stehen bei militärischen Konflikten im Vordergrund, aus denen heraus die Geflüchteten im humanitären Raum eines Flüchtlingslagers Schutz, Sicherheit und humanitären Beistand suchen (s. o., *protection principles*). Dabei werden dieselben medizinischen Standards zugrunde gelegt, die auch in der Notaufnahme eines Krankenhauses etwa in Deutschland gelten. Das gilt auch für die präklinische Versorgung, also Erste Hilfe, aber auch Impfungen und gesundheitliche Vorsorge. Das Prinzip der *Accountability*, also der Rechenschaftspflicht für die Qualität der medizinischen Interventionen jedweder Art wurde z. B. beim Einsatz nach dem Erdbeben in Haiti im Jahr 2010 oft verletzt [9].

Neben der Akutversorgung gilt es bei der Aufnahme, Infektionskrankheiten zu erkennen, zu behandeln und soweit möglich auch diesen vorzubeugen. Deshalb ist eine der wichtigsten medizinischen und gesundheitlichen Maßnahmen die Durchimpfung der gesamten Population gegen Masern. Die Bekämpfung von Durchfallerkrankungen findet in enger Abstimmung mit dem Wasser- und Sanitärbereich (WASH) statt. Die antibiotische und/oder symptomatische Behandlung von Patienten und die gleichzeitig eingeleiteten Präventionsmaßnahmen in Hygiene und Wasserversorgung sollen in Kombination dazu beitragen, dass keine Epidemie von Durchfallerregern im Flüchtlingslager auftritt, obwohl die Situation so vieler Menschen auf engem Raum dazu prädestiniert ist. Dazu gehört darüber hinaus auch die Kalkulation von ausreichend Platz bei der Errichtung der Unterkünfte, die sinnvolle Anordnung von Wasserentnahmestellen und Toiletteneinrichtungen sowie Hygieneaufklärung und geeignete Kommunikationswege, um Ausbrüche dieser Krankheiten frühzeitig erkennen, melden und bekämpfen zu können. Insgesamt gilt, dass alle fünf Hauptaktivitätsfelder der humanitären Hilfe engmaschig Maßnahmen untereinander abstimmen müssen. Dazu wurden Anleitungen erarbeitet, indem Standards in allen Bereichen vorgegeben werden, die es mit den eingeleiteten Maßnahmen zu erreichen gilt [9]. Zudem müssen sich auch die Personal- und Einsatzplanungen nach den quantitativ und qualitativ aufwachsenden Bedarfen der Geflüchteten richten. Ausreichendes Personal aus den folgenden Berufsgruppen sollte in einem Flüchtlingslager zur Verfügung stehen:

- Experten aus dem Bereich der humanitären Hilfe (inkl. Projektkoordinatoren, Logistiker, WASH Fachkräfte usw.)
- Psychologen und Dolmetscher mit den entsprechenden Kenntnissen
- Pflegepersonal und Hebammen
- Ärztliches Personal aus den relevanten medizinischen Fachrichtungen, v. a. Allgemeinmedizin/Innere Medizin, Notfallmedizin/Anästhesiologie/Traumatologie, Gynäkologie/Geburtshilfe/Kinderheilkunde

Bei allen akut und im weiteren Verlauf der medizinischen Versorgung notwendigen Maßnahmen zur Wiederherstellung oder Sicherung von Gesundheit wird häufig der psychologische/psychiatrische Bereich vernachlässigt. Dieser Bereich ist auch für die weitere Entwicklung der geflüchteten Personen, insbesondere der Kinder, von großer Bedeutung, so dass schon in der Frühphase einer humanitären Intervention verstärkt darauf geachtet werden sollte (vgl. Kap. 13 seelische Gesundheit). Durch die komplexen Umstände in Krisensituationen, sprachliche und kulturelle Barrieren sowie die oft nur kurze Verweildauer in den Lagern ist es meist schwierig eine adäquate psychologische Betreuung anzubieten. Diese ist auch für Einsatzkräfte unabdingbar, um einerseits ihre Arbeitskraft zu erhalten und andererseits mittel- bis langfristige Schädigungen (im Sinne einer posttraumatischen Belastungsstörung) zu verhindern. Die gesundheitliche Versorgung gehört zu den ersten Bereichen, in denen Defizite sichtbar werden und die zu langfristigen, negativen Folgen für alle Beteiligten führen können [9].

17.2.4 Übersicht über aktuelle Flüchtlingskrisen

Die zunehmende Komplexität der Krisen im 21. Jahrhundert und die gleichzeitige Abnahme des politischen Willens, humanitäre Hilfe zu unterstützen, resultieren häufig in einer Überforderung der Einsatzkräfte bei der Versorgung der Geflüchteten. Beispiele sind die Lager auf den griechischen Inseln für die Ankömmlinge aus dem Nahen Osten über die Türkei oder die Lager für Binnenflüchtlinge im Jemen. In Abb. 18.1 ist eine aktuelle Übersicht des Flüchtlingshilfswerks der Vereinten Nationen (UNHCR) zur Anzahl der Flüchtlingen, Asylbewerbern und Binnenflüchtlingen im Jahr 2019 dargestellt [10].

Für das Jahr 2019 wurden 70,8 Millionen Menschen registriert, die unfreiwillig ihre Heimat verlassen mussten. Das UNHCR hat dazu festgestellt, dass diese Zahl seit seinem Bestehen nie höher war. Ein Großteil dieser Menschen, insgesamt 41,3 Millionen, sind innerhalb ihres Heimatlandes auf der Flucht (IDPs) 25,9 Millionen haben ihr Heimatland verlassen, sind also nach internationalem Völkerrecht Flüchtlinge. Nur ein Bruchteil davon, 3,5 Millionen, hat Asyl in anderen Ländern beantragt.

Wegen verschiedener und zunehmender Konflikte, v. a. in Syrien, hat sich die Zahl von Menschen auf der Flucht seit 2012 verdoppelt. Der gesamte Nahe Osten sowie das östliche Zentralafrika sind besonders häufig von Konflikten betroffen, die die wesentliche Ursache für die Fluchtbewegungen darstellen (Abb. 17.1).

Das UN-Hochkommissariat für Flüchtlinge (UNHCR , www.unhcr.org) wurde 1950 gegründet, um Geflüchtete aus verschiedenen Krisenherden der Welt zu versorgen, ihre Rechte zu vertreten und die humanitäre Hilfe für sie zu koordinieren. Da die Krisen der letzten Jahre immer komplexer werden im Vergleich zu denen in den Jahrzehnten zuvor, gibt es Bestrebungen, die Art und Weise, damit umzugehen, grundlegend neu zu fassen. In der *New York Declaration for Refugees and Migrants*

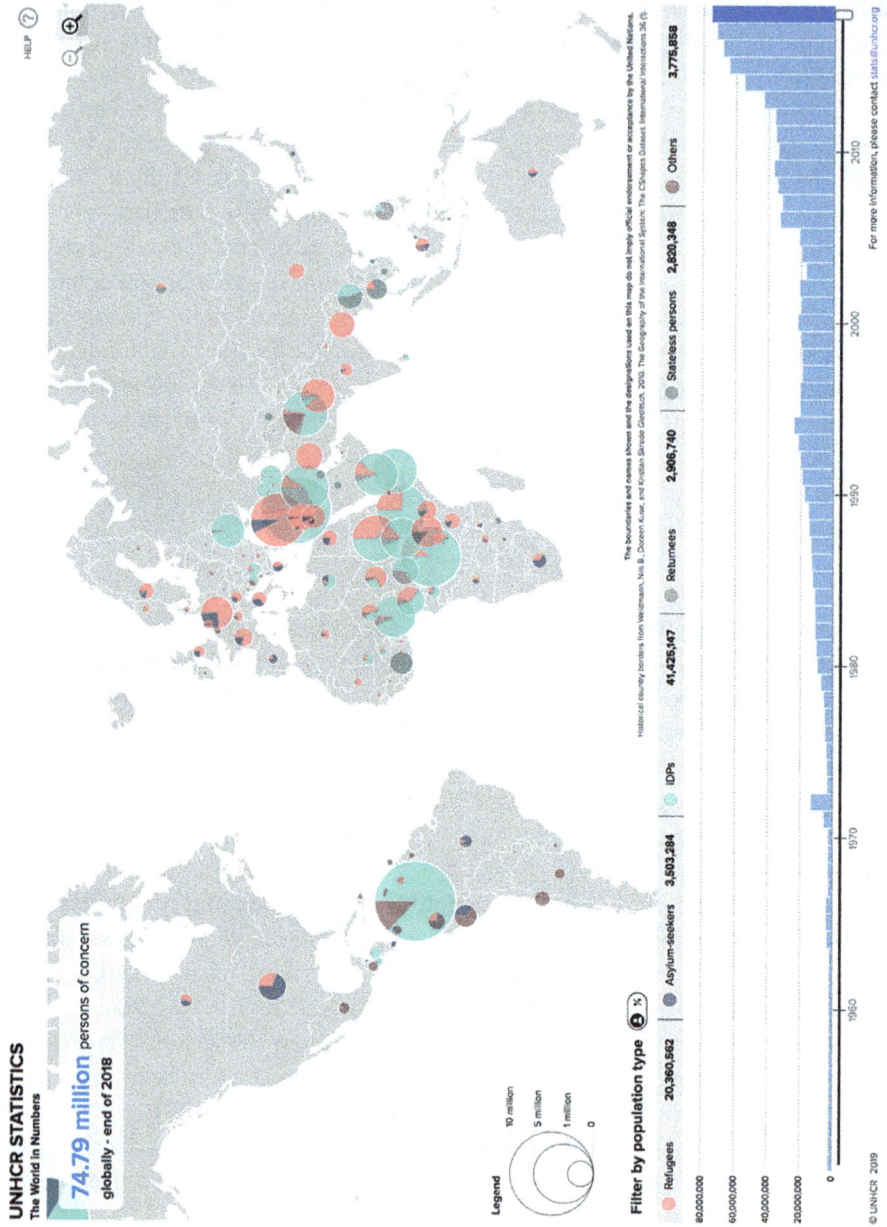

Abb. 17.1: Übersicht über Flüchtlinge, Asylbewerber, Binnenflüchtlinge, Rückkehrer und Staatenlose im Jahr 2019, Quelle UNHCR [10].

wurden 2016 die wichtigsten Erkenntnisse und daraus abgeleiteten Strategien zusammengefasst. Das *Comprehensive Refugee Response Framework*, CRRF, fasst diese wie folgt zusammen [11,12]:

- klare Benennung der Verantwortlichkeiten für die Versorgung von Geflüchteten
- Inklusion als Schlüssel für einen umfassenden Ansatz in dieser Versorgung (vgl. *„leave no one behind"* der Nachhaltigkeitsagenda 2030)
- Ermöglichung der längerfristigen Niederlassung in anderen Ländern
- Ermöglichung der freiwilligen Rückkehr in das Heimatland
- Hilfe zur Selbsthilfe für Geflüchtete, um außer dem Überleben auch das eigenverantwortliche Handeln zu ermöglichen (Leben in Würde, s. o.)
- generelle Unterstützung für Länder, die Geflüchtete aufnehmen

Die New Yorker Deklaration sowie der CRRF bilden auch die Grundlage für die Gesundheitsversorgung der Geflüchteten sowie für die langfristige Sicherstellung der gesundheitlichen Gleichheit und ein Leben in Würde ([12], s. o.).

17.2.5 Ausblick

Es gibt zwar gut etablierte Standards zum Einrichten von Flüchtlingslagern, zur Einhaltung und zur Umsetzung der *protection principles*, zu medizinischer Versorgung, Nahrungsmittelversorgung und dem Aufbau von Unterkünften, aber leider keine zur Auflösung eines Flüchtlingslagers, zur Reintegration, zur dauerhaften Ansiedelung oder zur geordneten Rückkehr. Da die meisten Krisen, die die Auslöser für Flucht sind, sehr komplex und unübersichtlich sind, ist ihre Beendigung oft langwierig bis unmöglich. Und so kommt es, dass viele Flüchtlingslager zur Dauereinrichtung werden, z. B. für die Geflüchteten in der ehemaligen und von Marokko besetzten Spanischen Sahara, in den Palästinenserlagern im Libanon, in Jordanien und in Syrien oder für die Geflüchteten aus Somalia in Dadaab im Nordosten Kenias. Diese Chronifizierung von Flüchtlingslagern stellt die Verantwortlichen vor Ort vor sehr große logistische und organisatorische Probleme. UNHCR, NGOs und die Behörden vor Ort müssen Menschen versorgen, die in slumähnlichen Zuständen im Umfang von Großstädten leben. Die o. g. Prinzipien lassen sich nicht dauerhaft in solchen Situationen anwenden. Die humanitäre Hilfeleistung wird langfristig benötigt und die Verantwortlichen müssen sich entsprechend darauf einstellen. Deshalb ist die *New York Declaration for Refugees and Migrants* von 2016 ein wichtiger Meilenstein in der Bewältigung dieser Lagen, die auch ein langfristiges Engagement von Geberländern, NGOs und v. a. der Einrichtungen der UN sowie einen multilateralen Ansatz erforderlich machen.

17.3 Gesundheit in der Entwicklungszusammenarbeit

17.3.1 Einführung in die Entwicklungszusammenarbeit

Bevor auf den Aspekt der Gesundheit in der Entwicklungszusammenarbeit eingegangen wird, soll letztere kurz vorgestellt werden in ihrer (heutigen) Definition, ihren theoretischen Grundlagen und ihrer Geschichte sowie ihrer Finanzierung.

17.3.1.1 Was versteht man unter Entwicklungszusammenarbeit?

„Entwickelung" bedeutet eigentlich ein Auswickeln, ein Entfalten und Sichtbarmachen von bereits angelegten Strukturen. In diesem Sinne bedeutet Entwicklung eines Staatswesens oder einer Gesellschaft das Sichweiterentwickeln bzw. das Entfalten von Möglichkeiten. Die Definition von Entwicklung im Zusammenhang von Entwicklungspolitik und -zusammenarbeit reicher Staaten für ihre ärmeren Partner hat sich von der ursprünglichen Bedeutung entfernt und sich selbst ebenfalls weiterentwickelt.

Das Ziel heutiger Entwicklungszusammenarbeit (EZ), ist es, Menschen die Freiheit zu geben, ohne materielle Not selbstbestimmt und eigenverantwortlich ihr Leben zu gestalten und ihren Kindern eine gute Zukunft zu ermöglichen [13,14]. In diesem Sinne soll durch die EZ Armut bekämpft werden. Gleichzeitig sollen Rechtsstaatlichkeit, Demokratie, Menschenrechte, soziale und gesundheitliche Gleichheit gefördert werden – und dass alles nachhaltig, also sowohl langfristig anhaltend als auch sich selbst unterhaltend und erneuernd (s. u.). Insgesamt sollen die sozialen, wirtschaftlichen, gesundheitlichen, ökologischen und politischen Verhältnisse der Menschen weltweit verbessert werden. Dazu gehört auch, Krisen und Konflikte weltweit zu verhindern.

17.3.1.2 Wie sieht die deutsche Entwicklungszusammenarbeit aus?

Das Bundesministerium für wirtschaftliche Zusammenarbeit und Entwicklung (BMZ) verfolgt diese im vorangehenden Abschnitt beschriebenen Ziele und begründet dieses Handeln mit ethischer Verantwortung und Solidarität mit anderen Menschen und Ländern weltweit. Der humanistische Grundgedanke ist Leitbild für diese ethische Grundlage von deutscher EZ, gleichzeitig aber auch das Bestreben, das Wohlergehen Deutschlands nachhaltig zu sichern [14]. Rein formal wird in der deutschen EZ unterschieden in die eigentliche, projektbezogene EZ, eine finanzielle Zusammenarbeit (FZ), in der die finanziellen Mittel bereitgestellt, die Projekte selbst aber von lokalen Partnern oder anderen Organisationen durchgeführt werden, und die technische Zusammenarbeit (TZ), in der die Kooperation sich auf technische Angelegenheiten fokussiert (auch die Bereitstellung von Know-how und Aus- und Weiterbildung), die Gesamtgestaltung des Projektes aber ebenfalls in anderer Verantwortung erfolgt.

17.3.1.3 Entwicklungszusammenarbeit oder Entwicklungshilfe?

Wenn eine Seite (Geber) Geld, Ressourcen, Expertise, Projektplanung etc. stellt, die andere Seite (Nehmer) eher passiv dabei ist, möglicherweise von den Früchten dieser Bemühungen profitiert, dann ist das Verhältnis beider von Ungleichheit geprägt, was auch zu negativen Folgen führen kann. Jahrzehntelang wurde diese Ungleichheit hingenommen und die bereitgestellten Ressourcen auch als Rechtfertigung für diese sowie für eine weitgehende Einflussnahme angeführt (s. u.). Problemstellungen in der EZ gemeinsam anzugehen und auch gemeinsam Verantwortung zu übernehmen, einander auf Augenhöhe zu begegnen, ist nach Erkenntnissen aus den Fehlern der Vergangenheit der bessere Weg, nachhaltig für eine Verbesserung der Verhältnisse zu arbeiten. Deshalb wird ein gemeinsames Engagement besser als Entwicklungszusammenarbeit bezeichnet und nicht als -hilfe.

17.3.1.4 Welche Bereiche gehören dazu?

Zur EZ gehören alle Aktivitätsfelder, in denen sich eine Verbesserung der wirtschaftlichen, gesundheitlichen, sozialen, ökologischen und politischen Verhältnisse erreichen lässt. Entwicklungs- und Umweltschutzfragen gemeinsam zu behandeln, ist in den 17 nachhaltigen Entwicklungszielen niedergelegt (SDGs, s. Kap. 7). So gehören auch der Schutz der Meere und des Klimas mittelbar zu den Aktivitätsfeldern von EZ, und alle in den 17 SDGs versammelten, bis 2030 zu erreichenden Ziele haben Anteile von Entwicklung und Verbesserung der o. g. Verhältnisse, in denen die Menschen leben. Das bedeutet auch, dass sich die Bereiche durchaus überlappen können, in denen EZ-Projekte in Angriff genommen werden, und das gilt nicht nur für die drei Armutskreisläufe Bildung, Gesundheit und Wirtschaft (s. u., Abb. 17.3). Ein interdisziplinärer Ansatz berücksichtigt zudem die möglichen weiteren Wirkungen von EZ-Projekten zusätzlich zu den beabsichtigten Wirkungen.

17.3.2 Kurze Geschichte der Entwicklungszusammenarbeit und ihre Theorien

Während der Kolonialzeit herrschte die Meinung, Armut und Machtlosigkeit der Bevölkerung in den beherrschten Ländern wären Indizien für ihre Rückständigkeit, und nach gängiger Auffassung der Kolonialherren sei es ihre Verantwortung, hier Verantwortung zu übernehmen (Sendungsbewusstsein), selbstverständlich mit dem Ziel der Ausbeutung und Herrschaft/Macht. Trotzdem erkannten einige Kolonialmächte die Notwendigkeit, die beherrschten Kolonien nicht nur auszubeuten, sondern auch zu entwickeln – nicht nur in wirtschaftlicher Hinsicht, sondern auch in der Infrastruktur für Bildung oder Gesundheit. Nach dem Zweiten Weltkrieg verband der US-Präsident Harry S. Truman Wirtschaftshilfe für ärmere Länder mit deren Bestreben, ins Lager der westlichen Demokratien zu wechseln (oder dort zu verbleiben) und nicht Teil der sozialistischen Welt zu werden. Diese an politische Bedingungen geknüpfte Entwicklungshilfe setzte sich für die deutsche Seite fort in der sogenannten Hallstein-Doktrin, nach der nur diejenigen Länder westdeutsche Entwicklungshilfe erhalten dürften, die die DDR nicht anerkannten [15]. Die Aufteilung der Welt in der Nachkriegszeit in zwei Blöcke spiegelte sich auch in der theoretischen Begründung von Entwicklungshilfe und -zusammenarbeit wider: Nach der im Westen verbreiteten Modernisierungstheorie hat die Hebung des wirtschaftlichen Wohlstands einer Gesellschaft auch positive Effekte für die ärmsten Bevölkerungsschichten, indem auch für sie etwas abfällt („*trickle-down effect*"). Die Entwicklung ist nach dieser Theorie linear und vorherbestimmt: das Erreichen verschiedener Stufen des wirtschaftlichen Wohlstandes bis hin zu einer Gesellschaft, die sich Massenkonsum leisten kann. Hier waren die eigenen Gesellschaften Vorbild, und Entwicklungshilfe solle den ärmeren gestatten, zu ihnen aufzuschließen. Alternative Wege oder Ziele haben in dieser Theorie von Entwicklung keinen Platz. Folgerichtig wurden gemäß der Modernisierungstheorie alle Problemstellungen in den ärmeren Ländern der Welt vornehmlich mit Geld in Angriff genommen. Das sozialistische Lager stellte eine eigene Theorie für die Entwicklung auf, vornehmlich, um die gegenwärtige Entwicklungsbedürftigkeit vieler Länder weltweit zu erklären: Nach dieser Dependenztheorie sind die Abhängigkeiten der ärmeren und damit (wirtschaftlich) schwächeren Ländern von den reichen der Grund für die Hemmung in ihrer jeweiligen Entwicklung. Erst ein Lösen dieser Abhängigkeiten gestatte eine freie und ungehinderte Entwicklung dieser Länder (meist ehemalige Kolonien) in allen Bereichen. Die Dependenztheorie wurde auch als Grundlage genommen für einen revolutionären Umsturz der Verhältnisse in den armen Ländern und eine neue Abhängigkeit vom sozialistischen Lager.

Grundsätzlich trugen die genannten beiden Entwicklungstheorien die jeweilige Entwicklungspolitik, die eng mit geostrategischen Interessen verknüpft war und ist. Viele Abhängigkeiten entstanden darüber hinaus auch durch das Gewähren von Entwicklungskrediten, deren Bedienung den wirtschaftlichen und politischen Handlungsspielraum vieler armer Länder immer weiter einschränkten, bis schließlich in den 80er Jahren neue Kredite aufgenommen werden mussten, ausschließlich, um die Zinsen der alten bezahlen zu können. Eine Entschuldung sowie eine weitgehende Auflösung der Aufteilung der Welt in Machtblöcke führten in den 90er Jahren dazu, dass die Entwicklungszusammenarbeit konstruktiver verlief. Eine weitere Theorie, nämlich, dass zuallererst die Grundbedürfnisse der Menschen in sehr armen Ländern befriedigt werden müssten, bevor mit dem Aufbau von Infrastruktur begonnen werde könne (Grundbedürfnisbefriedigungstheorie), wurde umgesetzt in Projekten der Nothilfe als Grundlage für den Aufbau oder Wiederaufbau eines Landes. Hinzu kam die Überzeugung, nur in Partnerschaftsprojekten auf Augenhöhe mittel- bis langfristig erfolgreich zu sein (s. o.). Und obwohl an vielen Entwicklungsprojekten berechtigte Kritik geübt wurde und wird (vgl. Dokumentarfilm von 2012 „Süßes Gift – Hilfe als Geschäft", [17]), gibt es doch auch Erfolge vorzuweisen. Dabei gilt grundsätzlich, dass Großprojekte wie Staudämme eher risikoreich und Projekte, die kleinteiliger und breiter angelegt und die Bevölkerung einbindend vorgehen, eher erfolgverspre-chend sind. Nach einer Analyse der Welthungerhilfe von 2018 haben EZ-Projekte we-sentlich dazu beigetragen, den Hunger auf der Welt und auch die Kindersterblichkeit signifikant zu vermindern [18], und das, obwohl die Bevölkerung weltweit stark an-gestiegen ist. Strategien und Ressourcen stehen mittlerweile in ausreichender Menge zur Verfügung, um den Hunger weltweit zu beenden. Die Ergebnisse der Millenni-umsentwicklungsziele (MDGs) 2015 geben dieser optimistischen Sicht die Grundlage, und es sind nicht zuletzt auch die erfolgreichen Lernprozesse, wie EZ sinnvoll gestal-tet werden kann, die zu diesen Erfolgen beigetragen haben.

17.3.3 Formen der Entwicklungszusammenarbeit

Die Mehrzahl der Projekte in der Entwicklungszusammenarbeit werden bilateral zwi-schen einer Organisation aus einem Geberland und einer weiteren aus einem Neh-merland durchgeführt. Diese haben meist eine überschaubare Anzahl von Interes-senvertretern, wodurch sich eine Reihe von Vorteilen ergeben wie z. B. eine effekti-vere Organisation oder eine gute Sichtbarkeit für beide Seiten, die für das Einwerben weiterer (Spenden-)Mittel nützlich sein kann. Sind mehrere Geldgeber beteiligt und/oder supranationale Institutionen der UN oder anderer Einrichtungen wie der EU, wird von multilateralen Projekten gesprochen, auch dann, wenn auf der Nehmerseite mehrere Länder beteiligt sind. Hier ist vorteilhaft, dass die Expertise von gleich meh-reren Perspektiven eingebracht werden kann und eine Abstimmung sowie Einbet-tung in die globalen Bemühungen leichter möglich ist als bei einzelnen bilateralen Projekten, bei denen häufig die Gefahr der Redundanz sowie der fehlenden An-schlussfähigkeit besteht. Deutschland, zum Beispiel, bemüht sich als einzelner Ak-teur in bilateralen Projekten um eine konstruktive Partnerschaft und beteiligt sich auch an multilateralen Vorhaben, indem es Geld an supranationale Akteure zahlt, z. B. UN-Institutionen wie die WHO (vgl. [14]). Die UN-Ebene bemüht sich, die einzel-nen Aktivitäten zu koordinieren oder gleich eigene Initiativen zu starten, um die be-reitgestellten Ressourcen möglichst effizient und effektiv einzusetzen. Dabei spielt das *UN Development Program*, UNDP, eine immer wichtigere Rolle. Nicht nur natio-nale Geldgeber finanzieren EZ-Projekte und führen sie durch. Auch UN und EU sowie weitere supranationale Geldgeber engagieren sich in der EZ. Hinzu kommen Organi-sationen, die unabhängig von diesen und nationalen Institutionen sind und sich meist einem oder wenigen Hauptzielen verschrieben haben, z. B. der *Global Fund to fight AIDS, Tuberculosis and Malaria*, GFATM (vgl. Kap. 11, Infektionskrankheiten). Er sammelt Geld zur Bekämpfung der drei großen Krankheiten, v. a. für die Bereit-stellung von Medikamenten in armen Ländern und für nationale Bekämpfungspro-gramme. Voraussetzung für die Geldzuwendung ist der Nachweis einer eigenen funk-tionierenden Infrastruktur, besonders in der Diagnostik, einer Kofinanzierung und der Abwesenheit von Korruption. Die *Global Alliance for Vaccination and Immunizati-*

on, GAVI , ist ein weiteres Beispiel für supranationale, zielgerichtete Partnerschaften, die auch Verbünde von öffentlichen und privaten Partnern darstellen (*Public Private Partnerships*, PPP). Viele in der EZ tätige Nichtregierungsorganisationen (NGOs) sind national gegründet, aber mittlerweile in vielen Ländern aktiv und daher inter- oder supranational tätig. Sie vertreten die Interessen der armen Bevölkerungen, auch in UN-Gremien, und sind häufig Partner multilateraler Projekte. Eine weitere Akteurs-gruppe sind philanthropische Organisationen, die bekannteste unter ihnen ist die *Bill & Melinda Gates Foundation*, BMGF, die eine umfangreiche Forschungsförderung betreibt, v. a. in der Impfstoffforschung, und auch Geldgeber größerer EZ-Projekte ist. Darüber hinaus stellt die BMGF auch erhebliche Mittel für den Haushalt der WHO bereit, was ihren Einfluss in der globalen Gesundheitspolitik wachsen lässt.

17.3.4 Finanzierung der Entwicklungszusammenarbeit

Bleibt die Frage nach den finanziellen Mitteln, die jährlich aufgewendet werden, um die Entwicklung ärmerer Weltregionen wirksam zu unterstützen. Das *Development Assistance Committee* (DAC) der *Organization for Economic Cooperation and Development* (OECD) hat zur Messung des finanziellen Engagements der einzelnen (Geber-) Länder eine Quote festgelegt, die *Official Development Assistance* (ODA)-Quote. Diese soll basierend auf einer Vereinbarung der OECD Mitgliedsländer 0,7 % des Brutto-inlandsprodukts (BIP) des jeweiligen Landes betragen. Jedes Jahr werden Ranglisten der Geberländer veröffentlicht, aus denen hervorgeht, ob sich diese an die gemein-same beschlossene ODA-Quote halten [19]. Deutschland, zum Beispiel, hat diese ODA-Quote von 0,7 % seines BIP nur sehr selten erreicht (2016 und 2017) und auch nur, wenn alle Aufwendungen für den Haushalt des BMZ, supranationale EZ-Organi-sationen und für die UN – und sogar die Aufwendungen für die Geflüchteten im ei-genen Land – hier mit eingerechnet werden. Dieses gilt auch für viele der anderen OECD Ländern, weil häufig andere Prioritäten gesetzt und Gelder eher in eigene na-tionale Projekte investiert werden.

Insgesamt sind die Ausgaben, die weltweit für die EZ aufgewendet werden, in den letzten Jahren gestiegen, was neben der Milleniumentwicklungs- und der Nach-haltigkeitsagenda, auch am stetigen Druck der darin tätigen Organisationen, ins-besondere der NGOs, liegt. Der Trend einer generellen Zunahme der finanziellen Mit-tel lässt sich auch für den Gesundheitsbereich beobachten ([20], Abb. 17.2). Dabei in-vestieren einzelne Länder wie die USA (in rot) und einzelne NGOs sowie die BMGF überproportional mehr als andere Organisationen, gemessen an dem jährlichen An-stieg über die letzten Jahre seit 1990. Diese Zunahme der finanziellen Mittel könnte Ausdruck einer Zunahme von Investitionen der Geberländer und einer größeren Viel-falt an NGOs und weiterer Organisationen sein, aber auch einer Rahmensetzung in den verschiedenen Leitfäden der letzten Jahre: MDGs und SDGs sowie das Konzept der *Universal Health Coverage* (UHC, s. u.). Die Steigerung der finanziellen Mittel ist

Development assistance for health by source of funding, 1990–2018

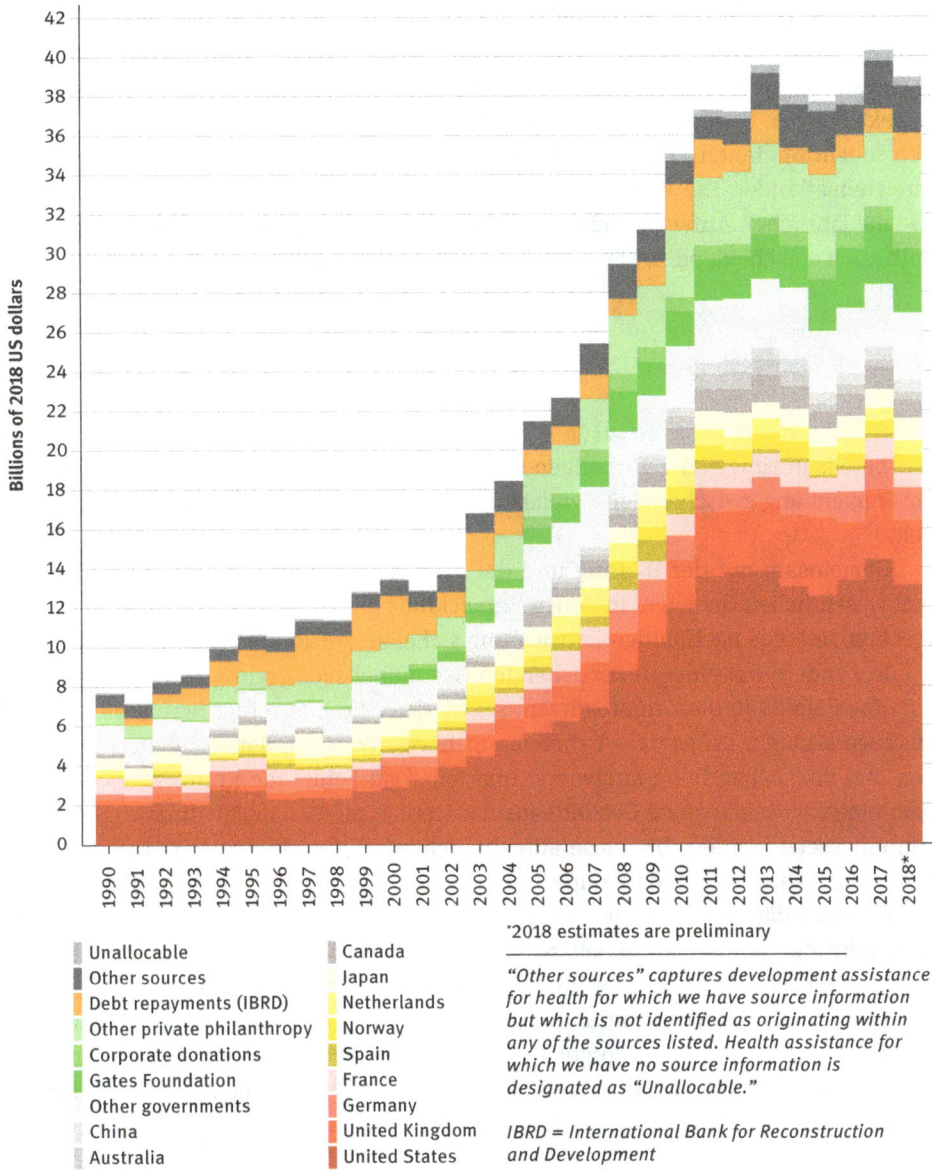

*2018 estimates are preliminary

Unallocable	Canada
Other sources	Japan
Debt repayments (IBRD)	Netherlands
Other private philanthropy	Norway
Corporate donations	Spain
Gates Foundation	France
Other governments	Germany
China	United Kingdom
Australia	United States

"Other sources" captures development assistance for health for which we have source information but which is not identified as originating within any of the sources listed. Health assistance for which we have no source information is designated as "Unallocable."

IBRD = International Bank for Reconstruction and Development

Abb. 17.2: Finanzierung der EZ im Bereich Gesundheit (Quelle: [20]).

dabei mit einer deutlichen Verbesserung der Gesundheit in ärmeren Ländern in den letzten Jahren einhergegangen. Allerdings könnte dies auch der mittelbare Effekt des gestiegenen Wohlstands in diesen Ländern sein (vgl. Abb. 17.3). Deshalb trägt eine Analyse des Engagements von EZ im Bereich der Gesundheit dazu bei, erfolgverspre-chende Strategien zu identifizieren und generelle Trends darzustellen. Ein weiterer Aspekt bei der Betrachtung der Geldströme zur Finanzierung von EZ wird häufig übersehen: Migranten, die in reicheren Ländern arbeiten, schicken Geld zurück in ihre Heimatländer. Die Weltbank schätzt, dass diese Summe ca. dreimal so groß ist wie die jährlichen Aufwendungen aller Geberländer zusammengenommen, und des-halb auch entscheidend zur Erreichung der SDGs bis 2030 beiträgt [21].

17.3.5 Entwicklung und Gesundheit

17.3.5.1 Gesundheit und Armut

Wie bereits in einigen der vorherigen Kapitel dargestellt worden ist, besteht ein enger Zusammenhang zwischen den Bereichen der Entwicklung und der globalen Gesund-heit.

Gemeinsam mit der Bildung und der Wirtschaft gehört die Gesundheit zu den drei wesentlichen Gebieten, in denen Entwicklungsprozesse Armutskreisläufe durch-brechen und eine nachhaltige Entwicklung sicherstellen können (Abb. 17.3).

In Ländern mit einer unzureichenden Gesundheitsversorgung können Krankhei-ten eine Familie in die Armut stürzen, sei es, dass die Eltern ihre Berufe nicht mehr ausüben können, sei es dass Familienangehörige (z. B. Kinder, Großeltern) erkran-ken und ihre Behandlung langwierig und teuer ist. Fehlt eine Krankenversicherung oder eine steuerfinanzierte Gesundheitsversorgung, müssen eigene finanzielle Reser-ven eingesetzt werden, bis diese aufgebraucht sind. Kranksein kann arm machen, aber umgekehrt kann auch Armut krankmachen (s. Abb. 17.3). Fehlen die Ressour-cen für eine adäquate Gesunderhaltung, für gute Wohnhygiene und/oder für eine gu-te Ernährung, werden Krankheiten begünstigt. Eine wesentliche Aufgabe des Ge-sundheitswesens ist es, zu gewährleisten, dass alle Mitglieder einer Population we-der durch Armut krank noch durch Krankheit arm werden. Dazu müssen Strukturen der Gesundheitsversorgung vorgehalten und ein Finanzierungssystem sichergestellt werden. Die Entwicklung und Stärkung von Gesundheitssystemen sind daher immer auch bedeutsame Elemente in der Entwicklungszusammenarbeit.

mangelhafte
Ausbildung

geringe
Produktivität

mangelhaftes
Bildungssystem

geringe
Steuereinnahmen

geringe
Leistungsfähigkeit

kaum Arbeit   geringes
Einkommen

geringe
Produktion

Armut

schlechter
Gesundheitszustand

mangelhafte
Ernährung

geringe
Ersparnis

geringe
Investitionen

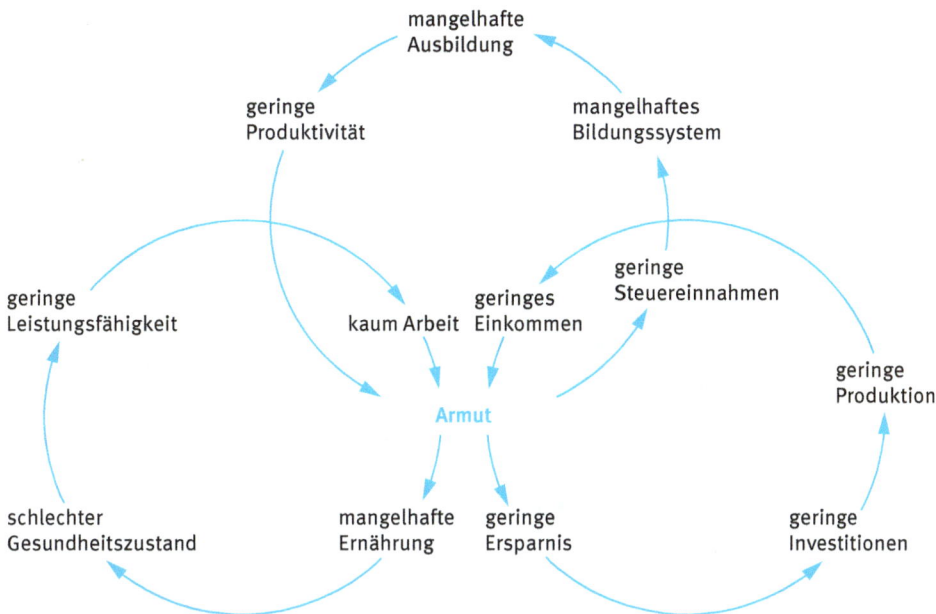

Abb. 17.3: Armutskreisläufe: Gesundheit (Kreislauf links), Bildung (Kreislauf oben) und wirtschaftliche Entwicklung (Kreislauf rechts) sind wichtige Betätigungsfelder in der Entwicklungszusammenarbeit; Defizite in den drei Bereichen fördern die Armut [16].

17.3.5.2 Stärkung von Gesundheitssystemen

Eine Stärkung der Gesundheitssysteme in armen Ländern ist Hauptziel gleich in zwei Initiativen: in den Nachhaltigen Entwicklungszielen (*Sustainable Development Goals*, SDG, s. Kap. 7) sowie in dem übergeordneten Ansatz und Programm der WHO zur Erreichung der „Universal Health Coverage" (UHC). Das Ziel dahinter ist, dass alle Menschen Gesundheitsdienste in angemessener Qualität in Anspruch nehmen können, ohne dabei zu riskieren, durch die Kosten zu verarmen.

Das UHC-Programm analysiert die Gesundheitssysteme armer und reicher Länder hinsichtlich verschiedener Indikatoren zur Messung des Grades der Versorgung der Bevölkerung, um Empfehlungen für Verbesserungen in den verschiedenen Dimensionen zu geben. Die drei Dimensionen der Versorgung/Abdeckung der Bevölkerung durch das jeweilige Gesundheitssystem umfassen (Abb. 17.4):

- den Prozentsatz der Bevölkerung, der vom Gesundheitssystem erreicht wird;
- den Prozentsatz der finanziellen Abdeckung, also wie viele Gesundheitsleistungen innerhalb des Gesundheitssystems gegenfinanziert sind;
- den Prozentsatz an angebotenen Gesundheitsleistungen bezogen auf die aktuell maximal möglichen Gesundheitsleistungen (nach dem Stand der Medizin und Technologie).

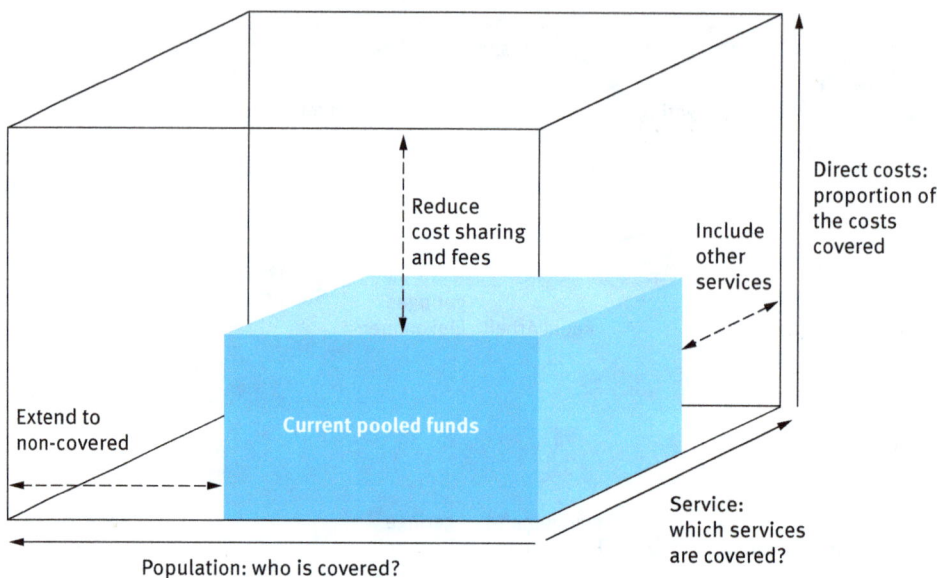

Abb. 17.4: Die drei Dimensionen der Abdeckung mit Gesundheitsversorgung: Bevölkerung; Gesundheitsleistungen, direkte Gesundheitskosten [22].

Besonders der Anteil der Finanzierung von Gesundheit durch das Gesundheitssystem ist ein guter Indikator für die Funktionalität und Effektivität der Gesundheitsversorgung. Die Gesamtgesundheitsausgaben teilen sich auf in diejenigen Ausgaben, die innerhalb des Gesundheitswesens refinanziert werden, und diejenigen, die die Patienten bzw. ihre Angehörigen aus eigener Tasche aufwenden müssen (*out-of-pocket payments)*. Wieviel eine Regierung in die Gesundheit der eigenen Bevölkerung investiert, kann am Anteil der Gesamtgesundheitsausgaben am Bruttoinlandsprodukt abgelesen werden. In Deutschland beträgt dies ca. 11 %, das entspricht auch in etwa dem Anteil, den andere EU-Länder für die Gesundheit aufwenden. Die USA haben relativ höhere Gesundheitsausgaben von ca. 18 % des BIP, erreichen dabei allerdings nur ein mit den EU-Staaten vergleichbares Gesundheitsniveau. Dieses ist u. a. darauf zurückzuführen, dass viele Millionen Menschen in den USA nicht krankenversichert sind und Versuche dieses zu korrigieren („Obamacare") wieder rückgängig gemacht worden sind. Viele arme Länder geben hingegen nur wenig für den Gesundheitssektor aus (zwischen 3 und 8 % des BIP). Projekte der Entwicklungszusammenarbeit können hier ansetzen und strukturelle Kooperationen, eine finanzielle Zusammenarbeit oder einen Erfahrungsaustausch umfassen.

Da die Krankheitslast in der Welt ungleich verteilt ist (vgl. Kap. 1), stellt diese zusammen mit anderen Faktoren eine wesentliche Ursache für die Entwicklungsbedürftigkeit von Ländern und Regionen dar. Tropische Infektionskrankheiten wie

Malaria oder Wurmerkrankungen stellen eine zusätzliche Belastung für die Gesundheit in den Ländern in der Nähe des Äquators dar (s. Kap. 11, Infektionskrankheiten). Aufgrund der höheren Prävalenzen bei den übertragbaren (Infektions-)krankheiten können erhöhte Erregerkonzentrationen in Wasser und Luft wiederum zu einer höheren Krankheitslast führen. Im Rahmen der Stärkung von Gesundheitssystemen ist es daher sehr wichtig auch die Nachbarsektoren wie WASH und die Lebensmittelhygiene zur Senkung der Erregerlast in der Programmplanung ausreichend zu berücksichtigen.

Im Vergleich zu Gesundheitssystemen reicher Industrieländer sind diejenigen von Entwicklungsländern also gleich mehrfach im Nachteil:

- Die Krankheitslast in armen Ländern ist aufgrund ihrer geographischen Lage (zumeist tropische oder subtropische Zone) höher als in Industrieländern (die sich eher in den gemäßigten Klimazonen befinden).
- Da viele Infektionskrankheiten häufiger in armen Ländern vorkommen, ist die Erregerkonzentration in Luft, Wasser und Boden höher als in reichen Ländern, d. h. die Wahrscheinlichkeit einer Übertragung ist höher.
- Arme Länder verfügen nicht über genügend Ressourcen, die Hygiene in den Bereichen Wasserversorgung/Abwasserentsorgung, Wohnen und Nahrung/Lebensmittel zu sichern, sodass sich Infektionserreger leichter ausbreiten können.
- Zusätzlich zu der erhöhten Krankheitslast durch Infektionserreger müssen arme Länder in etwa mit einer gleich hohen Krankheitslast im Bereich nichtübertragbare Erkrankungen (s. Kap. 12, NCD) zurechtkommen wie reiche Länder.
- Arme Länder verfügen nicht über ausreichende finanzielle, personelle und strukturelle Ressourcen, um ihre Gesundheitssysteme so aufzubauen, dass es mit den o. g. Herausforderungen fertig wird.

17.3.5.3 Armutsassoziierte Erkrankungen

Aufgrund der genannten Bedingungen können einige Erkrankungen beschrieben werden, die typisch sind für arme Bevölkerungen bzw. Subpopulationen: Durchfallerkrankungen etwa als Indikatorkrankheit für schlechte Hygienebedingungen; Tuberkulose als Krankheit der Armen, Obdachlosen, Schlechtergestellten, die unzureichend genährt unter beengten und schlechten Wohnverhältnissen leiden; impfpräventable Infektionserkrankungen wie Masern, Mumps, Röteln, Diphtherie, die besonders unter Kindern dann auftreten, wenn es z. B. infolge eines unzureichenden oder zusammenbrechenden Gesundheitssystems keine Impfmöglichkeiten mehr gibt. Die Liste ließe sich beliebig fortsetzen.

Diese und weitere Krankheiten wären leicht und unter Einsatz relativ weniger Ressourcen erfolgreich zu kontrollieren. Allerdings werden weiterhin zu wenig Mittel in die Bekämpfung armutsassoziierter Erkrankungen investiert. Dafür können folgende Gründe angeführt werden:

- Geringe Kaufkraft: Aufgrund ihrer geringen Kaufkraft stellen arme Menschen/Patienten keinen attraktiven (Gesundheits-)Markt dar, sodass die Gesundheitswirtschaft und die Pharmaindustrie kein großes Interesse daran haben, in die Entwicklung neuer Medikamente oder Technologien zu investieren, um armutsassoziierte Erkrankungen wirksamer bekämpfen zu können.
- Geringe Gewinnaussichten: Da es sich bei vielen armutsassoziierten Erkrankungen um Infektionserkrankungen handelt, ist das Interesse hier noch geringer, da die Behandlungszeiten im Gegensatz zu den chronischen Krankheiten (wie z. B. Diabetes) nur relativ kurz sind. Zudem lässt sich z. B. mit neu entwickelten Antibiotika nur wenig Geld verdienen, da diese meist nur als Reservemedikamente bei schweren Erkrankungsverläufen genutzt werden sollten. Hier versuchen die WHO, philanthropische Organisationen und NGOs durch Anreize, die Forschung und Entwicklung neuer Medikamente und Technologien zu fördern.
- Mangelnde Einflussnahmemöglichkeit: Arme Menschen/Patienten haben global und regional kaum eine Lobby. Deshalb übernehmen viele Nichtregierungsorganisationen ihre Anwaltschaft, um ihren Anliegen und ihrer Not eine Stimme zu geben.
- Investitionsklima: Häufig stellen die äußeren Bedingungen in armen Ländern (z. B. politische Instabilität, Korruption, schlechte Infrastruktur usw.) ein investitionsfeindliches Klima dar, so dass die Möglichkeiten der Medikamentenentwicklung vor Ort nur selten genutzt werden.

17.3.5.4 Regierungsführung und Gesundheit

Besonders der letzte Punkt stellt zuweilen eine große Hürde dar, um im Rahmen der Entwicklungszusammenarbeit die Gesundheit in armen Ländern nachhaltig und langfristig zu verbessern. Neben der politischen Stabilität ist auch die wirtschaftliche Lage von grundlegender Bedeutung, um Gesundheitssystemstrukturen aufbauen und stärken zu können. Die „failing" oder „failed states" haben oft keine oder nur eine völlig unzureichende Gesundheitsversorgung. Beispiele hierfür sind Somalia oder die beiden westafrikanischen Länder Sierra Leone und Liberia, die gerade erst Bürgerkriege beendet hatten, als sie von der Ebolaepidemie 2014/15 betroffen wurden. Investitionen in den Auf- und Ausbau des eigenen Gesundheitswesens setzen zudem eine gute Regierungsführung des jeweiligen Landes voraus, die in ihrem Handeln dem Gesundheitsbereich einen angemessenen Raum gibt („health in all policies") und einen (wachsenden) Anteil des BIP in die Gesundheit investiert (s. o.).

Auch die Korruptionsbekämpfung gehört zu dieser guten Regierungsführung, weil gerade der Gesundheitssektor besonders anfällig für Korruption aller Arten ist, denn hier können leicht Abhängigkeiten von Patienten und anderen Personengruppen ausgenutzt oder (zumeist staatliche) Investitionsmittel veruntreut oder abgezweigt werden [23]. Bei vergleichbaren äußeren Bedingungen, wie oben in den drei Dimensionen der UHC beschrieben, kann durch gute Regierungsführung die Gesundheit der Bevölkerung wirksam verbessert werden, während bei schlechter Regierungsführung keine Fortschritte, sondern eher Rückschläge oder eine Politik auf Kosten der Gesundheit festgestellt werden können [24]. Eine wichtige Aufgabe des Faches Globale Gesundheit ist es, hier generelle Strategien für eine Verbesserung der Gesundheitsversorgung in armen Ländern aufzuzeigen, politische Rahmenbedingungen auf UN-Ebene zu befördern, v. a. im Rahmen der SDGs, und dabei gezielt Maßnahmen und Projekte zu fördern, die auf die Gesundheitsförderung in armen Ländern abzielen.

17.3.5.5 Maßnahmen zur Förderung des Gesundheitswesens in armen Ländern angesichts übergreifender Herausforderungen wie dem Klimawandel

Global betrachtet hat der Klimawandel einen großen Einfluss auf die Gesundheit vieler Menschen bzw. das Potenzial einer massiven Beeinflussung. Dürren, starke Hitzeentwicklung durch Sonneneinstrahlung, aber auch Stürme oder Extremwetterereignisse können direkt die Gesundheit der Menschen vor Ort bedrohen oder indirekt durch Wasserknappheit, Ernteausfälle und politische Instabilitäten beeinflussen. Die langanhaltende Dürre in Ostafrika und Kalifornien in den letzten Jahren, die Zunahme von Wald- und Torfbränden in Mitteleuropa und Russland in Quantität und Qualität sind aktuelle Beispiele.

Auch die globalen politischen Verhältnisse bzw. Entscheidungen beeinflussen die Gesundheit vieler Menschen, v. a. in armen Ländern: Handelskriege, generell weltwirtschaftliche Entwicklungen, militärische und politische Konflikte in verschiedenen, zum Teil weit entfernten Weltregionen haben Einfluss auf Verfügbarkeit, Verteilung und Qualität von Gesundheitsgütern und -ressourcen.

Umfassende Ansätze zur Verbesserung der Gesundheit in armen Ländern setzen also nicht nur vor Ort in Krankheitsbekämpfung und -kontrolle sowie einer Verbesserung des jeweiligen Gesundheitssystems an, sondern auch in der Veränderung der äußeren Umstände, wie z. B. in Klimaschutzmaßnahmen, die die Menschen in den betroffenen (armen) Weltregionen in die Lage versetzen, besser mit den unvermeidlichen Folgen des Klimawandels umzugehen. Aber auch in einer vernunftgetriebenen globalen Politik in Konfliktlösung und Handel sollten Gesundheitsthemen behandelt werden. Dieser globale Ansatz wird in Gliederung und Inhalten der nachhaltigen Entwicklungsziele (SDGs) vorgegeben (s. Kap. 7, SDGs). Strategien und Instrumente der Stärkung von Gesundheitssystemen in armen Ländern sind in Kap. 18 dargestellt.

17.3.6 Zukunft der Entwicklungszusammenarbeit

Wie die humanitäre Hilfe sieht sich auch die klassische Entwicklungszusammenarbeit mit verschiedenen Herausforderungen und Trends konfrontiert, auf die sie sich einstellen muss, um die nachhaltigen Entwicklungsziele bis 2030 erreichen zu können. Für die deutsche EZ hat die Gesellschaft für Internationale Zusammenarbeit diese Trends in einem Strategiepapier 2017 zusammengefasst [25]:

– Multilaterale Abstimmung und gemeinsames Vorgehen in globalen Agenden (wie in den SDGs niedergelegt) werden immer wichtiger, um die immer komplexer werdenden Herausforderungen in der Entwicklungszusammenarbeit und im nachhaltigen Umwelt- und Ressourcenschutz bewältigen zu können.
– Der Kampf gegen den Klimawandel wird in allen Bereichen der EZ immer dringlicher, wie z. B. auch im Bereich Gesundheit.
– Gewaltsame Konflikte, Flucht und Migration und eine Zunahme der Fragilität von Staaten und in ganzen Regionen werden häufiger und erfordern eine Kooperation mit Organisationen der humanitären Hilfe und neue Ansätze für die Übergangshilfe und EZ.
– Neue Formen der Zusammenarbeit müssen eingeführt werden, um langfristig erfolgreich zu sein. Dazu gehört zuallererst eine Partnerschaft auf Augenhöhe und eine selbstbestimmte Gestaltung dieser Zusammenarbeit durch die Menschen vor Ort.
– Die Digitalisierung wird die EZ nachhaltig beeinflussen, sowohl technisch-methodisch als auch inhaltlich-gestalterisch, sodass neue Lösungen für o. g. Herausforderungen möglich werden, aber auch zusätzliche Herausforderungen entstehen können.

Darüber hinaus muss die EZ ihr koloniales Erbe berücksichtigen und aufarbeiten – zumindest, wenn sie aus Europa und den USA kommt und diese Traditionen mitbringt. Die Ideen und Ansätze der Modernisierungstheorie sind veraltet, und Erfolge in Entwicklung werden nicht mehr nur in wirtschaftlichem Wachstum gemessen, sondern in nachhaltiger und ressourcenschonender gesellschaftlicher Entwicklung. Die Umgestaltung von EZ wird unter den Begriffen „degrowth" und „Post-Development" zusammengefasst [26]. Nach Ansicht der „tbd-community" wird sich die EZ selbst weiterentwickeln – weg von weißen alten Männern aus der westlichen Welt hin zu „nicht mehr westlich, dezentralisiert, feministisch, divers, technologiegetrieben und unternehmerisch" [27]. In der Tat sind Ansätze des social entrepreneurship in der EZ erfolgversprechend, und mehr und mehr entwickeln sich Partnerschaften innerhalb des globalen Südens – ohne Beteiligung von Europäern und Nordamerikanern (Süd-Süd-Partnerschaften).

17.4 Fragen

– Welche Überlegungen führten dazu, eine gesundheitliche Versorgung in militärischen Konflikten und bei Naturkatastrophen sicherzustellen?
– Was sind die fünf Haupthandlungsfelder humanitärer Hilfe und wie sind sie in der Übergangshilfe mit EZ verknüpft?
– Welches internationale Recht ist für humanitäre Hilfe anwendbar?
– Was beinhalten die humanitäre Charta und der humanitäre Imperativ?
– Wie unterscheidet sich die Gesundheitsversorgung in der humanitären Hilfe von derjenigen in der Entwicklungszusammenarbeit?
– Welche Instrumente zur Verbesserung der Gesundheit in armen Ländern kennen Sie?
– Wie beeinflusst der Klimawandel die globale Gesundheit?
– Welche aktuellen Trends in der EZ berühren auch den Bereich Gesundheit und Gesundheitssystemstärkung?

Literatur

[1] World Humanitarian Summit 2016, https://www.agendaforhumanity.org/summit, zuletzt abgerufen am 28.11.2019.
[2] Dunant JH. Eine Erinnerung an Solferino, 6. Auflage 2016, herausgegeben vom Schweizerischen Roten Kreuz.
[3] Charta der Vereinten Nationen, https://unric.org/de/charta/, zuletzt abgerufen am 28.11.2019.
[4] Genfer Konventionen und Zusatzprotokolle, https://www.humanrights.ch/de/internationale-menschenrechte/humanitaeres-voelkerrecht/genfer-abkommen/, zuletzt abgerufen am 28.11.2019.
[5] UN-Flüchtlingskonvention, https://www.unhcr.org/dach/de/ueber-uns/unser-mandat/die-genfer-fluechtlingskonvention, zuletzt abgerufen am 28.11.2019.
[6] International Bill of Human Rights, https://www.deinemenschenrechte.de/what-are-human-rights/international-human-rights-law/international-human-rights-law-continued.html, zuletzt abgerufen am 28.11.2019.
[7] Ärzte ohne Grenzen e. V., www.aerzte-ohne-grenzen.de.
[8] Code of conduct oft he Red Cross/Red Crescent Movement, https://media.ifrc.org/ifrc/who-we-are/the-movement/code-of-conduct/, zuletzt abgerufen am 28.11.2019.
[9] Handbuch der humanitären Hilfe SPHERE, www.spherestandards.org, zuletzt abgerufen am 10.12.2019.
[10] UNHCR-Zahlen zu Flucht und Vertreibung 2019, https://en.populationdata.net/2019/06/28/70-8-million-people-uprooted-worldwide-in-2019/, zuletzt abgerufen am 03.06.2020.
[11] New York Declaration for Refugees and Migrants, https://www.unhcr.org/new-york-declaration-for-refugees-and-migrants.html, zuletzt abgerufen am 03.06.2020.
[12] UNHCR, Deklarationen und Compacts zur Verbesserung der Versorgung von Geflüchteten, https://www.unhcr.org/a-new-deal-for-refugees.html, zuletzt abgerufen am 03.06.2020.
[13] Klingebiel S. Entwicklungszusammenarbeit, eine Einführung, 2013; https://www.die-gdi.de/uploads/media/Studies_73.pdf, zuletzt abgerufen am 08.06.2020.
[14] https://www.bmz.de/de/service/glossar/E/entwicklungszusammenarbeit.html, zuletzt abgerufen am 08.06.2020.

[15] Aus Politik und Zeitgeschichte, APuZ 7–9/2015, https://www.bpb.de/apuz/200361/geschichte-der-entwicklungszusammenarbeit, zuletzt abgerufen am 08.06.20.
[16] Informationen zur politischen Bildung, Heft 286, Entwicklung und Entwicklungspolitik, 1/2005.
[17] https://www.filmportal.de/film/suesses-gift-hilfe-als-geschaeft_cfac2742e90c4aa2952efa70163fe328
[18] Welthungerhilfe, Blog 2018, https://www.welthungerhilfe.de/aktuelles/blog/erfolge-der-entwicklungshilfe/, zuletzt abgerufen am 08.06.20.
[19] ODA-Quote und deutsche Zahlen unter https://www.bmz.de/de/ministerium/zahlen_fakten/oda/hintergrund/leitfaden/index.html, zuletzt abgerufen am 08.06.20.
[20] Financing Global Health Report 2018, http://www.healthdata.org/policy-report/financing-global-health-2018-countries-and-programs-transition, zuletzt abgerufen am 08.06.20.
[21] World Bank Report on Remittances by Migrants, https://www.worldbank.org/en/topic/labormarkets/brief/migration-and-remittances, zuletzt abgerufen am 08.06.20.
[22] World health report 2010. Health systems financing: the path to universal coverage. Geneva: World Health Organization; 2010
[23] Transparency-Bericht zur Kooruption im Gesundheitswesen, https://www.transparency.org/en/our-priorities/health-and-corruption#, zuletzt abgerufen am 10.06.20.
[24] WHO-Übersicht und Kriterien der good goevernance, https://www.who.int/healthpromotion/good-governance/en/, zuletzt abgerufen am 10.06.20.
[25] GIZ-Jahresbericht 2017, https://berichterstattung.giz.de/2017/unsere-ausrichtung/strategie-und-ausblick/trends-und-zukunft-der-entwicklungszusammenarbeit/, zuletzt abgerufen am 10.06.20.
[26] Escobar A. Degrowth, postdevelopment and transitions: a preliminary conversation. Sustainability Science. 2015;10(3):451–462.
[27] TBD-Community, Debattenbeitrag zur Zukunft der Entwicklungszusammenarbeit, https://www.tbd.community/de/a/sechs-trends-der-entwicklungszusammenarbeit, zuletzt abgerufen am 10.06.20.

Teil V: **Planung und Umsetzung**

18 Gesundheitssysteme weltweit: beschreiben, verstehen, verbessern

Juliane Winkelmann, Reinhard Busse, Wilm Quentin

18.1 Einleitung

Gesundheitssysteme weltweit stehen vor großen Herausforderungen: Eine zunehmende Bedeutung chronischer Krankheiten, steigende Ausgaben für Gesundheitsversorgung, inadäquate Verteilung von Gesundheitspersonal zwischen städtischen und ländlichen Regionen sowie persistierende soziale Ungleichheiten sind nur einige der Probleme, mit denen sich Gesundheitssysteme sowohl in reichen als auch in armen Ländern konfrontiert sehen. Hinzu kommen aufgrund steigender globaler Interdependenzen auch Herausforderungen wie Pandemien, Abwanderung von Gesundheitsfachkräften, Klimawandel etc., die in den vorangehenden Kapiteln beschrieben wurden. In den letzten Jahren hat insbesondere die Ebola-Epidemie in Westafrika der Welt vor Augen geführt, dass schwache nationale Gesundheitssysteme zu einem globalen Problem werden können.

Starke und leistungsfähige Gesundheitssysteme sind angesichts dieser Herausforderungen zentral – nicht nur für die Gesundheit der Bevölkerung, sondern auch für nachhaltigen sozialen und wirtschaftlichen Fortschritt weltweit. Die Leistungsfähigkeit von Gesundheitssystemen unterscheidet sich allerdings stark zwischen verschiedenen Ländern und Weltregionen. Gleichzeitig wächst das Bewusstsein auf globaler Ebene, u. a. im Rahmen der Agenda 2030 für Nachhaltige Entwicklung, dass die Stärkung der Leistungsfähigkeit von Gesundheitssystemen ein Schlüsselelement für nachhaltige Entwicklung ist.

Um nationale Gesundheitssysteme und deren Leistungsfähigkeit zu verstehen und letztendlich zu verbessern, ist es notwendig die Ziele, Akteure und Funktionen von Gesundheitssystemen zu kennen sowie die Organisation und Wechselbeziehungen innerhalb dieser Systeme zu verstehen. Erst dann ist es möglich, Gesundheitssysteme erfolgreich zu beschreiben, zu vergleichen, zu bewerten und zu verbessern. Dieses Kapitel gibt eine allgemeine, international gültige Einführung in Gesundheitssysteme. Diese soll es ermöglichen, Gesundheitssysteme weltweit zu beschreiben und in ihren Grundzügen zu verstehen – mit der Hoffnung, dass dies ultimativ zur Verbesserung von Gesundheitssystemen beitragen wird.

Im ersten Abschnitt dieses Kapitels wird die Bedeutung von Gesundheitssystemen vor dem Hintergrund der historischen Entwicklung und der globalen Gesundheit näher betrachtet, bevor Gesundheitssysteme definiert und ihre Ziele, Funktionen und Akteure beschrieben werden. Anschließend widmet sich Kap. 18.2 der Finanzierung von Gesundheitssystemen und Kap. 18.3 der Erbringung von Gesundheitsleistungen. Kap. 18.4 diskutiert Ansätze zur Messung der Leistungsfähigkeit von Ge-

https://doi.org/10.1515/9783110448474-019

sundheitssystemen. Kap. 18.5 schließt mit einem Ausblick auf die Rolle globaler Gesundheitspolitik bei der Stärkung von Gesundheitssystemen weltweit.

18.1.1 Bedeutung von Gesundheitssystemen weltweit: früher und heute

In den letzten Jahrzehnten haben Gesundheitssysteme weltweit an Bedeutung gewonnen. Eine verbesserte Gesundheitsversorgung hat in vielen Ländern zu höherem Gesundheits- und Lebensstandard geführt. Das Verständnis, dass starke und leistungsfähige Gesundheitssysteme entscheidend zur wirtschaftlichen Produktivität und der Entwicklung stabiler Gesellschaften beitragen, hat sich mittlerweile auf nationaler und internationaler Ebene vielfach durchgesetzt. Internationale Organisationen und Initiativen waren und sind treibende Kraft hinter der wachsenden Aufmerksamkeit für die Stärkung von Gesundheitssystemen.

Der Weltgesundheitsbericht 2000 [1] stellte einen Meilenstein für das Nachdenken über Gesundheitssysteme dar und war zugleich Katalysator für die globale Debatte über die Verbesserung der Leistungsfähigkeit von Gesundheitssystemen. Der Bericht markierte auch die wachsende Bedeutung der Stärkung von Gesundheitssystemen für die WHO, die in der Gründung von Initiativen wie der *Alliance for Health Policy and Systems Research* und dem *Global Health Systems Action Network* resultierte. Auch regionale WHO-Ministerkonferenzen haben sich seitdem mit dem Thema befasst (wie z. B. die 2008 Tallinn Konferenz mit dem Charter „Gesundheitssysteme für Gesundheit und Wohlstand" [2]).

Die Stärkung von Gesundheitssystemen wurde zeitgleich auch für die Weltbank ein zentrales Thema, nachdem die negativen Folgen der Strukturanpassungsprogramme aus den 1980ern und 1990ern (s. Kap. 18.3.1.2) deutlich wurden. Ebenso zeigten auch internationale und bilaterale Geldgeber wachsendes Interesse an der Stärkung von Gesundheitssystemen, da vertikale (krankheitsspezifische) Programme zunehmend als problematisch wahrgenommen wurden (s. Kasten 1).

Historisch betrachtet haben verschiedene Länder und die internationale Gemeinschaft Gesundheitssystemen jedoch einen sehr unterschiedlichen Stellenwert eingeräumt. Erst seit Mitte des 20. Jahrhunderts werden sie gezielt gestaltet, geplant und reguliert (siehe Kasten).

Historische Entwicklung und Bedeutung von Gesundheitssystemen

Gesundheitssysteme existieren seitdem Menschen versuchen, ihre Gesundheit zu schützen und Krankheiten zu behandeln. Die Systeme, in denen Gesundheitsleistungen erbracht wurden, haben sich im Lauf der Jahrhunderte rasant entwickelt. Von informellen Leistungen, die im familiären und privaten Umfeld stattfanden, basierend auf traditionellen Heilmethoden, über ein teils ständisch organisiertes Gemeindefürsorgesystem im Mittelalter bis zur Entwicklung des Ärztewesens und eines spezialisierten Versorgungssystems. Die Entwicklung der heute hochgradig organisierten Gesundheitssysteme begann um 1900, als in den von der Industrialisierung erfassten Ländern, zuallererst in Deutschland, Sozialversicherungssysteme entstanden. Diese sicherten die Arbeiter im Krankheitsfall finanziell ab [3]. Mitte des 20. Jahrhunderts war bereits ein Großteil der Bevölkerung in den industrialisierten Ländern über ein System der allgemeinen Gesundheitsversorgung vor den Kosten von Krankheit geschützt [4,5].

In den Entwicklungsländern wurden etwa zur gleichen Zeit – neben den traditionellen, oft gemeindebasierten Unterstützungssystemen – Gesundheitssysteme durch die Kolonialmächte eingeführt. Dabei lag der Schwerpunkt allerdings meist auf der Versorgung der kolonialen Verwalter, und erst nachrangig auf der Einführung einfacher Gesundheitsdienste für die gesamte Bevölkerung. Außerdem waren die Gesundheitsdienste in Entwicklungsländern vor allem auf krankheitsspezifische Interventionen ausgerichtet, sogenannte vertikale Programme, z. B. zur Bekämpfung von Malaria, Kinderlähmung und Tuberkulose. Der Großteil der Bevölkerung auf dem Land blieb von umfassenderer Versorgung ausgeschlossen, da sich diese in den Städten konzentrierte [1,6].

Der erste globale Versuch über Gesundheit und Gesundheitssysteme in einem politischen Rahmen nachzudenken war die im Jahr 1978 stattfindende internationale Gesundheitskonferenz in Alma-Ata, im heutigen Kasachstan. Dort verständigte sich die internationale Gemeinschaft erstmalig auf ein globales Ziel „Gesundheit für alle bis zum Jahr 2000". Im Gegensatz zu den vorherrschenden krankheitsspezifischen (vertikalen) Programmen, hob die Erklärung von Alma-Ata die Bedeutung einer umfassenden (horizontalen) primären Gesundheitsversorgung für alle hervor, welche Probleme von Individuen (und Gemeinden) berücksichtigen sollte. Die Erklärung rückte auch den Fokus auf die Ungleichheiten in Bezug auf den Gesundheitszustand von Menschen in Industrieländern und Entwicklungsländern.

Die Idee der umfassenden primären Gesundheitsversorgung schrumpfte allerdings schnell zu „selektiver" primärer Gesundheitsversorgung zusammen – und in der Folge (ab den 1990ern) auch wieder verstärkt zu vertikalen krankheitsspezifischen Programmen (insbesondere für HIV/Aids, Tuberkulose und Malaria). Letztere wurden u. a. aufgrund der besseren Messbarkeit von Ergebnissen von Geberländern und internationalen Organisationen bevorzugt. Dabei wurde die horizontale Stärkung von Gesundheitssystemen vernachlässigt – mit der Folge, dass die Zielerreichung der krankheitsspezifischen Programme erschwert bzw. verhindert wurde. Somit ist seit den 2000ern erneut ein stärkerer internationaler Fokus auf Gesundheitssysteme zu beobachten, was sich auch in neuen Finanzierungsinstrumenten zur Gesundheitssystemstärkung manifestiert (Kap. 18.2). Dabei wird versucht, den jahrzehntealten Gegensatz zwischen vertikalen Programmen und horizontaler Stärkung von Gesundheitssystemen aufzulösen – durch einen sogenannten „diagonalen Ansatz", der beides kombiniert.

Heute ist der Gesundheitssektor weltweit einer der größten und am schnellsten wachsenden Dienstleistungssektoren, mit steigenden Beschäftigungszahlen und Leistungsausgaben. Moderne Gesundheitssysteme differenzieren und spezialisieren sich mit kontinuierlich wachsender Geschwindigkeit. Gleichzeitig werden auch die Grenzen von Gesundheitssystemen unschärfer – nicht nur, weil sie über nationale

Grenzen hinausreichen. Angesichts dieser Komplexität und unterschiedlichen Gestaltungsformen von Gesundheitssystemen erscheint eine Definition des Begriffs sinnvoll.

18.1.2 Definition von Gesundheitssystemen

Ein Gesundheitssystem wird als ein System definiert, das alle Aktivitäten, Organisationen, Institutionen und Ressourcen einschließt, deren vorrangiges Ziel es ist, Gesundheit zu fördern, zu erhalten und wiederherzustellen [1].

Gesundheitssysteme werden von verschiedenen Akteuren und Institutionen jedoch unterschiedlich definiert und bestehende Konzepte (oder Frameworks) sind nicht unumstritten [6–9]. Definitionen und Frameworks unterscheiden sich insbesondere darin, wie sie die Grenzen und Ziele von Gesundheitssystemen definieren und ob sie kontextuelle Faktoren miteinschließen. In der internationalen Literatur sind unterschiedliche Definitionen vorherrschend, die die Grenzen von Gesundheitssystemen unterschiedlich eng bzw. weit setzen. Die engste Definition umfasst nur Aktivitäten, die auf Individuen zielende gesundheitliche Leistungen umfasst, während die heute gebräuchlichste auch alle populationsbezogenen und anderen Maßnahmen einschließt, die das primäre Ziel haben Gesundheit zu verbessern und/oder zu erhalten, d. h. neben der Gesundheitsversorgung auch beispielsweise Gesundheitserziehung und Gesundheitsaufklärung [1]. Im Englischen ist für die enge Definition der Begriff „Health Care System" (im Deutschen „Gesundheitsversorgung" bzw. „Gesundheitswesen") beschreibend und zutreffend.

Eine breitere Definition von Gesundheitssystemen (im Englischen, *Health Systems*') schließt dagegen auch Aktivitäten ein, die auf den ersten Blick nicht in gesundheitsrelevanten Zusammenhang gebracht werden (und bei den Gesundheitsausgaben auch nicht berücksichtigt werden; s. u.), wie die Verbesserung von Straßen- und Fahrzeugsicherheit. Da deren primäres Ziel jedoch die Aufrechterhaltung der Gesundheit der Bevölkerung ist, könnten diese zu Recht ebenfalls als Teil von Gesundheitssystemen gesehen werden. Im Gegensatz dazu zählen Bildung und Erziehung eindeutig nicht zum Gesundheitssystem, da ihr primäres Ziel nicht die Verbesserung bzw. Aufrechterhaltung von Gesundheit ist, auch wenn beide direkte Auswirkungen auf die Determinanten von Gesundheit haben [1,7].

18.1.3 Ziele

Das oberste Ziel von Gesundheitssystemen ist definitionsgemäß die Verbesserung der Gesundheit der Bevölkerung, d. h. im globalen Maßstab: die Verbesserung der Gesundheit der gesamten Weltbevölkerung. Dieses Ziel prägt auch die globale Gesundheitspolitik, die seit der Verabschiedung der Menschenrechtscharta der Vereinten Nationen im Jahr 1948 das Recht auf Gesundheit in Artikel 25 fixiert hat: „Jeder hat das Recht auf einen Lebensstandard, der seine und seiner Familie Gesundheit und Wohl gewährleistet, einschließlich Nahrung, Kleidung, Wohnung, ärztliche Versorgung und notwendige soziale Leistungen [. . .]".

Die Weltgesundheitsorganisation (WHO) hat die Ziele von Gesundheitssystemen in ihrem Weltgesundheitsbericht (2000) weitergehend spezifiziert (Abb. 18.1) [1,7]. Demnach verfolgen Gesundheitssysteme drei wesentliche Ziele:

1. die Verbesserung der Gesundheit der Bevölkerung;
2. soziale und finanzielle Risikoabsicherung im Krankheitsfall und deren gerechte Finanzierung; und
3. *Responsiveness*, d. h. das Eingehen auf die legitimen Erwartungen der Bevölkerung hinsichtlich der organisatorischen und interpersonellen Aspekte der Versorgung.

Dabei ist es wichtig zu verstehen, dass das Ziel von Gesundheitssystemen in Bezug auf die Gesundheit der Bevölkerung nicht nur die Erreichung eines möglichst guten durchschnittlichen Gesundheitszustands ist, sondern auch eine möglichst gerechte Verteilung von Gesundheit. Das bedeutet, dass es zwischen unterschiedlichen Bevölkerungsgruppen keine wesentlichen – durch das Gesundheitssystem beeinflussbaren – Unterschiede in Bezug auf den Gesundheitzustand geben sollte. Das gleiche gilt auch für *Responsiveness*. Das Gesundheitssystem sollte nicht nur ein möglichst hohes Niveau an z. B. respektvoller Behandlung sicherstellen, sondern auch eine möglichst respektvolle Behandlung der Bevölkerung unabhängig von Schichtzugehörigkeit, Einkommen oder Wohnort.

Hinsichtlich der drei wesentlichen Ziele von Gesundheitssystemen besteht international ein breiter Konsens [7]. Allerdings unterscheiden sich Länder und internationale Organisationen (z. B. die Weltbank im Vergleich zur WHO) dahingehend, welches relative Gewicht sie auf die Erreichung des einen oder anderen Ziels legen. Außerdem sind im Laufe der Zeit eine lange Liste weiterer intermediärer Ziele, wie Zugang, Absicherung, Qualität, Sicherheit und das übergreifende Ziel Effizienz hinzugekommen [10,11].

Eine einheitliche Definition von Gesundheitssystemzielen ist die Voraussetzung für eine internationale Bewertung der Leistungsfähigkeit von Gesundheitssystemen (s. Kap. 18.4). Außerdem sind allgemein anerkannte Ziele die Voraussetzung dafür, dass die Öffentlichkeit Rechenschaft über die Zielerreichung von nationalen Akteuren einfordern kann.

18.1.4 Funktionen

Im Weltgesundheitsbericht (2000) [1] hat die WHO neben den Zielen auch vier wesentliche Funktionen von Gesundheitssystemen definiert (Abb. 18.1): (1) Gesundheitsversorgung durch individuelle Dienste (z. B. Arztkonsultationen) und bevölkerungsbezogene Dienste (z. B. Impfkampagnen, Gesundheitsförderung); (2) Gesundheitsfinanzierung (Mobilisierung von Ressourcen, Pooling, Verteilung und Vergütung); (3) Bereitstellung von personellen und physischen Ressourcen; und (4) Führung (Steuerung und Regulierung).

Abb. 18.1 verdeutlicht, dass sowohl zwischen den verschiedenen Funktionen als auch zwischen den Funktionen und Zielen wichtige Wechselwirkungen bestehen. Eine ausreichende Finanzierung ist die Voraussetzung für die Bereitstellung von Ressourcen und für die Versorgung mit individuellen und bevölkerungsbezogenen Leistungen. Somit beeinflusst das Finanzierungssystem indirekt auch, inwiefern das Gesundheitssystem zur Verbesserung der Bevölkerungsgesundheit beitragen kann. Gleichzeitig hat die Art der Finanzierung eine direkte Auswirkung auf den Grad der finanziellen Absicherung des Gesundheitssystems und auf die Gerechtigkeit der Finanzierung.

Eine häufig nicht genug beachtete Funktion von Gesundheitssystemen ist die „Leadership" oder „Governance" des Systems, was sich im Deutschen – vielleicht nicht ganz glücklich – mit „Führung" bezeichnen lässt, wobei wir hier „Steuerung" und „Regulierung" als wichtige Komponenten ergänzen. Dazu gehören die Festlegung der strategischen Richtung und der Spielregeln, die für alle Akteure im System gelten, sowie die Aufsicht über die Einhaltung dieser Regeln. Der Weltgesund-

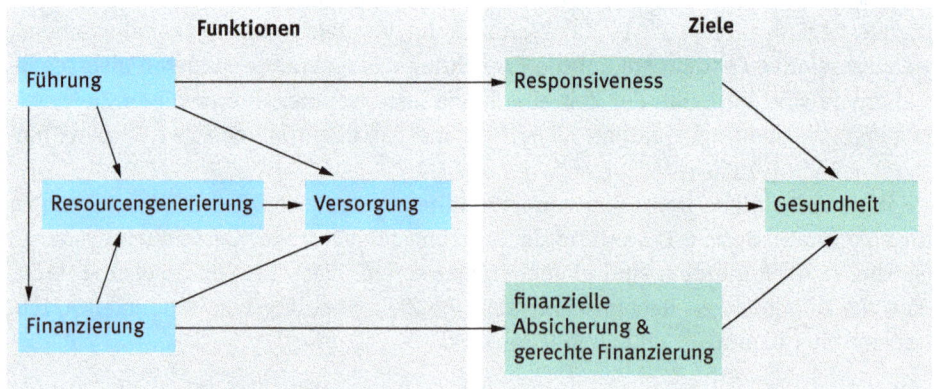

Abb. 18.1: Ziele und Funktionen von Gesundheitssystemen. Quelle: leicht modifizierte Version nach [1]. Notiz: Im Weltgesundheitsbericht 2000 [1] hieß das dritte Ziel noch „Fair (financial) contribution". Im späteren WHO Bericht (2007) [12] über Gesundheitssysteme wurde das Ziel umbenannt in „Financial and social risk-protection". Da beide Aspekte wichtig sind, verwenden wir hier die Begriffe „finanzielle Absicherung und (deren) gerechte Finanzierung".

heitsbericht (2000) [1] hat die Bedeutung dieser Funktion besonders hervorgehoben, da sie alle anderen Funktionen des Systems und damit auch die Erreichung aller drei Ziele von Gesundheitssystemen beeinflusst.

18.1.5 Akteure

Alle Gesundheitssysteme funktionieren durch ein Zusammenspiel verschiedener Akteure, die jeweils spezifische Funktionen erfüllen. Vereinfacht können Akteure im Gesundheitssystem, sowie ihre Rollen und Funktionen mithilfe eines Dreiecks dargestellt werden (Abb. 18.2) [13]. Die Bürger (in der linken unteren Ecke des Dreiecks) erfüllen eine Vielzahl von Rollen und Funktionen im Gesundheitssystem. Sie zahlen Steuern oder Versicherungsbeiträge zur Finanzierung des Systems, sie werden als Patienten von den Leistungserbringern behandelt, sie sind das Ziel von bevölkerungsbezogenen Interventionen, sie wählen als Konsumenten zwischen Leistungserbringern und sie handeln als Bürger, indem sie die Regierung für das Gesundheitssystem zur Rechenschaft ziehen.

Auch die Leistungserbringer (in der rechten unteren Ecke) nehmen je nach Ausgestaltung des nationalen Gesundheitssystems ganz unterschiedliche Rollen ein. Leistungserbringer sind u. a. Ärzte, Krankenpflegekräfte, Krankenhäuser und Pflegeeinrichtungen. Leistungserbringer sind so zum einen hoch motivierte Experten, häufig mit altruistischen Motiven, die hart arbeiten, um sich um ihre Patienten zu kümmern. Leistungserbringer können aber auch gewinnmaximierende Unternehmen sein, die auf einem wettbewerblich organisierten Markt konkurrieren (s. auch Kap. 18.3).

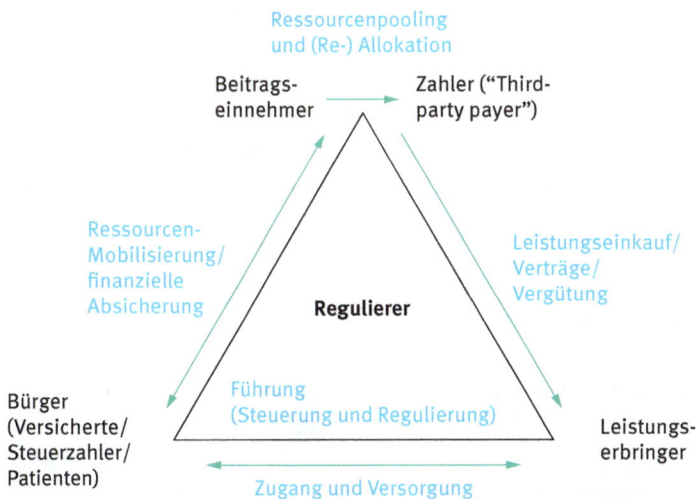

Abb. 18.2: Akteure im Gesundheitswesen und Funktionen. Quelle: basierend auf [13].

Traditionell zeigte das Dreieck an der Spitze einen Zahler („*third-party payer*"), welcher finanzielle Ressourcen (Versicherungsbeiträge oder Steuern) einsammelt und Leistungen von den Leistungserbringern einkauft und vergütet. Die Darstellung in Abb. 18.2 trennt jedoch zwischen der Einnahme von Ressourcen und dem Leistungseinkauf, weil in vielen Ländern beide Funktionen von unterschiedlichen Akteuren übernommen werden. Zum Beispiel erhebt in Israel der Staat die Ressourcen über unterschiedliche Steuern, während Leistungseinkauf und Vergütung in der Regel durch die vier frei wählbaren Krankenkassen erfolgt. Eine ähnliche Aufteilung gibt es z. B. in Ghana zwischen Staat und Nationaler Krankenversicherung. In England erhebt die nationale Regierung die Steuern, während der Leistungseinkauf durch Akteure des Nationalen Gesundheitsdienstes, z. B. lokale Zusammenschlüsse von Hausärzten erfolgt.

In der Mitte des Dreiecks befindet sich der Regulierer, welcher für die Steuerung des Systems und die Regulierung der Interaktionen und Prozesse zwischen allen anderen Akteuren die zentrale Rolle spielt. Die Funktion der Steuerung bzw. Regulierung kann von einer Vielzahl unterschiedlicher Akteure (Regierung, Ministerien, Qualitäts- und Zulassungsbehörden, Arzneimittelkommissionen, Selbstverwaltung etc.) ausgeführt werden. Die oberste Verantwortung für das Erreichen der oben genannten Ziele (Verbesserung der Gesundheit, finanzielle Absicherung und *Responsiveness*) trägt allerdings in fast allen Ländern das Gesundheitsministerium.

18.2 Finanzierung von Gesundheitssystemen

Die Finanzierung ist eine zentrale Funktion von Gesundheitssystemen (s. Abb. 18.1). Die Ausgestaltung dieser Funktion bestimmt maßgeblich den Grad der finanziellen Absicherung und die Gewährleistung eines am medizinischen Bedarf orientierten Zugangs zu Gesundheitsdiensten.

Bei der Finanzierung von Gesundheitssystemen lassen sich drei wesentliche Teilfunktionen unterscheiden: (1) der Einzug von Ressourcen über unterschiedliche Finanzierungsquellen, (2) die Zusammenführung und Verteilung von Ressourcen an Kostenträger und (3) die Verwendung der Ressourcen für den Leistungseinkauf (siehe Abb. 18.2).

18.2.1 Finanzierungsquellen und Kostenträger

In den meisten Ländern besteht die Finanzierung des Gesundheitssystems aus unterschiedlichen Quellen. Am besten werden diese Quellen im System der Gesundheitskonten (*System of Health Accounts*, SHA) sichtbar (Abb. 18.3), welches die Finanzströme im Gesundheitssystem darstellt und von nationalen Regierungen und internationalen Organisationen als gemeinsame Grundlage für eine einheitliche Datenerhe-

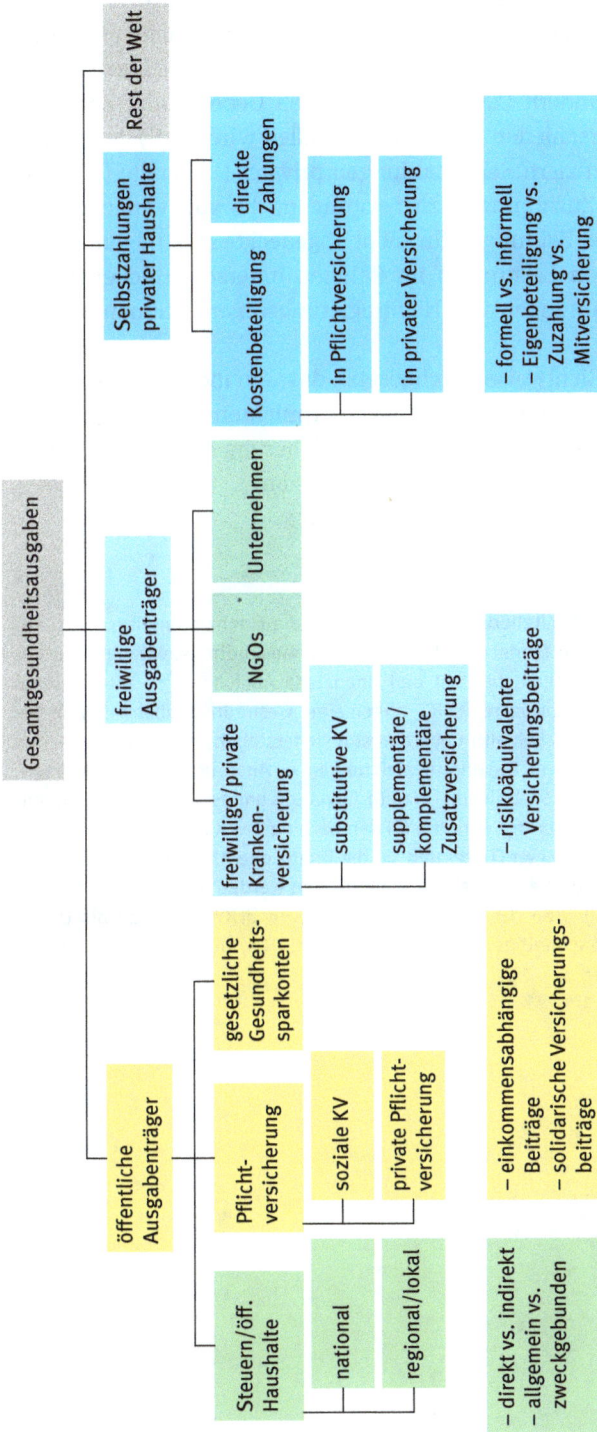

Gesamtgesundheitsausgaben

- **öffentliche Ausgabenträger**
  - Steuern/öff. Haushalte
    - national
    - regional/lokal
    - – direkt vs. indirekt
    - – allgemein vs. zweckgebunden
  - Pflichtversicherung
    - soziale KV
    - private Pflichtversicherung
    - – einkommensabhängige Beiträge
    - – solidarische Versicherungsbeiträge
  - gesetzliche Gesundheitssparkonten
- **freiwillige Ausgabenträger**
  - freiwillige/private Krankenversicherung
    - substitutive KV
    - supplementäre/komplementäre Zusatzversicherung
    - – risikoäquivalente Versicherungsbeiträge
  - NGOs
  - Unternehmen
- **Selbstzahlungen privater Haushalte**
  - Kostenbeteiligung
    - in Pflichtversicherung
    - in privater Versicherung
    - – formell vs. informell
    - – Eigenbeteiligung vs. Zuzahlung vs. Mitversicherung
  - direkte Zahlungen
- **Rest der Welt**

Abb. 18.3: System der Gesundheitskonten: Klassifikation der Gesundheitsausgaben. Quelle: basierend auf [14]. Notiz: Die Kategorie ‚Rest der Welt' schließt Handel (Importe und Exporte) mit Gütern und Dienstleistungen im Gesundheitsbereich zwischen Einwohnern und Nichtansässigen eines Landes [14]. Abkürzungen: KV-Krankenversicherung.

bung verwendet wird. Prinzipiell wird zwischen (1) öffentlichen Ausgaben oder anderen verpflichtenden Finanzierungsmechanismen (z. B. privaten Pflichtversicherungen), (2) freiwilligen Ausgabenträgern, (3) Selbstzahlungen privater Haushalte und (4) Ausgaben aus anderen Ländern (z. B. internationalen Gebern oder Zahlungen ausländischer Patienten) unterschieden. Jede dieser Quellen wird im System der Gesundheitskonten weiter differenziert: Selbstzahlungen privater Haushalte (*out-of-pocket payments*) bestehen aus Zuzahlungen zu Leistungen, die von Versicherungen abgedeckt werden und direkten Zahlungen für nicht abgedeckte Leistungen. Freiwillige Ausgabenträger finanzieren Leistungen im Rahmen unterschiedlicher privater Versicherungen sowie über Zahlungen von Nichtregierungsorganisationen oder Firmen.

International hat sich die Sichtweise durchgesetzt, dass ein möglichst großer Teil der Gesundheitsausgaben durch öffentliche (oder verpflichtende) Ausgaben aufgebracht werden sollte, da nur so eine umfassende Absicherung der Bevölkerung erreicht werden kann (Universal Health Coverage, siehe Kasten).

Universal Health Coverage (UHC)
Im Jahr 2005 erklärten sich alle WHO-Mitgliedsländer dazu bereit die Finanzierung ihrer Gesundheitssysteme auszubauen um für alle Menschen den Zugang zu Gesundheitsleistungen zu bezahlbaren Kosten und damit Zugangsgerechtigkeit und finanzielle Absicherung – international als Konzept des *Universal Health Coverage* (UHC, allgemeine Gesundheitsabsicherung) bekannt – zu gewährleisten [15]. Universal Health Coverage soll sicherstellen, dass alle Menschen notwendige (und qualitativ hochwertige) Gesundheitsleistungen in Anspruch nehmen können, ohne finanzielle Risiken einzugehen [16]. Universal Health Coverage umfasst drei Dimensionen: (1) den Umfang der versicherten Bevölkerung, (Breite), (2) den Umfang des Katalogs der versicherten (und effektiven) Gesundheitsleistungen (Tiefe) und (3) die finanzielle Abdeckung dieser Leistungen durch öffentliche Ausgaben (Höhe). Diese drei Dimensionen werden international mithilfe des Coverage Cube [17] dargestellt (Abb. 18.4). Die „Erreichung von UHC" hat auch als Unterziel 3.8 Eingang gefunden in die nachhaltigen Entwicklungsziele (SDGs) der Vereinten Nationen (siehe auch Kap. 18.4.2 und Kap. 18.5).

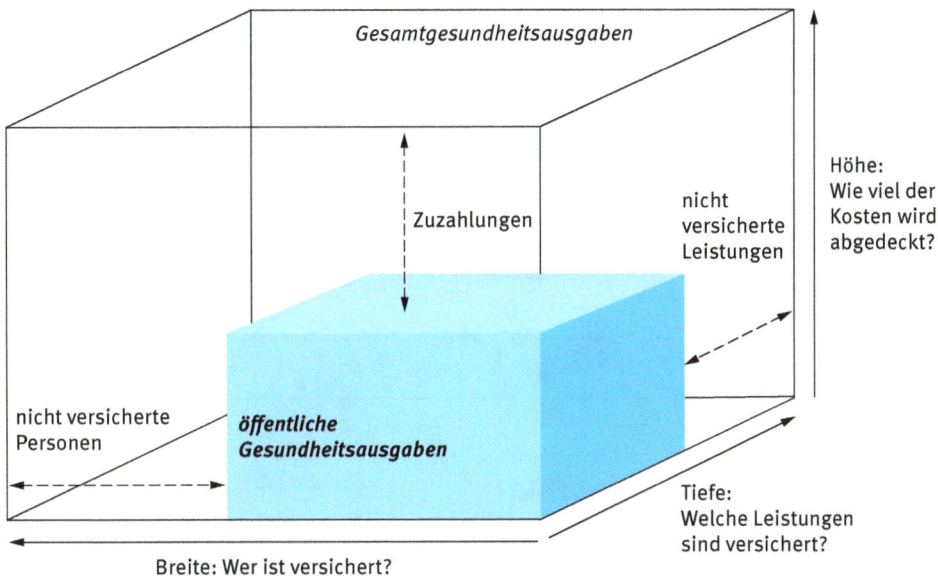

Abb. 18.4: Die drei Dimensionen von Universal Health Coverage. Quelle: [17].

18.2.2 Gesundheitsausgaben

In der Regel geben Länder mit einer stärkeren Wirtschaftskraft auch höhere Summen öffentlicher und privater Ressourcen für Gesundheit aus. In Ländern mit hohem Einkommen liegen die Gesundheitsausgaben Pro-Kopf im Durchschnitt bei 5,251 \$ KKP (2014), und sind damit um ein Vielfaches höher als in Ländern mit niedrigem Einkommen (37 \$ KKP/Kopf, s. Abb. 18.5a). Außerdem sind die Ausgaben in den letzten 16 Jahren in Ländern mit hohem Einkommen wesentlich stärker gestiegen als im Rest der Welt, unter anderem aufgrund des technischen Fortschritts und der Alterung der Bevölkerung. Hohe Gesundheitsausgaben stehen allerdings nicht immer für eine hohe Lebenserwartung und einen guten Gesundheitsstatus der Bevölkerung (siehe Kap. 19.4.5).

Abb. 18.5b stellt auch den Anteil der öffentlichen Gesundheitsausgaben an den Gesamtgesundheitsausgaben dar, weil dieser Anteil – neben der absoluten Höhe der Gesundheitsausgaben – entscheidend ist, um Zugangs- und Versorgungsgerechtigkeit und finanzielle Absicherung in einem Gesundheitssystem zu gewährleisten. Die Abbildung zeigt, dass der Anteil der öffentlichen Gesundheitsausgaben in Ländern mit hohem Einkommen im Durchschnitt bei über 60 % liegt (ohne Berücksichtigung der USA bei über 70 %), während er in Ländern mit niedrigem und niedrigem mittlerem Einkommen um die 40 % liegt. Ein großer Teil der Gesundheitsausgaben wird in diesen Ländern (zwangsläufig) von Haushalten über *out-of-pocket* Zahlungen fi-

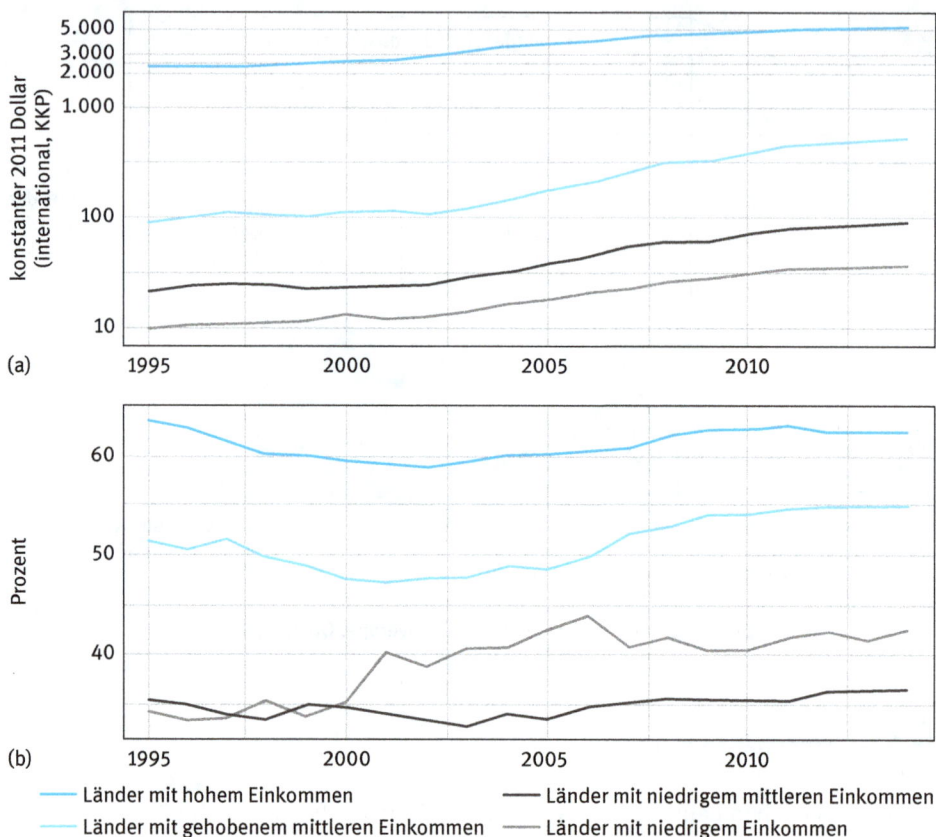

Abb. 18.5: Gesundheitsausgaben nach Ländergruppen (1995–2014). (a) Gesundheitsausgaben pro Kopf in Dollar (KKP), (b) Öffentliche Gesundheitsausgaben als Anteil der Gesamtgesundheitsausgaben Quelle: basierend auf [18]. Notiz: a) Logarithmische Skalierung der y-Achse. KKP: Kaufkraftparität. Die Weltbank unterteilt Länder nach Höhe des Pro-Kopf-Bruttonationaleinkommens, d. h. Länder niedrigem Einkommen < $1.025, Länder mit niedrigem mittleren Einkommen zwischen $1.026 und $4.035, Länder mit gehobenem mittleren Einkommen zwischen 4.036 und $12.475, sowie Länder mit hohem Einkommen > $12.476.

nanziert (37 % in Ländern mit niedrigem und 55 % in Ländern mit niedrigem mittlerem Einkommen). Demgegenüber machen *out-of-pocket* Zahlungen in Ländern mit hohem Einkommen im Durchschnitt lediglich 13 % der Gesamtgesundheitsausgaben aus [18].

Eine weitere wichtige Finanzierungsquelle für einkommensschwache Länder ist die externe Unterstützung durch bilaterale Entwicklungshilfe, internationale Organisationen oder Geberinstitutionen. Zwischen 1995 und 2014 hat sich diese Unterstützung für einkommensschwache Länder von 12,6 % auf 33,2 % mehr als verdoppelt [18]. In vielen dieser Länder ist eine Versorgung von z. B. HIV/AIDS Patienten nur mithilfe dieser Mittel möglich. Allerdings ergibt sich aufgrund teilweise starker Schwankungen dieser Mittel ein Problem für eine stabile Entwicklung der Gesundheitssysteme in diesen Ländern.

18.2.3 Finanzierungsmodelle

Traditionell werden Gesundheitssysteme auf der Basis der wesentlichen Finanzierungsquellen unterschieden. In Europa finden sich auf der einen Seite die steuerfinanzierten Gesundheitssysteme („Beveridge Modell"), wie z. B. in Großbritannien, Schweden und Finnland. Auf der anderen Seite stehen die Sozialversicherungssysteme („Bismarck Modell"), wie z. B. in Deutschland, Österreich und Frankreich. In der Praxis finanzieren aber auch Länder mit Sozialversicherungssystemen einen (zunehmend) großen Teil ihrer Gesundheitsausgaben aus Steuergeldern (Abb. 18.6). Außerdem gibt es Länder, deren Gesundheitssysteme hauptsächlich durch nichtöffentliche Gesundheitsausgaben finanziert werden, sei es durch private Krankenversicherungen wie in den USA, oder durch Zahlungen von privaten Haushalten (*out-of-pocket*) wie in Mexiko.

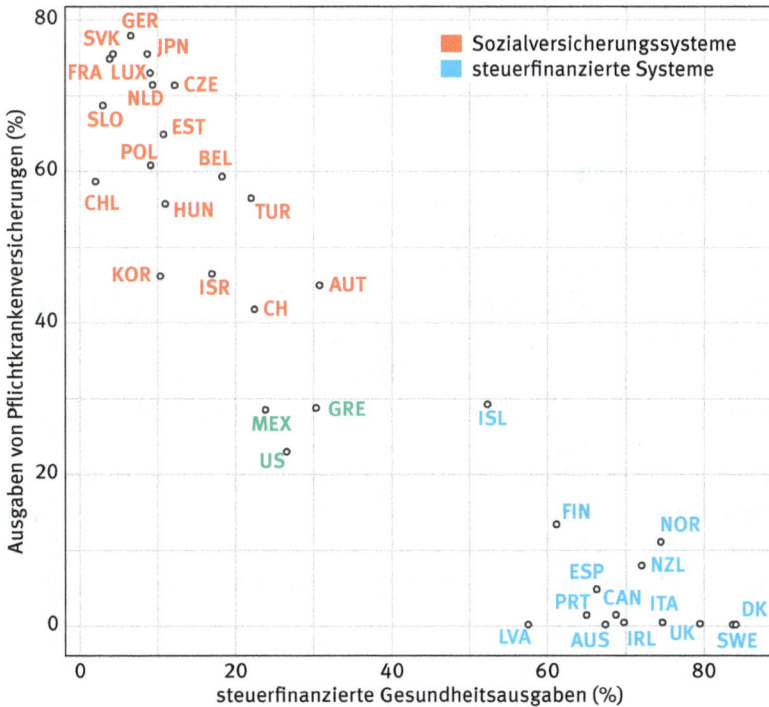

Abb. 18.6: Anteil der steuerfinanzierten Gesundheitsausgaben und Krankenversicherungsausgaben an den Gesamtgesundheitsausgaben in OECD Länder. Quelle: basierend auf [19]. Daten beziehen sich auf 2015 bzw. das letzte verfügbare Jahr.

In vielen Entwicklungs- und Schwellenländern gibt es – durchaus ähnlich wie in den USA und in Mexiko – ein fragmentiertes Gesundheitssystem. Das bedeutet, dass parallele Systeme für unterschiedliche Bevölkerungsgruppen existieren: (1) ein öffentliches, steuerfinanziertes Gesundheitssystem für die Armen, (2) ein durch Sozialversicherungsbeiträge finanziertes System für Menschen mit formeller Beschäftigung und (3) ein über private Krankenversicherungsbeiträge finanziertes System für die Reichen.

Zusätzlich wurden in vielen Entwicklungs- und Schwellenländern seit den 1990ern verstärkt gemeindebasierte oder kooperative Krankenversicherungen (auch Mikroversicherungen genannt) eingeführt. Diese werden durch freiwillige Beiträge finanziert und zielen u. a. darauf ab, informelle Arbeiter vor Gesundheitsrisiken zu schützen [20]. Aufgrund relativ geringer Beiträge und der Freiwilligkeit der Beitragszahlungen reichen die Mittel von gemeindebasierten Krankenversicherungen allerdings nicht aus, um eine umfassende finanzielle Absicherung der Bevölkerung zu gewährleisten – es sei denn, sie werden durch andere öffentliche Mittel subventioniert.

Viele Entwicklungsländer stehen vor dem Problem der chronischen Unterfinanzierung des Gesundheitssystems aufgrund knapper öffentlicher Gelder. In diesem Kontext sehen Regierungen in freiwilligen und gemeindebasierten Versicherungen eine Alternative zu *out-of-pocket* Zahlungen (siehe Länderbeispiele im Kasten 4).

18.3 Leistungserbringung in Gesundheitssystemen

Die Versorgung der Bevölkerung mit individuellen und bevölkerungsbezogenen Gesundheitsleistungen ist die wichtigste Funktion von Gesundheitssystemen. Eine Voraussetzung dafür ist die ausreichende Bereitstellung von personellen und physischen Ressourcen (siehe Abb. 18.1 sowie Kap. 19.4 und 21).

International wird zwischen ambulanter und stationärer Versorgung unterschieden, wobei zur ambulanten Versorgung sowohl die Primärversorgung als auch Teile der Sekundärversorgung gehören. In der stationären Versorgung gibt es neben der Sekundärversorgung auch die hochspezialisierte Tertiärversorgung. Fast alle Länder experimentieren mit der Re-Organisation der Gesundheitsversorgung, mit dem Verschieben von Zuständigkeiten zwischen den verschiedenen Ebenen, um die kontinuierlich steigenden Kosten abzudämpfen (s. auch Kap. 18.4.3). Außerdem sind in den letzten Jahrzehnten in allen Weltregionen Reformen durchgeführt worden, durch die sich die Rollen von öffentlichen und privaten Leistungserbringern verändert haben.

18.3.1 Ebenen der Gesundheitsversorgung

18.3.1.1 Ambulante Versorgung

Zur ambulanten Versorgung gehören alle Gesundheitsleistungen, die nicht während eines stationären Aufenthaltes erbracht werden. Sie schließen somit Primärversorgung und Teile der Sekundärversorgung mit ein. Ambulante Leistungen sind u. a. ärztliche und zahnärztliche Versorgung, ambulante diagnostische und operative Verfahren, Rehabilitation, Arzneimittelversorgung, Geburtshilfe, erste Hilfe und Notfallversorgung, Gesundheitsprävention und Gesundheitsförderung.

Primärversorgung

In den meisten Ländern deckt die Primärversorgung einen Großteil des Versorgungsbedarfs ab. Die Primärversorgung wird in Industrieländern überwiegend durch Hausärzte sichergestellt, während in Entwicklungsländern Krankenpflegekräfte und teilweise auch „Community Health Workers" – freiwillige oder semiprofessionelle lokale Gesundheitsarbeiter – eine größere Rolle spielen. In einigen Ländern werden auch Kinderärzte, Gynäkologen, Zahnärzte oder Psychotherapeuten zu den Primärversorgern gezählt.

Die Primärversorgung ist weltweit sehr unterschiedlich organisiert. In den meisten Entwicklungsländern ist der erste Anlaufpunkt für Patienten ein Gesundheitszentrum, in dem eine oder mehrere Krankenpflegekräfte für die Basisversorgung zuständig sind. In vielen traditionellen Sozialversicherungsländern dominieren Hausärzte in Einzelpraxen, obwohl Gruppenpraxen zunehmend an Bedeutung gewinnen. In Industrieländern mit einem Nationalen Gesundheitsdienst sind Gesundheitszentren oder große Gruppenpraxen weit verbreitet, in denen sowohl Hausärzte als auch Krankenpflegekräfte und evtl. weiteres Gesundheitspersonal (Physiotherapeuten, Ergotherapeuten, Sozialarbeiter) tätig sind.

In vielen Ländern agieren Primärversorger als Gate-Keeper zu anderen Versorgungsebenen des Gesundheitssystems, d. h. dass Patienten wie zum Beispiel in England oder den Niederlanden zunächst einen Hausarzt aufsuchen müssen, bevor sie an einen Facharzt überwiesen werden. Im Kontext von alternden Gesellschaften und zunehmend multimorbiden Patienten kommt der Primärversorgung eine immer zentralere Rolle bei der umfassenden, kontinuierlichen und koordinierenden Versorgung zu. In den traditionellen Sozialversicherungsländern ging der Trend in den letzten Jahren dahin, die Gate-Keeping Funktion der Primärversorgung und die Registrierung bei einem Hausarzt zu unterstützen, um die Koordination zwischen Gesundheitsdiensten zu gewährleisten. In traditionell steuerfinanzierten Ländern liegt der Fokus stärker auf der Einführung alternativer Primärversorgungsformen, wie den „walk-in" Kliniken und der Ausweitung der Wahl des Hausarztes.

Wie eingangs erwähnt, erlangte die primäre Gesundheitsversorgung während der 1980er Jahre vor allem mit der Alma-Ata Erklärung weltweit an Bedeutung [21].

Im Deutschen ist die Unterscheidung zwischen „Primärer Gesundheitsversorgung" (*Primary Health Care*) und „Primärversorgung" (*Primary Care*) weniger eindeutig als im Englischen. Der Begriff *Primary Health Care* meint den normativen Ansatz, der in der Erklärung von Alma-Ata zum Ausdruck kommt und den Fokus auf Solidarität, Gesundheitsförderung und gerechten Zugang zu Gesundheitsversorgung hat. *Primary care* dagegen bezieht sich auf das begrenzte Feld der Gesundheitsversorgung, das mit dem ersten Kontakt mit dem Gesundheitssystem in Verbindung steht (Primärversorgung).

Die Alma-Ata Erklärung und ihre Folgen
Auszug aus der Erklärung von Alma-Ata (1978):
– VII: „Die primäre Gesundheitsversorgung:
  1. [...]
  2. befasst sich mit den wichtigsten gesundheitlichen Problemen in der Gesellschaft und stellt die erforderlichen Gesundheitsförderungs-, Präventions-, Heil- und Rehabilitationsangebote bereit;
  3. beinhaltet mindestens folgende Elemente: Aufklärung in Bezug auf vorherrschende Gesundheitsprobleme und die Methoden zu ihrer Verhütung und Bekämpfung; Förderung der Nahrungsmittelversorgung und einer angemessenen Ernährung; eine ausreichende Versorgung mit sauberem Wasser und sanitären Anlagen; Gesundheitsschutz für Mütter und Kinder, einschließlich Familienplanung; Impfung gegen die schwersten Infektionskrankheiten; Prävention und Bekämpfung endemischer Krankheiten; angemessene Behandlung der häufigsten Krankheiten und Verletzungen; und Versorgung mit unentbehrlichen Arzneimitteln; [...]
– VIII: Alle Regierungen sollten nationale Konzepte, Strategien und Aktionspläne ausarbeiten, durch die die primäre Gesundheitsversorgung in Abstimmung mit anderen Politikbereichen als Bestandteil eines umfassenden nationalen Gesundheitssystems eingeführt bzw. erhalten wird. Zu diesem Zweck muss der nötige politische Wille aufgebracht werden, um die Ressourcen eines Landes zu mobilisieren und einen vernünftigen Umgang mit vorhandenen externen Ressourcen zu gewährleisten. [...]" [21]

Die Empfehlungen der Konferenz von Alma-Ata wurden in Entwicklungs- und Industrieländern unterschiedlich umgesetzt. In Entwicklungsländern richtete sich der Ausbau von Gesundheitssystemen anfangs stark nach dem Modell der primären Gesundheitsversorgung. Der Fokus lag auf Ausbildung kommunaler Gesundheitsarbeiter, die einfache und kosteneffektive Gesundheitsleistungen der ländlichen Bevölkerung näherbringen sollten. Jedoch wurde diese Strategie teilweise als Misserfolg aufgrund inadäquater Finanzierungsgrundlage, unzureichender Ausstattung der Gesundheitsarbeiter und mangelnder Qualität der erbrachten Leistungen gewertet. Auch der wachsende ökonomische Druck durch Rezession, Inflation, steigende Auslandsschulden, Strukturanpassungsprogramme und die globale HIV/Aids-Pandemie waren Gründe für das Scheitern.
In den meisten entwickelten Ländern kam es ebenfalls – trotz vieler Bekenntnisse zur Förderung der primären Gesundheitsversorgung – vorerst zu keiner Stärkung der primären Gesundheitsversorgung in den Jahren nach Alma-Ata. Stattdessen konzentrierten sich die Gesundheitsreformen vor allem auf Kostendämpfung, Marktmechanismen und Effizienzsteigerung angesichts explodierender Gesundheitskosten [12,22]. In einigen Ländern jedoch, wie zum Beispiel Großbritannien, spielte die primäre Versorgung bereits davor eine zentrale Rolle.

Erst zwei bzw. drei Jahrzehnte nach Alma-Ata gewann primäre Gesundheitsversorgung wieder an Aufwind. In Europa legten seit den 1990er Jahre viele Länder einen stärkeren Fokus auf die Primärversorgung. Auch in Entwicklungsländern haben die internationalen Geldgeber seit dem Jahr 2000, angesichts negativer Erfahrungen mit krankheitsspezifischen Programmen wieder verstärkt den Fokus auf die Stärkung von Gesundheitssystemen und die Ausweitung primärer Gesundheitsdienste gelegt (s. Kap. 18.5).
Auf internationaler Ebene leitete der WHO Weltgesundheitsbericht 2008 („Primary Health Care – *Now more than ever*") [23] einen Paradigmenwechsel zur Stärkung der Primärversorgung ein. Treibende Kraft dafür war vor allem auch die wachsende Notwendigkeit einer breiten Erstversorgung angesichts der alternden Bevölkerungsstruktur, der Zunahme chronischer Erkrankungen und Multimorbidität. Zudem wurde in dem WHO Bericht (2008) unterstrichen, dass Gesundheitssysteme, die stärker an einer Primärversorgung orientiert sind, bessere und gerechter verteilte Gesundheitsergebnisse mit niedrigeren Kosten und höherer Patientenzufriedenheit produzieren als krankenhauszentrierte Gesundheitssysteme [24]. Im Jahr 2018 unterstrich die WHO die Bedeutung der Primärversorgung erneut im Rahmen der Astana Global Conference on Primary Health Care.

Ambulante Sekundärversorgung

Ambulante Leistungen werden nicht nur von Primärversorgern erbracht, sondern auch von Spezialisten auf sekundärer Ebene, in der Regel nach Überweisung aus der Primärversorgung. So gehören beispielsweise Fachärzte und anderes medizinisches Fachpersonal in Krankenhausambulanzen, in Einzel- oder Gruppenpraxen oder Dialysezentren zur ambulanten Sekundärversorgung. Neue Technologien und Organisationsmodelle ermöglichen, dass sekundäre Leistungen, die früher einen stationären Aufenthalt erforderlich machten (chirurgische Eingriffe, komplexe diagnostische Verfahren, Chemotherapie oder Rehabilitierung), verstärkt ambulant erbracht werden können.

18.3.1.2 Stationäre Versorgung

Die stationäre Versorgung von Patienten erfolgt in Krankenhäusern, Pflegeeinrichtungen oder Reha-Einrichtungen. Stationäre Versorgung setzt voraus, dass Patienten für mindestens eine Nacht in eine dieser Einrichtungen aufgenommen werden. Bei der stationären Versorgung lassen sich zwei Ebenen unterscheiden. Die untere Ebene wird als Teil der Sekundärversorgung gesehen (neben der ambulanten Sekundärversorgung), da es zumindest die zweite Stufe nach der Primärversorgung ist. Zusätzlich gibt es in vielen Ländern die tertiäre Versorgung, womit hochkomplexe medizinische Leistungen beschrieben werden, die in großen, spezialisierten Krankenhäusern erbracht werden. Tertiäre Krankenhäuser versorgen in der Regel eine größere Region mit teureren und aufwendigeren Leistungen.

Krankenhäuser spielen auch eine zentrale Rolle bei der Notfallversorgung und gewährleisten so die medizinische Versorgung von akut Kranken und Verletzten rund um die Uhr. Sie sind zudem als (tertiäre) Universitätskliniken das Zentrum von Lehre und Forschung und bilden Ärzte, Krankenpflegekräfte und anderes Fachpersonal aus. Aufgrund des Einsatzes von teurer Technik und medizinischen Verfahren als auch hohen Personalkosten stellt der Krankenhaussektor mit mindestens 30 % der Gesamtgesundheitsausgaben den wichtigsten Ausgabenpunkt in der Finanzierung von Gesundheitssystemen dar.

Der Krankenhaussektor hat in fast allen Ländern große Veränderungen durchlaufen. In vielen Ländern ersetzen ambulante Leistungen verstärkt die stationäre Versorgung. Die durchschnittliche Verweildauer, die Anzahl der Krankenhausfälle und der Betten sind dadurch in den letzten Jahren insgesamt zurückgegangen. Besonders deutlich ist dies in der Gesundheitsversorgung von psychiatrischen Patienten. Im Rahmen der Deinstitutionalisierung der Psychiatrie ist die Zahl der Betten in Hocheinkommensländern seit Ende der 1980er Jahre rapide gesunken und psychisch Kranke werden verstärkt durch gemeindepsychiatrische Angebote versorgt.

Öffentliche, freigemeinnützige und private Leistungserbringer

International wird zwischen öffentlichen, freigemeinnützigen und privaten Leistungserbringern unterschieden. In fast allen Ländern der Welt sind sowohl öffentliche als auch private Leistungserbringer tätig (s. Länderbeispiele Kasten 4). Jedoch unterscheidet sich die relative Bedeutung von öffentlichen und privaten Leistungserbringern deutlich von Land zu Land. In steuerfinanzierten Gesundheitssystemen werden Leistungen typischerweise durch staatliche Anbieter bzw. öffentlich angestelltes Personal erbracht. Der Nationale Gesundheitsdienst NHS des steuerfinanzierten Gesundheitssystems von Großbritannien ist ein klassisches Beispiel dafür, auch wenn private Anbieter eine immer stärkere Rolle als Gesundheitsdienstleister spielen. In Ländern mit sozialer Krankenversicherung übernehmen neben öffentlichen auch freigemeinnützige Leistungserbringer und private profitorientierte Leistungserbringer oft eine wichtige Rolle in der Gesundheitsversorgung. In Industrieländern hat vor allem in den letzten Jahrzehnten neben der materiellen Privatisierung (d. h. der Übernahme von Leistungen durch private Leistungserbringer) im stationären Sektor vor allem ein Trend der verstärkten Nutzung von Leistungsanreizen und Steuerungsinstrumenten, die vorher auf den privaten Sektor begrenzt waren, stattgefunden – das so genannte „New Public Management" (NPM). Daher unterscheiden sich einerseits steuerfinanzierte Gesundheitssysteme und Sozialversicherungssysteme in der Leistungserbringung – und andererseits oftmals öffentliche von privaten Leistungserbringern innerhalb der Systeme – nicht mehr so eindeutig wie früher.

In Entwicklungsländern haben marktorientierte Reformen und damit die Ausweitung des privaten Sektors bereits in den 1980er Jahren im Rahmen der Strukturanpassungsprogramme stattgefunden, stimuliert durch die Agenda globaler Geberinstitutionen, wie der Weltbank und des Internationale Währungsfonds, die für die Ausweitung von Gebühren und der Stärkung privater Gesundheitsdienstleister plädierten [25]. Die Vorzüge von privaten Leistungserbringern werden sowohl in Entwicklungsländern als auch in Schwellen- und Industrieländern meist mit den Argumenten des stärkeren Wettbewerbs und der größeren Wahlmöglichkeiten für Patienten unterstrichen [26]. Richtungsweisend dafür war der kontrovers diskutierte Weltentwicklungsbericht der Weltbank zum Thema Gesundheit (1993) [27]. Er plädierte unter anderem für verstärkten Wettbewerb durch private Leistungs- und Versicherungsanbieter als auch für Investitionsentscheidungen basierend auf Kosten-Effektivitätsanalysen und einer höheren Kostenbeteiligung privater Haushalte an der Gesundheitsfinanzierung. Die Kostenbeteiligung privater Haushalte über *out-of-pocket payments* hatte aber oft verheerende Auswirkungen auf den Zugang der Bevölkerung zu Gesundheitsleistungen.

Beschreibung von Gesundheitssystemen in Ländern verschiedener Einkommensgruppen

Land mit niedrigem mittlerem Einkommen: Uganda

Das ostafrikanische Land mit 34 Millionen Einwohnern (BNE/Kopf: 1820 US$ KKP) hat im internationalen Vergleich sehr niedrige Gesundheitsausgaben (133 $ KKP/Kopf und 7,2 % des BIP) und eine niedrige Beteiligung des Staates an den Gesundheitsausgaben (25 %). Diese Unterfinanzierung spiegelt sich auch in der hohen Beteiligung internationaler Geldgeber (35 %) und Haushalte durch Direktzahlungen (41 %) wider. Nur ein kleiner Teil der Bevölkerung hat private Krankenversicherungen im formellen Sektor und gemeindebasierte Krankenversicherungen im informellen Sektor. Trotz Abschaffung der Gebühren in öffentlichen Gesundheitseinrichtungen ist die Mehrheit der Bevölkerung nicht vor finanziellen Risiken geschützt. Im Jahr 2009/2010 gaben etwa 20 % aller Haushalte mehr als 10 % ihres Haushaltseinkommens aufgrund von Direktzahlungen aus. Die Regierung arbeitet seit Anfang 2000 an Plänen für den Aufbau eines nationalen Krankenversicherungssystems.

Land mit gehobenem mittlerem Einkommen: Indien

Indien ist das zweitbevölkerungsreichste (1,3 Milliarden Einwohner) Land der Welt und ist wirtschaftlich aufstrebend (BNE/Kopf: 6490 US$ KKP). Die 29 Bundesstaaten sind verantwortlich für die Organisation der Gesundheitsversorgung. Trotz universellem Zugang zu öffentlichen steuerfinanzierten Gesundheitsleistungen suchen die meisten Menschen private Leistungserbringer auf, da Qualität, Verfügbarkeit und Zugang zu öffentlichen Einrichtungen u. a. durch Personalmangel und mangelhafte Ausstattung schlecht sind. Die Gesundheitsausgaben (267 $ KKP/Kopf und 4,7 % des BIP) sind im weltweiten Vergleich weiterhin sehr niedrig. Indien ist zudem eines der Länder mit der höchsten Beteiligung privater Haushalte an den Gesundheitsausgaben (rund 70 %). Diese entstehen durch Direktzahlungen an private Anbieter und Kostenbeteiligung für viele Leistungen in öffentlichen Einrichtungen, die zu katastrophalen Ausgaben führen. Um diese für die ärmsten Bevölkerungsteile abzufedern hat die Regierung Krankenversicherungsprogramme wie das Rashtriya Swasthya Bima Yojana (RSBY) ins Leben gerufen und damit kostenlosen Zugang u. a. zu Versorgung in öffentlichen und privaten Krankenhäusern für Millionen Familien unterhalb der Armutsgrenze ermöglicht.

Land mit hohem Einkommen: Schweiz

Die Schweiz ist ein kleines (8,3 Millionen Einwohner) wohlhabendes (BNE/Kopf: 63.660 US$ KKP) Land mit einem komplizierten Gesundheitssystem. Die Regulierung erfolgt sowohl durch die Schweizer Bundesregierung und die 26 Kantone als auch durch korporatistische Akteure (Krankenversicherer und Leistungserbringer) sowie durch alle Bürger, die in Referenden über wesentlichen Entscheidungen abstimmen können. Die Gesundheitsausgaben in der Schweiz sind im weltweiten Vergleich sehr hoch (6.468 $ KKP/Kopf und 11,7 % des BIP) und werden zu fast gleichen Teilen durch Steuern, Krankenversicherungsprämien und Selbstzahlungen privater Haushalte finanziert. Alle Bewohner der Schweiz sind verpflichtet eine Krankenversicherung mit einem gesetzlich definierten Leistungsumfang abzuschließen. Jeder Versicherte zahlt eine von Geschlecht, Alter, Gesundheitszustand und Einkommen unabhängige Prämie. Niedrige Einkommensgruppen erhalten Zuschüsse, damit sie sich die Prämie leisten können. Patienten können ihren Leistungserbringer (Arztpraxen, öffentliche und private Krankenhäuser) traditionell frei wählen und haben direkten Zugang zu allen Versorgungsebenen praktisch ohne Wartezeiten. In den letzten Jahren haben Versicherungsmodelle mit eingeschränkter Wahlfreiheit allerdings stark zugenommen.

Quellen: [18,28–30] Notiz: BNE: Bruttonationaleinkommen in laufendem US-Dollar (Daten basieren auf 2016), KKP: Kaufkraftparität, BIP: Bruttoinlandsprodukt. Angaben zu Gesundheitsausgaben basieren auf 2014. Gesundheitsausgaben pro Kopf sind in internationalem konstantem 2011 Dollar.

18.4 Leistungsfähigkeit von Gesundheitssystemen

Die Leistungsfähigkeit von Gesundheitssystemen lässt sich mithilfe der Ziele von Gesundheitssystemen des Frameworks aus Abb. 18.1 bewerten, d. h. Gesundheit, finanzielle Absicherung und deren gerechte Finanzierung, sowie *Responsiveness*. Die WHO verwendete diese Ziele für die Bewertung der Leistungsfähigkeit der Gesundheitssysteme aller 191 Mitgliedsländer in Ihrem Weltgesundheitsbericht 2000.

Dabei unterschied sie zwischen dem Grad der Zielerreichung und der Leistungsfähigkeit. Die Zielerreichung gibt Auskunft, wie gut Gesundheitssysteme in Bezug auf die drei wesentlichen Ziele abschneiden. Zur Beurteilung der Leistungsfähigkeit setzte die WHO die Zielerreichung anschließend ins Verhältnis zu den eingesetzten Ressourcen, um auch die Effizienz beurteilen zu können. Die (teilweise) überraschenden Ergebnisse – z. B. landete Frankreich auf Platz 1 und die USA auf Platz 37 (hinter Costa Rica) – lösten damals eine weltweite Kontroverse aus und es hagelte Kritik: insbesondere sei die Datengrundlage mangelhaft, und die relative Bewertung der einzelnen Dimensionen für die Aggregation in einem Index nicht nachvollziehbar.

Seitdem ist kein ähnlich globaler Versuch der Leistungsbewertung von Gesundheitssystemen unternommen worden. Das Interesse an der Leistungsbewertung von Gesundheitssystemen nimmt allerdings stetig zu (z. B. auf der Ebene der EU-Kommission oder der OECD), da die relative Leistungsfähigkeit Hinweise auf Problembereiche eines Gesundheitssystems geben kann. Die Ziele der WHO sind für die Leistungsbewertung weitgehend unstrittig – auch wenn unterschiedliche Organisationen eine Vielzahl einzelner Indikatoren für jedes Ziel entwickelt haben. Aufgrund unterschiedlicher nationaler Präferenzen und der Vielzahl einzelner Indikatoren ist es nur schwer möglich (und methodisch fragwürdig), das beste Gesundheitssystem zu identifizieren. Daher verzichten die meisten Initiativen zur Leistungsbewertung von Gesundheitssystemen auf die Aggregation der Zielerreichungswerte zur Berechnung eines Indexes für die Gesamtleistung des Systems.

18.4.1 Gesundheit

Das oberste Ziel eines Gesundheitssystems ist die Verbesserung der Gesundheit der Bevölkerung (s. Abb. 18.1). Zur Beurteilung der Leistungsfähigkeit eines Gesundheitssystems ist es daher wichtig, die Gesundheit der Bevölkerung zu messen und (möglichst) den Beitrag des Gesundheitssystems zu identifizieren. Gesundheitssysteme sollten allerdings nicht nur dazu beitragen, dass die durchschnittliche Gesundheit der Bevölkerung so gut wie möglich ist, sondern auch, dass verschiedene Bevölkerungsgruppen (arm/reich, Stadt/Land, etc.) ein möglichst ähnlich hohes Niveau an Gesundheit erreichen – eine gerechte Verteilung von Gesundheit. Da Unterschiede zwischen Einkommensgruppen und Wohnorten potenziell vermeidbar sind, spricht man bei bestehenden Unterschieden von einer ungerechten Verteilung der Gesundheit.

Einer der am häufigsten verwendeten Indikatoren für die Gesundheit der Bevölkerung ist die durchschnittliche Lebenserwartung bei Geburt und/oder im Alter von 60 Jahren (siehe auch Kap. 2). Für fast alle Länder der Welt veröffentlicht die WHO Daten zur durchschnittlichen Lebenserwartung – auch wenn diese für viele Entwicklungsländer auf relativ kleinen Stichproben aus Bevölkerungsbefragungen beruhen. Weil die Lebenserwartung allerdings nur die Sterblichkeit der Bevölkerung beschreibt, werden für die Berücksichtigung der Gesamtkrankheitslast andere Indikatoren verwendet, wie die krankheitsadjustierten Lebensjahre („disability adjusted life years", DALYs), die sich aus der Addition von durch Tod verlorenen Lebensjahren und den gesundheitlich beeinträchtigten Lebensjahren ergeben, oder die gesunde Lebenserwartung („healthy life expectancy", HLE). Auch für diese Indikatoren sind im Rahmen der Global Burden of Disease-Studien seit 1990 Daten für fast alle Länder der Welt erhoben worden, zuletzt 2015.

Allerdings sind durchschnittliche Lebenserwartung und die gesunde Lebenserwartung durch viele Faktoren beeinflusst, die außerhalb des Gesundheitssystems liegen (Bildung, Ernährung, Wohn- und Arbeitsbedingungen, soziale Gerechtigkeit). Um gezielter den Beitrag der Gesundheitssysteme bzw. der gesundheitlichen Versorgung zur Sterblichkeit bzw. Lebenserwartung zu ermitteln, ist das Konzept der „vermeidbaren Sterblichkeit" entwickelt worden [31]. Vermeidbare Sterbefälle sind solche Todesfälle, die bei Personen bis zu einem bestimmten Alter (zumeist 65 oder 75 Jahre) auftreten, und die bei angemessener Prävention oder medizinischer Versorgung hätten verhindert werden können. Dazu gehören zum Beispiel Todesfälle durch Infektionskrankheiten, die durch Impfungen vermieden werden können oder Todesfälle im Alter unter 50 aufgrund von Diabetes. Internationale Daten zu der Anzahl vermeidbarer Sterbefälle in Hocheinkommensländern liefern die Europäische Kommission und die OECD. Für Entwicklungsländer waren vergleichbare Daten bisher nicht systematisch verfügbar. Das *Global Health Observatory* der WHO veröffentlicht lediglich Informationen über durch Prävention vermeidbare Sterbefälle, wie solche aufgrund von durch Impfungen vermeidbare Krankheiten, oder Sterbefälle aufgrund

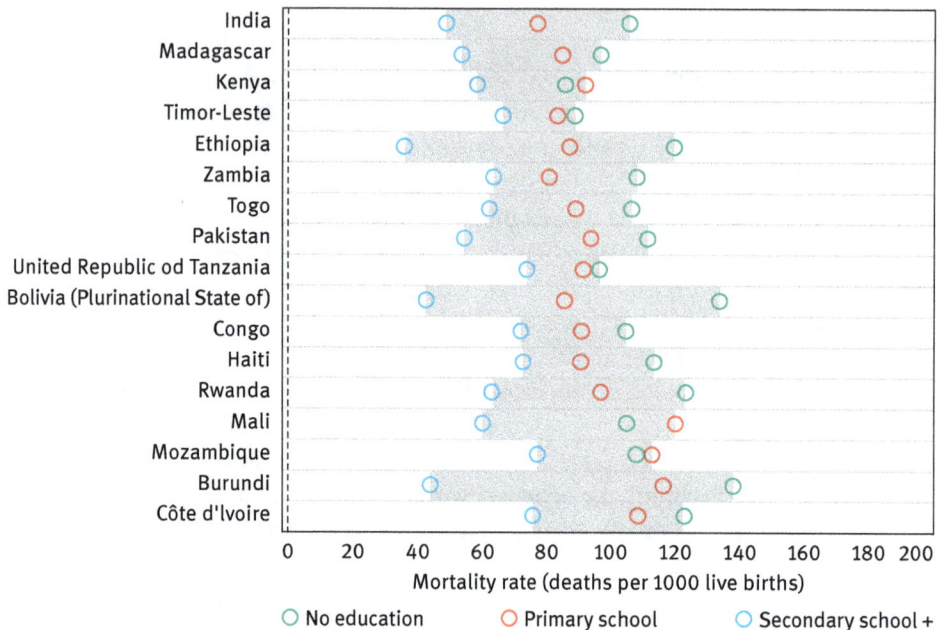

Abb. 18.7: Verteilung der Kindersterblichkeit nach Bildungsstand, Auszug aus dem WHO *Health Equity Monitor – Child mortality*. Quelle: [33].

von Tabak- und Alkoholkonsum. Im Mai 2017 sind allerdings, unter Nutzung der „Global Burden of Disease"-Studie 2015, Daten zur vermeidbaren Sterblichkeit global ausgewertet und für die vier Quartile der Länder entsprechend ihres sozio-demographischen Index veröffentlicht worden, wobei 100 das Optimum bildet [32].

Zur Beurteilung der Frage, ob die Verteilung von Gesundheit in einem Land gerecht ist, existiert eine Vielzahl von Indikatoren. Für viele Entwicklungsländer sind Daten zur Mütter- und Kindersterblichkeit, differenziert nach ökonomischem Status, nach Bildungsstand, und Wohnort im *Health Equity Monitor* der WHO vorhanden [33] (Abb. 18.7). Interessanterweise fehlen ähnlich systematisch aufbereitete internationale Daten für Industrieländer.

18.4.2 Finanzielle Absicherung und gerechte Finanzierung

Das zweite wesentliche Ziel eines Gesundheitssystems ist es, die Bevölkerung im Krankheitsfall finanziell abzusichern. Der Grad der finanziellen Absicherung fließt auch – als Indikator 3.8.2 –in die Bewertung der Zielerreichung der Nachhaltigen Entwicklungsziele der Vereinten Nationen (*Sustainable Development Goals*, SDGs) ein. Eine fehlende oder stark eingeschränkte Absicherung kann dazu führen, dass erstens die Kosten einer medizinischen Behandlung einen Haushalt finanziell zu stark belasten oder zweitens aus finanziellen Gründen auf notwendige medizinische Behandlungen verzichtet wird. Außerdem sollte die Finanzierung des Systems möglichst „gerecht" sein, d. h., dass höhere Einkommensgruppen einen ähnlichen (oder höheren) Anteil ihres Einkommens für das Gesundheitssystem ausgeben sollten als niedrigere Einkommensgruppen. Der Grad der finanziellen Absicherung in einem Gesundheitssystem wird sehr häufig über die Höhe der Selbstzahlungen (*out-of-pocket payments*) der Bevölkerung gemessen. Fehlende Absicherung in jeder der drei Dimensionen des *Coverage Cubes* (Abb. 18.4) trägt zu Selbstzahlungen bei. Daten zur absoluten Höhe der Selbstzahlungen und zum relativen Anteil der Selbstzahlungen an allen Gesundheitsausgaben sind für fast alle Länder der Welt verfügbar. Hohe Selbstzahlungen zeigen an, dass Haushalte im Krankheitsfall nicht vor den Behandlungskosten geschützt sind.

Um die negativen Auswirkungen fehlender finanzieller Absicherung zu quantifizieren, sind verschiedene weitere Indikatoren auf der Basis von Haushaltsbefragungen entwickelt worden. Die zwei wichtigsten Indikatoren sind (1) der Anteil der Haushalte mit so genannten „katastrophalen" Gesundheitsausgaben in einem Land und (2) der Anteil der Haushalte, der durch Gesundheitsausgaben verarmt. Gesundheitsausgaben werden in der Regel als katastrophal angesehen, wenn sie einen bestimmten Anteil des (verfügbaren) Haushaltseinkommens – oder der Haushaltsausgaben (evtl. nach Abzug eines bestimmten Minimums) – überschreiten, z. B. mehr als 25 % oder mehr als 40 % des Einkommens (oder der Ausgaben). Aufgrund der guten Datenverfügbarkeit und der hohen Relevanz hat dieser Indikator Eingang in die Berichterstattung zu den *Sustainable Development Goals* (Indikator 3.8.2) gefunden. Der Anteil der Bevölkerung, der durch Gesundheitsausgaben verarmt, bestimmt sich ebenfalls in Bezug auf das verfügbare Einkommen (oder die Ausgaben), aber setzt diese nach Abzug der Gesundheitsausgaben ins Verhältnis zu einer definierten nationalen oder internationalen Armutsgrenze.

Die Höhe der Selbstzahlungen gibt allerdings keinen Aufschluss darüber, ob Haushalte aufgrund der finanziellen Belastung auf die Inanspruchnahme von Leistungen verzichten. Ein weiterer Indikator für fehlende finanzielle Absicherung ist daher der Anteil der Bevölkerung der aus Kostengründen auf eine medizinische Untersuchung oder Behandlung verzichtet. Für alle europäischen Länder und einige andere Industrieländer sind Informationen für diesen Indikator in internationalen Datenbanken (Eurostat, OECD) verfügbar. Für die meisten Entwicklungsländer fehlen allerdings systematisch erhobene Daten.

Die Beurteilung der Finanzierungsgerechtigkeit eines Gesundheitssystems beruht im Wesentlichen auf der Messung der Verteilung der finanziellen Beiträge zum Gesundheitssystem nach Einkommensgruppen. Im Sinne der WHO ist die Finanzierung eines Gesundheitssystems gerecht, wenn der Anteil der Ausgaben für das Gesundheitssystem in Prozent des Einkommens für alle Haushalte (nach Abzug der

Grundbedürfnisse) gleich ist. Für die Messung der Finanzierungsgerechtigkeit sind verlässliche Daten zu Einkommen und Ausgaben der Bevölkerung notwendig, die für viele Länder fehlen. Daher gibt es abseits von einzelnen (häufig nationalen) Studien kaum systematische international vergleichende Informationen zur Finanzierungs-gerechtigkeit von Gesundheitssystemen.

18.4.3 Responsiveness

Als Responsiveness wird die Fähigkeit eines Gesundheitssystems bezeichnet, auf die legitimen Erwartungen der Bevölkerung hinsichtlich organisatorischer und interper-soneller Aspekte der Versorgung einzugehen, wie z. B. das Vermeiden unnötiger Wartezeiten, eine verständliche Kommunikation oder ein respektvoller Umgang. Die-se Patienten- oder Nutzerorientierung ist neben der Förderung der Gesundheit und der finanziellen Absicherung das dritte wesentliche Ziel von Gesundheitssystemen. Genau wie für das Ziel der Gesundheit ist auch für das Ziel *Responsiveness* nicht nur die Höhe, sondern auch die Verteilung der *Responsiveness* relevant. Zum Beispiel sollten alle Bevölkerungsgruppen durch Leistungserbringer ähnlich respektvoll be-handelt werden.

Die *Responsiveness* eines Gesundheitssystems wird laut dem WHO-Konzept ge-messen auf der Basis von acht wesentlichen Teilaspekten: (1) Autonomie/Einbezie-hung in Entscheidungen, (2) verständliche Kommunikation, (3) Vertraulichkeit von Informationen, (4) respektvoller Umgang, (5) Wahlmöglichkeiten, (6) Sofortige Auf-merksamkeit, (7) Qualität der Ausstattung sowie für stationäre Versorgung, (8) Zu-gang zu sozialer Unterstützung. Die umfangreichsten Daten zur *Responsiveness* von Gesundheitssystemen sind von der WHO für ihren Weltgesundheitsbericht 2000 und im Rahmen des *World Health Survey* 2002 erhoben worden. Neuere systematische Er-hebungen zu *Responsiveness* fehlen.

Für einzelne Dimensionen, wie z. B. Wartezeiten und Wahlmöglichkeiten, oder zu verwandten Konzepten, wie z. B. Patientenzufriedenheit, gibt es für einige euro-päische Länder Informationen aus diversen Eurobarometer-Umfragen (aus den frü-hen 2000ern) und aus aktuellen Umfragen für den *European Health Consumer Index* des Beratungsunternehmen *Health Consumer Powerhouse*. Außerdem führt der *Com-monwealth Fund* in regelmäßigen Abständen internationale Vergleichsumfragen zu Sichtweisen von Patienten u. a. in Bezug auf Wahlfreiheit, Zugang und Kommunika-tion in elf ausgewählten Ländern durch (USA, Kanada, Australien, Neuseeland und sieben europäischen Ländern). Umfassende aktuelle Informationen zur Verteilung der *Responsiveness* in der Bevölkerung sind – wenn überhaupt – in vereinzelten na-tionalen Erhebungen vorhanden.

18.5 Ausblick

18.5.1 Stärkung von Gesundheitssystemen im Kontext globaler Gesundheitspolitik

Die Stärkung von Gesundheitssystemen weltweit hat in den letzten zwei Jahrzehnten auf nationaler und internationaler Ebene an Bedeutung gewonnen und vermehrt Aufmerksamkeit erhalten. Internationale Organisationen (WHO, Weltbank) und Initiativen, wie die Paris-Deklaration (2005) und die Agenda 2030 für Nachhaltige Entwicklung (2015), haben sich der Stärkung von Gesundheitssystemen verschrieben. Auch globale Gesundheitsinitiativen mit ursprünglich krankheitsspezifischer Ausrichtung, wie der Global Fund und die GAVI Alliance, fördern inzwischen die Stärkung von Gesundheitssystemen. Insbesondere die Förderung von *Universal Health Coverage* (UHC) nimmt bei internationalen Bemühungen zur Stärkung von Gesundheitssystemen eine zentrale Rolle ein, wie auch die Aufnahme von UHC als Ziel 3.8 in die *Sustainable Development Goals* (SDGs) belegt.

Zunehmend ist die Stärkung von Gesundheitssystemen weltweit auch Teil der globalen Gesundheitspolitik – und als solche abhängig von der globalen öffentlichen Aufmerksamkeit und dem politischen Willen relevanter Akteure. In der Folge der Ebola-Epidemie in den Jahren 2014/15 in Westafrika setzte sich in der Öffentlichkeit die Sichtweise durch, dass schwache Gesundheitssysteme ein Gesundheitsrisiko nicht nur für die Bürger des betroffenen Landes sein können, sondern für Menschen weltweit. Damit erreichte die Stärkung von Gesundheitssystemen auch die Ebene der Staats- und Regierungschefs, die sich unter deutscher G7-Präsidentschaft im Jahr 2015 gemeinsam verpflichteten für die Stärkung von Gesundheitssystemen einzutreten, um das SDG-Ziel *Universal Health Coverage* bis zum Jahr 2030 zu erreichen. Dieses Versprechen wurde anschließend auch unter der japanischen G7-Präsidentschaft im Jahr 2016 und unter deutscher G20-Präsidentschaft im Jahr 2017 wiederholt.

Mit dem Ziel, die Stärkung von Gesundheitssystemen und die Förderung von UHC auf der globalen politischen Agenda zu halten, haben sich in den letzten Jahren gleich zwei globale Bewegungen gebildet. Zum einen haben sich seit 2012 über 950 Organisationen und 121 Länder der *Universal Health Coverage Coalition* angeschlossen, um zusammen politischen Druck aufzubauen, damit weltweit allen Menschen Zugang zu Gesundheitsversorgung ermöglicht wird. Zum anderen wurde aufbauend auf der seit 2007 bestehenden *International Health Partnership* (IHP+) im Jahr 2016 auf Bestreben von WHO und Weltbank die *International Health Partnership for UHC 2030* gegründet. Dies ist ein Zusammenschluss von mehr als 60 nationalen Regierungen, über 10 internationalen Organisationen, sowie Zivilgesellschaft und Wissenschaft, die sich neben der politischen Förderung von *Universal Health Coverage* auch für eine bessere Koordination globaler Aktivitäten zur Gesundheitssystemstärkung einsetzen.

Bessere Koordination ist wichtig, weil sich eine Vielzahl von Akteuren in der Gesundheitssystemstärkung in Entwicklungsländern engagieren. Dazu gehören nicht nur die WHO und die Weltbank, sondern auch zahlreiche bilaterale Geber (USAID, AFD, DFID, GIZ, SIDA, etc.) und Stiftungen (wie die Bill und Melinda Gates Stiftung). Fehlende Koordination und in Folge schlecht abgestimmte und ineffektive Maßnahmen können das Ziel UHC 2030 gefährden. Gleichzeitig lassen sich Synergien durch bessere Abstimmung und Austausch von Erfahrungen über erfolgreiche Maßnahmen und Programme erzielen. Die Weltbank und die WHO unterstützen diesen Austausch durch eine Reihe von gemeinsamen Publikationen (zum Bespiel [34,35]), die u. a. Fortschritte auf dem Weg zu UHC in 24 Ländern dokumentieren.

18.5.2 Welche Rolle spielen Beitrag und Austausch von Wissenschaft und Politik?

Internationale Unterstützung in der Stärkung nationaler Gesundheitssysteme scheitert häufig auch an fehlenden Informationen und kontextspezifischem Verständnis. Das liegt daran, dass Gesundheitssysteme Ausdruck nationaler politischer Gewohnheiten und Erfahrungen sind, die sich in jeweils spezifischen nationalen Institutionen manifestieren. Ohne genaue Kenntnisse der Funktionsweise bestehender Gesundheitssysteme und des nationalen Kontexts ist eine Stärkung von Gesundheitssystemen nicht möglich. Gleichzeitig fehlt oft, aufgrund methodologischer Schwierigkeiten bei der Durchführung von Evaluationsstudien von Maßnahmen der Gesundheitssystemstärkung, verlässliche Evidenz über die Erfolgsaussichten dieser Maßnahmen. Hinzu kommt, dass sich internationale Erfahrungen, z. B. mit neuen Gesundheitsberufen, mit der Erhebung von Versicherungsbeiträgen oder mit Vergütungssystemen, aufgrund des jeweils spezifischen nationalen Kontexts, nicht ohne weiteres von einem Land auf ein anderes übertragen lassen.

Insofern kommt auch der Wissenschaft eine wichtige Rolle bei der Gesundheitssystemstärkung zu: Erstens werden systematische und vergleichbare Informationen über nationale Gesundheitssysteme benötigt; zweitens können vergleichende internationale Studien mit Länderfallbeispielen Informationen über – unter bestimmten Bedingungen – erfolgreiche Maßnahmen bereitstellen; und drittens sollten die Effekte von neuen Gesundheitsreformen regelmäßig durch systematische Studien untersucht werden. Allerdings ist die Rolle von wissenschaftlichen Informationen beschränkt, wenn diese Informationen nicht von politischen Akteuren aufgegriffen werden, um Veränderungen anzustoßen. Daher ist der Austausch mit Wissenschaft und Forschung im Bereich der Gesundheitssystemforschung wichtiger als in vielen anderen Bereichen der Gesundheitsforschung.

Auf internationaler Ebene werden sowohl die Gesundheitssystemforschung als auch der Austausch zwischen Wissenschaft und Politik durch eine Reihe von Zusammenschlüssen unterstützt. Die 1998 gegründete und bei der WHO angesiedelte *Alliance for Health Policy and Systems Research* hat mit zahlreichen Berichten das Nachdenken, Forschen und Schreiben über Gesundheitssysteme geprägt. In Europa hat das *European Observatory on Health Systems and Policies* mit einer Vielzahl von Berichten zum besseren Verständnis über Gesundheitssysteme in der europäischen Region der WHO beigetragen. Und seit 2012 gibt es einen globalen Zusammenschluss von Gesundheitssystemforschern und Entscheidungsträgern: *Health Systems Global.* Das Ziel dieses Zusammenschlusses ist wiederum die Stärkung von Gesundheitssystemen weltweit durch bessere Forschung und Austausch von Wissenschaft und Politik.

Für die nächsten Jahre bleibt zu hoffen, dass das aktuelle globale Interesse und das hohe Niveau an internationaler politischer Unterstützung sowie die zunehmend besser koordinierten Aktivitäten und Informationen zu einer nachhaltigen Stärkung von Gesundheitssystemen beitragen.

18.6 Kernaussagen

– Das oberste Ziel von Gesundheitssystemen ist es Gesundheit zu fördern, zu erhalten und wiederherzustellen; weitere wichtige Ziele sind finanzielle Absicherung und *Responsiveness*. Dabei darf eine gerechte Verteilung von Gesundheit, finanzieller Absicherung und *Responsiveness* nicht außer Acht gelassen werden.
– Die Organisation von nationalen Gesundheitssystemen unterscheidet sich – aber eine systematische Kategorisierung der Akteure und Funktionen hilft dabei Gesundheitssysteme zu verstehen.
– Gesundheitssysteme in reichen Ländern haben um ein Vielfaches mehr finanzielle Ressourcen – nicht nur absolut, sondern auch im Verhältnis zum Bruttoinlandsprodukt. International hat sich die Sichtweise durchgesetzt, dass ein möglichst großer Teil der Gesundheitsausgaben durch öffentliche Mittel aufgebracht werden sollte.
– Starke und leistungsfähige Gesundheitssysteme sind zentral für die Reaktionsfähigkeit angesichts nationaler und globaler Gesundheitskrisen. Leistungsbewertungen von Gesundheitssystemen geben Aufschluss über Zielerreichung und Leistungsfähigkeit von Gesundheitssystemen.
– Weltweit hat die Aufmerksamkeit für Gesundheitssysteme zugenommen und die Stärkung von Gesundheitssystemen ist ein zentrales Anliegen nationaler und internationaler Akteure. Die internationale Gemeinschaft hat sich mit den *Sustainable Development Goals* (SDGs) dazu verpflichtet, für alle Menschen den Zugang zu Gesundheitsleistungen zu bezahlbaren Kosten und damit Zugangsgerechtigkeit und finanzielle Absicherung (*Universal Health Coverage*) zu gewährleisten.
– Jedoch sind weitere Anstrengungen notwendig, um vor allem Gesundheitssysteme in einkommensschwachen Ländern zu stärken und damit globale Gesundheit voranzubringen.

18.7 Fragen

- Gibt es das beste Gesundheitssystem der Welt?
- Wie sollten die unterschiedlichen Ziele von Gesundheitssystemen gewichtet werden?
- Wie erreicht man eine gerechtere Verteilung der finanziellen Ressourcen weltweit?
- Auf welcher Ebene und welchen Versorgungsformen sollen Gesundheitsleistungen am besten erbracht werden?
- Wie können nationale Gesundheitssysteme und damit auch globale Gesundheit weiter gestärkt werden?

Literatur

[1] WHO. The World Health Report 2000: Health Systems: Improving Performance. Genf, CH, World Health Organization, 2000.

[2] WHO European Ministerial Conference on Health Systems. Tallinn Charter: Health Systems for Health and Wealth. Resolution EUR/RC58/R4, 2008.

[3] Busse R, Blümel M, Knieps F, Bärninghausen T. Statutory health insurance in Germany: a health system shaped by 135 years of solidarity, self-governance, and competition. The Lancet UK 2017.

[4] Busse R, Schreyögg J, Gericke C. Analyzing Changes in Health Financing Arrangements in High-Income Countries: A Comprehensive Framework Approach. World Bank HNP Discussion Paper 2007.

[5] McKee M, Balabanova D, Basu S, Ricciardi W, Stuckler D. Universal Health Coverage: A Quest for All Countries But under Threat in Some. Value in Health. 2013;16(1):39–45.

[6] Smith RD, Hanson K. Health Systems in Low- and Middle-Income Countries: An economic and policy perspective. Oxford, UK, Oxford University Press, 2011.

[7] Murray CJL, Frenk J. A framework for assessing the performance of health systems. Bulletin of the World Health Organization. 2000;78(6):717–731.

[8] Shakarishvili G, Atun R, Berman P, et al. Converging Health Systems Frameworks: Towards A Concepts-to-Actions Roadmap for Health Systems Strengthening in Low and Middle Income Countries. Global Health Governance. 2010;3(2):1–17.

[9] Papanicolas I, Smith PC. Health system performance comparison. An agenda for policy, information and research. Maidenhead, UK, Open University Press, 2013.

[10] Murray CJL, Evans DB. Health system performance assessment: debates, methods and empiricism. Genf, CH, World Health Organization, 2003.

[11] Papanicolas I, Cylus J. Comparison of healthcare systems performance. In: Kuhlmann E, Blank RH, Bourgeault IL,Wendt C., editors. The Palgrave International Handbook of Healthcare Policy and Governance. Basingstoke, UK, Palgrave Macmillan, 2015, 116–134.

[12] WHO. Everybody's business. Strengthening health systems to improve health outcomes: WHO's framework for action. Genf, CH, World Health Organization, 2007.

[13] Busse, Schreyögg, Tiemann. Management im Gesundheitswesen. Berlin, DE, Springer Verlag, 2010.

[14] OECD, Eurostat, WHO (2011), A System of Health Accounts, OECD Publishing. doi: 10.1787/9789264116016-en

[15] WHO. World Health Report: health systems financing: the path to universal coverage. Genf, CH, World Health Organization, 2010.

[16] WHO. World Health Report: Research for universal health coverage. Genf, CH, World Health Organization, 2013.

[17] Busse R, Schlette S. Gesundheitspolitik in Industrieländern 7/8. Gütersloh, DE, Verlag Bertelsmann Stiftung, 2007.

[18] World Bank. DataBank, Health Expenditure. 2017; http://data.worldbank.org/indicator

[19] OECD. OECD Health Statistics 2016. http://www.oecd.org/els/health-systems/health-data.htm

[20] Cichon M, Scholz W, van de Meerendonk A, et al. Financing social protection. Quantitative Methods in Social Protection Series. Genf, CH, International Labour Organization/International Social Security Association (ISSA), 2004.

[21] WHO Erklärung von Alma-Ata 1978. Verfügbar unter: http://www.euro.who.int/de/publications/policy-documents/declaration-of-alma-ata,-1978

[22] Müller O, Razum O. 30 Jahre Primary Health Care: Die Neuauflage einer revolutionären Idee. Deutsches Ärzteblatt. 2008;105(36):A-1841/B-1586/C-1552.

[23] WHO. The World Health Report: primary Health Care (Now More Than Ever). Genf, CH, World Health Organization, 2008.

[24] Starfield B, Shi L, Macinko J. Contribution of Primary Care to Health Systems and Health. Milbank Quarterly. 2005;83(3):457–502.

[25] Bennett S. Health Systems Strengthening, Past, Present, and Future. In: Parker R, Sommer M., editors. Routledge Handbook in Global Public Health. New York, USA, Routlegde, 2011, 473–480.

[26] Zwi AB, Brugha R, Smith E. Private health care in developing countries. BMJ. 2001;323 (7311):463–464.

[27] Weltbank. Weltentwicklungsbericht 1993 : Investitionen in die Gesundheit. ; Kennzahlen der Weltentwicklung. Washington D. C., USA, Weltbank; Bonn, DE, UNO-Verlag, 1993.

[28] Mossialos E, Wenzel M, Osborn R, Sarnak D. 2015 International Profiles of Health Care Systems. New York, USA, The Commonwealth Fund, 2016.

[29] De Pietro C, Camenzind P, Sturny I, et al. Switzerland: Health system review. Health Systems in Transition. 2015;17(4):1–288.

[30] Zikusooka CM, Kwesiga B, Lagony S, Abewe C. Universal Health Coverage Assessment Uganda. Global Network for Health Equity (GNHE), 2014.

[31] Nolte E, McKee M. Does healthcare save lives? Avoidable mortality revisited. London, UK, Nuffield Trust, 2004.

[32] GBD 2015 Healthcare Access and Quality Collaborators. Healthcare Access and Quality Index based on mortality from causes amenable to personal health care in 195 countries and territories, 1990–2015: a novel analysis from the Global Burden of Disease Study 2015. The Lancet, UK, 2017. DOI: http://dx.doi.org/10.1016/S0140-6736(17)30818-8

[33] WHO. Global Health Observatory visualizations. Health Equity Monitor Child mortality. Genf, CH, World Health Organization, 2017, http://apps.who.int/gho/data/view.wrapper.HE-VIZ03a?lang=en&menu=hide

[34] World Bank. Going Universal: How 24 countries are implementing universal health coverage reforms from the bottom up. Washington DC, USA, World Bank, 2015.

[35] WHO. Tracking universal health coverage: first global monitoring report. Genf, CH, World Health Organization, 2015.

19 Ökonomie und globale Gesundheit

Stefan Kohler, Max Roser, Pascal Geldsetzer, Till Bärnighausen

19.1 Einleitung

Wohlstand, Gesundheit und Gesundheitsausgaben sind eng miteinander verknüpft. Im weltweiten Durchschnitt haben alle drei seit vielen Jahren stetig zugenommen. Im Vergleich haben Menschen in Ländern mit höheren Einkommen eine höhere Lebenserwartung. Die höchste Krankheitslast pro Mensch tritt in Ländern mit niedrigem Einkommen auf. Den größten Anteil an der gesamten globalen Krankheitslast haben Länder mit mittlerem Einkommen, in denen rund drei Viertel der Weltbevölkerung lebt. Im Mittel sind die Gesundheitsausgaben in Ländern mit höheren Einkommen insgesamt sowie pro Kopf höher als die Gesundheitsausgaben in Ländern mit niedrigeren Einkommen. Die größten Zuwachsraten bei Einkommen und Gesundheit hatten in den letzten Jahrzehnten Menschen in Ländern mit niedrigen und mittleren Einkommen. Die seit dem 19. Jahrhundert stark angewachsene Einkommensungleichheit zwischen Ländern nahm deswegen seit etwa Mitte der 1990er Jahre ab.

Neben dem Gesundheitszustand der Bevölkerung und der Höhe der Gesundheitsausgaben unterscheidet sich auch die Finanzierung der Gesundheitsausgaben mit dem Wohlstandsniveau. Der Großteil der Gesundheitsausgaben in Ländern mit hohem oder oberem mittlerem Einkommen ist durch Steuern oder Krankenversicherungsbeiträge finanziert. Diese vom Eintreten eines Krankheitsfalls entkoppelte Gesundheitsfinanzierung schützt vor ruinösen finanziellen Folgen von Krankheit. In Ländern mit niedrigem oder niedrigem mittlerem Einkommen hingegen wird mehr als ein Drittel der Gesundheitsausgaben im Krankheitsfall aus eigener Tasche bezahlt. Bevor mit zunehmendem Wohlstand ein Übergang weg von Selbstzahlungen im Krankheitsfall hin zu einer Gesundheitsfinanzierung durch Steuern und Versicherungsbeiträge stattfindet, nimmt der Anteil von Selbstzahlungen an den Gesundheitsausgaben eines Landes zunächst zu. Ein Grund dafür ist die geringere Unterstützung durch Entwicklungshilfe für Gesundheit in Ländern mit mittlerem Einkommen im Vergleich zu Ländern mit niedrigem Einkommen.

Dieses Kapitel führt in Zusammenhänge zwischen Wohlstand, Gesundheit und Gesundheitsausgaben sowie deren weltweite Entwicklung ein. Globale Daten zu Wohlstand, Gesundheit und Gesundheitsausgaben, die als Weltentwicklungsindikatoren oder im Rahmen der *Global Burden of Disease Studie* und der *Financing Global Health Studie* regelmäßig erhoben werden, werden vorgestellt und besprochen. Aktuelle globale Unterschiede werden mit historischen Wirtschafts- und Gesundheitsdaten aus Deutschland verglichen. Auswirkungen der COVID-19-Pandemie auf Trends der letzten Jahre werden angesprochen.

19.2 Wohlstand und Gesundheit im internationalen Vergleich

19.2.1 Zusammenhang zwischen Wohlstand und Lebenserwartung

Es gibt verschiedene Wohlstandsindikatoren. In diesem Kapitel wird als Näherungswert für das mittlere Wohlstandsniveau in einem Land das Bruttoinlandsprodukt pro Kopf herangezogen, das auch als mittleres Einkommen gedeutet wird. In Abb. 19.1 sind Bruttoinlandsprodukt pro Kopf und die Lebenserwartung bei Geburt als Maß für Gesundheit für die Jahre 2019 und 1990 im globalen Vergleich dargestellt. Jedes Land, für das Daten zu Lebenserwartung, Bruttoinlandsprodukt und Bevölkerungszahl als Weltentwicklungsindikatoren (*World Development Indicators*) vorlagen, ist als Kreis dargestellt, dessen Fläche proportional zur Bevölkerungszahl ist. Neben dem globalen Vergleich wird die historische Entwicklung in Deutschland gezeigt.

Um das Bruttoinlandsprodukt pro Kopf im zeitlichen Verlauf und zwischen Ländern vergleichen zu können, wird dieses in internationalen Dollar und 2017 Preisen ausgedrückt. Die Kaufkraft eines internationalen Dollar entspricht der Kaufkraft eines US-Dollar in den Vereinigten Staaten zum angegebenen Zeitpunkt. Statt internationalen Dollar wird deshalb auch von kaufkraftbereinigten US-Dollar gesprochen. Mittels dieser nicht realen Währungseinheit und dem Bezug auf ein Referenzjahr werden Vergleiche von Bruttoinlandsprodukt oder Einkommen zwischen Ländern und über die Zeit näherungsweise um Kaufkraftunterschiede und Inflation bereinigt. Ein internationaler Dollar sollte, nach Umrechnung in Landeswährung, ermöglichen in jedem Land eine vergleichbare Menge an Waren und Dienstleistungen zu kaufen.

Menschen, die in einem wohlhabenderen Land geboren sind, leben im Durchschnitt länger als in ärmeren Ländern geborene Menschen. Der Zusammenhang zwischen einer Veränderung des wirtschaftlichen Wohlstands und einer Veränderung in der Lebenserwartung ist für wirtschaftlich schwächere Länder stärker ausgeprägt und nimmt mit zunehmendem Wohlstand ab. Dies bedeutet, dass in der Gruppe der Länder mit niedrigem Einkommen (s. Kasten *Ländereinteilung* am Ende des Abschnitts) eine Wohlstandssteigerung mit einer vergleichsweise starken möglichen Zunahme der Lebenserwartung in Verbindung gebracht wird. Mit zunehmendem Wohlstandsniveau geht jede weitere Wohlstandssteigerung jeweils mit geringeren Steigerungen der Lebenserwartung einher.

Das durchschnittliche Verhältnis zwischen Bruttoinlandsprodukt pro Kopf und Lebenserwartung, die sogenannte *Preston Kurve*, ist in Abb. 19.1 näherungsweise als logarithmische Kurve bestimmt. Diese Kurve wurde durch eine Regressionsanalyse an die Daten angepasst und ist nach dem amerikanischen Demografen und Soziologen Samuel H. Preston, dem Erstbeschreiber der Beziehung zwischen Wohlstand und Gesundheit im internationalen Vergleich, benannt [1]. Jedes einzelne Land kann über oder unter dieser Kurve liegen. Jene unterhalb der Preston Kurve, wie beispielsweise die USA, Saudi-Arabien, Russland oder Südafrika, haben Lebenserwartungsniveaus, die niedriger sind als die Lebenserwartung, die allein auf der Grundlage des

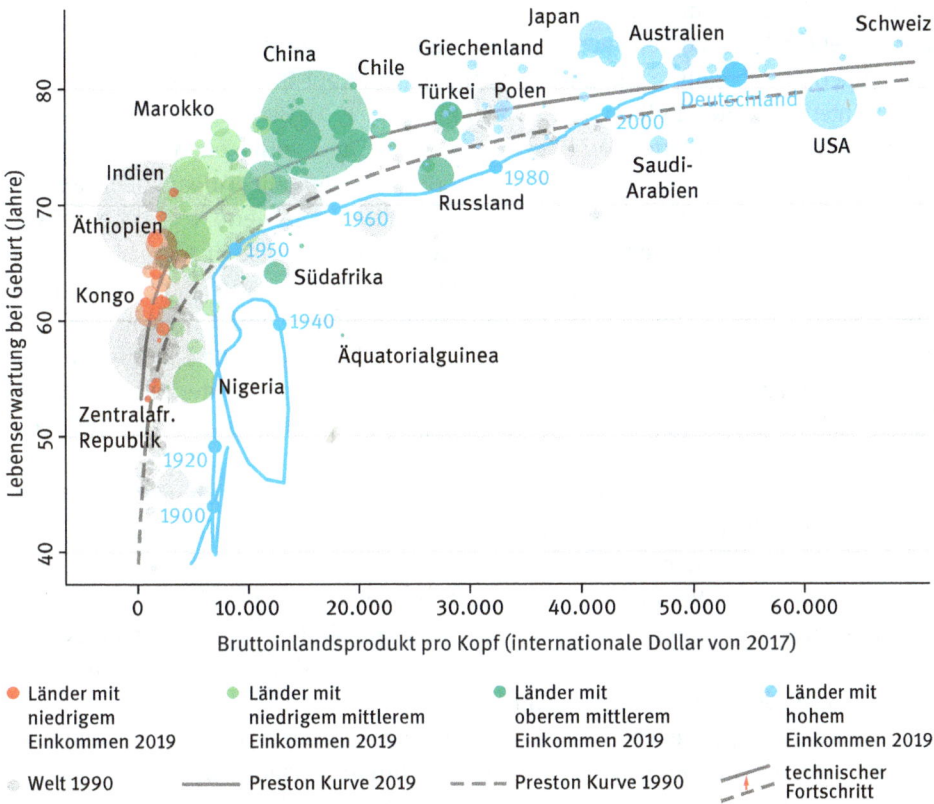

Abb. 19.1: Lebenserwartung und Bruttoinlandsprodukt pro Kopf weltweit in den Jahren 1990 und 2019 und in Deutschland seit 1900. Die Kreisfläche ist proportional zur Bevölkerungsverteilung im jeweiligen Jahr. Logarithmische Preston Kurven wurden ohne Gewichtung hinsichtlich der Bevölkerungszahl ermittelt. Länder mit einem Bruttoinlandsprodukt pro Kopf > 70.000 internationale Dollar von 2017 sind nicht dargestellt. Rwanda mit der weltweit niedrigsten Lebenserwartung von 33 Jahren im Jahr 1990 ist nicht dargestellt. Für das Jahr 2019 waren Daten für 173 Länder und Gebiete verfügbar, für das Jahr 1990 für 161. Historische Lebenserwartung und Bruttoinlandsprodukt in Deutschland seit 1900 sind als Fünfjahresdurchschnitt dargestellt. Das Bruttoinlandsprodukt pro Kopf für Deutschland bis 1989 wurde auf Basis des Verhältnisses zwischen internationalen Dollar von 2011 und 2017 in Deutschland im Jahr 1990 in internationale Dollar von 2017 umgerechnet. Datenquellen: Gapminder und World Development Indicators.

wirtschaftlichen Wohlstands vorhergesagt würde. Länder über der Kurve, wie Äthiopien, Marokko, China oder Japan, haben mittlere Lebenserwartungen, die für die gegebene wirtschaftliche Entwicklung überdurchschnittlich hoch sind.

Am ältesten wurde im Landesdurchschnitt über viele Jahre hinweg die Bevölkerung Japans. Da die Lebenserwartung in Japan höher ist als die Lebenserwartung in vergleichbar wohlhabenden Ländern, liegt Japan mit einer geschätzten Lebenserwartung von 84 Jahren im Jahr 2019 deutlich oberhalb der angepassten Kurve. Je nach Datenquelle folgen die Schweiz, Spanien, Italien und Island beziehungsweise folgt oder überholte bereits Singapur (mit einem Pro-Kopf-Bruttoinlandsprodukt von 97.341 internationalen Dollar von 2017 nicht in Abb. 19.1). Berücksichtigt man zudem Gebiete, für die gesonderte *World Development Indicators* vorliegen, dann war die geschätzte Lebenserwartung in Hong Kong mit 85 Jahren im Jahr 2019 am höchsten.

Um die Entwicklung der Beziehung der Durchschnittswerte von Lebenserwartung und Wohlstand im zeitlichen Verlauf zu verdeutlichen, stellt Abb. 19.1 Lebenserwartungen und Bruttoinlandsprodukte für verschiedene Jahre dar. Im Zeitraum von 1990 bis 2019 ist das weltweite Bruttoinlandsprodukt pro Kopf von 9.661 auf 16.944 internationale Dollar von 2017 gestiegen und die weltweite Lebenserwartung hat von 65 Jahre auf 73 Jahre zugenommen. Aus dem Vergleich der farbigen Kreise für das Jahr 2019 mit den darunterliegenden grauen Kreisen für das Jahr 1990 lässt sich Folgendes erkennen:

1. Vom Zuwachs an Lebenserwartung und Einkommen haben die meisten Länder profitiert – in 150 von 153 Volkswirtschaften mit Daten für die Jahre 1990 und 2019 sind beide angestiegen.
2. Die weltweiten Veränderungen, die viele Menschen betreffen, werden stark durch die Entwicklung der bevölkerungsreichen Länder China und Indien beeinflusst – in diesen beiden Ländern lebten 43 % der Weltbevölkerung im Jahr 1990 und 36 % der Weltbevölkerung im Jahr 2019.
3. Die weltweit geringsten Lebenserwartungen sind angestiegen – von 33 Jahre in Rwanda, 39 Jahre in Sierra Leone und 44 Jahre in Südsudan im Jahr 1990 auf 53 Jahre in der Zentralafrikanischen Republik, 54 Jahre im Chad und in Lesotho sowie 55 Jahre in Nigeria und Sierra Leone im Jahr 2019.

Eine beständige weltweite Zunahme der Lebenserwartung sowie der höchsten Lebenserwartung in der Welt, wird auch für die Zukunft erwartet. Südkorea, mit einer Lebenserwartung von 83 Jahren im Jahr 2019, ist möglicherweise das Land, in dem zuerst eine durchschnittliche Lebenserwartung von über 90 Jahren erreicht wird [2].

Ländereinteilung
Länder werden mit unterschiedlichen Ansätzen und Zielen in klassifiziert (s. [3]). Die Zuordnung von Staaten zu Ländergruppen entscheidet über Art und Umfang der Entwicklungshilfeleistungen, die ein Land erhält, mit.
Die Weltbank teilt ihre 189 Mitgliedsländer und 28 weitere Volkswirtschaften (Stand 2020) mit einer Bevölkerungszahl über 30 000 nach deren Bruttonationaleinkommen pro Kopf in vier Ländereinkommensgruppen ein. Der Begriff Land wird für eingeteilte Länder sowie Gebiete verwendet, für die eigenständige Daten erhoben werden. Bruttonationaleinkommen werden nach der Atlas-Methode in US-Dollar ($) umgerechnet, um die Auswirkungen von Wechselkursschwankungen auf die Einteilung zu reduzieren. Grenzwerte werden jährlich neu für das folgende Finanzjahr (1. Juli bis 30 Juni) berechnet.

Ländereinkommensgruppen der Weltbank (*World Bank Country and Lending Groups*)	Bruttonationaleinkommen pro Kopf (Anzahl der Länder)	
	2020/21 (217)	1990/91 (167)
Länder mit niedrigem Einkommen (Low Income Countries, LICs)	≤ 1.035 $ (29)	≤ 610 $ (49)
Länder mit niedrigem mittlerem Einkommen (*Lower Middle-Income Countries*, LMICs)	1.036–4.045 $ (50)	611–2.465 $ (53)
Länder mit oberem mittlerem Einkommen (*Upper Middle-Income Countries*, UMICs)	4.046–12.535 $ (56)	2.466–7.620 $ (22)
Länder mit hohem Einkommen (*High Income Countries*, HICs)	> 12.535 $ (82)	> 7.620 $ (43)

Datenquelle: World Bank Country and Lending Groups.

19.2.2 Medizinisch-technischer Fortschritt und Lebenserwartung

Die Preston Kurve verschob sich in der Vergangenheit beständig nach oben. In Abb. 19.1 ist diese Entwicklung beispielhaft für die Jahre 1990 und 2019 aufgezeigt. Die Verschiebung der Preston Kurve nach oben bedeutet, dass die durchschnittliche Lebenserwartung in der Welt unabhängig von der Veränderung des Wohlstands im Verlauf der Zeit angestiegen ist. Die wohlstandsunabhängige Verbesserung der Gesundheit von Menschen weltweit wird auf medizinisch-technischen Fortschritt zurückgeführt, welcher ermöglicht bei einem vergleichbaren Wohlstandsniveau mit den verfügbaren Mitteln, heute im Durchschnitt einen besseren Gesundheitszustand zu erreichen als früher.

Gegen Ende des 19. Jahrhunderts und in der ersten Hälfte des 20. Jahrhunderts vollzog sich durch medizinisch-technischen Fortschritt eine beispiellose Wirksamkeitssteigerung bei den möglichen Maßnahmen zum Erhalt und der Wiederherstellung der Gesundheit: Wissenszuwachs in den Bereichen Krankheitsentstehung und Krankheitsverhütung ermöglichte wirksame Hygienemaßnahmen und Impfungen. Die Entdeckung von Antibiotikatherapie brachte Fortschritte bei der Krankheitsbehandlung. Die allgemeinen Wohnbedingungen wurden besser. Zudem begann zwischen den 1950er und späten 1960er Jahren die Entwicklung landwirtschaftlicher Hochertragssorten und deren Verbreitung, welche in Verbindung mit dem Einsatz von Mineraldüngern, Pestiziden und Bewässerung, in vielen Ländern die Ernährungssituation verbessert haben; eine Veränderung, die auch als *Grüne Revolution* bezeichnet wird [4].

Da global in Folge des Zusammenspiels dieser Entdeckungen insbesondere Infektionskrankheiten, welche lange Zeit die vorherrschende Todesursache darstellten, wirksamer verhindert und bekämpft werden konnten, stieg weltweit die Lebenserwartung für große Teile der Bevölkerung im Verlauf des 20. Jahrhunderts stetig an. Im Vereinigten Königreich oder in Deutschland sank beispielsweise zunächst die Kindersterblichkeit und dann auch die Sterblichkeit für einen großen Teil der Bevölkerung im mittleren Lebensalter [5,6]. Für einen kleinen Bevölkerungsteil mit besonderer Stellung in der Gesellschaft begann die stetige Zunahme der Lebenserwartung bereits früher, schätzungsweise seit Mitte des 17. Jahrhunderts [7].

Obwohl die Gesundheit ganzer Bevölkerungen oder großer Bevölkerungsteile wiederkehrend von neuen Erkrankungen, Krankheitsverläufen und Krankheitsursachen bedroht wird, setzt sich der Anstieg der Lebenserwartung voraussichtlich weltweit fort [2,8]. Seit Ende des 20. Jahrhunderts verursachen zum Beispiel nichtübertragbare Krankheiten (z. B. Herz-Kreislauf-Erkrankungen, Krebs oder psychische Störungen), neue Infektionskrankheiten (z. B. HIV/AIDS oder COVID-19) und veränderte Erreger (z. B. Antibiotika-resistente Bakterien) in großem Umfang neuartige Krankheitslast und Todesfälle [9–11]. Auch Kriege und Völkermord führen weiterhin zu einem Rückgang der durchschnittlichen Lebenserwartung in einigen Länder. Bislang hat die Lebenserwartung dennoch weltweit fortdauernd zugenommen, wenn längere Zeitspannen betrachtet werden. Gründe dafür sind unter anderem:

- ein vorübergehender Charakter gesundheitsgefährdender Ereignisse,
- der Auf- und Ausbau medizinischer Versorgung und/oder
- anhaltender medizinisch-technischer Fortschritt.

Nachfolgender Kasten schildert, am Beispiel von Südafrika, wie sich die Lebenserwartung im Zuge der Ausbreitung von HIV/AIDS, der Entdeckung einer wirksamen Therapie und deren darauffolgendem Scale-up, das heißt dem Ausbau der Therapiemöglichkeiten in großem Maßstab, entwickelt hat.

Lebenserwartung, HIV/AIDS-Epidemie und antiretrovirale Therapie in Südafrika

1960–1992	Die durchschnittliche Lebenserwartung steigt von 48 auf 63 Jahre in Südafrika und von 53 auf 66 Jahre weltweit.
1992–2005	Aufgrund der schnellen Ausbreitung von HIV-Infektionen entsteht eine HIV/AIDS-Epidemie, in deren Folge die durchschnittliche Lebenserwartung der Bevölkerung Südafrikas von 63 Jahre auf 53 Jahre abnimmt.
1996	Mit der Entdeckung einer Kombinationstherapie aus mindestens drei verschiedenen antiretroviralen Medikamenten zur Behandlung der HIV-Infektion steigt die individuelle Lebenserwartung von Menschen, die mit HIV leben und antiretrovirale Therapie erhalten, stark an.
Seit 2000	In Folge des Rückgangs neuer HIV Fälle sowie des Auf- und Ausbaus antiretroviraler Therapiemöglichkeiten in Südafrika, durch die ein zunehmender Teil der Bevölkerung kostenfreien Zugang zu HIV Testung und Behandlung erhält, gehen die HIV/AIDS-bedingten Todesfälle deutlich zurück [12,13].

| Seit 2005 | Aufgrund der deutlichen Zunahme der Lebenserwartung von Menschen, die mit HIV leben und Behandlung erhalten, steigt die durchschnittliche Lebenserwartung der Bevölkerung in Südafrika wieder an. |
| Seit 2015 | Die durchschnittliche Lebenserwartung in Südafrika beträgt wieder 63 Jahre. Die Verhinderung von HIV-Neuinfektionen und die Anbindung von Menschen mit HIV an die Versorgung mit antiretroviraler Therapie stellen weiterhin globale Herausforderungen dar. |

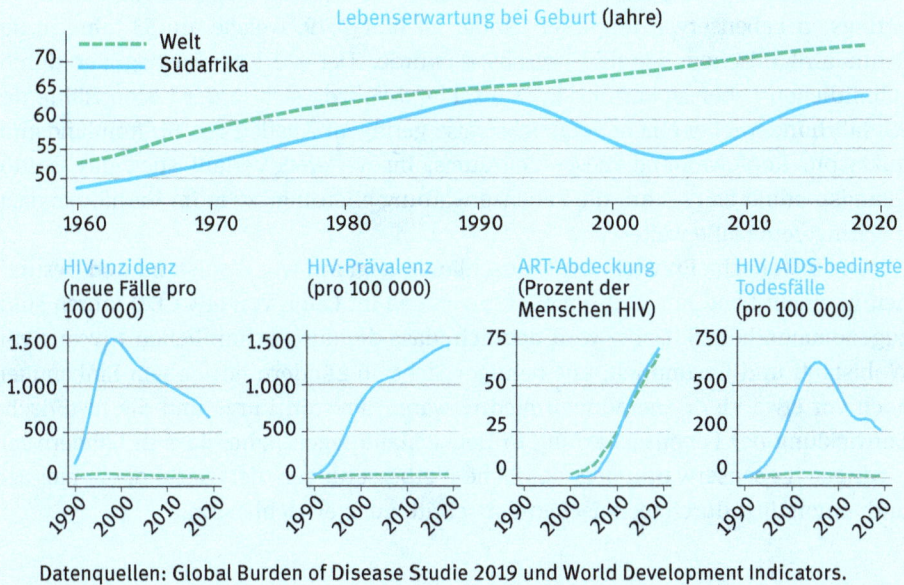

Datenquellen: Global Burden of Disease Studie 2019 und World Development Indicators.

Von Samuel H. Preston wurde geschätzt, dass einkommensunabhängige Veränderungen, wie medizinisch-technischer Fortschritt in Form von Aufwärtsverschiebungen der Preston Kurve, in der Vergangenheit 75 % bis 90 % des Anstiegs der Lebenserwartung zwischen 1930 und 1960 ausmachten. Einkommenswachstum („Bewegung entlang der Preston Kurve") wären für die restlichen 10 % bis 25 % des beobachteten Anstiegs der Lebenserwartung verantwortlich [1]. Eine andere Studie, welche Daten seit 1800 betrachtet, folgert wiederum, dass in der Gesamtsicht das Wohlstandswachstum den stärksten Einfluss auf die Steigerung der Lebenserwartung auf der ganzen Welt hatte. Obwohl medizinische Innovationen die Lebenserwartung erhöhen, erscheine es wahrscheinlicher, dass wohlhabendere Länder Innovationen einführen und Behandlungen durchführen, da diese dafür bezahlen können [14]. Wie diese verschiedenen Erklärungen unterschiedlicher Untersuchungen zu den Ursachen des beobachteten Zusammenhangs zwischen Wohlstand und Gesundheit veranschaulichen ist umstritten, welche Ursache-Wirkungs-Zusammenhänge der Preston Kurve und ihren Veränderungen in welchem Umfang unterliegen. Die Gründe hierfür werden in Kap. 19.2.4 näher besprochen.

19.2.3 Historische Entwicklung von Wohlstand und Lebenserwartung in Deutschland

Die historische Entwicklung von Einkommen und Lebenserwartung in Deutschland ist ebenfalls in Abb. 19.1 veranschaulicht. Im Jahr 1900 betrug die Lebenserwartung in Deutschland schätzungsweise 44 Jahre; 46 Jahre für Frauen und 43 Jahre für Männer (s. [15]). Damit lag die Lebenserwartung in Deutschland im Jahr 1900 unter der geringsten Lebenserwartung aller Länder im Jahr 2019, welche auf 53 Jahre in der Zentralafrikanischen Republik geschätzt wurde. Der stärkste Anstieg der durchschnittlichen Lebenserwartung in Deutschland vollzog sich in der ersten Hälfte des 20. Jahrhunderts bei einem vergleichsweise geringem Anstieg des Bruttoinlandsprodukts pro Kopf während dieses Zeitraums. Im weiteren Verlauf stieg das Bruttoinlandsprodukt stärker an, die Lebenserwartung allerdings stieg im Verhältnis dazu in geringerem Maße weiter.

Die historische Entwicklung Deutschlands zeigt auf wie Wohlstand und Gesundheit in einem Land mit jetzt hohem Einkommen im Laufe von etwa 120 Jahren stark zugenommen haben. Dabei wird deutlich, dass die durchschnittlichen Niveaus von Wohlstand und Gesundheit, aus heutiger Sicht, in Ländern mit hohem Einkommen noch vor etwa vier Generationen niedrig waren. Preston Kurve und die historische Entwicklung der Lebenserwartung in Deutschland legen nahe, dass in Ländern mit niedrigen Lebenserwartungen deutliche Verbesserungen der Gesundheit möglich und, unterstützt durch technischen-Fortschritt, auch erreichbar sind.

19.2.4 Macht Armut krank und Wohlstand gesund?

Die Preston Kurve und das Beispiel der historischen Entwicklung von Wohlstand und Lebenserwartung in Deutschland bringen beide einen Zusammenhang zwischen der Gesundheit der Bevölkerung und der wirtschaftlichen Situation eines Landes zum Ausdruck. Zu dem Ausmaß, in dem die beobachtete Verbindung von wirtschaftlichem Wohlstand und Gesundheit auf einer Ursache-Wirkungs-Beziehung beruht, bei dem ein Wohlstandszuwachs zu mehr Gesundheit führt, könnte eine Umverteilung von Ländern mit höherem Wohlstand zu Ländern mit geringerem Wohlstand die durchschnittliche Gesundheit der Menschheit erhöhen. Falls aber der Zusammenhang zwischen Wohlstand und Lebenserwartung von äußeren Einflussfaktoren verursacht wird, also nur scheinbar eine ursächliche Beziehung zwischen Wohlstand und Gesundheit besteht oder, umgekehrt, sogar Gesundheit zu höherem Wohlstand führt, dann würde sich eine Vermögens- oder Einkommensumverteilung zwischen Ländern nicht auf die Lebenserwartung auswirken.

Der mit der Preston Kurve beschriebene Zusammenhang lässt ohne weitere Kenntnisse keine Aussage darüber zu, ob und wie eine Ursache-Wirkungs-Beziehung zwischen dem Bruttoinlandsprodukt pro Kopf und der Lebenserwartung, welche als

Maß für die Gesundheit herangezogen wurde, besteht. Ein wohlhabenderes Land verfügt zum Beispiel über mehr Mittel, um Gesundheitsdienstleistungen zu finanzieren, welche zu einer besseren Gesundheit beitragen können. Allerdings ist es ebenso möglich, dass eine bessere Gesundheit zu höherem Einkommen führt und sich umgekehrt ein schlechterer Gesundheitszustand einer Bevölkerung nachteilig auf die wirtschaftliche Leistungsfähigkeit und damit den Wohlstand eines Landes auswirkt. Neben diesen Ursache-Wirkungs-Beziehungen werden sowohl Wohlstand als auch Gesundheit von gemeinsamen Einflussfaktoren, wie der sozialen und demographischen Zusammensetzung eines Landes, dessen Infrastruktur, Bildungschancen, Regierungsführung oder der Gesundheit in Ländern, mit denen Austauschbeziehungen bestehen, mitbestimmt. Deshalb können auch gemeinsame Einflussfaktoren eine Erklärung für gemeinsam auftretende Unterschiede bei Gesundheit und Wohlstand darstellen. Es gibt also drei plausible Erklärungen für das Vorhandensein eines Zusammenhangs zwischen Gesundheit und wirtschaftlichem Wohlstand, welche sich nicht gegenseitig ausschließen (s. Kasten und [16]).

Erklärungen für den Zusammenhang zwischen Gesundheit und Wohlstand
1. Erhöhtes Einkommen führt zu besserer Gesundheit (*Kausalzusammenhang*).
2. Gesündere Arbeitnehmer sind produktiver und verdienen deshalb besser (*umgekehrter Kausalzusammenhang*).
3. Äußere Einflussfaktoren verursachen sowohl eine bessere Gesundheit als auch einen höheren Wohlstand (*Korrelation ohne Kausalzusammenhang* – auch missverständlich als *Scheinkorrelation* bezeichnet, da nicht nur scheinbar, sondern tatsächlich eine Korrelation, jedoch keine Kausalität vorliegt).

Mehrere Erklärungen können gleichzeitig zutreffen. Dies spiegelt beispielsweise die Strategie der Bundesregierung zur globalen Gesundheit wider [17]:

„Gesundheit ist nicht nur eine Voraussetzung für Wohlstand, sozialen Zusammenhalt und gesellschaftliche Teilhabe, sondern auch Ergebnis und Indikator für die soziale, wirtschaftliche und ökologische Dimension nachhaltiger Entwicklung." (Aus dem Vorwort)

„Zudem wird Deutschland verstärkt den Schulterschluss mit anderen Förderern vor Ort und mit den VN Country Teams [Länderteams der Vereinten Nationen] suchen, um Maßnahmen und Partnerschaften ins Leben zu rufen, welche die wirtschaftliche Entwicklung voranbringen und die Gesundheit der Bevölkerung befördern." (Aus dem Ziel II.3 Regionale Partnerschaften ausbauen)

Da alle drei genannten Erklärungen zutreffen können, ist es schwierig, das Ausmaß der alleinigen Wirkung von Wohlstand auf Gesundheit zu ermitteln. Eine direkte Abschätzung der Auswirkung einer Veränderung des Pro-Kopf-Bruttoinlandsprodukts auf die Lebenserwartung anhand der Preston Kurve würde fälschlicherweise auch den umgekehrten Einfluss von Gesundheit auf Wohlstand und den Einfluss gemeinsamer Bestimmungsfaktoren von Wohlstand und Gesundheit beinhalten.

19.2.5 Folgerungen für die globale Gesundheitspolitik

Aufgrund der verschiedenen Erklärungen für den Zusammenhang zwischen Gesundheit und Wohlstand, sollten wirtschaftliche Entwicklung und Verbesserungen der allgemeinen Lebensbedingungen zur mittel- bis langfristigen Verbesserung der globalen Gesundheit mit bedacht und unterstützt werden. Oft ist jedoch unsicher oder unbekannt in welchem Ausmaß die Gesundheit durch Wohlstand beeinflusst wird, Wohlstand Gesundheit fördert oder sonstige Umstände beides beeinflussen. Deshalb ist es in der Praxis schwierig, die zielführendste Mischung aus direkter und indirekter Gesundheitsförderung zu finden und die Förderung verschiedener Entwicklungsziele auszubalancieren. Ökonomische Bewertung, die im Kap. 20 besprochen wird, kann durch eine strukturierte Vorgehensweise helfen, Handlungsalternativen zu vergleichen und möglichst nützliche Maßnahmen zur Erreichung eines Ziels zu erkennen.

19.3 Globale Einkommensverteilung

19.3.1 Entwicklung der globalen Einkommensverteilung und Ungleichheit seit 1800

Im vorausgehenden Abschnitt wurden Durchschnittswerte ohne Verteilungsaspekte betrachtet. Nun werden Schätzwerte für das Bruttoinlandsprodukt und seine Verteilung in einem Land herangezogen, um die Entwicklung der globalen Einkommensverteilung und Ungleichheit zu beschreiben. Abb. 19.2 zeigt die geschätzte Entwicklung der Verteilung der Tageseinkommen aller Menschen auf der Welt seit 1800 in internationalen Dollar von 2011. Im Jahr 1800 gab es in den meisten Ländern nur sehr wenige wohlhabende Menschen. Der Großteil der Menschen auf der Welt, etwa 90 %, lebte in wirtschaftlichen Verhältnissen, die wir heute als extreme Armut bezeichnen (s. Kasten *Extreme Armut* am Ende des Abschnitts).

Beginnend mit der Industrialisierung in Nordwesteuropa stiegen zunächst die Einkommen in diesem Teil der Welt. Der materielle Wohlstand im Rest der Welt blieb hingegen niedrig. Während die Industrialisierung schließlich auch in einigen nichteuropäischen Ländern erfolgte – zunächst in Nordamerika, Ozeanien, Teilen Südamerikas und später in Japan und Ostasien – blieben andere Länder in Asien und Afrika arm. In Folge nahm die globale Ungleichheit der Einkommensverteilung über einen Zeitraum von fast zwei Jahrhunderten zu. Zwischen den 1960er und 1990er Jahren wies die weltweite Einkommensverteilung zwei Häufigkeitsmaxima („*Gipfel*") auf. Dies bedeutet, die Welt war, so deutlich wie nie vor und nie nach dieser Zeit, in eine ärmere Bevölkerung und eine wohlhabendere Bevölkerung geteilt. Im Jahr 1980 lag beispielsweise das weltweit häufigste Einkommen bei knapp 1 internationaler Dollar von 2011 pro Tag und das zweithäufigste Einkommen bei etwa 18 internationale Dollar von 2011 pro Tag (Abb. 19.2a–d).

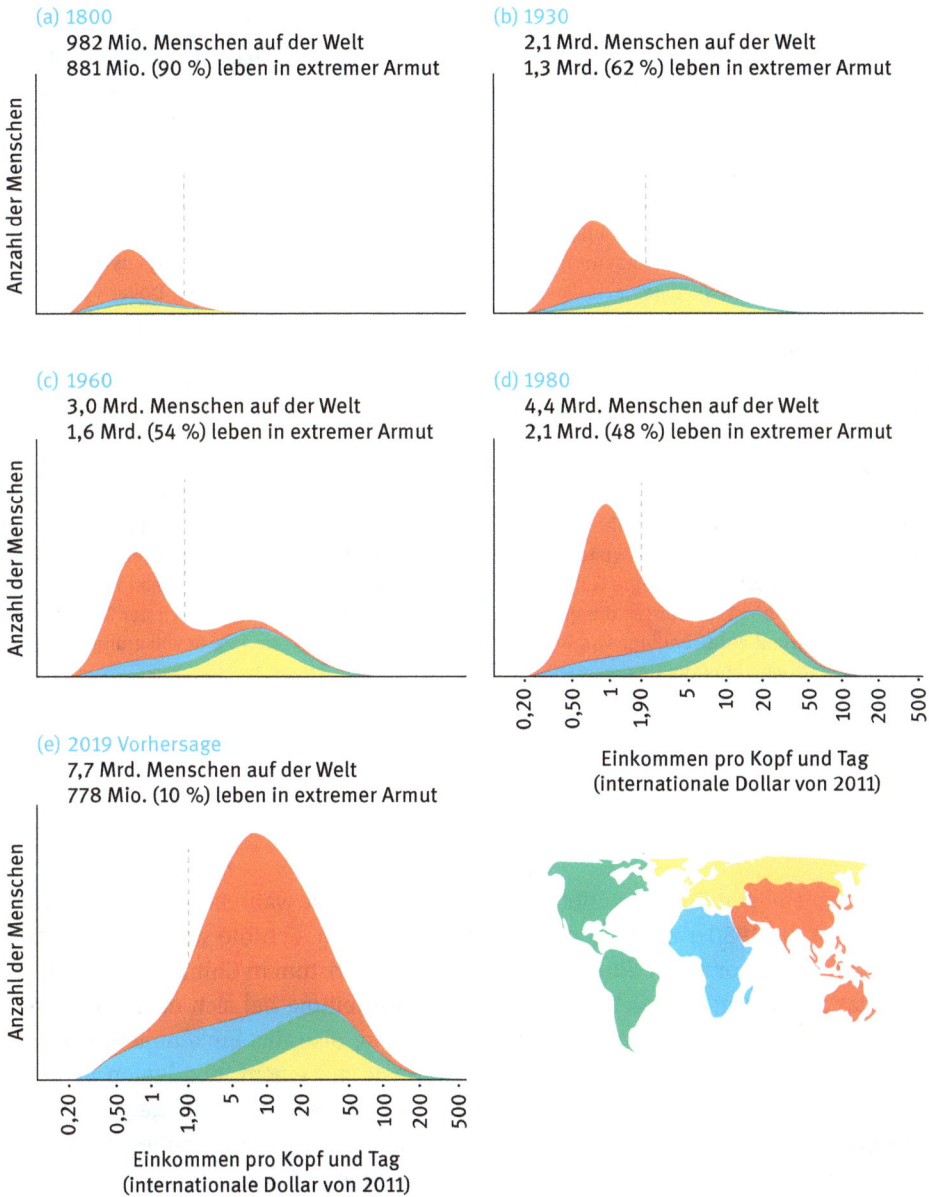

(a) 1800
982 Mio. Menschen auf der Welt
881 Mio. (90 %) leben in extremer Armut

(b) 1930
2,1 Mrd. Menschen auf der Welt
1,3 Mrd. (62 %) leben in extremer Armut

(c) 1960
3,0 Mrd. Menschen auf der Welt
1,6 Mrd. (54 %) leben in extremer Armut

(d) 1980
4,4 Mrd. Menschen auf der Welt
2,1 Mrd. (48 %) leben in extremer Armut

(e) 2019 Vorhersage
7,7 Mrd. Menschen auf der Welt
778 Mio. (10 %) leben in extremer Armut

Einkommen pro Kopf und Tag
(internationale Dollar von 2011)

Abb. 19.2: Globale Einkommensverteilung von 1800 bis 2019. Einkommen entsprechen dem Bruttoinlandsprodukt pro Kopf und Tag. Deren inländische Verteilungen wurden aus Gini-Indexen abgeleitet. Einkommen > 500 internationale Dollar von 2011 sind nicht dargestellt. Die senkrechte Linie zeigt die internationale Armutsgrenze bei 1,90 internationale Dollar pro Tag. Die waagrechte Achse ist logarithmisch eingeteilt. Quelle: Modifizierte, frei zugängliche Abbildung von Gapminder.org, CC-BY-Lizenz.

Extreme Armut – unterhalb der internationalen Armutsgrenze

Extreme Armut ist eine Form von absoluter Armut. Menschen, die in extremer Armut leben, haben unzureichenden Zugang zu erforderlicher Ernährung und anderen Artikel des täglichen Bedarfs. Die Weltbank verwendet seit 2015 eine internationale Armutsgrenze (*International Poverty Line*) von 1,90 internationalen Dollar von 2011 pro Tag. Einführt wurde diese internationale Armutsgrenze im Jahr 1990 mit etwa 1 internationaler Dollar von 1985 pro Tag.

Extreme Armut versucht die Zahl der bedürftigsten Menschen erfassen. Auch Lebensbedingungen weit über der internationalen Armutsgrenze können von Armut und Not geprägt sein, sodass neben der internationalen Armutsgrenze weitere Maße genutzt werden, wie beispielsweise die *Lower (Upper) Middle Income Class Poverty Line* bei 3,20 (5,50) internationalen Dollar von 2011 pro Tag oder der *Human Development Index*, um verschiedene Arten von Armut und deren Entwicklung zu messen.

Bei der Anwendung der internationalen Armutsgrenze zur Abschätzung der Anzahl der Menschen, die in extremer Armut leben, werden sowohl Veränderungen in den Bedürfnissen und Preisen über die Zeit als auch Unterschiede in der Kaufkraft zwischen Ländern berücksichtigt. Um abzuschätzen wie viele Menschen in extremer Armut leben unterstützt die Weltbank bei aktuellen Daten die Durchführung von Haushaltsbefragungen, um konsumierte Güter und Dienstleistungen und deren Wert pro Kopf zu ermitteln. Dadurch bezieht Armut auch den Verzehr oder Verbrauch von selbst hergestellten Gütern und Dienstleistungen ein, von denen Menschen leben, die für den eigenen Verbrauch benötigte Güter nicht einkaufen, sondern selbst produzieren (*Subsistenzwirtschaft*). In Abb. 19.2 wurden die globale Einkommensverteilung und der Anteil der Menschen in extremer Armut auf Grundlage von Bruttoinlandsprodukt pro Kopf-Werten, Bevölkerungszahlen und Informationen über die Ungleichheit innerhalb von Ländern abgeschätzt.

19.3.2 Abnahme der globalen Einkommensungleichheit seit Ende des 20. Jahrhunderts

Nach einer stetigen Zunahme der globalen Ungleichheit während des 19. Jahrhundert, bis in die 1980er oder noch 1990er Jahre [18], hat sich die weltweite Einkommensverteilung, vor allem durch wirtschaftliches Wachstum in China und Indien, erneut stark verändert. Die weltweite Einkommensverteilung hat sich nach rechts verschoben, das heißt, das globale Medianeinkommen, also das Einkommen, bei dem es genauso viele Menschen mit einem höheren wie mit einem niedrigeren Einkommen gibt, ist angestiegen und die Mehrheit der Welt ist wohlhabender geworden [19]. Da Einkommen des ärmeren Teils der Weltbevölkerung mit einer höheren Rate als die Einkommen des reicheren Teils der Weltbevölkerung wuchsen, ist die globale Einkommensungleichheit möglicherweise bereits seit den 1980er Jahren und besonders seit den 2000 Jahren zurückgegangen [18]. Dabei hat sich die zweigipflige Einkommensverteilung seit den späten 1990er Jahren wieder in eine eingipflige Verteilung umgewandelt, und die Weltregion, in der die meisten Menschen in Armut leben, hat sich von Asien zu Afrika geändert (Abb. 19.2e).

Obwohl durch das Wachstum niedriger Einkommen die globale Ungleichheit abgenommen hat und die deutliche Zweiteilung der Welt nach Einkommen verschwunden ist, besteht weiterhin eine hohe globale Einkommensspreizung. Der Großteil der Weltbevölkerung lebt von sehr niedrigen Einkommen und nur wenige Menschen erzielen höhere Einkommen. Dies verdeutlicht Abb. 19.3, welche im Gegensatz zu Abb. 19.2 die Einkommensverteilung nicht auf einer logarithmischen Achse für Einkommen pro Tag, sondern auf einer linearen Achse für Jahreseinkommen bis 14.000 internationale Dollar von 2011 (etwa 38 internationale Dollar pro Tag) darstellt. Das Medianeinkommen hat sich innerhalb der Dekade von 2003 bis 2013 nahezu verdoppelt. Zugleich lag das Einkommen der wohlhabendsten 10 % der Bevölkerung im Jahr 2013 bei 14.500 internationale Dollar oder höher, während das Einkommen der ärmsten 10 % der Bevölkerung 480 internationale Dollar von 2011 oder weniger betrug – das Verhältnis dieser beiden Werte ist 30 zu 1.

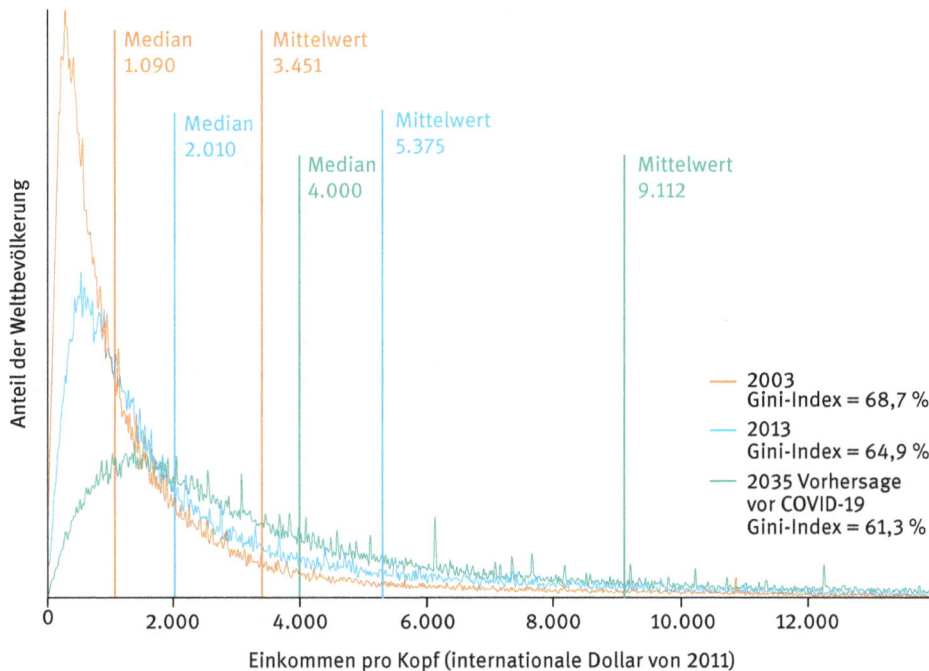

Abb. 19.3: Globale Einkommensverteilung in den Jahren 2003, 2013 und 2035. Einkommen entsprechen dem mittleren Bruttoinlandsprodukt pro Kopf und Jahr. Einkommen > 14.000 internationale Dollar von 2011 sind nicht dargestellt. Die jährlichen Wachstumsraten des Bruttoinlandsprodukts pro Kopf von 2014 bis 2035, welche der Prognose der globalen Einkommensverteilung für 2035 zugrunde liegen sind 2,0 % für die Europäische Union, 2,2 % für andere Mitgliedsländer der Organisation für wirtschaftliche Zusammenarbeit und Entwicklung, 1,9 % für Nordamerika, 3,1 % für Osteuropa und Zentralasien, 2,2 % für Lateinamerika und Karibik, 1,8 % für den Mittleren Osten und Nordafrika, 3,2 % für Südasien, 4,4 % für China, 4,5 % für Ostasien und den Pazifik, 4,8 % für Indien und 3,5 % für Subsahara-Afrika. Quelle: In Anlehnung an Hellebrandt und Mauro 2015 [20].

19.3.3 Ausblick auf die globale Einkommensverteilung im Jahr 2035

Ein häufig genutztes Maß zur Beschreibung der Ungleichheit einer Verteilung ist der *Gini-Index*. Der Gini-Index wurde vom italienischen Statistiker Corrado Gini entwickelt und im Jahr 1912 veröffentlicht. Bei einer auf Werte zwischen von 0 bis 100 % normierten Skala ergibt sich der Wert 0 % bei einer Gleichverteilung (z. B. von Einkommen) und der Wert 100 % bei maximaler Ungleichverteilung (z. B. ein Individuum erhält das gesamte Einkommen, alle anderen erhalten keine Einkommen). Unter Annahme der Wirtschaftswachstumsraten, die unter Abb. 19.3 schrieben sind, würde die globale Ungleichheit in der Einkommensverteilung weiter abnehmen. Bis zum Jahr 2035 könnte der Gini-Index auf 61,3 % absinken, im Vergleich zu 64,9 % im Jahr 2013 und 68,7 % im Jahr 2003, und das Medianeinkommen auf 4.000 internationale Dollar von 2011 ansteigen.

Die durchschnittliche Wachstumsrate des Pro-Kopf-Bruttoinlandsprodukt zwischen 2014 und 2019 betrug in Ländern mit hohem Einkommen 1,6 %. In Länder mit oberem mittlerem Einkommen, Länder mit niedrigem mittlerem Einkommen und Länder mit niedrigem Einkommen wuchs die Wirtschaft im Durchschnitt der jeweiligen Ländergruppe um 3,4 %, 3,7 % und 0,9 % (Abb. 19.4f). Bei einer Wachstumsrate von 2 % dauert es 35 Jahre bis sich ein Einkommen verdoppelt, bei 5 % dauert es 14 Jahre, bei 10 % dauert es 7 Jahre. Trotz Anhaltspunkten für eine im Trend der letzten beiden Jahrzehnte bis zur COVID-19-Pandemie sinkende Ungleichheit in der weltweiten Einkommensverteilung wird es deshalb voraussichtlich lange dauern bis die niedrigsten Einkommen auf das heutige Niveau der höheren Einkommen ansteigen [19,20]. Im Hinblick auf die bestehenden gesundheitlichen Unterschiede in der Welt legen die Preston Kurve und medizinisch-technischer Fortschritt nahe, dass gesundheitliche Verbesserungen teilweise auch bei geringer oder ohne Wohlstandszunahme möglich sind und somit einer Abnahme globaler Einkommensunterschiede vorausgehen können (Abb. 19.1).

19.3.4 Erneute Zunahme der globalen Einkommensungleichheit durch die COVID-19-Pandemie

Bis zur COVID-19-Pandemie wurde erwartet, dass im Jahr 2020 noch etwa 10 % der Weltbevölkerung in extremer Armut leben. Die sich nach wie vor entwickelnde Pandemie könnte den 20-jährigen Trend abnehmender extremer Armut in der Welt umkehren. Nach Schätzungen werden in den Jahren 2020 und 2021 zwischen 110 und 150 Millionen Menschen neu in extreme Armut gedrängt. Dies entspricht einem Zurückfallen um 5 oder mehr Jahre bei der Anzahl der auf der Welt in extremer Armut lebenden Menschen. Der wirtschaftliche Schaden der Pandemie wird voraussichtlich Menschen aller Einkommensklassen in nahezu allen Ländern betreffen, aber Menschen mit niedrigen Einkommen überdurchschnittlich hart. Ohne starke Gegenmaßnahmen wird durch die COVID-19-Pandemie nicht nur das globale Einkommen sinken und die extreme Armut zunehmen, sondern auch die weltweite Einkommensungleichheit seit langem erstmalig wieder zunehmen. Andere Pandemien, wie SARS im Jahr 2003 und Zika im Jahr 2016, haben Einkommen und Einkommensverteilung weltweit vermutlich ähnlich, aber in geringerem Maße beeinflusst [21].

19.3.5 Innerstaatliche und zwischenstaatliche Einkommensungleichheit

Anfang des 19. Jahrhunderts war die globale Einkommensungleichheit größtenteils auf Einkommensunterschiede innerhalb von Ländern zurückzuführen. Seit den 1930er Jahren ist die Ungleichheit der Einkommen zwischen verschiedenen Ländern höher als die Ungleichheit der Einkommen innerhalb von Ländern. Die innerstaatliche Einkommensungleichheit bewegte sich über viele Jahrzehnte auf ähnlichem Niveau. Sie sank zwischen dem Ende des Ersten Weltkriegs und der Nachkriegszeit des Zweiten Weltkriegs deutlich und nimmt im Gesamten vermutlich seit den 1990er Jahren wieder zu. Im Gegensatz dazu nahm die Einkommensungleichheit zwischen Staaten, welche über fast zwei Jahrhunderte stetig zugenommen hatte, zwischen den 1990er Jahren und dem Beginn der COVID-19-Pandemie im Jahr 2020 ab. Da die Ungleichheit in der Einkommensverteilung zwischen Ländern abnahm, ging die globale Einkommensungleichheit bis 2020 zurück, obwohl innerhalb mancher Länder die Einkommensungleichheit zunahm [18–22].

Die aufstrebenden Volkswirtschaften China und Indien verzeichneten jahrelang hohe Wachstumsraten, die wesentlich zum Rückgang der globalen Armut beitrugen. Gleichzeitig wurde die Einkommensspreizung zwischen verschiedenen Bevölkerungsschichten innerhalb dieser, wie auch anderer Staaten größer, da Wohlstandsgewinne nicht allen Menschen im Land in gleichem Maße zugutekamen. Aktuelle Daten deuten zumindest für einige Länder, in denen die innerstaatliche Einkommensungleichheit in den letzten Jahrzehnten zugenommen hat, auf eine Trendwende hin. In China scheint die innerstaatliche Ungleichheit, nach Erreichen eines Plateaus, seit Mitte der ersten Dekade des 20. Jahrhunderts abzunehmen [23]. Auch in zahlreichen Ländern Lateinamerikas erscheint die wirtschaftliche Ungleichheit seit dem Jahr 2000 wieder rückläufig [24]. Zunehmende innerstaatliche Ungleichheit wird indessen seit einigen Jahren vermehrt aus Ländern mit hohem Einkommensniveau berichtet [25,26].

Eine genaue Abschätzung von Ungleichheit in einem Land oder zwischen Ländern ist allerdings aufgrund knapper Daten und teils schwieriger Bewertbarkeit von Werten (z. B. eines Sozialsystems) nicht nur für die Vergangenheit, sondern auch die Gegenwart eine Herausforderung (s. [25]).

19.3.6 Einkommensungleichheit und Gesundheit

Ob und wie sich Einkommensungleichheit auf die Gesundheit der Bevölkerung aus-wirkt ist eine wichtige Frage, insbesondere bei vorhandener oder ansteigender inner-staatlicher Einkommensungleichheit. Eine Vermutung ist, dass das höchste durch-schnittliche Gesundheitsniveau in einem Land erzielt werden kann, wenn das verfüg-bare Einkommen in der Bevölkerung gleichverteilt ist, also alle Bürger gleich viel verdienen. Die Überlegung hinter dieser Vermutung ist, dass ärmere Menschen, un-ter sonst gleichen Umständen, mit zusätzlichem Einkommen mehr für ihre Gesund-heit tun können als bereits wohlhabendere Menschen. Es wird also, ähnlich wie bei der Preston Kurve im Ländervergleich (Abb. 19.1), beim Einkommen des einzelnen Menschen eine abnehmende Nützlichkeit im Hinblick auf die Möglichkeit, damit eine Verbesserung der eigenen Gesundheit zu erwirken, vermutet.

Falls dies der Fall ist und ärmere Menschen durch zusätzliches Einkommen ihre Gesundheit mehr verbessern können als wohlhabendere Menschen, dann würde durch eine Verringerung der einer Einkommensungleichheit in einer Bevölkerung de-ren durchschnittliche Gesundheit steigen. Jedoch hat in dieser Überlegung nicht die Einkommensungleichheit selbst eine Auswirkung auf die Gesundheit, sondern der unterschiedliche für die Gesundheit nutzbare Wert von Einkommen bei ungleicher Einkommensverteilung. Dies bedeutet der Mehrwert von zusätzlichem Einkommen für die Gesundheit hängt ursächlich von der Höhe des Einkommens und nicht vom Unterschied zu anderen Einkommen ab. Die Folge ist, Verbesserungen der Gesund-heit würden durch höhere Einkommen und nicht geringere Ungleichheit für sich al-leingenommen erzielt. Es könnte also eine Scheinkorrelation (*Korrelation ohne Kau-salzusammenhang*) vorliegen, wenn ein Zusammenhang zwischen Einkommens-ungleichheit und Gesundheit beobachtet wird.

Auswirkungen von Einkommensungleichheit auf die Gesundheit (*Kausalzusam-menhänge*) werden allerdings auch aus anderen Gründen vermutet [27,28]. Menschen in ungleichen Gesellschaften vertrauen ihren Mitmenschen weniger. Geringeres Ver-trauen kann soziale Verbindungen und Netzwerke, welche die Gesundheit fördern, schwächen. Menschen, die empfinden, unfair entlohnt zu werden, zeigen mit höhe-rer Wahrscheinlichkeit körperliche Stress-Symptome [29]. Neben der Wahrnehmung von Ungleichheit mit möglichen gesundheitlichen Folgen werden auch Zusammen-hänge zwischen der Einkommensungleichheit und Schulbildung, Gesundheitsvor-sorge, Arbeitsbedingungen oder Kriminalitätsraten vermutet, welche sich im Laufe des Lebens auf die Gesundheit auswirken.

Die Aussagekraft und Auslegung zahlreicher Studien zu Einkommensungleich-heit und Gesundheit sind umstritten, da ein Scheinzusammenhang, der eigentlich auf anderen Faktoren beruht, nicht hinreichend ausgeschlossen wurde oder auch Er-krankungen Einkommensungleichheiten auslösen oder verstärken können (*umge-kehrter Kausalzusammenhang*). Eine Übersichtsarbeit hat Literatur zu der Frage, wie sich innerstaatliche Einkommensungleichheit auf die Gesundheit auswirkt, systematisch zusammengetragen und konkurrierende Erklärungsansätze (vergleichbar mit den Erklärungen im Kasten in Kap. 19.2.4) untersucht. Deren Schlussfolgerung ist, dass insbesondere aufgrund der Ergebnisse neuerer Studien ein Kausalzusammenhang wahrscheinlich ist und somit in den meisten Fällen Einkommensungleichheit schlecht für die Gesundheit der Bevölkerung sei [30].

19.4 Gesundheitsausgaben und Finanzierung im internationalen Vergleich

19.4.1 Wohlstand und Gesundheitsausgaben

Weltweit wurden im Jahr 2019 schätzungsweise mehr als 10 Billionen internationale Dollar zu 2019 Preisen für Gesundheit ausgegeben. Etwa zwei Drittel der weltweiten Ausgaben für Gesundheit 2019 wurden in Länder mit hohem Einkommen ausgegeben, in welchen etwa ein Sechstel der Weltbevölkerung leben. Weniger als ein Prozent der weltweiten Gesundheitsausgaben wurden in Länder mit niedrigem Einkommen ausgegeben, in denen knapp ein Zehntel der Weltbevölkerung lebt. In Ländern mit hohem Einkommen haben Gesundheitsausgaben durchschnittlich einen mehr als zweimal so großen Anteil am Bruttoinlandsprodukt als in den Ländergruppen mit niedrigeren Einkommensniveaus (Tab. 19.1).

Unter Berücksichtigung der Kaufkraftunterschiede verschiedener nationaler Währungen, durch Umrechnung in internationale Dollar von 2019, ergeben sich Pro-Kopf-Ausgaben von 6.168 internationalen Dollar in Ländern mit hohem Einkommen im Vergleich zu 1.148 internationalen Dollar in Ländern mit oberem mittlerem Einkommen, 312 internationalen Dollar in Ländern mit niedrigem mittlerem Einkommen und 121 internationalen Dollar in Ländern mit niedrigem Einkommen. Die drei Länder mit den höchsten Pro-Kopf-Gesundheitsausgaben im Jahr 2019 waren, unter Berücksichtigung von Kaufkraftunterschieden, die USA (10.976 internationale Dollar von 2019, 16,9 % des Bruttoinlandsprodukts), Andorra (9.940 internationale Dollar, 8 %) und Norwegen (8.120 internationale Dollar, 10,6 %). Die geringsten Gesundheitsausgaben pro Kopf wurden für Somalia (13 internationale Dollar, 4,6 % des Bruttoinlandsprodukts), die Demokratische Republik Kongo (30 internationale Dollar, 3,5 %) und die Zentralafrikanischen Republik (36 internationale Dollar, 4,5 %) bzw. Eritrea (36 internationale Dollar, 5,3 %) berichtet. In Deutschland betrugen die Gesundheitsausgaben im Jahr 2019 schätzungsweise 6.124 internationale Dollar von 2019 pro Kopf (11,4 % des Bruttoinlandsprodukts).

Tab. 19.1: Bevölkerung, Lebenserwartung, Krankheitslast und Gesundheitsausgaben nach Ländereinkommensgruppe **im Jahr 2019,** *in Prozent des globalen Werts* und prozentuale Veränderung seit 1995.

Länder-einkommens-gruppe	Bevöl-kerung	Lebenser-wartung bei Geburt	Krankheitslast		Gesundheits-ausgaben		
			Disability-Adjusted Life Years		Internationale Dollar von 2019		
	Mrd. % Welt % ↑↓	Jahre % Welt-Ø % ↑↓	Mil. % Welt % ↑↓	pro 100 000 Menschen % Welt-Ø % ↑↓	Mrd. % Welt % ↑↓	pro Kopf % Welt-Ø % ↑↓	% Brutto-inlandsprodukt % Welt-Ø % ↑↓
Welt	7,7 *100* 34,5	72,7 *100* 9,7	2538 *100* −3,4	32 802 *100* −28,2	11.594 *100* 166	1.499 *100* 98,9	9,9 *100* 22
Länder mit hohem Einkommen	1,2 *16,1* 15,8	80,8 *111* 6,2	357 *14,1* 13,59	29 758 *90,7* −2,4	7.446 *64,2* 132	6.168 *412* 99,3	12,5 *126* 39
Länder mit oberem mittlerem Einkommen	2,9 *37,2* 22,6	75,5 *104* 9,7	752 *29,6* −1,09	28 426 *86,7* −16,7	3.095 *26,7* 270	1.148 *76,6* 209	5,9 *59,6* 13
Länder mit niedrigem mittlerem Einkommen	2,9 *38,8* 48,6	68,6 *94,4* 13,4	1105 *43,5* −6,2	34 733 *106* −37,6	966 *8,3* 273	312 *20,8* 148	3,9 *39,4* 5,4
Länder mit niedrigem Einkommen	0,7 *8,7* 90,6	63,8 *87,8* 23,3	323 *12,7* −13,9	45 653 *139* −53,8	89 *0,8* 101	121 *8,1* 8,0	5,2 *52,5* 4,0

Lebenserwartungen und Gesundheitsausgaben für 2019 sind Vorhersagen. Welt-Ø = Weltdurchschnitt. ↑↓ = Veränderung seit 1995. Datenquellen: Financing Global Health Studie 2019, Global Burden of Disease Studie 2019 und World Development Indicators.

Die Gesundheitsausgaben eines Landes sind also, ähnlich wie die Gesundheit der Bevölkerung eines Landes, eng mit dem Bruttoinlandsprodukt verbunden. Je größer das Bruttoinlandsprodukt pro Kopf, desto größer sind im Durchschnitt die Ausgaben für die Gesundheit insgesamt und pro Kopf. In Ländern mit niedrigem Einkommen sind allerdings die durchschnittlichen Gesundheitsausgaben im Verhältnis zum Bruttoinlandsprodukt höher als in Ländern mit niedrigem mittlerem Einkommen. Dies liegt zum einen am niedrigeren Pro-Kopf-Bruttoinlandsprodukt der Länder mit niedrigem Einkommen und zum anderen an der höheren Unterstützung, die diese Länder von Gebern durch Entwicklungshilfe für Gesundheit (*Development Assistance for Health*) erhalten.

Der deutlich höhere Anteil der Gesundheitsausgaben am Bruttoinlandsprodukt der Länder mit hohem Einkommen beinhaltet einerseits die Versorgung einer alternden Bevölkerung, deren vorrangige Erkrankungen chronisch sind und laufende Gesundheitsausgaben zur Folge haben. Andererseits können die anteilig höheren Gesundheitsausgaben der Länder mit hohem Einkommen einen zunehmenden Stellenwert von zusätzlichen Ausgaben für Gesundheit widerspiegeln, nachdem für grundlegende Bedürfnisse gesorgt ist.

Menschen, die in Armut und ohne Krankenversicherung leben, indessen haben oft in verschiedenen Lebensbereichen untererfüllte Grundbedürfnisse und nicht versicherte Risiken. Eine kostenverursachende und Arbeitszeit in Anspruch nehmende Behandlung einer Erkrankung steht für Menschen in Armut deshalb eher im Konflikt mit anderen Bedürfnissen. Dies gilt insbesondere in einem frühen oder nicht-akuten Stadium einer Erkrankung und für Gesundheitsvorsorge. Mit der Fürsorge und Ausgaben für die eigene Gesundheit konkurrieren Notwendigkeiten, wie Geld zu sparen oder Einkommen zu erzielen und dieses für andere Zwecke auszugeben (z. B. um eine Familie zu ernähren [31], eine Ausbildung der Kinder zu finanzieren, einen belastenden Kredit mit hohem Zinssatz zurückzuzahlen oder einem Familienmitglied zu helfen, dem es akut schlechter geht).

Da Armut mit vielen unmittelbaren Nöten verbunden sein kann, nehmen mit zunehmendem Wohlstand die Möglichkeiten zu, für die Zukunft und über das Notwendigste hinaus vorzusorgen. Das bedeutet, es steigt der relative Stellenwert der Gesundheit mit dem Wohlstandsniveau und in Folge auch der Anteil des verfügbaren Einkommens, der für Gesundheitsausgaben aufgewendet werden kann. Für Länder mit hohem Einkommen wurde geschätzt, dass das sozial wünschenswerte Niveau der Gesundheitsausgaben bei über 30 % des Bruttoinlandsprodukts liegen könnte [32]. Im Jahr 2019 wendeten Länder mit hohem Einkommen im Durschnitt schätzungsweise 12,5 % des Bruttoinlandsprodukts für Gesundheitsausgaben auf.

19.4.2 Gesundheitsausgaben und Krankheitslast

Im globalen Durchschnitt betrug die geschätzte Krankheitslast im Jahr 2019 gemessen in behinderungsbereinigten Lebensjahren (*Disability-Adjusted Life Years*, DALYs) 2,5 Milliarden DALYs oder 32 802 DALYs pro 100 000 Menschen (Tab. 19.1). Das bedeutet, dass weltweit fast jedes dritte Lebensjahr, das vermutlich gesund gelebt werden könnte, durch vorzeitigen Tod oder krankheitsbedingte Beeinträchtigungen eingebüßt wird. Im Mittel nimmt die Schwere der Krankheitslast mit zunehmendem Wohlstand ab. Länder mit oberem mittlerem Einkommen und Länder mit hohem Einkommen haben bereits eine ähnliche Krankheitslast pro 100 000 Einwohner. Mit 45 653 DALYs pro 100 000 Menschen ist die durchschnittliche Krankheitslast der Bevölkerung in Ländern mit niedrigem Einkommen etwa 50 % schwerer als die Krankheitslast der Bevölkerungen in Ländern mit hohem oder oberem mittlerem Einkommen. Die meiste Krankheitslast tritt mit 1,9 Mrd. DALYs in den Ländern mit mittlerem Einkommen auf, in denen 76 % der Weltbevölkerung lebt.

Vergleicht man die aktuellen Werte der weltweiten Gesundheitsausgaben und der Verteilung der Krankheitslast, dann werden in Länder mit hohem Einkommen 64 % der weltweiten Gesundheitsausgaben für 14 % der weltweiten Krankheitslast ausgegeben. In Länder mit oberem mittlerem Einkommen treten 27 % der globalen Gesundheitsausgaben und 30 % der globalen Krankheitslast auf. Mit abnehmendem Wohlstand nimmt die Lücke zwischen Krankheitslast und Gesundheitsausgaben weiter zu. Länder mit niedrigem mittlerem Einkommen, in denen 8,3 % der globalen Gesundheitsausgaben ausgegeben werden, haben mit 44 % den größten Anteil der weltweiten Krankheitslast. Länder mit niedrigem Einkommen, in denen derzeit 8,7 % der Weltbevölkerung leben, haben mit 13 % den kleinsten Anteil an der globalen Krankheitslast, aber die höchste Krankheitslast pro 100 000 Menschen und nur 0,8 % der globalen Gesundheitsausgaben.

Trotz externer Unterstützung durch Entwicklungshilfe für Gesundheit, welche den Anteil der Gesundheitsausgaben am Bruttoinlandsprodukt anhebt, haben Länder mit niedrigem Einkommen das ungünstigste Verhältnis von Krankheitslast und Gesundheitsausgaben pro Kopf. Unter Berücksichtigung von Kaufkraftunterschieden werden in Ländern mit niedrigem mittlerem Einkommen etwa die 3,2-fachen, in Ländern mit oberem mittlerem Einkommen die 15-fachen und in Ländern mit hohem Einkommen die 76-fachen Gesundheitsausgaben pro DALY im Vergleich zu Ländern mit niedrigem Einkommen getätigt.

19.4.3 Entwicklung von Bevölkerung, Gesundheit, Wohlstand und Gesundheitsausgaben von 1995 bis 2019

In allen vier Ländereinkommensgruppen haben, im Durchschnitt, die Bevölkerungszahl, der Gesundheitszustand sowie die absolut und Pro-Kopf-Werte des Bruttoinlandsprodukts und der Gesundheitsausgaben in den zweieinhalb Jahrzehnten von 1995 bis 2019 zugenommen. Eine Verbesserung der durchschnittlichen Gesundheit wird für die meisten Ländereinkommensgruppen, in unterschiedlichem Ausmaß, durch einen Anstieg der Lebenserwartung bei Geburt und ein Absinken der Krankheitslast angezeigt. In Ländern mit hohem Einkommen stieg die Lebenserwartung wie in den andern Ländereinkommensgruppen durchgängig, doch nimmt dort die Krankheitslast pro 100 000 seit dem Jahr 2010 altersbedingt zu (Abb. 19.4a–c).

Das stärkste wirtschaftliche Wachstum, insgesamt und pro Kopf, verzeichneten seit der Jahrtausendwende die Länder mit mittlerem oder niedrigem Einkommen. Das Bruttoinlandsprodukt pro Kopf ist seit der Jahrtausendwende am stärksten in Ländern mit oberem mittlerem Einkommen gewachsen, gefolgt Ländern mit niedrigem mittlerem Einkommen, dann Ländern mit niedrigem Einkommen und danach Ländern mit hohem Einkommen. Das stärkere Wachstum der Bevölkerung in Län-

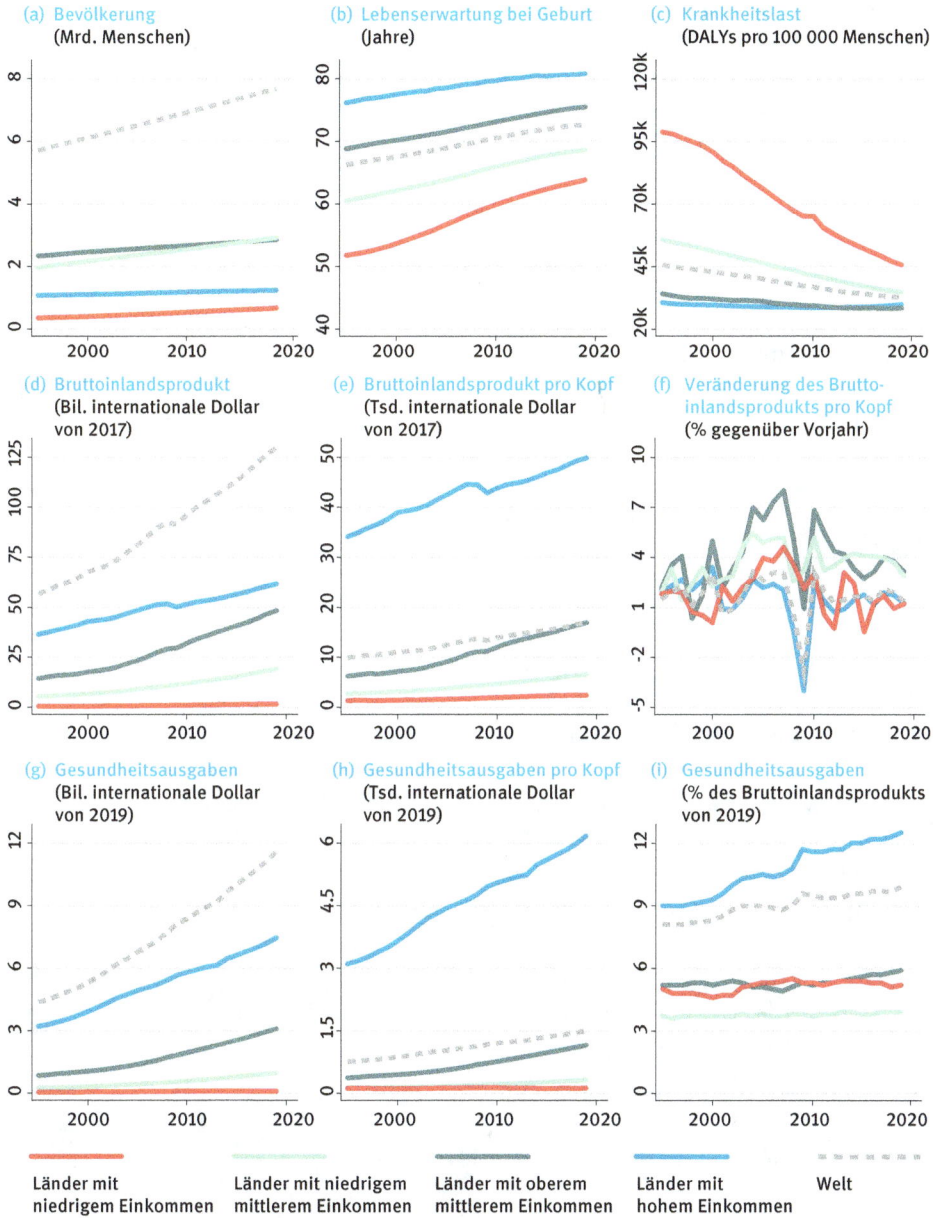

(a) Bevölkerung
(Mrd. Menschen)

(b) Lebenserwartung bei Geburt
(Jahre)

(c) Krankheitslast
(DALYs pro 100 000 Menschen)

(d) Bruttoinlandsprodukt
(Bil. internationale Dollar
von 2017)

(e) Bruttoinlandsprodukt pro Kopf
(Tsd. internationale Dollar
von 2017)

(f) Veränderung des Bruttoinlandsprodukts pro Kopf
(% gegenüber Vorjahr)

(g) Gesundheitsausgaben
(Bil. internationale Dollar
von 2019)

(h) Gesundheitsausgaben pro Kopf
(Tsd. internationale Dollar
von 2019)

(i) Gesundheitsausgaben
(% des Bruttoinlandsprodukts
von 2019)

Länder mit niedrigem Einkommen	Länder mit niedrigem mittlerem Einkommen	Länder mit oberem mittlerem Einkommen	Länder mit hohem Einkommen	Welt

Abb. 19.4: Gesundheit, Wohlstand und Gesundheitsausgaben von 1995 bis 2019 nach Ländereinkommensgruppe. Unterschiede zwischen Ländern und im zeitlichen Verlauf sind durch Veränderungen der Bevölkerungsstruktur mitbedingt. Lebenserwartungen 2019 und Gesundheitsausgaben nach
2017 sind Vorhersagen. DALYs = Disability-Adjusted Life Years. Datenquellen: Financing Global
Health Studie 2019, Global Burden of Disease Studie 2019 und World Development Indicators.

dern mit niedrigem Einkommen im Vergleich zu den anderen Ländereinkommens-gruppen bedeutet allerdings, dass ein stärkeres Wachstum des Bruttoinlandspro-dukts als in anderen Ländereinkommensgruppen nötig ist, um ein vergleichbares Pro-Kopf-Wachstum zu erreichen (Abb. 19.4d–f).

Die größten Anstiege der Gesundheitsausgaben, insgesamt und pro Kopf, hatten Länder mit mittlerem Einkommen. Die Gesundheitsausgaben wuchsen dort mehr als doppelt so stark als in den Ländern mit hohen oder niedrigen Einkommen. Ähnlich wie beim Wachstum des Bruttoinlandsproduktes verteilen sich wachsende Gesund-heitsaufgaben in Ländern mit niedrigen Einkommen auf eine Bevölkerung, die schneller wächst als in den anderen Ländereinkommensgruppen. Das Wachstum der Pro-Kopf-Gesundheitsausgaben in Ländern mit niedrigen Einkommen war mit 8 % im Zeitraum von 1995 bis 2019 gering, verglichen zu einer Verdoppelung oder Ver-dreifachung der Pro-Kopf-Gesundheitsausgaben in den anderen Ländereinkommens-gruppen. Der Anteil des Bruttoinlandsprodukts, welcher für Gesundheit ausgegeben wurde, war in Ländern mit niedrigem Einkommen eng mit der externen Unterstüt-zung der Gesundheitssysteme durch Entwicklungshilfe für Gesundheit verbunden (Abb. 19.4g–i).

19.4.4 Finanzierung der Gesundheitsausgaben

Die Zielsetzung nationaler Gesundheitssysteme und globaler Bemühungen um die Gesundheit ist es, vermeidbare Tode und Krankheiten zu verhindern. Die Gesund-heitsfinanzierung hat dabei die zentralen Aufgaben, den verschiedenen Bereichen des Gesundheitssystems finanzielle Mittel zur Verfügung zu stellen, Menschen vor finanziellen Folgen von schlechter Gesundheit zu schützen sowie eine wirtschaftli-che Mittelverwendung und gerechte Gesundheitsversorgung zu fördern (s. Kasten).

Aufgaben der Gesundheitsfinanzierung
- Ausreichende Bereitstellung finanzieller Mittel für das Gesundheitswesen
- Schutz der Menschen vor finanziellen Folgen von schlechter Gesundheit
- Nutzung von Ressourcen in bestmöglicher Weise
- Gewährleisten einer gerechten Gesundheitsversorgung

Quelle: In Anlehnung an World Health Organization 2014 [33].

Gesundheitsausgaben können nach Ausgabenträger bzw. nach der vom Ausgaben-träger abhängigen Finanzierungsquelle unterschieden werden in (s. Kap. 18.2.1):
1. Öffentliche Gesundheitsausgaben – beinhalten Steuern und Pflichtversiche-rungsbeiträge
2. Vorausbezahlte private Gesundheitsausgaben – beinhalten private Krankenver-sicherungsbeiträge und Gesundheitsausgaben von Nichtregierungsorganisationen

3. Selbstzahlungen privater Haushalte – Zahlungen für die Gesundheit aus der eigenen Tasche (*Out-of-Pocket Zahlungen*)
4. Entwicklungshilfe für Gesundheit

In Länder mit hohem Einkommen wird der geringste Teil der Gesundheitsausgaben aus eigener Tasche im Krankheitsfall bezahlt (14 % im Jahr 2019) und die Gesundheitsversorgung wird ohne externe Unterstützung finanziert. Gesundheitsausgaben in Ländern mit hohem Einkommen waren im Jahr 2019 zu 86 % durch öffentliche sowie vorausbezahlte private Gesundheitsausgaben finanziert. Menschen in Ländern mit hohem Einkommen sind durch diese weitgehend von eigener Krankheit unabhängige Gesundheitsfinanzierung somit in einem hohen Maße gegen finanzielle Risiken von Krankheit versichert. Die stärkste Zunahme bei den aus eigenen Mitteln versicherten Gesundheitsausgaben zwischen 1995 und 2019 gab es den Ländern mit oberem mittlerem Einkommen, in denen der Anteil der öffentlichen und vorausbezahlten privaten Gesundheitsausgaben von 61 % im Jahr 1995 auf 68,1 % im Jahr 2019 gestiegen ist. Nahezu der gesamte verbleibende Teil der Gesundheitsausgaben wurde in Ländern mit oberem mittlerem Einkommen aus der eigenen Tasche bezahlt (31,8 % im Jahr 2019; Abb. 19.5).

Länder mit niedrigem oder niedrigem mittlerem Einkommen finanzieren weniger als die Hälfte der Gesundheitsausgaben durch öffentliche und vorausbezahlte private Gesundheitsausgaben (33 % bzw. 46 % im Jahr 2019). Der Anteil der Entwicklungshilfe für Gesundheit an den Gesundheitsausgaben war in Ländern mit niedrigem Einkommen am höchsten. Nach Berücksichtigung der Beiträge von Entwicklungshilfe für Gesundheit waren in Ländern mit niedrigem Einkommen, im Jahresdurchschnitt 2019, schätzungsweise 42 % der Gesundheitsausgaben nicht versichert und wurden aus der eigenen Tasche bezahlt. In Ländern mit niedrigem mittlerem Einkommen war der Anteil der Selbstzahlungen mit 55 % im Jahr 2019 am höchsten.

Die Entwicklungshilfe für Gesundheit betrug im Jahr 2019 etwa 40 Mrd. US-Dollar und stieg am stärksten in den 2000er Jahren (von 12 Mrd. US-Dollar im Jahr 2000 auf 35 Mrd. US-Dollar im Jahr 2010). Während die Entwicklungshilfe für Gesundheit im Jahr 2019 etwa 0,2 % der globalen Gesundheitsausgaben darstellte, war deren Beitrag zur Unterstützung der Gesundheitsfinanzierung in Ländern mit niedrigeren Einkommen und für bestimmte globalen Gesundheitsmaßnahmen erheblich. Beispielsweise waren 26 % der Gesundheitsausgaben der Länder mit niedrigem Einkommen im Jahr 2019 oder 48 % der HIV/AIDS Ausgaben im Jahr 2017 Entwicklungshilfe für Gesundheit [34]. Eine Vorhersage der weltweiten Gesundheitsausgaben bis 2050 schätzt, dass in den meisten Ländern der Anteil an Selbstzahlungen erheblich und der Bedarf an Entwicklungshilfe für Gesundheit bestehen bleibt [35].

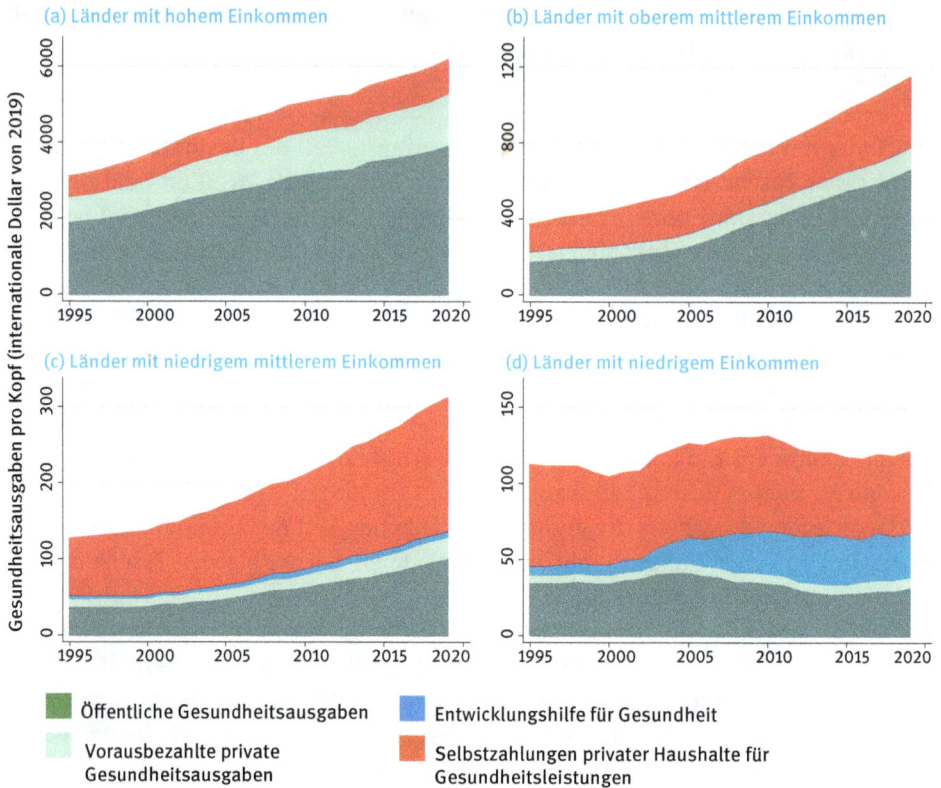

Abb. 19.5: Gesundheitsausgaben pro Kopf von 1995 bis 2019 nach Ausgabenträgern und Ländereinkommensgruppe. Öffentliche Gesundheitsausgaben beinhalten inländisch finanzierte öffentliche Ausgaben für Gesundheit. Vorausbezahlte private Gesundheitsausgaben schließen Privatversicherungen und Gesundheitsausgaben von Nichtregierungsorganisationen ein. Entwicklungshilfe für Gesundheit umfasst finanzielle Leistungen und Sachleistungen. Gesundheitsausgaben nach 2017 sind Vorhersagen. Datenquelle: Financing Global Health Studie 2019.

Neben dem Umfang der weltweit verfügbaren Entwicklungshilfe für Gesundheit bestimmt die Einkommensgruppe, der ein Land angehört, in welchem Ausmaß dessen Gesundheitsversorgung von Gebern im globalen Gesundheitsbereich unterstützt wird. Veränderungen im Wachstum und Fokus der Entwicklungshilfe für Gesundheit sowie ein Statusübergang von einem Land mit niedrigem Einkommen zu einem Land mit niedrigem mittlerem Einkommen können deshalb in ärmeren Ländern kritische Auswirkungen auf die Gesundheitsversorgung haben (s. Kasten und [34]).

Ländereinkommensgruppen und Entwicklungshilfe für Gesundheit – die fehlende Mitte beim Wechsel der Gesundheitsfinanzierung
- Beim Wechsel der Gesundheitsfinanzierung (*Health Financing Transition*) findet ein Übergang weg von Selbstzahlungen und Entwicklungshilfe für Gesundheit hin zu einer Gesundheitsfinanzierung durch Steuern und Versicherungsbeiträge statt.
- Im Zuge des wirtschaftlichen Wachstums können Länder die „fehlende Mitte" erleben, weil durch den Statusübergang von einem Land mit niedrigem Einkommen zu einem Land mit niedrigem mittlerem Einkommen die Entwicklungshilfe für Gesundheit meist sprunghaft abnimmt.
- Wenn die Finanzierung der Gesundheitsausgaben über Steuern und Versicherungsbeiträge noch nicht stark ausgeprägt ist, entsteht eine Finanzierungslücke, die durch Selbstzahlungen ausgeglichen werden muss.

Im Ergebnis bezahlen die Menschen in Ländern mit unterem mittlerem Einkommen, im Durchschnitt, den größten Anteil der Gesundheitsausgaben aus eigener Tasche. In Ländern mit oberem mittlerem Einkommen findet schließlich der Übergang weg von Selbstzahlungen hin zu einer überwiegenden Gesundheitsfinanzierung durch Steuern und Versicherungsbeiträge statt.

Wie die COVID-19-Pandemie die Finanzierung der Gesundheitsausgaben weltweit verändern wird, und wie Umfang und Zusammensetzung der Entwicklungshilfe für Gesundheit beeinflusst werden, sind offene Fragen. Die COVID-19-Pandemie betrifft die Finanzierung von Gesundheitsausgaben zum einen durch die akute Belastung der Gesundheitssysteme und zum anderen durch globale wirtschaftliche Folgen [34].

19.4.5 Krankheit als Armutsfalle

Eine Armutsfalle ist ein sich selbst verstärkender Mechanismus zwischen Armut und den Ursachen der Armut, der Menschen oder Länder dazu zwingt, arm zu bleiben, wenn keine Maßnahmen ergriffen werden, um den Teufelskreis zu durchbrechen.

Eigenleistungen und Zuzahlungen für die Behandlung von Krankheit können in allen Ländern der Welt dazu führen, dass Menschen als Folge der persönlichen Gesundheitsausgaben in die Armut gedrängt werden [36,37]. Nach Schätzungen geraten jedes Jahr 100 Millionen Menschen in Armut, weil sie im Krankheitsfall aus eigener Tasche für ihre Gesundheitsversorgung zahlen mussten [38]. Aus Sorge vor ruinösen Gesundheitsausgaben, die auch katastrophale Gesundheitsausgaben (*Catastrophic Health Expenditures*) genannt werden und einen so hohen Anteil des verfügbaren Einkommens eines Haushalts aufzehren, dass dieser Haushalt verarmt, vermeiden Menschen die Inanspruchnahme des Gesundheitssystems oder suchen dieses erst bei fortgeschrittenen Beschwerden auf. Eine späte Inanspruchnahme medizinischer Leistungen im Bedarfsfall kann wiederum das Risiko für Komplikationen und hohe Behandlungskosten erhöhen.

Das Ausmaß wie sehr Menschen in Gefahr sind aus gesundheitlichen Gründen zu verarmen wird wesentlich von drei Faktoren bestimmt [39]:

1. dem Bedarf – Zugang zu und Nutzung von Gesundheitsleistungen
2. der Bedürftigkeit – eigene Zahlungsfähigkeit, Rücklagen und Vermögen
3. der Absicherung – Möglichkeiten zur Krankenversicherung

Da die größte und schwerste weltweite Krankheitslast in den Ländern mit niedrigem mittlerem und niedrigem Einkommen auftritt, in denen zudem große Teile der Gesundheitsausgaben aus einer Tasche bezahlt werden, sind besonders häufig Menschen, die dort leben, gleichzeitig einem höheren Erkrankungsrisiko und einem höheren krankheitsbedingten finanziellen Risiko ausgesetzt. Durch dieses gekoppelte Risiko steigt die Wahrscheinlichkeit, dass das Auftreten einer Erkrankung in eine Armutsfalle führt. Diese stellt dann eine Situation dar, in der durch krankheitsbedingten Verlust des Arbeitseinkommens die finanziellen Mittel für die Bezahlung einer notwendigen Behandlung fehlen und in der die bestehende Erkrankung die Wiederaufnahme der Arbeit verzögert oder völlig verhindert.

Eine ähnliche Abwärtsspirale kann ganze Volkswirtschaften betreffen. Fehlen in einem Land, aufgrund hoher Belastung durch Krankheiten, benötigte Arbeitskräfte, verschlechtert sich dessen Wirtschaftskraft und dadurch die Möglichkeiten des Landes Gesundheitsleistungen bereitzustellen. Verschlechtert sich in Folge einer unzureichenden Gesundheitsversorgung wiederum die gesundheitliche Lage auf der Bevölkerungsebene, dann können ganze Länder, durch ähnliche Mechanismen wie einzelne Familien, in eine Armutsfalle gelangen und darin gefangen bleiben. Im Gegenzug können medizinische Maßnahmen, die zu einer besseren Gesundheit der Bevölkerung eines Landes beitragen, zu einem wirtschaftlichen Aufschwung führen, welcher es schließlich erlaubt mehr benötigte und gewünschte Gesundheitsleistungen zu finanzieren (Abb. 19.6).

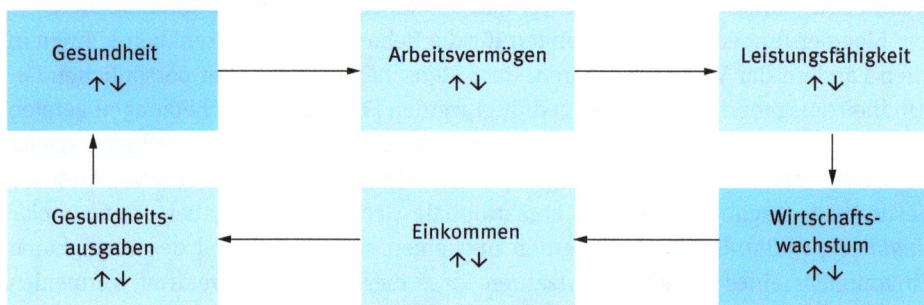

Abb. 19.6: Zusammenhang von Gesundheit und Wirtschaftswachstum. ↑ steigt, ↓ sinkt.

19.4.6 Schutz vor finanziellen Folgen von Krankheit

Alle Mitgliedstaaten der Vereinten Nationen haben sich im Rahmen der Ziele für nachhaltige Entwicklung (*Sustainable Development Goals*; s. Kap. 7.3) geeinigt darauf hinzuwirken, bis 2030 eine allgemeine Gesundheitsversorgung (*Universal Health Coverage*; s. Kap. 18.2) zu erreichen. Allgemeine Gesundheitsversorgung beinhaltet, dass alle Menschen benötigte gesundheitsfördernde, präventive, heilende, rehabilitierende und palliative Gesundheitsleistungen von ausreichender Qualität nutzen können, ohne dadurch in finanzielle Schwierigkeiten zu geraten [40].

Um das Ziel des Schutzes vor finanziellen Krankheitsfolgen zu erreichen, sollte die Finanzierung von Gesundheitsleistungen möglichst unabhängig von Selbstzahlungen und Zuzahlungen aus eigener Tasche im Krankheitsfall sein. Statt Selbstzahlungen im Bedarfsfall sollten Finanzierungsmechanismen gestärkt werden, die auf Vorauszahlung und gegenseitiger Absicherung beruhen. Dies bedeutet, gesunde Menschen sollen dazu angehalten werden durch Besteuerung und/oder Versicherungsbeiträge, eine Vermögensrücklage für die Bezahlung von Gesundheitsleistungen für sich und, bei einer Solidargemeinschaft, auch für Andere aufzubauen. Im Falle einer Erkrankung wird die medizinische Behandlung aus dieser Vermögensrücklage bezahlt. Ob Steuern erhoben werden, um Gesundheitsleistungen zu finanzieren, oder zweckgebundene Beiträge in eine staatliche oder private Krankenversicherung fließen oder Mischformen genutzt werden, wird in unterschiedlichen Ländern unterschiedlich gehandhabt. Grundsätzlich können sowohl gesetzliche (steuer- oder beitragsfinanziert) als auch private Versicherungssysteme ihre Versicherten vor den finanziellen Folgen von Krankheit durch die Verteilung des finanziellen Risikos auf eine Gruppe (von Gesunden) oder auf einen längeren Zeitraum (die gesamte Zeit potentieller Erwerbsfähigkeit) bewahren.

Es gibt unterschiedliche Schätzungen über die Höhe der finanziellen Mittel, die erforderlich wären, um dem Ziel näherzukommen allen Menschen auf der Welt, einen Zugang zu benötigten medizinischen Maßnahmen zu ermöglichen ohne in eine finanzielle Notlage zu geraten. Empfehlungen liegen bei mindestens 5 % des Bruttoinlandsprodukts und für Länder mit niedrigem Einkommen zusätzlich bei absoluten Gesundheitsausgaben von 86 internationalen Dollar pro Kopf und Jahr bei 2015 Preisen [41]. Im Jahr 2019 gaben 60 von 194 Volkswirtschaften mit verfügbaren Daten weniger als 5 % des Bruttoinlandsprodukts oder weniger als 86 internationale Dollar von 2019 pro Kopf. Aus Sicht eines einzelnen Menschen ist nach Schätzungen ein persönliches Einkommen von mindestens 10,89 internationalen Dollar von 2011 notwendig, um Zugang zu grundlegenden medizinischen Leistungen zu erhalten [42].

In Deutschland, wo das weltweit älteste soziale Krankenversicherungssystem 1883 per Gesetz eingeführt wurde, beliefen sich die Gesundheitsausgaben im Jahr 2019 auf 11,4 % des Bruttoinlandsprodukts und weniger als 0,1 % der Bevölkerung waren nicht krankenversichert [43]. Nach Einführung der verpflichtenden Krankenversicherung für etwa 10 % der Bevölkerung (zunächst nur für Arbeiter mit einem

Jahreseinkommen von unter 2000 Mark) wurde das Krankenversicherungssystem in Deutschland schrittweise zu einer universellen Krankenversicherung ausgebaut. Seit den 1960er Jahren besteht ein Versicherungssystem, in dem gesetzliche und private Krankenversicherungen, gemeinsam mit weiteren Sozialversicherungen und steuerfinanzierten Gesundheitsleistungen, für mehr als 90 % der Bevölkerung in Deutschland einen großen Teil der Gesamtausgaben für Gesundheit (88 % in 2019) finanzieren [44,45]. In Ländern mit niedrigen oder mittleren Einkommen können Mikrokrankenversicherungen, die gezielt deren große Bevölkerungsteile im informellen Arbeitssektor versichern, eine Stärkung der Sozialversicherungssysteme ergänzen und zur Absicherung von Menschen mit geringem Einkommen gegen finanzielle Risiken im Krankheitsfall beitragen (s. Kap. 18.2.3 und [46,47]).

Neben der Versicherung und Vorausbezahlung von Gesundheitsausgaben trägt zum Schutz vor finanziellen Krankheitsfolgen bei, wenn Gesundheitsausgaben einen hohen Gegenwert im Vergleich zu ihren Kosten schaffen. Während sich die globale Gesundheit in den vergangenen Jahrzehnten zum Teil erheblich verbessert hat, wird zugleich geschätzt, dass 20–40 % der weltweiten Gesundheitsausgaben verschwendet sein könnten, also sich nicht in einer Verbesserung der Gesundheit niederschlagen [33]. Im nächsten Kap. 20 zu ökonomischer Bewertung in der globalen Gesundheit wird eine strukturierte Vorgehensweise für den Vergleich der Nutzen und Kosten von Gesundheitsmaßnahmen besprochen, die dazu beitragen kann, die Wirksamkeit und Wirtschaftlichkeit von Gesundheitsausgaben zu steigern.

19.5 Kernaussagen

1. Ein internationaler Vergleich von Lebenserwartung und Bruttoinlandsprodukt pro Kopf deutet auf einen starken Zusammenhang zwischen Wohlstand und Gesundheit hin. Historisch betrachtet haben Gesundheit und Wohlstand weltweit zugenommen. Durch medizinisch-technischen Fortschritt waren und sind Verbesserungen bei der Gesundheit auch unabhängig von einer Änderung des Wohlstandsniveaus möglich.
2. Die stärkste Zunahme von Gesundheit und Wohlstand fand in der Vergangenheit in Ländern statt, die nun zu den Ländern mit hohem Einkommen zählen. Länder der niedrigeren und mittleren Einkommensgruppen haben ein großes Aufholpotential, aufgrund von medizinisch-technischem Fortschritt voraussichtlich sogar in kürzeren Zeiträumen als in der Vergangenheit beobachtet.
3. Das Ausmaß in dem mehr Wohlstand oder eine gleichere Verteilung von Wohlstand zu mehr Gesundheit führen ist schwer bestimmbar. Der beobachtete starke Zusammenhang zwischen Indikatoren, die Gesundheit und Wohlstand abschätzen, legt allerdings nahe, dass Armutsbekämpfung und die Verbesserung der Gesundheit auf Bevölkerungsebenen im Allgemeinen sich gegenseitig ergänzende Ziele sind.

4. Nach einer Zunahme der Einkommensungleichheit, welche die Welt zwischen den 1960er und 1980er Jahren in eine Gruppe von ärmeren Ländern und eine Gruppe von wohlhabenderen Ländern zweiteilte, nahm die globale Einkommensungleichheit, geleitet vom wirtschaftlichen Wachstum in den bevölkerungsreichsten Staaten China und Indien, seit etwa den 1990er Jahren bis zum Beginn der COVID-19-Pandemie im Jahr 2020 ab. Die Einkommensungleichheit innerhalb von Ländern hat innerhalb der letzten beiden Jahrzehnte teilweise zugenommen. Deshalb werden mit zunehmender Häufigkeit größere Unterschiede innerhalb eines Landes als zwischen Ländern beobachtet.

5. Ärmere Menschen sind häufig mehrfachen Risiken durch Krankheit ausgesetzt. Zum einen haben sie ein erhöhtes Risiko zu erkranken, zum anderen haben sie höheres Risiko, eine Behandlung im Krankheitsfall selbst bezahlen zu müssen und damit durch einen Krankheitsfall in eine finanzielle Notlage zu geraten. Gesundheitssysteme, in denen Gesundheitsausgaben durch Krankenversicherungsbeiträge oder Steuereinnahmen bezahlt werden, schützen vor finanziellen Notlagen durch Krankheit und verbessern dadurch den Zugang zu Gesundheitsversorgung. Insbesondere, aber nicht nur in Ländern mit niedrigem oder niedrigem mittlerem Einkommen stellt der Auf- und Ausbau einer alle Menschen einschließenden und vor finanzieller Notlage im Krankheitsfall schützenden Gesundheitsausgabenfinanzierung eine wichtige und aktuelle Aufgabe dar.

19.6 Fragen

- Welcher Zusammenhang besteht zwischen Lebenserwartung und Wohlstand, gemessen als Bruttoinlandsprodukt pro Kopf, wenn Lebenserwartung und Wohlstand zwischen Ländern verglichen werden?
- Wie wird der Zusammenhang zwischen Lebenserwartung und Wohlstand durch medizinisch-technischen Fortschritt verändert?
- Welche Faktoren haben in der Vergangenheit am meisten zu Verlängerung der durchschnittlichen Lebenserwartung beigetragen?
- Welche unterschiedlichen Erklärungsansätze gibt es für den beobachteten Zusammenhang zwischen Lebenserwartung und Wohlstand? Benennen und erklären Sie diese zunächst. Diskutieren Sie danach inwieweit Sie einen oder mehrere dieser Erklärungsansätze in dem folgenden Satz aus der Strategie der Bundesregierung zur globalen Gesundheit wieder finden: *„Gesundheit ist nicht nur eine Voraussetzung für Wohlstand, sozialen Zusammenhalt und gesellschaftliche Teilhabe, sondern auch Ergebnis und Indikator für die soziale, wirtschaftliche und ökologische Dimension nachhaltiger Entwicklung."*
- Welche Bedeutung haben die Begriffe Kausalzusammenhang, umgekehrter Kausalzusammenhang und Korrelation ohne Kausalzusammenhang? Erklären Sie diese Begriffe am Beispiel der beobachteten Beziehung zwischen Lebenserwar-

tung und Wohlstand oder anhand von Überlegungen zu Einkommensungleichheit und Gesundheit.

- Wie hat sich die globale Einkommensungleichheit seit Anfang des 19. Jahrhunderts entwickelt?
- Wie hat sich der Einfluss von innerstaatlicher und zwischenstaatlicher Einkommensungleichheit auf die globale Einkommensungleichheit im Laufe der Zeit verändert?
- Wie verteilen die Bevölkerung, Gesundheitsausgaben und Krankheitslast im weltweiten Vergleich? Benutzen Sie für Ihre Beschreibung die Ländereinteilung der Weltbank.
- Wie könnte eine nicht endende Folge unangenehmer, einander bedingender Geschehnisse aussehen durch die Krankheit zur Armutsfalle wird? Beschreiben Sie beispielhaft einen Kreislauf für einen einzelnen Menschen oder für ein ganzes Land.
- Welche Arten der Finanzierung von Gesundheitsausgaben bieten einen Schutz vor finanziellen Folgen von Krankheit? Diskutieren den möglichen Schutzmechanismus sowie Stärken und Schwächen folgender Träger von Gesundheitsausgaben: öffentliche Haushalte, Sozialversicherungen, private Versicherungen, sonstige private Organisationen (z. B. Nichtregierungsorganisationen), Selbstzahlende im Krankheitsfall, Geberländer von Entwicklungshilfe für Gesundheit.

Danksagung

Till Bärnighausen wurde von der Alexander von Humboldt-Stiftung durch eine vom Bundesministerium für Bildung und Forschung geförderte Alexander von Humboldt-Professur unterstützt.

Literatur

Letzter Zugriff auf alle Internetquellen und Datenquellen: Oktober 2020.

[1]   Preston SH. The Changing Relation between Mortality and Level of Economic Development. *Population Studies* 1975; 29: 231–248. doi:10.2307/2173509.
[2]   Kontis V, Bennett JE, Mathers CD, u. a. Future life expectancy in 35 industrialised countries: projections with a Bayesian model ensemble. *The Lancet* 2017; 389: 1323–1335. doi:10.1016/S0140-6736(16)32381-9.
[3]   Denzer A, Weichelt C. Eine Navigationshilfe im Dschungel der Länderklassifizierungen. *KFW Fokus Entwicklungspolitik2* 2014; 5: 1–3.
[4]   Pingali PL. Green Revolution: Impacts, limits, and the path ahead. *Proceedings of the National Academy of Sciences* 2012; 109: 12302–12308. doi:10.1073/pnas.0912953109.
[5]   Roser M, Ortiz-Ospina E, Ritchie H. Mortality and life expectancy by age. *Published online at OurWorldInData.org*, https://ourworldindata.org/life-expectancy#mortality-and-life-expectancy-by-age.
[6]   Bundeszentrale für politische Bildung. Deutsche Verhältnisse. Eine Sozialkunde: Bevölkerung: Historischer Rückblick, https://www.bpb.de/politik/grundfragen/deutsche-verhaeltnisse-eine-sozialkunde/.

[7] de la Croix D, Licandro O. The longevity of famous people from Hammurabi to Einstein. *Journal of Economic Growth* 2015; 20: 263–303. doi:10.1007/s10887-015-9117-0.

[8] *World Population Prospects 2019: Data Booklet (ST/ESA/SER.A/424)*. New York, NY: United Nations, Department of Economic and Social Affairs, Population Division, 2019.

[9] Kohler S. Die Vermessung der globalen Gesundheit. *Gesundheit und Gesellschaft | Wissenschaft* 2019; 19: 16–23.

[10] Cassini A, Högberg LD, Plachouras D, u. a. Attributable deaths and disability-adjusted life-years caused by infections with antibiotic-resistant bacteria in the EU and the European Economic Area in 2015: a population-level modelling analysis. *The Lancet Infectious Diseases* 2019; 19: 56–66. doi:10.1016/S1473-3099(18)30605-4.

[11] Foreman KJ, Marquez N, Dolgert A, u. a. Forecasting life expectancy, years of life lost, and all-cause and cause-specific mortality for 250 causes of death: reference and alternative scenarios for 2016–40 for 195 countries and territories. *The Lancet* 2018; 392: 2052–2090. doi:10.1016/S0140-6736(18)31694-5.

[12] Bor J, Herbst AJ, Newell M-L, u. a. Increases in adult life expectancy in rural South Africa: valuing the scale-up of HIV treatment. *Science* 2013; 339: 961–965. doi:10.1126/science.1230413.

[13] Reniers G, Blom S, Calvert C, u. a. Trends in the burden of HIV mortality after roll-out of antiretroviral therapy in KwaZulu-Natal, South Africa: an observational community cohort study. *The Lancet HIV* 2016; S533–S542. doi:10.1016/S2352-3018(16)30225-9.

[14] Jetter M, Laudage S, Stadelmann D. The Intimate Link Between Income Levels and Life Expectancy: Global Evidence from 213 Years. *Social Science Quarterly* 2019; 100: 1387–1403. doi:10.1111/ssqu.12638.

[15] Imhof AE (Hrsg). *Lebenserwartungen in Deutschland, Norwegen und Schweden im 19. und 20. Jahrhundert*. Berlin: Akademie Verlag, 1994.

[16] Pritchett L, Summers LH. Wealthier is healthier. *The Journal of Human Resources* 1996; 31: 841–868. doi:10.2307/146149.

[17] *Strategie der Bundesregierung zur globalen Gesundheit: Verantwortung – Innovation – Partnerschaft: Globale Gesundheit gemeinsam gestalten*. Berlin: Bundesministerium für Gesundheit, Referat Globale Gesundheitspolitik, 2020.

[18] Bourguignon F. *The Globalization of Inequality*. Princeton, New Jersey, USA: Princeton University Press, 2015.

[19] Roser M. Global Economic Inequality. *Published online at OurWorldInData.org*, https://ourworldindata.org/global-economic-inequality.

[20] Hellebrandt T, Mauro P. *The Future of Worldwide Income Distribution*. Washington DC: Peterson Institute for International Economics, 2015.

[21] *Poverty and Shared Prosperity 2020: Reversals of Fortune*. Washington DC: World Bank, 2020. doi:10.1596/978-1-4648-1602-4.

[22] Bourguignon F, Morrisson C. Inequality Among World Citizens: 1820–1992. *American Economic Review* 2002; 92: 727–744. doi:10.1257/00028280260344443.

[23] Kanbur R, Wang Y, Zhang X. The great Chinese inequality turnaround. *Journal of Comparative Economics*. doi:10.1016/j.jce.2020.10.001.

[24] Lustig N, Lopez-Calva LF., Ortiz-Juarez E. Deconstructing the Decline in Inequality in Latin America. In: Basu K, Stiglitz J (Hrsg) *Inequality and Growth: Patterns and Policy: Volume II: Regions and Regularities*. London: Palgrave McMillan, 2016, S. 212–247.

[25] Measuring the 1%: Economists are rethinking the numbers on inequality. *The Economist*, 2019.

[26] Tomaskovic-Devey D, Rainey A, Avent-Holt D, u. a. Rising between-workplace inequalities in high-income countries. *Proceedings of the National Academy of Sciences* 2020; 117: 9277–9283. doi:10.1073/pnas.1918249117.

[27] Lynch JW. Income inequality and mortality: importance to health of individual income, psychosocial environment, or material conditions. *BMJ* 2000; 320: 1200–1204. doi:10.1136/bmj.320.7243.1200.

[28] Marmot M. Psychosocial and material pathways in the relation between income and health: a response to Lynch et al. *BMJ* 2001; 322: 1233–1236. doi:10.1136/bmj.322.7296.1233.

[29] Falk A, Kosse F, Menrath I, u. a. Unfair Pay and Health. *Management Science* 2018; 64: 1477–1488. doi:10.1287/mnsc.2016.2630.

[30] Pickett KE, Wilkinson RG. Income inequality and health: a causal review. *Social Science and Medicine* 2015; 128: 316–326. doi:10.1016/j.socscimed.2014.12.031.

[31] Herman D, Afulani P, Coleman-Jensen A, u. a. Food insecurity and cost-related medication underuse among nonelderly adults in a nationally representative sample. *American Journal of Public Health* 2015; 105: e48–e59. doi:10.2105/AJPH.2015.302712.

[32] Hall RE, Jones CI. The Value of Life and the Rise in Health Spending. *The Quarterly Journal of Economics* 2007; 122: 39–72. doi:10.1162/qjec.122.1.39.

[33] *Global Health Expenditure Atlas*. Geneva: World Health Organization, 2014.

[34] *Financing Global Health 2019: Tracking Health Spending in a Time of Crisis*. Seattle, WA: Institute for Health Metrics and Evaluation, 2020.

[35] Chang AY, Cowling K, Micah AE, u. a. Past, present, and future of global health financing: a review of development assistance, government, out-of-pocket, and other private spending on health for 195 countries, 1995-2050. *The Lancet* 2019; 393: 2233–2260. doi:10.1016/S0140-6736(19)30841-4.

[36] McIntyre D, Thiede M, Dahlgren G, u. a. What are the economic consequences for households of illness and of paying for health care in low- and middle-income country contexts? *Social Science and Medicine* 2006; 62: 858–865. doi:10.1016/j.socscimed.2005.07.001.

[37] Arsenijevic J, Pavlova M, Rechel B, u. a. Catastrophic health care expenditure among older people with chronic diseases in 15 European countries. *PLOS ONE* 2016; 11: e0157765. doi:10.1371/journal.pone.0157765.

[38] Xu K, Evans DB, Carrin G, u. a. Protecting Households From Catastrophic Health Spending. *Health Affairs* 2007; 26: 972–983. doi:10.1377/hlthaff.26.4.972.

[39] Xu K, Evans DB, Kawabata K, u. a. Household catastrophic health expenditure: a multicountry analysis. *The Lancet* 2003; 362: 111–117. doi:10.1016/S0140-6736(03)13861-5.

[40] World Health Organization. Universal health coverage and health financing, https://www.who.int/health_financing/universal_coverage_definition/.

[41] Mcintyre D, Meheus F, Røttingen J-A, u. a. What level of domestic government health expenditure should we aspire to for universal health coverage? *Health Economics, Policy and Law* 2017; 12: 125–137. doi:10.1017/S1744133116000414.

[42] Sterck O, Roser M, Ncube M, u. a. Allocation of development assistance for health: is the predominance of national income justified? *Health Policy and Planning* 2018; 33: i14–i23. doi:10.1093/heapol/czw173.

[43] Sozialleistungen: Angaben zur Krankenversicherung (Ergebnisse des Mikrozensus) 2019. In: *Fachserie 13, Reihe 1.1*. Wiesbaden: Statistisches Bundesamt, 2020.

[44] Busse R, Blümel M, Knieps F, u. a. Statutory health insurance in Germany: a health system shaped by 135 years of solidarity, self-governance, and competition. *The Lancet* 2017; 390: 882–897. doi:10.1016/S0140-6736(17)31280-1.

[45] Bärnighausen T, Sauerborn R. One hundred and eighteen years of the German health insurance system: are there any lessons for middle- and low-income countries? *Social Science & Medicine* 2002; 54: 1559–1587. doi:10.1016/S0277-9536(01)00137-X.

[46] Dror DM. Microinsurance: A short history. International Social Security Review 2019;72:107–126. doi:10.1111/issr.12223.

[47] Dror DM. Health Microinsurance Programs in Developing Countries. In: Culyer AJ (Hrsg) *Encyclo-pedia of Health Economics*. Elsevier, 2014, S. 412–421.

Verzeichnis der ausgewerteten Datenquellen

Financing Global Health Database: https://ghdx.healthdata.org/series/financing-global-health-fgh
Data combined by Gapminder: https://www.gapminder.org/data/documentation/
Global Burden of Disease Study 2019 Data Resources: https://ghdx.healthdata.org/gbd-2019
World Bank Country and Lending Groups: https://data.worldbank.org/about/country-and-lending-groups
World Development Indicators: https://datatopics.worldbank.org/world-development-indicators/

Links zu Visualisierungen von globalen Gesundheitsdaten

Exemplars in Global Health Data Explorer: https://www.exemplars.health/data-explorer/
Gapminder Dollar Street: https://www.gapminder.org/dollar-street/
Gapminder Tools: https://www.gapminder.org/tools/
Global Health Expenditure Database: https://apps.who.int/nha/database
Global Health Financing Database: https://vizhub.healthdata.org/fgh/
Global Burden of Disease Studie: https://vizhub.healthdata.org
Our World in Data: https://ourworldindata.org
Sustainable Development Goals Tracker: https://sdg-tracker.org/
United Nations World Population Prospects: https://esa.un.org/unpd/wpp/
WHO Global Health Expenditure Database https://apps.who.int/nha/database
WHO Global Health Observatory: https://www.who.int/data/gho
World Bank Open Data: https://data.worldbank.org/
World Bank Poverty & Equity Data Portal: http://povertydata.worldbank.org/

20 Ökonomische Bewertung in der globalen Gesundheit

Stefan Kohler, Nicolas Paul, Till Bärnighausen, Pascal Geldsetzer

20.1 Einleitung

Wie lassen sich vorhandene Ressourcen in verantwortungsvoller Weise für die Verbesserung der Bevölkerungsgesundheit nutzen? Sobald Ressourcen beschränkt sind, bedeutet deren Verwendung für eine Maßnahme das Fehlen dieser Ressourcen an anderer Stelle. Einer oft notwendigen Priorisierung bei der Ressourcennutzung unterliegt folglich, ob man es will oder nicht, eine Nutzen-Kosten-Abwägung. Ökonomische Bewertung, die auch ökonomische Evaluation genannt wird, kann durch eine Strukturierung der Vorgehensweise beim Vergleich der Auswirkungen und Kosten alternativer Maßnahmen helfen, Prioritäten transparent und verantwortungsvoll zu setzen. Im globalen Gesundheitsbereich können die Ergebnisse ökonomischer Bewertungen eine Orientierung geben, wie vorhandene Ressourcen bestmöglich für die Verbesserung der Gesundheit einer Bevölkerung einsetzbar sind oder wie ein bestimmtes globales Gesundheitsziel mit geringstem Ressourcenverbrauch erreicht werden kann.

Dieses Kapitel führt in die Gründe für die Verwendung von ökonomischer Bewertung ein und stellt die verschiedenen Formen der ökonomischen Bewertung vor. Im Anschluss werden Anwendungen und Besonderheiten von ökonomischer Bewertung im Bereich der globalen Gesundheit besprochen. Ökonomische Bewertung der nachhaltigen Entwicklungszielvorhaben, eines Impfprogramms und von Versorgungsmodellen für Tuberkulose in Ländern mit hoher Tuberkuloserate werden als Fallbeispiele vorgestellt. Abschließend wird auf Nutzen und Grenzen der Prioritätensetzung mit Hilfe der ökonomischen Bewertung eingegangen.

20.2 Ökonomische Bewertung

Ökonomische Bewertung und der gleichbedeutend verwendete Begriff ökonomische Evaluation beschreiben eine strukturierte Vorgehensweise, um die Kosten und Auswirkungen von zwei oder mehr Handlungsalternativen zu ermitteln und zu vergleichen. Im Zuge einer ökonomischen Bewertung wird dargelegt, welche finanziellen und nicht-finanziellen Auswirkungen und Kosten in eine Nutzen-Kosten-Abwägung einfließen (Abb. 20.1).

Bei ökonomischen Bewertungen werden die ökonomischen Kosten von Handlungsalternativen untersucht. Ökonomische Kosten können, neben direkt in Geldwerten ausgedrückten finanziellen Kosten, auch nicht-finanzielle nachteilige Handlungsfolgen umfassen, denen dann Geldwerte zugeschrieben werden. Welche Kosten

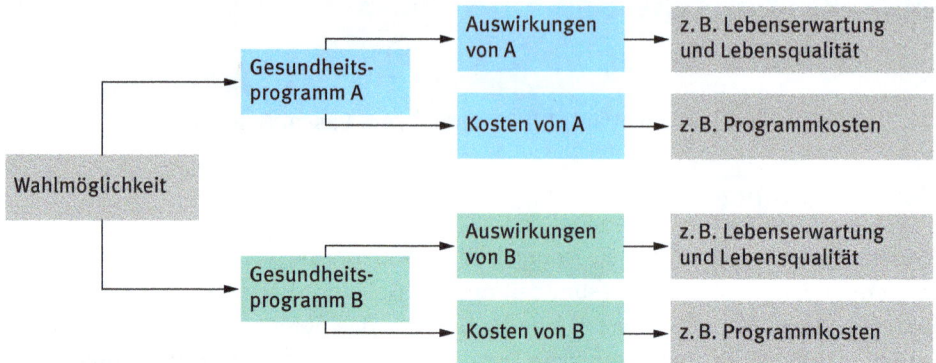

Abb. 20.1: Vorgehen bei der ökonomischen Bewertung von zwei Gesundheitsprogrammen. Eine ökonomische Bewertung vergleicht sowohl Auswirkungen als auch Kosten von zwei oder mehr Handlungsalternativen, für die begrenzte Ressourcen zur Verfügung stehen (z. B. Gesundheitsprogramme A und B). Auch eine Ausgangssituation nicht zu verändern, also den gegenwärtigen Zustand beizubehalten, kann eine Handlungsalternative darstellen.

eine ökonomische Bewertung berücksichtigt, richtet sich nach der Perspektive, die für die Bewertung eingenommen wird. Ein Beispiel verdeutlicht, was als ökonomische Kosten erfasst werden kann: In Karakalpakstan, einer Republik im Nordwesten Usbekistans, wird die ambulante Versorgungsstruktur für Tuberkulosekranke ausgebaut (s. Fallbeispiel 3). Dabei werden bereits bestehende Polikliniken mitbenutzt. Neben den laufenden Kosten für den Betrieb der Polikliniken hat deren Bau in der Vergangenheit Kosten verursacht, die bereits bezahlt sind, aber zu den langfristigen Kosten des Gesundheitssystems beitragen. Menschen, welche die Polikliniken zur Medikamenteneinnahme aufsuchen, haben Fahrtkosten, und sie können aufgrund ihrer Erkrankung an Tuberkulose nicht oder nur eingeschränkt am sozialen und beruflichen Leben teilnehmen. Medikamente für die Tuberkulosebehandlung werden dem Gesundheitsministerium Karakalpakstans teilweise vom Globalen Fonds zur Bekämpfung von AIDS, Tuberkulose und Malaria (*Global Fund to Fight AIDS, Tuberculosis and Malaria,* GFATM) kostenfrei zur Verfügung gestellt. Diese Medikamente wurden zuvor bei Arzneimittelherstellern eingekauft. Die vom GFATM für Tuberkulosetherapie ausgegebenen Gelder hätten alternativ für andere Maßnahmen (z. B. gegen AIDS oder Malaria) genutzt werden können. Medikamente für die Behandlung der Tuberkulose zu beschaffen, ist deshalb, je nach Bewertungsperspektive, mit keinen Kosten, mit finanziellen Kosten und/oder mit Opportunitätskosten verbunden (s. Kasten und [1]).

Die Kosten, etwas nicht zu tun – Opportunitätskosten in der ökonomischen Bewertung
- Der entgangene Nutzen, weil, aufgrund der Entscheidung für eine Möglichkeit, eine oder mehrere andere Möglichkeiten nicht wahrgenommen werden können, wird Opportunitätskosten (*Opportunity Cost*) genannt.
- Das Ausmaß der Opportunitätskosten hängt davon ab, was nicht getan wird und wie nützlich das nicht Getane bei welchen Kosten gewesen wäre.
- Um zu beurteilen, ob eine Maßnahme eine verantwortungsvolle Nutzung von Ressourcen darstellt, ist es notwendig, deren Opportunitätskosten mit zu betrachten.

Opportunitätskosten sind eine wichtige ökonomische Kostenart. In welchem Umfang Opportunitätskosten entstehen, hängt mit der Sicht, aus der Nutzen und Kosten betrachtet werden, zusammen. Beispielsweise kann die Bezahlung eines Gesundheitsprogramms durch Krankenversicherungsbeiträge, die im Gesundheitsbereich ausgegeben werden, die Finanzierung eines anderen Gesundheitsprogramms ausschließen. Falls ein Gesundheitsprogramm aus Steuermitteln finanziert wird, so kann möglicherweise eine Maßnahme in einem anderen Bereich (z. B. Förderung des Breitbandausbaus) nicht finanziert werden. Aus gesellschaftlicher Sicht sind alle Entscheidungen über knappe Ressourcen mit Opportunitätskosten verbunden.

20.2.1 Gründe für eine ökonomische Bewertung

Ressourcen, wie beispielsweise die Mittel in öffentlichen und privaten Haushalten, stehen begrenzt zur Verfügung. Da jeder Euro nur einmal ausgegeben werden kann, konkurrieren Gesundheitsausgaben für verschiedene lokale und globale Gesundheitsziele untereinander und mit Ausgaben für andere Bedürfnisse wie Bildung, Sicherheit oder wirtschaftliche Entwicklung. Wenn eine bestimmte Gesundheitsmaßnahme finanziert wird, dann kann möglicherweise eine andere Maßnahme im Bereich der Gesundheit oder in einem anderen Lebensbereich nicht oder nur in geringerem Umfang umgesetzt werden. Fördert beispielsweise ein Land ein Impfprogramm (s. Fallbeispiel 2), so sind die für das Impfprogramm eingesetzten Ressourcen (z. B. Arbeitszeit, Behandlungszimmer oder Produktionskapazität) nicht mehr für die Umsetzung einer anderen Maßnahme (z. B. den Ausbau des Zugangs zu Empfängnisverhütung oder den Bau einer Straße) verfügbar. Im Bereich der globalen Gesundheit werden Entscheidungen über den Einsatz von Ressourcen oftmals länderübergreifend getroffen. Knappheit von Ressourcen führt dazu, dass nur ausgewählte Maßnahmen durchgeführt werden können, was bewusst oder unbewusst zu einer Prioritätensetzung führt.

Das verantwortungsvolle Setzen von Prioritäten hat bei der Verwendung gemeinschaftlicher bzw. öffentlicher Mittel einen besonderen Stellenwert. Das liegt daran, dass deren Verwendung nicht nur in hohem Maße einer Rechenschaftspflicht unterliegt, sondern auch dem Gemeinwohl möglichst gut dienen sollte. Von Vielen wird eine Entscheidung gewünscht und unterstützt, die dazu führt, dass entweder der größte Nutzen mit den verfügbaren Ressourcen geschaffen wird oder ein vorgegebenes Ziel mittels sparsamster Ressourcenverwendung erreicht wird. Beides ist hier mit verantwortungsvoll gemeint und setzt voraus, dass ein erzielbares Ergebnis und die dafür eingesetzten Mittel in einem möglichst günstigen Nutzen-Kosten-Verhältnis zueinanderstehen. Ökonomische Bewertung fördert eine transparente Vorgehensweise bei der Bestimmung und Abwägung von Nutzen und Kosten (s. Kasten und [1]).

Warum ökonomische Bewertung?
– Es wird dargelegt, was als Alternative zu einer Maßnahme angesehen wird.
– Die Sicht, aus der Handlungsfolgen bewertet werden, wird einheitlich festgelegt und erklärt.
– Handlungsfolgen in begründeten Zahlenwerten auszudrücken und zu vergleichen, verringert das Risiko grober Fehleinschätzungen.
– Ein Offenlegen von Annahmen, Bewertungen und Datengrundlagen ermöglicht, diese zu hinterfragen und die Auswirkung anderer Einschätzungen zu untersuchen.

Da die Durchführung einer ökonomischen Bewertung selbst Kosten verursacht, sollte auch ihr Einsatz selbst kritisch geprüft werden.

20.2.2 Vorgehen bei der ökonomischen Bewertung

Um ein Nutzen-Kosten-Verhältnis bestimmen zu können, müssen die Nutzen und Kosten von Handlungsalternativen abgeschätzt werden. Dies bedeutet zunächst, relevante Alternativen klar zu benennen und zu beschreiben. Danach werden deren jeweilige Kosten und Auswirkungen, einschließlich ihres Eintretens im zeitlichen Verlauf, aus einer für die Entscheidung aussagekräftigen Bewertungsperspektive ermittelt und verglichen (z. B. aus Sicht der Gesellschaft, des Gesundheitssystems oder der Zielgruppe einer Maßnahme). Dabei sollte dargestellt werden, was vereinfacht oder angenommen wurde und woher ausgewertete Informationen stammen. Um Vergleiche zwischen unterschiedlichen Arten von Kosten und Auswirkungen zu ermöglichen, wird bei der Durchführung einer ökonomischen Bewertung versucht, nicht-finanzielle Kosten näherungsweise in Geldeinheiten auszudrücken und, soweit notwendig, unterschiedliche Auswirkungen in vergleichbare Einheiten umzurechnen.

Bei der ökonomischen Bewertung bereits in der Praxis umgesetzter Maßnahmen werden Daten über Kosten und Auswirkungen möglichst im realen Umfeld gesammelt (z. B. durch Beobachten des Arbeitsaufwands im Versorgungsalltag und Einsehen von aktuellen Gehaltstabellen). Werden lediglich Maßnahmen durchgeführt (z. B. Impfprogramme gegen Gelbfieber oder Virusgrippe), welche einer zu untersuchenden Maßnahme ähnlich sind (z. B. einem geplanten COVID-19-Impfprogramm), so sollte die Übertragbarkeit von vorhandenem Wissen auf den Bewertungskontext geprüft werden. Auch eine ökonomische Bewertung geplanter Maßnahmen, die bestehenden wenig ähneln, ist möglich. Diese erfordert jedoch ein stärker theoriegeleitetes Vorgehen. Aufgrund des vielschichtigen Zusammenführens von mehr oder weniger aussagekräftigen Daten und mehr oder weniger begründbaren Annahmen, sollte stets klar dargelegt werden, wie beim Bewerten vorgegangen wird. Mit einer Empfindlichkeitsanalyse, die oft Sensitivitätsanalyse genannt wird, kann ergänzend untersucht werden, wie das Bewertungsergebnis von einzelnen Eingangsdaten und Annahmen der ökomischen Bewertung abhängt.

20.2.3 Ziele der ökonomischen Bewertung

Ein angestrebtes Ergebnis einer ökonomischen Bewertung ist, die optimale Prioritätensetzung bei der Umsetzung von Maßnahmen aus einer vorher festgelegten Bewertungsperspektive zu ermitteln. Ein weiteres Ziel ist, die ökonomische Sinnhaftigkeit von Maßnahmen im Hinblick auf das Verhältnis von Nutzen und Kosten aus der festgelegten Perspektive zu prüfen (Abb. 20.2).

Ist eine Alternative (z. B. Gesundheitsprogramm A) mit weniger Nutzen verbunden und teurer als die Ausgangssituation oder im Vergleich zu einer anderen Maßnahme (z. B. Gesundheitsprogramm B), so wird die Alternative nicht in Erwägung gezogen. Man spricht auch davon, dass die Alternative von der Ausgangssituation dominiert wird. Ist im umgekehrten Fall die Alternative mit mehr Nutzen verbunden und günstiger als die Ausgangssituation, so kann leicht eine Entscheidung zugunsten der in allen Vergleichsdimensionen besseren Alternative getroffen werden. Weniger Nutzen stiftende, aber günstigere Alternativen sind fragwürdige Optionen, da für eine Einsparungsmöglichkeit nach unten vom bestehen Nutzenniveau abgewichen würde. Werden einer Alternative mit höheren Kosten auch bessere Auswirkungen zu-

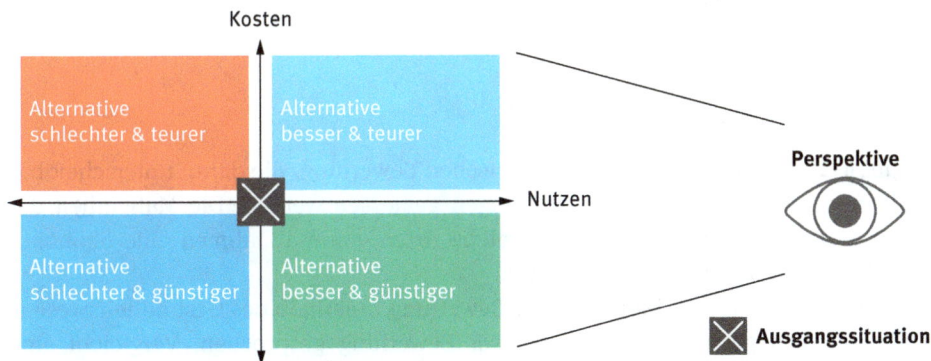

Abb. 20.2: Ökonomische Bewertung als Entscheidungshilfe. Ökonomische Bewertungen können aus unterschiedlicher Perspektive erfolgen, zum Beispiel aus Sicht der Gesellschaft, des Kostenträgers oder der Zielgruppe einer Maßnahme. Die gesellschaftliche Perspektive beinhaltet alle anderen Perspektiven und erlaubt die umfassendste Bewertung von Kosten und Nutzen aus Sicht der Menschheit. Nutzen ergibt sich aus der Summe der in Nutzeneinheiten ermittelten Auswirkungen. Eine Maßnahme kann aus einer Perspektive attraktiv und aus einer anderen unattraktiv erscheinen.

geschrieben – das ist der häufigste Fall – dann stellt sich umgekehrt die Frage, ob der Mehrnutzen dieser Alternative in einem günstigen Verhältnis zu deren Mehrkosten steht.

Die unterschiedlichen Formen der ökonomischen Bewertung, die im nächsten Abschnitt vorgestellt werden, ermöglichen die Herleitung eines Nutzen-Kosten-Verhältnisses bzw. dessen Kehrwerts, welches Kosten-Nutzen-Verhältnisse genannt wird. Nutzen und Kosten fließen in ein Kosten-Nutzen-Verhältnis oftmals als Mehrnutzen und Mehrkosten im Vergleich zur Ausgangssituation oder der besten Handlungsalternative ein. Ermittelte Kosten-Nutzen-Verhältnisse können zwischen verschiedenen Alternativen oder mit Schwellenwerten verglichen werden, je nach Ziel der ökonomischen Bewertung.

Schwellenwerte für das Kosten-Nutzen-Verhältnis werden benutzt, um abzuschätzen, bis zu welchen Kosten eine bessere und teurere Alternative eine gute Wahl darstellt. Zur orientierenden Beurteilung der Kosteneffektivität von Gesundheitsprogrammen empfiehlt die Weltgesundheitsorganisation (*World Health Organization*, WHO), als Schwellenwert für die Vermeidung eines behinderungsbereinigten Lebensjahrs (*Disability-Adjusted Life Year*, DALY) Kosten in Höhe des ein- bis dreifachen Bruttoinlandsprodukts pro Kopf des jeweiligen Landes heranzuziehen. Maßnahmen, deren Kosten unter diesem Schwellenwert liegen, werden demnach als kosteneffizient betrachtet [2,3]. Dies bedeutet, dass Auswirkungen und Kosten einer Maßnahme, gemessen an der Wirtschaftskraft einer Volkswirtschaft, in einem günstigen Verhältnis stehen. Die Nutzung von allgemeinen Schwellenwerten, welche sich an der Wirtschaftskraft eines Landes orientieren, ist umstritten, aber sie erlaubt eine Erstbeurteilung und fördert standardisierte Vergleiche in der Beurteilung von Kosteneffizienz. Eine Herausforderung bei der Beurteilung der ökonomischen Sinnhaftigkeit von Maßnahmen besteht darin, passende Schwellenwerte für den spezifischen Entscheidungskontext zu identifizieren [4,5].

20.2.4 Formen der ökonomischen Bewertung

Es gibt 4+1 häufige Formen der ökonomischen Bewertung, die daran unterscheidbar sind, in welcher Maßeinheit Auswirkungen gemessen werden. Die Maßeinheit der Auswirkungen bestimmt wiederum, welche Arten von Maßnahmen eine ökonomische Bewertungsform vergleichen kann.

Bei der Anwendung ökonomischer Bewertung innerhalb des Gesundheitswesens wird auch von gesundheitsökonomischer Bewertung gesprochen. Vergleicht eine ökonomische Bewertung Auswirkungen und Kosten von mindestens zwei Handlungsalternativen, spricht man von einer vollständigen ökonomischen Bewertung. Vergleicht eine ökonomische Bewertung nur Kosten oder Auswirkungen, aber nicht beides, spricht man von einer partiellen ökonomischen Bewertung.

Die Auswahl der geeigneten Form der ökonomischen Bewertung hängt von der zu beantwortenden Fragestellung ab (s. Tab. 20.1 und [1,6,7]).

Tab. 20.1: Häufige Formen der ökonomischen Bewertung.

Form	Untersuchte Auswirkungen	Maßeinheit (Kosten; Auswirkungen)	Mögliche Entscheidungsebene
Kosten-Analyse[1]	Keine	Geldeinheiten; nicht bewertet	Gesundheitsprogramm (z. B. ein Gesundheitsministerium vergleicht die Kosten von ambulanter und stationärer Tuberkulosebehandlung als Vorstufe zu einer Kosten-Effektivitäts-Analyse)
Kosten-Minimierungs-Analyse[2]	Keine, da gleiche Auswirkungen der Handlungsalternativen vermutet werden	Geldeinheiten; durch andere Studie bestimmt (z. B. eine Wirksamkeitsbewertung)	Gesundheitsprogramm (z. B. eine Krankenversicherung entscheidet, ob ein Originalpräparat oder ein Generikum in den Leistungskatalog aufgenommen wird)
Kosten-Effektivitäts-Analyse[2]	Vergleich einer direkt vergleichbaren Auswirkung von Handlungsalternativen	Geldeinheiten; natürliche Einheiten (z. B. gewonnene Lebensjahre, geheilte Krankheitsfälle, erfolgreiche Rauchentwöhnungen, mmHg Blutdrucksenkung)	Gesundheitsprogramm (z. B. ein Gesundheitsministerium entscheidet, Tuberkulosebehandlung vom stationären in den ambulanten Sektor zu verlagern)
Kosten-Nutzwert-Analyse[2]	Vergleich einer oder mehrerer Auswirkungen, die sich unterscheiden dürfen, aber im gleichen Bereich liegen (z. B. im Gesundheitsbereich)	Geldeinheiten; Nutzwert (z. B. gesundheitsadjustierte Lebensjahre wie DALYs oder QALYs)	Gesundheitssystem (z. B. eine Gesundheitsbehörde oder Nichtregierungsorganisation entscheidet über die Nutzung von Ressourcen für Maßnahmen gegen Diabetes, Herzkreislauferkrankungen, Krebserkrankungen oder Infektionserkrankungen)
Kosten-Nutzen-Analyse[2]	Vergleich einer oder mehrerer Auswirkungen, die sich sektorübergreifend unterscheiden dürfen	Geldeinheiten; Geldeinheiten	Nation, Staatenverbund, Menschheit (z. B. die Vereinten Nationen entscheiden im Rahmen gemeinsamer Entwicklungsziele über Prioritäten bei der Förderung von Programmen für Bildung, Gesundheit, Infrastruktur, Umwelt und Wirtschaft)

[1] Partielle ökonomische Bewertung. [2] Vollständige ökonomische Bewertung. Vollständige ökonomische Bewertungen vergleichen die Kosten und Auswirkungen von zwei oder mehr Handlungsalternativen. Partielle ökonomische Bewertungen vergleichen nur Kosten oder Auswirkungen, aber nicht beides. Nicht vergleichende ökonomische Studien einer Maßnahme werden teilweise ebenfalls als partielle ökonomische Bewertung bezeichnet (z. B. Kostenstudien). DALYs = Disability-Adjusted Life Years. QALYs = Quality-Adjusted Life Years.

Eine Kosten-Analyse ist eine partielle ökonomische Bewertung, da keine Auswirkungen von Handlungsalternativen betrachtet werden. Zu den Formen der vollständigen ökonomischen Bewertung zählen die selten mögliche Kosten-Minimierungs-Analyse, die Kosten-Effektivitäts-Analyse, die Kosten-Nutzwert-Analyse und die Kosten-Nutzen-Analyse. Da alle Formen der ökonomischen Bewertung besondere Fälle der Kosten-Effektivitäts-Analyse darstellen, wird der Begriff Kosten-Effektivitäts-Analyse auch als Sammelbegriff für alle Formen der vollständigen ökonomischen Bewertung verwendet.

Eine Kosten-Minimierungs-Analyse, auch Kosten-Kosten-Analyse genannt, betrachtet Kosten und Auswirkungen; jedoch werden die Auswirkungen verschiedener Handlungsalternativen als gleichwertig eingeschätzt und nicht näher untersucht.

Von einer Kosten-Effektivitäts-Analyse im engeren Sinne spricht man, wenn die Kosten und eine direkt vergleichbare Auswirkung zwischen Handlungsalternativen verglichen werden. Die Auswirkungen der zu bewertenden Maßnahmen werden in einer gemeinsamen natürlichen Einheit gemessen, wie beispielsweise in Form einer gesundheitlichen Auswirkung (z. B. gewonnene Lebensjahre, geheilte Krankheitsfälle, durchgeführte Impfungen oder Anzahl nichtrauchender Jugendlicher) oder in Form eines klinischen Parameters (z. B. Blutdruck, Gewicht oder Viruslast). Kosten-Effektivitäts-Analysen finden Anwendung, wenn Maßnahmen im gleichen Bereich verglichen werden (z. B. Tabakwerbe- und Rauchverbote).

Werden Auswirkungen als Nutzwert gemessen, dann ist die durchgeführte ökonomische Bewertung eine Kosten-Nutzwert-Analyse. Ein Nutzwert kann im gesundheitlichen Bereich Lebenszeit sein, die mit Funktions- oder Qualitätseinschränkungen bewertet wird (z. B. in den Maßeinheiten DALYs oder *Quality-Adjusted Life Years*, QALYs). Mittels des Nutzwerts wird bei gesundheitsökonomischen Bewertungen abgeschätzt, wie unterschiedliche Auswirkungen die Gesundheit, gemessen als Lebenszeit und Lebensqualität, verändern. Die Kosten-Nutzwert-Analyse erlaubt es, Maßnahmen mit unterschiedlichen gesundheitlichen Auswirkungen miteinander zu vergleichen, da DALYs und QALYs maßnahmenübergreifende Einheiten zur Messung von gesundheitlichem Nutzen sind.

DALYs („weniger ist besser") und QALYs („mehr ist besser") sind zwei ähnliche und doch verschiedene Maße für gesundheitsadjustierte Lebensjahre. QALYs beinhalten eine gesellschaftliche Bewertung von Gesundheitszuständen, die durch eine Bevölkerungsbefragung ermittelt wird. Gesundheitszustände werden dabei durch Kombinationen von Funktionen bzw. Einschränkungen in unterschiedlichen allgemeinen Bereichen, die durch Erkrankung beeinflusst werden, beschrieben (z. B. Beweglichkeit, Selbstversorgung, Alltagsaktivitäten, Schmerzen/Unbehagen, Angst/Depression [8]). DALYs beinhalten Einschätzungen der Verringerung der Funktionalität durch bestimmte Erkrankungen (z. B. einer Verringerung der Lebensqualität um 33 % durch Tuberkulose oder zwischen 2 % und 59 % durch einen Schlaganfall, je nach Schwere [9]). Das Ausmaß, in dem funktionelle Einschränkung in DALYs einfließen, wurde ursprünglich von Sachverständigen eingeschätzt; inzwischen werden darüber ebenfalls bevölkerungsweite Befragungen durchgeführt [10]. DALYs kommen häufig bei Studien zur Bevölkerungsgesundheit und QALYs bei klinischen Studien zur Anwendung (s. Kap. 1.3.3.2).

Von Kosten-Nutzen-Analyse spricht man, wenn sowohl Kosten als auch Auswirkungen in Geldeinheiten ausgedrückt werden. Bei dieser Bewertungsform werden gesundheitsbezogene und andere Auswirkungen in Geldeinheiten umgerechnet, um beispielsweise eine Maßnahme im Gesundheitswesen mit einer Alternative außerhalb des Gesundheitswesens zu vergleichen. Da sowohl Auswirkungen als auch Kosten in der gleichen Einheit ermittelt werden, kann das Ausmaß, indem sich Nutzen und Kosten unterscheiden, als Nettonutzen angegeben werden (s. Fallbeispiel 1).

Die Formen der ökonomischen Bewertung werden in diesem Kapitel nicht weiter ausgeführt. Zur Vertiefung eignen sich Fachartikel, Lehrbücher und Online-Materialien über ökonomische Bewertung im Gesundheitswesen (z. B. [1,11–15]).

20.3 Anwendungen und Besonderheiten ökonomischer Bewertung in der globalen Gesundheit

20.3.1 Fallbeispiel 1: 19 statt 169 Zielvorgaben – sektorübergreifende ökonomische Bewertung im Kontext der Ziele für nachhaltige Entwicklung

Ein Beispiel für eine Anwendung ökonomischer Bewertung, welches globale Gesundheit im Zusammenhang mit anderen globalen Herausforderungen untersuchte, ist das *Post-2015 Consensus* Projekt. Dieses Projekt wurde von der Denkfabrik *Copenhagen Consensus Center* in den Jahren 2014 bis 2015 im Kontext der entstehenden Ziele für nachhaltige Entwicklung (*Sustainable Development Goals*, SDGs; s. Kap. 7.3) durchgeführt. Während des Projekts wurden 107 mögliche Entwicklungszielvorgaben aus unterschiedlichen Bereichen im Hinblick auf Nutzen und Kosten („Value for Money") untersucht. Dabei wurden soziale, gesundheitliche, wirtschaftliche und ökologische Auswirkungen berücksichtigt.

Zielsetzung des Post-2015 Consensus Projekts war, einzuschätzen, welche Entwicklungsvorhaben der Menschheit pro eingesetztem Euro bis 2030 am meisten nutzen werden. Die dafür angewandte Form der ökonomischen Bewertung, die Kosten-Nutzen-Analyse, erlaubt, Maßnahmen in verschiedenen Bereichen miteinander zu vergleichen (z. B. Bildung, Gesundheit, Handel, Infrastruktur oder Luftverschmutzung). Da sämtliche Nutzen und Kosten in Geldeinheiten umgewandelt wurden, konnte zudem berechnet werden, ob und wie weit der Nutzen einer Maßnahme deren Kosten übersteigt (s. Abb. 20.3 und Kasten im Anschluss).

Handel

Beschränkungen des Welthandels verringern	2.011 €
freierer Handel in der Asien-Pazifik Region	1.299 + €

Gender

universeller Zugang zur Empfängnisverhütung	120 €
Rechte von Frauen auf Eigentum und Erbschaft gewährleisten	voraussichtlich hoch
politische Vertretung von Frauen verbessern	voraussichtlich hoch
wirtschaftliche Chancen von Frauen verbessern	7 €
Ausbildung von Frauen verbessern	5 €
gegen Gebärmutterhalskrebs impfen	3 €
Kinderheiraten verringern	voraussichtlich niedrig

Gesundheit

Herzinfarktbehandlung mit Aspirin	63 €
erweiterte Immunisierung	60 €
Bluthochdruckmedikamente	47 €
Tuberkulose-Todesfälle um 95 % reduzieren	43 €
Salzaufnahme um 30 % reduzieren	39 €
Malaria-Infektionen halbieren	36 €
mehr männliche Beschneidung gegen HIV	28 €
Tabakpreise um 125 % erhöhen	22 €
mehr Gesundheitsausgaben für 1 Mrd. Ärmste	13 €
HIV-Medikamente für die Kränksten verdoppeln	10 €
Säuglingssterblichkeit verringern	9 €
vorbeugende Schlaganfall/Herzinfarkt Pille	7 €
mehr Gesundheitsausgaben für 2,5 Mrd. Ärmste	4 €

illegale Finanzströme

Informationen über wirtschaftliches Eigentum veröffentlichen	49 €
Steuerinformationen automatisch austauschen	voraussichtlich hoch
Länderberichterstattung für multinat. Konzerne	voraussichtlich hoch

Bevölkerung und Demografie

mehr Migration zulassen	45 €
vorzeitigen Ruhestand verringern	voraussichtlich hoch
Urbanisierung fördern	voraussichtlich hoch
Geburtenraten in wohlhabenden Ländern erhöhen	< 1 €
staatliche Rente für junge Alte	niedrig

Lebensmittelsicherheit und Ernährung

Mangelernährung bei Kindern verringern	45 €
Forschung zur Steigerung der Ernteerträge	34 €
Nahrungsmittelverluste durch Straßen und Elektrizität verringern	14 €

Bildung

Vorschule im Subsahara-Afrika verdreifachen	33 €
100 % Grundschulbildung in Subsahara-Afrika	7 €
Prüfungen und Lehrerrechenschaft verbessern	4 €
Sekundarschulabschluss-Quote erhöhen	4 €
mehr Berufsausbildung	unsicher
mehr Ausbildung für ältere Arbeitnehmer	unsicher

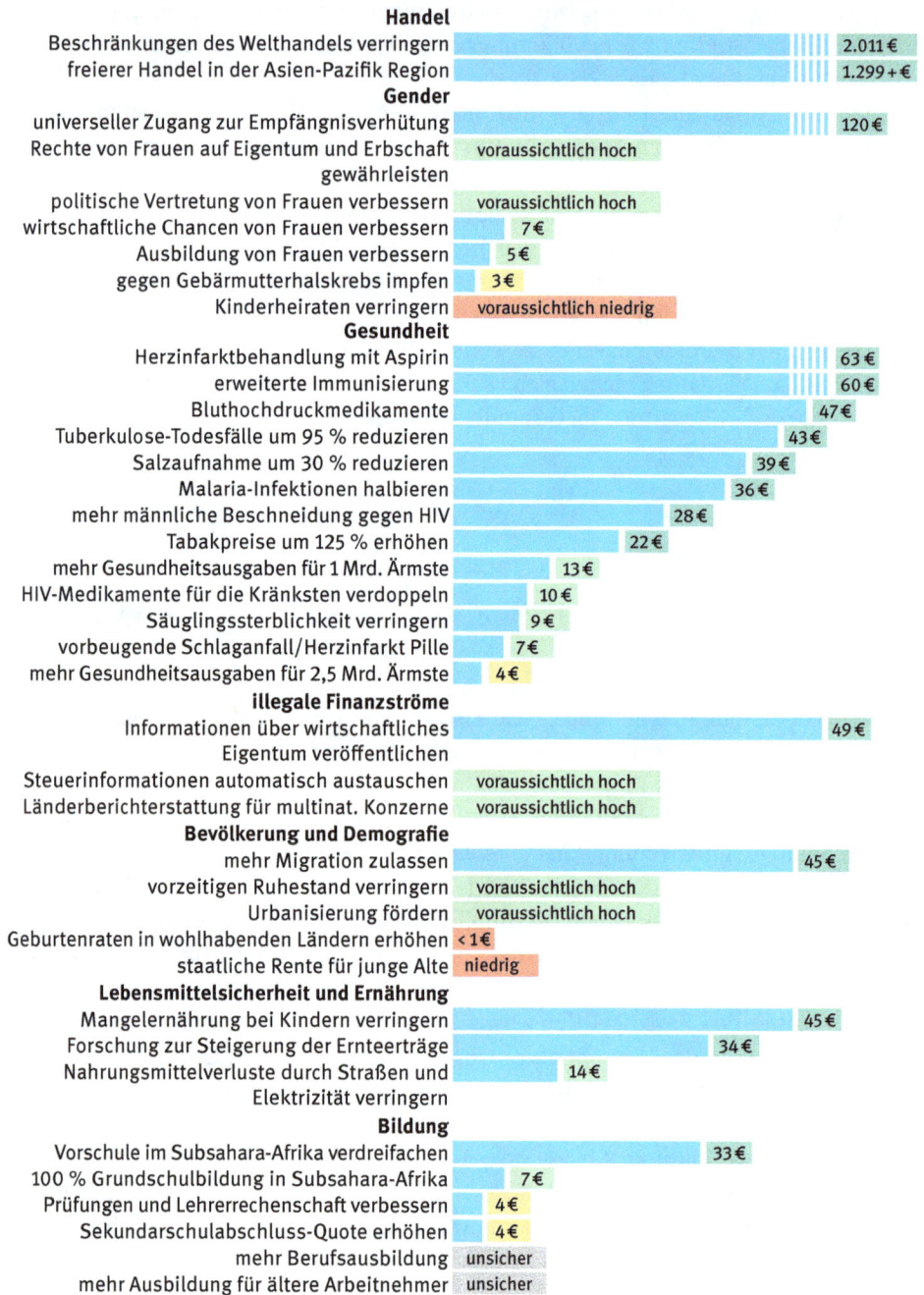

Abb. 20.3: Sozialer, wirtschaftlicher und ökologischer Nutzen pro ausgegebenem Euro. F&E = Forschung und Entwicklung. Quelle: In Anlehnung an Post-2015 Consensus [16,17].

Biodiversität
Rückgang der Korallenriffe halbieren — 24 €
Rückgang des Waldes halbieren — 10 €
Rückgang der Feuchtgebiete halbieren — 10 €
Aufforstung zur CO_2 Speicherung — 7 €
Naturschutzgebiete ausweiten — 0,85 €

Infrastruktur
mobiler Breitbandzugang für Entwicklungsländer — 17 €
universeller festnetzbasierter Breitbandzugang — 5 €

Konflikte und Gewalt
körperliche Übergriffe verringern — 17 €
Polizeiarbeit verbessern — voraussichtlich hoch
Gewalt gegen Frauen und Mädchen beseitigen — voraussichtlich hoch
Gewalt als Erziehungsmittel von Kindern beseitigen — 11 €
mehr Friedenstruppen — 5 €

Energie
Subventionen für fossile Brennst. auslaufen lassen — 15 + €
moderne Brennstoffe zum Kochen für 780 Mio. Menschen — 15 €
moderne Brennstoffe zum Kochen für alle — 9 €
Elektrizität für alle — 5 €
Energieeffizienz verdoppeln — 3 €
erneuerbare Energie verdoppeln — 0,8 €

Wissenschsft und Technik
Migration von Fachkräften erhöhen — 15 €
mehr F&E-Ausgaben in Entwicklungsländern — 3 €

Klimawandel
mehr Energieforschung — 11 €
Anpassung an den Klimawandel — 2 €
Anstreben des 2°C Ziels — < 1 €

Luftverschmutzung
bessere Kochherde zur Verringerung der Innenluftverschmutzung — 10 €
Außenluftverschmutzung verringern — 0,3 €

Wasser und sanitäre Anlagen
offene Defäkation beseitigen — 6 €
besserer Zugang zu Wasser für 2,3 Mrd. Menschen — 4 €
Bereitstellung von sanitärer Grundversorgung für 3 Mrd. Menschen — 3 €

Armut
extreme Armut durch Geldtransfers beenden — 5 €
Abdeckung mit sozialen Schutzsystemen — < 1 €
bessere Fähigkeiten zur Katastrophenbewältigung für Arme — < 1 €
Arbeit für alle bieten — < 1 €
Lebenszufriedenheit erhöhen — < 1 €

Governance und Institutionen
rechtliche Identität für alle verfügbar machen — 1 + €
bessere Institutionen — unsicher
Korruption und Bestechung verringern — unsicher

Entwicklungsdaten
Datenerhebung für alle 169 Zielvorgaben der nachhaltigen Entwicklungsziele — < 1 €

überragend = belastbare Belege für Nutzen, der mehr als 15-mal höher als die Kosten ist

gut = belastbare Belege für Nutzen, der 5- bis 15-mal höher als die Kosten ist

ausreichend = belastbare Belege für Nutzen, der 1- bis 5-mal höher als die Kosten ist

schlecht = Nutzen ist geringer als die Kosten oder die SDG-Zielvorgabe ist dürftig spezifiziert

unsicher = die Handlungsalternativen, um diese Zielvorgabe zu erreichen, oder deren Kosten und Nutzen sind unzureichend bekannt

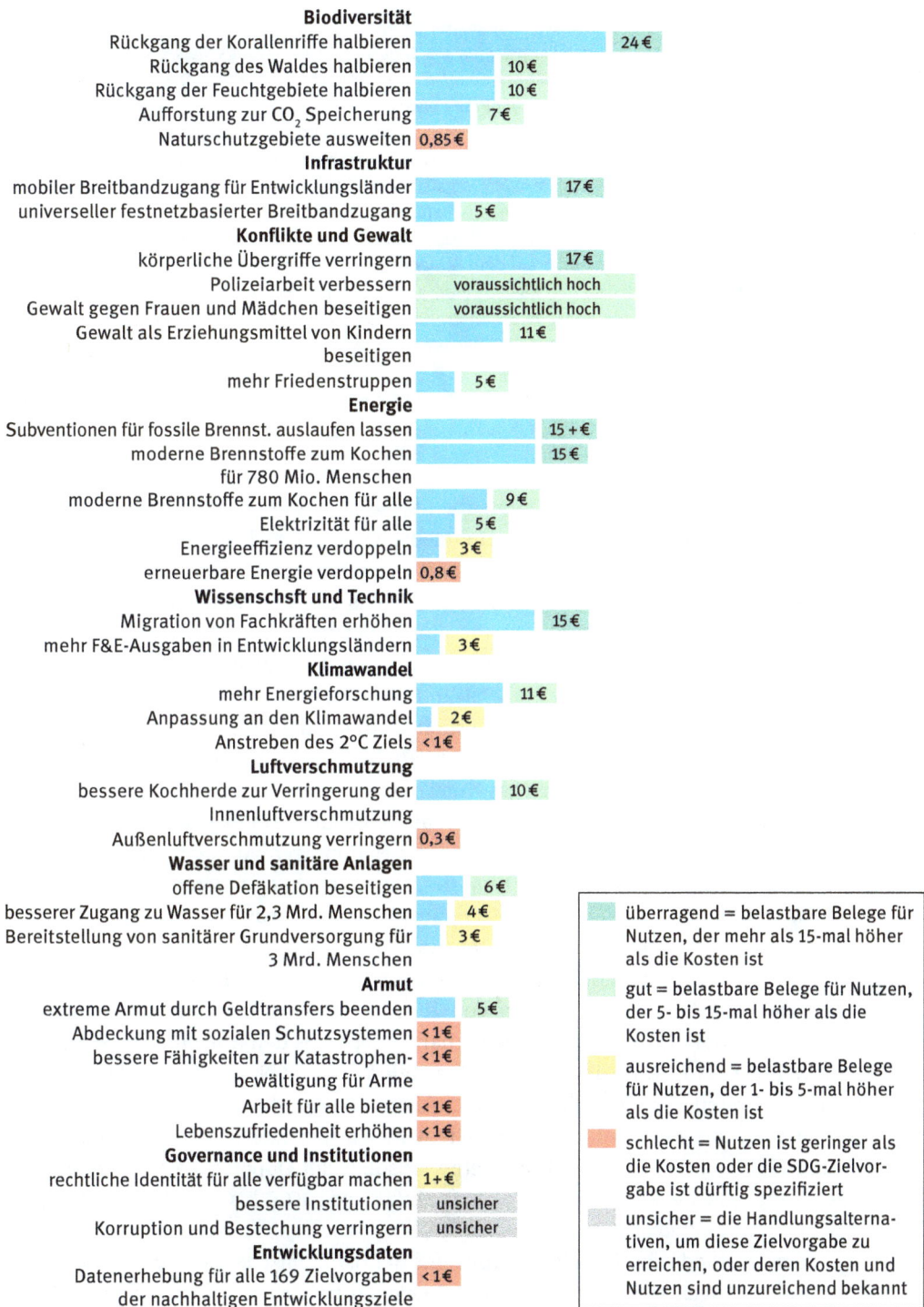

Abb. 20.3: (Fortsetzung).

Hat die UNO hat zu viele neue Entwicklungsziele gewählt?

„Nach jahrelanger Zusammenstellung legten die Staats- und Regierungschefs der Welt beim VN Freitag [Freitagstreffen der Vereinten Nationen] einige der wichtigsten Prioritäten für die nächsten 15 Jahre fest, nämlich die Ziele für nachhaltige Entwicklung. Es geht um etwa 2,5 Billionen Dollar an Entwicklungshilfe. Leider wird dieses gewaltige Budget aufgrund von Politik im Eigeninteresse und dem Wunsch, es allen recht zu machen, wahrscheinlich weniger Gutes bewirken, als es könnte.

Die Präsidenten und Premierminister einigten sich darauf, die acht Ziele und 18 Zielvorgaben der Millenniumsentwicklungsziele durch eine unausführbar lange Liste von 17 Zielen und 169 Zielvorgaben zu ersetzen. Das Hauptproblem bei dieser neuen langen Liste von Zielvorhaben ist, dass der Versuch, 169 Dinge zu priorisieren, dem Fehlen einer Prioritätensetzung sehr ähnelt. [...]

Die Analyse sämtlicher Nutzen und Kosten zeigt, dass ein Vereinen der Entwicklungsausgaben auf die top 19 vom Copenhagen Consensus Center ermittelten Zielvorhaben, etwa viermal mehr erreichen würde, als wenn wir sie auf alle 169 Zielvorhaben verteilten."

Bjørn Lomborg, Gründer und Leiter der Denkfabrik *Copenhagen Consensus Center*, am 29. September 2015 auf TIME.com [18].

Abb. 20.3 zeigt ausgewählte Zielvorgaben bis 2030 sowie deren Nutzen-Kosten-Verhältnis. Der geschätzte Nutzen für die Menschheit unterscheidet sich deutlich zwischen den untersuchten Zielsetzungen und lag zwischen < 1 € und > 2.000 € pro 1 € Investition. Wenn zum Beispiel 1 € mehr für das Ziel der Halbierung von Malariainfektionen ausgegeben wird, schafft dies schätzungsweise einen sozialen, wirtschaftlichen und ökologischen Gegenwert von 36 €. Dies entspräche einem Nettonutzen von 35 €. Jeder Euro, der bis 2030 in Gesundheitsprogramme zur Verringerung der Todesfälle durch Tuberkulose investiert wird, könnte 43 € an Nutzen stiften. Das Erreichen von Null- und 100-Prozent-Zielvorhaben wurde mit vergleichsweise hohen Kosten bewertet, was deren geringes Nutzen-Kosten-Verhältnis bedingt. Zum Beispiel wurde das Beenden von extremer Armut als unverhältnismäßig schwer bis 2030 erreichbar eingeschätzt. Mit 2.011 € wurde der Nettonutzen von Maßnahmen für eine freieren Welthandel am höchsten bewertet. Dies liegt unter anderem daran, dass der Abbau von Handelsbarrieren als kostengünstig bewertet wurde.

Würden bei beschränktem Budget nur die 19 kosteneffektivsten Entwicklungszielvorhaben durchgeführt, schätzt das Post-2015 Consensus Projekt, entstünde pro ausgegebenen Euro ein Gegenwert von 20 € bis 40 €, während eine gleichmäßige Ausgabenverteilung auf alle 169 Zielvorhaben der SDGs den Nutzen pro 1 € Ausgabe auf weniger als 10 € verringert. In beiden Fällen entsteht Nutzen für die Menschheit, der die Kosten deutlich überschreitet. Allerdings würde, nach der vorliegenden Schätzung, das Priorisieren der 19 kostenwirksamsten Zielvorhaben zu einem besseren Ergebnis führen. Nicht-Priorisieren ist somit mit Opportunitätskosten verbunden, möglicherweise einem entgangenen Nutzen von 10 € bis 30 € pro 1 € Ausgabe für 169 statt 19 Zielvorhaben.

Eine methodische Herausforderung für die ökonomische Bewertung, die Handlungsalternativen in unterschiedlichen Bereichen vergleicht, ist die Notwendigkeit, unterschiedlichste Auswirkungen in vergleichbaren Maßeinheiten auszudrücken. Bei der Kosten-Nutzen-Analyse werden aus diesem Grund Auswirkungen und Kosten in Geldeinheiten abgeschätzt. Dafür werden nicht-finanzielle Nutzen, wie eine Veränderung der Lebenserwartung, in einen Geldwert umgerechnet. Auf welcher Grundlage kann gewonnenen Lebensjahren ein Geldwert zugeordnet werden? In der ökonomischen Bewertung des Post-2015 Consensus Projekts aus der Perspektive der Weltbevölkerung wurde jedes DALY mit 1.000 $, 5.000 $ oder dem zweifachen regionalen Pro-Kopf-Jahreseinkommen bewertet. Durch den Bezug zur Wirtschaftskraft wurde eine begründbare Näherung für den Wert eines durchschnittlichen Lebensjahres vorgeschlagen. Der Wert eines anonymen beeinträchtigungsbereinigten Lebensjahres soll dadurch aus gesellschaftlicher Sicht eingeschätzt sein, nicht jedoch der Wert der Gesundheit eines bestimmten Menschen.

Diese und weitere Annahmen, die in die Kosten-Nutzen-Analyse einflossen, sind wesentliche Einflussfaktoren auf die Ergebnisse des Post-2015 Consensus Projekts. Annahmen sind nicht ohne Weiteres gültig, sondern unterliegen einer bestreitbaren Bewertung. Die Notwendigkeit für Annahmen nimmt zu, je unterschiedlicher die Handlungsalternativen sind, die verglichen werden. Ökonomische Bewertung im Bereich der globalen Gesundheit, kann zahlreiche Annahmen erfordern, die begründet, hinterfragt und überprüft werden sollten. Da jeder Entscheidung eine Kosten-Nutzen-Abwägung zu Grunde liegt, kann eine Bewertung nicht vermieden werden und ökonomische Bewertung eine Chance sein, offen und strukturiert über Wissen, Wissenslücken, Zielkonflikte, Prioritäten und das mit vorhandenen Mitteln Mögliche zu sprechen.

20.3.2 Fallbeispiel 2: „Eng" versus „breit" – Herangehensweisen an die ökonomische Bewertung eines Impfprogramms

Ein wichtiger Aspekt bei der Durchführung ökonomischer Bewertung im Bereich der globalen Gesundheit ist, wie umfassend Auswirkungen und Kosten von Handlungsalternativen bewertet werden, beispielsweise im Hinblick auf sektorenübergreifende Zusammenhänge. Eine breit angelegte ökonomische Bewertung versucht beispielsweise, soziale, wirtschaftliche und ökologische Auswirkungen und Kosten aus der Perspektive aller Betroffenen zu erfassen und zu vergleichen (s. Fallbeispiel 1).

In der gesundheitsökonomischen Bewertung, also der Anwendung ökonomischer Bewertung rein im Gesundheitsbereich, werden oftmals ausschließlich Auswirkungen und Kosten bewertet, die in enger Verbindung mit einer Gesundheitsmaßnahme stehen. Ein Zusatznutzen (*Co-Benefit*) außerhalb des Gesundheitssektors, beispielsweise in Form von Wirtschaftswachstum durch Gesundheitsverbesserungen, wird selten mitbetrachtet. Dabei können wirtschaftliche Veränderungen sogar wieder auf die Gesundheit zurückwirken (s. Kap. 19.4.4) und würden, bei breiter Betrachtungsweise, dann auch innerhalb einer ökonomischen Bewertung aus der Gesundheitssystemperspektive untersucht.

Der erforderliche Umfang der Bewertung von Auswirkungen und Kosten ist ebenso wie die Wahl der Perspektive selbst eine wichtige Überlegung in der Planung, Beurteilung und Auslegung einer ökonomischen Bewertung. Durch eine zu eng gefasste Bewertung von Auswirkungen und Kosten ist sowohl eine Unterschätzung als auch eine Überschätzung der Kostenwirksamkeit möglich. Umgekehrt verursacht ein breiteres Betrachten von Auswirkungen und Kosten als für eine Bewertung von Handlungsalternativen benötigt nicht erforderliche Zusatzkosten (z. B. wenn Auswirkungen und Kosten mituntersucht werden, die vergleichsweise gering und/oder nicht entscheidungsrelevant sind).

Die Breite der Betrachtung von Auswirkungen und Kosten und die Wahl der Perspektive in einer ökonomischen Bewertung sind eng miteinander verbunden, aber nicht dasselbe. Mit der Wahl der Perspektive wird festgelegt, für wen Auswirkungen und Kosten bestimmt werden. Die Breite der Herangehensweise bestimmt in welchem Umfang Auswirkungen und Kosten unter der ausgewählten Perspektive bestimmt werden. Eine breite Herangehensweise in einer ökonomischen Bewertung kann somit mit der Einnahme einer umfassenderen Bewertungsperspektive einhergehen (z. B. dem einer gesellschaftlichen oder planetaren Sichtweise). Bei der Wahl der Perspektive sollte allerdings bedacht werden, dass unterschiedliche Entscheidungsträger unterschiedlich stark an unterschiedlichen Bewertungsperspektiven interessiert sind.

Um den Unterschied zwischen einer „engen" ökonomischen Bewertung aus der Sicht des Gesundheitssystems einerseits und einer „breiten" ökonomischen Bewertung aus gesellschaftlicher Sicht andererseits zu verdeutlichen, werden im Folgenden verschiedene Herangehensweisen an die ökonomische Bewertung eines Impfprogramms (z. B. im Rahmen einer globalen Gesundheitsinitiative; s. Kap. 14.2.5) besprochen. Die erste Herangehensweise betrachtet ausschließlich Kosten im Gesundheitssystem und gesundheitliche Auswirkungen, die zweite hingegen weitere Kosten und Auswirkungen (s. Kasten und [19–21]).

Kosten eines Impfprogramms aus unterschiedlichen Perspektiven

Mögliche Kosten für das Gesundheitssystem

Direkte medizinische Kosten
- Beschaffung des Impfstoffs
- Beschaffung der Spritzen, mit denen der Impfstoff verabreicht wird
- Gehaltskosten für die Zeit, die Gesundheitsarbeiter aufbringen müssen, um die Impfungen durchzuführen
- Behandlungskosten bei Impfnebenwirkungen

Direkte nicht-medizinische Kosten
- Transport von Impfstoffen an Gesundheitseinrichtungen
- Gehalt für Personal zur Koordination des Impfprogramms

Opportunitätskosten
- eine anderes Gesundheitsprogramm kann nicht durchgeführt werden

Nicht-finanzielle Kosten
- Angst von Mitarbeitenden vor Übergriffen von Impfgegnern

Mögliche Kosten für Teilnehmende am Impfprogramm

Direkte medizinische Kosten
- Gebühren für die Impfung, falls diese nicht kostenfrei angeboten wird

Direkte nicht-medizinische Kosten
- Transportkosten, um die Gesundheitseinrichtung zu erreichen
- Kosten für Kinderbetreuung
- Telefonkosten für Terminvereinbarung

Opportunitätskosten
- Verlorenes Einkommen durch die Zeit, die aufgebracht werden muss, um die Gesundheitseinrichtung zu besuchen

Nicht-finanzielle Kosten
- Angst vor oder Schmerz bei der Impfung
- Einschränkungen in der Lebensqualität bei Impfnebenwirkungen

Eine „breite" ökonomische Bewertung umfasst mehr Kosten als eine „enge" ökonomische Bewertung.

Die Kosten eines Impfprogramms können in Kosten für das Gesundheitssystem und Kosten für Teilnehmende am Impfprogramm unterteilt werden. Bei einer ökonomischen Bewertung aus der Gesundheitssystemperspektive (z. B. aus Sicht einer Krankenkasse oder eines Gesundheitsministeriums) werden ausschließlich die Kosten für den Kostenträger des Impfprogramms betrachtet. Eine umfassendere gesellschaftliche Bewertungsperspektive betrachtet zusätzlich die Kosten weiterer Akteure, wie der Teilnehmenden am Impfprogramm. Zusätzlich zur Perspektive können Kostenarten und Kosten in unterschiedlichem Umfang betrachtet werden (z. B. direkte medizinische Kosten, direkte nicht-medizinische Kosten, Opportunitätskosten und/oder nicht-finanzielle Kosten). Eine „breite" ökonomische Bewertung umfasst mehr Kosten als eine „enge" ökonomische Bewertung.

Die Kosten für das Gesundheitssystem und für die am Impfprogramm Teilnehmenden sind selten direkt zugänglich, sondern sie müssen anhand von zu sammelnden Daten berechnet werden. Das Sammeln der Daten und die Durchführung der Berechnungen der Kosten kann in der Praxis ein aufwendiges Unterfangen sein. Die Messung von Auswirkungen und die darauf aufbauende Abschätzung des Nutzens eines Gesundheitsprogramms können ebenfalls praktische und methodische Herausforderungen darstellen. Gesundheitsökonomische Bewertungen beschränken sich deshalb häufig auf die Abschätzung des Nutzens einer Maßnahme für das Gesundheitssystem (z. B. vermiedene zukünftige Versorgungskosten). Zur Abschätzung eines Kosten-Nutzen-Verhältnisses wird beispielsweise eine Abschätzung der Ressourcen durchgeführt, die ein Gesundheitssystem nach Abzug von Programmkosten dadurch spart, dass geimpfte Menschen weniger krank werden und daher weniger Gesundheitsleistungen in Anspruch nehmen. Eine derartige Beschränkung der Bewertung auf die Perspektive des Gesundheitssystems und eine bestimmte Nutzenart begünstig eine Unterschätzung des Nutzens im Vergleich zu einer breiteren Betrachtungsweise. Eine breite ökonomische Bewertung würde versuchen, gesundheitliche und weitere Nutzen eines Impfprogramms für sämtliche Akteure abzuschätzen (s. Kasten).

Ein breites Nutzenspektrum – möglicher gesellschaftlicher und ökonomischer Nutzen eines Impfprogramms
- Ungeimpfte Mitglieder einer Gemeinschaft werden bei ausreichend hoher Impfquote durch die Impfung der anderen vor einer Erkrankung geschützt („Herdenimmunität").
- Da Impfungen Krankheitsfälle verhindern, wird das Risiko der Entstehung resistenter Erreger vermindert, die sich unter einer medikamentösen Behandlung der Erkrankung, insbesondere bei eingeschränkten diagnostischen Möglichkeiten, entwickeln können.
- Gesündere Menschen sind in der Lage, länger und leistungsfähiger zu arbeiten.
- Gesündere Kinder und junge Erwachsene besuchen die Schule regelmäßiger und können ihre Ausbildung häufiger abschließen. Ein höheres Ausbildungsniveau kann wirtschaftliches Wachstum fördern und die Gesundheitskompetenz in einem Land stärken.
- In Gesellschaften mit niedrigerer Kindersterblichkeit neigen Familien dazu, weniger Kinder zu haben und diese besser auszubilden. Eine bessere Ausbildung erhöht die zukünftige Wirtschaftskraft, wenn diese Kinder in den Arbeitsmarkt eintreten. Eine geringere Bevölkerungszahl erhöht bereits zuvor die pro Kopf verfügbaren Ressourcen.
- Das Vorhandensein gesunder Arbeitskräfte erhöht die Wahrscheinlichkeit von ausländischen Investitionen, welche zur Entwicklung eines Landes beitragen können.

Eine „breite" ökonomische Bewertung umfasst mehr Auswirkungen und/oder ein breiteres Nutzenspektrum als eine „enge" ökonomische Bewertung.

Eine breite ökonomische Bewertung ist schwieriger durchzuführen als eine enge, denn sie erfordert eine umfassendere Erfassung und Bewertung der Kosten und Auswirkungen von Handlungsalternativen. Da Maßnahmen zur Verbesserung der Gesundheit das Leben von Menschen nicht nur in gesundheitssystemrelevanter Weise, sondern darüber hinaus verändern können, sollten globale Gesundheitsprogramme nach Möglichkeit in breit angelegten ökonomischen Bewertungen untersucht werden. Bleiben zum Beispiel positive Wechselwirkungen zwischen einer besseren Bevölkerungsgesundheit und wirtschaftlichem Wachstum eines Landes (s. Kap. 19) in einer ökonomischen Bewertung unberücksichtigt, so kommt es zu einer Unterschätzung des Kosten-Nutzen-Verhältnisses von Maßnahmen, welche die Bevölkerungsgesundheit verbessern. Eine Unterschätzung des Kosten-Nutzen-Verhältnisses kann zu geringe Investitionen in globale Gesundheitsmaßnahmen zur Folge haben.

20.3.3 Fallbeispiel 3: Praktische Stolpersteine – ökonomische Bewertung von ambulanter und stationärer Tuberkulosebehandlung

Im Großteil der Länder der ehemaligen Sowjetunion hat die Anzahl der Tuberkuloseerkrankungen, insbesondere der gegen eine einfache Antibiotikabehandlung resistenten Fälle, nach dem Ende der Sowjetunion stark zugenommen. Acht von 15 Ländern der ehemaligen Sowjetunion zählten zu den 30 Ländern mit hoher Belastung durch multiresistente Tuberkulose (*High MDR-TB Burden Countries*) im Zeitraum 2016-20 [22].

Für die Behandlung der Tuberkulose wurde aufgrund der Infektionsgefahr in den meisten postsowjetischen Staaten eine bis zu zweijährige stationäre Behandlung im Krankenhaus verlangt. In vielen Ländern, die eine hohe Tuberkulosebelastung haben, reichen die finanziellen und diagnostischen Ressourcen jedoch nicht aus, um jeden Tuberkulose-Patienten in einem Krankenhaus unter Isolation zu behandeln. Ohne ausreichende Möglichkeit einer Isolierung erhöht sich wiederum das Risiko, dass sich Tuberkulose-Patienten im Krankenhaus gegenseitig mit unterschiedlichen Bakterienstämmen anstecken, was die Krankheitslast durch resistente Tuberkulose-Erreger erhöht [23].

In ökonomischen Bewertungen wurde für verschiedene Länder mit mittleren und niedrigen Einkommen gezeigt, dass eine ambulante Tuberkulosebehandlung ohne Hospitalisierung im Durchschnitt deutlich geringere Kosten für das Gesundheitssystem und die versorgten Menschen bedeutet als die Behandlung in einem Krankenhaus (z. B. durch günstigere Versorgungsstrukturen im ambulanten Bereich bzw. einen geringeren Arbeits-/Verdienstausfall und eine Zunahme der Zeit, die im familiären Umfeld verbracht werden kann). Zudem wurde aufgezeigt, dass die ambulante Behandlung der Tuberkulose nicht weniger wirksam als deren stationäre Behandlung ist [24–26]. Gründe dafür sind vergleichbare Heilungsraten bei ambulanter und stationärer Behandlung, das Erreichen einer hohen Therapietreue in ambulanten Versorgungsmodellen und die rasche Abnahme der Ansteckungsgefahr nach Beginn einer wirksamen Behandlung der Tuberkulose. In Anlehnung an diese Studien empfiehlt die WHO für Länder mit knappen Ressourcen, Tuberkulose, einschließlich multiresistenter Formen, ambulant zu behandeln, sofern der allgemeine Gesundheitszustand eines erkrankten Menschen eine ambulante Tuberkulosebehandlung erlaubt. Diese Empfehlung wird seit einigen Jahren in mehreren Ländern der ehemaligen Sowjetunion umgesetzt. Von einer kosteneffektiveren ambulanten Tuberkulosebehandlung wird erhofft, dass eine größere Anzahl an Tuberkulosekranken versorgt und die Versorgungsqualität verbessert werden kann.

In der Praxis verändern sich die Versorgungsstrukturen für Menschen mit Tuberkulose in den Ländern der ehemaligen Sowjetunion langsam, obwohl ökonomische Evaluationsergebnisse sowie eine WHO-Empfehlung für den Ausbau einer ambulanten Tuberkuloseversorgung sprechen. Eine Herausforderung für die nationalen Entscheidungsträger ist nämlich zu bewerten, ob die vorliegende Studienlage und WHO-Empfehlung für eine Handlungsempfehlung zur Veränderung bestehender Strukturen im eigenen Land ausreichen, oder welche weiteren Informationen gegebenenfalls benötigt werden. Diese Herausforderung ist umso größer, je mehr Unsicherheit über die Verlässlichkeit, Verallgemeinerbarkeit und/oder Übertragbarkeit von vorliegenden Studienergebnissen besteht. In postsowjetischen Staaten wie Usbekistan, welche früh begonnen haben, die ambulante Versorgung von Tuberkulose in nationalen Leitlinien zu empfehlen, zeigte sich allerdings eine weitere Hürde: Die Vergütung der Tuberkulose-Krankenhäuser nach Bettenbelegung und Liegezeit erschwert die Umstellung auf ambulante Versorgungsmodelle (s. Kasten und [27,28]).

Entwicklung der Tuberkulosebehandlung in Karakalpakstan – ein langer Weg von stationärer zu ambulanter Versorgung
Karakalpakstan ist eine Republik im Nordwesten Usbekistans mit etwa 1,8 Millionen Einwohnern. Seit dem Jahr 2011 bauen das karakalpakische Gesundheitsministerium und Ärzte ohne Grenzen gemeinsam ein Behandlungsprogramm auf, in dem den Empfehlungen der WHO folgend verschiedene Formen der Tuberkulose ambulant behandelt werden.

Studienlage
Nach Schätzungen von ökonomischen Bewertungen aus anderen Ländern ist die Behandlung der Tuberkulose in Krankenhäusern weniger kosteneffizient als eine ambulante Tuberkulosebehandlung, sodass bei knappen Ressourcen ein ambulantes Versorgungsmodell mutmaßlich eine bessere Wahl zur Verbesserung der Bevölkerungsgesundheit darstellt.

Herausforderung in der Praxis
Obwohl die Möglichkeit einer vollständig ambulanten Tuberkulosebehandlung in ganz Karakalpakstan seit Ende des Jahres 2015 besteht, begann auch Jahre später ein großer Anteil der Patienten die Tuberkulosebehandlung mit einem mehrwöchigen Krankenhausaufenthalt. Dies hängt unter anderem mit bestehenden Anreizen im Gesundheitssystem zusammen, Patienten in den in großer Zahl vorhandenen Tuberkulose-Krankenhäusern zu behandeln.

Herausforderung für lokale Entscheidungsträger
Weder für Karakalpakstan noch für andere Regionen der ehemaligen Sowjetunion gab es aktuelle Kosten-Effektivitäts-Analysen, welche stationäre und ambulante Versorgungsmodelle für nicht-resistente sowie multiresistente Tuberkulose verglichen. Entscheidungsträger in Karakalpakstan standen deshalb vor der Herausforderung, die Übertragbarkeit der Studien aus anderen Kontexten und der darauf basierenden WHO-Empfehlungen zu bewerten, umzusetzen und/oder politisch zu verantworten. Zudem scheinen außer der Veränderung der Leitlinien für die Tuberkulosebehandlung weitere Reformen in der Finanzierung notwendig, um Ressourcen zwischen dem stationären und ambulanten Sektor neu zu verteilen.

20.4 Nutzen und Grenzen der Prioritätensetzung mit Hilfe der ökonomischen Bewertung

20.4.1 Ökonomisches Handeln als soziales Handeln

In Anbetracht der Knappheit von gesundheitsrelevanten Ressourcen in ärmeren wie auch in wohlhabenderen Ländern und vor dem Hintergrund, dass Gesundheitsleistungen in hohem Maße durch gemeinschaftliche bzw. öffentliche Mittel finanziert werden sollten, erscheint die Forderung angemessen, jeden Euro möglichst nutzbringend auszugeben (s. Kap. 19.4 und [29]). Ökonomische Bewertung zielt darauf ab, diese Forderung zu erfüllen. Ressourcen mit dem größtmöglichen Nutzen einzusetzen, folgt einem sozialen Grundgedanken, wenn dabei auf den gesellschaftlichen Nutzen geachtet wird.

In Deutschland ist seit dem Gesetz zur Strukturreform im Gesundheitswesen (Art. 1 des Gesetzes vom 20. Dezember 1988, Bundesgesetzblatt Teil I, Nr. 62, S. 2477) ein Wirtschaftlichkeitsgebot im Sozialgesetzbuch verankert, welches von gesetzlichen Krankenversicherungen verlangt, dass die zu erstattenden gesundheitsrelevanten Leistungen ausreichend, zweckmäßig und wirtschaftlich sein müssen. Die Strategie der Bundesregierung zur globalen Gesundheit vom 7. Oktober 2020 beinhaltet ebenfalls eine Vorgabe zum ökonomischen Handeln. Es wird erklärt, dass sich die Bundesregierung in der globalen Gesundheit für eine Bedarfsorientierung einsetzen wolle, um den größtmöglichen Nutzen mit den gegebenen Ressourcen zu erreichen (s. Kasten).

Das Wirtschaftlichkeitsgebot im Sozialgesetzbuch (SGB) V – gesetzliche Krankenversicherung
„Die Leistungen [der gesetzlichen Krankenversicherungen] müssen ausreichend, zweckmäßig und wirtschaftlich sein; sie dürfen das Maß des Notwendigen nicht überschreiten. Leistungen, die nicht notwendig oder unwirtschaftlich sind, können Versicherte nicht beanspruchen, dürfen die Leistungserbringer nicht bewirken und die Krankenkassen nicht bewilligen." (§ 12 SGB V Satz 1)

Bedarfsorientierung in der Strategie der Bundesregierung zur globalen Gesundheit
„Für eine bedarfsorientierte Versorgung spielt die Evidenzorientierung eine wesentliche Rolle, um einen effektiven Mitteleinsatz sicherzustellen und den größtmöglichen Nutzen bei Vermeidung schädlicher Auswirkungen zu erreichen." [30]

20.4.2 Nutzenmaximierung und Verteilungsgerechtigkeit

Bei all den möglichen Perspektiven für eine ökonomische Bewertung gilt üblicherweise, dass sich der Gesamtnutzen aus der Summe der Nutzen der einzelnen Nutznießer einer Maßnahme zusammensetzt. Das moralische Prinzip, dass eine Handlung richtig ist, wenn sie den Gesamtnutzen aller Betroffenen maximiert, wird Utilitarismus genannt. Der utilitaristische Ansatz basiert auf der Annahme, dass sich die

Verteilung von Nutzen zwischen einzelnen Menschen nicht auf den Gesamtnutzen auswirkt. Der Beitrag des utilitaristischen Vorgehens bei der ökonomischen Bewertung liegt darin, aufzuzeigen, welcher gesellschaftliche Nutzen sich durch eine Maßnahme, die mehrere Menschen betrifft, ergeben könnte.

Um Überlegungen zur Verteilungsgerechtigkeit im Rahmen einer ökonomischen Bewertung zu berücksichtigen, können die Nutzen unterschiedlicher Betroffener mit unterschiedlicher Gewichtung in den maximierten Gesamtnutzen einfließen. Dieses Vorgehen wurde in der Vergangenheit beispielsweise bei Abschätzungen der Krankheitslast in einer Bevölkerung angewandt, indem Menschen im mittleren Lebensalter mit einem höheren Gewicht als jüngere und ältere Menschen in die in DALYs ausgedrückte Gesamtkrankheitslast einflossen. Jede Gewichtung, auch die Gleichgewichtung aller Individuen, setzt allerdings einen Konsens über die angestrebte Verteilung bzw. Umverteilung voraus. Da die Wahl einer bestimmten Gewichtung oft keinen gesellschaftlichen Konsens findet, wird eine unterschiedliche Gewichtung verschiedener Nutznießer in der ökonomischen Bewertung teilweise vermieden, was allerdings die zugrundeliegende Wertefrage nicht beantwortet.

Wenn Verteilungsgerechtigkeit nicht selbst eine Auswirkung ist, die zu Nutzen führt, dann gilt, dass Nutzenmaximierung und Verteilungsgerechtigkeit zwei Ziele sind, die im Einklang miteinander oder in Konkurrenz zueinanderstehen können. Zum Beispiel kann es aus einer utilitaristischen Perspektive kosteneffektiv sein, in ärmeren Ländern mehr staatliche Gelder in die Behandlung von Diabetes mellitus und Bluthochdruck zu investieren, um Herzinfarkten und Schlaganfällen vorzubeugen. Allerdings leiden in vielen Ländern der unteren und mittleren Einkommensgruppe eher wohlhabendere als ärmere Bevölkerungsschichten an Diabetes mellitus und hohem Blutdruck [31,32]. Sollten nun unter Einbeziehung von Verteilungsüberlegungen begrenzte staatliche Gelder in Gesundheitsprobleme, die zum größeren Teil wohlhabendere Menschen betreffen, investiert werden? Derartige Fragen sind nicht einfach zu beantworten. Bezieht man Überlegungen zur Verteilungsgerechtigkeit ein, muss zudem berücksichtigt werden, dass die Folgen von Krankheit für ärmere Menschen meist schlimmer sind als für wohlhabendere Menschen. Ärmere Menschen haben im Durchschnitt weniger Zugang zu guter Gesundheitsversorgung, müssen sich eher verschulden, um Krankenhausgebühren zu bezahlen, und können es sich weniger leisten, eine Auszeit von ihrer Arbeit zu nehmen. Aufgrund vielschichtiger Wechselwirkungen von teils unklarem Ausmaß wird auch argumentiert, Gerechtigkeitsziele im Rahmen einer verteilungsgerechten Besteuerung anzustreben und bei ökonomischer Bewertung außen vor zu lassen (s. [29,33,34] zur Vertiefung).

20.4.3 Ökonomische Bewertung als Instrument zur Entscheidungsanalyse und Entscheidungsunterstützung

Ökonomische Bewertung ist ein Werkzeug, um Nutzen und Kosten von Handlungsalternativen systematisch zu erheben und zu vergleichen. Mit Hilfe der ökonomischen Bewertung können Maßnahmen aus einer Vielzahl von Möglichkeiten ausgewählt werden, die voraussichtlich den größten Nutzen bei Einsatz der verfügbaren Mittel schaffen. Ökonomischen Bewertungen liegen neben der Annahme, dass mehr Nutzen erstrebenswert ist, weitere Annahmen zugrunde, die in diesem Kapitel nicht besprochen wurden, wie beispielsweise Annahmen über den Zeitraum der Verwendung von Geräten und Gebäuden oder über den heutigen Wert von Nutzen und Kosten, die erst in der Zukunft eintreten. Unsicherheiten bei den Annahmen, die einer ökonomischen Bewertung zugrunde liegen, können teilweise im Rahmen einer Sensitivitätsanalyse abgeschätzt oder durch das Erheben zusätzlicher Informationen verringert werden, was die Qualität und Aussagekraft einer ökonomischen Bewertung erhöht. Je umfangreicher eine ökonomische Bewertung durchgeführt wird, umso höher fallen die Durchführungskosten aus. In der Praxis ist es daher notwendig, den angemessenen Umfang einer ökonomischen Bewertung zur Beantwortung einer Fragestellung zu bestimmen.

Abschließend kann festgehalten werden, dass die Ergebnisse ökonomischer Bewertungen ein Baustein von mehreren in der Entscheidungsfindung über die Verwendung von Ressourcen sein können. Derzeit ist dieser wichtige Baustein in vielen Bereichen der globalen Gesundheit nicht verfügbar.

20.5 Kernaussagen

1. Die Ressourcen, die auf der Welt zur Verfügung stehen, sind begrenzt und deshalb mehr oder weniger knapp. Knappe Ressourcen haben zur Folge, dass nicht alle gewünschten Maßnahmen zur Verbesserung der Gesundheit oder des Wohlbefindens der Menschen oder unseres Planeten umgesetzt werden können.
2. Ökonomische Bewertungen können dazu beitragen, informierte und transparente Entscheidungen über die kosteneffektive Verwendung begrenzter Ressourcen zu treffen; sie sind ein Instrument zur Entscheidungsanalyse und Entscheidungsunterstützung.
3. Es gibt verschiedene Formen der ökonomischen Bewertung: die partielle ökonomische Bewertung (z. B. Kosten-Analyse) und vollständige ökonomische Bewertung (Kosten-Nutzen-Analyse, Kosten-Nutzwert-Analyse, Kosten-Effektivitäts-Analyse und Kosten-Minimierungs-Analyse). In einer vollständigen ökonomischen Bewertung werden Nutzen und Kosten von mindestens zwei Handlungsalternativen untersucht und miteinander verglichen; Nichtstun kann eine Handlungsalternative darstellen.

4. Durch ökonomische Bewertung wird versucht, die Prioritätensetzung bei der Umsetzung von Maßnahmen zu erkennen, die aus einer vorher festgelegten Bewertungsperspektive den größten Gesamtnutzen bietet. Überlegungen zur Verteilungsgerechtigkeit sind in der Regel nicht Gegenstand ökonomischer Bewertungen, sondern ergänzend erforderlich.

5. Ökonomische Bewertungen sind nur einer von mehreren möglichen Bausteinen in einer Entscheidungsfindung. Die Ergebnisse ökonomischer Bewertungen sollten darauf geprüft werden, ob sich die gewählte Form der ökonomischen Bewertung zur Beantwortung der gestellten Frage eignet, unter welchen Annahmen eine ökonomische Bewertung durchgeführt wurde und wie verallgemeinerbar deren Ergebnisse sind.

20.6 Fragen

– Welche Aspekte von Handlungsalternativen werden in einer ökonomischen Bewertung untersucht?
– Nach welchen Kriterien können verschiedene Formen der ökonomischen Bewertung unterschieden werden?
– Welche Formen der ökonomischen Bewertung kennen Sie?
– Welche Form der ökonomischen Bewertung eignet für den Vergleich der Kosten und Konsequenzen einer Maßnahme für den Klimaschutz und einer Maßnahme zur Verbesserung der Gesundheit?
– Welche Form(en) der ökonomischen Bewertung eignen sich für den Vergleich der Kosten und Konsequenzen von zwei Gesundheitsmaßnahmen?
– Welche Aspekte werden möglicherweise nicht oder nicht ausreichend in einer ökonomischen Bewertung berücksichtigt? Gehen Sie bei Ihrer Antwort auf (a) Unterschiede zwischen einer „breiten" und einer „engen" ökonomischen Bewertung, (b) die Bewertungsperspektive und (c) die meist utilitaristische Ermittlung des Nutzens aller Betroffenen ein.
– Sollten ökonomische Bewertungen bei der Entscheidungsfindung über die Verwendung von öffentlichen Mitteln zum Einsatz kommen? Diskutieren Sie Pro und Contra.
– Welchen Nutzen im Hinblick auf die Gesundheit einer Bevölkerung sowie im Hinblick auf verschiedene Lebensbereiche kann ein Impfprogramm neben dem Schutz der Gesundheit des einzelnen geimpften Menschen haben?
– Welche Arten von Kosten werden bei einer „breiten" ökonomischen Bewertung aus Gesellschaftsperspektive (z. B. eines Impfprogramms), nicht aber bei einer „engen" ökonomischen Bewertung aus Gesundheitssystemperspektive berücksichtigt?

– Wann und warum ist bei Anwendungen von ökonomischer Bewertung in der globalen Gesundheit eine breite Herangehensweise in der Bewertung der Nutzen und Kosten sinnvoll?

Danksagung

Till Bärnighausen wurde von der Alexander von Humboldt-Stiftung durch eine vom Bundesministerium für Bildung und Forschung geförderte Alexander von Humboldt-Professur unterstützt.

Literatur

Letzter Zugriff auf alle Internetquellen: Oktober 2020.

[1] Drummond M. Methods for the economic evaluation of health care programmes. Oxford: Oxford University Press, 2015.
[2] Bertram MY, Lauer JA, De Joncheere K, u. a. Cost-effectiveness thresholds: pros and cons. Bulletin of the World Health Organization 2016; 94: 925–930. doi:10.2471/BLT.15.164418.
[3] World Health Organization (WHO). Cost effectiveness and strategic planning (WHO-CHOICE), https://www.who.int/choice/en/.
[4] Leech AA, Kim DD, Cohen JT, u. a. Use and Misuse of Cost-Effectiveness Analysis Thresholds in Low- and Middle-Income Countries: Trends in Cost-per-DALY Studies. Value in Health 2018; 1–3. doi:10.1016/j.jval.2017.12.016.
[5] Shillcutt SD, Walker DG, Goodman C a, u. a. Cost Effectiveness in Low- and Middle-Income Countries: A Review of the Debates Surrounding Decision Rules. PharmacoEconomics 2009; 27: 903–917. doi:10.2165/10899580-000000000-00000.
[6] Rabarison KM, Bish CL, Massoudi MS, u. a. Economic Evaluation Enhances Public Health Decision Making. Frontiers in Public Health 2015; 3: 164. doi:10.3389/fpubh.2015.00164.
[7] Aluko P, Graybill E, Craig D, u. a. Economic Evidence. In: Higgins JPT, Thomas J, Chandler J, u. a. (Hrsg) Cochrane Handbook for Systematic Reviews of Interventions (http://www.training.cochrane.org/handbook, version 6.1). Cochrane, 2020.
[8] EuroQol Research Foundation. EQ-5D Instruments, https://euroqol.org/eq-5d-instruments/.
[9] Institute for Health Metrics and Evaluation (IHME). Global Burden of Disease Study 2019 (GBD 2019) Disability Weights, https://ghdx.healthdata.org/record/ihme-data/gbd-2019-disability-weights.
[10] Salomon J. New disability weights for the global burden of disease. Bulletin of the World Health Organization 2010; 88: 879–879. doi:10.2471/BLT.10.084301.
[11] Philip R. Lee Institute for Health Policy Studies. Cost-Effectiveness Analysis (CEA) in Health: The ICER Man Cometh, https://www.youtube.com/playlist?list=PLPdSQGGMt89e4_ObAbU8F8ZASf-gAoNVH9.
[12] Schöffski O, Graf von der Schulenburg J-M (Hrsg). Gesundheitsökonomische Evaluationen. Berlin, Heidelberg: Springer Berlin Heidelberg, 2012. doi:10.1007/978-3-642-21700-5.
[13] Laura Larsson, Charles Hendricksen. Health Economics Information Resources: A Self-Study Course, https://www.nlm.nih.gov/nichsr/edu/healthecon/.
[14] Gold MR, Stevenson D, Fryback DG. HALYs and QALYs and DALYs, Oh My: Similarities and Differences in Summary Measures of Population Health. Annual Review of Public Health 2002; 23: 115–134. doi:10.1146/annurev.publhealth.23.100901.140513.
[15] Meltzer MI. Introduction to health economics for physicians. Lancet 2001; 358: 993–998. doi:10.1016/S0140-6736(01)06107-4.

[16] Copenhagen Consensus Center. Post-2015 Consensus: What are the smartest targets for the post-2015 development agenda? http://www.post2015consensus.com.

[17] Lomborg B. The Smartest Targets for the World: The Nobel Laureates' Guide To 2016–2030. Copenhagen: Copenhagen Consensus Center, 2015.

[18] Lomborg B. The U.N. Chose Way Too Many New Development Goals (September 29, 2015). TIME.com, https://time.com/un-sustainable-development-goals/.

[19] Bärnighausen T, Bloom DE, Cafiero ET, u. a. Economic evaluation of vaccination: capturing the full benefits, with an application to human papillomavirus. Clinical Microbiology and Infection 2012; 18: 70–76. doi:10.1111/j.1469-0691.2012.03977.x.

[20] Bärnighausen T, Bloom DE, Cafiero-Fonseca ET, u. a. Valuing vaccination. Proceedings of the National Academy of Sciences 2014; 111: 12313–12319. doi:10.1073/pnas.1400475111.

[21] Weatherly H, Drummond M, Claxton K, u. a. Methods for assessing the cost-effectiveness of public health interventions: Key challenges and recommendations. Health Policy 2009; 93: 85–92. doi:10.1016/j.healthpol.2009.07.012.

[22] WHO. Global Tuberculosis Report 2020. Geneva: World Health Organization, 2020.

[23] WHO. Good Practices in Strengthening Health Systems for the Prevention and Care of Tuberculosis and Drug-resistant Tuberculosis. Copenhagen: World Health Organization Regional Office for Europe, 2016.

[24] Laurence Y V., Griffiths UK, Vassall A. Costs to Health Services and the Patient of Treating Tuberculosis: A Systematic Literature Review. PharmacoEconomics 2015; 33: 939–955. doi:10.1007/s40273-015-0279-6.

[25] Bassili A, Fitzpatrick C, Qadeer E, u. a. A systematic review of the effectiveness of hospital- and ambulatory-based management of multidrug-resistant tuberculosis. American Journal of Tropical Medicine and Hygiene 2013; 89: 271–80. doi:10.4269/ajtmh.13-0004.

[26] Fitzpatrick C, Floyd K, C. F, u. a. A Systematic Review of the Cost and Cost Effectiveness of Treatment for Multidrug-Resistant Tuberculosis (Supplement). PharmacoEconomics 2012; 30: 63–80. doi:10.2165/11595340-000000000-00000.

[27] Kohler S, Asadov DA, Bründer A, u. a. Ambulatory tuberculosis treatment in post-Semashko health care systems needs supportive financing mechanisms. International Journal of Tuberculosis and Lung Disease 2014; 18: 1390–1395. doi:10.5588/ijtld.14.0190.

[28] Kohler S, Asadov DA, Bründer A, u. a. Health system support and health system strengthening: two key facilitators to the implementation of ambulatory tuberculosis treatment in Uzbekistan. Health Economics Review 2016; 6: 28. doi:10.1186/s13561-016-0100-z.

[29] Klonschinski A. The Economics of Resource Allocation in Healthcare: Cost-utility, Social Value, and Fairness. Abingdon; New York, NY: Routledge, 2016. doi:10.4324/9781315645377.

[30] Strategie der Bundesregierung zur globalen Gesundheit: Verantwortung – Innovation – Partnerschaft: Globale Gesundheit gemeinsam gestalten. Berlin: Bundesministerium für Gesundheit, Referat Globale Gesundheitspolitik, 2020.

[31] Price AJ, Crampin AC, Amberbir A, u. a. Prevalence of obesity, hypertension, and diabetes, and cascade of care in sub-Saharan Africa: a cross-sectional, population-based study in rural and urban Malawi. The Lancet Diabetes & Endocrinology 2018; 6: 208–222. doi:10.1016/S2213-8587(17)30432-1.

[32] Geldsetzer P, Manne-Goehler J, Theilmann M, u. a. Diabetes and Hypertension in India. JAMA Internal Medicine 2018; 178: 363. doi:10.1001/jamainternmed.2017.8094.

[33] Schroeder SA. Value Choices in Summary Measures of Population Health. Public Health Ethics 2016; 10: phw032. doi:10.1093/phe/phw032.

[34] Marseille E, Kahn JG. Utilitarianism and the ethical foundations of cost-effectiveness analysis in resource allocation for global health. Philosophy, Ethics, and Humanities in Medicine 2019; 14: 5. doi:10.1186/s13010-019-0074-7.

21 Gesundheitspersonal und die SDGs: globale Herausforderungen, neue Strategien und Politikgestaltung

Claudia B. Maier, Ellen Kuhlmann

21.1 Gesundheitspersonal global: Eine Bestandsaufnahme

21.1.1 Der Beitrag des Gesundheitspersonals zum Erreichen der SDGs

„A universal truth: no health without a workforce" – unter diesem Motto hat die WHO im Jahr 2013 die Bedeutung des Gesundheitspersonals erneut in den internationalen Politikfokus und -diskurs gerückt [1,2]. Weltweit sind es vor allem Gesundheitsfachkräfte, die Krankheiten diagnostizieren und behandeln, Präventionsmaßnahmen durchführen und Menschen in verschiedenen Lebenslagen beim Erreichen höchstmöglicher Gesundheit unterstützen. Die Agenda 2030, die 17 nachhaltige Entwicklungsziele (*Sustainable Development Goals*, SDGs) beinhaltet, umfasst das Ziel 3 zum Erreichen von bestmöglicher Gesundheit für alle. Darüber hinaus gibt es eine Reihe von weiteren Zielen, die die Gesundheit von Bevölkerungen beeinflussen, z. B. das Ziel der Armutsbekämpfung, Reduktion der Unter- und Mangelernährung, Bildung oder das Ziel des nachhaltigen Wirtschaftswachstums [3,4]. Das Erreichen von SDG Ziel 3 und der weiteren gesundheitsrelevanten Ziele wird neben einer Reihe anderer Faktoren auch maßgeblich durch die Anzahl, Verteilung, Aus- und Weiterbildung und Qualität der Gesundheitsfachkräfte beeinflusst.

Wie wird Gesundheitspersonal definiert, wer sind Gesundheitsfachkräfte und warum sind beide Gruppen aus globaler Sicht von Bedeutung? International wird eine Vielzahl von Definitionen genutzt. Die WHO hat 2006 das Gesundheitspersonal als diejenigen Personen definiert, deren primäre Absicht die Verbesserung der Gesundheit ist, unabhängig von der beruflichen Ausbildung [5]. Davon abgegrenzt umfasst das Gesundheits*fach*personal oder Gesundheitsfachkräfte speziell ausgebildete, oftmals regulierte Professionen, die Gesundheitsleistungen erbringen und formell dafür ausgebildet sind. Im internationalen Sprachgebrauch werden diese als „health professions" bezeichnet und umfassen Ärzte, Zahnärzte, Pflegefachkräfte, Hebammen, Apotheker und andere Gesundheitsprofessionen (s. Tab. 21.1).

Neben Gesundheitsfachkräften erbringen auch Berufs- und Personengruppen ohne oder mit sehr kurzer gesundheitsbezogener Ausbildung gesundheitsrelevante Tätigkeiten. Diese Gruppen umfassen beispielsweise informell Pflegende, Selbsthilfegruppen oder Gesundheits-Coaches. Erzieher sowie Lehrer tragen einen wichtigen Beitrag zur Gesundheit(-serziehung) und dem Wohlbefinden von Kindern und Jugendlichen. Darüber hinaus sind in vielen Entwicklungs- und Schwellenländern die Community Health Workers (CHWs) eine wichtige Ressource, um den Fachkräfte-

https://doi.org/10.1515/9783110448474-022

mangel zu verringern. Sie sind an der Schnittstelle zwischen Fachkräften und unterstützenden Berufsgruppen einzuordnen und haben je nach Länderkontext eine vergleichsweise kurze Ausbildung. Dieses Buchkapitel wird sich auf das Gesundheits-*fach*personal, insbesondere auf die beiden zentralen Gruppen Ärzte und Pflegefachkräfte konzentrieren und beispielhaft die Rolle der CHWs in ausgewählten Entwicklungs- und Schwellenländern beschreiben.

Tab. 21.1: Definition Gesundheitspersonal. Quelle: eigene Darstellung, basierend auf [5–7]; Abkürzungen: CHWs = Community Health Workers.

Gesundheitsfachkräfte: formale Ausbildung/ Studium & Tätigkeit im Gesundheitswesen	(Berufs-)Gruppen ohne formale oder kurze Ausbildung im Gesundheitswesen, jedoch mit gesundheitsrelevanter Tätigkeit
– Ärzte, Zahnärzte	– Community Health Workers (CHWs)
– Pflegefachkräfte	– Selbsthilfegruppen
– Hebammen	– (pflegende) Angehörige
– Apotheker	– Sport-/Fitnessgruppenleiter
– Psychologen	– Gesundheits-Coaches, -berater
– Physio-/Ergotherapeuten	– Erzieherinnen/Erzieher
– Public Health Professionen, Arbeitsmediziner, etc.	– Lehrerinnen/Lehrer

Gesundheitsfachkräfte sind aus globaler Sicht aus zwei Gründen bedeutend: Erstens leisten sie weltweit einen direkten Beitrag zur Gesundheit, Krankheitsprävention und -behandlung von Individuen und Bevölkerungen. Die WHO [2,5,8,9] hat aufgezeigt, dass die Anzahl und vor allem die Dichte von Ärzten, Hebammen, Pflegefachkräften und anderen Gesundheitsprofessionen pro 1.000 Einwohner einen direkten Einfluss auf die Leistungsfähigkeit eines Gesundheitssystems hat. Zweitens ist der Gesundheitssektor ein wichtiger Wirtschaftszweig in vielen Ländern. Ausgaben für das Gesundheitsfachpersonal umfassen in den OECD Ländern durchschnittlich ca. 10 % aller Gesundheitsausgaben. Der Gesundheitssektor ist einer der bedeutendsten Arbeitsmarktsektoren, der in vielen Ländern trotz Wirtschaftskrise und Kosteneinsparungen im öffentlichen Sektor anhaltende Expansionstendenzen aufweist [10].

Die Ressource „Gesundheitsfachkräfte" ist jedoch weltweit höchst ungleich verteilt. Entwicklungs- und Schwellenländer haben im Vergleich zu den Industrienationen eine geringere Anzahl und Dichte, größere geographische Ungleichverteilung und geringere finanzielle Kapazität, um in Ausbildung und adäquate Löhne und Arbeitsbedingungen zu investieren. Die weltweit zunehmende Migration führt darüber hinaus zu einer Abwanderung von Ärzten, Pflegefachkräften und anderen Gesundheitsberufen, vielfach aus Entwicklungsländern in wirtschaftlich besser gestellte

Länder und somit zu einer Verstärkung der globalen Ungleichverteilung. Diese Themen werden in diesem Buchkapitel behandelt und globale Governance- und Politikinstrumente als Gegensteuerungsmechanismen vorgestellt.

21.1.2 Fachkräftemangel und Verteilungsprobleme weltweit

Lange Jahre standen die ressourcenschwachen Länder im Fokus der Fachkräftesicherung im Gesundheitssektor. Der Weltgesundheitsbericht 2006 [5] ermittelte einen kritischen Mangel an Gesundheitsfachkräften für 57 Länder, primär in Afrika und in einigen Ländern Asiens und Südamerikas. Eine Dekade später ist die Situation trotz einiger Erfolge weitestgehend unverändert [8,9]. Hinzu kommt, dass der demographische Wandel und der Anstieg von chronischen Erkrankungen und Pflegebedürftigkeit nun auch die Industrienationen mit dem Problem der Fachkräftesicherung konfrontiert. Betroffen sind auch die Mitgliedsstaaten der Europäischen Union (EU). Die Kombination von steigender Lebenserwartung, dem Bedarf an Langzeitpflege, veränderten Familien- und Geschlechterstrukturen und abnehmender Erwerbsbevölkerung führt zu einer Öffnung der Schere zwischen dem Angebot an Fachkräften und der Nachfrage nach Versorgungsleistungen [10–12]. Globale Projektionen – jedoch basierend auf Daten von 2013 – gehen von einem Fachkräftemangel von 17,4 Millionen aus, um das SDG 3: *Universal Health Coverage* zu erreichen. Dieses Defizit trifft überwiegend Länder mit ressourcenschwachen und mittleren Einkommenslagen [8,9].

Die Herausforderungen der Fachkräftesicherung sind demnach abhängig vom geopolitischen Kontext und beinhalten zwei zentrale, teils kontrovers diskutierte Problemfelder. Es geht um den Mangel an Fachkräften sowie um Fehlverteilung. Letztere bezieht sich auf geographische Ungleichheiten ebenso wie auf die Verteilung fachlicher Kompetenzen und Aufgaben [10]. Wurde zunächst vor allem auf das Fehlen von Fachkräften hingewiesen [5,13,14], gewinnt nunmehr v. a. in den Industrieländern eine differenziertere Betrachtung an Bedeutung, die Ungleichheitslagen und politische Defizite hervorhebt [15–18].

Tab. 21.2 liefert eine vergleichende Momentaufnahme der Verteilungsdichte von Ärzten und Pflegefachkräften in ausgewählten OECD Ländern, Schwellenländern und ressourcenschwachen Ländern.

Tab. 21.2: Fachkräftedichte und Ratio von Ärzten und Pflegefachkräften in OECD Ländern, Schwellenländern und ressourcenarmen Ländern.

Land	Ärzte und Pflegekräfte pro 1.000 Bevölkerung	Ärzte pro 1.000 Bevölkerung	Pflegefachkräfte pro 1.000 Bevölkerung	Ratio Pflegefachkräfte: Arzt[1]
OECD Länder				
Australien	15,21	3,57	11,64	3,26
Deutschland	17,04	4,19	12,85	3,07
Japan	13,77	2,43	11,34	4,67
Niederlande	14,08	3,50	10,58	3,02
Neuseeland (2017)	13,17	3,00	10,17	3,39
Schweden (2015)	15,33	4,27	11,06	2,59
UK (2017)	10,44	2,58	7,86	3,05
USA	14,19	2,58	11,61[2]	4,50
Schwellenländer				
China (2015)	4,12	1,80	3,32	1,29
Kolumbien (2017)	3,33	2,07	1,26	0,61
Indien (2014)	2,11	0,73	1,38	1,89
Indonesien (2013)	1,48	0,32	1,16	3,63
Südafrika (2015)	2,03	0,79	1,24	1,57
Ressourcenschwache Länder				
Bolivien	2,35	1,61	0,74	0,46
Burkina Faso	0,63	0,06	0,57	9,50
Bangladesch (2017)	0,83	0,53	0,31	0,58
Senegal	0,38	0,07	0,31	4,54

Quellen: OECD Datenbank, Indikator: „Practising nurses" and „Physicians" [19]; WHO Global Health Observatory, Indikator: „Medical doctors" [20]; Indikator: „Nursing and midwifery personnel" [21]. Stand: 2016 (sofern in der Tabelle nicht anders vermerkt). Legende: [1] = eigene Kalkulation basierend auf [19–21]; [2] = professionell aktiv („Professionally active")

Die Ergebnisse zeigen große Unterschiede in der Fachkräftedichte (Ärzten und Pflegefachkräfte) auf: von 17,04 pro 1.000 Bevölkerung in Deutschland bis 10,44 in Großbritannien und im mittlerem Einkommensbereich von 4,12 in China bis 1,48 in Indonesien. Im Durchschnitt verfügen die ressourcenstarken OECD Länder über eine etwa sechs- bis siebenmal höhere Fachkräftedichte als Schwellenländer. Ein differenzierterer Vergleich der beiden Gruppen macht zwei Trends sichtbar: Die Versorgungsdichte der Pflegefachkräfte variiert stärker als die der Ärzte, und der Anteil der Pflegefachkräfte an den Gesundheitsfachkräften ist in den ressourcenstarken Ländern etwa doppelt so hoch wie in den Schwellenländern. Die ressourcenschwachen Länder zeigen hingegen einen ausgeprägten Fachkräftemangel, der in der Berufsgruppe der Ärzte am stärksten ausgeprägt ist, hier sind beispielhaft Burkina Faso, Bangladesch und der Senegal hervorzuheben mit je weniger als 1 Arzt pro 1.000 Einwohner.

Weltweit nimmt die Forderung nach einer stärkeren Berücksichtigung der Gesundheitsfachkräfte in bestehenden Reformmodellen zu, v. a. die Notwendigkeit von effektiven und evidenzbasierten Interventionsstrategien, um dem SDG-Ziel einer allgemeinen Gesundheitsversorgung (*Universal Health Coverage*) näher zu kommen [22–26]. Ein positiver Zusammenhang zwischen Gesundheitspersonal und Versorgungsqualität als auch Mortalitätsrisiko ist am Beispiel der Profession Pflegefachkräfte in Industrienationen und einigen Schwellenländern in Krankenhäusern nachgewiesen [27]. Global sind die Fehlverteilungen unbestritten: etwa 44 % der WHO Mitgliederstaaten verfügen über weniger als 1 Arzt pro 1.000 Bevölkerung [8,9]. Eine effizientere globale Verteilung von Humankapital könnte somit einen Teil der Probleme lösen. Die Strategien sind jedoch komplex und hängen von einer Reihe von Einflussfaktoren ab. Relevante Einflussfaktoren sind die jeweiligen finanziellen Ressourcen der Länder, deren Arbeitsmarktsituation, Einkommensverhältnisse, Löhne und Ausbildungskapazitäten ebenso wie individuelle Mobilitätsentscheidungen.

21.1.3 Mobilität und Migration global

Die Migration und Mobilität von Gesundheitspersonal hat weltweit in den letzten 15 Jahren zugenommen. Der Begriff „Migration" beschreibt einen länger andauernden Aufenthalt, oftmals definiert als mindestens sechs Monate und länger im Zielland. Der Begriff „Mobilität" hingegen umfasst auch Kurzaufenthalte und kurzzeitige Verträge sowie die vor allem in Grenzregionen relevante länderübergreifende Arbeitsmobilität, die z. B. in Europa in den letzten Jahren zugenommen hat [26].

Die Länder mit dem höchsten Anteil an Ärzten und Pflegefachkräften mit ausländischem Abschluss – als Proxy für internationale Mobilität und Migration – sind die Industrienationen mit hohem Bruttosozialprodukt und relativ geringer Arbeitslosigkeit. Der Anteil von ausländischen Gesundheitsberufen ist in Neuseeland, Norwegen,

Irland, Australien, UK, Schweiz, Schweden, USA und Kanada im internationalen Vergleich am höchsten (s. Abb. 21.1) und lag 2014 bei über 20 % [10].

Attraktive Zielländer für Ärzte mit ausländischem Abschluss (in absoluten Zahlen) sind die USA und Großbritannien. Im Vergleich zu anderen Industrienationen arbeiten in den USA mit Abstand die meisten Ärzte und Pflegefachkräfte mit ausländischem Abschluss: Im Jahr 2013 waren dies mehr als 200.000 Ärzte und ca. 250.000 Pflegefachkräfte [10]. In Großbritannien waren dies ca. 48.000 Ärzte und 86.000 Pflegefachkräfte, gefolgt von Deutschland mit ca. 29.000 Ärzten und 70.000 Pflegefachkräften [10].

Primäre Zielländer für Pflegefachkräfte sind die Schweiz, Großbritannien, Norwegen, Neuseeland und Australien, in denen über 10 % der Pflegefachkräfte einen ausländischen Abschluss vorweisen. Bei den Pflegefachkräften kommt ein Großteil z. B. aus den Philippinen, einem Land, das schon seit Jahrzehnten mehr Pflegekräfte ausbildet als Bedarf existiert, also auf „*Export*" ausbildet und so einen erheblichen Anteil an Geld- und Sachmittel zurückerhält. Innerhalb Europas übernehmen immer mehr Pflegefachkräfte aus osteuropäischen Ländern, wie bspw. Bulgarien, Tschechien, Polen oder Rumänien, die Langzeitpflege in Pflegeheimen und auch in der häuslichen Versorgung von älteren Personen mit Pflegebedarf. Dies wurde in Deutschland, England, Frankreich oder den Niederlanden beobachtet, aufgrund erheblicher Gehaltsunterschiede und einem Pflegefachkräftemangel in den Zielländern [26].

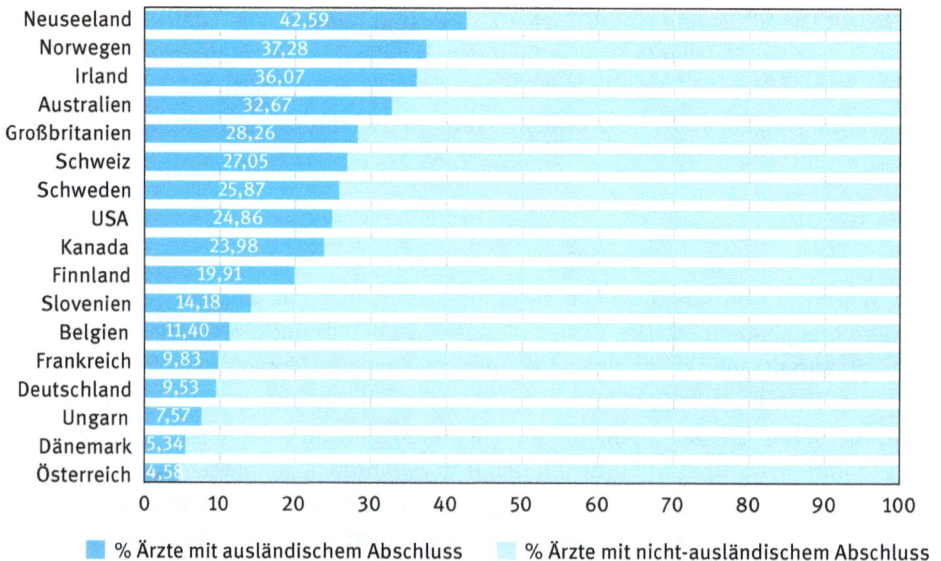

Abb. 21.1: OECD Länder mit dem höchsten Anteil an Ärzten mit ausländischem Abschluss, 2014. Quelle: OECD Datenbank. Indikator: „Migration of doctors" [19].

Bei Betrachtung der Herkunftsländer wird das globale Ausmaß der Migration ersichtlich. Beispielhaft anhand der USA, Kanada und Großbritannien aufgezeigt, stammen Ärzte mit ausländischem Abschluss aus allen Regionen weltweit. Bei den Schwellenländern dominieren Indien, China und Pakistan, jedoch umfassen sie auch Nigeria und Südafrika, die eine erheblich geringere Dichte an Ärzten aufweisen als die Zielländer. Tab. 21.3 zeigt beispielhaft, wie hoch der *jährliche* Zustrom aus den einzelnen Entwicklungs- und Schwellenländern in die USA, Kanada und Großbritannien ist. Die Daten zeigen, dass sich allein aus Indien im Jahr 2014 mehr als 1.500 Ärzte in drei Ländern – den USA, Kanada und Großbritannien – neu registriert haben. Aus Nigeria, einem Land mit sehr geringer Ärztedichte, waren es 350 Ärzte. Die Tab. 21.3 verdeutlicht darüber hinaus die unzureichende Datenlage zum Ausmaß der Abwanderung von Gesundheitsfachpersonen, da diese nicht aggregiert erhoben werden. Der Gesamtverlust für einzelne Länder, wie bspw. Südafrika oder Nigeria, wäre um einiges höher, wenn die Daten aller wichtigen Zielländer zusammengefasst würden. Da sich jedoch Ärzte und andere Gesundheitsberufe meist nicht in ihrem Land abmelden bzw. deregistrieren müssen, wenn sie ins Ausland migrieren, ist das Ausmaß der Abwanderung nicht zuverlässig dokumentiert.

Tab. 21.3: Jährliche Neuregistrierungen von Ärzten in den USA, Kanada, Großbritannien, im Jahr 2014 (Anzahl und %).

Ärzte mit Abschlüssen aus ausgewählten Entwicklungs- und Schwellenländern	jährlich neu registrierte Ärzte		
	USA	**Kanada**	**Großbritannien**
insgesamt, davon aus:	6564 (100 %)	2879 (100 %)	5939 (100 %)
Indien	981 (14,95)	213 (7,4)	416 (7,0)
China	158 (2,4)	43 (1,49)	45 (0,75)
Pakistan	380 (5,78)	79 (2,74)	482 (8,12)
Libanon	97 (1,47)	13 (0,45)	6 (0,1)
Nigeria	94 (1,43)	100 (3,47)	156 (2,62)
Mexiko	132 (2,01)	17 (0,59)	14 (0,23)

Quelle: OECD Datenbank, OECD. stat. Indikator: „Foreign-trained doctors by country of origin – Annual inflow" [19].

Welche Auswirkungen hat die Migration – ob längerfristig oder kurzzeitig – auf die Ursprungsländer? Aufgrund der schwierigen Datenlage ist das Ausmaß des Verlustes an Gesundheitsfachkräften für die einzelnen Entwicklungs- und Schwellenländer oftmals nicht eindeutig zu quantifizieren. Hier müsste ein verbessertes Monitoring eingeführt werden. Fest steht jedoch, dass vor allem die wirtschaftlich schwächsten

Länder durch die globale Migration wichtige Fachkräfte verlieren. Am Beispiel vom Sudan (s. Kasten 21.1) wird aufgezeigt, wie komplex und multifaktoriell die Gründe des „brain drain" sind [28], welche erheblichen Auswirkungen die Migration auf das Gesundheitssystem hat und welchen geringen Gestaltungsspielraum die Herkunftsländer haben.

„Brain drain" im Sudan: Auswirkungen der Emigration von Gesundheitsfachkräften auf das sudanesische Gesundheitssystem
Das Gesundheitssystem im Sudan ist chronisch unterfinanziert und weist geringen Versorgungskapazitäten sowie einen ausgeprägten Fachkräftemangel auf. Die Emigration von Gesundheitsfachpersonal stellt den Sudan seit mehreren Jahren zusätzlich vor Herausforderungen: Mehr als die Hälfte der ca. 25.000 sudanesischen Ärzte praktizierten 2013 im Ausland und die Tendenz ist steigend. Klassische Zielländer für sudanesische Ärzte und Pflegefachkräfte sind die Golfstaaten, Großbritannien und Irland. Die Hauptgründe für den massiven „brain drain" sind multifaktoriell, er wird aber v. a. durch die niedrigen Gehälter und die schlechten Arbeitsbedingungen und Karriereperspektiven im Sudan (mit-)verursacht. Der durch die Migration nochmals verstärkte Fachkräftemangel hat Auswirkungen auf die Qualität und Verfügbarkeit von medizinischen Leistungen. Der „brain drain" hat zu eklatanten Lücken vor allem in ländlichen Gebieten und in der Primär- und Tertiärversorgung geführt sowie zu einem erheblichen Mangel an Lehrkräften, insbesondere für Hebammen, Pflege- und andere Heilberufe. Nachhaltige Lösungsansätze und eine Verbesserung des Fachkräfteangebots sind bisher nicht in Sicht, jedoch sind erste Maßnahmen zu verzeichnen. Beispiele hierfür sind die vermehrte Thematisierung der Probleme in den Medien und in der Fachöffentlichkeit, finanzielle Anreize oder auch professionsspezifische Maßnahmen in Folge des 2010 von der WHO initiierten Praxiscodes zur internationalen Rekrutierung von Gesundheitspersonal. Quelle: [29].

Die zunehmenden globalen Migrationsströme von Gesundheitsfachkräften haben das Ungleichgewicht in der Verteilung der Gesundheitsfachkräfte noch verstärkt. Politikmaßnahmen auf nationaler Ebene sind oftmals unzureichend. Dies hat die WHO im Jahr 2010 erkannt und einen WHO Praxiscode verabschiedet, der zu einem verstärkten Politikdiskurs, verbesserten Monitoring und Berichtswesen geführt hat, jedoch auch kritisch diskutiert wird. Dies wird unter Kap. 21.2.2. behandelt.

21.1.4 Neue Rollen und Aufgabenbereiche

Der anhaltende Fachkräftemangel, oftmals verstärkt durch die Migration von Fachkräftepersonal sowie die hohe Prävalenz von HIV/AIDS, Malaria, Tuberkulose, die hohe Neugeborenenmortalitätsrate und die zunehmende Prävalenz von chronischen Erkrankungen, hat in vielen Ländern zu innovativen Entwicklungen beim Gesundheitspersonal geführt. So haben insbesondere Entwicklungs- und Schwellenländer eine neue Berufsgruppe etabliert, die *Community Health Workers* (CHWs) [30]. Der Begriff CHWs umfasst vor allem niedrigqualifizierte Berufsgruppen, die mit geringer Weiterbildung (von mehreren Wochen bis zu ca. 1 Jahr) wichtige Tätigkeiten in der

Prävention und Aufklärung sowie in der Primärversorgung übernehmen. Sie tragen zur Entlastung von Fachkräften bei und sind innerhalb der Gemeinden tätig. Diese Strategie folgt dem Prinzip des sog. task-shifting, d. h. der Übertragung von vorab definierten Tätigkeiten von Ärzten auf Pflegefachpersonal oder andere Berufsgruppen, was in vielen Ländern weltweit eingeführt wurde [31–33]. Task shifting betrifft darüber hinaus auch Tätigkeiten die von geringqualifizierten Gruppen übernommen werden, wie CHWs, sodass ein verbesserter Zugang zu Gesundheitsleistungen erfolgen kann (Kasten 21.2) [34,35], wenn die Berufsgruppen adäquat von den Gesundheitsfachkräften supervisiert werden, in multiprofessionellen Teams arbeiten und voll integriert werden [20].

HIV/AIDS und die Übertragung ärztlicher und pflegerischer Tätigkeiten auf Community Health Workers (CHWs)
Die WHO und UNAIDS haben bereits im Jahr 2008 Empfehlungen ausgesprochen, zu welchem Ausmaß die CHWs auch HIV/AIDS-spezifische klinische Tätigkeiten übernehmen können [33]. Insgesamt können CHWs ca. ein Drittel aller essenziell notwendigen Tätigkeiten zur Prävention, Behandlung und Pflege von HIV/AIDS Erkrankten übernehmen, wenn sie dafür adäquat ausgebildet sind. Dies sind 118 von 315 HIV/AIDS-bezogenen Tätigkeiten. Davon sind 67 Tätigkeiten auf die Beratung, Prävention und Betreuung in der Primärversorgung bezogen (Risikoabschätzung, Prävention, Beratung zu sexuell-übertragbaren Krankheiten, Stigma, psychosoziale Betreuung), 48 Tätigkeiten auf die klinische Behandlung und Betreuung (z. B. Vitalzeichen messen, Nebenwirkungen identifizieren, HIV Schnelltests durchführen) sowie das Monitoring der kombinierten Tuberkulose/ART Behandlung. Tätigkeiten, die nach der WHO/UNAIDS Empfehlung *nicht* von CHWs durchgeführt werden sollten und nur von Fachkräften kompetent durchgeführt werden können umfassen u. a. medizinische und spezialisierte pflegerische Tätigkeiten (z. B. CD4-Tests durchführen, Differentialdiagnostik, medizinische Behandlung von Multimorbidität).

Die Etablierung von CHWs hat in vielen Entwicklungsländern dazu geführt, dass innerhalb kurzer Zeit die Anzahl und Kapazität des Gesundheitspersonals erheblich zugenommen hat. Die Länder weltweit mit den größten CHW Programmen (basierend auf der geschätzten Gesamtzahl) sind v. a. Brasilien (ca. 240.000 CHWs), Südafrika (65.000), Pakistan (93.000), Thailand (80.000), Bangladesch (78.000) und Äthiopien (30.000) [29,36,37].

In Südafrika, Malawi, Äthiopien, Lesotho und der Elfenbeinküste leisten CHWs einen wichtigen Beitrag zur Beratung von Schwangeren, führen HIV Tests durch und assistieren in der Initiierung von antiretroviraler Therapie [36,37]. In Südafrika spezialisieren sich CHW im Bereich HIV/AIDS und Tuberkulose und spielen eine wichtige Rolle in der Beratung und Betreuung sowie bei der Assistenz in der Behandlung von HIV/AIDS und Tuberkulose-Erkrankten. Es kommen jedoch auch Fragen der Nachhaltigkeit auf, da CHWs oftmals nur kurze Zeitverträge haben, einen niedrigen bis gar keinen Lohn erhalten und kaum Karriereperspektiven haben [36,38]. So hat die WHO im Jahr 2018 Empfehlungen publiziert, die an die Gesundheitspolitik und -systeme gerichtet sind, mit dem Ziel, die CHW-Programme zu optimieren [20].

Obwohl die Anzahl der CHWs in den letzten zehn Jahren erheblich zugenommen hat und durch eine Reihe von Initiativen auf nationaler und globaler Ebene unterstützt wurde, so z. B. auch durch die globale „one million CHWs" Initiative [39], bleibt der Beitrag der CHWs ohne eine ausreichende Anzahl von Ärzten, Hebammen und Pflegefachkräften limitiert. Ziel ist es daher, eine ausgewogene Anzahl und Qualifizierung von Gesundheitsteams zu entwickeln, d. h. ausreichend und gut qualifizierte Gesundheitsfachkräfte, die gleichzeitig geringer qualifizierte Berufsgruppen wie CHWs anleiten und supervisieren. Südafrika hat bspw. ein Team-Modell entwickelt, in dem Pflegefachkräfte den Großteil der HIV/AIDS Erkrankten behandelt, die ihrerseits von CHWs unterstützt werden, jedoch bei Bedarf einen Arzt konsultieren. Dieses Modell hat dazu geführt, dass der Zugang zur Behandlung von HIV/AIDS Erkrankungen deutlich erhöht werden konnte. Dafür wurde im Jahr 2009 eine Strategie implementiert, um Pflegefachkräften das Verschreiben von antiretroviralen Medikamenten (ART) zu ermöglichen. Zusätzlich wurde die Anzahl der für die ART Verschreibung zugelassenen und zertifizierten Pflegefachkräfte von 250 im Jahr 2010 auf 23.000 im Jahr 2012 erhöht [40]. Ärzte kümmern sich vor allem um Patienten mit Komorbidität und in späten Stadien von AIDS, Pflegefachkräfte um stabile Erkrankungsverläufe, während CHWs zeitintensive Beratungs- und Betreuungsleistungen übernehmen.

21.2 Handlungsempfehlungen und Politikoptionen

Die Bedeutung von gut ausgebildeten Gesundheitsfachkräften für die Qualität und Leistung einzelner Gesundheitssysteme ist unbestritten. Dennoch wurde in der Entwicklungszusammenarbeit die Bekämpfung einzelner Erkrankungen priorisiert anstatt eines ganzheitlichen Ansatzes. So wurden z. B. für die Bekämpfung von HIV/ AIDS, Tuberkulose oder Malaria erheblich mehr Finanzmittel zur Verfügung gestellt als für die Gesundheitssystemstärkung oder die Aus- und Weiterbildung von Gesundheitsfachkräften. In den letzten fünf bis zehn Jahren hat teilweise ein Paradigmenwechsel stattgefunden. So fordern die globalen Akteure vermehrt nachhaltige Investitionen in Gesundheitssysteme und -fachkräfte, wie jüngst von der *High-level Commission on Health Employment and Economic Growth* gefordert [3]. Die Kommission hat 2016 die globale Fachkräftesicherung auf die politische Agenda gesetzt; ein 5-Jahres Aktionsplan wurde 2016 entwickelt. Weitere politische Initiativen zur Fachkräftesicherung umfassen Strategien und gemeinsame Aktionen (z. B. die Joint Action zur Gesundheitspersonalplanung) der Europäischen Kommission [7,13] und der EU-Mitgliedstaaten [16,41,42].

21.2.1 Governance, Planung und Management der Gesundheitsfachkräfte

Der im ersten Teil vorgestellte Überblick über die Verteilung und Entwicklung der Gesundheitsfachkräfte verdeutlicht, dass eine Sicherung der Gesundheitsfachkräfte und der geringfügig qualifizierten Berufsgruppen mit sehr komplexen Herausforderungen und unterschiedlichen, zum Teil widersprüchlichen Problemlagen und Einflussfaktoren konfrontiert ist [3,4,8,9]. Singuläre Interventionen und Reformansätze (z. B. verbesserte Planungsmodelle für eine Profession oder eine Region) sind deshalb nur punktuell wirksam und kaum nachhaltig. Vielversprechender ist hier ein multisektoraler Governance-Ansatz [43].

Obschon die WHO wesentlich zu einer Stärkung des Governance-Ansatzes in der globalen Gesundheitspolitik beigetragen hat, fand dieser vergleichsweise wenig Beachtung in den Maßnahmen und Strategien zur Fachkräftesicherung [44–46]. Der Nutzen eines Governance-Ansatzes liegt vor allem in der Integration unterschiedlicher Steuerungsebenen (transnational, national, sub-national, Organisationsmanagement) und der Berücksichtigung sektor- und professionsübergreifender Steuerungsmechanismen (*multi-level governance*).

Globale Akteure im politischen Entscheidungssystem sind die WHO, die OECD und die ILO (Internationale Arbeitsorganisation), aber auch die Weltbank, die Vereinten Nationen und die Europäische Kommission. Ein wegweisendes Ereignis war die 2016 erfolgte Gründung einer Kommission der WHO, ILO und OECD auf höchster politischer Ebene. Unter der Leitung von Frankreich und Südafrika hat die Kommission globale Empfehlungen erarbeitet zur Schaffung neuer Arbeitsplätze für Gesundheitsfachkräfte als Strategien zur Stärkung der Wirtschaft und des ökonomischen Wachstums. Hinzu kommen eine Vielzahl weiterer Kommissionen und Steuerungsgruppen sowie zunehmend auch internationale professionelle Fachverbände und korporatistische Akteure, die nationale, subnationale und regionale Planungen und Politikstrategien mitgestalten [23,47]. In den letzten Jahren haben sich in unterschiedlicher Weise „transnationale" Governance-Strukturen etabliert, wie bspw. die WHO/ILO/OECD High-level Kommission [3]. Ein besonderer transnationaler Akteur mit formalisierten institutionellen Strukturen und demzufolge höheren Gestaltungsoptionen ist die EU; ein Beispiel ist die EU-weite Anerkennung der Qualifikationen von Gesundheitsfachberufen, die bereits seit Jahrzehnten etabliert ist [48,49].

Ein kritisches Element ist die Umsetzung der Governance-Strategien in die Praxis. Diese reagieren insgesamt sensibler auf Kontextbedingungen und beinhalten ein ganzes Bündel von Gestaltungsoptionen für die Fachkräftesicherung auf der (Meso-) Ebene der Organisationsentwicklung, des Personalmanagements und der Selbstregulierung der Gesundheitsprofessionen. Beispiele hierfür sind verbesserte Konzepte zur Anwerbung und zum Berufsverbleib von Gesundheitsfachkräften in den EU-Ländern [42], aber auch neue Strategien der Fachkräftesicherung in ländlichen und abgelegenen Regionen [50]. Kasten 21.3 stellt Beispiele für Interventionsmöglichkeiten in ressourcenschwachen und Schwellenländern vor.

Governance-Strategien zur Verringerung des Fachkräftemangels in unterschiedlichen geopolitischen Kontexten

Unterversorgte Regionen in Kenia: In Kenia wurden einige klinische Ausbildungsprogramme dezentralisiert und neue Informationstechnologien genutzt, sodass Gesundheitsfachkräfte in abgelegenen Regionen ausgebildet werden können. So hat zum Beispiel die *African Medical and Research Foundation* computerbasierte „distance learning" Programme für 4500 Pflegekräfte angeboten. Darüber hinaus wurde eine nationale elektronische Datei für Pflegefachkräfte aufgebaut, um deren Verteilung in unterversorgten Regionen zu verbessern [51].

Expandierende Volkswirtschaft in Thailand: In Thailand bieten trotz des Wiedererstarkens von HIV/AIDS und Tuberkulose weder der öffentliche noch der private Sektor angemessene finanzielle Anreizstrukturen für Fachkräfte im Gesundheitssektor. Zugleich hat eine expandierende Ökonomie zu einer Anhebung von Vergütungssystemen und Prestige in anderen Sektoren geführt. Seit 2001 ist eine entscheidende Veränderung zu beobachten: Die thailändische Regierung hat den Zugang zur Gesundheitsversorgung verbessert, Maßnahmen zum Abbau der Stigmatisierung von psychischen Erkrankungen und AIDS/HIV implementiert und mehr Geld für die Ausbildung von Gesundheitsfachkräften bereitgestellt. Diese Maßnahmen haben zu einer zahlenmäßigen Zunahme der Fachkräfte geführt [51].

Allgemein gelten eine Erhöhung der Ausbildungskapazitäten und verbesserte finanzielle Anreizsysteme als zentrale Interventionsstrategien zur Fachkräftesicherung. Beide Strategien sind zwar für Gesundheitssysteme relevant, aber nur begrenzt wirksam und erheblich durch die wirtschaftliche Lage eines Landes beeinflusst. Die Interventionen in Kenia und Thailand (Kasten 21.3) zeigen exemplarisch, dass klassische Interventionsstrategien zur Fachkräftesicherung mit neuen Ansätzen verknüpft werden sollten, um gezielt auf die spezifischen Bedingungen in einem Land, einer Region oder einem Versorgungszweig (z. B. Versorgung von HIV/AIDS-Erkrankter) zu reagieren. In diesem Kontext gewinnen Fragen zum *skill-mix* von Gesundheitsberufen, d. h. nach der fachlichen Zusammensetzung und der Verteilung der Gesundheitsfachkräfte an Bedeutung [10], die Gestaltungsoptionen im spezialisierten, mittleren und geringfügigen Qualifikationsbereich in das Blickfeld rücken [24,32,52].

21.2.2 Mobilität und Migration: globale Strategien und Politikinstrumente

Ein wichtiges und zugleich kontrovers diskutiertes globales Steuerungsinstrument zur Mobilität von Gesundheitspersonal ist der WHO Praxiscode zur internationalen Rekrutierung von Gesundheitspersonal [30]. Dieser Praxiscode umfasst fünf Empfehlungen mit globaler Relevanz mit dem Ziel, negative Auswirkungen der zunehmenden globalen Mobilität von Gesundheitspersonal zu reduzieren und positive Effekte zu verstärken (s. Kasten 21.4). Der Code wurde im Jahr 2010 auf der WHO Weltgesundheitsversammlung verabschiedet. Der nichtbindende Charakter des Praxiscodes wurde in der internationalen Literatur oft kritisiert und als Hauptgrund für die nur geringe Implementierung genannt. Ein juristisch bindendes Instrument wäre jedoch im Jahr 2010 aufgrund nationalstaatlicher Interessen nicht verabschiedet worden, so dass ein freiwilliger Praxiscode die einzige Möglichkeit der globalen Einflussnahme war. Als positiv hervorzuheben ist jedoch die zunehmende Sichtbarkeit des Codes in der Politik und bei Entscheidungsträgern, die zunehmende Anzahl der Länder weltweit, die zur Implementierung des Codes turnusmäßig Bericht erstatten.

Die Empfehlungen des WHO Praxiscodes zur internationalen Rekrutierung von Gesundheitspersonal

- Ethische internationale Rekrutierung: die Mitgliedsstaaten sollten *aktive* Rekrutierungsstrategien von Gesundheitsfachkräften aus Entwicklungsländern mit einem kritischen Personalmangel vermeiden.
- Gleichbehandlung von ausländischem Gesundheitspersonal: Gleichbehandlung von im Ausland ausgebildetem Gesundheitspersonal im Vergleich zu national ausgebildetem Gesundheitspersonal.
- Entwicklung und Nachhaltigkeit von Gesundheitssystemen: Die Mitgliedstaaten sollten Strategien zur Personalplanung, -ausbildung und -erhaltung entwickeln, die an die spezifischen Gegebenheiten jedes Landes angepasst sind, um den Zustrom von Gesundheitspersonal mit Migrationshintergrund zu verringern.
- Internationale Zusammenarbeit: Der Praxiscode fördert die Zusammenarbeit zwischen den Herkunftsländern und den klassischen Zielländern, um den gegenseitigen Nutzen und die Synergien der Mobilität weltweit zu verbessern (z. B. „Zirkuläre Migration" in der EU).
- Fachliche Zusammenarbeit und finanzielle Unterstützung: Die OECD Länder und andere ressourcenreiche Länder sollten fachliche und finanzielle Unterstützung für Entwicklungsländer mit Gesundheitspersonalmangel bereitstellen [17,30].

Neue Entwicklungen und Vereinbarungen auf globaler Ebene sind erfolgsversprechend und bauen auf dem Code auf. So hat die im Jahr 2016 verabschiedete „WHO Globale Strategie zum Gesundheitspersonal 2030" einen neuen Meilenstein festgelegt: Bis zum Jahr 2030 sollen die Mitgliedsstaaten ihre prozentuale Abhängigkeit von Fachkräften mit ausländischem Abschluss um 50 % reduzieren [8]. Dieser Indikator wird das Monitoring und die Datenlage in den einzelnen Mitgliedsstaaten voraussichtlich verbessern. Es hängt jedoch maßgeblich von der Gestaltung der Politikmaßnahmen der einzelnen Länder ab, ob die Abhängigkeit von ausländischen Fachkräften und die negativen Auswirkungen der globalen Mobilität reduziert werden können.

Im Detail werden auch Fragen der ethischen und solidarischen globalen Verantwortung aufgeworfen, z. B. in wie weit die ressourcenstarken, klassischen Zielländer effektive Maßnahmenpakete anbieten, die aktive Rekrutierungsstrategien aus den ärmsten Ländern verhindern. Zusätzliche Maßnahmen umfassen die finanzielle oder fachliche Unterstützung für Entwicklungsländer mit Fachkräftemangel, so dass diese Länder Strukturen für eine nachhaltige Aus- und Weiterbildung, faire Löhne, Arbeitsbedingungen und Karriereperspektiven für Gesundheitsfachpersonal implementieren können. Weitere vielsprechende Politikmaßnahmen umfassen Integrationsmaßnahmen für ausländische Fachkräfte in den Zielländern sowie eine integrierte

Gesundheitspersonalplanung, die eine ausreichende Anzahl an Fachkräften, Ausbildungskapazitäten und ausreichend finanzierte Stellen im Gesundheitssystem projiziert, plant und implementiert, um so die Ziehkräfte der Migration zu reduzieren. Ein erster Schritt in diese Richtung ist durch den WHO-Praxiscode und den neuen 2016 Meilenstein als Indikator erreicht, der in der WHO-Globalstrategie verankert wurde. In wie weit sich dies jedoch in den Maßnahmen der einzelnen Länder spiegelt und die globalen Migrationsströme beeinflusst, hängt letztlich davon ab, ob die einzelnen Länder die Notwendigkeit eines integrierten, länderübergreifenden Governance-Ansatzes erkennen.

21.2.3 Monitoring und Evaluation

Ein systematisches Monitoring und die Evaluation von Reformen und Strategien sind wesentliche Voraussetzungen für eine effektive Fachkräftesicherung und für den Abbau von Ungleichheiten. Auf internationaler Ebene wurden in den letzten Jahren erhebliche Verbesserungen erzielt [53]. So stehen vor allem für die OECD Länder zunehmend differenziertere Daten zur Verfügung [10], die auf verbesserten Berichtssystemen der Länder basieren. Hinzu kommen im europäischen Raum die Daten der WHO sowie der Europäischen Kommission, die zu einer Systematisierung der Daten beigetragen haben. Auch einige EU-geförderte Projekte zum Gesundheitsfachpersonal in Europa haben die Datenbasis verbessert [26]. Als weiteres zentrales Monitoringsystem ist das *WHO Global Health Observatory* (http://www.who.int/gho/en/) zu nennen, das auch für ressourcenschwache Länder einen Überblick über die Gesundheitsfachkräfte bietet. Allerdings sind die Daten oftmals nicht aktuell und wenig differenziert – und das gilt verstärkt für die ärmsten der Länder.

Die Monitoringsysteme zeigen erhebliche Schwachstellen hinsichtlich der Verfügbarkeit, Vergleichbarkeit und Qualität der Daten auf. Im Vergleich zu den OECD Ländern nimmt die Datendichte und -qualität in den ressourcenschwachen Ländern sowie für die mittleren Berufsgruppen deutlich ab; für niedrigqualifizierte Gruppen liegen kaum Daten und Ländervergleiche vor. Demzufolge sind die Defizite in den Bereichen am stärksten, in denen evidenzbasierte Interventionen am dringendsten nötig wären [27,32,36]. Auch die bestenfalls rudimentär vorhandenen Daten für niedrigqualifizierte Gruppen dürften sich in Zukunft verstärkt als Problem für die Fachkräfteplanung und -sicherung erweisen. Ein verändertes Krankheitsspektrum mit steigender Chronifizierung, Multimorbidität und Pflegebedürftigkeit führt auch zu einem veränderten Personalbedarf. Weitere entscheidende Schwachstellen der Monitoring-Systeme liegen in ihrer Orientierung an monoprofessionellen berufsstrukturellen Daten. Damit werden die „disziplinären Silos" der Gesundheitsprofessionen reproduziert, obschon Team-Modelle und Prozessorientierung (z. B. *case management*) in der Gesundheitsversorgung an Bedeutung gewinnen. Die vorhandenen Daten geben somit oftmals keine adäquaten Antworten auf neue Versorgungsanforderungen.

Die größte Herausforderung bestehender Monitoring-Systeme liegt darin, die entscheidenden Akteure in die Datenerhebung einzubeziehen und die verfügbaren Daten in politischen Entscheidungsprozessen überhaupt sichtbar zu machen. Selbst wenn Daten vorliegen, werden Reformen nicht automatisch evidenzbasiert entwickelt und evidenzbasierte Reformen oftmals nicht implementiert [54]. Die Etablierung effektiver Monitoring-Systeme und die Evaluation von Reformen zur Fachkräftesicherung im Gesundheitssystem sind demzufolge nicht nur „fachlich" (z. B. durch verbesserte Erhebungsmethoden, Projektionsmodelle und Datenanalysen) zu lösen, sondern werden zu einem wichtigen Bereich von Governance und Politikgestaltung [15].

21.3 Zusammenfassung und Ausblick

Die letzten Jahre, und insbesondere das Jahr 2016, haben zu wichtigen globalen Entwicklungen geführt, die das Problembewusstsein der ungleichen globalen Verteilung von Gesundheitsfachkräften nochmals geschärft haben. Die konzertierte Aktion in Form der 2016 entstandenen High Level Kommission von drei globalen Institutionen, der WHO, OECD und ILO zusammen mit nationalen Regierungen, hat zu diesem wichtigen politischen Schritt geführt. Weitere Impulse haben die Empfehlungen der Kommission zur Schaffung neuer Ausbildungs- und Arbeitsplätze für Gesundheitsfachpersonal gesetzt; sowie die 2016 verabschiedete WHO Strategie und deren Umsetzung bis zum Jahr 2030 zum Erreichen der SDGs. Diese Entwicklung gilt es in Zukunft fortzusetzen. Erste Schritte in diese Richtung sind vorhanden, wie zum Beispiel die Entwicklung eines globalen 5-Jahres-Implementierungsplans.

Die Umsetzung der globalen Strategien hängt jedoch wesentlich von nachhaltigen Strategien und Finanzierungsmitteln auf nationaler, subnationaler und lokaler Ebene ab. Einige Entwicklungsländer werden noch über Jahre hinweg auf die fachliche und finanzielle Unterstützung von globalen und multinationalen Akteuren angewiesen sein, um ausreichend Gesundheitspersonal auszubilden und im Land zu halten. Zukünftig werden deshalb nachhaltige Gesundheitspersonalstrategien und Finanzierungsmechanismen, integrierte Personalplanung, Arbeitsmarktprogramme über Sektorengrenzen hinweg und systematisches Monitoring sowie Evaluationen der Maßnahmen nochmals an Bedeutung gewinnen.

21.4 Fragen

– Was sind die primären Gründe für den weltweiten Fachkräftemangel und welche Herausforderungen stellt dieser an die Gesundheitssysteme?
– Welche Muster zeigen sich in der Verteilung und Dichte der Gesundheitsfachkräfte im internationalen Vergleich?

- Welche Strategien und Steuerungsinstrumente für eine gerechtere Verteilung der Gesundheitsfachkräfte stehen zur Verfügung?
- Wie können Aufgabenverschiebungen und neue Rollen für Gesundheitsfachkräfte zur Lösung des Fachkräftemangels betragen?

Literatur

[1] Campbell J, Dussault G, Buchan J, et al. A Universal Truth: No Health without a Workforce, Forum Report. Geneva: Global Health Workforce Alliance and WHO, 2013.
[2] World Health Organization (WHO). A universal truth: no health without a workforce. Executive Summary, 2013; http://www.who.int/workforcealliance/knowledge/resources/hrhreport_summary_En_web.pdf (download 20. März 2019).
[3] Vereinte Nationen. Secretary-General Appoints Commission on Health Employment and Economic Growth [Online]. New York: United Nations, 2016 http://www.un.org/press/en/2016/sga1639.doc.htm (download 20. März 2009).
[4] Vereinte Nationen. Working for Health and Growth: Investing in the Health Workforce. Final report of the UN Secretary-General High-level Commission on Health Employment and Economic Growth – 20 September 2016. Geneva: WHO; http://apps.who.int/iris/bitstream/10665/250047/1/9789241511308-eng.pdf?ua=1&utm_source=&utm_medium=newsletter&utm_content=949676&utm_campaign=Health-Update-October-2016 (download 20. März 2019).
[5] World Health Organization (WHO). World Health Report 2006. Geneva: World Health Organization, 2006.
[6] Aluttis C, Maier CB, van den Broucke S, Czabanowska K. Developing the public health workforce in Europe. In: Rechel B, McKee M (2014). Facets of Public Health in Europe. World Health Organization, on behalf of the European Observatory on Health Systems and Policies, 2014.
[7] Europäische Kommission. Commission Staff Working Document on an Action Plan for the EU Health workforce. SWD (2012) 93final [online]. http://ec.europa.eu/health/workforce/docs/staff_working_doc_healthcare_workforce_en.pdf (download 20. März 2019).
[8] World Health Organization (WHO). WHO Global Strategy on Human Resources for Health: Workforce 2030; 2016, http://who.int/hrh/resources/globstrathrh-2030/en/ (download 20. März 2019).
[9] World Health Organization (WHO). Health workforce requirements for universal health coverage and the sustainable development goals. Human Resources for Health Observer Series No 17. Geneva: World Health Organization, 2016.
[10] OECD (ed.) Health Workforce Policies in OECD Countries: Right Jobs, Right Skills, Right Places. OECD Health Policy Studies. Paris: OECD Publishing, 2016; http://dx.doi.org/10.1787/9789264239517-en (download 20. März 2019).
[11] Carrera F, Pavolini E, Ranci C, Sabbatini A. Long-term care systems in comparative perspective. In Ranci C, Pavolini E (eds.) Reforms in Long-term Care Policies in Europe. Basingstoke: Palgrave, 2013, 23–54.
[12] Pavolini E, Theobald H. Long-term care. In: Kuhlmann E. Blank RH, Bourgeault IL, Wendt C (eds.) The Palgrave international handbook of healthcare policy and governance. Basingstoke: Palgrave, 2015, 462–478.
[13] Europäische Kommission. Green Paper on the European Workforce for Health, 10.12.2008, COM (2008) 725 final. Brussels: European Commission, 2008.
[14] OECD. The Looming Crisis in the Health Workforce. Paris: OECD, 2008.
[15] Kuhlmann E, Batenburg R, Groenewegen PP, Larsen C. Bringing a European approach to the health human resources debate: A scoping study. Health Policy. 2013;110, 6–13.

[16] Lafortune G, Schoenstein M, Moreira L. Trends in health labour markets and policy priorities to address workforce issues. In: OECD, Health Workforce Policies in OECD Countries: Right Jobs, Right Skills, Right Places. OECD Health Policy Studies. Paris: OECD Publishing, 2016, 37–61; http://dx.doi.org/10.1787/9789264239517-en (download 20. März 2019).

[17] Merçay C, Dumont J-C, Lafortune G. Trends and policies affecting the international migration of doctors and nurses to OECD countries. In: OECD (ed.) Health Workforce Policies in OECD Countries: Right Jobs, Right Skills, Right Places. OECD Health Policy Studies. Paris: OECD Publishing, 2016, 103–124; http://dx.doi.org/10.1787/9789264239517-en (download 20. März 2019).

[18] Ono T, Schoenstein M, Buchan J. Geographic imbalances in the distribution of doctors and health care services in OECD countries. In: OECD, Health Workforce Policies in OECD Countries: Right Jobs, Right Skills, Right Places. OECD Health Policy Studies. Paris: OECD Publishing, 2016, 129–162; http://dx.doi.org/10.1787/9789264239517-en (download 20. März 2019)

[19] OECD.Stat. Health Care Resources: Nurses, 2018; https://stats.oecd.org/index.aspx?DataSetCode=HEALTH_STAT (download 20. März 2019).

[20] World Health Organization (WHO). Global Health Observatory data repository. Global Health Workforce Statistics: Medical doctors, 2018; http://apps.who.int/gho/data/node.main.HWFGRP?lang=en (download 20. März 2019).

[21] World Health Organization (WHO). Global Health Observatory data repository. Global Health Workforce Statistics: Nursing and midwifery personnel, 2018; http://apps.who.int/gho/data/node.main.HWFGRP_0040?lang=en (download 20. März 2019).

[22] Dussault G. Bringing the health workforce challenges on the policy agenda. In: Kuhlmann E, Blank RB, Bourgeault IL, Wendt C, editors. The Palgrave international handbook of healthcare policy and governance. Basingstoke: Palgrave; 2015, 273–288.

[23] GHWA. Global Health Workforce Alliance. The Global Health Workforce Alliance Strategy 2013–2016: Advancing the Health Workforce Agenda within Universal Health Coverage; http://www.who.int/workforcealliance/knowledge/resources/ghwastrat20132016/en/ (download 20. März 2019).

[24] Wismar M, Glinos I, McKee M. Securing the health workforce. Eurohealth Observer. 2015;21 (3):22–25.

[25] Ranson MK, Chopra M, Atkins S, Dal Poz MR, Bennett S. Priorities for research into human resources for health in low- and middle-income countries. Bulletin of the World Health Organization. 2010;88:435–443.

[26] Wismar M, Maier CB, Glinos IA, Dussault G, Figueras J (eds.). Health professional mobility and health systems. Evidence from 17 European countries. World Health Organization 2011, on behalf of the European Observatory on Health Systems and Policies.

[27] Aiken LH, Sloane DM, Bruyneel L, et al. Nurse staffing and education and hospital mortality in nine European countries: a retrospective observational study. The Lancet. 2014;383 (9931):1824–1830.

[28] Pang T, Lansang MA, Haines A. Brain drain and health professionals. BMJ. 2002;324:499.

[29] Abuagla A, Badr E. Challenges to implementation of the WHO Global Code of Practice on International Recruitment of Health Personnel: the case of Sudan. Human Resources for Health. 2016;14(Suppl 1):26.

[30] World Health Organization. Will we achieve universal access to HIV/AIDS services with the health workforce we have? A snapshot from five countries. A report of the Technical Working Group from the Task Force on Human Resources for Universal Access – Global Health Workforce Alliance, 2010. http://www.who.int/workforcealliance/about/taskforces/access/universalaccessreport_en.pdf (download 20. März 2019).

[31] Maier CB, Köppen J, Busse R. Task shifting between physicians and nurses in acute care hospitals: cross-sectional study in nine countries. Human Resources for Health. 2018;16:24. Doi: https://doi.org/10.1186/s12960-018-0285-9.

[32] Maier CB, Aiken LH. Task shifting from physicians to nurses in primary care in 39 countries: a cross-country comparative study. Eur J Public Health. 2016;26(6):927–934.

[33] World Health Organization (WHO/UNAIDS). Task Shifting: Rational redistribution of tasks among health workforce teams. Global recommendations and guidelines. Geneva: World Health Organization, 2008.

[34] World Health Organization (WHO). Task shifting to tackle health worker shortages. WHO/HSS/2007.03.

[35] World Health Organization (WHO). Task shifting: global recommendations and guidelines. Geneva: World Health Organization, 2008. https://www.who.int/workforcealliance/knowledge/resources/taskshifting_guidelines/en/ (download 20. März 2019).

[36] Bhutta ZA, Lassi ZS, Pariyo G, Huicho L. Global experience of community health workers for delivery of health related millennium development goals: A systematic review, country case studies, and recommendations for integration into national health systems. World Health Organization / Global Health Workforce Alliance, 2010.

[37] Schneider H, Lehmann U. Lay health workers and HIV programmes: implications for health systems. ART supplement. AIDS Care. 2010;22(1):60–67.

[38] Hermann K, van Damme W, Pariyo GW, et al. Community health workers for ART in sub-Saharan Africa: learning from experience – capitalizing on new opportunities. Review. Human Resources for Health. 2009;7:31.

[39] Earth Institute, Columbia University. 1 Million Community Health Workers. Technical Task Force Report, 2012; http://www.millenniumvillages.org/uploads/ReportPaper/1mCHW_Technical-TaskForceReport.pdf (download 20. März 2019).

[40] Republik Südafrika, Abteilung Gesundheit. National Department of Health. Annual Report 2012/13.

[41] Batenburg R. Comparing health workforce planning in the European Union. Health Policy. 2015;119(12):1537–1544.

[42] Kroezen M, Dussault G, Craveiro I, et al. Recruitment and retention of health professionals across Europe: a literature review and multiple case study research. Health Policy. 2015;119 (2):1517–1528.

[43] Kuhlmann E, Lauxen O, Larsen C. Regional health workforce monitoring as governance innovation: A German model to coordinate sectoral demand, skill mix and mobility. Human Resources for Health. 2018;14:71.

[44] Dieleman M, Shaw DMP, Zwanikken P. Improving the implementation of health workforce policies through governance: a review of case studies. Hum Resour Health. 2011;9:10.

[45] Hastings SE, Armitage GD, Mallinson S, Jackson K and Suter E. Exploring the relationship between governance mechanisms in healthcare and health workforce outcomes: A systematic review. BMC Health Services Research. 2014;14:479.

[46] Kaplan AD, Dominis S, Palen JGH, Quain EE. Human resource governance: what does governance mean for the health workforce in low- and middle-income countries? Human Resources for Health. 2013;11:6.

[47] Vujicic M, Weber SE, Nikolai IA, Atun R, Kumar R. An analysis of GAVI, the Global Fund and World Bank support for human resources for health in developing countries. Health Policy Plan. 2012;27(8):649–657.

[48] Europäische Union. Directive 2013/55/EU of the European Parliament and of the Council amending Directive 2005/36/EC on the recognition of professional qualifications and Regulation (EU) No 1024/2012 on administrative cooperation through the Internal Market Information System ('the IMI Regulation'). Text with EEA relevance. Official Journal of the European Union, L 354/132,

2013; http://eur-lex.europa.eu/legal-content/EN/TXT/PDF/?uri=CELEX:32013L0055&from=EN (download 20. März 2019).

[49] Europäische Kommission. Directive 2005/36/EC of the European Parliament and of the Council of the 7 September 2005 on the recognition of professional qualifications. Text with EEA relevance. Official Journal of the European Union, 2005; https://eur-lex.europa.eu/legal-content/EN/TXT/?uri=CELEX%3A32005L0036 (download 20. März 2019).

[50] Araújo E, Maeda A. How to recruit and retain health workers in rural and remote areas in developing countries. New York: World Bank, 2013.

[51] World Health Organization (WHO). The labour market for human resources for health in low- and middle-income countries. Human Resources for Health Observer, 11, 2012; http://www.who.int/hrh/resources/Observer11_WEB.pdf (download 20. März 2019).

[52] World Health Organization (WHO). Nurses and Midwives: A Vital Resource for Health. Copenhagen: World Health Organization. 2015.

[53] Riley RL, Zuber A, Vindigni SM, et al. Information systems on human resources for health: a global review. Hum Resour Health. 2012;10:7.

[54] Dussault G, Badr E, Haroen H, et al. Follow-up on commitments at the Third Global Forum on Human Resources for Health: Indonesia, Sudan, Tanzania. Hum Resources for Health. 2016;14:16.

Stichwortverzeichnis

www.ingramcontent.com/pod-product-compliance
Lightning Source LLC
Chambersburg PA
CBHW081211220326
41598CB00037B/6748